U0189079

中国神经外科重症管理协作组　组织编写

Essentials of Neurosurgical Anesthesia & Critical Care

Strategies for Prevention, Early Detection, and Successful
Management of Perioperative Complications（2nd Edition）

神经外科麻醉与重症监护

围术期并发症的早期预防与规范管理（原书第 2 版）

原著　[美] Ansgar M. Brambrink　　[美] Jeffrey R. Kirsch

主审　王任直　黄宇光

主译　魏俊吉　谭　刚　江荣才

中国科学技术出版社
·北 京·

图书在版编目（CIP）数据

神经外科麻醉与重症监护：围术期并发症的早期预防与规范管理：原书第 2 版 /（美）安斯加·M. 布兰布林克 (Ansgar M. Brambrink)，（美）杰弗里·R. 基尔希 (Jeffrey R. Kirsch) 原著；魏俊吉，谭刚，江荣才主译 . — 北京：中国科学技术出版社，2021.7

书名原文：Essentials of Neurosurgical Anesthesia & Critical Care: Strategies for Prevention, Early Detection, and Successful Management of Perioperative Complications, 2e

ISBN 978-7-5046-9005-0

Ⅰ . ①神… Ⅱ . ①安… ②杰… ③魏… ④谭… ⑤江… Ⅲ . ①神经外科手术—麻醉学 Ⅳ . ① R651

中国版本图书馆 CIP 数据核字 (2021) 第 057709 号

著作权合同登记号：01-2021-2021

First published in English under the title

Essentials of Neurosurgical Anesthesia & Critical Care: Strategies for Prevention, Early Detection, and Successful Management of Perioperative Complications, 2e

edited by Ansgar M. Brambrink, Jeffrey R. Kirsch

Copyright © Springer Nature Switzerland AG 2020

This edition has been translated and published under licence from Springer Nature Switzerland AG.

All rights reserved.

策划编辑	焦健姿	王久红
责任编辑	焦健姿	
装帧设计	佳木水轩	
责任印制	李晓霖	

出　　版	中国科学技术出版社
发　　行	中国科学技术出版社有限公司发行部
地　　址	北京市海淀区中关村南大街 16 号
邮　　编	100081
发行电话	010-62173865
传　　真	010-62179148
网　　址	http：//www.cspbooks.com.cn

开　　本	889mm×1194mm 1/16
字　　数	1105 千字
印　　张	39.5
版　　次	2021 年 7 月第 1 版
印　　次	2021 年 7 月第 1 次印刷
印　　刷	天津翔远印刷有限公司
书　　号	ISBN 978-7-5046-9005-0 / R·2690
定　　价	298.00 元

译者名单

主　审　王任直　黄宇光

主　译　魏俊吉　谭　刚　江荣才

副主译　左　玮　陈绍辉　张　笑

译　者（以姓氏笔画为序）

王境一	北京协和医院麻醉科	陈绍辉	北京协和医院麻醉科
文俊贤	北京协和医院神经外科	项唐镗	天津医科大学总医院神经外科
左　玮	北京协和医院药剂科	姜维卫	天津医科大学总医院神经外科
田　野	天津医科大学总医院神经外科	费昱达	北京协和医院麻醉科
成文聪	北京协和医院麻醉科	骆宏亮	天津医科大学总医院神经外科
江荣才	天津医科大学总医院神经外科	聂　孟	天津医科大学总医院神经外科
安　硕	天津医科大学总医院神经外科	高　闯	天津医科大学总医院神经外科
杨　璐	北京协和医院麻醉科	黄金浩	天津医科大学总医院神经外科
杨程显	北京协和医院神经外科	常健博	北京协和医院神经外科
张　砡	北京协和医院麻醉科	银　锐	北京协和医院神经外科
张　笑	北京协和医院神经外科	葛歆瞳	天津医科大学总医院神经外科
张宁晨	北京协和医院麻醉科	谭　刚	北京协和医院麻醉科
张铧文	北京协和医院麻醉科	魏俊吉	北京协和医院神经外科
陆海松	北京协和医院麻醉科	魏盈胜	天津医科大学总医院神经外科
陈亦豪	北京协和医院神经外科		

内容提要

　　本书引进自世界知名的 Springer 出版社，由美国神经外科麻醉专家 Ansgar M. Brambrink 教授和 Jeffrey R. Kirsch 教授联合编写，国内多家综合医院的近 30 位专家共同翻译，是一部聚焦神经外科麻醉与神经重症管理等相关交叉学科的经典著作。全书共十四篇 100 章，覆盖了从现代麻醉到神经重症监护等专业管理方面的内容，以及从神经解剖学、病理生理学到麻醉治疗学的相关内容。书中既有针对个体化管理的阐述，也有针对围术期并发症等共性问题的具体解决方案。纵览全书，内容全面、图文并茂、贴近临床，非常适合麻醉医生、重症医生、神经外科医生、神经内科医生、神经重症专科护士等阅读参考。

中文版序

随着现代外科和麻醉理论、技术的发展，临床各亚专科手术领域及手术方法不断拓宽，为各类手术患者提供安全、舒适的麻醉对保障患者围术期安全、改善预后具有极其重要的意义。不同的专科手术对患者机体生理功能的影响各异，而不同的外科技术对麻醉的需求也各不相同。因此，无论是麻醉用药、麻醉方式还是监护技术等方面，不同专科的麻醉管理都有其特殊要求。

近年来，已有许多不同临床亚专业麻醉管理方面的著作出版，为提高患者的围术期管理及临床医师、麻醉医师业务水平提供了很好的参考资料。北京协和医院神经外科魏俊吉教授、北京协和医院麻醉科谭刚教授及天津医科大学总医院神经外科江荣才教授等主译的《神经外科麻醉与重症监护：围术期并发症的早期预防与规范管理（原书第2版）》一书是神经外科重症医学管理及手术麻醉学相关的跨专业交叉学科著作，书中内容及编排让人耳目一新，具有很强的实用性、针对性和指导性，特别值得推荐。

本书著者均为神经外科手术、麻醉和重症监护领域的权威专家，针对神经外科的各类手术，包括成人及儿童常见神经外科疾病、开颅及神经介入手术，以及各类神经外科急重症等临床难点，采用问题导向式的写作形式，对神经外科各类手术围术期病理生理学变化、手术/麻醉干预的风险和影响、麻醉/手术后并发症等进行了简明扼要的细致论述，对术前评估、术前准备、术中管理、术后重症监护等各阶段的医疗护理、麻醉管理和外科处理等都给出了明确、详细的指导意见。所有从事神经外科患者照护相关的医护人员，无论是神经外科医生、麻醉医生、护士和其他专业人员，均可从书中获取自己需要的知识和指导，对提高患者预后、提高多学科协作能力、提高医务工作者与患者及家属的沟通协调能力等方面大有裨益。

随着加速康复外科（ERAS）理念在全球的普及与推广，人们逐渐认识到手术成功及患者康复都离不开团队合作，围术期医学的概念得到越来越多临床实践者的认可和推崇，多学科合作完成患者从术前准备到术后康复的全程管理，对提高患者手术安全、舒适度和康复质量具有重要意义。本书从内容的编写与翻译，到团队的组织等方面都贯穿了团队合作及围术期医学的理念，翻译团队更集中了国内神经外科、麻醉和神经重症监护领域的众多佼佼者，对本领域的进展及原文的把握十分到位，译文更是完美体现了原文精髓。很高兴作为本书的主审，向国内同道推荐此书。

北京协和医院神经外科

北京协和医院麻醉科

原 书 序

Essentials of Neurosurgical Anesthesia & Critical Care 的成功发行，鞭策著者与出版社及时进行第 2 版的更新。本书读者广泛，涵盖了麻醉医生、重症医生、神经外科医生、神经内科医生、医生助理、围术期 / 高级见习护士、实习医生及其他对神经科学感兴趣的相关人员。本书阐述简明扼要，从神经解剖学、病理生理学到麻醉治疗学，系统指导读者了解相关内容。书中所述包含患者个体化管理的诸多方面，针对各方面的具体问题，无论患者是否有其他并发症，均可在书中找到解决患者围术期问题的答案。

据我所知，目前尚没有其他著作能够用 100 章的篇幅全面覆盖从现代麻醉到神经重症监护的所有内容。更令人称赞的是，著者汇集了众多世界知名专家，组成了本书的编写团队，这些知名专家的撰文完美体现了他们对神经内外科疾病的理解及对"标准而复杂"的神经疾病患者麻醉及重症管理的经验。本书为全新第 2 版，每个章节都进行了明显的修订更新，并增加了 9 个新的章节。此外，问题导向式的写作形式可以帮助医疗从业人员更深刻地理解患者治疗过程中的疾病进展，同时也能帮助医生了解患者需要精准干预的一些突发事件，从而确保患者的最优化治疗及良好预后。本书不同章节的内容均体现了多学科团队合作的特色。

聚焦神经外科麻醉与神经重症管理等相关交叉学科，全新第 2 版的推出填补了经典教科书与其他可获得参考资料之间的空白，同时还能满足系统性指导日常临床工作的需要。

Eberhard Kochs
Munich, Germany

译者前言

初次看到本书英文版时，从书名中并未感到特别，认为只是一部麻醉学相关的著作。待翻阅了内容介绍及部分章节后，才发现这是一部颇具实战价值的交叉学科工具书。

Essentials of Neurosurgical Anesthesia & Critical Care: Strategies for Prevention, Early Detection, and Successful Management of Perioperative Complications, 2e 引进自 Springer 出版社。从内容编排上看，本书体现了跨学科知识的融会贯通，精要介绍了神经解剖学、病理生理学、麻醉治疗学、神经外科学、重症医学，甚至伦理学等各方面的相关内容。从架构上看，著者以神经外科疾病为中心，以手术麻醉的时间节点为脉络，围绕术前的各种评估方法、针对各种不同类型疾病的术中特殊麻醉管理，一直到术后神经重症管理的要点，进行了全面细致的阐述。从疾病类型上看，书中内容既涵盖了成人管理也包含了儿童手术及重症管理，针对神经外科的常见疾病，分门别类地就脑血管病、颅脑外伤、脊髓脊柱手术、缺血性疾病、神经介入相关疾病麻醉等进行了详细的临床常见问题分析并提出了相关预防措施，同时强调预见性的早期预防。从编写风格上看，全书简明扼要，且图文并茂，部分章节更是以表格或流程图形式来展示重点内容。章末的推荐阅读也为读者追踪溯源相关专题提供了明确的导向。

本书是一部聚焦神经外科麻醉与神经重症管理等相关交叉学科的专业著作，是相关教科书的升华版，同时融汇了多学科的知识。对于神经外科医生而言，这是一部了解神经外科术前、术中、术后关注要点的绝佳参考书。对于麻醉医生而言，可以拓展知识面，了解不同神经外科疾病围术期麻醉的关键点。对于重症医生而言，通过阅读本书可以知晓神经外科手术患者的重症管理要点及不同疾病神经外科的专科知识。同时，本书还是实习医生及各专业护士全面了解专科麻醉及专科疾病的良好资料。

感谢参与本书翻译的各位译者，他们均来自中国医学科学院北京协和医院神经外科、麻醉科及天津医科大学总医院神经外科，感谢北京协和医院神经外科王任直教授、麻醉科黄宇光教授欣然审校本书，感谢中国科学技术出版社给予的支持与帮助。相信本书中文版的出版一定能为国内相关从业人员提供重要的临床参考。

北京协和医院神经外科

北京协和医院麻醉科

天津医科大学总医院神经外科

原书前言

当今世界，在现代卫生保健体制环境下，临床工作中每个治疗决策的制订都遵照循证医学及追求卓越的原则。

伴随现代手术技术及治疗策略的快速进步，中枢神经系统疾病患者的围术期管理手段也在逐渐发展。在神经外科患者整个围术期的重症治疗过程中，医师、护士、实习护士、助理医师始终贯穿在诊断流程、放射介入流程等不同的治疗阶段。

神经外科麻醉与神经重症管理是一个非常广泛的专业领域，我们应该对这一特殊交叉学科范畴有如下清晰的理解：①涉及疾病病理生理、特殊诊断及治疗策略范围；②神经外科可干预手段及技术方法的概念及相关细节问题；③提供安全、舒适麻醉及围术期管理的必要方法。

编写 *Essentials of Neurosurgical Anesthesia & Critical Care* 的初衷是为从事神经外科患者围术期管理的从业者提供一部可以快速查阅并指导临床的参考书，而非替代本领域的教科书。

作为一部指导性著作，本书主要为临床一线从业者提供相关专业支持，重点针对在神经外科麻醉与重症管理过程中可预期的临床难题及并发症处理，以及解决问题的方法和恰当的管理策略。

本书所有章节均采用风格一致的编写形式，以期聚焦相关专题，引领读者发现问题并解决问题。此外，每章章末都归纳了要点，供领域内同道参考，并提供了可进行拓展学习的推荐阅读文献条目。

编写本书的初衷是将神经外科患者围术期管理医学视为一门真正的多学科交叉专业，以无间衔接合作的方式确保患者管理的流畅性。因此，期待本书能够对麻醉培训人员、神经外科重症医生及涉猎两个领域的助理医师、实习护士、麻醉护士、手术护士等相关医疗从业人员有所裨益。

我们相信，导向式的指导是最优方法，无论是在手术室、麻醉恢复室、重症监护室，还是任何其他可能的场所，均可以指导临床医生快速获得解决问题的方法。当临床出现亟待解决的难题时，案旁最好的教科书未必能派上用场，而本书可以在任何时间，针对特定问题简单便捷地指导从业者甄别问题、快速浏览解决难题的各种方法。

幸运的是，本书编写过程中，众多国际知名专家均乐于为本书贡献自己的力量。来自全球多个学术机构的编者团队让我们确信，无论是来自私立医院还是公立医疗机构的临床医生，均会从本书简明扼要的信息中获益。

期待本书的专业指导能够进一步提高神经系统疾病患者就医的安全性及舒适度，从而使他们在经历高风险手术后能够获得疾病的缓解和治愈。

Ansgar M. Brambrink
New York, NY, USA

Jeffrey R. Kirsch
Portland, OR, USA

致 谢

特别向 Scott 博士表达我们最深的敬意和尊重，Scott 博士对麻醉和围术期医学做出了杰出贡献，也负责了本书部分内容的编写。Scott 博士是天才医生，他在 Loyola 大学医学中心（Stritch 医学院）担任多个领导职位。Scott 博士作为全美麻醉学界在位时间最长的系主任从 Loyola 大学退休，在他的领导下，麻醉医学在 Loyola 大学呈现出跨学科的繁荣发展。

Scott 博士是公认的神经麻醉学家，同时拥有众多荣耀的全美学术领导者头衔，如伊利诺伊麻醉专家委员会主席、美国麻醉委员会委员认证主考官等。他还是创新型研究者、热情慷慨的教育家、天才编辑、多产作家。而且，作为临床医生，Scott 博士在术中麻醉及重症管理方面有着丰富的个人经验，他用慈悲和善良之心帮助患者顺利渡过复杂条件下的手术关卡。

此外，我们还要对 Jennifer Young 表达深深的谢意，她对本书第 2 版的推进和定稿倾注了大量心血。正是她的付出，使得我们的项目能够按部就班地进行下去。Jennifer Young 与著者及出版社之间不知疲倦地进行交流，在旧章节修订和协助新作者等复杂流程中进行有效沟通，才使本书顺利付梓出版。

目　录

第一篇　神经外科麻醉管理基础

Basics of Neuroanesthesia Care

第1章

成人中枢神经系统的解剖与生理
The Adult Central Nervous System: Anatomy and Physiology

Punita Tripathi　Frederick Sieber　著

张　笑　译　陈绍辉　校

一、概述

人脑由三个基本部分组成，即大脑、脑干和小脑。语言功能区主要有两个，即下额叶的布罗卡区和颞顶皮质的韦尼克区（语言理解）（图 1-1）。96% 的人语言中枢位于左侧。基底节区是大脑皮质深部白质区域的一个细胞核集合，其中包括黑质。位于黑质的多巴胺能神经元功能减退会导致帕金森病。大脑半球通过胼胝体连接在一起。边缘系统包括下丘脑、杏仁核、海马体和边缘皮质。视神经（CN Ⅱ）由视网膜神经节细胞的轴突汇聚成束，从视盘处穿出眼球后于垂体的前下方形成视交叉。在视交叉中，视网膜的鼻侧部分产生的视神经纤维交叉到另一侧；而颞侧视网膜的神经纤维不交叉。视交叉之后神经纤维成为视束和视辐射，最后到达大脑枕叶的视皮质。

脑干位于大脑和脊髓之间。由中脑、脑桥和延髓组成。与中脑有关的有两对脑神经，动眼神经（CN Ⅲ）来自脚间窝，滑车神经（CN Ⅳ）来自脑干背面。与脑桥相关的脑神经有三叉神经（CN Ⅴ）、外展神经（CN Ⅵ）、面神经（CN Ⅶ）和听觉神经（CN Ⅷ）。第 Ⅴ 对脑神经穿过小脑中脚的喙部。第 Ⅵ 对位于第四脑室底部，被第 Ⅶ 对脑神经部分环绕，在脑桥和延髓交界处的脑干腹侧面发出。第 Ⅶ 对和第 Ⅷ 对脑神经在桥小脑角从脑桥的外侧面发出。红核是中脑腹侧参与运动协调的结构。而在人类中，因为皮质脊髓束占主导地位，所以它对人类的运动功能不如其他哺乳动物重要。网状结构由髓

质、脑桥和中脑的许多弥漫性核团组成。上行网状结构也被称为网状激活系统（RAS），负责睡眠 – 觉醒周期。下行网状结构涉及姿势、平衡和运动。它还负责自主神经系统活动（血管运动中枢），刺激该中枢的不同部分可导致血压升高和心动过速（升压区）或血压降低和心动过缓（降压区）。延髓是脑干最末尾的部分。与延髓相关的脑神经有舌咽神经（CN Ⅸ）、迷走神经（CN Ⅹ）、副神经（CN Ⅺ）和舌下神经（CN Ⅻ）（图 1-2）。

小脑是一个三叶结构，位于脑桥和延髓的后方，大脑半球的枕叶下方，负责调节和协调复杂的随意性肌肉运动，维持姿势和平衡。与大脑不同，小脑病变产生同侧紊乱。

头颅由颅前窝、颅中窝、颅后窝组成。颅前窝容纳大脑额叶。颅中窝包括两个颞叶、顶叶和部分枕叶。颅后窝是位于枕大孔和小脑幕之间的颅腔的一部分。它包含部分枕叶、脑干和小脑。脑组织被包含静脉窦的硬脑膜所覆盖。

海绵窦是成对的静脉结构，位于蝶鞍两侧（图 1-3）。其包括颈动脉、交感神经丛和第 Ⅲ、Ⅳ、Ⅵ 对脑神经。此外，第 Ⅴ 对脑神经的眼支和上颌支（偶尔）横贯海绵窦。神经通过窦壁，而颈动脉通过窦本身。垂体位于蝶鞍内，蝶鞍底是一个圆形的骨腔，由一层薄骨与蝶窦分离，蝶鞍底是蝶窦顶部的一部分。

大脑动脉环为大脑提供血液供应。它由 2 条颈内动脉和 1 条椎（基底）动脉组成，分别负责大脑80% 和 20% 的血液供应。颈内动脉和椎动脉在大脑

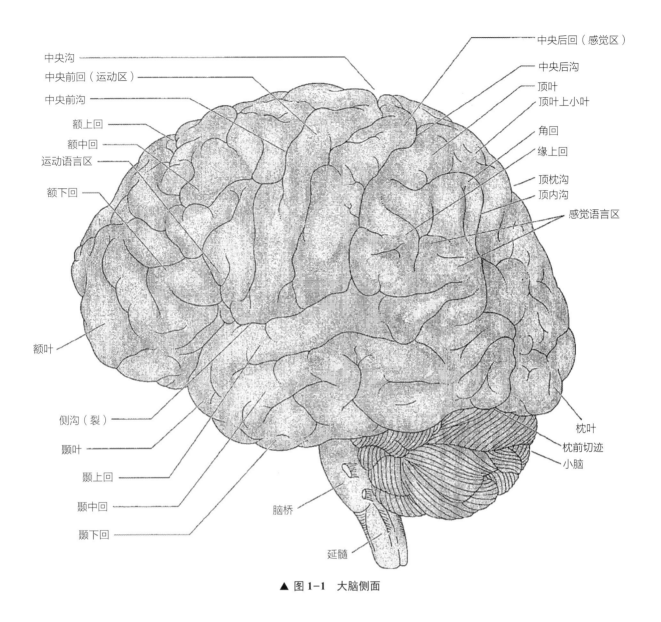

▲ 图 1-1　大脑侧面

底部吻合，大脑动脉环的解剖变异频繁，完整的大脑动脉环仅在 50% 的人群中发现。大脑前、中动脉起源于大脑动脉环，形成前循环，供应前脑。每一支都会产生供应大脑皮质的分支和穿透大脑基底面的分支，供应深部结构，如基底节、丘脑和内囊。豆状动脉起源于大脑中动脉，供应基底节和丘脑。大脑后循环供应后脑皮质、中脑和脑干，包括大脑后动脉、基底动脉和椎动脉分支。中线动脉供应内侧结构；外侧动脉供应外侧脑干；背侧动脉供应背侧脑干结构和小脑（图 1-4）。

大脑中的大部分血液存在于静脉系统中。血液流入大脑浅、深静脉及颅后窝静脉。浅静脉位于脑沟内，引流大脑皮质表面。大脑深静脉引流白质、

基底节、间脑、小脑和脑干，并汇合形成大脑大静脉。颅后窝静脉引流从小脑扁桃体到小脑半球后下部的血流。此外，板障静脉引流颅骨各层之间的血液。导静脉将颅骨表面附近的静脉连接到板障静脉和静脉窦。所有的血最终汇入脑膜的静脉窦，再主要流入颈内静脉。通常，右颈内静脉是主要的静脉，接受来自大脑的大部分血液。脑静脉和脑窦无瓣膜。颈部引流血管的压力会直接传导到颅内静脉结构（图 1-5）。

脊柱由 33 个脊椎组成。每个脊椎由椎体、椎板、椎弓根和棘突组成（图 1-6）。两侧椎板在后方融合最终形成棘突。从外到内稳定脊柱的韧带有棘上韧带、棘间韧带、黄韧带、后纵韧带和前纵韧带

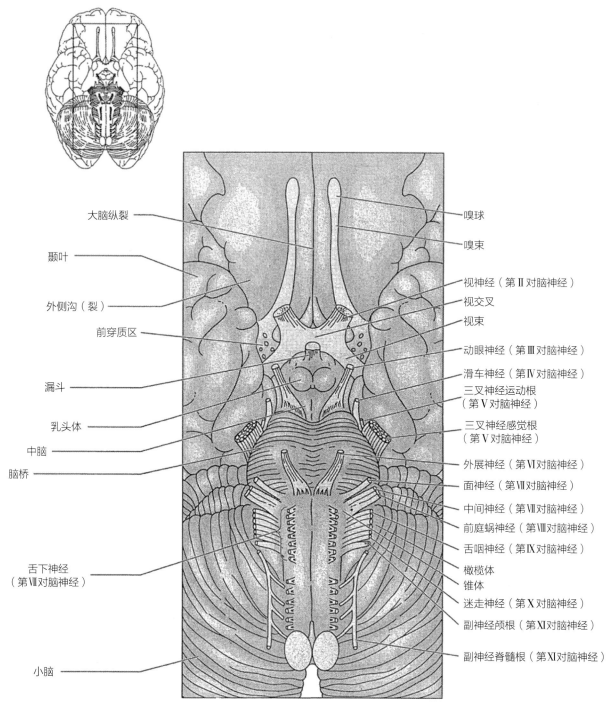

▲ 图 1-2 大脑底部的脑神经

（图 1-7）。韧带提供灵活性，又不允许过度运动，否则可能会损伤脊髓。人类的脊椎也会受到老化的影响。椎间盘变得干燥，纤维增多，弹性降低。

脊髓是一个长柱状结构，由位于椎管内的脊膜覆盖。脊髓是延髓的延续，止于脊髓圆锥。它从枕骨大孔延伸到第一腰椎的下半椎体，有 2 个膨大区，

即颈部和腰骶部，对应于上下肢的神经支配。脊髓的前部包含运动束，后部包含感觉束。脊髓血流的分水岭是胸中部。颈段和腰椎段的平均脊髓血流量比胸段高 40%。脊髓主要由 3 条纵行血管供血。脊髓前动脉由 2 条椎动脉供血，这 2 条椎动脉供应脊髓前 75% 的部分，2 条脊髓后动脉由小脑后下动脉

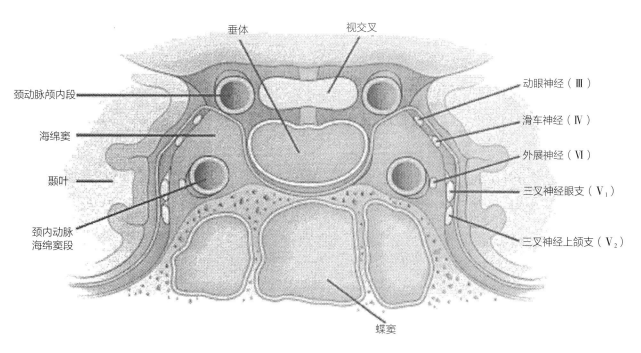

垂体　视交叉

颈动脉颅内段

海绵窦

颞叶

颈内动脉
海绵窦段

动眼神经（Ⅲ）

滑车神经（Ⅳ）

外展神经（Ⅵ）

三叉神经眼支（V_1）

三叉神经上颌支（V_2）

蝶窦

▲ 图 1-3　海绵窦解剖结构

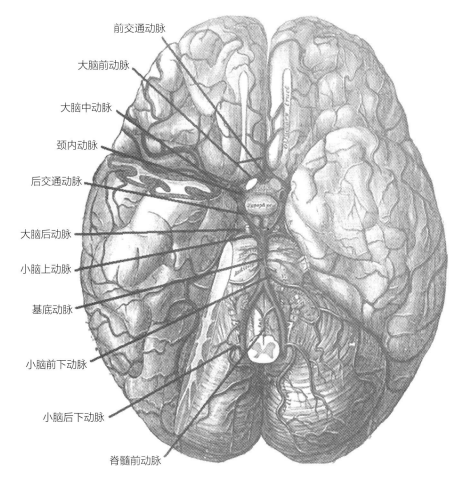

前交通动脉

大脑前动脉

大脑中动脉

颈内动脉

后交通动脉

大脑后动脉

小脑上动脉

基底动脉

小脑前下动脉

小脑后下动脉

脊髓前动脉

▲ 图 1-4　脑的血供

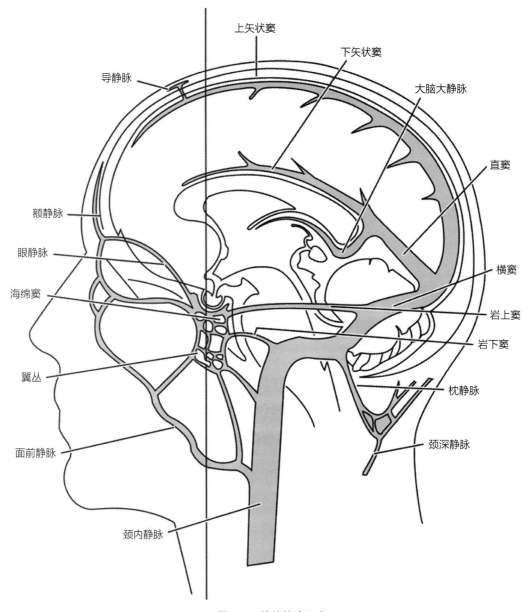

▲ 图 1-5 脑的静脉回流

形成，供应脊髓后 25% 的部分（图 1-8）。单靠前、后动脉只能提供足够的血液维持脊髓颈段。脊髓下部的供血由与脊髓前、后动脉吻合的神经根动脉提供。Adamkiewicz 动脉是位于下胸段或上腰段的一条主要的神经根动脉，为下段脊髓提供大部分的血液供应。脊髓血流的维持通过改变血管阻力来自动调节，以响应平均动脉血压（MAP）的变化。

上行的脊髓束位于脊髓后柱，止于延髓。本质上是感觉神经纤维。在髓质交叉后，二级神经元形成一个上升的束，并终止于丘脑，然后通过三级神经元到达中央后回（图 1-9）。下行的脊髓束，称为皮质脊髓束，本质上是运动神经纤维。皮质脊髓束纤维起源于中央前回的大脑皮质，90% 在髓质水平发生交叉。在髓质交叉上方的病变导致对侧瘫痪，而髓质交叉下方的病变导致同侧瘫痪（图 1-10）。

大脑的脑室系统由两个侧脑室和两个中线脑室组成，称为第三脑室和第四脑室，其中含有脑脊液（CSF）。这些脑室连接起来，两个侧脑室的脑脊液通过 Monro 孔流向第三脑室，然后通过 Sylvius 管（中脑导水管）与第四脑室相连（图 1-11）。脑脊液通过 Magendie 的内侧孔和 Luschka 的外侧孔流入大脑和脊髓的蛛网膜下隙。脑室系统的脑室腔

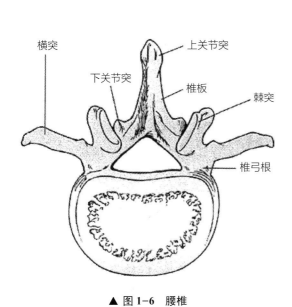

▲ 图 1-6　腰椎

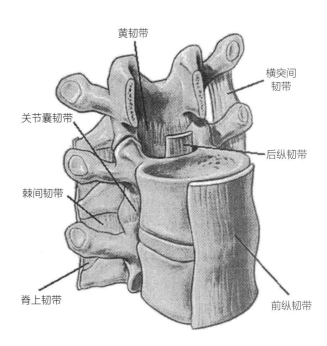

▲ 图 1-7　脊椎的韧带支持

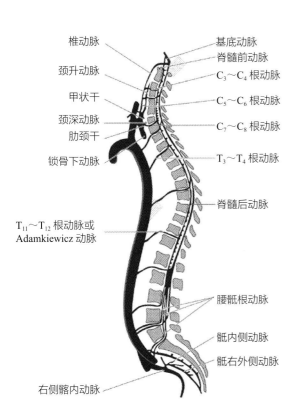

▲ 图 1-8　脊髓的血供

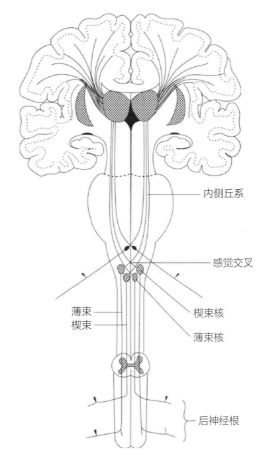

▲ 图 1-9　感觉通路

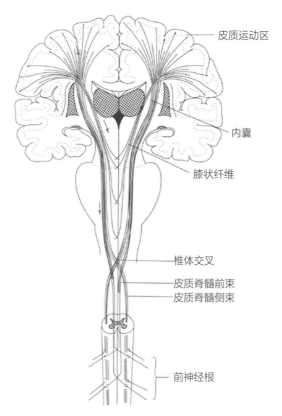

皮质运动区

内囊

膝状纤维

椎体交叉
皮质脊髓前束
皮质脊髓侧束

前神经根

▲ 图 1-10　运动通路（皮质脊髓束）

室管膜细胞，与脊髓内的中央管相连。脑脊液是一种不断产生和吸收的动态介质，起着大脑引流系统的作用。在正常情况下，人类产生约 0.35ml/min（500ml/d）的脑脊液。CSF 在一定时间内的总体积为 150ml，意味着 CSF 每天更换约 4 次。大部分脑脊液形成于侧脑室脉络丛中，通过毛细血管滤过血浆，也通过血脑屏障的上皮细胞主动转运水和溶解物质形成。脑脊液也可能是由脑细胞外液的淋巴引流形成的。脑脊液的再吸收主要通过在蛛网膜绒毛和颗粒进入循环。脑脊液再吸收的机制是脑脊液和静脉的压力差异。通过脉络膜的血流量减少、体温降低、血清渗透压增加和颅内压增加可减少脑脊液的形成。脑脊液容量增加的主要代偿机制包括脑脊液从颅腔向脊髓腔移位、脑脊液吸收增加、脑脊液产生减少和脑血容量（主要是静脉血）减少。

血脑屏障（BBB）由脑内毛细血管内皮细胞和星形胶质细胞相互作用形成，将大脑从血浆中隔离出来。水、气体、葡萄糖和亲脂物质可通过 BBB 自由渗透。而蛋白质和极性物质的通透性则很差。所以脑被 BBB 保护而不受循环中毒素的影响。

脑组织的能量需求很高，约占全身耗氧量的 20%。以耗氧量（$CMRO_2$）表示的成人脑代谢率平均为 3.5ml/（100g·min）。大脑皮质灰质的 $CMRO_2$ 最高。脑耗氧量支持两大功能：基本细胞维持（45%）和神经冲动的产生和传递（55%）。葡萄糖是大脑产生能量的主要物质。

正常脑血流（CBF）随代谢活动而变化。脑灰质血流量约为 80ml/（100g·min），白质血流量约为 20ml/（100g·min），平均 CBF 为 50ml/（100g·min），CBF 与 $CMRO_2$ 之间有耦合关系。这种耦合的确切机制尚未确定，但有人认为是局部代谢副产物（K^+、H^+、乳酸、腺苷）引起的。一氧化氮，作为一种有效的血管扩张剂，也发挥了作用。此外，胶质过程也可能作为耦合的管道发挥作用。

大脑自动调节使脑血流在 50～150mmHg 的脑灌注压力之间保持相对恒定（图 1-12）。自我调节的机制尚不清楚，但可能有肌源性和代谢的因素。脑灌注压（CPP）可通过平均动脉压减去颅内压（ICP）计算，CPP=MAP–ICP。

颅腔是一个具有固定总体积的刚性结构，由大脑（80%）、血液（12%）和脑脊液（8%）组成。一个组成部分的增加必须通过另一个组成部分的等效减少来抵消，以防止颅内压的增加。颅内顺应性是通过颅内压随颅内容积（$\Delta V/\Delta P$）变化而变化来测量的。所以颅内弹性（$\Delta P/\Delta V$）很高，因为颅内容积（ΔV）的微小变化，可引起颅内压（ΔP）的大变化。颅内压、脑脊液、血液和脑组织容积与 CPP 之间的压力 – 体积关系被称为 Monro-Kellie 假说（图 1-13）。

正常衰老过程中大脑的解剖变化是随着静脉曲张和脑沟的扩张，脑重量和体积逐渐减少。但是大脑、小脑、胼胝体和脑桥的白质体积在所有年龄段都保持相当完好。随着年龄增长，需要灌注的脑质量的减少，整体的脑血流会减少 10%～20%。

二、对神经外科患者的影响

大脑解剖学对于识别手术相关的大脑非静默区域非常重要，有助于防止破坏性功能缺陷的发生。例如，当肿瘤或癫痫病灶靠近语言或运动功能皮质区域或对短期记忆至关重要的颞叶结构时，可能需

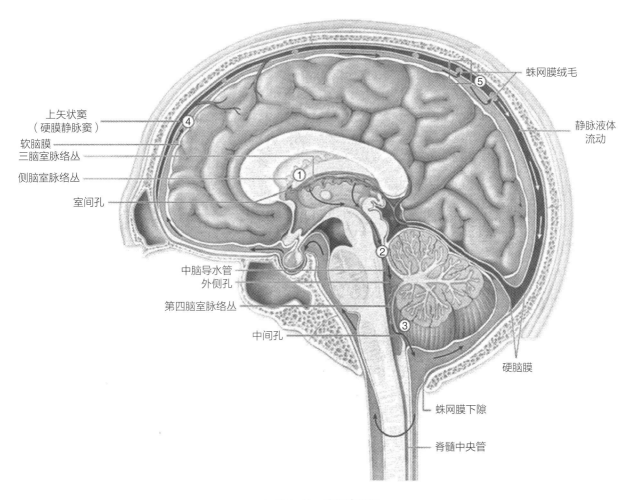

▲ 图 1-11 脑脊液循环

① 脑脊液的形成；② 脑脊液在脑室的循环；③ 脑脊液流入蛛网膜下腔；④ 脑脊液在大脑周围的循环；⑤ 吸收到循环中

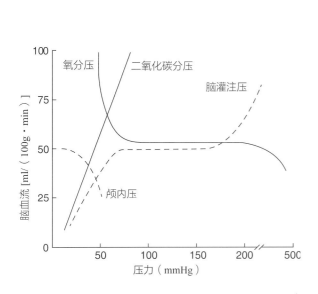

▲ 图 1-12 脑血流自动调节（CPP 曲线）；在缺氧或高碳酸血症的情况下，灌注增加

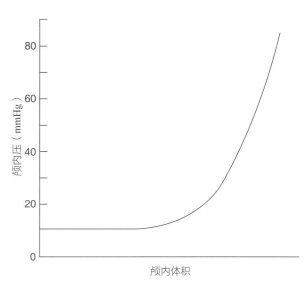

▲ 图 1-13 颅内顺应性曲线 - 容积的初始变化导致颅内压轻微升高；进一步升高导致颅内压显著升高

要进行清醒状态下开颅手术或大脑皮质定位。瓦达试验可确定颞叶切除术的优势叶。深部电刺激苍白球内侧核或丘脑底核可改善晚期帕金森病的许多症状。此外，大脑解剖学对手术入路和术中事件也有意义。额颞开颅术可治疗前循环动脉瘤。起源于后循环的动脉瘤则需要颞下暴露、枕下暴露或颞下和枕下联合暴露。脑干刺激可引起室性和室上性心律失常。刺激第 V 对脑神经可导致严重的动脉高压。刺激迷走神经可引起明显的心动过缓和逸搏心律。动脉低血压可由脑桥或延髓压迫引起。脑干损伤可能导致呼吸节律异常。

脑神经损伤是桥小脑角和脑干手术的一个重要风险，术中刺激，监测和记录具有运动成分的脑神经的肌电图电位可保护这些神经的完整性。对位于脑桥、中脑或间脑（下丘脑和丘脑）内的 RAS 部分的直接伤害会导致意识丧失。锁定综合征发生于脑桥腹侧的局灶性损伤，常与基底动脉卒中有关。导致患者四肢瘫痪，无法言语，但 RAS 部分是保留的，因此有自主眨眼，意识清醒。

皮质脊髓通路功能障碍的症状包括最初的无力症状，随后是弛缓性瘫，然后是去皮质僵硬。趾伸肌反应（Babinski 反应）提示大脑和脊髓的皮质脊髓束发生急性或慢性损伤。霍夫曼征是巴宾斯基征的上肢等价物，也可以提供附加的横向信息。当损伤涉及皮质下结构（基底节）时，会出现去脑强直。基底节损伤也可能导致手足徐动征或舞蹈样动作。前庭和眼-脑反射的缺乏，提示控制眼球的侧向运动的前庭核（CN VIII）和动眼神经（CN III）和外展（CN VI）核之间的脑干受损。屈肌姿势（去皮质）表明大脑功能紊乱超过中脑红核（介导屈肌反应）的水平。而伸肌姿势（去大脑）表明脑干功能障碍低于红核水平。半球损伤表现为对侧反射减低。急性脊髓震荡患者在涉及区域以下表现为反射减退（表 1-1）。

在脊柱手术中，诱发电位监测可用于评价脊髓的完整性。感觉诱发电位（SEP）评估上升感觉通

表 1-1　重症监护病房脑神经损伤的诊断

脑神经	脑神经测试	脑叶受累	表现
第 I 对脑神经（嗅神经）	在 ICU 不实用	额叶、垂体瘤、颅前窝骨折	嗅觉丧失
第 II 对脑神经（视神经）	对昏迷患者受限	视交叉远端 视交叉压迫 近端视交叉病变的压迫治疗	单眼失明 双颞侧偏盲 同向性偏盲
第 III 对脑神经（动眼神经）	瞳孔检查	颞叶钩回疝	上睑下垂、斜视、瞳孔扩张、调节功能和光反射丧失
第 IV、V、VI 对脑神经（滑车神经、三叉神经、外展神经）	用尖锐物体轻轻戳患者的脸颊或用棉签刺激鼻腔（CN V）	海绵窦病变，颅底损伤	角膜反射丧失（CN V）（角膜损伤），会聚性斜视（CN VI）
第 VII 对脑神经（面神经）	面部运动	大的桥小脑肿瘤	面部及舌部前 2/3 的肌肉
第 VIII 对脑神经（前庭神经）	听觉	桥小脑肿瘤，听神经瘤	单侧耳聋
第 IX、X 对脑神经（舌咽神经、迷走神经）	舌根或吸痰管刺激引起呕吐反射	舌咽后 1/3	无呕吐反射（吸入风险增加）、鼻音、声带麻痹（CN X）
第 XI 对脑神经（副神经）	受限的	前 5～6 节段颈髓核中央支和腹角外侧段副支	中央支为斜方肌和胸锁乳突肌提供喉部和脊柱附件-不能耸肩
第 XII 对脑神经（舌下神经）	昏迷患者应用受限	舌肌，颈动脉手术损伤	误吸

路的功能完整性，感觉通路主要结束于躯体感觉皮质。运动诱发电位（MEP）则检测皮质脊髓束的功能完整性，皮质脊髓束主要起源于运动皮质。唤醒试验也用于记录脊髓的运动成分（前柱）。

当自动调节正常时，CBF 与 $PaCO_2$ 在 20～70mmHg 内呈线性关系。低碳酸血症导致脑血管收缩。高碳酸血症则引起血管扩张，增加血流量。这种变化主要取决于脑细胞外液的 pH 值的变化。而在 60mmHg 到超过 300mmHg 范围内的 PaO_2 变化则对 CBF 几乎没有影响（图 1-12）。血细胞比容改变血液黏度并影响血流；低血细胞比容通过降低黏度增加血流。低温会降低神经元代谢，从而降低 CBF，而高温则相反。每降低 1℃，$CMRO_2$ 降低 6%～7%。

颅内压增加可能通过以下几种机制之一发生：脑脊液容量增加（由于脑脊液循环或吸收受阻）、脑组织容量增加（肿瘤或水肿）或脑血容量增加（颅内出血或血管扩张）。当梗阻发生在脑脊液吸收点（蛛网膜颗粒）时，就会发生交通性脑积水，并且不太可能发生脑疝。在非交通性脑积水中，脑室系统内出现梗阻，则可出现疝综合征。一旦颅内压急剧增加，就可能发生脑疝。在这种情况下，可以进行脑室造瘘 / 引流术来减少颅内压。如果脑脊液引流是在颅内压增高的情况下通过腰椎穿刺进行的，则有可能通过枕骨大孔疝。而由于年龄增加导致脑萎缩，使颅内脑脊液容量增加，可产生非病理性的低压脑积水。

三、关注点和风险

膈神经是支配膈肌的主要神经支，由 C_3、C_4 和 C_5 神经根组成。脊髓 C_3 以上病变会导致膈肌麻痹，患者需要完全依赖呼吸机。在 C_6 水平的急性脊髓损伤会因为来自更高级中枢的全部神经脉冲丧失而引起脊髓休克。硬膜外血肿（EDH）是外伤导致颅骨内板和剥离的硬脑膜之间的血液积聚。EDH 通常源于动脉出血，70%～80% 位于颞顶区，颅骨骨折损伤脑膜中动脉或其硬膜支。EDH 的体积较大时可导致大脑中线移位和脑疝，使脑组织受压和第Ⅲ对脑神经受压。这导致同侧瞳孔扩大和对侧偏瘫或伸肌运动反应而硬膜下血肿通常是桥接静脉（在皮质

和静脉窦之间）静脉出血的结果。

由于大脑耗氧量高，几乎完全依赖葡萄糖有氧代谢，因此容易受到缺血性损伤。CBF 低于 20～25ml/(100g·min) 的时间与脑损伤（EEG 减慢）有关，长时间 15～20ml/(100g·min) 的 CBF 可产生平坦的 EEG，而 CBF 低于 10ml/(100g·min) 的时间与不可逆的结构性脑损伤相关。缺氧、缺血、高碳酸血症、创伤和某些麻醉药可影响 CBF 的自动调节。慢性高血压和交感神经激活（休克或应激）时，自动调节曲线右移。低氧、高碳酸血症和血管扩张药使自动调节曲线发生向左移位。当 CPP 超过自身调节的上限时，BBB 可能被破坏，导致脑水肿。

颅内压的任何增加最初都能得到很好的补偿；然而一旦顺应性耗尽，体积的小幅增加就会引起颅内压指数上升，导致疝出（图 1-14）。当一个脑室的压力升高导致内容物挤压到相邻的脑室并伴有机械损伤时，脑疝综合征（表 1-2）就会出现。如果立即采取有效治疗可以逆转。意识降低伴瞳孔扩大是脑疝综合征的最早临床症状，通常伴有库欣反应（收缩压升高伴心动过缓）。

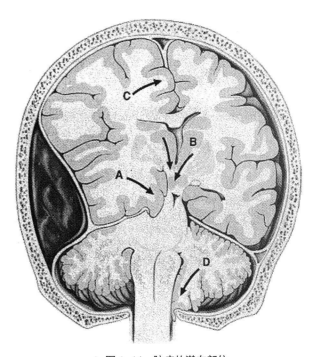

▲ 图 1-14　脑疝的潜在部位
A. 钩突；B. 中线；C. 廉下；D. 扁桃体；经颅骨的未在此图显示

表 1-2　脑疝综合征及其临床表现

疝	位　置	临床表现
颞叶钩突疝	幕上	同侧动眼神经、大脑后动脉和大脑脚压力 - 瞳孔异常、对侧偏瘫、可能的同侧枕叶内侧梗死
中心疝（中线结构）	幕上	间脑经小脑幕切迹向基底动脉移位可引起脑干出血
镰下疝（当大脑被推入大脑镰下的另一半头盖骨时）	幕上	扣带回损伤与大脑前动脉缺血
扁桃体疝	幕上或幕下	如未能立即发现并治疗，将发展迅速而致命；小脑扁桃体通过大孔下降导致脑干受压和呼吸停止；颅后窝肿块将颅后窝内容物通过小脑幕推入幕上室的情况罕见
经颅骨疝	幕上或幕下	颅骨缺损下的任何区域

要　点

- 在皮质脊髓束，髓质交叉上方的病变导致对侧瘫痪，髓质交叉下方的病变导致同侧瘫痪。
- 大脑解剖在确定大脑不同非静默区域的手术过程中非常重要，有助于防止严重损伤。
- 脑神经损伤是桥小脑角和脑干手术的重大风险。
- 为防止脊髓损伤，腰椎穿刺引流脑脊液应在 L_1 椎体以下进行。大多数脊髓损伤发生在颈椎中部或胸腰段。脊髓血流的分水岭是胸中部。
- 当自动调节正常时，CBF 与 $PaCO_2$ 在 20～70mmHg 内呈线性关系。低碳酸血症导致脑血管收缩，并可导致脑缺血。高碳酸血症引起血管扩张，增加脑血流量。
- 颅内压增加可能通过以下几种机制之一发生：脑脊液容量增加（由于脑脊液循环或吸收受阻）、脑组织容量增加（肿瘤或水肿）或脑血容量增加（颅内出血或血管扩张）。
- 由于大脑耗氧量高，几乎完全依赖葡萄糖有氧代谢，因此容易受到缺血性损伤。
- 颅内压的任何增加最初都能得到很好的补偿；然而一旦顺应性耗尽，体积的微小增加会导致颅内压呈指数级上升，从而导致脑疝的发生。

推荐阅读

[1] Bendo AA, Kass IS, Hartung J, Cottrell JE. Anesthesia for neurosurgery. In: Barash PG, Cullen BF, Stoelting RK, editors. Clinical anesthesia. 5th ed. Philadelphia: Lippincott Williams & Wilkins; 2006. p. 746–89.

[2] Cottrell JE, Smith DS. Anesthesia and neurosurgery. 4th ed. St Louis:Mosby; 2001.

[3] Drummond JC, Patel PM. Neurosurgical anesthesia. In: Miller's anesthesia. 6th ed. Philadelphia: Elsevier, Churchill Livingstone; 2005.p. 2127–73.

[4] Newfield P, Cottrell JE, editors. Handbook of neuroanesthesia. 4th ed. Philadelphia: Lippincott Williams & Wilkins; 2006.

[5] Patel PM, Drummond JC. Cerebral physiology and effects of anesthetics and techniques. In: Miller's anesthesia. 6th ed. Philadelphia: Elsevier, Churchill Livingstone; 2005. p. 813–57.

神经内分泌生理的基本原理与常见综合征

Neuroendocrine Physiology: Fundamentals and Common Syndromes

Jason D. Walls　Mitchell L. Weinstein　Joshua H. Atkins　著

杨程显　译　左　玮　校

第 2 章

一、概述

激素信号传导系统参与调控容量、血压、细胞代谢和细胞内信号传导,在维持基础稳态功能中发挥重要作用。下丘脑 – 垂体 – 肾上腺(HPA)轴的作用尤其关键,可以调节水钠平衡、类固醇激素合成、葡萄糖代谢和甲状腺功能。每一种激素系统都是通过正 – 负反馈机制发挥调节作用而维持内部稳态。然而,对于危重症患者,反馈调节机制往往会干扰激素准确检测从而影响诊断。任何颅内病变,包括颅脑损伤(TBI)、卒中和脑出血,都会破坏 HPA 轴功能导致临床后遗症。此外,与神经系统疾病无关的内分泌疾病也会对神经内分泌产生重要影响。在围术期,HPA 轴和其他内分泌系统的功能障碍需要及早识别并且仔细处理。

二、水钠平衡

(一)概述

1. 水钠平衡

细胞外液体积反映了体内的钠总量。在健康的生理条件下,血浆钠离子浓度反映了体内水的总量。血浆渗透压由下丘脑进行感知并严格调控。神经危重症患者常出现血清钠异常。低钠血症或高钠血症,可以是急性的或慢性的,可以有多种病因,包括创伤、手术、围术期容量复苏、药物和既往用药情况。下丘脑、垂体及肾上腺的功能异常是水钠失衡常见的继发性病因。

2. 抗利尿激素(精氨酸、血管加压素和人工合成的去氨加压素)

抗利尿激素(ADH)在下丘脑产生后,由神经垂体储存和分泌。神经垂体受以下条件刺激时会分泌 ADH:①下丘脑感应到血浆渗透压升高;②外周和中枢的压力感受器感应到血浆容量下降;③应激、疼痛或者颅内压(ICP)升高;④血浆血管紧张素水平下降。

循环 ADH 可以促进肾小管对自由水的重吸收[V_2 受体,G 蛋白偶联受体(GPCR)],刺激促肾上腺激素释放激素(CRH)的释放(V_{1b} 受体,下丘脑中的 CPCR),升高血压(V_{1a} 受体),以及导致心房钠尿肽(ANP)释放。

3. 利尿钠肽

血容量升高的时候,心房和下丘脑分别感受到动脉壁压力和 ICP 升高,进而分泌利尿钠肽 [如心房钠尿肽(ANP)、脑钠肽(BNP)、C 型利钠尿肽(CNP)等]。利尿钠肽可以增加肾钠排泄和血管通透性。利尿钠肽还可以发挥拮抗 ADH 和血管紧张素 Ⅱ 的作用。脑内产生的利尿钠肽可以通过结合下丘脑内受体(减少摄入水和盐)调节循环 ANP(无法穿过血脑屏障)的全身作用,还可以通过作用于脑干降低交感神经紧张。脑内产生的 ANP 可以影响局部脑血流的增加,减少脑脊液(CSF)的产生。脑内 ANP 可以通过主动运输穿越血脑屏障至脑外。血浆 BNP 水平增加的原因可能是多种病因引起的脑缺血,包括蛛网膜下腔出血(SAH)后的血管痉挛。血浆 BNP 升高会加重低血容量,提示合并心功能障碍。目前，CNP 的作用和临床意义尚不清楚。

（二）对神经外科患者的影响

1. 水钠平衡

神经外科患者出现水钠紊乱，尤其是急性改变，可以导致严重甚至致命的后果，包括脑水肿、精神状态改变、癫痫、昏迷、颅内压升高、颅内低灌注、脑血管痉挛和桥静脉破裂伴硬膜下出血。通常情况下，经验丰富的临床医师通过观察尿量改变或者血清钠浓度异常，可以发现潜在的水钠紊乱。需全面检查尿量和血钠的改变，对导致血清钠浓度改变的病因进行全面的鉴别诊断。

2. 低钠血症（＜135mmol/L）

血清钠浓度低于正常范围提示自由水过多（如补液过量）或者钠离子异常丢失。当血清钠浓度快速降至低于 125mmol/L 时，患者开始出现临床症状，包括肌无力、脑水肿、昏睡、神志不清、癫痫和昏迷。持续多天且缓慢进展的低钠血症患者在相当一段时间内可因耐受而不表现出主要的症状或体征。尽管如此，慢性低钠血症依然会升高总体死亡率。

ADH 和 ANP 是导致低钠血症的主要激素。低钠血症的鉴别诊断包括抗利尿激素分泌失常综合征（SIADH）、脑耗盐综合征（CSW）和稀释性低钠血症（如容量负荷过大、高蛋白血症）。低钠血症还可见于艾迪生病。艾迪生病患者醛固酮生成减少，导致肾小管对钠离子的重吸收减少。低钠血症的诊断和治疗需要对容量状态进行仔细评估。可以通过以下方程估计总钠缺乏量：（0.5～0.6）× 体重（单位：kg）×（目标 Na$^+$－ 实际 Na$^+$）

3. 抗利尿激素分泌失常综合征

SIADH 是指出现低钠血症的临床表现，伴有正常容量或者轻度高容量的一类疾病（表 2-1）。SIADH 常继发于 TBI 和脑部手术，与自身神经系统病变，以及其他混杂因素密切相关。SIADH 的实验室检查特征是血浆渗透压降低，但是 ADH 持续分泌。然而血清 ADH 水平升高并不是 SIADH 的特有表现。血清 ADH 水平升高还可见于阿片类药物治疗、全身麻醉、围术期应激、脑肿瘤和 CSW 等情况。在治疗尿崩症（DI）时，ADH 水平也会升高。

治疗低钠血症必须逐步进行（表 2-2），过快纠正低钠血症可能导致渗透性脱髓鞘（如脑桥中央髓鞘溶解症）。此外，在治疗低钠血症的过程中使用大量生理盐水常可出现高氯性代谢性酸中毒。为了避免上述情况，许多临床医师在补钠时同时使用氯化钠和醋酸钠。

4. 脑耗盐综合征

CSW 属于排除性诊断，表现为低容量性低钠血症（继发于经肾脏的钠离子丢失），伴有尿量正常或者增加。目前，尚没有一种简便方法可以准确评估患者血管内容量状态。监测中心静脉压（CVP）可能对于指导治疗有帮助，同时有益于追踪血管内容量的总体趋势。连续心脏超声检查可以评估血管内容量状态，但是要求检查者具有丰富的经验，因此不推荐为常规手段。脉搏血氧仪或动脉波形可以测定收缩压变化，有助于评估接受正压通气患者的容量状态。CSW 尤其多见于蛛网膜下腔出血患者。CSW 常继发于神经体液调节紊乱，导致 ANP 产生增加和肾脏交感神经兴奋传入减少

表 2-1 SIADH 的诊断标准

- 容量状态：等容量或者轻度高容量状态；不可以是低容量状态
- 尿量：尿量减少（低至 500ml/d）
- 尿渗透压：浓缩尿（＞800mOsm/L）
- 血浆渗透压：血浆渗透压下降（通常＜280mOsm/L）
- 需要考虑或者排除 CSW（表 2-3）

表 2-2 SIADH 的治疗

- 逐步纠正血钠水平
- 补充生理盐水同时限制自由水摄入
- 使用襻利尿药（造成自由水净丢失）
- 逐步纠正不足
  - 24h 内纠正 10mmol/L；对出现症状的患者，在第 1 小时内纠正 1～2mmol/L
  - 3% 高渗盐水纠正严重的钠离子不足
- 托伐普坦（苏麦卡）：肾脏 ADH 受体拮抗药（每天口服 15～60mg）
- 地美环素（每天口服 1～2mg）：阻断 ADH 在肾脏发挥作用
  - 不良反应类似于四环素
  - 可能具有肾脏毒性

（表 2-3 和表 2-4）。

5. 高钠血症（＞145mmol/L）

严重的血清钠离子水平升高（＞160mmol/L）会增加神经危重症患者的死亡率。症状包括精神状态改变、癫痫、肌阵挛、反射亢进和眼球震颤。急性高钠血症可导致脑干的永久性结构损伤（如脑桥中央髓鞘溶解症）。患者可能出现血管内容量减少、脑灌注不足、脑血管痉挛的相关体征。高钠血症会引起水分子从脑细胞渗出，进而脑容量下降，增加桥静脉破裂并继发硬膜下血肿的发生风险。

高钠血症可以由多种病因导致，包括襻利尿药或者渗透性利尿药的使用、医源性大量使用生理盐水或者高渗盐水、盐皮质激素产生过多（如原发性高醛固酮症、库欣综合征）。中枢性或者肾性尿崩症（DI）也可以导致高钠血症。鉴别诊断中枢性 DI 和肾性 DI 非常重要，因为两者的治疗方式不同。中枢性 DI 是由于下丘脑信号传递中断（如结构性损伤、缺血），导致垂体后叶来源的 ADH 分泌减少（可见于 TBI、脑肿瘤切除、前循环血管痉挛、垂体手术、脑死亡）。肾性 DI 的特征是肾脏对血清 ADH 缺乏反应，常与危重病、使用特殊抗生素、注射静脉对比剂或者肾脏损伤相关。

中枢性 DI 和肾性 DI 的共同症状是高钠血症、高渗血症和稀释性多尿。中枢性 DI 表现为严重的尿渗透压下降（＜200mOsm/L），而肾性 DI 的尿渗透压为 200～500mOsm/L。DI 的诊断标准见表 2-5。DI 的治疗策略见表 2-6。

（三）关注点和风险

水钠平衡

使用利尿药和渗透性脱水药不可避免会对临床评估钠离子紊乱产生影响。对于诊断和治疗，总体容量评估至关重要。例如，治疗方面，对于容量不足的患者需要液体补充，而对于 SIADH 患者需要采用液体限制。补液和补钠是 CSW 患者的最佳治疗方案。相反，对 CSW 患者进行液体限制会加重容量不足和低钠血症。过度积极治疗低钠血症可能导致高钠血症和相关的脱髓鞘综合征，而过度积极

表 2-3　CSW 的诊断标准

符合 SIADH 诊断标准，但同时具有以下表现
• 禁水试验结果提示严重低钠血症 　禁水试验可能对部分患者不利（如蛛网膜下腔出血）
• 提示低容量的临床表现 　皮肤充盈度下降、持续体重下降、低血压（尤其是体位性低血压）、低 CVP
• 其他标志物（血清 BUN、尿酸、ANP、ADH）水平的改变不具有特异性，没有临床意义
• 测定尿钠排泄及尿渗透压可能有助于诊断，但是临床上很少应用 　在神经外科患者中，可并发于同时使用利尿药和甘露醇，或者对 ADH 的应激反应增加

表 2-4　CSW 的治疗

• 0.9% 盐水复苏可以纠正大部分患者血钠水平；如果治疗效果不明显或需要快速初次纠正（如严重的症状性低钠血症），则需要考虑使用高渗盐水
• 对于难治性患者，考虑使用氟氢可的松（每天口服 0.1～0.2mg） 　氟氢可的松可能的不良反应是低钾血症和高血压
• 密切监测血钠水平和体液平衡

表 2-5　DI 的诊断标准

• 典型的三相性尿崩症表现，可在数日内进展（影响判断 SIADH 和低钠血症）
• 通常在手术 12h 后出现
• 极少在手术过程中出现 　– 术中（第一阶段）表现与低容量相关 　– 血容量下降可能增加术中静脉空气栓塞的风险
• 鉴别诊断多尿症和液体复苏相关的多尿，以及渗透性或者药物性多尿 　– 禁水试验后血钠和尿量的改变（存在禁水试验禁忌者不适用） 　– 禁水试验数小时内尿渗透压没有升高（至少 30mOsm/L），支持中枢性 DI 　– 高渗性血清

表 2-6　DI 的初始管理

• 禁水试验，以便诊断
• 容量替代（0.9% 或者 0.45% 盐水）
• 如果患者可以饮水，不应当限制其摄入
• 人工合成的去氨加压素治疗中枢性 DI 　– 每天静脉注射 5～50mg 　– 对非危重患者可鼻内用药
• 定时尿量、血清钠浓度及尿渗透压指导治疗
• 在数天内逐渐纠正以避免脑水肿反跳

治疗高钠血症可能导致脑水肿。

关键点：水钠平衡（表 2-7）

- 发现垂体肿瘤、颅内手术、下丘脑损伤、TBI、脑血管痉挛、脑卒中或者伴有精神状态改变和癫痫的临床症状，都需要考虑钠离子紊乱的可能性
- 钠离子紊乱可能和医源性液体管理有关（如高渗盐水、利尿药、生理盐水）
- 在确诊时，临床表现比诊断试验的结果更有意义
- 需要考虑其他内分泌疾病的可能性（如肾上腺、甲状腺）
- 高钠血症时，需要考虑 DI 或者生理盐水过度复苏
- 低钠血症时，需要考虑 SIADH 或者 CSW
- 逐步纠正紊乱的同时需要反复进行实验室检查和临床观察

三、类固醇激素生理学

（一）概述

皮质醇是临床上最主要的糖皮质激素，可以调节能量代谢、电解质平衡和免疫功能。皮质醇的分泌由 HPA 轴严格调控。下丘脑合成 CRH，刺激垂体前叶分泌 ACTH。受 ACTH 刺激后，肾上腺束状带分泌皮质醇。在细胞水平，皮质醇能与全身（包括脑内）的核受体互相作用。HPA 轴上任一环节调节功能异常都会导致皮质醇分泌过量或者不足，产生严重的临床后果。在肾上腺功能不全的情况下，每天需要按照 $10\sim12\text{mg/m}^2$ 补充氢化可的松（换算：泼尼松 $= 0.25\times$ 氢化可的松；地塞米松 $= 0.04\times$ 氢化可的松）。皮质醇的产生具有昼夜节律特点，在早晨醒来时达到最高水平。然而，许多生理因素会影响皮质醇的产生与分泌。测定随机皮质醇水平对于 HPA 轴的临床评估意义不大。然而，测定晨起皮质醇水平，结合其他诊断试验结果和临床表现，可能对临床评估 HPA 轴的功能具有一定意义。总体而言，测定皮质醇水平或者行 ACTH 兴奋试验对大部分患者没有太大意义，并且激素水平与临床表现之间不总是呈相关性。

在生理性应激期间（如感染、休克、手术），皮质醇所需量可增加至平时的 5 倍。在应激情况下，类固醇激素不足可以导致血流动力学不稳定（低血压为主）、低血糖、低血钠和高血钾。然而，对于大多数手术而言，缓慢补充应激所需剂量的类固醇激素缺乏强的支持证据，已不再作为治疗常规。目前证据支持在手术当天使用维持剂量（即常规每日所需剂量），出现对治疗无反应的或者不明原因的低血压则静脉注射氢化可的松以额外补充。

醛固酮是临床上最主要的盐皮质激素。盐皮质激素的作用主要是通过肾素 – 血管紧张素 – 醛固酮轴维持有效血容量。在 ACTH 产生增多、松果体释放促醛固酮激素或者其他生理条件（如低血压、低血容量、酸中毒）的作用下，醛固酮由肾上腺皮质最外层的球状带分泌。醛固酮通过肾脏肾小球滤过系统促进水钠重吸收及钾离子分泌。中枢醛固酮受体也参与调节体液平衡。氟氢可的松是唯一具有醛固酮相似生理作用的药物。地塞米松是最常用的类

表 2-7　常见钠离子紊乱的特征

中枢性 DI	CSW	SIADH
血清钠离子＞145mEq/L	血清钠离子＜135mEq/L	血清钠离子＜135mEq/L
体格检查提示低血容量	体格检查提示低血容量	体格检查提示正常血容量或者高血容量
	补充生理盐水后血钠升高	补充生理盐水后血钠降低
1 度水代谢障碍	1 度钠离子代谢障碍	1 度水代谢障碍
血清渗透压升高	血清渗透压降低	血清渗透压降低
低尿渗透压	高尿渗透压	高尿渗透压
静脉注射去氨加压素	液体限制血钠降低	液体限制血钠升高
	严重低钠血症使用高渗盐水	严重低钠血症使用高渗盐水
	口服盐片	口服托伐普坦

固醇激素，不具有盐皮质激素的作用。

（二）肾上腺功能不全

肾上腺功能不全患者在日常生活中通常没有临床症状和体征。出现症状的患者常有非特异性的主诉，例如嗜睡、肌无力、厌食、头晕、晕厥和腹痛。然而，肾上腺功能不全患者可因感染、生理应激（如创伤）或者类固醇激素突然停药而出现急性危象。对于难治性低血压或者休克的患者，应当考虑肾上腺功能不全的可能性。肾上腺功能不全如果持续得不到诊断和治疗，可导致患者死亡。

1. 原发性肾上腺功能不全（艾迪生病）

肾上腺衰竭导致原发性肾上腺功能不全，临床极其罕见（美国患病率：5/10 万）。原发性肾上腺功能不全最常见的病因是自身免疫反应，其次是肾上腺结核。其余不常见的病因包括肿瘤转移（如肺癌、胃癌、乳腺癌、结肠癌）、淋巴瘤、双侧肾上腺出血和肾上腺切除术后。对于儿童患者，最常见的病因是先天性肾上腺皮质增生症。总体而言，原发性肾上腺功能不全与糖皮质激素和盐皮质激素产生不足相关，需要药物替代治疗（如氢化可的松、氟氢可的松）。原发性肾上腺功能不全的病理生理学改变见表 2-8。

2. 中枢性肾上腺功能不全

肾上腺功能不全如果不是由肾上腺衰竭导致，就称为中枢性肾上腺功能不全，包括继发性和三发性两种类型。继发性和三发性肾上腺功能不全的病变部位分别位于垂体和下丘脑。众多原因可以导致中枢性肾上腺功能不全，总结见表 2-9。肾上腺功能不全的诊断标准和治疗选择分别见表 2-10 和表 2-11。

3. 库欣病和库欣综合征

库欣综合征或者皮质醇增多症可分为 ACTH 依赖性和非 ACTH 依赖性。库欣病特指垂体前叶过度产生 ACTH（如垂体瘤、垂体增生），导致肾上腺过度产生皮质醇。其他不常见的 ACTH 依赖性库欣综合征包括异位产生 ACTH 的神经内分泌和胃肠胰神经内分泌肿瘤。非 ACTH 依赖性皮质醇增多症可以继发于肾上腺瘤、肾上腺癌和不同类型的肾上腺增生。此外，库欣综合征还可以由外源性糖皮质激

表 2-8　原发性肾上腺皮质功能不全的病理生理学改变

- 肾上腺糖皮质激素和盐皮质激素产生不足
- 血浆钠离子水平下降，血浆钾离子水平上升（醛固酮缺乏导致）
- 主要临床问题：低血压、低血容量、休克
  - 可能导致脑低灌注和脑缺血
- 色素沉着，垂体分泌的 ACTH 前体增加，导致 α 黑素细胞刺激素增加

表 2-9　中枢性肾上腺功能不全的原因

- 继发性肾上腺功能不全（ACTH 分泌减少）
  - 垂体肿瘤
  - 垂体手术、放射治疗
  - 垂体感染、浸润性病变（结核、脑膜炎、结节病、血色病）
  - 席汉综合征（围生期垂体缺血）
  - 家族遗传疾病
- 三发性肾上腺功能不全（CRH 分泌减少）
  - 糖皮质激素治疗
  - 下丘脑肿瘤
  - 下丘脑手术、放射治疗
  - 下丘脑感染、浸润性病变（结核、脑膜炎、结节病、血色病）
  - 创伤

素过度暴露导致，见于治疗哮喘、关节炎或者器官移植患者免疫抑制（表 2-12）。

（三）对神经外科患者的影响

类固醇激素紊乱

皮质醇增多症与死亡率增高显著相关。患者很可能进展为代谢综合征，伴有糖耐量异常、高血压、向心性肥胖和脂代谢异常。血管病是这一类患者死亡率增高的主要原因。此外，患者罹患血栓栓塞性疾病、重度抑郁、记忆功能障碍、困难气道和机会性感染的风险增加。这些患者还可能伴有抑郁、焦虑和认知功能障碍，影响围术期神经系统检查的结果。库欣综合征经治疗缓解后，并非所有患者的并发症都会康复。选择外源类固醇激素作为治疗用药时需要十分慎重。部分接受外源性氢化可的松治疗的患者对升压药、儿茶酚胺类的反应可能增强，这对循环衰竭或休克的治疗是有利的。在极少见的情况下，库欣病患者因垂体大腺瘤而出现与占位效应相关的并发症（如视力下降、海绵窦受压）。

表 2-10　肾上腺功能不全的诊断

- 诊断目标包括：①明确皮质醇分泌减少；②肾上腺功能不全类型的鉴别；③探索病理生理学原因
- 根据临床表现或者对经验性治疗的反应，做出可能的临床诊断；在多种情况下（如急性起病、妊娠、肝硬化），传统诊断试验的敏感性不足
- 在生理应激情况下，随机血浆皮质醇水平下降或者没有升高
- 同时考虑皮质醇和 ACTH 水平
  - 皮质醇减低伴 ACTH 升高对原发性肾上腺功能不全具有诊断意义
- ACTH 兴奋试验（标准剂量、低剂量）
  - 静脉注射或者肌内注射 ACTH 分别 30min 或者 60min 后，皮质醇产生减少
  - 延长 ACTH 兴奋试验可以鉴别原发性和中枢性病因
- CRH 兴奋试验
  - 鉴别诊断垂体还是下丘脑病变导致肾上腺功能不全
- 胰岛素耐量试验
  - 明确诊断继发性肾上腺功能不全
  - 使用胰岛素（0.1～0.15U/kg），诱导形成低血糖
  - 如果 HPA 轴正常，血清皮质醇水平会升高
- 一旦确诊肾上腺功能不全，需要进一步检查明确病因（例如，对于自身免疫病查自身免疫抗体、对于肾上腺结核查 CT）

表 2-11　肾上腺皮质功能不全的治疗

- 对于临床高度怀疑为肾上腺皮质功能不全的患者，可进行经验性治疗
- 慢性肾上腺皮质功能不全
  - 氢化可的松（生理剂量补充）10～12mg/（d·m²）
  - 患病/手术期间需要增加剂量，预防肾上腺危机
  - 氟氢可的松（0.05～0.2mg/d）用于盐皮质激素的替代治疗（仅用于艾迪生病）
- 急性肾上腺危机
  - 治疗高血压并纠正电解质异常
  - 快速使用生理盐水水化
  - 立即静脉注射氢化可的松 100mg，随后每 24 小时给予 100～200mg，持续静脉输注
  - 不需要特殊给予盐皮质激素进行替代治疗（50mg 氢化可的松相当于 0.1mg 氟氢可的松）
  - 激素替代治疗需要逐渐减量，避免复发

血浆皮质醇水平下降使神经危重症患者面临严重并发症的风险。风险包括：①低血压合并脑灌注压下降；②低钠血症及相关症状（见前述）；③精神状态变差；④低血糖；⑤发热伴脑代谢率升高；⑥对儿茶酚胺类和升压药的反应性下降。

（四）关注点和风险

对于神经危重症患者，尤其值得关注的问题是漏诊明显的肾上腺功能不全、围术期类固醇激素补充不足和因皮质醇水平升高而难以控制的高血糖。对于生理性储备差的患者，使用依托咪酯诱导麻醉或者镇静是继发性肾上腺功能不全的危险因素。对于库欣综合征患者，评估心血管病风险是术前全面检查的一部分，以防止术前发生严重并发症或者死亡。

关键点：类固醇激素生理学

- 皮质醇参与调节能量代谢、电解质稳态和免疫功能
- 在生理应激过程中，人体对皮质醇的需求量显著增加
- 对于危重症患者，准确评估 HPA 轴功能具有很大难度
- 对于危重症患者，始终需要警惕是否存在肾上腺功能不全
- 库欣综合征既可以来自皮质醇的过度产生，也可以来自外源性类固醇激素的治疗
- 皮质醇增多症会增加心血管病、血栓栓塞、抑郁、认知障碍、困难气道和静脉注射困难的发生风险

表 2-12　库欣综合征 / 库欣病的病因、诊断和治疗

病因
- 库欣病
- 库欣综合征
- 外源性糖皮质激素

诊断
- 筛查检测
  - 午夜唾液皮质醇
  - 24h 尿液游离皮质醇
  - 地塞米松抑制试验
- 血浆 ACTH 水平
- 双侧岩下窦采样（bilateral inferior petrosal sinus sampling，BIPSS）：诊断垂体 ACTH 腺瘤和异位 ACTH 腺瘤
- CRH 刺激试验（去氨加压素试验）
- 垂体成像（MRI）和肾上腺成像（CT、MRI、PET）

治疗
- 手术（经鼻窦选择性肿瘤切除、肾上腺切除术）、放射治疗，以及多巴胺激动药（溴隐亭、卡麦角林）治疗，生长抑素配体的受体（帕瑞肽），糖皮质激素 / 黄体酮受体拮抗药（米非司酮），以及皮质醇合成抑制药（酮康唑、美替拉酮、米托坦）

四、甲状腺功能

（一）概述

腺垂体释放促甲状腺素（TSH），刺激甲状腺产生甲状腺激素。下丘脑释放促甲状腺素释放激素（TRH），刺激腺垂体释放 TSH。人体几乎每个器官系统都需要甲状腺激素维持基础生理功能。甲状腺激素在血清中以三碘甲腺原氨酸（T_3）和甲状腺素（T_4）的形式存在，T_4 在外周可以通过 5′ 端脱碘酶转化为具有生物活性的 T_3。99% 的 T_3 和 T_4 与甲状腺结合球蛋白（TBG）、转甲状腺素蛋白和白蛋白结合。多种影响蛋白结合的因素决定游离甲状腺激素水平，其中包括急重症病。对临床表现的仔细分析，尤其是考虑特定的综合征和结合甲状腺超声结果，有助于诊断甲状腺功能异常。甲状腺激素水平改变可以导致甲状腺功能减退或者甲状腺功能亢进及甲状腺毒症。表 2-13 和表 2-14 总结了上述情况的病理生理学特征。表 2-15 列出了针对甲状腺危象（甲状腺风暴）的治疗措施。表 2-16 总结了对于神经外科患者的临床意义。

（二）关注点和风险

甲状腺功能

进展期的甲状腺功能减退在围术期可以表现为神经系统症状、呼吸衰竭或者麻醉苏醒延迟，可能影响术后对患者的评估。对于甲状腺功能减退患者，应该在术前给予足量的甲状腺激素。类似的，甲状腺功能亢进患者也需要在术前治疗，避免手术诱导甲状腺危象而增加严重心血管和神经系统并发症的风险。

关键点：甲状腺功能
- 甲状腺激素影响体内几乎每一个器官系统
- 在生理应激反应或者危重症情况下，很难评价甲状腺功能障碍
- 在围术期，甲状腺功能亢进可以进展为危及生命的甲状腺危象，因此需要在术前通过药物抑制甲状腺功能亢进
- 择期手术前，甲状腺功能应该纠正至正常

五、其他神经内分泌系统

（一）嗜铬细胞瘤

嗜铬细胞瘤是一种代谢活跃的神经内分泌肿瘤。嗜铬细胞通常位于肾上腺，亦可位于肾上腺以外的部位。对合并有 I 型神经纤维瘤病、Von Hippel–Lindau 综合征、多发性神经内分泌肿瘤 2A 型和 2B 型、副神经节瘤的神经外科患者，需要考虑嗜铬细胞瘤的可能。建议对这些患者在择期手术

表 2-13　甲状腺功能减退的病理生理学改变

原发性甲状腺功能减退
- 甲状腺产生的甲状腺激素减少
- 原因：碘缺乏、自身免疫性甲状腺炎、药物、先天性疾病、手术
- 通常呈亚临床表现
- 常与肾上腺皮质功能不全相关
- 实验室检查提示 TSH 升高、游离 T_4 降低、总 T_3 降低
- 实验室指标（尤其是 TSH）可能受危重症疾病影响

继发性或三发性甲状腺功能减退
- 与累及垂体或者下丘脑的神经系统疾病相关
    - TSH 降低或者 TRH 降低
- 原因：垂体腺瘤、颅咽管瘤、颅脑损伤、席汉综合征、铁超载、结节病、梅毒、结核病

表 2-14　甲状腺功能亢进的病理生理学改变

- 甲状腺活跃程度增加通常与以下疾病相关：
    - Graves 病（即针对 TSH 受体的自身免疫性抗体激活）
    - 甲状腺炎、毒性多结节性甲状腺肿、毒性甲状腺腺瘤
- 实验室指标：TSH 受抑制；游离 T_4 水平升高
- 在垂体瘤中 TSH 可能升高
- 在急性生理应激条件下，例如感染、脓毒血症、手术、创伤、使用外源性碘剂，甲状腺毒症可以进展为致死性甲状腺危象
- 甲状腺危象的临床表现
    - 过高热（高热、大汗）
    - 心动过速
    - 二氧化碳产生增加、代谢率升高
    - 心律失常，尤其是心房颤动
    - 胃肠功能紊乱（恶心、呕吐、腹泻）
    - 躁动、谵妄、癫痫、昏迷
    - 严重高血压、高心排血量、快速性心律失常进展为心力衰竭和休克

表 2-15　甲状腺危象的处理

- 推迟非急诊手术
- 必要时使用对乙酰氨基酚和物理降温
- 静脉液体复苏（若出现心力衰竭需要行有创监测）
- 非选择性 β 肾上腺素受体拮抗药控制心率（大剂量普萘洛尔、阿替洛尔、美托洛尔降低外周 T_4 向 T_3 的转化率）
- 甲巯咪唑或丙硫氧嘧啶（PTU）（抑制甲状腺激素合成；PTU 也可以降低外周 T_4 向 T_3 的转化率）
- 碘化钾或碘化钠（抑制甲状腺激素的合成与释放）；如果患者不能耐受碘制剂（变态反应），可使用锂制剂减少 T_3 和 T_4 的合成与释放
- 静脉注射氢化可的松（预防肾上腺功能不全，降低外周 T_4 至 T_3 的转化率）
- 治疗性血浆置换（常规治疗无效的情况下）

前进行常规筛查嗜铬细胞瘤。对于病因不明的严重高血压患者，尤其是 30—40 岁的患者，需要进行嗜铬细胞瘤筛查。总体而言，嗜铬细胞瘤导致的高血压占高血压总体的 0.2%～0.6%。症状表现为头痛、躯干大量出汗、心悸或者惊恐发作。这类肿瘤分泌去甲肾上腺素，有的也分泌肾上腺素和多巴胺，从而导致血流动力学不稳定、阵发性血压波动和严重高血压。儿茶酚胺的释放可由生理性应激、对肿瘤的操作或者潜在的某些药物（如甲氧氯普胺、类固醇激素、单胺氧化酶抑制药、静脉对比剂）引

表 2-16　对神经外科患者的启示：甲状腺功能

甲状腺功能减退（尤其指严重或者晚期；很少是亚临床型）
• 甲状腺肿伴气道压迫（体格检查、症状、CT）
– 可以出现巨舌症
• 术前血容量减少
• 心电图非特异性改变（特别是低电压和 T 波）
– 可能有 Q-T 间期延长，存在尖端扭转型室性心动
过速伴黏液性水肿的风险
• 胃排空延缓
• 对缺氧或者呼吸过度的通气反应下降
• 辅助呼吸肌无力
• 可能凝血功能障碍
• 代谢率下降伴低体温
• 心肌收缩力减弱
• 麻醉苏醒延迟
• 对阿片类敏感
• 伴有低血糖、贫血、SIADH
• 黏液性水肿昏迷
– 神志下降、低体温、非凹陷性水肿
–TSH 极高，T_3 和 T_4 极低
• 对强效吸入麻醉药或者氧化亚氮的最小肺泡有效浓
度没有影响
甲状腺功能亢进
• 甲状腺肿（体格检查、症状、CT）
• 发热伴脑代谢率升高
• 高碳酸血症伴脑血流量增加
• 心律失常，特别是心房颤动
• 伴有临床心力衰竭的心肌病
• 神经系统特点：视觉症状、肌无力、震颤
• 甲状腺危象中出现神志改变、癫痫、昏迷
• 高皮质醇血症，继发于糖皮质激素代谢加快
• 高血糖

发的。多达 11% 的嗜铬细胞瘤患者出现可逆的儿茶酚胺心肌病。

标准的诊断试验包括测定血浆游离甲氧基肾上腺素和 24h 尿甲氧基肾上腺素。血浆游离甲氧基肾上腺素诊断的敏感度和特异度最高，分别是 99% 和 89%。此外，有时也使用可乐定抑制试验。生理性诊断试验还需要敏感的影像学予以补充，包括磁共振成像、计算机断层扫描、正电子发射断层扫描和间位碘代苄胍（MIBG）闪烁成像。

嗜铬细胞瘤容易被漏诊，从而在其他手术的麻

醉过程中表现出明显的自主神经系统症状。未经治疗的嗜铬细胞瘤患者可能出现 β 受体脱敏，对外源性儿茶酚胺类药的反应性下降。在交感神经张力增高和血管收缩的情况下，血容量会明显下降。由于存在上述自主神经功能紊乱，必须对嗜铬细胞瘤患者进行正确的容量复苏，否则在全麻诱导和维持阶段可能出现心力衰竭。

对于确诊嗜铬细胞瘤的患者，需要在术前数周开始拮抗儿茶酚胺的效应。通常情况下，开始阶段使用非选择性 α 肾上腺素受体拮抗药，例如酚苄明，然后再使用 β 受体拮抗药。在 α 受体被完全阻断之前不应当使用选择性 β 受体拮抗药，因为在由 α 受体介导的血管收缩缺乏拮抗的情况下，负性肌力作用可导致急性心室功能障碍。此外，单独阻断 β 肾上腺素受体属于禁忌，因为这样不仅无法达到阻断作用，还会增强儿茶酚胺类对 α 肾上腺素受体的作用。甲基酪氨酸是一种酪氨酸激酶抑制药，抑制儿茶酚胺类的生成，可与 α 受体和 β 受体拮抗药联合使用，但是其严重的不良反应限制了该药的使用。术前补充血容量是明确有益的，服用 α 受体拮抗药的患者应该自由摄入盐和水。术前准备充分的表现是，血压控制良好、体位性低血压减少，以及可通过心率监测调整异位心律。

术中管理包含静脉输入可滴定的降压药，包括 α 受体和 β 受体拮抗药、直接血管扩张药。使用间接作用的血管升压药（如麻黄碱）可能出现难以预测的后果，因此最好避免使用。如果手术包括肿瘤切除（或者阻断肿瘤的引流静脉），α 受体被阻断的患者由于儿茶酚胺丢失，术后短期内会出现严重的低血压。麻醉计划应该包括有创动脉血压监测、肿瘤切除后容量复苏的准备、保持血流动力学稳定，以及补充皮质醇（如果病变位于肾上腺）。

（二）生长激素和肢端肥大症

生长激素由垂体前叶分泌，广泛参与细胞代谢的调控。生长激素可以刺激产生胰岛素样生长因子。测定血清胰岛素样生长因子水平对肢端肥大症具有诊断价值。在接受垂体手术的神经外科患者中，常可见垂体大腺瘤分泌过量的生长激素。

肢端肥大症的病因是生长激素过度分泌，会显著增加心血管病和呼吸道并发症相关的死亡率。此外，对于肢端肥大症还有许多重要的麻醉要点，包括以下方面。

1. 可能因软组织弥漫性肿大、喉部钙化及喉返神经受累而出现困难气道（包括术后气道阻塞）。

2. 睡眠呼吸暂停综合征的风险增加。

3. 心功能损害，包括传导功能异常、心律失常、肥厚型心肌病、瓣膜功能障碍（如主动脉瓣和二尖瓣反流）和高血压。

4. 胰岛素抵抗和 2 型糖尿病。

5. 弥漫性皮肤增厚导致建立静脉通道困难。

6. 因先前存在神经压迫或者筋膜室卡压，相关神经损伤风险增加。

对大部分肢端肥大症患者，首选的治疗方式是经蝶切除垂体腺瘤。对于这类手术的气道管理需要给予特别重视和详细计划。术前应评估是否存在插管困难或者面罩通气的风险。此外，患者需要筛查阻塞型睡眠呼吸暂停，可能还需要术前进行睡眠检查或者多导睡眠监测。除了对困难气道管理的术前准备，在合并阻塞型睡眠呼吸暂停的情况下，还需要考虑麻醉药（如苯二氮䓬类、阿片类）对术后呼吸功能的影响。术前需要评价心脏功能，包括心电图和心脏超声。在重症监护病房，术前及术后需要连续检查电解质（见上述尿崩症部分）。

（三）松果体

松果体位于中线区第三脑室下方的蛛网膜下腔内，是不含血脑屏障的神经内分泌结构。松果体的生理功能是分泌由血清素合成的褪黑素。褪黑素参与睡眠 – 觉醒周期，以及青春期发育的神经体液调节。目前，褪黑素神经化学属于研究热点。松果体产生的促醛甾酮激素是醛固酮分泌的触发因素之一。松果体肿瘤需要手术切除，其临床症状包括青春期发育异常、凝视麻痹和肿瘤阻塞导水管引起的颅内压升高。松果体肿瘤手术时，患者可能需要采取坐位。

（四）胰岛素

胰岛素是胰腺 B 细胞分泌的一种肽类激素。胰岛素通过多种受体和信号通路调节葡萄糖代谢。在某些疾病状态下（如代谢综合征、感染、危重症、休克），胰岛素的生理作用减弱。胰岛素具有抗炎作用，可以改善围术期神经功能。对神经外科患者使用胰岛素进行血糖管理是一个备受争议的话题。对于神经外科患者，最佳血糖控制范围尚不明确。一般认为，严重高血糖会加重脑损伤，并且可能对 TBI、脑卒中等严重神经损伤的远期预后造成不良影响，是提示损伤严重的生物学标志。然而，对低血糖及其导致神经损伤的担忧常常要求制订严格的血糖控制策略。在相关研究针对血糖控制给出更精准的参数前，血糖应该维持在 140～180mg/dl。针对不同患者及不同神经系统疾病，需要制订个体化的血糖控制方案。

要点：其他神经内分泌系统

- 嗜铬细胞瘤是一种代谢活跃的神经内分泌肿瘤，伴有严重的阵发性高血压。
  - 在 Ⅰ 型神经纤维瘤病、Von Hippel–Lindau 综合征、多发性神经内分泌肿瘤 2A 型和 2B 型等特定疾病中发病率增加。
  - 血浆游离甲氧基肾上腺素诊断的敏感度和特异度最高；最佳术前准备需要使用抗儿茶酚胺类药。
- 肢端肥大症的病因是生长激素过度分泌。
  - 生长激素过度分泌导致组织增生，使患者易于出现困难气道、阻塞型睡眠呼吸暂停和心肌病。
  - 胰岛素是葡萄糖代谢的主要调节激素。
  - 在生理应激或者损伤导致高血糖时，胰岛素功能常常受损。
  - 高血糖（>200mg/dl）对神经损伤患者是有害的。
  - 治疗高血糖需要温和降低血糖，避免血浆或者中枢低血糖的风险。

推荐阅读

[1] Adler S. Disorders of body water homeostasis in critical

illness.Endocrinol Metab Clin N Am. 2006;35:873–94.

[2] Atkins JH, Smith DS. A review of perioperative glucose control in the neurosurgical population. J Diabetes Sci Technol.2009;3(6):1352–64.

[3] Bouillon R. Acute adrenal insufficiency. Endocrinol Metab Clin N Am.2006;35:767–75.

[4] Burch HB, Cooper DS. Management of graves disease – a review.JAMA. 2015;314(230):2544–54.

[5] Charmandari E, Nicolaides NC, Chrousos GP. Adrenal insufficiency.Lancet. 2014;383:2152–67.

[6] Chiha M, Samarasinghe S, Kabaker AS. Thyroid storm: an updated review. J Intensive Care Med. 2015;30(3):131–40.

[7] Devereaux D, Tewelde SZ. Hyperthyroidism and thyrotoxicosis. Emerg Med Clin N Am. 2014;32:277–92.

[8] Dubbs SB, Spangler R. Hypothyroidism – causes, killers, and life-saving treatments. Emerg Med Clin N Am. 2014;32:303–17.

[9] El Beheiry H. Protecting the brain during neurosurgical procedures: strategies that can work. Curr Opin Anesthesiol. 2012;25:548–55.

[10] Katznelson L, Laws ER, Melmed S, Molitch ME, Murad MH, Utz A, et al. Acromegaly: an endocrine society clinical practice guideline. J Clin Endrocinrol Metabol. 2014;99(11):3933–51.

[11] Kelly KN, Domanjnko B. Perioperative stress-dose steroids. Clin Colon Rectal Surg. 2013;26:163–7.

[12] Koga M, Yamagami H, Okuda S, Okada Y, Kimura K, Shiokawa Y. Blood glucose during the initial 72 h and 3-month functional outcomes in acute intracerebral hemorrhage: the SAMURAI-ICH study. J Neurol Sci. 2015;350:75–8.

[13] Lacroix A, Feelders RA, Stratakis CA, Nieman LK. Cushing's syndrome. Lancet. 2015;386:913–27.

[14] Langouche L, Van den Berghe G. The dynamic neuroendocrine response to critical illness. Endocrinol Metab Clin N Am. 2006;35:771–91.

[15] Loh JA, Verbalis JG. Disorders of sodium and water metabolism associated with pituitary disease. Endocrinol Metab Clin N Am.2008;37:213–34.

[16] Nayak B, Burman K. Thyrotoxicosis and thyroid storm. Endocrinol Metab Clin N Am. 2006;35:663–86.

[17] Nemergut EC, Zuo Z. Airway management in patients with pituitary disease. J Neurosurg Anesthesiol. 2006;18(1):73–7.

[18] Pappachan JM, Raskauskiene D, Sriraman R, Edavalath M, Hanna FW. Diagnosis and management of pheochromocytoma: a practical guide to clinicians. Curr Hypertens Rep. 2014;16:442.

[19] Powlson AS, Gurnell M. Cardiovascular disease and sleep disordered breathing in acromegaly. Neuroendocrinology. 2016;103(1):75–85.

[20] Sterns RH, Silver SM. Cerebral salt wasting syndrome versus SIADH: what difference? J Am Soc Nephrol. 2008;19:194–6.

[21] Taub PR, Fields JD, Wu AHB, Miss JC, Lawton MT, Smith WS, et al. Elevated BNP is associated with vasospasm-independent cerebral infarction following aneurysmal subarachnoid hemorrhage. Neurocrit Care. 2011;15(1):13–8.

[22] Wolf S. Routine management of volume status after aneurysmal subarachnoid hemorrhage. Neurocrit Care. 2011;15:275–80.

第3章

脑水肿的病理生理与管理基本原则
Cerebral Edema: Pathophysiology and Principles of Management

Ross Martini　Andrea Orfanakis　著
文俊贤　译　左　玮　校

一、概述

颅内出现水肿通常具有临床意义。正常情况下，颅骨和脊髓区中的内容物，如脑组织、血液和脑脊液（CSF）的体积与颅内容积相适应。当任何成分的容积增加时，其他两种成分可转移到缓冲空间，进而避免颅内压升高。一旦超过缓冲能力的极限，小幅度的容积增加就会导致颅内压力呈指数级上升（图 3-1）。因此，可能产生脑灌注压力过高和（或）过低的风险。

二、对神经外科患者的影响

脑水肿是神经外科患者的常见并发症，但病因和严重程度可能有很大差异。麻醉师可能会遇到各种各样的患者，如择期行颅内肿瘤切除伴有局部水肿的患者，或因严重颅高压而需要紧急接受去骨瓣减压术的患者。了解现有的治疗方法及治疗时机，可以在围术期有针对性地对每位患者的治疗方案进行优化。

（一）术前评估

如果情况允许，可通过一次全面的神经学检查获得更多重要的信息，进而判断患者可能出现的与脑水肿相关的继发性神经学损伤的严重程度。例如，一位意识错乱的单侧瞳孔放大的患者可能比那些单纯主诉头痛和恶心的患者需要更积极、更直接的干预和监测手段。影像学研究还可用于评估已经存在的脑水肿、脑组织压迫的严重程度，或即将发生脑疝的可能性。如果患者可以植入颅内压监测器，则应在术前记录 ICP 变化趋势并在手术室中进行监测。如果患者需要接受机械通气，则相关的实验室检查（例如术前血清钠浓度、血浆渗透压及动脉血气）可能会对判断病情有帮助。

在术前或患者有自主呼吸的时候，应谨慎使用阿片类药和抗焦虑药。轻度镇静后导致的每分通气量减少可能增加患者体内 $PaCO_2$ 含量，导致颅内血管舒张和颅内压的持续升高。

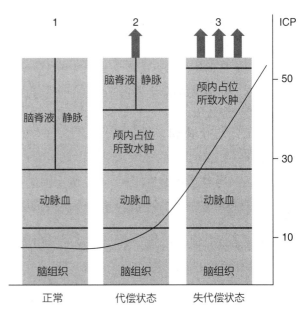

▲ 图 3-1　颅内压（ICP）与颅内容物容积的关系

最初，某一颅内容物的体积增加（即脑水肿）会导致颅内压力的小幅增加（脑脊液和静脉血可从颅内移出）；一旦进入失代偿状态，颅内压力会迅速增加

（二）诱导 / 维持

脑水肿患者在诱导麻醉时应注意避免颅内压升高、脑灌注压和氧合降低。满足这些标准的药物和气道管理技术可以组合使用。氯琥珀胆碱会引起 ICP 的瞬时升高，应尽可能避免使用。但是，在气道管理风险较高的情况下使用也是合理的。

在挥发性麻醉药 MAC 非常高的情况下（即 > 1.5），尽管脑代谢率降低，但脑血流量会增加，这可能导致脑血管舒张和脑内容物体积增加。在正常麻醉浓度下，这种现象在临床上并不常见，并且术中过度换气和甘露醇的使用足以抵消这种作用。但是，在需要高 MAC 的特殊情况下，必须预见到大脑内容物体积可能会增加。丙泊酚全静脉麻醉（TIVA）与脑血管舒张无关，更合适在某些脑水肿严重的病例中使用。但是药效延迟及可能导致低血压的特点限制了其应用。考虑到可能出现的颅内高压，应避免使用会影响 ICP 和脑部代谢率的氯胺酮和氧化亚氮进行麻醉。

摆放体位时，头部和颈部理想的位置应该是保持正中（尽量不旋转或者少量旋转），不使用毛巾或垫巾，以免影响颈部的静脉回流。应考虑通过反特伦德伦堡卧位来抬高头部，以进一步改善静脉回流。

因为需要借助 CPP 评估和多次血气分析来确定过度换气的程度，所以建立动脉通道通常对脑水肿患者会很有帮助。如果采用高渗疗法"放松"大脑以便于进行手术或治疗脑水肿，则需要多次检查血浆钠浓度和渗透压。

如果需要快速纠正脑水肿，例如在急性脑疝综合征中，立即过度通气降低 PaCO$_2$（不低于 28mmHg），结合快速的高渗溶液治疗是最直接的反应策略。过度换气的作用只能保持几个小时，因为大脑最终会重新调整其自动调节阈值。上述过程中，突然的反方波动（可导致高碳酸血症）同样会导致颅内压迅速升高，应避免。

（三）紧急情况

在决定是否气管拔管时，必须考虑患者在适当的二氧化碳水平下自主呼吸的能力，并进行与气道保护相适应的神经学检查。建议连续监测 EtCO$_2$。

脑水肿患者可能会因麻醉而出现局灶性神经功能缺损。这些缺损如果是新出现的，应立即进行检查以排除其他问题，例如术后出现的血肿、脑缺血、癫痫发作等。应注意患者饮食，避免咳嗽或呕吐，因为两者均会增加颅内压。

在转移到 PACU 或 ICU 后，应继续维持 PaCO$_2$、保持头颈位置（包括避免使用限制性敷料或气管导管周围胶带）、避免咳嗽或呕吐。

三、病理生理

脑水肿有四种病理生理亚型：细胞毒性、血管源性、渗透性和间质性。单一类型很少出现。水肿类型的划分有助于理解水肿形成的机制，进而选择有效的治疗方法以减少继发性损伤（表 3-1）。

（一）细胞毒性脑水肿

当新陈代谢较活跃的细胞中的能量（ATP）储备被耗竭时，会发生细胞毒性水肿。例如，维持细胞膜稳定和神经递质释放等这样关键的功能丧失时，会导致细胞水肿的发生。前者会通过各自的离

表 3-1 脑水肿亚型

种 类	临床疾病表现
血管源性	• 炎症状态（如脑膜炎） • 高海拔脑水肿 • HELLP 脑病 • 外伤性颅内出血 • 颅内出血 • 静脉窦血栓形成 • 高血压 • 脑缺血 • 肿瘤 • PRES
细胞毒性	• 脑出血 • 静脉窦血栓形成 • 创伤性脑损伤 • 中毒 • 脑缺血 • 雷耶综合征
间质性	• 脑积水 • 室管膜水肿
渗透性	• 急性肝衰竭 • 糖尿病酮症酸中毒脑病 • 血液透析性脑病

子通道产生快速离子转移，后者则会释放神经递质（如谷氨酸）到突触间隙。离子浓度和两侧电位差之间还可能发生相互作用。离子流入细胞数量过多，尤其是钠离子和钙离子的流入会导致水进入细胞，导致细胞水肿迅速发展，最终使得细胞完整性丧失。

脑缺血时如果立即对大脑缺血区域进行再灌注，受影响的细胞群可及时补充能量存储，并重新建立电解质平衡。持续灌流不足区域中的细胞会因钙超载而触发多种细胞内损伤途径：细胞外钙离子的主动清除，会促进钠离子内流，这种离子交换会形成明显的渗透梯度，使细胞水肿进一步恶化。过量的钙离子会引起细胞内信号传导的进一步破坏，并最终导致细胞凋亡途径的激活。一旦失去细胞完整性，损害就不可逆转，从而引起“细胞毒性”脑水肿（图3-2）。细胞毒性脑水肿通常与一定程度的血管源性水肿有关。细胞膜泄漏通常会使细胞内容物暴露于细胞外环境中，从而导致炎症和血脑屏障破坏。

细胞毒性脑水肿是缺血性脑卒中或缺氧后的患者典型临床表现，但也可能发生在外伤或毒素暴露后。细胞毒性脑水肿可同时影响脑灰质和脑白质。

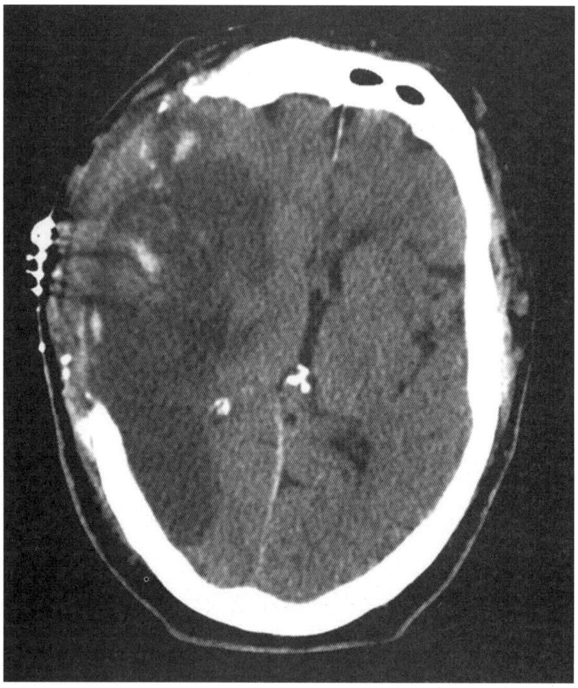

▲ 图3-2 大中动脉缺血性脑卒中及去骨瓣减压72h后，脑半球细胞毒性水肿；注意灰白质分界的消失和脑组织从颅骨膨出后的蕈样外观

由于血脑屏障已被破坏，渗透疗法在减少脑损伤体积方面效果甚微。受细胞毒性脑水肿影响的大脑区域中大脑的自动调节功能也可能受到损害，从而使患者对换气过度的反映和血压变化的程度都变得不可预测。

（二）血管源性脑水肿

蛋白酶和自由基对毛细血管的损害，以及对细胞紧密连接完整性 / 基底层结构的破坏会导致血管源性水肿。常见病因包括脑外伤、肿瘤、局部缺血和炎症性疾病（如脑膜炎）。高血压性脑病综合征，如RPLS（可逆性后脑白质脑病综合征，以前称为“PRES”）和HELLP的肝性脑病（溶血、肝酶升高、血小板降低）是其他两种血管源性脑水肿的病因。

由于炎症和血脑屏障被破坏，毛细血管通透性增加，导致蛋白质和炎症介质泄漏到大脑间质。被吸引到该区域的中性粒细胞进一步激活炎症级联反应，从而导致永久性的细胞损伤。此外，蛋白质的泄漏破坏了大脑的渗透梯度，导致自由水向细胞间隙移动。血管源性水肿通常只影响白质（图3-3）。由于细胞结构基本稳定，血管源性水肿对渗透疗法和类固醇反应敏感。

（三）间质性脑水肿

脑脊液吸收不足导致脑积水，可引起间质性脑水肿。静水压力将液体推入脑间质。这种类型的水肿在侧脑室周围更为明显。对这类脑水肿进行药物治疗的效果并不明显。尽管利尿药如乙酰唑胺和呋塞米可以减少脑脊液的产生，但对颅内压的影响和预后却不一致。脑室造瘘或行永久性分流手术是脑积水的最终治疗方法。

（四）渗透压性脑水肿

渗透压性脑水肿大致描述了一组疾病，其病理生理学涉及渗透压的急性变化。急性肝衰竭可导致广泛且难以治疗的脑水肿。其确切机制尚不清楚，但可能与氨的积累和其向血脑屏障迁移有关。持续血浆高渗状态将导致脑渗透压随着时间的推移而达到新的平衡。当血液渗透压得到迅速纠正时，液体将穿过血脑屏障流入大脑，以重新建立等渗透压状

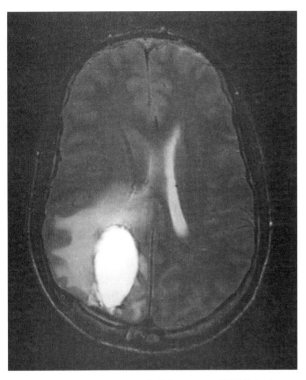

▲ 图 3-3　边界清楚的脑肿瘤及周围血管源性水肿

态。血液透析脑病和糖尿病酮症酸中毒就是两个例子。患者首次血液透析后，就可能会出现血液透析性脑病，应关注血液中尿素氮高于 50mg/dl 的患者。因此，对于首次透析者，血液速度避免过快，时间避免过长。急性酮症酸中毒的糖尿病患者在快速纠正血糖后也会面临同样的危险。

四、关注点和风险

对于脑水肿或存在相关危险因素的患者，其管理过程需要注意的关键点有进行持续的神经学监测、避免低渗和低钠状态，以及维持脑灌注。

（一）监测

频繁和重复的神经学检查是脑监测的基础。有经验的检查人员可以发现患者细微的变化，其可能是临床上脑水肿的最早迹象。当患者由于警觉性下降、处于镇静状态或神经肌肉麻痹而不能经常检查时，有必要采取一系列神经成像检查。在适当的情况下需要直接对 ICP 进行监测，如颅脑损伤和格拉斯哥昏迷量表评分＜8 分的患者。脑室颅内压监测是最常用的方法，它可准确而连续地对压力进行测量，并且还可以作为 CSF 引流的工具。与脑室引流

装置相关的风险有植入导管诱发的出血、感染、导管堵塞，以及预防性抗凝血治疗可能导致的风险等。脑实质内 ICP 监测仪也是有效的监测颅内压的备选方案。这类装置在植入过程中所造成的出血和感染风险较低，主要缺点是无法实现脑脊液引流。

（二）治疗

脑水肿的治疗应循序渐进，从创伤最小的侵入性干预手段到创伤较大的侵入性干预手段（表 3-2）。所有患者都应进行非药物治疗。抬高床头至少 30°，保持中线位置，避免颈部旋转，都有助于大脑静脉引流。静脉引流障碍会导致颅内压增高和颅内动脉灌注减少。

（三）过度通气

如果已经建立人工气道，可通过短期内过度换气的方法进行治疗。通过降低患者动脉 CO_2 水平促进血管收缩，是一种有效的救治措施。但随着大脑恢复其酸 / 碱平衡，其效用将在 6～8h 内消失。动脉 $PaCO_2$ 控制目标是 28～32mmHg；较低的 CO_2 分压可导致过度的血管收缩和局部缺血。同样，动脉 $PaCO_2$ 的突然升高也会产生迅速的舒血管效应。因此，对于近期 $PaCO_2$ 降低的患者，应进行密切监测。这对于术后护理部门或处于自发呼吸状态并接受麻醉药的头部受伤患者尤其重要。

（四）类固醇

类固醇可减少血管源性脑水肿患者的血脑屏障炎症性破坏情况。在患有与脑肿瘤相关的脑水肿的患者中，高剂量类固醇可以大大减少血管源性脑水肿程度并改善功能状态。不支持将其用于缺血性脑损伤，并且它在颅脑损伤中可能会使症状恶化。

（五）渗透疗法

渗透疗法理论上旨在最大限度地提高血管内渗透压，之后使其梯度下降，细胞内和细胞外的水都可能向高浓度梯度移动进入脉管系统并离开颅内。因此，只有当渗透剂保留在脑血管内，且不会渗透到血脑屏障时才有效果。在血脑屏障被破坏的地方，渗透剂可能会进入细胞间隙，并导致反弹性脑水肿。

甘露醇是六碳糖醇，是目前研究最深入的治

表 3-2　脑水肿的治疗方案

治　疗	适用临床状态	剂量 / 持续时间	相关风险
过度通气	• 严重的危象或即将发生脑疝	• 临时测量只有 $PaCO_2$ 28～32mmHg	• 血管收缩导致缺血
头位置摆放	• 所有时候	• 持续性	
甘露醇	• 急性危象，脑疝，间质性，细胞毒性，渗透性脑水肿	• 单次 0.5～1g/kg • 持续用药 0.25～0.5mg/kg 每 6 小时 1 次，目标血清渗透压为 310～320mOsm/L	• 电解质紊乱，大脑半球病变所致中线偏移情况恶化
高渗盐水	• 急性危象，脑疝，间质性，细胞毒性，渗透性、血管源性脑水肿	• 多种形式均可	• 与停药有关的反弹性脑水肿 • 周围血管损伤 • 容量过载，电解质异常，肾功能不全
类固醇	• 肿瘤周围的血管源性水肿	• 地塞米松 4～6mg 每 4～6 小时 1 次	• 无缺血、外伤、出血作用
药物性昏迷	• 任何情况下均可	• 戊巴比妥 10mg/kg 静脉单次给药，1～4mg/（kg·h）（丙泊酚） • 考虑对脑电图爆发进行抑制	• 感染 • 缺乏神经系统检查 • 低血压，心力衰竭 • 延长的半衰期
脑室内颅内压监测	• 颅内压增高，脑积水	• 持续性	• 感染
去大骨瓣减压术	• 难治性颅内高压 • 大脑半球梗死	• 0～48h 内	• 手术风险

疗脑水肿的渗透剂。甘露醇通常制备成 20%～25% 储备液，在急性脑水肿时可以以 0.25～1g/kg 的大剂量服用。有报道，在一些研究中使用了更大的剂量，但其所产生的电解质失衡作用超过了其效用。甘露醇会产生很强的渗透性利尿作用，应定期检查患者电解质和血清渗透压状况。目标应为 310～320mOsm/L 的高渗状态。甘露醇的渗透压特性已被广泛研究，包括增加血容量和降低血液黏度，从而改善脑血流量，抗氧化特性，降低 CSF 产生和抑制细胞凋亡。甘露醇对未受伤的半球内的细胞产生的作用更强，因此理论上可能会导致中线移位恶化。

高渗盐水作为脑损伤中的复苏液已变得越来越流行。高渗盐水的浓度范围为 3%～23.4%。外周给予 3% 的溶液是比较安全的，但更高的浓度应中心给药。进行急性复苏时，可以静脉单次给药 30ml 的 23.4% 高渗盐水或 250ml 的 3% 高渗盐水，以应对脑组织肿胀导致的相应临床变化（如与神经系统

损伤相关的瞳孔固定和散大）。高渗盐水的外渗特性包括组织供氧增加、脑脊液生成减少和脑脊液吸收增加。

高渗盐水也可以连续输注给药。有证据证明单剂量一次性单次给药的给药方式要优于滴定的方法，随着脑渗透压达到平衡，渗透压梯度可能会随着时间的流逝而消失，而在渗透压平衡之前，钠浓度的增加对水肿产生影响的持续时间是未知的。尽管缺乏高质量的证据，但高渗盐水持续输注治疗在临床上还是很普遍的。最初的治疗目标是将患者的血钠水平提高 5～10mmol/L，并维持 24～72h。在水肿期过后，可以在监测水肿程度、血清钠浓度和进行神经系统检查的同时逐渐减少输液量。理想的做法是在几天内缓慢减低，并且应避免低钠血症或避免血钾降低的速度超过 2～3mmol/L。

大量输注 3% NaCl 会产生高氯血症性代谢性酸中毒，这与肾功能不全和凝血障碍有关。为避免氯离子过多，连续输注时，最好将氯化钠与乙酸钠以

50 : 50 混合。也可以使用 3% 的乙酸钠，但可能会引起代谢性碱中毒。

甘露醇治疗脑水肿是否优于高渗盐水取决于患者情况。潜在的充血性心力衰竭的患者在服用甘露醇后最初可能会出现肺水肿，而低血容量的患者可能无法耐受甘露醇的利尿作用。高渗盐水可能是一种更适合于低血容量休克患者的渗透疗法。目前还没有大型的随机研究直接对这两种药物进行比较，但最近的 Meta 分析表明，高渗盐水可能比甘露醇能更有效地降低 ICP。

最后，可以使用循环利尿药（如呋塞米），但其效用是有争议的，并不是所有的专家都推荐使用。积极利尿可导致心排血量和脑灌注压的降低。呋塞米是一种极好的等渗利尿药，如果可以用高渗盐溶液同时补充离子损失，则可避免脱水，使高钠血症状态建立的更快。

（六）导致昏迷 / 瘫痪

当上述疗法被证明无效时，可以在最后阶段采用更极端的方法来抢救脑组织。药理性昏迷就是其中一种备选方案。其目标是减少神经元活动，从而减少大脑对氧气的消耗和 CMRO$_2$。脑血流量直接与脑代谢率相关，在药理昏迷时，脑血流也会减少。巴比妥类药是诱导药理性昏迷的最佳药物。5～10mg/kg 单次给药作为起始剂量，然后以 1～4mg/(kg·h) 的维持剂量让患者保持昏迷状态，以达到颅内压低于 20mmHg 的目标。巴比妥酸盐所致昏迷的并发症包括心脏抑制，感染风险增加，以及药物半衰期延长，这可能会延迟神经功能恢复的时间。也可以使用半衰期更短的催眠药丙泊酚。非去极化性神经肌肉阻滞药可以降低呼吸机不耐受、咳嗽和损伤所引起的 ICP 升高，并改善头部的静脉引流。

（七）手术选择

尽管进行了最大限度的药物治疗，但患者仍有持续的颅内高压，这时可能需要接受手术治疗。在损伤 48h 后进行去骨瓣减压术可能会增加缺血性脑卒中后细胞毒性水肿患者的死亡率。为了提高存活率，需要在 48h 内完成手术，且越早越好。早期手术减压是否对功能预后有好处尚不清楚。

要　点

- 脑水肿存在四种亚型，正确诊断可指导治疗。
- 监测，特别是神经学检查，是早期发现临床显著脑水肿从而预防继发性损伤的关键。
- 脑水肿的治疗应逐步进行，首先采用侵入性最小的措施。
- 在终止任何治疗措施后，建议缓慢撤管，而不是突然撤出。

推荐阅读

[1] Bardutzky J, Schwab S. Antiedema therapy in ischemic stroke. Stroke. 2007;38(11):3084–94.

[2] Bradley WG. Neurology in clinical practice. 5th ed. Philadelphia: Butterworth Heinemann Elsevier; 2008. p. 1694–708.

[3] Brouns R, De Deyn PP. Neurological complications in renal failure: a review. Clin Neurol Neurosurg. 2004;107(1):1–16.

[4] Hofmeijer J, Kappelle LJ, Algra A, Amelink GJ, van Gijn J, van der Worp HB. HAMLET investigators. Surgical decompression for space-occupying cerebral infarction (the Hemicraniectomy After Middle Cerebral Artery infarction with Life-threatening Edema Trial [HAMLET]): a multicentre, open, randomised trial. Lancet Neurol. 2009;8(4):326–33.

[5] Kahle KT, Simard JM, Staley KJ, Nahed BV, Jones PS, Sun D. Molecular mechanisms of ischemic cerebral edema: role of electroneutral ion transport. Physiology (Bethesda). 2009;24:257–65.

[6] Kamel H, Navi BB, Nakagawa K, Hemphill JC 3rd, Ko NU. Hypertonic saline versus mannitol for the treatment of elevated intracranial pressure: a meta-analysis of randomized clinical trials. Crit Care Med. 2011;39(3):554–9.

[7] Kramer DJ, Canabal JM, Arasi LC. Application of intensive care medicine principles in the management of the acute liver failure patient. Liver Transpl. 2008;14(Suppl 2):S85–9.

[8] Mortazavi MM, Romeo AK, Deep A, Griessenauer CJ, Shoja MM, Tubbs RS, Fisher W. Hypertonic saline for treating raised intracranial pressure: literature review with meta-analysis. J Neurosurg. 2012;116(1):210–21.

[9] Qureshi AI, Suarez JI. Use of hypertonic saline solutions in treatment of cerebral edema and intracranial hypertension. Crit Care Med.2000;28(9):3301–13.

第4章 神经外科患者液体、电解质、血液制品的管理
Management of Fluids, Electrolytes, and Blood Products in Neurosurgical Patients

Pratik V. Patel　Sadeq A. Quraishi　著

张笑　译　陈绍辉　校

一、概述

- 人体的体液主要包括细胞内液和细胞外液，其中细胞外液又可分为血管内液和细胞间液。

- 各种体液的体积可能因为疾病或人体为适应环境压力而发生变化。

- 在周围组织中，跨毛细血管（即在血管内和间质之间）的流体运动的主要决定因素是大分子血浆蛋白（如白蛋白）产生的渗透梯度。

- 与周围组织不同，大脑和脊髓通过血脑屏障与血管内成分相隔离。

- 水穿过完整的血脑屏障进行运动的主要决定因素是渗透活性颗粒（包括血浆钠和其他电解质）所产生的渗透压梯度。

- 静脉输注渗透压高于血浆的溶液（如3%氯化钠、甘露醇）将导致脑含水量和颅内压（ICP）降低。施用过量的游离水（如低渗或不含右旋糖的无电解质溶液）会导致脑部水含量和ICP升高。

- 渗透活性颗粒及血浆蛋白可能会"渗入"血脑屏障被破坏的脑组织，从而加剧这些区域的脑水肿。

- 静脉内注射高渗溶液会使血脑屏障完好部分的大脑水含量降低，在减弱了颅内压升高的同时，使受伤的大脑得以扩张（即 Monro-Kellie 假设）。

二、对神经外科患者的影响

神经外科患者的围术期液体管理面临特殊挑战。

- ICP 升高，手术出血，以及与神经系统损伤相关的多种病理生理异常的存在和治疗，可能导致严重的血容量不足、电解质异常、贫血和凝血病。

必须注意

- 保持血流动力学稳定性，最佳的脑灌注压和中枢神经系统的氧气输送。

- 尽量减少液体复苏对脑水肿发展或恶化的影响。

进行液体复苏的目标如下（表 4-1 至表 4-5）。

- 恢复血容量和脑灌注压力。

- 达到轻度高渗状态。

临床医师可以根据临床情况从多种静脉输液中选择，包括晶体、高渗盐水、胶体和血液制品。择期开颅手术的典型初始液体选择是生理盐水或 Plasma-Lyte A/Normosol™-R（表 4-6）。

三、关注点和风险

见表 4-7。

（一）贫血

- 与体外循环手术的神经功能恶化和俯卧位脊柱手术的围术期视力下降有关。

- 血细胞比容越高，血液黏度越高；血细胞比容<25%，载氧量越低。目前认为，在局灶

表 4-1　常用的 4 类溶液

常用的静脉注射液	渗透压（mOsm/L）
血浆渗透压	270～295
晶体液	
乳酸林格液	273[a]
Plasma-Lyte A（或 Normosol™-R）	294（或 295）
0.9% 生理盐水	308
5% 葡萄糖乳酸林格液	525
20% 甘露醇	1098
3% 高渗盐水（HS）	1026
胶体	
6% 羟乙基淀粉[b]	310
Pentastarch[b]	326
6% 右旋糖酐（70）[b]	300
5% 白蛋白	300
25% 白蛋白	1500
高渗盐水胶体混合物	
7.5% 高渗盐水 6% 右旋糖酐[c]	2568

a. 计算的渗透压，请注意乳酸林格液由于不完全解离，实际渗透压可以大大降低

b. 由于死亡风险增加和（或）需要透析的急性肾损伤风险增加，且 FDA 在标签上打上"黑框"警告后，在美国已很少使用，欧洲药品管理局建议在败血症、烧伤或重症患者中停止使用这些合成胶体

c. 在欧洲可用

表 4-2　低钠血症的常见原因

> **稀释**
> - 进水过多
> - 低渗性液体的给药
>
> **利尿药的使用**
> - 甘露醇，噻嗪类
>
> **肾上腺功能不全**
> **甲状腺功能减退**
> **高血糖、高血脂、高蛋白血症（伪低钠血症）**
> **脑耗盐综合征**
> - 常见于蛛网膜下腔出血
> - 与血容量不足相关
>
> **SIADH**
> - 中枢神经系统障碍
> - 慢性感染
> - 药物（如卡马西平、阿片类药）
>
> **器官衰竭**
> - 肝硬化、充血性心力衰竭、肾病综合征
> - 与血容量过多相关

SIADH. 抗利尿激素分泌失调综合征

表 4-3　高钠血症的常见原因

> - 脱水
> - 尿崩症
> - 高渗盐水的使用

表 4-4　低钾血症的常见原因

> - 渗透性和襻利尿药的联合使用
> - 低镁血症
> - 继发于细胞内钾转移
>   - 过度通气
>   - 胰岛素输液

表 4-5　评估血容量的注意事项

> **病史**
> - 术前禁食和轻度损失
> - 出血
> - 利尿药的使用
> - 高渗静脉对比剂的使用
>
> **查体**
> - 生命体征：发热、心动过速、低血压
> - 体位性心动过速和低血压
> - 颈静脉、皮肤充盈、黏膜状况
> - 少尿
> - 肺水肿
>
> **监护**
> - CVP 或 PAOP 的趋势
> - 正压通气时动脉压或每搏量显著降低，表明血容量的耗竭

CVP. 中心静脉压；PAOP. 肺动脉阻塞压

性脑缺血模型中，优化脑血流和氧传递的理想血细胞比容为 30%～34%。

- 血红蛋白水平为 70～90g/L 时对 ICU 患者似乎是安全的。

- 证据不足，无法就以下方面提出建议。
  - 神经损伤患者贫血的"安全"水平。
  - 红细胞输注纠正贫血对神经功能预后的影响。

（二）输血产品

发达国家目前对输血的关注更多地集中在输血的免疫调节作用上，而不是传染源的传播（表 4-8）。输血相关急性肺损伤（TRALI）被认为是输血相关死亡的主要原因。

表 4-6 常用静脉输液和血液制品的适应证

适应证	液体或血液制品	用 量
血流的稳定 不显性和间质性丢失	Plasma-Lyte A/Normosol™-R 或 0.9% 盐水（生理盐水）	1 : 1 晶体 / 滤失率 [通常速率：生理盐水为 1.5ml/(kg·h)]
开颅术中脑组织的显	20% 甘露醇	0.25～1.25g/kg
	3% 氯化钠（高渗盐水）	5ml/kg
颅内压升高的治疗	20% 甘露醇	0.25～1.25g/kg
	3% 氯化钠（高渗盐水）	200ml
补充血容量损失	乳酸林格液，生理盐水	3 : 1 晶体 / 失血比率
	胶体	1 : 1 胶体 / 失血比率
	6% 羟乙基淀粉	如果使用，限制为 20ml/(kg·24h)
	红细胞——洗涤的、减白的，15d 以内为理想状态	1 单位红细胞，应将血红蛋白提高 1g/dl 或将血细胞比容提高 3%
弥散性血管内凝血（DIC）		
INR、PTT 升高	新鲜冷冻血浆	开始于 10～15ml/kg
纤维蛋白原<100mg/d	冷沉淀（物）	1 汇集单位（6 袋）可将纤维蛋白原提高 45mg/dl
出血患者血小板减少<100 000	单采血小板	1 袋（4～6 汇集单位）将血小板升高 30 000/μl

表 4-7 神经外科患者液体管理的关注点和风险

复苏中	• 低血压，脑灌注压不足，继发性脑损伤
复苏后	• 脑水肿加重
低钠血症	• <120～125mmol/L——精神状态变化，癫痫发作
高钠血症	• >160～170mmol/L——精神状态变化，癫痫发作
乳酸林格液	• 低渗透状态，低钠血症
Plasma-Lyte A Normosol™-R	• 碱化作用——增加酸性药物和锂的肾脏清除率，降低碱性药物的肾脏清除率
0.9% 盐水	• 高氯性代谢性酸中毒
葡萄糖溶液	• 低渗状态，高血糖加剧脑损伤
20% 甘露醇	• 低钠血症 • 碳酸氢盐的损失——代谢性酸中毒 • 利尿过多——血管内容量减少，电解质流失 • 反弹性脑水肿 • 高钾血症，剂量极高（2g/kg）

（续表）

高渗盐水	• 高钠血症 • 高氯代谢性酸中毒 • 血浆钠下降时反弹性脑水肿 • 桥静脉撕裂——硬膜下出血 • 利尿过多——血管内容量减少，肾衰竭 • 脑桥中央脱髓鞘症——血浆钠水平从低钠血症迅速上升；营养不良和酒精中毒的风险增加 • 静脉硬化 • 对凝血和血小板聚集的干扰
合成胶体	• 干扰凝血，Ⅷ因子复合物；颅内出血的潜在风险增加 • 作为复苏液与晶体相比没有明显的益处 • 肾功能不全 • 变态反应 • 瘙痒 • 右旋糖酐干扰血液交叉匹配 • 死亡和（或）急性肾损伤的风险增加
白蛋白	• 昂贵 • 与作为复苏液的晶体相比没有明显的益处；对脑外伤患者具有潜在危害

（三）特殊情况

见表 4-9。

表 4-8　输血产品相关风险示例

风　险	每单位输血风险
感染风险	
HIV	$1 : (1.5 \sim 4.7) \times 10^6$
丙肝	$1 : (1.9 \sim 3.1) \times 10^6$
乙肝	$1 : (31\,000 \sim 205\,000)$
溶血反应	
急性	$1 : 13\,000$
延迟	$1 : 1600$
同种免疫反应	$1 : 1600$
免疫抑制	$1 : 1$
TRALI	$1 : 5000$

部分改编自 Marik and Corwin(2008).

表 4-9　特殊情况

颅脑损伤	蛛网膜下腔出血
• 凝血病和 DIC 的风险 • 多发伤 　– 巨大血肿 　– 稀释性凝血病 • 神经源性肺水肿 • 低钠血症 　– 脑耗盐综合征 　– SIADH	• 电解质异常 　– 低钙血症，低镁血症 　– 低钾血症 　– 低钠血症 　– 脑耗盐综合征 　– SIADH • 避免血容量不足 • 血管痉挛（治疗目标：积极控制水肿）

要 点

- 液体管理的目标是正常血容量，轻度高渗状态。
- 除非需要治疗低血糖症，否则应避免低渗性液体和含葡萄糖的溶液。
- 除非有禁忌证，否则应考虑使用高渗盐水治疗那些低血容量，血流动力学不稳定的患者的 ICP 升高。
- 在患有神经系统损伤的贫血患者中，关于输血阈值的证据不足。不要机械地使用血红蛋白的数值来做决定，而要权衡输血的风险（如 TRALI、免疫抑制）和将氧气输送到受伤的 CNS 组织的好处。

推荐阅读

[1] Kumar MA. Red blood cell transfusion in the neurological ICU. Neurotherapeutics. 2012;9:56–64.

[2] Lira A, Pinsky MR. Choices in fluid type and volume during resuscitation: impact on patient outcomes. Ann Intensive Care.2014;4:38–50.

[3] Marik PE, Corwin HL. Efficacy of red blood cell transfusion in the critically ill: a systematic review of the literature. Crit Care Med.2008;36:2667–74.

[4] Patel PM, Drummond JC, Lemkuil BP. Cerebral physiology and the effects of anesthetic drugs. In: Miller's anesthesia. 8th ed. Philadelphia: Elsevier; 2015. p. 387–422.

[5] Perel P, Roberts I, Ker K. Colloids versus crystalloids for fluid resuscitation in critically ill patients. Cochrane Database Syst Rev.2013;2:CD000567.

[6] SAFE Study Investigators. Saline or albumin for fluid resuscitation in patients with traumatic brain injury. NEJM. 2007;357:874–84.

[7] Tomamsino C. Fluids and the neurosurgical patient. Anesthesiol Clin N Am. 2002;20:329–46.

神经外科麻醉监测要点的原则、技术和适应证

Key Monitoring in Neuroanesthesia: Principles, Techniques, and Indications

Martin Smith 著

张宁晨 译 高 闯 校

第 5 章

一、概述

从事神经外科麻醉的麻醉医师的主要职责之一是维持脑灌注以满足大脑的代谢需求，并在灌注减少的情况下保护大脑功能。全身和大脑生理指标的紊乱可导致或加剧脑损伤，对它们加以优化可提供有效的神经保护作用。因此，监测技术必须包括对全身和大脑生理指标的测量。目前术中神经生理监测已广泛用于脊柱手术，从而将脊髓损伤的风险降至最低。

二、对神经外科患者的影响

对于神经系统疾病患者的整体和中枢神经系统（CNS）生理指标的监测和管理是围术期和危重监护管理的基础。目前已有数种技术可用于脑血流动力学、氧合、代谢和电生理的整体或局部监测（表 5-1）。

（一）临床监测

临床神经系统检查现仍然是神经监测的基础。格拉斯哥昏迷量表（GCS）是一种通过记录对物理和语言刺激的睁眼、运动和语言的最好反应来评估整体神经系统状态的标准化方法。在识别和记录包括瞳孔反应和肢体无力在内的局部体征方面，GCS自其首次应用于评估 40 多年来一直是临床神经系统评估的基础。GCS 有一定的局限性——不能直接评估插管患者的语言反应，以及不能直接用于脑干功能的评估。完全无反应（FOUR）评分通过测量眼（以及肢体）对命令和疼痛的反应，瞳孔反射和呼吸模式来提供对脑干功能的更全面评估，但是它没有像 GCS 那样得到广泛使用。除了瞳孔反射以外，目前应用的对于神经系统的临床评估方法在无意识或不合作的患者中是不准确甚至是无法实施的。

（二）监测全身性的生理指标

监测和管理全身性的生理指标可以更好地保证脑灌注和氧合。神经外科手术麻醉期间的常规监测包括心电图、动脉血氧饱和度（脉搏血氧饱和度）、动脉血压（ABP）、呼气末二氧化碳压力和体温。无创血压监测适用于较小的手术，但在颅内和复杂脊柱手术，以及并发症严重的患者中，应留置动脉导管以进行动态血压监测和动脉血气分析。现如今认为，在心血管手术管理中，中心静脉压是一个并不可靠的指导指标。而各种微创心排血量监测技术可提供更准确的血容量评估，同时指导血管活性药和正性肌力药的使用。当可能发生大量体液丢失时，应监测尿量和出入量平衡情况，特别是如果使用渗透性利尿药或存在神经源性体液紊乱（如尿崩症）时，更应进行监测。

1. 监测脑和脊髓

2014 年，神经重症监护协会和欧洲重症监护医学协会发布了有关在神经重症监护期间进行多模式神经监测的共识指南。但是，由于各医疗中心条件和当下医疗资源分布不均等情况，许多模式不适用于手术室。

2. 颅内压

除了直接测量颅内压（ICP）外，ICP 监测还

表 5-1 神经监测技术的应用

监测技术	是否应用于术中	是否应用于神经外科监护室	有创/无创	监控项目
颅内压	是	是	有创	• ICP • CPP • 脑血管反应性
经颅多普勒	是	是	无创	• 以 FV 为 CBF 的估计值 • 脑血管痉挛 • 脑血流自动调节功能
热扩散脑血流量监测	尚在研究	否	有创	• 局部脑血流灌注
颈静脉血氧定量	是	是	有创	• 全脑氧合 • AVDO$_2$
脑组织氧分压	否	是	有创	• 局部脑组织氧分压 • 脑血管反应性
近红外光谱	是	尚在研究	无创	• 局部脑氧合 • 脑血流动力学，包括血管反应性 • 脑细胞能量状态
脑微透析	否	尚在研究	有创	• 葡萄糖代谢 • 缺氧/缺血 • 细胞能量衰竭
脑电图	是	是	无创	• 癫痫发作 • 皮质扩散去极化 • 脑缺血 • 皮质功能图
诱发电位	是	是	微创	• 感觉和运动通路 • 脑缺血

AVDO$_2$. 动静脉血氧含量差异；CBF. 脑血流；CPP. 脑灌注压；ICP. 颅内压

可以计算脑灌注压（CPP），即平均动脉压（MAP）与 ICP 之间的差异，识别和分析病理性 ICP 波形，推算脑血管压力反应性指数。ICP 的监测方法多种多样，但临床上最常见的是通过脑室内置入导管或脑实质内置入微传感器进行侵入性监测（表 5-2）。目前临床上已有了几种无创 ICP 监测技术，但因其还不能足够准确地测量 ICP，日常临床应用仍有限制。

在颅脑损伤（TBI）的重症监护管理期间进行 ICP 监测的指征已达成广泛共识，并且最近欧洲专家声明还补充了 2016 年脑创伤基金会（BTF）的建议（表 5-3）。TBI 后唯一一项由 ICP 指导治疗的随机对照试验（来自南美试验的基准证据：颅内高压的治疗，TRIP）发现，采用 ICP 监测指导治疗的患者 3 个月和 6 个月的疗效与没有 ICP 监测的情况下采用影像学和临床检查指导治疗的患者预后相似。在玻利维亚和厄瓜多尔进行的、之后针对这项研究的评估质疑该研究结果与是否拥有可提供更发达的院前和康复服务的医疗系统相关，并得出与当前实践更广泛相关的不同结论。针对这种不一致，一些专家针对 BEST：TRIP 研究发表了一份基于共识的释义，呼吁对 ICP 监测和判读进行进一步研究，同时建议这项研究不应改变目前的临床实践。因此，对颅内高压的评估和诊断仍然是重型 TBI 处理的基础，临床指南建议当 ICP 超过一定阈值（通常为＞22mmHg）时应开始治疗。颅内压监测越来越多地

表 5-2 颅内压监测设备

方 法	优 点	缺 点
脑室导管	• ICP 测量的金标准 • 测量整体颅内压 • 可允许治疗性的脑脊液引流 • 体内校准	• 产生血肿的风险 • 导管相关性脑室炎的风险
微传感器	• 脑实质内 / 硬膜下放置 • 手术并发症发生率低 • 感染风险低 • 零漂移时间短 • 可床边置入	• 不能体内校准 • 只能测量局部压力
无创方法	无创	准确率低从而限制了临床应用
如使用 CT 或超声及 TCD 导出 PI 测量视神经鞘直径	适用于广泛的患者群体	不能进行连续监视

CT. 计算机断层扫描；ICP. 颅内压；PI. 搏动指数；TCD. 经颅多普勒超声检查

表 5-3 颅脑外伤颅内压监测的适应证

脑创伤基金会指南（Neurosurgery 2017；80：6–15）

• 可抢救的重型 TBI 且颅 CT 异常的患者

• 可治疗的重型 TBI 且扫描正常且以下两项或多项指标符合的患者

　– 年龄＞40 岁

　– 单侧或双侧运动姿势

　– 收缩压＜90mmHg

米兰共识会议建议 [Stocchetti N et al. Acta Neurochir (Wien) 2014，156：1615–22]

• 昏迷的 TBI 患者，在最初的 CT 中有轻微的异常并随后恶化（如出现挫伤或颅内压升高的迹象）

• 昏迷的 TBI 患者在出现脑挫伤时停止镇静检查神经状态是危险的，或临床检查不可靠

• 昏迷的 TBI 患者伴有大的双额挫伤和（或）脑干附近的出血性肿块病变，与最初的 GCS 无关

• 继发性去骨瓣减压术之后

• 可抢救的急性幕上颅内血肿清除术后患者

　– GCS 评分≤ 5

　– 瞳孔异常

　– 长期 / 严重低氧血症和（或）低血压

　– 基底池压缩或闭塞

　– 中线偏移 5mm 或超过轴外血块厚度

　– 新的轴外血肿、实质挫伤或脑肿胀

　– 术中脑肿胀

CT. 计算机断层扫描；GCS. 格拉斯哥昏迷量表；TBI. 颅脑外伤

被纳入蛛网膜下腔出血（SAH）和脑出血的重症监护管理方案中，尽管这些适应证并不像 TBI 那样明确的或得到充分的认可。对于 TBI 患者，如果发现有占位效应的颅脑巨大肿瘤、脑积水、颅内和蛛网膜下腔出血，以及无论何种原因引起的明显脑水肿的患者，围术期都应考虑行 ICP 监测。颅内手术后

的 ICP 监测适用于任何需要持续镇静或存在高颅内压风险的患者。

3. 脑血管反应性

脑自动调节是在 CPP 改变时保护大脑免受脑血流（CBF）波动影响的重要机制。在脑损伤后，麻醉药和镇静药可使脑自动调节功能受损，从而使大脑面临区域血流动力学紊乱和增加缺血易感性的风险。脑血管的压力反应性是脑自动调节的重要组成部分，决定了颅内压对 ABP 变化的反应。压力反应指数（PRx），是计算连续时间平均的 ICP 和 ABP 数据点的移动相关系数，可用于对脑自动调节状态的持续评估。PRx 的负值表示 ABP 和 ICP 之间的负相关，此时为正常的脑血管反应性，而 PRx 正值表示 ABP 和 ICP 之间的正相关，此时无脑血管反应性。在发生 TBI 之后，PRx 已被用来指导 MAP 和 CPP 的管理。也可以使用与 ABP 相关的脑组织氧分压（$PbtO_2$）、经颅多普勒（TCD）超声检查得出的脑血流速度（FV），以及一些近红外光谱（NIRS）得出的血红蛋白变量来评估脑血管反应性。

4. 脑血流量

经颅多普勒超声检查是一种非侵入性技术，可根据基底脑血管中红细胞移动引起的多普勒频移来测量血液 FV，据此可估计 CBF（但并非绝对）的变化。经颅多普勒的 FV 波形类似于动脉脉波形，可以量化为收缩期峰值，舒张末期和平均 FV，以及搏动指数。后者提供了对远端脑血管阻力的评估。FV 的降低与脑缺血相关，也已被用于评估在颈动脉手术中是否需要放置分流管，使用 TCD 也可以监测是否有空气栓塞或其他微粒栓子的形成。TCD 在 SAH 后脑血管痉挛的诊断和监测中应用最为广泛，当 FV 超过 120～140cm/s 或 FV 在大脑中动脉与颈内动脉的比值（Lindegaard ratio）超过 3 时即可确诊。它还可用于鉴别高危的极低脑灌注患者，指导其治疗，评估此时其自身调节功能，并判断急性脑损伤（ABI）后是否需要进行脑影像学检查和有创性神经监测。

热弥散血流测定是一种相对较新的技术，它可以实时测量绝对区域 CBF（rCBF）。虽然使用该技术的临床数据有限，但术中 rCBF 监测可能对有局灶性脑缺血风险的患者有益。

5. 脑氧合

仅评估灌注不足以确定潜在的脑缺血，因为脑血流的减少可能与代谢的适当耦合变化有关。脑氧合监测评估脑氧的输送和利用之间的平衡，以及脑灌注是否充足，因此更完整地反映受伤或"处于危险状况下"的大脑及其对治疗的反应性。

颈静脉氧饱和度（$SvjO_2$）监测是第一个床旁评估脑氧合的方法。它是一种流量加权的整体测量方法，对脑灌注的充分性提供了一种非定量的评估。$SvjO_2$ 只有在优势颈静脉球部置管的情况下才能准确反映整体变化，在临床实践中，通常选择右侧。$SvjO_2$ 的正常范围为 55%～70%。较低的 $SvjO_2$ 值表示脑灌注不足或氧需求量增加，与供血增加不匹配，而较高的 $SvjO_2$ 值则表示相对充血或动静脉分流。血流由动脉流经至颈静脉血氧含量的浓度差和其他影响因素已被广泛研究，以评估 CBF 的是否充盈。

$SvjO_2$ 已被用于指导术中血压和通气管理，在 TBI 的重症监护管理中，维持高于 55% 的 $SvjO_2$ 可改善预后。而它的一个主要缺点是对局部缺血缺乏敏感性，因此 $SjvO_2$ 监测正逐渐被其他技术所取代。

脑组织氧分压已成为床旁监测脑氧合的重要手段。$PbtO_2$ 导管由金极谱（克拉克型）元件组成，当氧气从大脑的半透膜扩散到导管时，该元件会降低氧气的含量，从而产生与组织氧张力成正比的电流。$PbtO_2$ 是一个复杂的动态变量，反映了脑氧传递与需求及组织氧扩散梯度之间的相互作用。这也是一种高度聚焦的测量方法，将探针放置在受损但依然存活的脑组织中，可以选择性地监测"危险"脑区中主要灌注区域。另一种方法是，当 $PbtO_2$ 有效地充当大脑氧合的整体指标时，将其放置在正常的白质中。探头的位置必须通过行头颅 CT 来确认，以便对 $PbtO_2$ 读数进行适当的解释。

即使颅内压和 CPP 在正常阈值范围内，仍可能发生脑缺氧，除了 ICP 和 CPP 外，针对 $PbtO_2$ 的维持治疗与改善 TBI 预后有关。当 $PbtO_2$ 降至 15mmHg 以下时，建议治疗；而低于 10mmHg 时表示已发送严重的脑缺氧。目前已知有几种因素会影响 $PbtO_2$，包括 ABP、CPP、PaO_2、$PaCO_2$ 和血红蛋白浓度，但是目前尚不清楚哪种干预措施（或干预措施的组合）可以逆转脑缺氧从而最有效地改善预后。缺氧大脑对特定干预的反应是决定预后的主要因素，逆转缺氧与降低死亡率相关。

在手术中应用 $PbtO_2$ 监测十分有效，它可以快速发现脑缺血，并使得麻醉科医师有可能在发生不可逆的神经元损伤之前便开始处理并改善全身和颅内条件。然而，关于术中适应证的数据有限，因为无论如何都会受到 $PbtO_2$ 探针插入后读数稳定所需的 1 小时"稳定期"的限制。

近红外光谱是一种非侵入性技术，它是基于近红外光（700～1000nm）通过组织时在多个波长的传输和吸收。氧合血红蛋白和脱氧血红蛋白在近红外范围有不同的、特征性的吸收光谱，利用经颅反射率光谱，可以通过它们对近红外光的相对吸收来判断皮质氧合和血流动力学状态。商用的基于 NIRS 的脑氧测量装置提供了对区域脑氧饱和度（$rScO_2$）的连续和非侵入性监测，即观察视野中氧合和脱氧血红蛋白的相对比例，在多个关注区域具有高分辨率。据报道，$rScO_2$ 的"正常"范围为 60%～75%，但在个体内部和个体之间存在很大差异。那些声称 $rScO_2$ 阈值可以识别缺血往往缺乏任何证据的支持，而脑氧测量目前被认为是最好的趋势性监测。

基于 NIRS 的脑氧测量法在心脏手术中指导脑保护策略的临床应用迅速扩大，此前有研究表明，术中脑去饱和与围术期认知能力下降风险增加之间存在关联。在颈动脉手术中，与其他监测方法相比，NIRS 在检测脑缺血方面具有相似的准确性和再现性，并在简易性和时间分辨率方面具有一些优势。低血压相关的 $rScO_2$ 降低在沙滩椅位麻醉患者中被广泛报道，但这些似乎与术后认知功能障碍或脑损伤的血清生物标志物的发生率增加无关。没有数据支持在常规麻醉和手术期间，包括在神经外科手术过程中，应更广泛地应用近红外光谱来监测脑氧合。NIRS 在神经危重症监护病房中的作用也没有定论。对 CPP 变化、即将发生的脑疝、脑血管痉挛和脑损伤患者的药物干预期间的脑去饱和的小型观察研究产生了相互矛盾的结果，而且没有证据表明以 NIRS 衍生变量的变化为指导的治疗会影响结果。在近红外光谱技术的临床应用过程中，存在一些问题，尤其是颅外组织对信号的"污染"，以及受损大脑的光学复杂性可能造成的混淆。随着近红外技术的进步有可能克服这些问题。

6. 代谢监测

脑微透析（MD）监测允许床边分析脑组织细胞外液（ECF）中的生化物质。葡萄糖、乳酸、丙酮酸和甘油在临床上是最经常被用来进行检测的物质，因为它们都是与葡萄糖代谢、缺氧 / 缺血或细胞能量衰竭相关的特定细胞过程的标志物（表 5-4）。评估大脑葡萄糖代谢的能力是大脑 MD 监测的一项特殊优势；乳酸与丙酮酸（LP）比例与 ECF 葡萄糖水平相结合，可提供有关大脑代谢状态的独特信息。由于脑部 MD 同时监测底物的供应及其细胞代谢，也不仅监测脑缺血，而且还监测细胞能量功能障碍和随后发生的代谢危机的非缺血性原因。在研究环境中，大脑 MD 可用于测量包括细胞因子在内的许多其他物质。脑 MD 是一种聚焦技术，建议将脑 MD 导管放置在"危险"组织中，以评估最易受继发性损伤影响的大脑区域的生化变化。

脑 MD 监测可用于任何有脑缺氧 / 缺血、细胞能量衰竭和葡萄糖供应减少风险的患者，但最常用于 TBI 和 SAH 的重症监护管理。由于 MD 测量的是细胞水平的变化，它有可能在临床检测或通过其他监测变量发现脑损害之前识别出脑损害。术中对即将发生的缺氧 / 缺血的早期检测也有益处，但支持在神经外科手术中使用 MD 作为诊断工具的证据有限且质量较低。商用的临床系统的每小时采样率不太可能满足手术中的监测条件。已有研究描述了一种连续快速采样进行脑 MD 的技术，但目前还没有临床应用。

近红外光谱监测氧化细胞色素 C 氧化酶（cytochrome c oxidase，CCO）氧化状态的变化已在研究环境中被证实是一种无创的大脑细胞能量状态评估方法。CCO 是线粒体电子传递链的最终电子受体，负责 95% 以上的氧代谢。与 NIRS 衍生的血红蛋白变量相关，监测 CCO 可能有助于在损伤的大脑中无创地确定缺血阈值。随着技术的发展，可能会出现一种基于 NIRS 的设备，用于在床边监测大脑的绝对氧合、血流动力学和代谢状态。

7. 电生理学相关的监测

在神经外科和神经危重症监护中，有几种监测电生理变化的方法（表 5-5）。

表 5-4　继发性脑损伤的脑微透析标志物

微透析变量	干预阈值	监测流程	注　释
葡萄糖	<0.2～0.8mmol/L	• 缺氧 / 缺血 • 脑葡萄糖供应减少 • 脑高糖酵解	• 推荐使用 MD 葡萄糖监测 • 关于血清葡萄糖浓度的解释
乳酸：丙酮酸 乳酸盐	>20～40 >0.4mmol/L	• 缺氧 / 缺血 • 细胞氧化还原状态 • 脑葡萄糖供应减少	• 建议监测 MD LP 比 • 高 LP 比与不良预后相关 • 缺血最可靠的生物标志物 • LP 比增加可能是由于氧气释放减少（缺血性缺氧）或非缺血性原因引起的 • 解释高 LP 比时应考虑乳酸和丙酮酸的绝对浓度
甘油	不能量化	• 细胞膜破坏的标志 • 氧化应激的潜在标志	• MD 甘油是脑损伤的一种选择 • 有限的特异性，因为葡萄糖产生的甘油也可能导致甘油增加 • 没有确定的证据表明甘油与预后之间的关系
谷氨酸	不能量化	• 在缺血和癫痫发作中观察到有谷氨酸的增加 • 兴奋毒性	• MD 谷氨酸监测是一种选择 • 患者间与患者内的差异很大

LP 比 . 乳酸：丙酮酸；MD. 微透析

脑电图（EEG）是借助置于头皮特定位置的电极测量自发皮质电活动的电压 – 时间记录。将电信号放大、滤波并显示在多个通道（通常为每个半球 8 个），以获得连续的脑电图记录，并根据频率、振幅和位置进行分析。脑电图的解释是复杂的，但有几种自动化的脑电图处理系统可以让非专家在床边进行解释。脑电图处理技术，如双谱指数或熵，已被开发用于监测麻醉深度，但它们的适应证和应用并不仅限于神经外科麻醉，因此这里暂不考虑。

CBF 降低到 20ml/(100g·min) 以下时，脑电图的频率和振幅降低，当 CBF 降低到 10ml/(100g·min) 以下时，脑电图的频率和振幅变平。对这些变化的定量分析已被用于监测各种情况下的术中脑缺血，最常用于鉴别颈动脉手术中脑灌注不足是否需要分流的。皮质脑电图（ECoG）是直接从皮质表面测量的脑电图，用于在癫痫手术期间和清醒开颅术中与皮质电刺激对应的功能区放电（可能导致癫痫发作）中识别致痫灶的位置。术中脑电图监测有其局限性，但也有其优点（表 5-6）。

持续脑电图（cEEG）监测在神经危重症护理中越来越普遍，因为人们越来越认识到非惊厥性癫痫在脑损伤患者中很常见。所有不明原因和（或）意识持续改变的患者均应进行脑电图监测，以排除癫痫导致神经状态异常的原因。cEEG 是一项资源密集型技术，但自动癫痫发作检测软件的开发可能会促进其更广泛地应用于临床实践。扩散性皮质去极化（SD）是一种以神经元和星形胶质细胞的近完全持续去极化为特征的病理事件，可导致继发性脑损伤。据报道，50%～60% 的脑外伤患者都有这种症状，以前只能通过直接放置在皮质表面的电极条检测到。最近的数据表明，标准的头皮 cEEG 能够检测到 SD，为监测 ABI 重要的病理生理表现提供了可能。

肌电图（EMG）可以通过放置在特定肌肉内或附近的电极针来评估脑神经和周围神经（表 5-5）。自发性肌电图记录连续的肌肉活动，并在神经受到直接刺激时触发肌电图肌肉活动。如果在手术过程中接触或拉伸了神经，就会检测到自发的肌电活动，从而提醒神经外科医师神经即将受到损伤的风险。第Ⅷ对脑神经（译者注：原文有误，已修改）监测广泛应用于听神经瘤手术。虽然在肌电图监测

表 5-5　电生理监测适应证

监测指标	适应证
EEG	• 麻醉深度监测 • 癫痫手术 • 颈动脉手术 • 癫痫发作检测和监测
cEEG	• 非惊厥性癫痫的诊断和监测 • 皮质扩散去极化的鉴别
EMG	• 听神经瘤手术 • 颅后窝手术 • 脊柱外科手术
SSEP	• 脊柱外科手术 • 顶叶皮质病变
MEP	• 脊柱外科手术 • 运动皮质病变
BAEP	• 第Ⅴ、Ⅶ和Ⅷ对脑神经手术（译者注：原文有误，已修改） • 颅后窝手术 • 脑死亡的诊断
VEP	• 垂体和上蝶鞍手术 • 眶后病变 • 枕叶皮质损伤

EEG. 脑电图；EMG. 肌电图；SSEP. 体感诱发电位；MEP. 运动诱发电位；BAEP. 脑干听觉诱发电位；VEP. 视觉诱发电位

表 5-6　术中脑电图监测

> **优点**
> • 无创
> • 持续
> • 可获得局部信息
> • 与脑血流量减少和氧合相关
> • 识别癫痫发作
> • 识别脑缺血
> **缺点**
> • 需要专业的神经生理学专家进行解释
> • 受麻醉药物影响
> • 受到全身生理变化的影响，如体温过低
> • 受电器和热"噪音"的影响
> • 对皮质下的变化不敏感

中最好避免使用肌松药，但如果小心调整剂量，维持 TOF 值在 2 时，就可以使用。

诱发电位（EP）是神经系统对外界刺激产生的电反应，用以评估神经通路的传导，从而评估神经通路的完整性。它们是根据波形波峰和波谷的潜伏期和振幅来解释的。在手术室进行监测时，将 EP 与初始基线进行比较，而在重症监护病房进行诊断时，常将 EP 与正常对照记录进行比较。

SSEP 监控整个感觉通路，从特定的外周神经通过背侧大的Ⅰa 纤维，然后通过感觉丘脑到达感觉皮质。皮质的 SSEP 是通过周围神经电刺激后头皮电极和邻近上颈椎的电极记录的。MEP 通过内囊中的纤维，通过皮质脊髓束或皮质核束中最大的 2% 的轴突，监测从运动皮质到肌肉的传出运动通路。MEP 是在脊柱手术中通过高压电刺激运动皮质或开颅术中使用直接皮质电刺激后产生的。运动诱发反应通常为记录外周肌的复合运动动作电位（CMAP）。沿脊髓进展的 MEP 也可通过硬膜外 / 鞘内电极或直接置于暴露脊髓上的电极记录。这种反应有两个组成部分：直接波（D 波）是在皮质脊髓轴突中产生的动作电位，间接波是由皮质内神经元激活产生的动作电位。D 波监测用于脊髓暴露，如髓内手术时，通常与肌源性 MEP 联合使用。MEP 是在单次短暂的连续刺激后记录的，而 SSEP 需要多次刺激和平均信号才能从背景 EEG 中提取 EP。

EP 监测在颅内和脊柱手术中用于定位关键的神经结构（表 5-5），以避免术中对它们的损伤，尤其是在正常的解剖标志被病理改变的情况下。脊髓损伤可能发生在脊柱手术中，继发于脊髓牵张和神经根血管穿孔的缺血，或由于放置椎弓根螺钉或切除脊髓固有病变时的直接损伤引起。与 SSEP 相比，MEP 对脊髓缺血更敏感，而与脊柱手术后的运动功能相关性更好。SSEP 和 MEP 都对麻醉药敏感，SSEP 对如低血压和 $PaCO_2$ 的改变等生理性变化更加敏感。建议采用高剂量阿片类的全静脉麻醉技术，避免在肌源性 MEP 监测期间使用肌松药。与 CMAP 不同，D 波 MEP 不涉及突触，因此，正常浓度的麻醉药对突触几乎没有影响。

皮质 SSEP 也可用于监测颅内和颈动脉手术期间的脑缺血。视觉诱发电位监测视觉通路，但技术难度大，对麻醉药物敏感。脑干听觉诱发电位是一种复杂的脑干听觉诱发电位，它对麻醉药有一定的抵抗作用（表 5-5）。

三、关注点和风险

避免、检测和治疗脑脊髓缺血是神经外科患者术中处理的关键因素。神经监测可以及早发现变化，以便神经麻醉医师和神经外科医师进行干预，将不可逆中枢神经系统损伤和神经损伤结局不良的风险降至最低。

考虑到大脑和脊髓的生理复杂性，单一变量或单一设备无法在神经外科或神经危重症护理期间提供足够的监测。脊柱手术过程中的多模态电生理监测已经建立，并指导干预措施，以最小化造成永久性神经损伤的风险。虽然在神经危重症病房对脑损伤患者进行管理时，建议进行颅内监测，包括脑灌注、氧合和代谢状态的测量，但许多模式并不适合在手术室进行。目前，脑灌注及氧合监测各有其特定的缺点，但在术中管理中仍无一个统一的共识。

要 点

- 神经亚专业的麻醉医师通过维持大脑和脊髓的灌注和氧合，在保护大脑和脊髓免受术中缺血性损伤方面起着关键作用。
- 各种监测模式可用于指导优化手术和神经危重症管理期间的大脑生理变化。
- 在脑损伤患者的神经危重症护理管理中，脑氧合、血流动力学和代谢的侵入性和非侵入性监测被广泛使用，但许多监测在手术室中并不适用。
- 在复杂的脊柱手术中建立了多模态电生理监测技术，并用于指导预防永久性神经损伤。
- 理想的大脑监测仪应该能够在多个重点区域内对大脑氧合、血流动力学和代谢状态进行无创、同步测量。

推荐阅读

[1] Ghosh A, Elwell C, Smith M. Cerebral near-infrared spectroscopy in adults: a work in progress. Anesth Analg. 2012;115:1373–83.

[2] Hutchinson PJ, Jalloh I, Helmy A, et al. Consensus statement from the 2014 International Microdialysis Forum. Intensive Care Med. 2015;41:1517–28.

[3] Kirkman M, Smith M. Multimodality neuromonitoring. Anesthesiol Clin. 2016;34:511–23.

[4] Kirkman M, Smith M. Intracranial pressure monitoring, cerebral perfusion pressure estimation, and ICP-CPP guided therapy: a standard of care or an optional extra after brain injury? Brit J Anaesth.2013;112:35–6.

[5] Lazaridis C, Andrews CM. Brain tissue oxygenation, lactate-pyruvate ratio, and cerebrovascular pressure reactivity monitoring in severe traumatic brain injury: systematic review and viewpoint. Neurocrit Care. 2014;21:345–55.

[6] Le Roux P, Menon DK, Citerio G, et al. Consensus summary statement of the International Multidisciplinary Consensus Conference on Multimodality Monitoring in Neurocritical Care: a statement for healthcare professionals from the Neurocritical Care Society and the European Society of Intensive Care Medicine. Intensive Care Med. 2014;40:1189–209.

[7] Citerio G, Oddo M, Taccone FS. Recommendations for the use of multimodal monitoring in the neurointensive care unit. Curr Opin Crit Care. 2015;21:113–9.

[8] Shils J, Sloan T. Intraoperative neuromonitoring. Int Anesthesiol Clin. 2015;53:53–73.

[9] Smith M. Multimodality neuromonitoring in adult traumatic brain injury: a narrative review. Anesthesiology. 2018;128:401–15.

[10] Teasdale G, Maas A, Lecky F, Manley G, Stocchetti N, Murray G. The Glasgow coma scale at 40 years: standing the test of time. Lancet Neurol. 2014;13:844–54.

利用脑电图对麻醉状态的评估

Assessing the Anesthetized State with the Electroencephalogram

第6章

George A. Mashour 著

张宁晨 译 高 阔 校

一、概述

虽然在手术中大脑是麻醉的靶器官，但用于评估麻醉对大脑影响的标准化监测明显缺乏。人们对脑电图在麻醉过程中监测大脑的潜力有很大的兴趣，并将其临床应用扩展到神经科学领域之外。这种监测有可能改善神经系统预后，包括降低术中明确知晓的风险（以下简称"知晓"）和增强术后认知恢复。虽然有希望，但还需要更多的研究来建立准确反映意识水平的脑电图标记，并确定脑电图是否能改善围术期的神经预后。为了建立有效的方法，需要对脑电图如何反映麻醉药的神经生理效应有一个基本的了解。

二、脑电图数据采集和分析

（一）未经处理的基础脑电图

应用于标准位置的头皮电极通过检测不同频率的皮质微电压峰值连续收集 EEG 数据。这些微电压峰值反映了由皮质和丘脑源激活的锥体神经元的突触后电压电位。电压振荡频率通常分为 γ（26～80Hz）、β（13～25Hz）、α（9～12Hz）、θ（5～8Hz）、δ（1～4Hz）和慢波（<1Hz）频带宽度，其中许多频带宽度构成了意识状态和无意识状态的脑电图波形。傅里叶变换——以 EEG 规格表示——时间在 x 轴上，频率在 y 轴上，功率在 z 轴上（或通过彩色"热图"）——可以把复杂的波形分解成单独的频率分量。实际上，这种转换可以对任何 EEG 片段的频宽功率进行简单分析。

脑电图模式因麻醉药种类而异。例如，在全麻条件下，丙泊酚在未经处理的 EEG（图 6-1A）上主要表现为 α、δ 和慢波振荡（图 6-1B），在相应的频谱图上的频带宽度显示为高功率（图 6-1B）。与异氟醚类似的未经处理的 EEG 在对醚类挥发性麻醉药（如异氟醚、七氟醚和地氟醚）的反应中出现。以醚为基础的挥发性麻醉模式的特征是 α、θ、δ 和慢振荡（图 6-1A），谱图显示出高带宽的功率，与丙泊酚相比增加了功率（图 6-1B）。卤代醚和丙泊酚与非快速眼动（NREM）睡眠有相似的神经生理学特征。例如，丙泊酚和非快速眼动睡眠的镇静作用与连贯的纺锤波活动相关，这可能表明了丘脑皮质处理的中断，而与非同步的慢波振荡相关，表明了皮质连接的碎片化。与丙泊酚和醚类挥发性药物引起的低频模式相比，氯胺酮麻醉与未经处理的 EEG 上的 β 和 γ 振荡活动升高有关（图 6-1A），在 30Hz 附近的 γ 范围内功率增加（图 6-1B）。最后，右美托咪定镇静以类似于睡眠的方式增加缓慢振荡（图 6-1B）。脑电图在时间域和频谱域都可以通过当前在脊柱和大脑的主要神经外科干预中采用的神经监测方案来获得。对于不需要神经监测和脑电图前端电极的病例，许多动态 EEG 模块可显示出光谱特性。

（二）经处理过的脑电图

有许多便携式系统允许进行术中 EEG 监测（表6-1），其中常用的是双谱指数（BIS）和 SEDLine 监测器。对于这些系统，为了捕获和显示未经处理

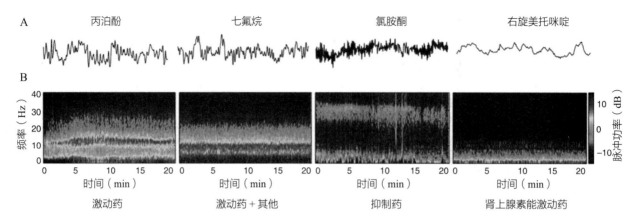

▲ 图 6-1　不同麻醉类型间原始脑电图和波谱图的比较（此图彩色版本见书末彩插）

A. 对所表示的每个麻醉类别显示原始脑电图模式；与其他麻醉药相比，氯胺酮的频率更快；B. 每一麻醉药类别对应一种特定的光谱特征，这种特征可能反映了每一类别中分子和电路性质的细微差别（经允许引自 Purdon et al. 2015.）

表 6-1　市售的脑电图处理系统

监护仪	数据和显示功能	全身麻醉深度
脑电双频指数 (BIS)	未经处理的 EEG，经处理的价值 　– BIS 指数 　– 光谱分析	40～60
SEDLine	未经处理的 EEG，经处理的价值 　– 患者状态指数 (PSI) 　– 光谱分析	25～50
Narcotrend	未经处理的 EEG，经处理的价值 　–EEG 状态 (A–F) 　–Narcotrend 指数 　– 光谱分析	D，E；40～60
Entropy module	状态熵（基于 EEG），响应熵（基于 EMG）	40～60
IoC-view	未经处理的 EEG，经处理的价值 　– IoC 指数 　– EEG 抑制率	40～60
SNAP II	高频 (80～240Hz) 和低频 (0～18Hz)EEG 分析，动态 SNAP 指数	50～65
NeuroSENSE	未经处理的 EEG，经处理的价值 　– 基于 Wavelet (WAV$_{CNS}$) 指数 　– 光谱分析	40～60

据报道，每种设备的显示范围与全身麻醉一致

EEG. 脑电图；IoC. 意识指数；EMG. 肌电图

的和经处理过的 EEG 数据，会将电极通道或导联按顺序置于患者的额头。在这种情况下，经处理过的 EEG 的数据会采用一种预先设计的多变量算法来获取、整合、分析并将未经处理的 EEG 数据转换成反映麻醉深度的无量纲数字。例如，在 BIS 和 SEDLine 监视器中，系统显示的范围从 40～60 到 20～50 的值分别表示相同的全身麻醉深度。然而，经处理过的 EEG 图数据并不是没有局限性的，如下所述。

三、经处理过的脑电图的临床效用

关于经处理过的 EEG 的随机对照试验主要集中在双光谱指数监测器（BIS）在预防知晓方面的作用。与呼气末麻醉药浓度监测相比，疗效对比试验并未显示使用经处理过的 EEG 监测降低了知晓风险。但是，与常规护理和监测相比，经处理过的 EEG 监测可降低知晓的发生率，并且在无法监测麻醉药浓度且知晓风险增加的情况下（如在完全静脉麻醉期间），使用经处理过的 EEG 监测可

能是有益的。一个潜在的原因是，通过使用经处理过的 EEG 监测，无法通过直接的神经生理学评估得知麻醉深度。这种方法的挑战在于，指数值不能反映麻醉药的不同神经生理特性。例如，氯胺酮和氧化亚氮产生较高的 EEG 值，因为它们会增加 EEG 的振荡频率。另一个不能使脑电图减少知晓发生的潜在因素是，当前这一代围术期脑监测仪的发展并没有完整的理解知晓的神经生物学原理。一些基于 EEG 的指标，包括皮质脊髓束及皮质丘脑束破坏，可能解释导致意识障碍的机制。然而，维持意识的神经科学框架并没有被完全理解，这使得使用一个数字去解释觉醒状态变得困难。想要准确判断意识水平需要更深入的理解意识和麻醉的作用机制。

除了在预防觉醒方面的作用外，脑电图还可以通过检测脉冲抑制来指导调节麻醉深度，这是一种伴有电沉默的电脉冲模式（图 6-2）。突发抑制模式不会在正常睡眠时发生，可能表明全身麻醉的深度。术后谵妄与术中及术后较长时间的猝发抑制相

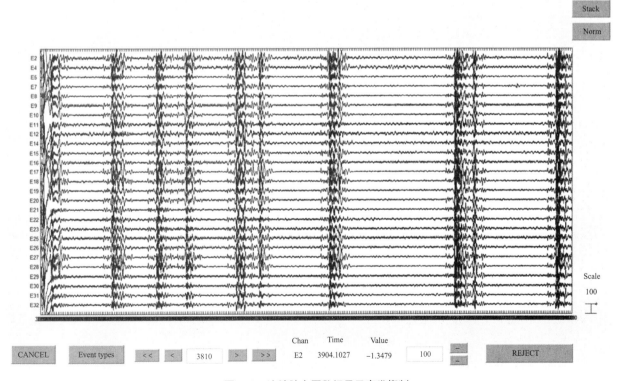

▲ 图 6-2　连续脑电图数据显示突发抑制

注意高频率、高振幅的活动周期，然后是相对的电平静；"突发抑制"比率经常被用来作为这种模式的度量，它是由总时间占抑制时间 / 总长度的百分比来定义的；例如，突发抑制比为 1 表示连续抑制

关，最近一项前瞻性试验的 Meta 分析显示，双导方案可降低术后谵妄的风险。在某些特定的临床情况下，通过调节麻醉深度实现脉冲抑制可能是有益的。其中一个例子是脑动脉瘤夹闭，其破裂抑制可能通过降低脑代谢来降低缺血性损伤的风险（尽管这一点尚未得到明确证实）。

未经处理的连续 EEG（cEEG）和定量 EEG（qEEG）结果的另一临床用途是协助发现高危患者的脑缺血。当脑血流量（CBF）下降到低于缺血阈值时，由于神经元受到缺血损伤，皮质电压振荡的频率降低，这就需要高浓度氧气和葡萄糖以维持跨细胞膜的电化学梯度。独特的脑电图模式表现为频率的降低，这在颈动脉内膜切除术（CEA）中得到了证明。此外，包括频谱边缘频率和相对脉冲功率在内的 qEEG 标记有助于识别颈动脉夹闭后缺血情况。术后，cEEG 和 qEEG 可以预测某些病理状态下的脑缺血，包括蛛网膜下腔出血后的血管痉挛。在没有 δ 波的情况下，病变的 δ 模式和快速频率的区域衰减可以被 cEEG 诊断为急性脑缺血。预测脑缺血的 qEEG 标志物包括总功率降低和相对频率变异性降低。这些脑电图定量标记的一个好处是，它们可以在没有持续的脑电图监测和相关专业知识的情况下进行解释（图 6-3）。

四、脑电图监测的未来发展方向

我们需要对意识的神经生物学机制和麻醉对大脑影响的机制有更深入的了解，这两方面都可以通过当前的脑电图方法来揭示。目前的脑电图监测仪通过对清醒脑电图和麻醉脑电图的比较，得出经验指标；然而，目前还不清楚这些差异是否由于对麻醉抑制意识引起的至关重要的变化所致。

一种更有主流的方法是通过将神经系统层面的麻醉药效果与神经网络层面的振荡联系起来，在 EEG 上寻找药物特异性的信号。例如，当丙泊酚用于健康成人时，在额谱图中会出现强烈的 α 振荡；这一结果可能是由于在丘脑的网状核的 GABA 能效应，导致高度一致的丘脑额叶皮质信号回路。与丙泊酚相比，氯胺酮给药后的频谱图显示缓慢的振荡和高频 γ 活动，γ 活动可能是由于 NMDA 对 GABA 能间神经元的拮抗作用。这些夹带的振荡可能会破坏典型的灵活的大脑皮质之间的连接和交流。然而，氯胺酮不会引起增加的 α 振荡，可能是由于弱的 GABA 能特性。

尽管丙泊酚、七氟醚和氯胺酮在分子和神经生理学上存在差异，但这三种药物都能抑制大脑前后区域之间的交流。大脑信息合成的中断可能是麻醉

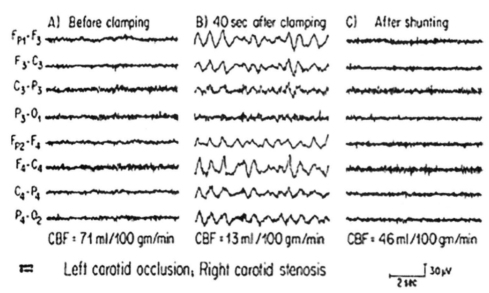

▲ 图 6-3　在动脉内膜切除术中夹紧右颈动脉后出现频率减慢

不规则的 δ 波的活动是通过快速频率的衰减来识别的；图示变化在右边更明显，这是夹紧的一边；脑电图波形回到基线后进行分流安置

导致意识丧失的近端机制。这预示着有可能采用另一种原则性的方法来进行脑电图和术中监测，即通过分析全身麻醉药如何抑制神经相关的意识。目前的数据表明，意识体验依赖于神经信息的整合，如果这些信息被打断，就会干扰或消除意识处理。脑电图是可以用来评估连接和交流的替代者。例如，相干性和相位同步可以测量功能连通性，这是大脑两个区域之间的统计相关性，而传递熵和格兰杰因果关系可以确定定向连通性，这是随时间展开的统计相关性。此外，动态随机建模被用来代替大脑一个区域对另一个区域的随机影响，也被称为有效连接。以全身麻醉为例，这些技术揭示了长期的功能联系和交流的代用品会退化，这是麻醉的主要种类中普遍存在的现象，也是意识崩溃的一种可能机制。但是，应该注意的是，评估这些模型的文献并不是直接说明的。因此，虽然识别药物特异性标记可以将麻醉机制与 EEG 特征联系起来，但跨药物常见的状态特异性标记是基于并且也可以告知意识的神经相关性。后一种方法需要进行额外的开发和完善，才能用于常规和实时术中监测。话虽如此，但采用药物不变的方法除了有助于消除谵妄等术后意识障碍外，还应有助于有效地识别手术室中的意识障碍和恢复意识。重要的是，这些技术在监测全身麻醉的镇静催眠作用中的效用可能不会扩展到监测遗忘作用，后者主要由内侧颞叶的结构介导。

五、讨论

对于各种临床环境中的外科手术患者，EEG 是一种宝贵的工具。当前，我们需要对意识的神经相关性有更好的了解，以便确定全身麻醉的有效神经生理指标。这种知识上的不足可能是经处理过的脑电图监测与呼气末麻醉监护仪相比不能降低意识发生率的原因。无论如何，脑电图监测可能在其他重要的临床领域中也有用，包括预防与手术和麻醉有关的有害神经系统结局。例如，使用脑电图检测突发抑制并调节麻醉深度，可能会降低术后认知功能障碍和术后谵妄的风险，这一理论需要更大的多中心试验加以证实。术后认知功能障碍与猝发抑制的长度和麻醉深度有关，但尚不清楚这是否具有因果关系，或猝发抑制是否意味着大脑脆弱。此外，脑电图监测可在特定的手术和重症监护环境下检测脑缺血，进一步研究研究显示，其有可能在高危患者中识别脑缺血并预防围术期脑卒中。研究大脑的技术在不断发展，新的发现不断增强我们对中枢神经系统的了解，随着我们对基础科学认识的增加麻醉医师能够更有效监测和调节大脑功能的正常运转。

要　点

- 未经处理的 EEG 波形和光谱图有助于反映各种麻醉药的神经生理效应。
- 与呼气末麻醉药浓度监测方案相比，经处理过的 EEG 监测并不能降低显式回忆的知晓风险。
- 手术后认知功能障碍（如谵妄）的风险可能通过 EEG 指导调节麻醉深度而最小化；这些发现需要大量的实际试验来证实。
- 大量反映脑缺血的 EEG 标记显示频率减慢，功率降低，频率变快，区域不对称性增强。

推荐阅读

[1] Avidan MS, Mashour GA. Prevention of intraoperative awareness with explicit recall: making sense of the evidence. Anesthesiology. 2013;118:449–56.

[2] Avidan MS, Jacobsohn E, Glick D, Burnside BA, Zhang L, Villafranca A, Karl L, Kamal S, Torres B, O'connor M, Evers AS, Gradwohl S, Lin N, Palanca BJ, Mashour GA. Prevention of intraoperative awareness in a high-risk surgical population. N Engl J Med. 2011;365:591–600.

[3] Chan MT, Cheng BC, Lee TM, Gin T. BIS-guided anesthesia decreases postoperative delirium and cognitive decline. J Neurosurg Anesthesiol. 2013;25:33–42.

[4] Lee U, Ku S, Noh G, Baek S, Choi B, Mashour GA. Disruption of frontal-parietal communication by ketamine, propofol, and sevoflurane. Anesthesiology. 2013;118:1264–75.

[5] Purdon PL, Sampson A, Pavone KJ, Brown EN. Clinical electroencephalography for anesthesiologists: part I: background and basic signatures. Anesthesiology. 2015;123:937–60.

第二篇　神经外科术前麻醉医师的关注点

Preoperative Concerns of the Neuroanesthesiologist

第 7 章

心血管风险与不稳定因素的评估、管理和分类

Cardiovascular Risk and Instability: Evaluation, Management, and Triage

Justin D. Ramos　Jeffrey R. Kirsch　著

张宁晨　译　高　闯　校

一、概述

心血管系统与神经系统在许多层面上相互作用。这对两个系统的疾病状态都有影响。因此，在治疗神经外科疾病患者时，术者必须考虑并准备好解决治疗引起的心血管系统病理变化和后果。仅在美国，就有大约 1/5 的人被诊断出患有某种心血管疾病，其中 40% 的患者年龄在 65 岁以上。随着预期寿命的逐渐增加，患有严重心血管疾病和伴有神经系统疾病的患者的比例也有增加趋势。

二、对神经外科患者的影响

（一）神经损伤和心脏功能障碍

神经外科患者的心脏疾病会增加总体发病率和死亡率。在遭受脑血管意外或神经系统损伤（如外伤性脑损伤、脑肿瘤和硬脑膜下血肿）的患者中，心脏表现可能包括心电图改变、心律失常、神经源性心肌病及神经源性肺水肿。

心电图改变在神经系统损伤患者中非常普遍，发生在 49%～100% 的病例中，脑或蛛网膜下腔出血患者的发生率较高，缺血性脑卒中患者的发生率较低。这些变化可能包括窦性心动过速、窦性心动过缓、大倒 T 波、延长的 Q-T 间期、ST 段改变或大 U 波。在卒中症状发作后的急性期也出现从心动过缓到致命性心室颤动的心律失常。

蛛网膜下腔出血（SAH）后，下丘脑压力导致儿茶酚胺大量释放。除了心电图改变和高血压外，SAH 患者中有 10%～20% 出现左心功能不全。SAH 患者中神经源性心肌病常见，也称为压力诱发或 "Takotsubo" 心肌病。女性，不良 SAH 等级及使用兴奋剂的病史是应激性心肌病的危险因素，绝大多数患者的肌钙蛋白升高。当出现与心肌缺血相一致的心电图改变时，应立即进行进一步评估，如果存在 STEMI 或高危 NSTEMI 的问题，如无禁忌证（如危及生命的出血），应考虑经皮冠状动脉介入治疗（PCI）。典型的神经源性心肌病患者在血管造影上不会出现阻塞性冠状动脉病变，而超声心动图会显示出多个血管区域的心尖气球样扩张或室壁运动异常，这被认为是神经源性心肌病的标志。治疗以支持性为主，因为该综合征可以在几天到几周内自我缓解。避免进一步给予外源儿茶酚胺是合理的，临床医师可考虑对非高血压或血流动力学不稳定的患者进行 α 和 β 受体拮抗药治疗。

（二）神经外科患者和抗凝血

1. 药理和生理出血的风险

神经外科患者通常年龄较大，因此可能合并有需要抗凝血治疗的疾病。这些通常来自心血管系统，包括心房颤动、血栓栓塞或动脉粥样硬化表现，如颈动脉疾病。在过去 10 年中，抗血栓药的使用有所增加，并且会继续增加。

抗凝血治疗可导致自发性出血。下面列出了几类具有代表性的药物，这些药物可能会引起出血。

(1) 抗血小板药：阿司匹林（ASA）、氯吡格雷（Plavix）和阿昔单抗（Reopro）。

(2) 肝素：未分级（没有商品名称，通常来

自猪肠）；低分子肝素（LMWH）——依诺肝素（Lovenox）、替地肝素（达替肝素，Fragmin）。

（3）维生素 K 依赖性凝血因子抑制药：华法林（Coumadin），半衰期为 36～42h。

（4）直接凝血酶抑制药：重组水蛭素、比伐卢定、阿加曲班、达比加群酯（Pradaxa）。

（5）直接因子 Xa 抑制药：利伐沙班（Xarelto）、阿哌沙班（Eliquis）、依多沙班（Savaysa）。

（6）纤溶药：组织型纤溶酶原激活物（tPA）。

除了这些药理风险外，患者还可能患有先天性凝血缺陷（如 von Willebrand 病，血友病）。此外，患有无关疾病的患者可能会开具具有抗凝血特性的药物和（或）与其他可改变患者凝血状态的药物发生相互作用（如药物 – 药物、药物 – 食物及药物 – 基因组相互作用）。另外，由于肝脏的合成功能降低，凝血因子的产生减少，患有严重肝病的患者可能表现出出血趋势增加。患有恶性肿瘤的患者可能具有抗凝血因子和（或）血小板的抗体，或者患有消耗性凝血病，并且出血过多（除了神经系统疾病）。

2. 评估凝血状态

凝血状态通常是通过测量凝血酶原时间（PT）试验的国际标准化比值（INR）来确定的，凝血酶原时间试验的国际标准化比值表明维生素 K 依赖性凝血因子的功能和肝脏的合成功能。通常，INR<1.2 被认为是正常的。严重出血的患者如果 INR>1.4，则表示可能需要如下所示的方法治疗凝血障碍或逆转抗凝血作用。纤维蛋白原水平也可用于评估围术期神经外科手术患者的凝血状态，因为纤维蛋白原是血凝块的主要"组成部分"。正常的纤维蛋白原水平为 1500～4000mg/L，严重出血的患者如果纤维蛋白原水平<1500mg/L 可能需要进一步评估凝血功能和输注冷沉淀。检测活化的部分凝血活酶时间（APTT）有助于评估肝素（UFH）的有效性。正常值范围是 25～35s，而肝素抗凝血治疗时 APTT 的治疗范围可能是 70～120s，具体取决于临床情况。此外，因子 Xa 的水平可能有助于评估低分子肝素的有效性，尽管这种测试并不常用。

不幸的是，对于使用抗血小板药的患者，快速评估血小板功能有些困难。正常的血小板计数不能

确保正常的血小板功能。柳叶刀诱发的出血时间也不是血小板功能的良好预测指标。有专门的评估血小板功能的测试，但是这些测试通常不容易获得。例如流式细胞仪，血栓弹力图（TEG）和 Sonoclot 评估。

D– 二聚体是一项有助于评估高凝血状态（可能在某些脑卒中患者中存在）的测试。脑卒中有两种主要类型：缺血性（占所有脑卒中的 85%）和出血性（占 15%）。当动脉系统阻塞导致大脑缺血时，就会发生缺血性脑卒中。当血管破裂并渗入大脑或蛛网膜下隙（大血管破裂）时，就会发生出血性脑卒中。在出血性脑卒中患者中，当纤维蛋白原转化为纤维蛋白形成凝块时，凝血功能增强。此过程会产生纤维蛋白降解产物，并且 D– 二聚体测试阳性表明血浆中这些产物的含量很高。应注意，D– 二聚体是一种非特异性测试，在手术、肝病、心脏病和癌症后也可能升高。

还有更多的专科实验室检查可供使用，血液科医师在治疗病情复杂的患者时可能会进行检查。对于需要逆转抗凝血的患者，一般的方法是首先阐明抗凝血水平并确定抗凝血机制。正常情况下，同时进行所有常见的凝血试验（INR，APTT，CBC 包括血小板计数、纤维蛋白原和 D– 二聚体），以加快诊断速度。在急症患者中，可能无法及时进行更高级的凝血检查，因为更复杂的血液测试需要更长的处理时间。

3. 治疗凝血障碍

对神经功能受损患者凝血功能缺陷的治疗针对的是停用抗凝血治疗后仍持续存在的特异性缺陷。对于有血小板功能障碍的出血患者，应输注血小板。如果血小板计数正常的患者，怀疑血小板功能不全，也建议输注血小板。对于计划进行手术的患者或可能危及生命的出血患者，血小板计数的目标值为 50×10^9/L。通常的建议剂量是每 10 千克体重 1 单位血小板。1 单位血小板将使血小板计数增加（5～10）×10^9/L。1 单位血小板是 50～70ml 血浆中的 5×10^{10} 血小板。通常，将 5～10 单位（随机捐献者的血小板）集中在一个成分袋中，以便于管理。也可以使用血浆分离血小板（来自单个供体），在 200～400ml 血浆中含有（3～5）×10^{11} 血小板，相当于 4～6 单位血小

板。血小板输注也是逆转抗血小板药如氯吡格雷的一种可选择的治疗方法。

也可以尝试以 0.3μg/kg 的剂量静脉内输注去氨加压素（DDAVP）来改善抗血小板药或诊断为轻至中度血管性血友病或血友病 A 的患者的凝血。去氨加压素释放因子Ⅷ和血管性血友病因子，是血管加压素的类似物，没有血管收缩作用。但是，与血管加压素一样，去氨加压素会引起抗利尿作用，并且可能与心脏功能差的患者发生充血性心力衰竭有关。因此，对于老年患者和患有心血管疾病的患者，应考虑使用较小剂量的去氨加压素（如 0.15μg/kg 静脉注射）。

可以用鱼精蛋白拮抗肝素。通常剂量为每 100U 肝素 1mg 鱼精蛋白（静脉注射）。停用肝素后 60～120min，该剂量减少 50%（即每 100U 肝素 0.5mg 鱼精蛋白）。建议的给药速度为每分钟 5mg 鱼精蛋白。静脉注射鱼精蛋白可通过释放组胺及更严重的反应（如变态反应）而导致低血压，极少数情况下会导致致命性的肺血管收缩（导致肺动脉高压和血管萎缩）。对于患有严重神经系统疾病的患者，这些鱼精蛋白的治疗应主要是支持性的，标准方法包括小剂量静脉输液及静脉输注麻黄碱（或去氧肾上腺素）治疗低血压，严重者应全面抗过敏治疗，静脉输液，使用肾上腺素抗组胺药（H₁ 和 H₂ 受体阻滞药），如有必要可应用类固醇药物和气管插管。皮下注射肝素预防深静脉血栓形成（DVT）通常不能逆转。不幸的是，低分子肝素不能被鱼精蛋白完全逆转。但是，有些作者建议在用药 4～8h 内，每使用 1mg 依诺肝素给予 1mg 鱼精蛋白（静脉注射）。

可以通过静脉内（过敏性和低血压的风险）或皮下施用维生素 K 来逆转维生素 K 依赖性途径抑制药的抗凝血作用。在不威胁生命的情况下，维生素 K 的推荐剂量为 1～2mg。对于危及生命的情况，建议的剂量为 10mg 维生素 K，这会加速药物起效时间，可能增加并发症的风险。更高的剂量还与随后调整抗凝血药的难度有关。然而，在脑出血的情况下，这成了次要问题。维生素 K 不应作为颅内出血逆转抗凝血的唯一治疗方法，因为它需要数小时才能使 INR 正常化。对于 INR ＞ 1.4 的维生素 K 拮抗药相关的颅内出血，应静脉内（iv）给予Ⅳ

因子或Ⅲ因子凝血酶原复合物浓缩物（PCC）以迅速逆转 INR 并改善凝血功能。剂量应基于体重或实际 INR 和目标 INR。通常剂量为 15～50U/kg。在随机试验中，与新鲜冷冻血浆逆转相比，凝血酶原复合物浓缩物表现出相同的止血效果，并能更快速地纠正 INR 和减轻容量超负荷。如果没有 PCC，应以 15～20ml/kg 的剂量注入新鲜冷冻血浆（FFP）。然而，由于可能需要大量 FFP 才能改善凝血功能至所需的水平，这可能会增加变态反应、血源性疾病（如 HIV、肝炎）和体液超负荷的风险，继而导致心力衰竭。不良血栓形成事件是 PCC 和 FFP 治疗的风险。

直接Ⅹa 因子抑制药（即利伐沙班、阿哌沙班、依多沙班）可抑制依赖于Ⅹa 凝血酶原向凝血酶的转化。这些药物与颅内出血的风险增加有关，尽管研究表明口服直接因子Ⅹa 抑制药的颅内出血风险比华法林低。由于半衰期相对较短，在轻微、无生命危险的出血中，停药可能就足够了。但是，对于颅内出血和大出血的患者，需要使用药物逆转。在仔细考虑了最后一次用药的病史后，建议在颅内出血发生于药物使用后 3～5 个半衰期内或肝衰竭的患者，使用Ⅳ因子 PCC（50U/kg）或活化 PCC（50U/kg）进行逆转。对于最后一次摄入后 2h 内就诊并有肠管或认为误吸风险低的患者可考虑使用活性炭（通过鼻胃管或口腔胃管注射）。不建议使用重组因子Ⅶa，因为可能增加不良血栓事件。

如果最后一次药物暴露在 3～4 个半衰期之间或存在肾衰竭，也可以通过四因子 PCC（50U/kg，静脉注射）或活化的 PCC（50U/kg，静脉注射）逆转直接凝血酶抑制药（如阿加曲班、达比加群）。依达赛珠单抗（Praxbind）是达比加群的人源化抗体。依达赛珠单抗已于 2015 年获得 FDA 批准，已被证明是与达比加群相关的出血的有效且即时的解毒剂。如果无法使用依达赛珠单抗，建议在直接凝血酶抑制药（DTI）相关的威及生命的出血中行血液透析治疗。

目前正在研究重组活化因子Ⅶ作为凝血障碍的治疗。FDA 对重组激活因子Ⅶ临床应用的适应证是与血友病相关的出血和针对因子Ⅷ或Ⅸ的抗体。已经测试了多种剂量，但标准剂量约为 90μg/kg。重组激活因子Ⅶ说明书以外的用途已用于多种临床出血情况，包括神经外科手术出血，其结果各不相同。它可能对低分子肝素的逆转有一定效果。

纤溶药(如组织型纤溶酶原激活物)可以被6～8单位的血小板或含有因子Ⅷ的冷沉淀（6～8剂）逆转。最好在经验丰富的血液科医师的帮助下治疗先天性凝血缺陷和出血。

三、高血压和神经外科疾病

许多神经外科疾病状态如脑内出血、缺血性神经损伤、颈动脉疾病等都受血压影响。找到一个最佳的血压水平取决于许多因素，包括慢性高血压的严重程度、患者的年龄和颅内顺应性障碍（如 ICP 升高的患者）。血压控制对于那些有出血（或有出血风险）的患者可能尤为重要。

对于个别神经损伤患者，最佳血压范围往往难以确定。理想情况下，血压范围将允许最佳的大脑灌注，而不会使患者处于脑出血或水肿的风险。这一点很难证明，因为 CT 和 MRI（通常的扫描方法）是静态的检查，不适合提供动态信息。更高级的检查，如 PET，可以提供更多的发现，但不能提供最直观的结果。一项针对脑卒中患者的研究显示，血压 U 形曲线与血压压力 >220/111mmHg 或 <100/61mmHg 的患者死亡率增加有关。低血压在急性脑卒中患者中很少见。当在这一人群中观察到低血压时，潜在的病因包括主动脉夹层、脱水、失血、败血症和心排血量减少。如果发现低血压，应立即采取措施纠正低血压，找出和治疗潜在的原因。

高血压常见于脑卒中后的急性期，可能的病因包括急性应激、疼痛、缺氧和颅内压增高。对于脑出血患者，2015 年 AHA/ASA 指南建议收缩压 <140mmHg 的目标是安全的（证据级别 1 级，a 级），可以有效改善功能预后(证据级别 2a 级，b 级）。一线抗高血压药应是不会引起 ICP 升高的药物（如拉贝洛尔、尼卡地平、艾司洛尔、依那普利）。急性脑卒中、严重高血压、心动过缓、意识水平下降、呼吸功能异常（即颅内压增高）等严重损害可导致颅内压增高，如库欣反射。由于这些发现常常是病理性的，因此临床医师及时确定颅内病变的性质并进行适当治疗是至关重要的。为了控制血压，必须非常谨慎地使用直接血管舒张药（如硝酸酯类和硝酸甘油），因为这些药物可能导致脑灌注减少和颅内压升高，导致神经损伤恶化。

四、急性缺血性脑卒中的治疗

目前对急性缺血性脑卒中的治疗包括静脉注射重组人组织型纤溶酶原激活物和颅内血管内干预治疗（如动脉内溶栓或取栓），可在局部或全身麻醉下进行。血压管理是关键，必须降低收缩压并稳定在 <185mmHg，舒张压必须低于 110mmHg，这样患者才有可能接受静脉重组人组织型纤溶酶原激活物或动脉内溶栓治疗。在进行神经介入手术前评估患者时，重要的考虑因素包括评估患者的意识水平、合作程度，并注意任何严重的低血压或高血压。全身麻醉和局部麻醉联合镇静均可行。全身麻醉的优点包括患者制动、氧合的控制和气道的保护。潜在的缺点包括可能增加的低血压，高频率的过度通气（减少 $PaCO_2$ 和减少脑血流量），增加呼吸并发症的风险，以及对麻醉药物神经毒性的担忧。镇静有助于持续的神经系统检查和降低潜在的低血压风险；然而，无保护的气道存在误吸的风险，对于危重症患者，单纯的镇静可能不合适。回顾性研究表明，麻醉类型与急性缺血性脑卒中患者的预后之间存在关联。与局部麻醉加镇静相比，全身麻醉脑功能预后差，死亡率高。然而，接受全身麻醉的患者往往有更严重的脑卒中症状，但迄今为止还没有前瞻性的随机试验。

五、大脑血管痉挛

在蛛网膜下腔出血或严重颅脑损伤后，许多患者在动脉瘤破裂后 4～14d 内出现急性脑血管痉挛，造成迟发性脑缺血症状。目前的治疗原则是通过给患者输液和血管升压药来保证足够的灌注，使脑灌注压力（CPP）保持在 60～70mmHg 以上。在动脉瘤性蛛网膜下腔出血后，许多中心使用药物来提高血压并增加血容量，以期改善脑灌注和预防延迟性脑缺血。必须平衡高血压相关出血的风险与维持脑灌注压的获益。这种方法也可能使患者面临心肌功能障碍（心肌耗氧量和供氧量失衡）和充血性心力衰竭的风险。

六、关注点和风险

心电图的变化可能反映了与神经外科出血相关的交感神经刺激引起的心肌变化，甚至在没有器质性缺血性心脏病的患者中也是如此。为了确保脑供氧充足，当心功能障碍导致大脑氧合和灌注减少时，必须开始支持循环。通过适当的血流动力学监测（如有创动脉压、中心静脉压，可能还有肺动脉压）来指导治疗，对于经临床检查和超声心动图等辅助检查证实的低心排血量状态，使用正性肌力药治疗可能是必要的。血流动力学明显异常的心律失常应给予抗心律失常药。这些治疗适用于所有有适应证的患者。在这之后可以进行心脏检查，将有潜在心脏疾病的患者与仅因急性神经系统疾病而出现暂时性心血管症状的患者区分开来。

抗凝血治疗会恶化神经外科手术患者的预后，在仔细权衡继续抗凝血与停止抗凝血的风险收益比之后，经常需停止抗凝血治疗。患者因各种原因接受抗凝血治疗，有些适应证可能较其他适应证弱。例如，一些生物心脏瓣膜假体可能不需要比阿司匹林更强的抗凝血治疗；另一方面，心脏支架需要更强的抗凝血治疗，停药会使患者面临灾难性的支架血栓形成的风险——特别是在使用裸金属支架（BMS）的第 1 个月和使用药物洗脱支架（DES）的第 1 年。在做出这些治疗决定时最好咨询心内科专家。

在急性脑梗死的患者中，快速的降血压可降低出血性转化（缺血性脑卒中后脑出血）和脑水肿的风险；然而，由于狭窄处驱动压力不足，积极降血压会增加缺血半暗区（梗死周围可逆缺血区）的缺血，从而加重神经损伤。相反，过高的血压会导致水肿加重和出血增多，尤其是对有再出血危险的动脉瘤破裂或动静脉畸形患者。

应考虑维持适当的 CPP，即大于 70mmHg。CPP 是平均动脉压和下游压力（颈静脉压或颅内压）的差值，两者以较高的值为准。对于病情稳定的患者，无创血压监测是足够的；但对于需要持续静脉注射降压药的不稳定患者和病情恶化的患者，应考虑使用有创性动脉血压进行监测，以方便测量代谢状态。不幸的是，这些代谢信息只能反映整体状态，而不能更好地指导治疗的焦点值。对于心脏病患者，控制血压可以使心肌氧平衡以利于减少工作，从而降低缺血的风险。

要 点

- 没有潜在心脏疾病的心肌损伤征象可能出现在神经外科疾病患者中，这些表现必须加以评估和治疗。
- 中枢神经系统严重出血的患者可能需要迅速而积极地逆转抗凝血治疗。
- 为了减轻高血压对脑出血的影响，经常需要控制血压，这样可以降低出血性脑卒中患者再出血的风险，降低缺血性脑卒中患者脑水肿和出血转化的风险。
- 在急性颅内病变发生时，应考虑维持足够的脑灌注压力，因为低血压和高血压对出现缺血性或出血性脑卒中的患者都有潜在的危害。
- 血管神经介入手术的理想麻醉技术尚不确定，但回顾性数据显示全身麻醉与不良预后之间存在相关性。

感谢：感谢前作者 Philip E Lund,MD 的重要工作。

推荐阅读

[1] Boland TA, Lee VH, Bleck TP. Stress-induced cardiomyopathy. Crit Care Med. 2015;43(3):686–93.

[2] Frontera JA, Lewin iii JJ, Rabinstein AA, et al. Guideline for reversal of antithrombotics in intracranial hemorrhage: a statement for healthcare professionals from the Neurocritical Care Society and Society of Critical Care Medicine. Neurocrit Care. 2015;24:6–46.

[3] Hemphill JC, Greenberg SM, Anderson CS, et al. Guidelines for the management of spontaneous intracerebral hemorrhage: a guideline for healthcare professionals from the American Heart Association/American Stroke Association. Stroke. 2015;46(7):2032–60.

[4] Powers W, Derdeyn C, Biller J, et al. 2015 American Heart Association/American Stroke Association focused update of the 2013 guidelines for the early management of patients with acute ischemic stroke regarding endovascular treatment. Stroke.2015;46(10):3020–35.

严重颈动脉狭窄的风险评估与治疗：围术期管理建议

Risk Assessment and Treatment of Critical Carotid Stenosis: Suggestions for Perioperative Management

Kory S. Herrick 著

张宁晨 译 高 闯 校

第 8 章

一、概述

颈动脉狭窄是颈动脉的狭窄，通常是动脉粥样硬化疾病累及血管壁内膜的结果。颈动脉粥样硬化病最严重的部位通常是颈总动脉分叉处，颈总动脉远端延伸至颈内动脉腔，近端通常延伸至颈总动脉。如果颈动脉狭窄没有相关的缺血性事件，则归为无症状类；如果患者在受影响动脉的血管分布区中有既往卒中或短暂性缺血性发作（TIA）史，则归为有症状类。通过颈动脉超声、磁共振血管造影（MRA）、计算机断层血管造影（CTA）或数字减影血管造影（DSA）进行评估和定量颈动脉狭窄。颈动脉内膜切除术（CEA）或颈动脉支架植入术（CAS）适用于有症状的和狭窄程度在 70%~99% 的患者，但不适用于完全闭塞的患者。对于已知有非常低的发病率和手术死亡率的中心，它也可能有利于那些有症状的和 50%~69% 狭窄的患者。对于无症状疾病和 60%~99% 狭窄的患者，也应考虑进行干预。

颈动脉狭窄患者行 CEA 和 CAS 对卒中预防均有明显益处，颈动脉狭窄患者可选择 CEA 或 CAS。颈动脉血管重建术（颈动脉内膜切除术）与支架置入术（CREST）的对比表明，颈动脉支架置入术对同侧卒中的继发性预防与颈动脉支架置入术同样有效。一般来说，CEA 比 CAS 更受欢迎，除非患者有某些风险因素使他们更适合使用 CAS。这些风险因素包括以下方面。

- 严重心脏病。
- 严重肺部疾病。
- 对侧颈动脉闭塞。
- 颈部手术或颈部放射史。
- 侧喉神经麻痹。
- CEA 术后复发性狭窄。
- 年龄 >0 岁。

两种颈动脉血管重建方法都需要充分的术前评估和术前优化策略，以及对相关围术期风险和管理问题的理解。

二、术前评估与管理

术前评估包括评估心功能、中枢神经系统（CNS）损伤的程度（如果有的话）和中枢神经系统储备的程度。

术前应进行全面的神经系统检查并记录，以确定患者的准确临床基线。术前对所有有症状的患者进行 CT 或 MRI 检查，以评估梗死的大小和位置、是否存在出血转化及脑水肿的严重程度。如果之前已经获得了其他血管成像方法，常规 DSA 是不需要的，因为它很少影响手术计划，并且与许多重大风险相关，包括卒中（0.1%~1.6%）和死亡（0.1%）。

（一）心脏疾病

与 CEA 相关的围术期死亡率 <0.5%~3%，当在非三级医疗中心进行时，风险更高。心脏事件是围术期死亡最常见的原因，因此术前评估和优化心脏功能至关重要。在 CEA 或 CAS 之前，应对所有患者进行详尽的心脏病史调查和十二导联心电图检查。对于患有严重心脏病的患者，与心脏病专家合

作进行额外的心脏评估和优化可能是必要的。

（二）抗血小板治疗

阿司匹林抗血小板治疗可降低 CEA 患者因任何原因引起的卒中风险。推荐剂量为每日 81～325mg。美国神经病学学会（AAN）和美国胸科医师学会（ACCP）一致建议在 CEA 前服用阿司匹林，并在无禁忌证的情况下无限期服用。氯吡格雷可用于阿司匹林禁忌证患者。对于接受 CAS 的患者，作者建议使用阿司匹林和氯吡格雷进行双重抗血小板治疗，这种治疗应在 CAS 之前开始，并在支架植入术后至少持续 30d。有有限的数据来指导 CAS 术后双重抗血小板治疗的给药方案和持续时间。CREST 试验使用每日 2 次 325mg 阿司匹林，每日 2 次 75mg 氯吡格雷，且至少在试验前 48h 开始使用。48h 内接受 CAS 的患者在手术前至少 4h 分别服用阿司匹林 650mg 和氯吡格雷 450mg。手术后，患者每天服用阿司匹林 325mg，每天服用氯吡格雷 75mg，至少 30d，然后进行阿司匹林单药治疗。或者，ARMYDA-9 颈动脉试验在一个 2×2 试验设计中证明在 CAS 前 6h，给予 600mg 的氯吡格雷负荷量，同时给出他汀类负荷方案（术前给予 80mg 阿托伐他汀负荷量及支架植入前给予额外 40mg 阿托伐他汀），效果优于单给 600mg 氯吡格雷负荷量而无他汀类药物或给予氯吡格雷 300mg 负荷量无论有无他汀类药物。作者的治疗方案包括每日服用阿司匹林 325mg，同时服用 600mg 的氯吡格雷，在 CAS 前至少 6h 给予氯吡格雷 75mg 的日常维持治疗，术后至少 4 周，每天服用阿司匹林 325mg。除非有更确切的数据指导 CAS 患者的抗血小板治疗，以上任何一种方法都是合理的。

（三）他汀类药物治疗

所有已知的冠心病或风险相当的患者，包括有症状的颈动脉狭窄患者，在可耐受时应使用他汀类药物治疗。ACC/AHA 指南推荐所有 75 岁或以下的已知心血管疾病患者进行高强度的他汀类药物治疗，对于年龄＞75 岁的患者，权衡他汀类药物治疗的风险和益处是合理的。在 CEA 或 CAS 之前已经接受他汀类药物治疗的患者应在围术期继续接受他汀类药物治疗。如上所述，有证据表明，那些在

CAS 之前已经接受过他汀类药物治疗的患者可能会受益于重新使用负荷量的方案。

三、手术过程

（一）颈动脉内膜剥脱术

放置有创动脉用于术中血流动力学监测，并应维持至术后。神经外科患者的液体使用通常为 0.9% 盐水，不使用含葡萄糖或乳酸林格盐。

选择局部麻醉或全身麻醉通常是由外科医师和麻醉师共同决定的，两种麻醉方式在 30d 内的死亡率、心肌梗死或卒中方面似乎没有任何区别。如果患者是一个较差的全身麻醉候选人，可以进行颈浅丛阻滞的局麻。清醒（局部）麻醉的优点是能够进行频繁的术中神经系统检查，避免了全身麻醉诱导和出现的典型的血流动力学应激性改变。然而，如果患者在整个手术过程中无法继续保持清醒状态，就会对悬雍垂下的气道管理造成挑战。使用全身麻醉通常可以获得更好的手术条件，但依赖于麻醉技术可能会延迟术后神经功能评估。为了将这种风险降到最低，许多麻醉医师选择了一种包括使用短效麻醉药（如丙泊酚、地氟醚、瑞芬太尼、舒芬太尼）与颈浅丛阻滞（置于病例开始时）联合使用的技术。该阻滞用于术中和术后镇痛，从而减少了对长效静脉阿片类药物的使用，因为阿片类药可能会延迟术后神经学评估的时间和质量。

手术的过程是在切皮之后，沿着胸锁乳突肌的前边缘，或横向穿过颈静脉球。然后剥离从颈总动脉到分叉处以上的覆盖组织。经静脉注射全身肝素，依次钳夹颈内、颈外、颈总动脉，然后经颈动脉外膜纵行切开。这时可能要进行血管分流术（见下文）。去除斑块后，在内膜和中膜之间形成一个解剖平面。呈锥形逐渐减少边缘，以避免在血流恢复后留下一个可能导致剥离的间隙。用缝合线缝合动脉切开处，如果使用分流管，则将其取出。如果担心直接关闭动脉可能导致管腔狭窄，可以使用隐静脉移植物或涤纶或聚四氟乙烯（PTFE）等人工补片。然后松开远端颈内动脉，允许碎片逆向流动。然后重新夹住颈内动脉，松开颈总动脉和颈外动脉。这使得碎屑从颈内动脉流出。

可将溶栓凝胶置于缝合处，一旦止血完成，闭

合伤口，是否使用引流管可根据情况而定。

（二）颈动脉支架植入术

放置有创动脉用于术中血流动力学监测，并应维持至术后。颈动脉支架植入术通常使用中度镇静，有利于进行准确的术中神经功能检查。

经皮股动脉入路，然后放置 5F 短鞘。然后使用肝素（50～80U/kg），目标 APTT 为 250～300s。将导丝插入头臂动脉或左侧颈总动脉，然后置入导管，并对远端动脉解剖进行成像。然后导丝穿过颈内动脉病变。在支架置入前展开由远端过滤器、球囊或近端颈总动脉和颈外动脉闭塞装置组成的神经保护装置。在准备颈动脉球茎扩张引起的血流动力学改变时，应当备好阿托品或甘油溴磺酸盐，以及静脉血管加压素和降血压药。支架或血管成形术球囊支架通过导管进入病变部位。支架可能是自扩张的，也可能需要在病变部位配置球囊辅助装置。移除鞘管，术者可选用适合的装置封闭股动脉。

四、关注点和风险

（一）颈动脉内膜切除术相关的并发症

- 颈动脉夹闭有脑缺血的危险。
  - 评估颈动脉夹紧的风险 / 耐受性。
  - 术中监测。
  - 选择性分流。
- 血流动力学不稳定。
- 再灌注综合征。
- 术后卒中。
- 局部麻醉与全身麻醉。
- 术后血肿。
- 神经损伤。

（二）颈动脉支架置入术相关并发症

- 卒中。
- 再灌注 / 高灌注综合征。
- 血流动力学不稳定。
- 颈动脉支架断裂。
- 再狭窄。
- 分离。

CEA 和 CAS 都与心脏事件的风险相关。CREST 试验采用卒中、心肌梗死（MI）或围术期死亡或 10 年随访期间同侧卒中为主要考察终点，发现 CEA 和 CAS 之间没有显著差异。与 CEA 相比，CAS 患心肌梗死的风险明显降低，但围术期发生卒中的风险明显升高。CEA 术后预后不良（卒中、心肌梗死或死亡）的独立危险因素包括年龄≥ 80 岁、严重心脏病、严重肺病、肾衰竭或功能不全、因卒中而符合介入指征、手术入路受限、既往颈动脉放射、既往同侧 CEA、对侧颈动脉闭塞。导致颈动脉狭窄后不良预后的危险因素与 CEA 相似，还需要考虑主动脉瓣狭窄、慢性肾脏疾病和颈动脉斑块形态。

CEA 术后 30d 内发生卒中的独立危险因素包括术中输血、基础病合并偏瘫、身高偏低（可能意味着动脉尺寸变小）和术中麻醉时间延长。

1. 颈动脉夹闭的风险 / 耐受性评估

颈内动脉在 CEA 时被夹闭，使相应的大脑半球处于短暂的低灌注状态。如果侧支血流不能维持充足的脑灌注，就会发生缺血和梗死。80%～85%的患者能耐受颈动脉夹闭，而不发生缺血性并发症。对于未行常规颈动脉分流术的患者，常使用可以发现缺血证据的术中神经（电生理）监测来确定哪些患者可能受益于选择性分流术。

2. 术中监测

许多监测手段可用于识别颈动脉夹闭过程中的脑缺血，这些手段可指示患者进行选择性分流。

(1) 在患者接受 CEA 与局部麻醉前频繁评估神经功能。

(2) 术中连续脑电图（EEG）：术中出现的 δ 波或 θ 波或振幅衰减可作为缺血的证据。

(3) 体感诱发电位（SSEP）：常与脑电图联用，SSEP 振幅降低 50% 以上可作为术中缺血的证据。

(4) 脑氧测量法：使用近红外光谱测定法（NIRS）测定局部脑氧饱和度，作为脑缺血的测量方法。

(5) 残端压力（stump pressure，SP）：SP 是颈动脉夹远端颈内动脉的压力，反映远端血管内的脑灌注压力。SP 阈值＜40～60mmHg 通常被用作侧支血流不足和需要放置分流管的标志。

(6) 经颅多普勒（TCD）：夹闭过程中大脑中动脉（MCA）平均血流速度的持续显著降低可用于

鉴别缺血和选择性分流的必要性。这种方法的可靠性，以及 MCA 平均速度降低的最佳阈值在定义缺血时的意义尚不明确。然而，与其他术中监测方式不同，TCD 可用于术中检测栓塞事件。

3. 分流

在 CEA 过程中，可以在颈总动脉和手术部位远端颈内动脉之间建立一个临时的旁路，以减少血液流向被阻断的颈内动脉血管分布区的时间。对于夹闭过程中有缺血迹象的患者，可以常规或选择性地放置分流管。目前尚不清楚使用分流术（常规或选择性）是否能改善 CEA 术后患者的预后，而分流术的使用和指征仍存在争议。目前，几乎没有证据表明，在选择性分流的情况下，一种术中监测方法优于另一种方法。

4. 不稳定的血流动力学

压力反射障碍在 CEA 中普遍存在，可导致动脉压和心率的突然变化。治疗包括立即停止手术（与外科医师和麻醉科医师沟通），在分叉处进行局部浸润麻醉，和（或）立即静脉给药以逆转不希望的血流动力学改变。低血压会增加缺血和梗死的风险，而高血压会增加脑出血、脑高灌注综合征、手术部位撕裂或颈部血肿形成的风险。在 CEA 后，压力反射功能障碍可能持续数小时到数天，在此期间，动脉压和心率往往保持不稳定和难以治疗。因此，作者建议在术后进行常规的有创动脉血压监测。

5. 脑高灌注综合征

脑高灌注综合征在 CEA 术后发生率为 1%～3%，在 CAS 术后 1%。患者通常表现为严重头痛，同侧颈动脉供血不足，癫痫，局灶性神经功能缺损，对侧颈动脉供血不足。脑高灌注综合征通常在颈动脉血管重建术后 1～2 周内发生，但也可在 CEA 或 CAS 术后 30d 内发生。脑高灌注综合征的危险因素包括术前颈动脉狭窄超过 80%，或在近期脑梗死后行 CEA。术后 TCD 监测 MCA 速度已被研究用于预测脑高灌注综合征，但 TCD 在这方面的准确性和实用性仍不清楚。

所有怀疑有脑高灌注综合征的患者都应进行 CT 或 MRI 评估，以确定是否存在脑出血和水肿。治疗包括积极治疗术后高血压与尼卡地平、拉贝洛尔、艾司洛尔或依那普利静脉注射。一些血管扩张药如硝化甘油或硝普糖苷可能增加脑血流量和颅内压，因此应避免使用。目前还没有确定的最佳血压的共识来预防或治疗有或没有脑出血的脑高灌注综合征。对于预防脑高灌注综合征和脑出血，维持所有患者术后 SBP 低于 150～160mmHg 是普遍和合理的。对于诊断为脑出血脑高灌注综合征的患者，作者建议一个低于 140mmHg 的更积极的 SBP 目标，这是根据目前 ASA/AHA 对自发性脑出血患者血压管理的指导原则外推的一个目标。

脑出血约占 CEA 术后患者的 0.6%，其发生提示预后差，死亡率为 36%～63%。ICH 的治疗方法是将血压快速降低到 140mmHg 以下。在适用的患者中，应使用硫酸鱼精蛋白来逆转肝素的作用。已停用抗血小板药的患者是否输注血小板存在争议，血小板功能测定及输注血小板的作用尚不明确。根据目前 ASA/AHA 对自发性脑出血的指南，在接受抗血小板治疗的患者中，没有足够的证据推荐输注血小板，而将这一建议外推到 CEA 后的脑出血患者上似乎是合理的。

癫痫发作在大脑高灌注综合征中很常见，应使用诸如福苯妥英或左乙拉西坦等抗癫痫药来控制。无论有无 ICH，都不推荐预防性抗癫痫药用于脑高灌注综合征。

6. 术后卒中

接受 CEA 治疗的无症状和有症状患者中，术后卒中发生率分别低于 3% 和 5%。病因包括手术部位血栓形成、动脉剥离、脑出血、远端动脉栓塞和分水岭梗死。术后卒中的具体处理方法因临床情况而异，但一般包括颈动脉超声检查以排除 CEA 部位血栓或剥离，头部 CT 检查以排除出血，以及可能立即恢复或排除可疑的 CEA 部位血栓。此外，可以获得 CTA 或 DSA 来评估动脉栓塞或剥离是否适合血管内介入治疗。这些患者可以立即开始肝素输注，但建议在开始抗凝血治疗之前进行头部 CT，以排除颅内出血。

五、危机管理

（一）术后血肿

术后血肿多见于抗凝血药治疗者，通常是保守处理，但可能需要重新手术控制出血。静脉渗血可使用鱼精蛋白逆转肝素作用，并轻压几分钟。CEA后发生颈部血肿导致气道压迫的病例较罕见，在手术干预之前，床旁开放伤口可能是挽救生命的重要措施。

（二）神经受损

CEA 手术中可能会损伤许多神经。

1. 迷走神经　位于颈动脉和颈静脉的颈动脉鞘内，有损伤的危险，导致声音嘶哑。

2. 喉返神经　喉返神经损伤可导致单侧声带麻痹。

3. 面神经　支配口轮匝肌的下颌边缘支损伤可能导致较低的面部不对称。

4. 舌下神经损伤导致伸舌偏向同侧。

5. 舌下神经鞘　支配颈部的带状肌肉，可能在手术中被损伤。

6. 交感连锁损伤可导致同侧完全或部分霍纳综合征。

大多数脑神经损伤是暂时性的，持续性脑神经损伤的发生率不到 1%。脑神经损伤的唯一危险因素是手术时间超过 2h。

（三）腮腺炎

围术期腮腺炎可继发于手术期间的操作，但这种并发症并不常见。

（四）氧浓度

对于 CEA 患者，在没有行气管插管或喉罩通气时，应尽可能保持低氧浓度，同时保持良好的氧饱和度，以减少在头部或颈部使用电刀的手术中发生火灾的风险。

（五）双侧 CEA

颈部血肿、喉神经损伤和双侧脑缺血的风险使得双侧 CEA 的患者需分两次手术，两次手术间隔为一周或更久。

（六）再狭窄

这可能发生在早期（3 年内）或晚期（> 3 年），可能需要使用 CEA 或 CAS 进行血管重建。早期再狭窄的危险因素有年龄 < 65 岁、女性、吸烟。与初次手术相比，30d 内重复手术会增加卒中或死亡的风险。如果狭窄在 2 年内复发，这种风险更小，因为这很可能是由于内膜增生而不是动脉粥样硬化斑块的形成。

急性或亚急性再狭窄可发生在 0.5%～2% 的颈动脉支架内。狭窄超过 30d 通常是由于新生内膜增生。药物洗脱支架很少用于 CAS 中，裸金属支架置入术后需使用阿司匹林和氯吡格雷至少 4～6 周。

要　点

- CEA 后最高的死亡风险来自心脏原因。这些患者的术前评估和优化是至关重要的。
- 在手术中，当血流重新回到颈内动脉时，就必须严格控制血压，并且必须维持 1～14d——术后第 1 个 24h 是最不稳定和最关键的。
- 脑出血和癫痫患者有发生大脑高灌注综合征的风险，当有适应证时，必须通过逆转抗凝血、积极的血压管理和抗癫痫药来治疗。
- CEA 术后 24h 应密切监测患者在 ICU 内的血流动力学和神经功能状态。

推荐阅读

[1] Adhiyaman V, Alexander S. Cerebral hyperperfusion syndrome following carotid endarterectomy. QJM. 2007;100 (4):239–44.

[2] Anderson CS, Heeley E, Huang Y, Wang J, Stapf C, Delcourt C, Lindley R, Robinson T, Lavados P, Neal B, Hata J, Arima H, Parsons M, Li Y, Wang J, Heritier S, Li Q, Woodward M, Simes RJ, Davis SM, Chalmers J, INTERACT2 Investigators. Rapid blood-pressure lowering in patients with acute intracerebral hemorrhage. N Engl J Med. 2013;368:2355–65.

[3] Bouri S, Thapar A, Shalhoub J, Jayasooriya G, Fernando A, Franklin IJ, Davies AH. Hypertension and the post-carotid endarterectomy cerebral hyperperfusion syndrome. Eur J Vasc Endovasc Surg. 2011;41:229–37.

[4] Brott TG, Hobson RW II, Howard G, Roubin GS, Clark WM, Brooks W, Mackey A, Hill MD, Leimgruber PP, Sheffet AJ, Howard VJ, Moore WS, Voeks JH, Hopkins LN, Cutlip DE, Cohen DJ, Popma JJ, Ferguson RD, Cohen SN, Blackshear JL, Silver FL, Mohr JP, Lal BK, Meschia JF, the CREST Investigators. Stenting versus endarterectomy for treatment

of carotid-artery stenosis. N Engl J Med. 2010;363:11–23.

[5] Brott TG, Halperin JL, Abbara S, Bacharach JM, Barr JD, Bush RL, Cates CU, Creager MA, Fowler SB, Friday G, Hertzberg VS, McIff EB, Moore WS, Panagos PD, Riles TS, Rosenwasser RH, Taylor AJ, Jacobs AK, Smith SC, Anderson JL, Adams CD, Albert N, Buller CE, Creager MA, Ettinger SM, Guyton RA, Halperin JL, Hochman JS, Hunt SA, Krumholz HM, Kushner FG, Lytle BW, Nishimura RA, Ohman EM, Page RL, Riegel B, Stevenson WG, Tarkington LG, Yancy CW. 2011 ASA/ACCF/AHA/AANN/AANS/ ACR/ASNR/CNS/SAIP/SCAI/SIR/SNIS/SVM/SVS guideline on the management of patients with extracranial carotid and vertebral artery disease: executive summary. Cathet Cardiovasc Intervent. 2013;81:E76–E123.

[6] Fisher JE, editor. Mastery of surgery. 5th ed. Philadelphia: Lippincott Williams & Wilkins; 2007.

[7] Hans J, Wilke II, Ellis JE, McKinsey JF. Carotid endarterectomy: perioperative and anesthetic considerations. J Cardiothorac Vasc Anesth. 1996;10(7):928–49.

[8] Mulholland MW, Lillemoe KD, et al. Greenfield's surgery: scientific principles and practice. 4th ed. Philadelphia: Lippincott Williams & Wilkins; 2006.

[9] Qureshi AI, Palesch YY. Antihypertensive Treatment of Acute Cerebral Hemorrhage (ATACH) II: design, methods, and rationale. Neurocrit Care. 2011;15(3):559–76.

动脉瘤性蛛网膜下腔出血的风险评估与围术期并发症

Aneurysmal Subarachnoid Hemorrhage: Risk Assessment and Perioperative Complications

Chanhung Z. Lee Pekka Talke Nerissa U.Ko 著

王境一 译 高 阎 校

第 9 章

一、概述

蛛网膜下腔出血是颅内动脉瘤破裂非常常见的一个结果，但也可由动静脉畸形破裂、肿瘤、血栓卒中或创伤造成。在本章中，我们聚焦于由动脉瘤破裂所引起的蛛网膜下腔出血（subarachnoid hemorrhage，SAH）。据估计，全球有 1%～5% 的成人患有颅内动脉瘤。单以美国而言，每年最少有 30 000 名患者因颅内动脉瘤破裂造成蛛网膜下腔出血。

二、对神经外科患者的影响

动脉瘤性蛛网膜下腔出血在全世界的发病率及死亡率都很高。尽管蛛网膜下腔出血的发生率在不同地区及人群有差异，但有 15% 的患者入院前死亡，有 25% 的患者因早期的出血或者出血相关的并发症而死亡。多达 50% 的幸存者遗留长期神经功能缺陷。

研究表明，制度（治疗方法）因素（institutional factors）对动脉瘤性蛛网膜下腔出血的预后有影响。颅内动脉瘤破裂的治疗方式包括手术夹闭及血管内栓塞。一项由 ISAT（International Subarachnoid Aneurysm Trial）进行的多中心随机对照研究，对比了在不同随访时期，2 种治疗方法预后的差异，显示两者在安全性和持久性（durability）上具有一致性，表明基于患者的情况及动脉瘤的特点进行个体化治疗的重要性。适当的围术期管理对于促进治疗干预措施和减少高风险人群患病率及死亡率都是至关重要的。本章会着眼于动脉瘤性蛛网膜下腔出血

相关的围术期并发症及神经外科麻醉的相关问题。

三、问题和风险

动脉瘤性蛛网膜下腔出血典型的初步治疗策略是轻度的镇静和镇痛以防止动脉血压升高，同时避免使用抗血小板药物。血压骤然升高引起最初的颅内出血，很可能导致急性颅内压升高（如库欣反应）。无法忍受的头痛和焦虑可能也是诱发因素。放置动脉内导管能够持续监测血压，并有助于指导需要频繁干预的患者的血压管理。血压控制的具体数值目前尚未确定，但将收缩压控制在 160mmHg 以下通常是合理的。β 受体拮抗药和短效钙通道阻滞药是常用的控制高血压药物。有些研究显示通过静脉使用尼卡地平可以更平稳地降压，但没有报道提示对临床结局有差异。同时存在的颅内高压可能减少脑灌注，因此，应尽量避免系统性低血压。

（一）气道及通气管理

在手术或动脉瘤治疗期间，大部分动脉瘤性蛛网膜下腔出血的患者会是气管插管状态。但是，更早的气管内插管及机械通气可能适用于一些意识明显下降，以及癫痫发作的患者。对于这些患者，由于自身无法进行气道保护，可能造成误吸，常常导致肺炎或肺部感染。神经源性或心源性肺水肿的患者需要机械通气。进行常规的神经系统检查期间应维持患者处于舒适的状态，在患者进行机械通气期间，可以静脉输注丙泊酚或右美托咪定来维持

镇静。

目前对于蛛网膜下腔出血患者的机械通气目标是支持适当的氧合并保持动脉血二氧化碳分压在正常范围。除非特殊说明，否则应避免通气不足或过度通气。通气不足可以导致脑血管舒张从而增加颅内压（intracranial pressure，ICP），而过度通气会导致脑血管收缩而加重脑缺血。跨壁压是动脉瘤壁张力的一个指标，定义为平均动脉压（mean arterial pressure，MAP）和颅内压之间的差异。无意中的过度通气可能会降低颅内压，从而增加动脉瘤的跨壁压力，理论上这样可能导致动脉瘤再出血。当发生危险的颅内压升高时，可通过短暂性过度通气以降低颅内压。这将有助于预防全脑低灌注，与此同时应考虑其他更明确的干预措施。

（二）动脉瘤再出血

动脉瘤出血复发是蛛网膜下腔出血后的危重并发症，并且带来极其灾难性的危险。动脉瘤破裂后第 1 个月再出血的风险约有 30%，24h 内发生的为 4%～13.6%。再出血与高死亡率及不良结局相关。早期清除动脉瘤可以降低病程中再出血的风险。对于有明显再出血风险但无法早期清除动脉瘤的患者，短期应用氨甲环酸或氨基己酸进行抗纤溶治疗可作为降低动脉瘤再出血发生率的一种临时措施。然而，这 2 种药物治疗方法都没有得到美国食品药品管理局的批准。

正在进行动脉瘤破裂治疗的患者发生再出血也很常见。CARAT（Cerebral Aneurysm Rupture After Treatment）的一项多中心研究报道称动脉瘤夹闭术中动脉瘤破裂率约为 19%，经动脉介入栓塞术中破裂率约为 5%。动脉瘤术中破裂会导致高发病率和高死亡率。尽管对于动脉瘤的手术操作是动脉瘤再次破裂出血的主要原因，但通过积极限制系统性高血压的程度和持续时间来防止动脉瘤再破裂出血已经成为麻醉医生术中管理的主要目标之一。维持稳定的跨壁压及适当的脑灌注压应该成为麻醉管理的重心。显著增加平均动脉压或减少颅内压而提升的跨壁压力可能促使动脉瘤血管壁破裂。

应确保一定麻醉深度，从而防止在应激事件发生时的血压骤增，如使用喉镜和气管插管操作、头钉固定、组织切开、硬膜切开。对于药物的管理应谨慎并且逐步滴定用量，如丙泊酚和短效麻醉药，可以在确保大脑灌注稳定的条件下，用于麻醉诱导。需要精心对待患者的通气情况。对于没有颅内高压的患者，目标是维持正常的动脉血二氧化碳分压，避免在切开硬膜前颅内压下降，随后给予轻度过度通气及输注甘露醇来降低大脑压力，更方便手术暴露，并减少组织牵开引发的潜在损伤。大量使用局麻药有助于避免因头钉固定和硬膜外组织剥离而引起的急性心血管效应。

在手术夹闭过程中，维持足够的血压对于保证足够的脑灌注以减少缺血性损伤是非常重要的。术中血压通常控制在可维持脑灌注压在 70～90mmHg。术中低血压可增加牵张性脑缺血损伤的风险。在夹闭动脉瘤之前，少数情况下外科医生可能要求立即短暂性控制性低血压，为了使永久夹更安全地放置在动脉瘤的颈部。此外，如果术中发生动脉瘤破裂，控制性低血压会降低术野出血发生率，从而帮助外科医生更好地控制。相反，如果外科医生在操作动脉瘤顶部时，为了降低动脉瘤破裂的风险，对供血动脉进行了暂时性的夹闭，可能需要控制性升压使血压高于基线水平以增加侧支血流。使用临时夹减少了手术操作过程中再次出血的风险，这种做法可能造成局部的脑缺血，但可以被控制性升压最小化。术中的神经电生理监测也可以指导血压管理，如脑电图、体感诱发电位、运动诱发电位监测等。在一些中心，腺苷诱导的短暂心脏停搏已被用来协助控制术中破裂出血或为夹闭大型动脉瘤减压，但尚需对照研究来验证这些应用的有效性和安全性。一项关于血管内治疗破裂动脉瘤的大样本回顾性分析会在本书的其他章节进行讨论。

术后高血压，在动脉瘤夹闭术后并不少见，应谨慎使用间断单次输注 β 受体拮抗药和（或）静脉注射短效血管扩张药进行治疗。过度高血压可导致脑水肿和血肿的形成，而低血压可增加术后牵拉水肿、穿支血管闭塞和局部脑血管痉挛继发脑缺血的风险。

（三）颅内压升高

脑动脉瘤破裂可引起颅内压的突然升高，颅内压升高可导致 50% 的动脉瘤性蛛网膜下腔出血患者突然出现严重头痛和短暂的意识丧失。15%～87% 的患者发展成急性脑积水，也可以导致颅内压快速上升。颅内压增高患者可出现昏迷。通过使用渗透利尿药或高渗疗法（如甘露醇或高渗盐水）和脑室造口术可使颅内压升高逐渐降低。将头部抬高到 30° 将改善静脉回流，从而促进控制颅内压。围术期时，对于颅内高压的患者可轻度过度通气。

亚急性脑积水也可能增加颅内压，并可在数天或数周内发展，可能是由于阻塞蛛网膜颗粒所致。亚急性脑积水可伴随心理障碍和尿失禁，应与血管痉挛引起的神经系统改变相鉴别。对于有症状的患者，建议采用暂时性脑室外引流或永久性脑脊液分流来治疗亚急性脑积水。

（四）心脏并发症

各种蛛网膜下腔出血相关的心脏异常相当普遍。在蛛网膜下腔出血患者中，有 40%～70% 的心电图显示异常，范围从 ST 段改变、T 波异常、QT 间期延长和 U 波产生到危及生命的心律失常。蛛网膜下腔出血引起的神经源性心脏损伤可能导致心肌细胞损伤和心室功能障碍，这反过来也与神经系统的不良结局相关。心脏病的发病率往往与蛛网膜下腔出血的严重程度有关。应该考虑给这些患者进行超声心动图，尤其是在低血压的情况下。

治疗的主体应该是支持性的。应纠正电解质异常，避免使用可能延长 QT 间期的药物。发生临床意义重大的心律失常和心肌损伤时，建议紧急进行心内科会诊以作进一步评估。

（五）血管痉挛及迟发性脑缺血

血管痉挛是指蛛网膜下腔出血后，继发于血管壁增厚的脑动脉狭窄。它通常在最初的大出血之后 4～10d 发生，发病率高达 30%～70%。尽管进行了广泛的研究，迄今为止还没有有效的预防措施，这可能是由于血管痉挛可以发生在动脉循环的多个层面。用目前的血管造影技术检测，大型动脉变窄并不总是与缺血损伤成正比。迟发性脑缺血（delayed cerebral ischemia，DCI），特别是与血管痉挛有关，是蛛网膜下腔出血患者生存的主要威胁。由脑缺血和（或）梗死引起的神经系统新发恶化的迹象可能

是脑血管痉挛的先兆。经颅多普勒超声或脑血管造影可诊断脑血管痉挛。有数据显示，CT 灌注成像或磁共振成像可以更准确地识别脑灌注不足引起的迟发性脑缺血。

脑血管痉挛和迟发性脑缺血的治疗目标是通过控制颅内压、降低脑耗氧代谢率、改善脑血流来降低缺血性神经元损伤的危害。研究证明早期口服尼莫地平可减少与蛛网膜下腔出血相关的不良预后。也有一些证据指出静脉应用钙通道阻滞药尼卡地平，在减少蛛网膜下腔出血后血管痉挛和脑缺血方面起作用。对于急性症状性血管痉挛和迟发性脑缺血的治疗方法已经从传统的三"H"组合（动脉瘤治疗后的高血压"Hypertension"、高血容量"Hypervolemia"、血液稀释"Hemodilution"）转变为维持正常血容量和控制性高血压。治疗目标是通过使用升压药物（如去氧肾上腺素、去甲肾上腺素）将患者的收缩压提升到比基线血压高出 20%，通过静脉输液使中心静脉压达到 8～12cmH$_2$O，并使红细胞压积保持在 30 以下。必须严格监测和管理上述血流动力学治疗的潜在风险，包括心力衰竭、电解质异常、脑水肿、凝血因子稀释引起的出血等。

在一些医疗中心，使用球囊血管成形术和（或）动脉内超选择性注射血管扩张药血管内治疗血管痉挛变得越来越普遍。相应的麻醉医生应准备好处理由动脉内注射血管扩张药引起的全身低血压的可能。

（六）癫痫

10%～20% 的蛛网膜下腔出血患者会发生癫痫样发作，且大多数报道显示发生于提供医疗护理之前。3%～7% 的患者发生延迟发作的癫痫。治疗方式可能会影响治疗后癫痫发作的发生，根据 ISAT 的结果显示，在长期随访中发现血管内栓塞治疗的患者癫痫发生率明显降低。美国卒中协会建议考虑在出血后 7d 预防性抗惊厥治疗，但目前相关数据较少且仍具有争议。对于蛛网膜下腔出血的患者并不推荐常规长期使用抗惊厥药物，但对于有癫痫、脑实质血肿和（或）梗死或大脑中动脉瘤等危险因素的患者可以考虑。

（七）低钠血症

高钠血症和低钠血症在急性蛛网膜下腔出血后都很常见。低钠血症发生在蛛网膜下腔出血后 10%～30% 的患者中，可在出血后 2 周内发生。大多数病例发生于脑耗盐综合征（cerebral salt-wasting syndrome，CSW），尽管小部分患者在蛛网膜下腔出血后可能出现抗利尿激素分泌不调综合征（syndrome of inappropriate antidiuretic hormone，SIADH）。区分这 2 种低钠血症的潜在原因是很重要的，因为前者的血管容积通常是收缩的，而后者是正常的或是升高的。对于大多数蛛网膜下腔出血的患者，低钠血症不应该常规地用限制自由水的方法治疗，因为它可能增加血管内容积收缩而引起缺血损伤的风险。监测血管内容量状态，经常检查血清电解质，用等渗液治疗容量收缩是合理的。药物治疗如高渗盐水和醋酸氟氯可的松可能有助于纠正严重的低钠血症。

四、总结

正确的围术期监测和处理蛛网膜下腔出血引起的并发症对改善患者的预后至关重要。虽然在处理动脉瘤性蛛网膜下腔出血方面，只有少数领域有随机对照临床研究的结论性证据，但本章总结了目前动脉瘤性蛛网膜下腔出血患者围术期治疗的原则。

要　点

- 对于意识严重下降和（或）癫痫发作的患者，在治疗破裂的脑动脉瘤之前，可能需要保护气道和适当的通气控制。

- 密切监测和适当控制颅内压和血压对预防动脉瘤术前和术中再次破裂至关重要。
- 颅内高压应及时诊断和治疗。
- 应对蛛网膜下腔出血后血管痉挛和迟发性脑缺血保持高度关注。它可以通过控制性高血压和（或）血管内干预治疗。重要的是要监测和准备好处理与治疗相关的并发症。
- 低钠血症很可能是蛛网膜下腔出血后脑耗盐综合征的结果。适当的治疗对于避免蛛网膜下腔出血后脑缺血的恶化是很重要的。

推荐阅读

[1] Connolly ES, Rabinstein AA, Carhuapoma JR, et al. Guidelines for the management of aneurysmal subarachnoid hemorrhage: a guideline for healthcare professionals from the American Heart Association/American Stroke Association. Stroke. 2012;43:1711–37.

[2] Drummond JC, Patel PM. Part V: Chapter 70: Neurosurgical anesthesia. In: Miller RD, editor. Miller's anesthesia, vol. II. 8th ed. Philadelphia: Churchill Livingstone; 2015.

[3] Elijovich L, Higashida RT, Lawton MT, et al. Predictors and outcomes of intraprocedural rupture inpatients treated for ruptured intracranial aneurysms: the CARAT study. Stroke. 2008;39:1501–6.

[4] Molyneux AJ, Birks J, Clarke A, et al. The durability of endovascular coiling versus neurosurgical clipping of ruptured cerebral aneurysms: 18 year follow-up of the UK cohort of the International Subarachnoid Aneurysm Trial (ISAT). Lancet.2015;385(9969):691–7.

[5] Pong RP, Lam AM. Chapter 13: Anesthetic management of cerebral aneurysm surgery. In: Cottrell JE, Young WL, editors. Cottrell and Young's neuroanesthesia. 5th ed. Philadelphia: MOSBY Elsevier; 2010.

脑外伤的风险评估与围术期管理

Traumatic Brain Injury: Risk Assessment and Perioperative Management

Jonathan Z. Pan　Lingzhong Meng　著

王境一　译　高　闯　校

第10章

一、神经创伤概述

美国每年报道约 140 万例脑外伤（traumatic brain injury，TBI），其中约 5 万例死亡，23.5 万例住院。在过去的 30 年里，北美地区的脊髓损伤（spinal cord injury，SCI）发病率一直保持稳定，每百万人中有 27～47 例脊髓损伤，其中 55% 为颈椎损伤。脑外伤和脊髓损伤常与其他创伤性损伤联系在一起。每年约有 1/3 的多系统创伤性损伤（15 万例死亡）的死亡原因是致命的头部损伤，在所有主要创伤患者中，有 1.5%～3% 发生了颈椎损伤。

二、对神经外科患者的影响

脑外伤或脊髓损伤的早期诊断和处理对于预防初始损伤后的进一步（继发性）损伤和保护神经功能至关重要。在危及生命的情况下，必须优先考虑复苏，包括气道、呼吸和循环（airway，breath，circulation，ABC）管理。在复苏过程中保护受伤的大脑或脊髓是很重要的。例如，对于颅底骨折患者应避免鼻插管，对于颈椎不稳定的患者则应使用线性稳定手法固定。

三、问题和风险

对于脑外伤和脊髓损伤的管理，特别是在严重多发伤的情况下，具有挑战性。处理神经创伤患者围术期最相关和最紧迫的问题和风险如下。

- 意识障碍、面部及颈部的直接损伤和（或）饱胃及误吸都可能导致气道受到危害。气道

管理始终是重中之重。

- 不充分的通气和氧合可能是由气道阻塞、中枢神经性呼吸驱动力下降、高位颈椎损伤引起的神经肌肉无力或胸廓损伤如肺积液、气胸、血胸或多发肋骨骨折导致的。避免高碳酸血症有利于颅内压管理；然而，与高通气相关的低碳酸血症可能损害脑灌注，应谨慎使用。避免低氧血症对防止脑和脊髓的继发性损伤至关重要。

- 多重创伤的患者常发生低血容量和低血压。单纯的脑和（或）脊髓损伤很少引起大量出血，除非患者在损伤前服用了抗凝血药治疗。当为了保持足够的脑灌注时，可能需要立即给予液体和血液制品。通过液体复苏和血管升压药治疗低血压是神经创伤患者的标准治疗。如果容积复苏对低血压无效或需要大剂量血管升压药，临床医生应考虑神经源性或血管麻痹性休克可能。胸椎中部以上的脊髓损伤可能与慢性心律失常有关。

- 贫血和凝血疾病：急性和大出血可能导致红细胞压积低于可接受的氧含量和输送水平。凝血障碍可能是脑外伤的直接结果，也可能与大量输血和血凝块形成导致所需因素的衰竭有关。早期和目标导向的血液制品治疗对严重的神经损伤患者是重要的，但终点目标是有争议的。

- 颅内出血和脑水肿可引起颅内高压。受损的脑灌注压（cerebral perfusion pressure，CPP）

[CPP=MAP（平均动脉压）- ICP（颅内压）]会导致脑血流（cerebral blood flow，CBF）减少，这对已经损伤的大脑是有害的。怀疑颅内压升高的患者应采取积极的干预措施，如床头抬高 30° 以上、高渗治疗（如甘露醇、高渗盐水）、循环利尿药、脑脊液引流或麻醉药（如丙泊酚或巴比妥酸盐）、抗癫痫药预防等。这需要根据颅内高压的严重程度尽快制订。过度通气可以作为通向其他减少颅内压治疗的桥梁方案，如去骨瓣减压术。对于脑外伤和入院格拉斯哥昏迷评分小于 7 分的患者，放置颅内压监测是合适的。颅内高压的纠正应始终与潜在的危险保持平衡，如低碳酸血症引起的脑血管收缩，减少脑灌注。

- 颈椎的不稳定与困难气道管理相关，在运送和定位患者时要求保护脊髓，以防止进一步的损伤。

下面将对多个相关问题进行讨论总结。

（一）Glasgow 昏迷评分和 TBI 严重程度

格拉斯哥昏迷量表（Glasgow coma scale，GCS）最早由 Teasdale 和 Jennett 于 1974 年提出，是目前应用最广泛的评估脑外伤严重程度的临床测量方法。GCS 必须通过与患者合作进行，并应在进行初步复苏后和使用镇静药或神经肌肉阻断药之前进行测量。14～15 分定义为轻度 TBI，9～13 分定义为中度 TBI，5～8 分定义为重度 TBI，3～4 分定义为危重 TBI（表 10-1）。

（二）多发伤合并脑外伤和脊髓损伤患者的初步评估

应将高级创伤生命支持（advanced trauma life support，ATLS）的初步评估作为处理创伤患者的指南，包括同时诊断和治疗活动，旨在识别和开始治疗最紧急的、危及生命和危及肢体的损伤。初步评估的 ABCDE 缩略语如图 10-1 所示。

（三）外伤后气道管理

成功的早期复苏和良好的预后取决于专业的气道管理，尤其当多系统创伤患者的出现 TBI 和脊髓

表 10-1 格拉斯哥昏迷量表

睁眼	自发睁眼	4
	呼唤睁眼	3
	疼痛刺激睁眼	2
	无睁眼	1
语言反应	正常交谈	5
	回答错误	4
	胡言乱语	3
	只能发音（难以理解）	2
	无发音	1
运动反馈	活动从嘱	6
	疼痛定位	5
	刺痛回避	4
	异常屈曲（去皮质状态）	3
	异常伸展（去大脑状态）	2
	无反应	1
总分		3～15

损伤时。外伤后气道管理流程如图 10-2 所示；然而，只遵循基本原则，不同的机构、不同的医生可能有不同的治疗选择。注意，这个流程与 ASA 流程的不同之处在于：①在真正紧急的情况下，很少会选择唤醒患者；②在不能合作的创伤患者中，经纤支镜插管常达不到预期的效果；③可视喉镜需要较少的颈部屈伸度并能改善首次插管尝试的成功率，这对于颈椎创伤情况不明的患者是理想且有利的。

（四）合并脑外伤和脊髓损伤的创伤后复苏

广义的复苏是指损伤后恢复正常生理功能。复苏在受伤后立即开始，从患者自身的代偿机制开始，并持续数小时甚至数天。创伤后临床复苏的基础是液体复苏，以补充急性出血引起的血容量减少。复苏的早期阶段是指同时进行的补充血容量和控制活动性出血，而复苏的后期阶段是指出血后的液体和（或）血液制品的管理，以优化氧的输送和组织灌注。

早期复苏的目标是一个有争议的问题，因为积极的容量替代存在不良反应，包括血液黏度降低、

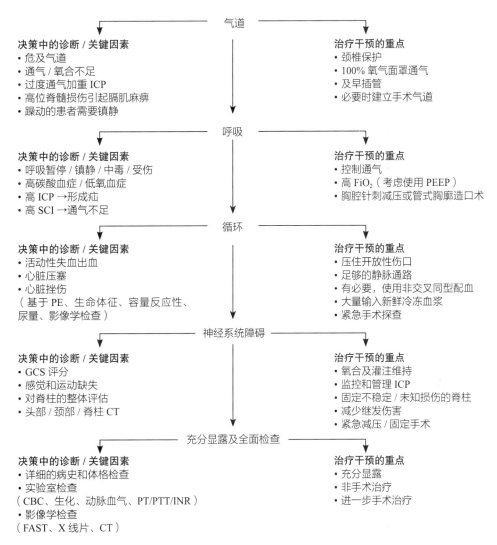

▲ 图 10-1 ATLS 对合并创伤性脑损伤和（或）脊髓损伤的多创伤患者初诊的诊断和治疗原则（ABCDE）

ICP. 颅内压；FiO_2. 吸入氧浓度；PEEP. 呼气末正压；PE. 体格检查；GCS. 格拉斯哥昏迷量表；CT. 计算机断层扫描；CBC. 全血计数；PT. 凝血酶原时间；PTT. 部分凝血活酶时间；INR. 国际标准化比值；FAST. 外伤的专项超声检查评估（改编自美国外科医师学院的高级创伤生命支持课程）

低血细胞比容，以及稀释/不稳定的凝血因子。通过限制复苏量以故意降低血压是为了减少积极复苏方法引起的生理紊乱；然而，对于同时存在脑外伤和（或）脊髓损伤的多创伤患者，不鼓励采用这种方法。维持正常血压或患者的基线血压，以维持脑和（或）脊髓灌注压力，是当前脑和（或）脊髓损伤患者的标准治疗。同时存在脑外伤和（或）脊髓损伤的多发伤后急性失血性休克患者的简化复苏原则如图 10-3 所示。

（五）继发性脑损伤的发展

一般来说，原发性损伤指的是在撞击时发生的

脑损伤，继发性损伤指的是在接下来的几分钟、几小时和几天内发生的脑损伤。脑外伤后的多系统不良后遗症，如低氧血症和低血压，是继发性损伤的主要因素。继发性损伤的病理生理机制如图 10-4 所示。

（六）TBI 后的多系统并发症及其管理

一旦发生原发性脑损伤，应及早诊断和治疗有害的多系统并发症，以降低继发性损伤的死亡率、发病率和附加损害。在急救室接受治疗的脑外伤患者中，2 个预测死亡最关键的因子是缺氧和低血压。表 10-2 总结了系统的处理方法。

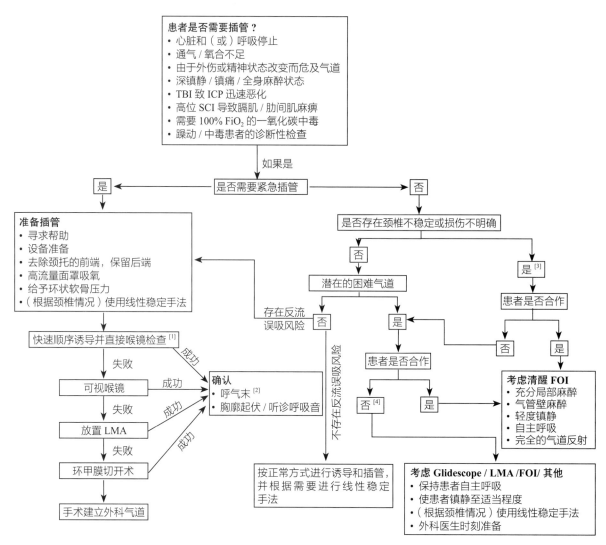

▲ 图 10-2　创伤性损伤患者气道管理流程（Carney 等，2017）

面对活动性出血的患者时必须减少麻醉剂量，严重低血容量患者甚至可以减少到完全不需要麻醉；当没有或非常小剂量的麻醉药使用时，可以考虑用东莨菪碱或咪达唑仑来镇静；主张使用依托咪酯，因为它有更好的心血管稳定性；在外伤后 24h 内使用丁二酰胆碱是安全的；由于舒更葡糖钠（布瑞亭）可用于快速逆转神经肌肉阻滞药的作用，罗库溴铵用于快速诱导麻醉可能变得更加普遍，即使是合并潜在的困难气道；对于没有机械通气的脑外伤的患者不提倡使用氯胺酮（Dutton 等，2010）；在低心排血量的情况下，CO_2 水平可能会降低（Furlan 和 Fehlings，2008）；对于不稳定或不清楚颈椎创伤情况的患者，ATLS 标准的照护方法是线性稳定手法（Harris & Sethi，2006）；如果患者不能合作且预期为困难气道，谨慎的做法是维持患者适当水平的镇静药，同时保持他 / 她自主呼吸，因为对待躁动的患者，清醒插管常常适得其反，使患者出现呼吸暂停是有风险的；最好准备好其他的方案，包括可视喉镜、喉罩、纤维支气管镜，以及随时待命的外科医生，以便建立外科气道；ICP. 颅内压；FiO_2. 吸入氧浓度；LMA. 喉罩通气；FOI. 纤支镜插管

（七）脊髓保护的非手术方法

建议尽快将脊髓损伤患者转移到一级创伤中心。对于所有可能在受伤现场发生脊髓损伤的患者，早期固定整个脊柱一直受到极大的重视。目前的护理标准是在背板上加上坚硬的颈圈和支撑块，再加上背带或类似的装置来固定整个脊椎。在重新定位、翻身或准备转运时，应部署足够数量的人员

对可能存在脊柱不稳定的患者进行轴向翻身，平行搬运。与脑外伤一样，脊髓损伤也可引起多系统后遗症（如脊髓休克伴严重的动脉性低血压），是脊髓继发性损伤的主要诱因。早期诊断和治疗这些不良后果是脊髓损伤后管理的核心。潜在脊髓损伤患者的气道管理被多种因素所困扰，包括不稳定或不清楚的颈椎损伤、躁动 / 不合作的患者、饱胃，以及潜在的困难气道。上述气道管理办法既适用于脊

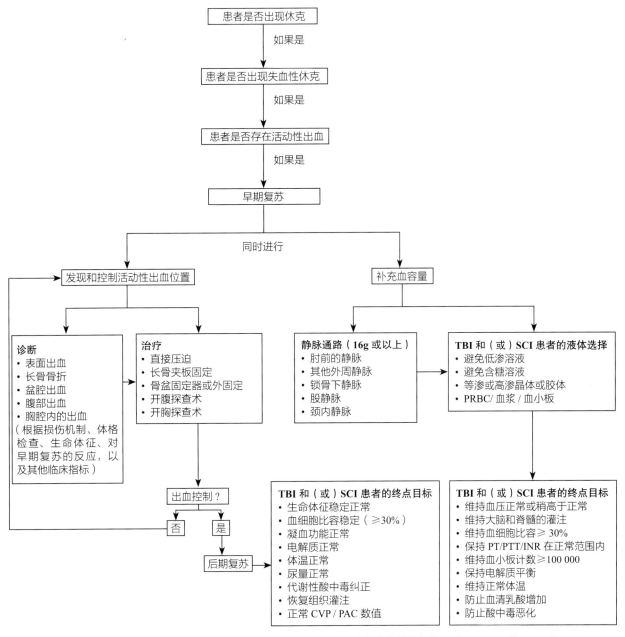

▲ 图 10-3　合并脑外伤和（或）脊髓损伤的急性出血性休克患者的简化复苏原则（Carney 等，2017）

晶体和胶体都缺乏携氧能力和凝血能力；胶体具有较长的血管内半衰期，在较低的给药量下能比晶体更快地恢复血管内容量（Dutton 等，2010）；输注浓缩红细胞是纠正失血性休克的主要治疗方法；血浆用于治疗复苏过程中出现的凝血障碍；大量输血时，每单位浓缩红细胞需要搭配 1 单位血浆（1 单位血容量或约为 10 单位浓缩红细胞）；常规输血期间输注 1～4 单位的浓缩红细胞，通常不需要输血浆；当输注 5～9 单位浓缩红细胞时，对血浆的需求是可变的，并通过监测凝血功能更好地指导血浆输注；由于输注血小板的血清半衰期非常短，一般只适用于可见的凝血障碍患者或血小板计数<100 000 的脑外伤患者；PRBC. 浓缩红细胞；CVP. 中心静脉压；PAC. 肺动脉导管；PT. 凝血酶原时间；PTT. 部分凝血活酶时间；INR. 国际标准化比值

髓损伤，也适用于脑外伤。

　　目前尚无临床证据明确推荐任何神经保护药用来治疗急性脊髓损伤、促进功能恢复，包括类固醇。目前不推荐使用糖皮质激素治疗急性脊髓损

伤。越来越多的证据表明，高剂量类固醇与有害的不良反应有关。

（八）脊髓损伤后的多系统并发症及其管理

　　脊髓损伤后的多系统不良并发症管理见表 10-3。

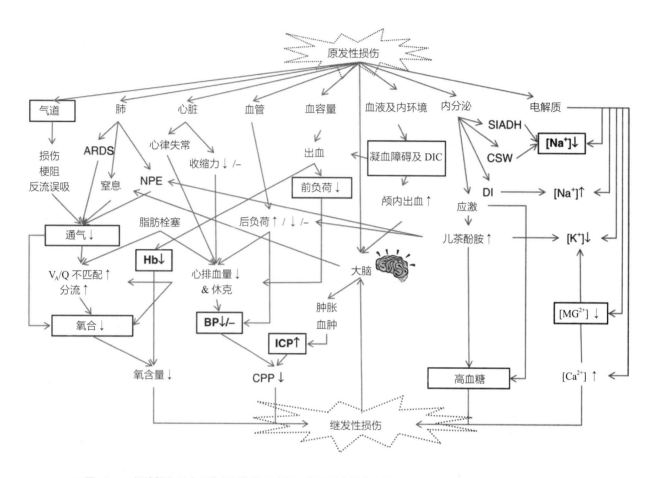

▲ 图 10-4 颅脑损伤后病理生理过程的示意图，强调继发性损伤的发展；该示意图突出了临床干预的目标

ARDS. 成人呼吸窘迫综合征；NPE. 神经性肺水肿；Hb. 血红蛋白；V_A/Q. 通气血流比值；BP. 血压；ICP. 颅内压；CPP. 脑灌注压；SIADH. 抗利尿激素分泌失调综合征；CSW. 脑耗盐综合征；DI. 尿崩症；DIC. 弥散性血管内凝血；Na^+. 钠离子；K^+. 钾离子；Mg^{2+}. 镁离子；Ca^{2+}. 钙离子；↑. 增加；↓. 减少；–. 没有变化

表 10-2　颅脑损伤后多系统后遗症及其处理

系　统	后遗症	管　理	严重创伤性脑损伤的指导性建议 [a]
气道	窒息	早期气管插管	Ⅱ级：预防肺炎
	梗阻		Ⅱ级：可行时尽早行气管切开
	损伤		
	误吸		
呼吸	ARDS	支持治疗	Ⅱ级：不建议预防性通气过度
	NPE	机械通气	Ⅲ级：ICP 恶化时暂时性过度通气
	挫伤	高 FiO_2	Ⅲ级：避免缺氧（$PaO_2 < 60mmHg$ 或 $SaO_2 < 90\%$）
	气胸	考虑 PEEP	Ⅲ级：避免颈内静脉饱和度 < 50% 或脑组织氧张力 < 15mmHg
		胸腔闭式引流	

（续表）

系　统	后遗症	管　理	严重创伤性脑损伤的指导性建议 [a]
心血管	血容量减少	维持正常至稍高血压	Ⅱ级：避免低血压（收缩压＜90mmHg）
	心律失常	补充血容量	
	挫伤	缩血管药物	Ⅱ级：避免因 ARDS 的风险而积极维持 CPP＞70mmHg
	心脏压塞	心包开窗引流术	Ⅲ级：避免低 CPP（＜50mmHg）
脑	原发性损伤	监测控制 ICP	通过脑室导管连接外部压力传感器来监测 ICP
	继发性损伤	防止继发伤害	Ⅱ级：对所有可抢救的严重颅脑损伤患者（复苏后 GCS 评分为 3～8）进行 ICP 监测，并进行异常 CT 扫描
			Ⅱ级：避免 ICP＞20mmHg
	↑ ICP	减少 CMRO₂	
	↓ CPP	低体温 [b]	Ⅱ级：预防性巴比妥昏迷疗法不推荐；该疗法推荐用于 ICP 难治性升高到最高标准的医疗和外科治疗
		过度通气	
		高渗治疗	
		避免使用低渗液体	
		避免使用含糖液体	
		CSF 引流	
		颅骨切开术	
		巴比妥昏迷疗法	Ⅱ级：预防性抗惊厥药可降低早期癫痫（7d 内）的发病率，但不能降低晚期创伤后的发病率
		静脉注射麻醉药	
		避免使用吸入药物	Ⅲ级：在监测 ICP 之前，应将甘露醇的使用限制在有小脑幕疝征象或非颅外原因导致的进行性神经功能恶化的患者
血液与内环境	急性出血	输注 PRBC 保证 Hct ≥ 30	Ⅲ级：为预防 DVT，建议患者穿分级加压弹力袜或使用间歇性充气加压装置，并应与 LMWH 或低剂量未分离肝素联合使用；不过，可能增加颅内出血扩大的风险
	凝血障碍	输注 FFP 和Ⅶ a 因子	
	DIC	DIC 治疗	
	血小板减少症	输血小板	
	DVT	预防性治疗	
	低钠血症	输注生理盐水或 3% 盐水	
	低镁血症	镁补充治疗	
内分泌	高血糖	使用胰岛素维持 BG＜200mg/dl	Ⅰ级：不建议使用类固醇来改善预后或降低 ICP；在中度和重度脑外伤者中，高剂量的甲泼尼龙与死亡率增加有关，禁忌使用
	SIADH	限制水的摄入	
	CSW	钠补充治疗	
	DI	醋酸去氨加压素片	

ARDS. 成人呼吸窘迫综合征；NPE. 神经性肺水肿；FiO₂. 吸入氧浓度；PEEP. 呼气末正压；ICP. 颅内压；PaO₂. 动脉 O₂ 分压；SaO₂. 动脉血氧饱和度；BP. 血压；CPP. 脑灌注压；CMRO₂. 脑氧代谢率；PRBC. 浓缩红细胞；FFP. 新鲜冷冻血浆；DVT. 深静脉血栓形成；LMWH. 低分子肝素；Hct. 血细胞比容；BG. 血糖；SIADH. 抗利尿激素分泌失调综合征；CSW. 脑耗盐综合征；DI. 尿崩症；↑. 增大；↓. 减小

a. 依据 "Guidelines for the Management of Severe Traumatic Brain Injury, 3rd Edition. Journal of Neurotrauma. 2007: 24(Supplement 1)."，Ⅰ级建议是基于最有力的有效性证据，代表了患者管理原则，反映了高度的临床确定性；Ⅱ级建议反映了一定程度的临床确定性；而Ⅲ级建议，临床确定性程度不确定

b. 温度管理仍然是一个有争议的问题

表 10-3　脊髓损伤后多系统后遗症及其管理

系　统	并发症	管　理 [a]
呼吸	呼吸肌无力或麻痹（视伤势而定）；除外残气量的肺容量减少，肺不张，感染及误吸风险高；肺水肿（心源性、非心源性）；并发钝性胸外伤（肺挫伤、血胸、气胸）；呼吸衰竭（低氧血症、高碳酸血症）	积极保护肺部的卫生；使用支气管扩张药治疗；对于继发于保留分泌物的大叶肺不张可以早期使用纤维支气管镜检查；可早期行气管插管或气管切开 [b]；早期行机械通气；将完全四肢瘫痪和损伤 C_5 平面或吻侧束的患者送至 ICU；预防呼吸机相关性肺炎
心血管	直立性低血压，由于功能性交感神经切除术引起的血管扩张	保证血容量（过度给药可引起或加重肺水肿）；使用血管活性药治疗；平衡输液和强心维持血压稳定
心血管	脊髓休克（以低血压、心动过缓、体温过低、躯体运动和感觉功能丧失为特征，直肠蠕动丧失，以及典型的几天到几周消退期）是由于功能性交感神经切除减少对副交感神经活动抑制而引起的自主神经系统不平衡	在确定神经源性休克的低血压原因之前排除其他损伤，确定最初的碱缺失或乳酸水平，以评估休克的严重程度和进行液体复苏的必要性；有创血流动力学监测；补充血容量并使用血管活性药治疗；治疗持续心动过缓
心血管	心动过缓，由于心脏交感神经（$T_1 \sim T_4$）和副交感神经缺乏抑制；刺激患者时可能出现极度的心动过缓，甚至心搏停止；室上性及室性心律失常	预测四肢瘫痪患者插管时出现心动过缓和低血压；在气管插管等刺激前给患者使（服）用镇静药；使用阿托品；如果阿托品不起作用，考虑使用临时起搏器
自主神经系统	自主神经反射障碍（或超反射）是一种巨大的交感神经反应，由于失去了由脑干和下丘脑产生的正常抑制性脉冲的调节，其特点是病变下方血管收缩，病变上方血管舒张，常伴有心动过缓、室性心律失常，甚至传导阻滞。85% 的 T_5 以上脊髓横断患者发生这种情况，通常在受伤后 2～3 周开始出现	将患者的体位由仰卧改为坐姿；松开任何衣物或束紧患者的设备；迅速调查可能诱发的原因，留置导尿管（如未到位）或排空导尿管（如到位），考虑粪便嵌塞的可能性，检查直肠是否有粪便；考虑抗高血压治疗；考虑全身麻醉、硬膜外麻醉或脊髓麻醉
血液与内环境	DVT（完全性 SCI 患者发生率约为 40%）；PE（主要在 SCI 后的第 1 个月出现，发生率为 4%～13%）	预防血栓治疗最少 3 个月；所有患者初次止血后，均采用机械压迫装置和适当剂量的肝素、低分子肝素或华法林 [c]；考虑放置下腔静脉滤器 [d]
胃肠道	肠梗阻；胃瘫；消化性溃疡疾病；胰腺炎；非结石性胆囊炎；隐性急腹症	预防反流误吸；经鼻胃管减压；使用抗酸药 /H_2 受体拮抗药 / 硫酸铝；提供适当的营养
泌尿生殖系统	膀胱无力（早期），膀胱痉挛（晚期）；复发性 UTI/ 尿脓毒症；肾钙质沉着症	尽早放置留置导尿管，至少在血流动力学稳定和不再需要严格注意液体状态之前，留置导尿管
肌肉	使用氯琥珀胆碱导致高钾血症	脊髓损伤后 48h 内避免使用氯琥珀胆碱
骨骼	骨质疏松症；高钙血症；异位骨化和肌肉钙化	早期物理治疗
皮肤	皮肤压疮溃疡	经常评估有压疮溃疡可能发生的危险地方，并提供细致的护理
温度调节	由于热量不能保存而容易导致低体温	监测和调节体温
免疫	肺炎；尿脓毒症；皮肤感染	感染对应的预防和适当使用抗生素

DVT. 深静脉血栓形成；PE. 肺栓塞；UTI. 尿路感染

a. 基于 Consortium for Spinal Cord Medicine: "Early acute management in adults with spinal cord injury: a clinical practice guideline for health-care professionals. 2008"

b. 对于那些可能长期依赖呼吸机或逐渐脱离机械通气的患者

c. 颅内出血、纵隔血肿或血胸是使用抗凝血药的潜在禁忌，但一旦出血情况稳定，抗凝血药可能是合适的

d. 只针对那些预期活动性出血持续 72h 以上并需要尽快开始抗凝血的患者

要　点

- 危及生命的情况，包括气道、呼吸和循环，始终是创伤患者管理的重点。
- 多发伤患者并发脑外伤和（或）脊髓损伤的早期诊断和管理，对于保护神经功能及防止损伤后立即发生的继发损伤至关重要。
- 早期诊断和治疗创伤性损伤后的多系统并发症，如低氧血症和低血压，对于预防脑外伤或脊髓损伤后的继发性损伤至关重要，应该成为早期复苏成功后关注的重点。

推荐阅读

[1] Carney N, Totten AM, O'Reilly C, Ullman JS, Hawryluk GW, Bell MJ, Bratton SL, Chesnut R, Harris OA, Kissoon N, Rubiano AM, Shutter L, Tasker RC, Vavilala MS, Wilberger J, Wright DW, Ghajar J. Guidelines for the management of severe traumatic brain injury, fourth edition. Neurosurgery. 2017;80(1):6–15.

[2] Dutton RP, McCunn M, Grissom TE. Anesthesia for trauma. In: Miller R, editor. Miller's anesthesia. 7th ed. Philadelphia: Elsevier Churchill Livingstone; 2010. p. 2277–311.

[3] Furlan JC, Fehlings MG. Cardiovascular complications after acute spinal cord injury: pathophysiology, diagnosis, and management. Neurosurg Focus. 2008;25:1–15.

[4] Harris MB, Sethi RK. The initial assessment and management of the multiple-trauma patient with an associated spine injury. Spine. 2006;31:S9–15.

[5] Hurlbert RJ, Hadley MN, Walters BC, Aarabi B, Dhall SS, Gelb DE, Rozzelle CJ, Ryken TC, Theodore N. Chapter 8: pharmacological therapy for acute spinal cord injury. Guideline for the management of acute cervical spine and spinal cord injuries. Neurosurgery. 2013;72:93–105.

[6] Lim HB, Smith M. Systemic complications after head injury: a clinical review. Anaesthesia. 2007;62:474–82.

[7] Matjasko MJ, Stier GR, Schell RM, Cole DJ. Multisystem sequelae of severe head injury. Spinal cord injury. In: Cottrell JE, Smith DS, editors. Anesthesia and neurosurgery. 4th ed. St. Louis: Mosby; 2001. p. 693–747.

[8] Moppett IK. Traumatic brain injury: assessment, resuscitation and early management. Br J Anaesth. 2007;99:18–31.

第
11
章

罕见神经系统疾病和神经肌肉疾病的风险评估与围术期管理

Rare Neurologic Disorders and Neuromuscular Diseases: Risk Assessment and Perioperative Management

Nicholas Hirsch　Ugan Reddy　著

王境一　译　田　野　校

一、神经退行性疾病

（一）帕金森病

1. 概述

(1) 帕金森病（Parkinson's disease，PD）有 3 个特点，即行动迟缓（始动困难）、肌强直（齿轮样强直）、震颤（搓丸样）

(2) 在 65 岁以上人群中患病率为 3%，是由于基底节黑质中多巴胺和乙酰胆碱失衡导致。

(3) 病因学不明，常发生在创伤性脑损伤、脑血管病、一氧化碳中毒及脑炎之后。吩噻嗪类、丁基联苯类药物和甲氧氯普胺可以导致帕金森综合征。

(4) 帕金森病药物治疗的目的是提高基底节多巴胺水平，包括左旋多巴、多巴胺激动药（溴隐亭、培高利特）和 B 型单胺氧化酶抑制药（司来吉兰）。外科治疗着重于深部脑刺激（尤其是丘脑核）。

2. 对神经外科患者的提示

帕金森病会导致人体一系列的生理系统变化（表 11-1）。

3. 问题和风险

(1) 在整个围术期必须持续进行抗帕金森药物治疗（必要时通过鼻胃管），因为未经治疗的严重 PD 可导致呼吸衰竭和延髓麻痹。

(2) 避免使用加重 PD 的药物（如甲氧氯普胺、大剂量阿片类药物）。

(3) 硫喷妥钠、丙泊酚和氯琥珀胆碱对 PD 患者是安全的。

> ### 要 点
>
> - 对于帕金森病患者需要在术前对其中枢神经系统、呼吸系统和心血管系统进行全面评估。
> - 抗帕金森药物治疗必须持续整个围术期。
> - 必须避免使用加重帕金森综合征的药物。
> - 因为手术可能影响自主神经系统，故需要密切监测心血管系统。

（二）肌萎缩侧索硬化（运动神经元病）

1. 概述

(1) 肌萎缩侧索硬化（amyotrophic lateral sclerosis，ALS）的特点是整个中枢神经系统的运动神经元变性，累及皮质运动区和脊髓前角细胞。

(2) 发病人群主要为中老年人，通常发病 3 年内去世。

(3) 患者会有延髓麻痹症状或假性延髓麻痹症状（吞咽困难、构音障碍、伸舌无力、强哭强笑），颈部症状（手臂肌肉无力、萎缩，肌束颤动，腱反射亢进），腰部症状（如足下垂、爬楼梯困难）。

(4) 死亡第一原因是呼吸肌无力、吸入性肺炎，其次是其他原因肺炎。利鲁唑是一种谷氨酸抑制药，可以延长 ALS 患者寿命约 3 个月。

表 11-1 帕金森病常见的生理紊乱

系　统	异常变化
呼吸系统	上气道 / 声带功能障碍可导致术后喉痉挛
	由肌强直和运动迟缓引起的呼吸肌损伤
	反复误吸导致肺功能变差
心血管系统	左旋多巴剂量过高会导致心律失常
	由于 PD 疾病本身或长期服用左旋多巴治疗引起直立性低血压（导致血容量减少和去甲肾上腺素的生产和储存降低）
	自主神经系统不稳定，尤其是当帕金森病同时合并其他神经系统退行性疾病（如多系统萎缩）
胃肠系统	多数患者吞咽不良，唾液处理异常，气管误吸风险增加
	增加反流和便秘的发病率
	营养状况较差
中枢神经系统	运动迟缓、肌强直和震颤
	抑郁症
	精神错乱，幻觉

2. 对神经外科患者的提示

麻醉医生经常会面对 ALS 患者需要进行手术的麻醉问题；当这些患者出现呼吸衰竭等危重情况时，需要重症监护医生进行治疗处理。这就存在明显的伦理问题。

3. 问题和风险

(1) 晚期 ALS 患者均会出现呼吸肌无力，许多患者需要通过佩戴鼻面罩或气管切开来进行间断机械通气。

(2) 术后由于呼吸肌无力，基本不能脱离呼吸机。

(3) 延髓功能障碍会导致围术期吸入性肺炎和气道梗阻。

(4) 氯琥珀胆碱可能导致严重高钾血症，必须避免使用。ALS 患者需要减少非去极化肌松药的剂量。

要　点

● ALS 患者由于延髓功能障碍，围术期吸入性肺炎的风险非常大。

● 患者的呼吸肌功能基本都会受到影响，患者在术前需要接受呼吸支持。术后患者可能无法脱离机械通气，因此术前认真谈话告知患者及其家属有这种可能性非常重要。

● 必须避免使用氯琥珀胆碱，因为它可能会导致致命的高钾血症。

二、脱髓鞘疾病

（一）多发性硬化症

1. 概述

(1) 多发性硬化（multiple sclerosis，MS）是最常见的一种脱髓鞘疾病，特点为神经系统症状和体征的空间多发性和时间多发性。

(2) 症状和体征包括视觉障碍（通常由视神经炎引起，为常见的首发症状）、感觉和运动障碍（引起疼痛、麻木、无力、强直等）、自主神经功能障碍和行为改变。

(3) 常见于 20—40 岁的女性，85% 的患者存在间歇性部分或完全复发和缓解（复发 - 缓解型 MS），而其他患者表现为缓慢进展（原发进展型 MS）。

（4）通过磁共振和脑脊液检查进行确诊。

（5）急性期治疗需要给予大剂量类固醇药物和（或）进行血浆置换。

（6）降低复发率的治疗方法包括干扰素 –β1a 和干扰素 –β1b、硫唑嘌呤和环磷酰胺。

2. 对神经外科患者的提示

多发性硬化症可影响中枢神经系统的所有部位，导致呼吸系统和心血管系统异常（表 11–2）。

3. 问题和风险

（1）术前应仔细记录神经功能障碍。

（2）必须评估延髓和呼吸功能。

（3）脊髓麻醉会导致神经功能障碍加重，尽管硬膜外麻醉已经成功地应用到临床，但由于法医学的原因还是要尽量避免。

（4）氯琥珀胆碱会导致致命的高钾血症；非去极化肌松药效果不一，需要术中监护。

（5）体温升高可导致多发性硬化症加重，必须避免。

要 点

- MS 可能影响延髓和呼吸功能。
- MS 药物治疗可能会影响麻醉。
- 必须避免使用氯琥珀胆碱，使用非去极化肌松药需要密切的神经肌肉监测。
- 避免体温升高。

三、神经肌肉疾病

（一）吉兰 – 巴雷综合征

1. 概述

（1）吉兰–巴雷综合征(Guillain–Barré syndrome,

GBS）是西方国家急性神经肌肉麻痹最常见的原因，是一种感染后的多发性脱髓鞘性神经病变。

（2）其经典表现是上升性四肢无力、反射消失和轻微的感觉异常（通常是手套、袜套样感觉异常）。

（3）30% 的 GBS 患者由于呼吸系统和（或）延髓麻痹，需要气管插管和机械通气。

（4）诊断基于病史、体格检查、神经传导检查和脑脊液检查。

2. 对神经危重症患者的启示

患者通常较早就进行气管切开，往往需要较长时间的机械通气。氯琥珀胆碱可能导致高钾血症，必须避免使用。自主神经受累可能导致血压不稳定、心动过速和心动过缓。一般管理包括精心护理、疼痛处理、早期营养和血栓栓塞预防。特殊治疗包括血浆置换或静脉注射免疫球蛋白 (IVIg)，两者疗效等同。

要 点

- GBS 是神经肌肉麻痹最常见的原因。
- 30% 的患者早期就进行气管切开，需要长时间机械通气。
- 自主神经受累可能导致心血管系统不稳定。
- 加快恢复的特殊治疗包括血浆置换或静脉注射免疫球蛋白。

（二）重症肌无力

1. 概述

（1）重症肌无力（myasthenia gravis，MG）是一

表 11–2 多发性硬化症常见的生理紊乱

紊 乱	注 释
呼吸调节紊乱，尤其是在睡眠时	见于脑干受累
咽、喉控制差，易误吸	见于后组脑神经受累
膈肌无力	见于颈髓受累
广泛呼吸肌无力	巴氯芬治疗痉挛时可能发生
体位性低血压	见于高位胸脊髓病变

种神经肌肉接头疾病，正常情况下在神经肌肉接头处，IgG 抗体与突触后的乙酰胆碱受体相结合。乙酰胆碱受体密度减少导致骨骼肌无力和易疲劳。

(2) 15% 的 MG 患者在病程中会发生重症肌无力危象需要机械通气；抗胆碱酯酶药物治疗过度会发生胆碱能危象。然而危象发生时临床表现往往是相似的。

MG 的治疗包括抗胆碱酯酶药物 (如新斯的明、溴比斯的明)、免疫抑制药 (如泼尼松龙、硫唑嘌呤) 和胸腺切除术。肌无力危象时可以进行静脉注射免疫球蛋白和血浆置换治疗。

2. 对神经外科患者的启示

常遇到 MG 患者需要切除胸腺瘤或进行其他与 MG 不相关的手术；当患者出现重症肌无力危象或胆碱能危象时需要重症专家进行处理。

3. 问题和风险

(1) MG 患者麻醉术前需要仔细评估其呼吸储备。用力肺活量＜ 2.9L、延髓麻痹者 MG 病史较长的患者，术后需要持续机械通气的风险较大。

(2) 术前必须进行最优化的药物治疗。如果患者已接受皮质类固醇治疗，应给予氢化可的松进行麻醉诱导。

(3) 患者对氯琥珀胆碱相对耐药，对非去极化肌松药非常敏感。必须细致地进行神经肌肉监测。

(4) 尽管 MG 患者已经应用了抗胆碱酯酶药物、免疫抑制药和静脉免疫球蛋白治疗，肌无力危象的患者术后仍需要较长时间的机械通气。

要 点

- MG 患者呼吸储备差，术前需仔细评估、优化呼吸肌功能及药物治疗。
- MG 患者对氯琥珀胆碱耐药，对非去极化肌松药敏感，这些药物应根据神经肌肉监测的效果进行滴定使用。

（三）兰伯特 - 伊顿肌无力综合征

1. 概述

(1) 兰伯特 - 伊顿肌无力综合征（Lambert–Eaton myasthenic syndrome，LEMS）是一种神经肌肉接头疾病，在接头处 IgG 抗体直接抑制了神经末梢突触前的压力门控钙通道，阻滞钙离子通道造成神经肌肉接头处乙酰胆碱释放减少，引起肌无力。

(2) 眼部和下肢近端肌肉最常受影响，呼吸肌衰竭很少见。

(3) 常见自主神经系统受累。

(4) 50%～70% 的患者有潜在的恶性肿瘤 (最常见的是小细胞肺癌)。

2. 对神经外科患者的启示

许多患者为行支气管肿瘤切除手术入院，但有可能因无法解释的肌无力住院进一步检查。

3. 问题和风险

(1) 患者通常有潜在恶性肿瘤和吸烟相关疾病的症状和体征。

(2) LEMS 患者对氯琥珀胆碱和去极化肌松药非常敏感，抗胆碱酯酶药物不能逆转后者的作用。

（四）危重症多发性神经病和肌病

1. 概述

(1) 危重症多发性神经病（critical illness polyneuropathy，CIP）是一种急性轴突运动和感觉神经病，在 50% 的 ICU 患者中发生，在严重脓毒症患者中的发病率高达 100%。

(2) CIP 表现为广泛的躯体肌无力，伴有反射缺失或下降，诊断需要排除其他原因的肌无力和神经传导检查。

(3) CIP 的预防包括快速治疗脓毒症和严格控制血糖。

(4) 危重症肌病（critical illness myopathy，CIM）的发病人群与 CIP 相似。

(5) CIM 可能与皮质类固醇和肌松药的使用有关。

(6) 确诊需要肌肉活检。

2. 对神经重症监护患者的启示

(1) CIP 和 CIM 往往同时存在，是患者不能脱离机械通气的重要原因。

(2) CIP 和 CIM 两者很难区分，两者常被合并称为危重症多发性神经肌肉病变。

(3) 在等待恢复期间，主要以支持性治疗为主。

四、肌肉疾病

（一）肌营养不良

1. 概述

(1) 肌营养不良（muscular dystrophies，MD）是一组以进行性肌无力为特征的遗传性肌肉疾病，最终导致呼吸衰竭。

(2) 杜氏肌营养不良（Duchenne muscular dystrophy，DMD）是最常见（每 3500 名新生男婴中就有 1 名罹患此病）的一种肌营养不良，由于缺乏维持肌细胞膜稳定的肌营养不良蛋白导致。

(3) DMD 患者出现呼吸肌衰竭和扩张型心肌病常导致死亡。脊柱侧凸会加重呼吸功能障碍。患者平均存活时间是 25 年。

(4) 患者睡眠期间一般会进行无创正压通气（NPPV）。

2. 问题和风险

(1) 呼吸功能受损的 DMD 患者在镇静或全身麻醉下死亡风险很高。

(2) DMD 患者在使用挥发性麻醉药和氯琥珀胆碱麻醉时，发生恶性高热型反应的风险增加，并可能出现横纹肌溶解、高钾血症和心脏骤停。

(3) 手术后需要加强心肺支持。

(4) 胃肠道异常可能导致急性胃胀气。

要　点

- DMD 患者需要全面评估呼吸和心脏功能。FVC < 30% 的患者术后需要加强呼吸支持。
- 应用全静脉麻醉技术进行麻醉诱导和维持。必须避免使用挥发性麻醉药和氯琥珀胆碱。

- 拔管后需要进行一段时间的无创正压通气。
- 术后患者必须在高依赖病房中接受护理，必须谨慎补充氧疗。
- 放置鼻胃管治疗胃胀、胃排空异常。

（二）强直性肌营养不良

1. 概述

(1) 强直性肌营养不良（myotonic dystrophy，DM1）是一种以肌强直（肌肉运动后持续收缩）为特征的常染色体显性遗传肌肉疾病。患病率为 1/20 000。

(2) DM1 是一种多系统疾病（表 11-3）。

2. 问题和风险

(1) DM1 患者对麻醉前用药、诱导药和阿片类药物的呼吸抑制作用很敏感。

(2) 氯琥珀胆碱可能导致肌张力增加，导致喉镜检查和通气困难。有报道证明氯琥珀胆碱可引起高钾血症。

(3) 如果存在肌肉萎缩，非去极化肌松药可能有延长效应。抗胆碱酯酶药可引起肌张力增加。

(4) 手术刺激、寒冷和寒战可能会增加肌张力。

要　点

- DM1 患者需要细致的心肺评估。
- 需要减少镇静、诱导和镇痛药物的剂量。
- 应避免使用氯琥珀胆碱。
- 应使用神经肌肉监测仔细滴定非去极化肌松药。
- 围术期必须维持体温正常。

表 11-3　受 DM1 影响的系统

系　统	异　常
心脏	可能导致猝死的心脏传导缺陷。心肌病、间隔缺损、瓣膜病
呼吸	呼吸肌无力，咳嗽不佳，肺泡通气不足；二氧化碳排出减少；中枢性和阻塞性睡眠呼吸暂停；对镇静药和麻醉药过度敏感
胃肠道	吞咽困难，胃排空率降低
内分泌	甲状腺功能减退，糖尿病

推荐阅读

帕金森病

[1] Clarke CE. Parkinson's disease. Br Med J. 2007;335:441–5.

[2] Nicholson G, Pereira AC, Hall GM. Parkinson's disease and anaesthesia. Br J Anaesth. 2002;89:904–16.

肌萎缩性侧索硬化症（运动神经元病）

[3] Bradley MD, Orrell RW, Clarke J, et al. Outcome of ventilatory support for acute respiratory failure in motor neurone disease. J Neurol Neurosurg Psychiatry. 2002;72:752–6.

[4] Mitchell JD, Borasio GD. Amyotrophic lateral sclerosis. Lancet. 2007;369:2031–41.

多发性硬化

[5] Dorotta IR, Schubert A. Multiple sclerosis and anesthetic implications. Curr Opin Anaesthesiol. 2002;15:365–70.

吉兰 - 巴雷综合征

[6] Hughes RAC, Cornblath DR. Guillain–Barré syndrome. Lancet. 2005;366:1653–66.

[7] Ng KKP, Howard RS, Fish DR, Hirsch NP, Wiles CM, Miller DH. Management and outcome of severe Guillain–Barré syndrome. Q J Med. 1995;88:243–50.

重症肌无力

[8] Meriggioli MN, Sanders DB. Autoimmune myasthenia gravis: emerging clinical and biological heterogeneity. Lancet Neurol. 2009;8:475–90.

[9] O'Riordan JI, Miller DH, Mottershead JP, Hirsch NP, Howard RS. The management and outcome of patients treated acutely in a neurological intensive care unit. Eur J Neurol. 1998;5:137–42.

兰伯特 - 伊顿肌无力的症状

[10] Hirsch NP. Neuromuscular junction in health and disease. Br J Anaesth. 2007;99:132–8.

危重症、多发性神经病变和肌病

[11] Zink W, Kollmar R, Schwab S. Critical illness polyneuropathy and myopathy in the intensive care unit. Nat Rev Neurol. 2009;5:372–9.

肌营养不良

[12] Birnkrant DJ, Panitch HB, Benditt JO, et al. American College of Chest Physicians consensus statement on the respiratory and related management of patients with Duchenne muscular dystrophy undergoing anesthesia or sedation. Chest. 2007;132:1977–86.

强直性肌营养不良

[13] Russell SH, Hirsch NP. Anaesthesia and myotonia. Br J Anaesth. 1994;72:210–6.

第12章 神经外科围术期药物治疗的风险评估与规划

Perioperative Pharmacotherapy in Neurosurgery: Risk Assessment and Planning

Alejandro E. Delfino　Javiera Benavides Tala　Hernán R. Muñoz　著

王境一　译　田　野　校

一、吸入麻醉药

（一）概述

这些药物被广泛用于全身麻醉。

（二）对神经外科患者的启示

吸入麻醉药除了对脑血管有明显的影响外，还能产生显著的剂量依赖的血流动力学和呼吸变化，对神经外科患者产生重要影响。

（三）问题和风险

1. 所有吸入性麻醉药都是剂量依赖性的强效脑血管扩张药，可以明显增加颅内压（intracranial pressure，ICP）。

2. 氟烷是最强的脑血管扩张药，但是目前限制其使用。它可以降低脑血管阻力，因而可以使脑血流增加，导致 ICP 显著升高。控制过度通气可以避免这种影响。

3. 异氟烷、七氟烷和地氟醚可以扩张大脑血管和增加 ICP, 当药物浓度高于 1MAC 时临床效果更显著。地氟醚的血管舒张作用比其他药物更强，因此被推荐作为吸入麻醉药，用于临时脑动脉阻断手术的患者，起到保护脑血管的作用。

4. 氧化亚氮（笑气）调节脑血管扩张的作用是弹性可调节的，其效应可以从零到非常显著。根据初始 $PaCO_2$ 和辅助麻醉药物来增加 ICP。实验证据表明，吸入麻醉药会导致幼童和老年人的神经细胞凋亡。氧化亚氮是唯一一个能使短暂性脑缺血短期预后变差的吸入麻醉药。

> ### 要 点
>
> - 吸入高浓度麻醉药会引起脑血管扩张和颅内压增高。
> - 尽可能避免氟烷。
> - 使用异氟醚、七氟醚或地氟醚时需要浓度≤1MAC。
> - 谨慎使用氧化亚氮。

二、静脉麻醉药

（一）概述

静脉麻醉药几乎用于所有全身麻醉手术的诱导和维持。这些药物负责催眠，而阿片类药物提供全身麻醉（平衡麻醉）的镇痛成分。

（二）对神经外科患者的启示

总的来说，静脉麻醉药降低了大脑的代谢率和耗氧量，它们没有血管舒张作用，所以相应地减少脑血流量、降低颅内压。

（三）问题和风险

最佳麻醉应维持脑血流与代谢之间的正常耦合，保持脑血管自身调节的完整性，不增加脑血容量和 ICP，最好（可能与其他药物联合使用）具有神经保护作用。

研究表明巴比妥酸盐和丙泊酚在局灶性缺血中

有神经保护作用，因此常在脑血管手术（如颅内动脉瘤、颅内外血管搭桥手术）中暂时夹闭脑内动脉时应用。巴比妥酸盐作为主要麻醉药（通常通过输注）时，麻醉效果可能会出现延迟。此外，丙泊酚输注（短期或长期）很少引起游离脂肪酸利用和线粒体活性受损（丙泊酚输注综合征），该损伤常表现为酸中毒、心律失常和心肌功能障碍。

α₂ 受体激动药（如右美托咪定）现在被用于平衡麻醉和 ICU 患者镇静。右美托咪定的镇静水平比较容易调节，快速给药可能引起高血压，慢速输注可能引起低血压。此外，在低氧血症时，右美托咪定可能会抑制正常的脑血管舒张。

依托咪酯是心血管疾病患者诱导麻醉的合理选择，但它没有显著的神经保护作用。在外伤或脓毒症患者身上应用依托咪酯单药麻醉诱导可能会抑制肾上腺。由于许多神经功能受损的患者进行大剂量类固醇治疗，依托咪酯的肾上腺抑制作用在这些患者中可能没有太大的临床意义。短暂夹闭血管期间应用依托咪酯会引起大脑氧合减少，因此应避免在这种情况下使用。

阿片类药物是大多数外科手术的必需用药，为患者提供适当的术中和术后镇痛。尽管它们有呼吸抑制作用，但在神经外科患者中使用短效阿片类药物（芬太尼、阿尔芬太尼和瑞芬太尼）是很常见的。保持适当的药物剂量和剂量频率，即使是长效的阿片类药物也可以安全使用（如氢吗啡酮）。使用阿片类药物和苯二氮䓬类药物需要注意，特别是临近手术结束时，这两类药物可能会损害呼吸中枢驱动力，导致 $PaCO_2$ 和 ICP 显著升高。

表 12-1 列出了不同药物对一些重要参数的影响。

要　点

- 结合颅内动脉扩张性和血流动力学参数来选择合适的静脉麻醉药。
- 对于闭合性脑外伤的清醒患者，使用苯二氮䓬类药物和阿片类药物进行镇静和止痛治疗时必须格外谨慎。

三、神经肌肉阻断药物

（一）概述

神经肌肉阻断药（neuromuscular blocking drugs，NMB）常被用于辅助气管插管，以确保手术期间肌肉不运动，也用于辅助 ICU 患者机械通气。

（二）对神经外科患者的启示

几乎所有神经外科手术患者都会用到 NMB。但它们也有一些不良反应，可能会对这些患者有害。

表 12-1　不同静脉麻醉药对大脑部分生理参数及动脉压的影响

	CBF	CMR	ICP	CO_2 反应	动脉压
氟烷	↑	↓	↑	↓↓	↓↓
异氟烷	↑	↓	↑	↓	0 或 ↓
七氟醚	↑	↓	↑	↓	0 或 ↓
巴比妥酸盐	↓↓	↓↓	↓↓	0	↓
丙泊酚	↓↓↓	↓↓	↓↓	0	↓↓
依托咪酯	↓↓	↓↓	↓↓	0	0
苯二氮䓬类	↓	↓	0 或 ↓	↓↓	0
氯胺酮	↑	↑ 或 0	↑	?	↑
阿片类	0	0	0	0	0 或 ↓

CBF. 大脑血流量；CMR. 大脑代谢率；ICP. 颅内压；↑ / ↓. 轻度升高或下降；↓↓. 明显下降；↓↓↓. 显著下降；0. 没有意义；?. 意义不明

（三）问题和风险

根据其作用机制，NMB 可分为两类。

1. 去极化 NMB

此类药物中只有琥珀酰胆碱在临床应用。它起效非常快，因而能快速控制气道。该药在神经疾病患者中应用时存在下面这些问题。

(1) 可以使 ICP 短暂升高，尤其是在患者 ICP 已经升高时应用就很危险。需要通过维持足够的麻醉深度、维持动脉压正常和控制 $PaCO_2$ 来减少这种不良反应。

(2) 高钾血症：单次剂量的氯琥珀胆碱(1～2mg/kg）通常会使血钾水平上升 0.5～1.0mmol/L；然而有报道称在严重骨骼肌损伤、骨骼肌萎缩失神经损伤、上运动神经元损伤、截瘫、脊髓损伤或横断、卒中、闭合性头部损伤的患者中，严重高钾血症可能会导致心脏骤停。高钾血症的机制似乎与上述疾病引起的肌肉表面乙酰胆碱受体表达增加有关。

2. 非去极化 NMB

此类药物包括泮库溴铵、维库溴铵、罗库溴铵、顺式阿曲库铵等。随着术中电生理监测的出现，非去极化 NMB 的应用越来越受到限制。在肌电图监测 (如听神经瘤手术、面神经监测) 或运动诱发电位 (如脊柱手术) 时禁止使用非去极化 NMB。对那些既往脑血管意外 (如缺血性脑卒中) 的患者使用非去极化 NMB 时一定要非常谨慎，这些非去极化 NMB(如上所述) 不仅会增加高钾血症的风险，而且在对局部麻痹的肢体进行神经肌肉监测时还存在药物过量的风险 (因为该肢体突触后膜受体的密度会明显上调)。

继发于非去极化 NMB 使用后出现的残余阻滞往往不是药物不良反应，但确实是临床上不希望出现的，残余阻滞可以在几分钟内导致上呼吸道阻塞、低氧血症和高碳酸血症。此外，它还与较高的术后呼吸道并发症发生率有关。为了避免这种并发症，拔管前必须强制性进行常规神经肌肉监测和细致临床评估。临床表现常为呼吸困难、吞咽分泌物困难、肌肉无力。残余阻滞必须用抗乙酰胆碱酯酶药物迅速治疗。舒更葡糖的优点是能有效逆转深度阻滞，而不会产生乙酰胆碱酯酶抑制药的不良反

应。尤其是在神经外科手术中使用罗库溴铵时，舒更葡糖能有效地逆转其残留阻滞作用。

要 点

- 只有在不能用非去极化肌松药替代的情况下，才能慎用氯琥珀胆碱。
- 拔管前必须排除残余阻滞并进行适当治疗，以确保患者在自主呼吸时是安全的。

四、正性肌力药和血管活性药

（一）概述

在急性脑综合征和神经外科手术期间，大脑低灌注与不良预后相关的认识导致血管活性药物的使用增加。因此，在神经外科和 ICU 护理中，常用一些影响肌力的药物 (肾上腺素、多巴胺、多巴酚丁胺等) 和血管活性药物 (去氧肾上腺素和去甲肾上腺素)。在某些情况下，还会使用血管扩张药 (硝普钠、硝酸甘油、钙通道阻滞药等)。

（二）对神经外科患者的启示

正常情况下，正性肌力药物对脑血管的直接影响很小或没有影响，因此，它们对脑灌注压 (CPP)、脑血流、颅内容积、ICP 等的影响主要取决于其对全身血流动力学的影响。患者脑组织部分区域存在血管自我调节低下或缺乏血管自我调节 (如肿瘤、缺血或创伤)，因此，将动脉压控制在一个非常狭窄的范围内是至关重要的。硝普钠和硝酸甘油可加重神经损伤，虽然它们没有直接的脑血管舒张作用，但降低动脉压可能导致血管自我调节功能正常区域的血管舒张，引起继发性 ICP 升高，最终导致 CPP 的降低。

（三）问题和风险

过度使用抗利尿激素药物和液体来升高动脉压会导致全身性并发症 (肺水肿、心力衰竭和心肌缺血) 和神经并发症 (脑出血和水肿)。尼莫地平作为蛛网膜下腔出血后脑血管痉挛的预防治疗措施，可以静脉注射也可通过口服途径给药，其可引起动脉

性低血压，然而这并不影响它的使用。

要　点

- 在使用抗利尿激素药物改善 CPP 之前，必须治疗和排除可逆性低血压的原因。
- 有限的实验和临床证据表明，对于外伤性脑损伤患者来说，去甲肾上腺素可能是最合适的增加脑灌注的儿茶酚胺类药物。
- 对于急性卒中后动脉压严重升高的推荐治疗药物包括拉贝洛尔、尼卡地平和硝普钠 (ICP 升高患者慎用)。出血性卒中 (严格控制血压以防止再出血) 和缺血性卒中 (宽松控制高血压以改善侧支血流) 的血流动力学目标存在很大差异。
- 任何能够降低神经疾病患者动脉压的药理学干预都必须非常缓慢，并应加强监测。考虑到治疗对 CPP 的影响，谨慎、反复评估对于制订治疗方案是至关重要的。

五、利尿药和高渗盐水

（一）概述

常用于神经外科患者的利尿药有甘露醇、呋塞米及高渗盐水，可以减少 ICP 和（或）获得术中脑松弛。

（二）对神经外科患者的启示

不良反应是可预测的，并且有剂量依赖性。因此，如果临床医生提前控制避免已知的不良反应，这些药物就能安全地应用于神经外科患者。

（三）问题和风险

1. 低血容量

利尿药引起的继发性低血压和 CPP 降低。

2. 高血容量

继发于甘露醇和（或）高渗盐水的使用，理论上比较短暂，只有在快速给药后才会发生。短暂性高血容量对有充血性心力衰竭病史的患者影响最为显著。

3. 电解质紊乱

继发于尿量增高 (低钠血症和低钾血症) 或大

量晶体液负荷，特别是高渗盐水。甘露醇可引起排钠性利尿，应予以替代以防止低钠血症。襻利尿药 (如呋塞米) 可引起低钾血症、低钙血症和低镁血症，导致心律失常和低血压。高渗盐水用于高渗治疗时，可引起高钠血症和高氯性代谢性酸中毒。在神经外科患者中使用高渗盐水 (如 3% 的溶液) 时，许多临床医生将给药限制在血清钠不高于 150mmol/L 范围内。高氯性代谢性酸中毒可使用 50% 氯化钠和 50% 醋酸钠混合来预防。

要　点

- 排尿量增多和（或）高渗盐水输注一段时间后要监测电解质状态。

六、止吐药

（一）概述

开颅手术后 (经蝶窦下垂体切除术除外) 的患者发生术后恶心呕吐 (postoperative nausea and vomiting, PONV) 的风险较高。尽管在这些患者中没有关于恶心或呕吐造成伤害的病例记录，但有相当一部分准备手术的患者对 PONV 的恐惧超过术后疼痛。

然而，术后呕吐相关的高动脉压、高腹内 / 胸内压有导致 ICP 升高的潜在风险，因此避免这些患者发生 PONV 和对其进行治疗是有必要的。

（二）对神经外科患者的启示

有许多用于预防 / 治疗 PONV 的安全性较高的药物。其中一些药物 (如氟哌利多和氟哌啶醇) 有镇静作用。氟哌利多也是 α_1 受体激动药，可能与短暂性低血压有关。

（三）问题和风险

一些不良反应可能与神经外科患者更相关。

1. 高血糖

这是静脉注射地塞米松 8～10mg 后最常见的不良反应。类固醇诱导的高血糖会在静脉注射后 8～10h 达到峰值，浓度可超过 200mg/dl。已有研究证明显著的高血糖会损害神经功能，增加感染的风险，延迟伤口愈合。在治疗颅内手术患者的 PONV 时，地塞米松不应作为一线用药。

2. 镇静

许多止吐药（包括氟哌利多和氟哌啶醇）会引起意识水平的下降，其作用与时间和剂量有关。虽然在低剂量范围内症状可能比较轻微，但在开颅手术患者中应避免使用这些药物，其不利于开颅手术后出现意识水平下降的鉴别诊断。

3. 锥体外系不良反应

可继发于氟哌利多、氟哌啶醇和甲氧氯普胺，通常在高于推荐剂量后发生。有时在给予患者氟哌利多、氟哌啶醇、异丙嗪和甲氧氯普胺时会引起抗精神病药恶性综合征，这样的情况很少见，但在神经外科患者的术后阶段，如果出现强直、自主神经功能障碍、体温升高和精神状态改变时，必须考虑此诊断。如果没有及时识别或处理不当，结果可能是致命的。

4. 头痛

3%～5% 的患者在给予常规剂量的 5-HT$_3$ 拮抗药（如昂丹司琼、格雷司琼）时会发生头痛，此时必须与神经系统疾病导致的头痛进行鉴别诊断。

5. 内分泌影响

接受地塞米松预防治疗 PONV 的患者会出现皮质醇水平变化。而皮质醇水平是分析经蝶窦手术后垂体功能是否足够的重要信息。在这种情况下，全身静脉麻醉（total intravenous anesthesia，TIVA）可以作为高 PONV 风险患者的一种替代选择。

要 点

- 监测地塞米松给药后的血糖水平。神经系统患者的高血糖治疗目标为 130～180mg/dl（目前的建议）。
- 必须排除引起镇静、锥体外系症状和头痛的神经学和外科原因，然后再寻找继发于 AED 的可能性。

七、抗惊厥药物

1. 概述

癫痫发作可以出现在神经外科患者的任何时期。被诊断为脑瘤的患者中有高达 60% 的人会出现癫痫，发病时间可以是术前、术中或术后。癫痫发作的风险取决于病理类型。然而，预防性使用抗惊厥药并不是没有不良反应，其适应证仍是一个有争议的问题。支持或反对使用抗癫痫药物作为脑瘤患者预防癫痫措施的证据是不可靠的，一些中心建议只在第一次惊厥发作后使用。

尽管有些不良反应较少的新药上市，如左乙拉西坦，但目前临床最常用的还是苯妥英钠。

2. 对神经外科患者的启示

围术期抗癫痫药物血浆水平可能出现波动，导致癫痫的发生。不良反应是可预测的，并且通常有剂量依赖性。术后患者可能由于白蛋白和其他药物结合蛋白的改变而导致蛋白结合减少（特别是对苯妥英钠的影响），因此在围术期必须监测游离药物浓度。

3. 问题和风险

1. 与非肿瘤患者相比，脑瘤患者应用抗惊厥药物更容易出现不良反应，如认知功能障碍、骨髓抑制、肝功能障碍和皮肤反应。

2. 第二代抗癫痫药物（如左乙拉西坦）在控制癫痫发作方面表现出相似的疗效，但由于它们不被肝脏 P$_{450}$ 系统代谢，所以耐受性更强，药物相互作用更少。

3. 认知障碍

有些问题，如嗜睡、头晕和行为改变，通常与剂量有关，第二代抗惊厥药很少出现这些问题，左乙拉西坦剂量高达 5g 时仍然耐受良好，无须监测药物浓度。

4. 低血压

继发于几乎所有这些药物，特别是通过静脉途径快速给药时。当在手术中使用这些药物时，常会加重低血压，因为它们可能与具有相同心血管作用的麻醉药发生协同作用。

5. 心动过缓 / 心律失常

快速注射苯妥英钠可引起心律失常，甚至心脏停搏。在全身麻醉期间给予这些药物时，发生心律失常的风险更大。

6. 镇静 / 呼吸抑制

仅次于苯二氮䓬类药物和巴比妥类药物。呼吸抑制可导致患者自主呼吸时动脉 $PaCO_2$ 升高和低氧血症，从而导致严重的继发性脑损伤。

7. 相互作用

(1) 苯妥英钠和卡马西平的长期治疗与会导致乙酰胆碱受体数量的适度增加、肝脏代谢加快、与 NMD 结合的急性期反应蛋白释放增加，导致肌松药的持续时间缩短。

(2) 苯妥英钠、卡马西平和苯巴比妥降低了皮质类固醇的疗效，并刺激细胞色素 P_{450} 酶从而加速了大量化疗药物的代谢。

要　点

- 对脑瘤患者进行初始抗癫痫药物治疗必须个体化治疗，需要综合考虑肿瘤的类型及其他癫痫发作的风险。由于缺乏对疗效及其潜在不良反应的认识，预防措施不能用于新诊断的患者。在使用时，如无惊厥，抗惊厥药必须在手术后 1 周停用。
- 既往接受过抗癫痫治疗的患者在围术期必须服用抗癫痫药物。
- 围术期推荐监测抗惊厥药的血浆水平。
- 在当前无活动性癫痫发作时，抗惊厥药物必须缓慢给药。苯妥英钠给药速度不能 > 50mg/min。
- 当快速使用巴比妥类药物和苯二氮䓬类药物时，直至患者康复前都应频繁关注血流动力学和呼吸状态，并考虑进入重症监护病房监护治疗。
- 在接受苯妥英钠和卡马西平治疗的患者中，需要更加频繁地监测术中肌松情况。
- 在患者接受苯二氮䓬类药物以外的抗惊厥药物时，如出现严重的皮肤反应，需要考虑更换其他类别的药物。

推荐阅读

[1] Burkhardt T, Rotermund R. Dexamethasone PONV prophylaxis alters the hypothalamic-pituitary-adrenal axis after transsphenoidal pituitary surgery. J Neurosurg Anesthesiol. 2014;26:216–9.

[2] Glantz MJ. Practice parameter: anticonvulsant prophylaxis in patients with newly diagnosed brain tumors. Minneapolis: American Academy of Neurology; 2000.

[3] Jackson WL. Should we use etomidate as an induction agent for endotracheal intubation in patients with septic shock?: a critical appraisal. Chest. 2005;127(3):707–9.

[4] Lukins MB, Manninen PH. Hyperglycemia in patients administered dexamethasone for craniotomy. Anesth Analg. 2005;100:1129–33.

[5] Martyn JA. Neuromuscular physiology and pharmacology. In: Miller R, editor. Miller's anesthesia. 7th ed. Philadelphia: Elsevier Churchill Livingstone; 2010. p. 341–60.

[6] McNamara J. Drugs effective in the therapy of epilepsies. In: Hardman JG, Limbird LE, editors. Goodman and Gilman's the pharmacological basis of therapeutics. 10th ed. New York: McGraw-Hill;2001.

[7] Minton MD, Grosslight K, Stirt JA, et al. Increases in intracranial pressure from succinylcholine: prevention by prior nondepolarizing blockade. Anesthesiology. 1986;65(2):165–9.

[8] Murphy GS, Szokol JW, Marymont JH, et al. Intraoperative acceleromyographic monitoring reduces the risk of residual neuromuscular blockade and adverse respiratory events in the post anesthesia care unit. Anesthesiology. 2008;109(3):389–98.

[9] Pasternak J, McGregor D, Lanier W, et al. Effect of nitrous oxide use on long-term neurologic and neuropsychological outcome in patients who received temporary proximal artery occlusion during cerebral aneurysm clipping surgery. Anesthesiology. 2009;110:563–73.

[10] Patel MP, Drummond JC. Cerebral physiology and the effects of anesthetic drugs. In: Miller RD, editor. Miller's anesthesia. 7th ed. Philadelphia: Elsevier Churchill Livingstone; 2010. p. 305–40.

[11] Pfister D, Strebel SP, Steiner LA. Effects of catecholamines on cerebral blood vessels in patients with traumatic brain injury. Eur J Anaesthesiol. 2008;42(Suppl):98–103.

[12] Reves J, Glass P, et al. Intravenous anesthetics. In: Miller R, editor. Miller's anesthesia. 7th ed. Philadelphia: Elsevier Churchill Livingstone; 2010. p. 719–68.

[13] Rozet I, Tontisirin N, Saipin M, et al. Effect of equiosmolar solutions of mannitol versus hypertonic saline on intraoperative brain relaxation and electrolyte balance. Anesthesiology. 2007;107:697–704.

[14] Talbert RL. The challenge of blood pressure management in neurologic emergencies. Pharmacotherapy. 2006;26(8 Pt 2):123S–30S.

[15] The NICE-SUGAR Study Investigators. Intensive versus conventional glucose control in critically ill patients. N Engl J Med. 2009;360(13):1283–9.

[16] Trement IW. Antiepileptic drugs for preventing seizures in people with brain tumors. Cochrane Database Syst Rev. 2008;(2):CD004424.

[17] White H, Cook D, Venkatesh B. The role of hypertonic saline in neurotrauma. Eur J Anaesthesiol. 2008;42(Suppl):104–9.

神经外科手术前患者及家属的知情同意与沟通的特殊注意事项

Specific Considerations Regarding Consent and Communication with Patients and Family Prior to Neurosurgery

Kenneth Abbey　Chloe Allen-Maycock　著

张铧文 译　田 野 校

一、概述

对于任何医疗程序，知情同意都包含四个基本要素：①自愿，②能力，③告知，④理解（能力）。对于神经外科手术麻醉来说，由于患者的基础疾病和外科手术中所面临的艰难选择的原因，要满足这些要素就更加困难。由于神经外科病例的特殊性质，麻醉医师需要花更多的时间，并且需要更加谨慎地获得在这些病例中使用麻醉药的知情同意。

对有效知情同意的要素进行回顾，有助于理解在神经外科病例中获得有效知情同意所面临的挑战。《纽伦堡法典》规定了传统的自愿标准，该法典规定患者应"能够行使自由选择权，而不受任何暴力、欺诈、欺骗、胁迫、过激行为的干预，或其他不可告人的约束或胁迫的影响。"有几个因素可能影响知情同意的自愿性质。首先，在术前患者中常见的镇静状态，可能对患者的全面评估及其参与知情同意的能力构成一种限制。在接受大剂量抗焦虑药的昏睡患者中，可能患者处于明显的镇静状态。而在接受小剂量止痛药的患者中，镇静状态可能更不易察觉。获得其知情同意的环境也可能影响其自愿性质。在手术室处理知情同意事项可能会使患者更容易对同意手术感到压力。麻醉医师也可能根据其偏好，通过限制患者麻醉方式的选择范围来影响患者自愿性。

患者能力是一个法律术语和名称。除非法院另行标明，否则所有成年人都被视为有行为能力，宣布无行为能力后，通常会指定一名法定监护人。在

不能征求被宣布为无能力的患者的知情同意时，必须征得其指定监护人的知情同意。

理解能力不同于行为能力，是由医生决定的。知情同意的主体应为"对所涉主题的要素有足够的认知和理解，使其能够做出可理解的和正确的决定"。这要求患者有能力提供知情同意，并且"意味着患者有能力理解和权衡医疗信息并做出决定。"患者必须能够理解医疗问题和给出的治疗方案。某些决策可能相对简单。然而，随着医疗问题和治疗的复杂性的增加，将可能超过患者的决策能力。同样，随着医疗决策的复杂性增加，医生也有义务确保患者能够理解医疗决策及其含义。

进行 PARQ 讨论可以满足知情同意的"告知"要素，PARQ 讨论的四个关键部分包括：①过程（procedure），②备选方案（alternative），③风险（risk）和④问题（question）。PARQ 讨论不仅可以用于向患者提供信息，还可用于确定患者理解伴随风险和替代方案的能力。

二、对神经外科手术的影响

由于患者的诊断、治疗方案，以及神经外科手术相关决策能力降低的可能性增加，从神经外科患者处获得知情同意可能会很复杂。

首先，出于几个原因，自愿性可能受到影响。神经外科的治疗选择往往没有"最佳"的选择。例如，患有颅内肿瘤的患者必须决定是否手术，手术可能会使患者出现严重的神经功能缺损，甚至死亡，如果不进行手术，则有可能出现肿瘤继续生长

致使神经功能缺损及死亡的情况，患者家属可能强烈支持或反对某些选择，并可能对患者施加压力，迫使其选择某种特定的疗程。

神经外科的问题是往往患者的决策能力受到影响，任何改变精神状态的诊断或治疗都可能与决策能力降低有关。神经外科中最有可能使决策能力降低的疾病包括卒中和痴呆。在谵妄情况下，精神状态的起伏影响了其医疗决策能力的评估。另外，根据谵妄的程度，需要给予镇静药以保证患者的安全。重症监护室（ICU）中本来就有很高比例的医疗决策能力降低的患者。ICU 患者的情况可以从术后镇静发展为 ICU 精神疾病，这在不同程度上干扰了患者作医疗决策的能力。精神疾病诊断也会降低其决策能力。不幸的是，许多照顾这些患者的医生可能没有恰当地将他们确定为有障碍的患者。

不同医生诊断或者评估患者是否有提供知情同意的能力存在很大差异。在评估理解能力方面可能有价值的其他检查方法包括简易智力状态检查量表（MMSE），与临床上对丧失能力的判断密切相关。得分＜19 分提示理解能力缺失。也可以利用麦克阿瑟治疗能力评估工具（Mac-CAT），包括与患者决策情况相关的信息。不幸的是，这些评估可能非常耗时；Mac-CAT 大约需要 20min 才能完成。

通常，同意手术意味着同意麻醉，虽然每个 PARQ 过程应该是不同的。然而，患者可以在没有提供麻醉知情同意能力的情况下提供手术知情同意。即使已经获得患者的手术知情同意，麻醉科医师也有责任再次衡量患者是否具有医疗决策的能力。

三、关注点和风险

神经外科患者中包括一些在不完全和（或）不充分知情情况下提供知情同意的患者。花费必要的时间评估患者了解和提供知情同意的能力是确保患者具备提供知情同意能力的基础。未获得知情同意可能导致麻醉医师或外科医师受到一连串的索赔（不适当和未经许可的接触的侵权行为）。

关键点

- 阐述知情同意的每个要素，包括自愿、能力、告知和理解（能力）。
- 神经外科患者的医生有责任确保获得知情同意。
- 神经外科患者包括一些高危患者，他们的医疗决策能力可能降低，并且可能需要花更多的时间来获取知情同意。
- 对可能干扰获得知情同意的潜在因素保持高度警惕。

推荐阅读

[1] Appelbaum PS. Assessment of patients' competence to consent to treatment. N Engl J Med. 2007;357:1834–40.

[2] Grisso T, Appelbaum PS. MacArthur competence assessment tool for treatment (MAC-CAT-T). Sarasota: Professional Resource Press; 1998.

[3] Kim SYH, Caine ED. Utility and limits of the mini mental state examination evaluating consent capacity in Alzheimer disease. Psychiatr Serv. 2002;53:1322–4.

[4] Kim SYH, Karlawish JST, Caine ED. Current state of research on decision-making competence of cognitively impaired elderly persons. Am J Geriatr Psychiatry. 2002;10:151–65.

[5] Marcucci C, Seagull FJ, Loreck D, Bourke DL, Sandson NB. Capacity to give surgical consent does not imply capacity to give anesthesia consent: implications for anesthesiologists. Anesth Analg. 2010;110(2):596–600.

[6] Raymont V, Bingley W, Buchanen A, et al. Prevalence of mental incapacity in medical inpatients and associated risk factors: cross-sectional study. Lancet. 2004;364:1421–7.

[7] Terry PB. Informed consent in clinical medicine. Chest. 2007;131:563–8.

[8] Trials of War Criminals before the Nuremberg Military Tribunals under Control Council Law No. 10. vol. 2. Washington, D.C.:U.S. Government Printing Office; 1949. p. 181–2.

第14章

全身麻醉的神经毒性
Neurotoxicity of General Anesthetics

Margaret K. Menzel Ellis　Ansgar M. Brambrink　著

张铧文　译　田　野　校

一、引言

全身麻醉安全性和复杂性的迅速发展为医学和外科学的革命性进展铺平了道路。然而，越来越多的临床前和观察性临床研究证据已经引起了科学和公众对麻醉药物神经毒性的关注，尤其是在幼儿群体中。动物研究显示挥发性麻醉药、氧化亚氮和丙泊酚存在类似的毒性效应，以及对认知和行为的负面影响。

针对这种伤害的严重性和一致性进行了几项大型回顾性数据库研究，其中大多数研究表明幼儿早期麻醉药物注射与其日后行为或认知困难之间存在关联。目前正在进行前瞻性研究，以进一步探讨这些影响。虽然目前的数据不支持我们改变现有的临床医疗过程，但那些为患儿提供麻醉的医生在与其父母讨论麻醉的风险和获益时，应该考虑到这些问题。2016年12月，美国食品药品管理局（FDA）发表声明，要求对目前使用的麻醉药和几种镇静药贴上标签，警告使用这些药物超过3h可能会对发育中的大脑有损害。现有的证据、目前有争议的讨论，以及监管机构最近的行动已经对每年接触此类药物的数百万儿童的医疗结果造成了影响。

三项期待已久的针对儿童麻醉后神经发育结果的纵向研究（GAS、PANDA和MASK研究）在智商测试方面的结果令人满意，在神经和行为发育的其他方面，仍然需要进一步的研究来阐明麻醉药和镇静药对幼儿的风险和获益。本章旨在提供当前可用知识的结构化摘要，以支持读者了解该领域中正在进行的争论，并在幼儿需要镇静或麻醉时指导医生和家庭之间进行讨论。

二、当前临床证据

历史上，对非常小的婴儿进行手术麻醉引起了对血流动力学的安全性和监测的关注。在过去几十年中，随着麻醉监测和药物安全性的显著改善，全身麻醉期间危及生命的心肺并发症的风险已经降低。此外，随着我们对新生儿疼痛生理学和婴儿大脑的理解不断发展，人们从以前普遍认为新生儿没有感觉也记不起手术的疼痛，到现在开始清楚认识到未接受麻醉或镇痛药而进行手术对患儿的损害。然而，虽然当前可以对非常年幼的外科患儿更安全地实施麻醉，但在大脑发育过程中，麻醉药效对患儿的长期认知和行为影响的担忧仍然存在，特别需要关注在3岁之前接受过麻醉的患儿。

许多回顾性观察研究已经开展，用以评估对婴儿和幼儿使用麻醉药物与其行为、发育、学习、记忆、认知和语言的长期改变之间的关系（表14-1）。

一项针对5000多名儿童的回顾性出生队列研究评估了4岁前接受全身麻醉的儿童多年后学习障碍的风险。与未在幼年接受过麻醉的儿童相比，接受两种或两种以上麻醉药的儿童患学习障碍的风险增加了两倍；同时，患学习障碍的风险也随着麻醉时间延长而增加。后续研究的类似结果也支持这些发现；在接受先天性心脏病手术的患者中，累积使用过挥发性麻醉药、水合氯醛和咪达唑仑是神经认知测试结果不理想的独立风险因素，尽管在这些人

表 14-1　儿童全身麻醉后神经认知和行为预后的临床研究中试验设计、纳入人群和科研结果的总结

研究者	方案	对象（手术类型）	人数（有麻醉史）	结局	麻醉年龄	纳入	排除	研究结果
Kalkman 等（2009 年）	回顾性试验研究	荷兰乌得勒支大学医学中心（泌尿外科）	$n=243$（$n=243$）	由家长或代理妈妈填写的儿童行为现检查表	全身麻醉 <6 岁	1987 年、1991 年、1993 年、1995 年接受小儿泌尿外科手术	非手术的先天性诊断 / 认知障碍的其他危险因素 / 紧急或日间手术 / 迁出荷兰 / 领养的 / 分析时>19 岁	麻醉时的年龄约小、观察到的行为障碍越多 / 统计学上无显著差异
Bartels 等（2009 年）	单卵双胞胎回顾性队列研究	荷兰双胞胎登记处（任何手术）	$n=2286$（425 人，<3 岁；911 人，<12 岁）	12 岁标准测试成绩分数 / 12 岁教师评分	全身麻醉 <3 岁 或 全身麻醉 <12 岁	出生于 1986—1995 年 / 单卵双胞胎	重症或残疾（$n=50$） / 胎龄<32 周（$n=132$） / 出生体重轻（$n=670$）	麻醉时在 3 岁以下的标准测试成绩分数较低 / 麻醉时在 3 岁以下的有更多的认知问题 / 双胞胎中有无麻醉史的比较结果为无差别
DiMaggio 等（2009 年）	回顾性队列研究	纽约州医疗补助（腹股沟疝修补）	$n=5433$（$n=383$）	诊断为行为障碍或发育障碍	全身麻醉 <3 岁	出生于组约 1999—2001 年 / IHR <3 岁	IHR 手术前诊断为行为或发育障碍（数量未知）	麻醉使发育障碍和行为障碍的可能性倍增
Wilder 等（2009 年）	回顾性出生队列研究	明尼苏达州 Olmsted 县（任何手术）	$n=5357$（$n=593$）	19 岁时的阅读、书面语言或数学学习障碍	全身麻醉 <4 岁	出生于 1976—1982 年	离开 Olmsted 县或死亡时<5 岁（$n=2830$） / 严重智力低下（$n=19$） / 不同意（$n=342$）	单次麻醉与学习障碍风险无关 / 多次麻醉使学习障碍风险增加 / 麻醉时间长使学习障碍风险增加

（续表）

研究者	方案	对象（手术类型）	人数（有麻醉史）	结果	麻醉年龄	纳入	排除	调查结果
DiMaggio 等（2011 年）	回顾性同胞同胞队列研究	纽约州医疗补助（任何手术）	n=10 450（n=304）	诊断为行为障碍或发育障碍	全身麻醉 <3 岁	1999—2005 年出生于纽约州	麻醉之前诊断为行为发育障碍，或是小于 10 个月的无麻醉史的婴儿（n=1200）	麻醉使发育障碍和行为障碍的可能性增加
								随着麻醉次数和麻醉时长的增加，发育障碍和行为障碍的可能性增加
							心脏、耳鼻咽喉科或神经外科（n=59）	是否麻醉过的双胞胎之间无差异
Flick 等（2011 年）	回顾性配对队列研究	明尼苏达州，Olmsted 县（任何手术）	n=5357（n=350）	情绪和行为障碍需要 IEP	全身麻醉 <2 岁	1976—1982 年出生	离开 Olmsted 县或死亡时小于 5 岁（n=2830）	多次手术后学习障碍风险提高
				19 岁时的阅读、书面语言或数学学习障碍			严重智力低下（n=19）	麻醉后学习成绩和认知测验成绩下降
				学校提供的成绩测验和认知测验的分数			不同意（n=342）	情绪或行为障碍对 IEP 需求无差异
Hansen 等（2011 年）	回顾性出生队列研究	丹麦国家事登记处（腹股沟疝修补）	n=17 234（n=2689）	9 年级平均测验分数（15—16 岁）	全身麻醉 <1 岁	1986—1990 年出生	于 2006 年 6 月 1 日前死亡或移民（n=1078）	受麻醉者的测试分数无明显差异
				未达到考试分数的儿童比例（特殊需要，转学，辍学）		IHR < 1 岁		男性性别、出生体重和父母教育这些因素比麻醉影响更大
								麻醉组的不达标风险更高

（续表）

研究者	方　案	对象（手术类型）	人数（有麻醉史）	结　果	麻醉年龄	包纳入	排　除	调查结果
Block 等（2012 年）	回顾性队列研究	爱荷华大学（IHR/睾丸固定术、幽门肌瘤切除术、包皮环切术）	n=287（n=287）	爱荷华州成绩测试分数	全身麻醉<1 岁	三项手术中至少有一项	死亡（n=18）；无法找到（n=93）	与人群平均水平相比，麻醉使测试分数低得不成比例（<5%）
						除此以外健康	未返还研究邮寄问卷（n=215）	成绩差与麻醉时长无关联
						7—17 岁；做调研时 9 岁	无爱荷华测验分数（n=85）；不同意（n=22）	测验平均分无差异
Ing 等（2012 年）	回顾性分析孕妇/新生儿前瞻性队列研究的数据	澳大利亚妊娠群体（Raine）研究（任何手术）	n=2608（n=321）	10 岁接受测试 语言 认知功能 运动能力 行为障碍	全身麻醉<3 岁	1989—1992 年做登记的妊娠队列的母亲所生	失访（n=260）	受麻醉者的接受性和表达性语言测试得分较低
								受麻醉者的抽象推理测试得分较低
								运动或行为测试上无差异
Sprung 等（2012 年）	回顾性队列研究	明尼苏达州，Olmsted 县（任何手术）	n=5357（n=350）	19 岁时注意力缺陷多动障碍	全身麻醉<2 岁	1976—1982 年出生	离开 Olmsted 县或死亡时小于 5 岁（n=2830）；严重智力低下（n=19）	多次麻醉与注意力缺陷多动障碍有关系
				12 岁标准化测试总分			不同意（n=342）	标准化测验分数无差异
Bong 等（2013 年）	回顾性队列研究	新加坡（小手术，包括 IHR、环切术、膀胱镜检查、幽门肌瘤切除术）	n=206（n=100）	诊断为正规学习障碍	七氟醚全身麻醉<1 岁	1998—1999 年出生 ASA I 或 II 小手术 30~120min	早产；遗传性疾病；中枢神经系统疾病；先天性心脏缺陷；严重肾脏疾病；DD 或 LD 的家庭病史组合（n=29）；拒绝参与（n=49）	受麻醉者的正规学习障碍提高

（续表）

研究者	方案	对象（手术类型）	人数（有麻醉史）	结 果	麻醉年龄	纳 入	排 除	调查结果
Garcia Guerra 等（2013 年）	回顾性队列研究	加拿大阿尔伯塔大学附属儿科医院（先天性心脏病手术）	n=91（n=91）	幼儿园测试：IQ 测试；视觉运动整合发展测验；适应性行为评估测试	先天性心脏病手术全身麻醉≤6 周	2003 年 4 月至 2006 年 12 月接受体外循环治疗的先天性心脏手术术后住进儿科病 ICU	上幼儿园前死亡（n=19）；染色体异常（n=16）；失访（n=8）；脑炎（n=1）	水合氯醛麻醉使用天数与智商测试得分较低相关；苯二氮䓬麻醉累积剂量与视觉运动整合得分较低相关
Andropoulos 等（2014 年）	回顾性队列研究	得克萨斯州休斯顿大学附属儿科医院（先天性心脏病手术）	n=59（n=59）	12 月龄婴幼儿发育测试的贝利量表	先天性心脏病手术全身麻醉≤30d	术前和术后 7d 磁共振成像；存活至 12 月龄；完成神经认知测试；低温（<30℃）体外循环>60min	12 月龄前死亡（n=10）；未返还测试结果（n=24）；不符合纳入标准或排除标准（未报道）；早产<35 周；出生体重低；已知畸形综合征；不需要体外循环的手术；心搏骤停的术前病例；解剖性心脏损害；术中因素；无主动脉交叉夹闭；体外循环<60min 最低温度>30℃	认知测试综合评分下降与挥发性麻醉药积累增加相关；语言部分评分下降趋势与挥发性麻醉药积累增加相关；MRI 显示新的术后脑损伤与综合评分下降及语言部分评分下降趋势相关；ICU 住院时间是导致认知测试评分较低的最一致因素

（续表）

研究者	方　案	对象（手术类型）	人数（有麻醉史）	结　果	麻醉年龄	纳　入	排　除	调查结果
Chemaly 等（2014 年）	回顾性队列研究	黎巴嫩大学附属儿科医院（任何手术）	n=592（n=592）	根据艾伯格儿童行为量表评估的行为改变	全身麻醉 <4 岁	于 2004 年 1 月至 2005 年 12 月接受麻醉	慢性病（n=40）	麻醉组行为异常率增高
							新生儿复杂病程（n=35）	接受手术的患者与仅诊断的患者相比，行为异常率增加
						年龄	>1 次麻醉（n=52）	随着麻醉时间的延长行为异常率增加
								接受麻醉时为 0~6 个月的患者行为异常率最高
							行为评估数据不可用（n=74）	接受多种麻醉药与单一麻醉药相比行为异常率增加
Ing 等（2014 年）	回顾性队列研究	妊娠队列（Raine）研究（任何手术）	n=2547（n=375）	直接神经心理学测试	全身麻醉 3—10 岁	1989—1992 年登记的妊娠队列中的母亲所生	三岁前接受麻醉（n=321）	麻醉组与未麻醉组相比运动能力下降
				McCarron 神经肌肉发育评估			失访（n=220）	麻醉组和未麻醉组在语言或认知功能上没有差异
Ing 等（2014 年）	回顾性队列研究	妊娠队列（Raine）研究（任何手术）	n=781（n=112）	直接神经心理学测试结果	全身麻醉 <3 岁	1989—1992 年登记的妊娠队列中的母亲所生	失访（n=260）	麻醉患者神经心理测试中语言缺陷增加
				编号 ICD-9 指精神、行为、神经发育障碍				ICD-9 的语言、认知和（或）行为障碍的风险增加
				学业成绩标准化测试评分			不完整数据（n=1825）	两组间的标准化测试基准成绩无差异

（续表）

研究者	方案	对象（手术类型）	人数（有麻醉史）	结果	麻醉年龄	纳入	排除	调查结果
Stratmann 等（2014 年）	回顾性配对队列研究	北加州：加州大学旧金山分校，加州大学戴维斯分校（除神经外科或冠心病外科外的任何外科手术）	n=56（n=28）	物体识别记忆测试	麻醉 < 2 岁	测试时年龄 6—11 岁	不符合纳入标准或排除标准（n=484）	麻醉者的记忆力衰退
				IQ 测试分数		ASA PS 1 或 2	ASA PS ≥ 3	物体记忆测验认知无差异
						麻醉剂量 > 120MAC min	注意力或学习障碍	智商无差异
						挥发性 ± 丙泊酚诱导	诊断为中枢神经系统创伤	
							癌症	
							早产	
							低出生体重	
							遗传综合征	
				儿童行为检查表评分		挥发性 ± N_2O 的维护	术中血流动力学或呼吸不稳定	儿童行为检查表评分无差异
							色盲	
							英语不流畅	
							无法联系（n=292）	
							拒绝参与（n=28）	
							无法遵守指令（n=2）	

（续表）

研究者	方案	对象（手术类型）	人数（有麻醉史）	结果	麻醉年龄	纳入	排除	调查结果
Backeljauw 等（2015 年）	回顾性配对队列研究	现有语言开发和 MRI 数据库：俄亥俄州辛辛那提市（任何手术）	n=106（n=53）	MRI 结果	全身麻醉 4 岁	5—18 岁志愿者	不符合纳入标准	麻醉者的 IQ 测试分数较低
				口语和书面语语言测试分数				麻醉者的听力理解分数较低
						无神经精神疾病，头部外伤，学习障碍，早产病史	MRI 质量不令人满意（n=1 对）	丘脑和压部皮层灰质无差异
				智商测试分数				智商下降与小脑前部、额叶部分、舌回灰质体积减小有关
								口头和书面语言测试分数降低与右侧舌回、枕叶、颞叶、海马旁回灰质体积减小相关
Glatz 等（2015 年）	回顾性队列研究	瑞典国家医疗和人口登记（任何手术）	n=200 万（麻醉史 n=107 640；4 岁前单次麻醉 n=34 480）	16 岁时学业平均成绩	全身麻醉 <4 岁	1973—1993 年生于瑞典	神经外科	一次麻醉导致的平均学校分数差异最小
					年龄分组		心脏外科	
					0—6 月龄	4 岁前至少一次手术	癌症诊断	
					7—12 月龄		畸形诊断（摘要，未报道）	任何年龄组别之间没有差异
					13—24 月龄			

（续表）

研究者	方案	对象（手术类型）	人数（有麻醉史）	结 果	麻醉年龄	纳 入	排 除	调查结果
				正进行/未进行的精度任务测试的精度和响应时间		10—17 岁	不符合纳入或排除标准	麻醉与未麻醉控制之间的响应时间或任务精度无差别
						手术时间至少 1h	已知或可能妊娠	
						完成正进行/未进行任务和参与 fMRI 的认知能力	麻醉记录中的呼吸或血流动力学不稳定性	
Taghon 等（2015 年）	回顾性队列研究	俄亥俄州哥伦布市国际儿童医院	n=30（n=15）	全脑 fMRI 激活模式	全身麻醉 < 2 岁	右利手	产前乙醇摄取	不同群体间同扣带回、小脑和中央旁小叶激活的差异
							抗癫痫药摄取	
							多动症	
						英语流利	创伤性脑损伤	
							精神病史	
							药物滥用	
							精神药物	
							（筛查标准，未报道）	

ASA PS. 美国麻醉师学会身体状况；DD. 发育迟缓；d/o. 障碍；dx. 诊断；GA. 全身麻醉；hx. 病史；ICU. 重症监护室；IEP. 个性化教育计划；IHR. 腹股沟疝修补；IQ. 智商；LD. 学习障碍；MR. 智力低下；pts. 患者；sevo. 七氟醚；MAC. 最低肺泡有效浓度

中存在多种并发症和神经损伤的风险因素。当一组患者在 19 岁之前被发现有注意力缺陷高度活动障碍（ADHD）的发展倾向时，再次证明与他们重复接受麻醉药注射有显著相关性。在一项对比学龄儿童在出生后 1 年内接受外科手术全身麻醉与未接受麻醉的儿童的研究中，他们的平均标准化测试分数没有差异，但他们的测试分数与麻醉药效时间呈负相关，接受麻醉药物注射的儿童中，有较高比例的儿童测试成绩很差。

其他关于学习成绩的大型研究则得出了否定的结果。与大多数以前的研究结果相反，瑞典一项关于大约 200 万名儿童的研究发现，儿童早期麻醉药注射与学习功能受损之间几乎没有关联。事实上，他们发现其他一些因素，包括性别为男性、出生于 12 月和 1 月，以及父母教育水平低，都与学习成绩差的风险相关，这一风险比与麻醉药注射相关的较低的风险高出几倍。麻醉药的神经毒性的表现在种族间似乎是有差异的。

早期麻醉药注射与后期发育或行为障碍之间的关系也被研究过。多个大型回顾性队列研究表明，接受麻醉的儿童出现发育障碍或行为障碍的可能性增加，并且与多次接受麻醉药注射相关的风险也在增加。其他回顾性的证据表明，语言缺陷在儿童早期接受麻醉药注射的孩子中更为常见，即使只有接受过一次麻醉药物注射这种语言缺陷也存在。

近年来，磁共振成像（MRI）被认为是评估有麻醉史的年轻人大脑结构功能变化的一种潜在方法。在回顾性研究中，儿童和年轻人的麻醉注射与术后 MRI 上的灰质体积减小，神经认知测试受损和白质体积减小有关，并且 MRI 测试脑功能过程中多次证实几个神经区域的活动存在差异。

虽然这些发现令人信服，但对现有数据的回顾却无法得出明确的结论。与任何回顾性研究一样，不能排除一些混杂因素，例如像需要手术的患者特征、不同国家人群的同质性、手术本身可能产生的影响、每个患者的社会和经济环境，以及其他并发症。这些研究中的许多患者几十年前就有过麻醉史；新的药物 / 改进的监测方法使这些结果难以解释。此外，在这些回顾性分析中研究的各种测试结果指标（神经认知测试、病历中获取的诊断编码、

标准化测试结果、学校表现）可能不具有可比性。

目前正在进行三项大规模的前瞻性研究。全身麻醉和细胞凋亡（GAS）研究是一项随机、多中心的试验，比较新生儿腹股沟疝修补术后 5 岁时的神经认知结果。最初 2 年随访的初步结果显示神经发育结果没有差异。儿科麻醉和神经发育评估（PANDA）研究是一项多中心队列研究，将在任何形式麻醉下接受腹股沟疝修补术的健康儿童与其未受过麻醉的兄弟姐妹进行比较。并且逐年随访，将在他们 8 岁和 15 岁时进行神经认知和行为测试。最后，梅奥儿童麻醉安全性研究（MASK）已经于 2013 年开始招募志愿者，该研究将通过广泛的前瞻性神经认知测试，对明尼苏达州多次、单次或无麻醉史的大量儿童进行评估。

三、麻醉药神经毒性的机制

尽管在人类受试者中进行前瞻性试验具有挑战性，但有几种成熟的体外和体内动物模型可用于研究麻醉药的细胞和分子效应。由于大脑发育涉及一系列复杂的过程，麻醉可能通过各种相关机制造成损伤。在啮齿动物和非人灵长类动物中，多个动物研究表明，各种麻醉药的注射与认知和发育障碍密切相关。麻醉与神经毒性的相关性和麻醉药通过与某些受体的相互作用（$GABA_A$ 协同，NMDA 拮抗作用）发挥其主要作用的理论促使了对这些特定途径及其相关机制的进一步研究。

（一）突触发育

人类的突触发育始于妊娠晚期，并贯穿一生。发育中的大脑在高活性突触发育（即"大脑快速发育期"）期间最易受到麻醉药的毒性影响，这是一个在出生时达到高峰的连接结构的快速构建时期，在人类和其他物种中都存在这种模式。当动物模型被用于神经毒性的研究时，动物模型的发育年龄与婴儿人脑的发育密切相关。

突触发育不是一个均匀的过程。不同的神经区域，其最易受麻醉药神经毒性影响的时间，可能发生在大脑快速发育期的不同时期。事实上，有证据表明，麻醉诱使神经细胞凋亡的概率可能随着每个细胞的年龄而变化。更复杂的是，在大脑发育的不

同阶段，某些麻醉药实际上可能具有更大的毒性。虽然已知一些神经区域的成熟期，例如额叶的成熟期会持续到成年期的早期，但尚缺乏针对麻醉药物毒性对这一阶段脑发育影响的研究。

（二）细胞凋亡

氯胺酮、丙泊酚、硫喷妥钠、异氟醚、七氟醚、苯二氮草类和氧化亚氮均已证实在胎儿或新生儿啮齿动物、猪和非人灵长类动物模型中能诱使神经元凋亡。氯胺酮、异氟醚和丙泊酚也可以诱使少突胶质细胞凋亡，少突胶质细胞对轴突髓鞘形成至关重要。

在接受过挥发性麻醉的老鼠的海马部分（大脑中被认为是感情和记忆中心的部分）、扣带回皮质和黑质（大脑脚底与中脑被盖之间有一大的灰质团块）的谷氨酸能、γ-氨基丁酸能和多巴胺能神经元中，可见细胞凋亡。然而，当检查基底前脑时（在老鼠和人中的胆碱能神经元占优势），麻醉组和未麻醉组之间没有显著差异。被麻醉抑制的胆碱能信号可能导致依赖胆碱能刺激防止萎缩和凋亡的谷氨酸能、γ-氨基丁酸能和多巴胺能的神经元凋亡。

活性氧也与麻醉诱使的神经细胞凋亡密切相关。例如左旋肉毒碱和抗氧化药普拉克索等抗氧化药可对抗氯胺酮所致老鼠体外培养前脑细胞的神经毒性，并与异氟醚/氧化亚氮联合应用，可减轻老鼠脑细胞凋亡和认知功能障碍。

麻醉药也通过炎症过程导致细胞凋亡，此过程可激活外源性途径。虽然许多麻醉药在成人大脑中具有抗炎特性，但它们已被证明能促使发育中的啮齿动物大脑产生炎症。麻醉后动物体内多种炎性细胞因子（包括 TNF-α 和 IL-6）增加。这些炎性介质与联合手术刺激后产生的广泛炎症反应可能发挥协同神经毒性作用。

兴奋性毒性可能是麻醉药诱发神经毒性的另一个潜在机制。虽然 γ-氨基丁酸（GABA）能药物对成人有镇静催眠作用，但 $GABA_A$ 受体激活是哺乳动物脑发育早期的一种兴奋现象。挥发性麻醉药可通过氯化钾协同转运蛋白 KCC-2 产生兴奋性毒性。在成熟大脑中，KCC-2 通过 γ-氨基丁酸能信号激活导致神经元抑制；然而，在未成熟大脑

中，KCC-2 存在一种未成熟形式，称为 NKCC1。NKCC1 的 γ-氨基丁酸能激活可引起兴奋性反应。因此，虽然 γ-氨基丁酸能药通常用于治疗兴奋症状，如成熟大脑中的癫痫持续状态，但持续的相反 $GABA_A$ 介导的兴奋可能导致麻醉药对发育中的大脑的神经毒性。

（三）微 RNA

小核糖核酸（RNA）分子，称为微 RNA（mi-RNA），是一种非编码 RNA 分子，与信使 RNA（mRNA）结合在一起，抑制 mRNA 链的转化或增加它的降解。在挥发性药物、丙泊酚和氯胺酮麻醉后，miR-21 通过 mi-RNA 信号传导可抑制抗凋亡途径。麻醉与 mi-RNA 活性相互作用的进一步研究正在进行中。

（四）受损神经再生

全麻早期药物注射后神经再生的减少可能导致记忆障碍。出生后第 14 天开始，大鼠和小鼠连续 4d 接受异氟醚麻醉，并在随后的测试中表现出明显的记忆障碍。在组织学检查中，死亡细胞的数量没有增加；但是，接受异氟醚麻醉的幼鼠海马干细胞池明显较小，海马神经元数量较低。这些发现的潜在机制和意义尚不清楚。

（五）神经元网络结构的改变

在神经元发育过程中，几个神经轴突开始从神经元细胞体向外延伸。其中一个会延伸，生长，并发展成为一个信号传递轴突，而其他轴突分叉发展成信号接收的树状网络。树突发育、树突化和树突起密度（树突棘）是突触形成的重要组成部分，它们增加了树突信号接收的明确性。在大脑发育的某些阶段，麻醉会增加树突棘的密度，但在其他阶段则不然。这表明丙泊酚对突触生成的影响可能存在于大脑的发育阶段。咪达唑仑并没有这种作用。氯胺酮对树突棘长度的减少和复杂性具有影响。由于 γ-氨基丁酸能神经元通常作为中间神经元发挥作用，在其他神经元之间形成调节性连接，因此它们在发育过程中的行为改变可能会破坏重要神经网络的形成和功能。

在轴突发育过程中，轴突-树突两极性的建立

是功能神经元发育过程中的关键步骤，轴突与树突在轴突中分化。异氟醚延迟了小鼠的极化过程；较高浓度的异氟醚和较长的药物作用时间与神经元极化的剂量依赖性延长有关。相同的麻醉模型在丙泊酚中也有类似的结果，但有趣的是，单纯的GABA$_A$促效剂麝香酚中并没有出现类似的结果，这与单纯GABA$_A$介导的过程相矛盾。

一旦极性建立，神经元轴突形成一个生长锥，它由延伸轴突的扁平端和肌动蛋白和微管的一些小而尖的延伸组成，称为丝足。丝足对吸引和排斥的外部引导信号有反应，分别影响生长锥的伸展和塌陷。这些交替影响和由此产生的形态变化的平衡引导生长轴突沿着特定的路径生长。这个过程需要精确的时间，因为轴突向最终目标的延伸需要一系列有时间限制的信号。当胚胎小鼠新皮质神经元模型接受异氟醚时，观察到轴突生长锥在排斥反应的刺激下发生破坏性塌陷；一旦细胞从异氟醚中恢复，则恢复正常的塌陷反应。尽管这些对生长锥排斥反应的敏感性的影响是短暂的，但即使轴突迁移的暂时改变也可能与大脑发育的长期变化有关，或可能导致最终的神经细胞凋亡。

（六）胶质细胞的作用

胶质细胞包括小胶质细胞、星形胶质细胞、少突胶质细胞、室管膜细胞和施万细胞，是神经元的支柱系统。它们提供营养和氧气，降解和清除死亡的神经元细胞，并提供物理结构支持，以维持神经元之间的空间关系。

星形胶质细胞具有多种功能，包括提供营养、维持离子平衡和支持血脑屏障内皮细胞，当大鼠进行体内异氟醚麻醉时，已清楚地观察到其细胞结构的变化。有趣的是，这些变化似乎不影响细胞功能或生存，这表明星形胶质细胞可能可以相对地对抗麻醉药的毒性。事实上，星形胶质细胞实际上可能有助于减弱丙泊酚诱使的神经细胞凋亡。

小胶质细胞在中枢神经系统中充当巨噬细胞，清除死伤细胞和传染源。鉴于全身麻醉后促炎症介质的增加，有理论认为小胶质细胞的激活可能是这些炎症介质的来源，并可能导致其他神经元细胞的加速破坏。事实上，当6d大的幼鼠连续3d接受七

氟醚麻醉时，与未麻醉的对照组相比，活化的小胶质细胞数量显著增加。这表明，小胶质细胞的活化可能是发育中的大脑内与麻醉药毒性相关的神经炎症爆发的重要步骤。

少突胶质细胞是中枢神经系统白质髓鞘形成所必需的，在新生猕猴及其胎儿中受过异氟醚、氯胺酮和丙泊酚麻醉诱使其细胞的凋亡。这种凋亡发生在少突胶质细胞发育成有髓鞘轴突的成熟期，表明髓鞘形成的缺陷可以部分解释与神经行为发育相关的麻醉问题。有必要进行进一步的研究，以确定是否在大脑发育的后期阶段少突胶质细胞仍然容易受到麻醉药的毒性作用。

四、手术的作用

由于绝大多数麻醉和手术是同时进行的，因此也必须考虑到手术本身对大脑发育的影响。疼痛的过程与动物和人类的长期行为变化均有关联，而镇痛对于解决手术和其他因素引起的疼痛是必要的。有包皮环切史而无局部麻醉的新生儿对随后常规接种疫苗的疼痛反应比未经包皮环切或在包皮环切前接受过局部麻醉的新生儿强。

在一项对4岁前在全身麻醉下接受手术或保守治疗的儿童进行的回顾性研究中，接受手术的儿童在10—12岁时的行为异常率明显高于接受保守治疗的儿童。这一数据表明疼痛刺激、麻醉药的使用和神经毒性之间的关系需要系统的调查。

五、降低神经毒性

有几种治疗药物已被证明可以潜在地减弱麻醉药引起的神经毒性。在动物模型中，α_2受体激动药被证明对异氟醚、氯胺酮和丙泊酚诱导的神经细胞凋亡和认知功能障碍具有保护作用。右美托咪定是一种α_2受体激动药，具有镇静和镇痛作用，在异氟醚麻醉下可减轻大鼠神经细胞凋亡和长期记忆障碍。其他多种药物在动物体内的研究表明，促红细胞生成素、布美他尼、锂、雌二醇受体拮抗药等都有减少细胞凋亡的迹象。

普拉克索（Pramipexole）可以恢复线粒体完整性并具有抗氧化特性，它对接受了咪达唑仑、氧化亚氮和异氟醚麻醉的7d龄大鼠的认知功能有保护

作用；并且发现与其他抗氧化药和物质（包括褪黑素、姜黄素、左旋肉碱和骨髓基质细胞）有相似的效果。

吸入气体也作为神经保护剂进行了研究。氢和氙气都能迅速中和活性氧，并被证明可以减少神经细胞凋亡和氧化应激，以及记忆和行为缺陷。在使用 1.5% 异氟醚的 6h 全身麻醉的前一天，用异氟醚本身进行短时间的预处理，可以改善年轻大鼠的异氟醚介导的细胞凋亡。早期的证据表明，低浓度的一氧化碳作为载气组成成分也具有保护性，这可能是通过细胞色素氧化酶活性的调节和减少氧化应激实现的。这方面还需要更多的研究，因为确定一个成功、可行的缓解神经毒性的方法可能会产生深远的临床影响。

最后，在实验研究中有证据表明，提供环境丰富度（环境富集），实际上可以逆转麻醉后出现的神经认知缺陷。大鼠研究发现，丰富的环境可以在几个月内改善记忆障碍，而生活在标准（剥夺）环境中的大鼠记忆障碍仍然存在。目前尚不清楚这种情况将如何在人类婴儿中实现；绝大多数婴儿已经在一个"丰富的环境"中长大，并在麻醉和手术后环境更加丰富。

六、小结

大多数麻醉药，包括阿片麻醉药，丙泊酚，NMDA 拮抗药（氧化亚氮、氯胺酮），GABA$_A$ 激动药（包括巴比妥类和地西泮），氧化亚氮，它们的协同作用与包括非人类灵长类动物在内的几种动物的发育中的大脑的神经毒性和认知障碍密切相关。神经毒性的许多机制已经在临床前实验中进行描述，并且仍然有许多新的机制被发现。这些数据支持幼儿期进行麻醉与其认知与行为发育障碍相关联。随着证据越来越多，前瞻性的动物研究和回顾性的人体研究两个方面都引发了人们对麻醉长期影响的担忧。事实上，给予非人灵长类动物新生儿持续时间较长（24h）的氯胺酮麻醉，神经认知功能障碍甚至可持续数年。尽管如此，虽然实验室的证据是可靠的，但仍然没有明确的证据表明这些影响在人类中同样存在。此外，大部分可用的人类数据几乎完全是可追溯到的。从大量前瞻性的 GAS、PANDA 和 MASK 研究中发现，在婴儿期接受短暂全身麻醉的儿童与未接受全身麻醉的儿童相比，智商方面没有差异；但是，儿童早期接触麻醉对其他神经行为结果的影响尚不确定。因此，目前麻醉医师和患儿父母都面临着两难的境地，因为我们仍然无法确定婴儿和儿童时期的麻醉史是否会导致人类日后的任何神经认知或行为方面的异常。

SmartTots 计划是国际麻醉研究学会（IARS）和 FDA 之间的一个公私合作的项目，致力于解决儿童麻醉安全性和神经毒性方面的问题。由麻醉医师和科学家组成的专家组目前的共识是，对未来认知或行为障碍可能性的担忧不应阻止紧急或急救性质的儿科手术，因为不进行必要的手术可能会对患者造成直接伤害。如果对手术的需求不太迫切，麻醉医师、外科医师和家长之间应该讨论手术的风险、益处和手术的时机。

必须指出的是，目前没有任何建议来支持基于目前的证据而对临床医疗做出改变。然而，一些麻醉医师选择使用未证实的方式，如使用局部麻醉或增加阿片类用量，以减少麻醉剂量；虽然没有证据支持这是一种神经保护的方法，根据临床判断和每个患者的个人特点，这是可以接受的。目前正在研究使用局部麻醉、右美托咪定和阿片类作为挥发性麻醉药、氯胺酮或苯二氮䓬类的替代品；此时，目前尚不清楚在儿科诊疗中减少这些违规药物是否可行，或是否会影响麻醉和手术的潜在长期神经后遗症。

正在进行的前瞻性研究可能有助于将这些实验观察结果与人体上的结果联系起来。在此之前，麻醉科医师应根据我们目前对麻醉的神经风险的理解向患者和家属提供咨询。

推荐阅读

[1] Bong CL, Allen JC, Kim JT. The effects of exposure to general anesthesia in infancy on academic performance at age 12. Anesth Analg. 2013;117(6):1419–28.

[2] Coleman K, Robertson ND, Dissen GA, Neuringer MD, Martin LD, Cuzon Carlson VC, Kroenke C, Fair D, Brambrink AM. Isoflurane anesthesia has long-term consequences on motor and behavioral development in infant rhesus macaques. Anesthesiology.2017;126:74–84.

[3] Creeley C, Dikranian K, Dissen G, Martin L, Olney J, Brambrink A. Propofol-induced apoptosis of neurones and oligodendrocytes in fetal and neonatal rhesus macaque brain. Br J Anaesth. 2013;110(Suppl 1):i29–38.

[4] Creeley CE, Dikranian KT, Dissen GA, Back SA, Olney JW, Brambrink AM. Isoflurane-induced apoptosis of neurons and oligodendrocytes in the fetal rhesus macaque brain. Anesthesiology. 2014;120(3):626–38.

[5] Flick RP, Katusic SK, Colligan RC, et al. Cognitive and behavioral outcomes after early exposure to anesthesia and surgery. Pediatrics. 2011;128(5):e1053–61.

[6] Fredriksson A, Pontén E, Gordh T, Eriksson P. Neonatal exposure to a combination of N-methyl-D-aspartate and gamma-aminobutyric acid type a receptor anesthetic agents potentiates apoptotic neurodegeneration and persistent behavioral deficits. Anesthesiology. 2007;107(3):427–36.

[7] Glatz P, Sandin RH, Pedersen NL, Edstedt Bonamy A, Eriksson LI, Granath FN. Academic performance after anesthesia and surgery during childhood: a large-scale nation-wide study. Anesth Analg. 2015;120:S-289.

[8] Ing C, Brambrink AM. Mayo anesthesia safety in kids continued: two new studies and a potential redirection of the field. Br J Anaesth. 2019;122(6):716–9.

[9] Ing CH, DiMaggio C, Whitehouse AJO, et al. Neurodevelopmental outcomes after initial childhood anesthetic exposure between ages 3 and 10 years. J Neurosurg Anesthesiol. 2014;26(4):377–86.

[10] Jevtovic-Todorovic V. Pediatric anesthesia neurotoxicity: an overview of the 2011 SmartTots panel. Anesth Analg. 2011;113(5):965–8.

[11] Jevtovic-Todorovic V, Hartman RE, Izumi Y, et al. Early exposure to common anesthetic agents causes widespread neurodegeneration in the developing rat brain and persistent learning deficits. J Neurosci. 2003;23(3):876–82.

[12] Jevtovic-Todorovic V, Absalom AR, Blomgren K, et al. Anaesthetic neurotoxicity and neuroplasticity: an expert group report and statement based on the BJA Salzburg Seminar. Br J Anaesth. 2013;111(2):143–51.

[13] McCann ME, de Graff JC, Dorris L, Disma N, Withington D, Bell G, et al. Neurodevelopmental outcome at 5 years of age after general anaesthesia or awake-regional anaesthesia in infancy (GAS): an international, multicentre, randomised, controlled equivalence trial. Lancet. 2019;393(10172):664–77.

[14] Olsen EA, Brambrink AM. Anesthetic neurotoxicity in the newborn and infant. Curr Opin Anaesthesiol. 2013;26(5):535–42.

[15] Sanders RD, Hassell J, Davidson AJ, Robertson NJ, Ma D. Impact of anaesthetics and surgery on neurodevelopment: an update. Br J Anaesth. 2013;110(Suppl 1):i53–72.

[16] Sun LS, Li G, Miller TLK, Salorio C, Byrne MW, Bellinger DC, et al. Association between a single general anesthesia exposure before age 36 months and neurocognitive outcomes in later childhood. JAMA. 2016;315(21):2312–20.

[17] Warner DO, Zaccariello MJ, Katusic SK, Schroeder DR, Hanson AC, Schulte PJ, et al. Neuropsychological and behavioral outcomes after exposure of young children to procedures requiring general anesthesia: the Mayo Anesthesia Safety in Kids (MASK) study. Anesthesiology. 2018;129(1):89–105.

[18] Wilder RT, Flick RP, Sprung J, et al. Early exposure to anesthesia and learning disabilities in an population-based birth cohort. Anesthesiology. 2009;110(4):796–804.

第15章 老年患者术后的神经认知障碍

Postoperative Neurocognitive Disorders in the Geriatric Patient

Katie J. Schenning　Miles Berger　著

张铧文　译　田野　校

一、概述

65 岁及以上的成人是美国疾病增长最快的年龄组，这些老年人已经占所有外科患者的 1/3。相应地，有脊柱病理学症状的老年患者（如退行性脊柱疾病、肿瘤和骨折）的数量有所增加。与其他神经外科手术（如减压、椎间盘切除和畸形矫正）一样，这些老年患者存在多种并发症是相对常见的。老年患者不仅心肺功能下降，而且神经功能也下降。65 岁以上的人在手术后尤其有神经认知改变的危险。事实上，30%～80% 的老年人在大手术后变得神志不清，30%～40% 的老年人术后早期出现认知功能障碍（POCD），10%～15% 的老年人出现晚期POCD。

二、术前认知功能

据报道，准备心脏手术的患者中认知障碍的发生率为 25%～45%，而准备非心脏手术的患者的认知障碍发生率则达到 30% 以上。考虑到美国 35%～50% 的老年人有轻度认知障碍（MCI）或痴呆症，这一数据就不奇怪了。由于缺乏正式的筛查，术前认知障碍很可能经常被忽视。

术前认知障碍是术后发病率和死亡率的危险因素。术后谵妄是与术前认知障碍相关的最常见的术后并发症之一。此外，与没有基础疾病的患者相比，手术前认知障碍的患者在术后 3 个月和 12 个月出现认知功能障碍的风险增加。

三、术前认知筛查的现状

虽然术前认知障碍是术后谵妄和 POCD 的主要危险因素，但美国大多数机构并没有对术前认知功能进行常规或正式评估。唯一确认具有早期认知功能障碍的患者是那些患有痴呆症或那些主动告知医生其患有记忆障碍的患者。美国外科医生学会（ACS）国家外科质量改进计划（NSQIP）和美国老年医学会（AGS）2012 指南概述的老年患者最佳术前神经认知评估包括评估患者的认知能力、抑郁筛查，确定术后谵妄的危险因素，筛查酒精和其他药物滥用/依赖。最近，AGS 发表了一份关于术后谵妄的最佳实践声明。这项声明包括一项建议，"评估并明确记录具有术后谵妄风险的老年人的术前认知功能。"

评估和仔细记录老年患者的认知状态有几个原因。首先，需要彻底了解术前的神经认知状态，以确定术后是否发生了变化。

脑胶质瘤患者进行术前术后神经心理测试更为重要，因为在肿瘤切除术后，语言、记忆和执行功能方面的一些能力已经开始恶化。接下来，术前神经认知筛查可以指导知情同意程序，并指导最佳围术期医疗管理，如下所述。

虽然在择期手术前对所有老年患者进行广泛的神经心理测试是不现实的，但在术前进行一次简短的筛查是可行的。在此上下文中使用的测试包括以下内容。

● 动物流畅性测试。

● 简易认知测试。

- 认知障碍检查（CODEX）。
- 盒式时钟测试。
- 蒙特利尔认知评估（MoCA）。
- 简易精神状态检查（MMSE）。

四、知情同意考量

2016 年，美国麻醉师协会发起了一项患者安全倡议，重点是改善大脑健康，促进理解，获得最佳临床诊疗，提高对术后谵妄和 POCD 的认识，目的是为研究如何将这些术后谵妄和 POCD 的发生率和影响最小化以减少神经认知障碍的发生。该计划将通过患者教育、麻醉师教育和研究倡导来减少谵妄的发生。该倡议的目标是加速实施最佳医疗方案，并确保患者在决定外科干预措施时意识到手术和麻醉的风险。

术前知情同意程序是外科医师和麻醉医师的双重责任。术后谵妄和（或）认知功能障碍的可能性应与高危患者讨论，因为这是老年人最常见的两种术后并发症。危险因素见表 15-1。术后神经认知变化的可能性很多。

一些老年患者术后认知能力明显改善，特别是如果手术改善了脑血流量（如颈动脉狭窄动脉内膜剥脱术），或者手术改善了对脑功能有害的因素（如切除颅内肿瘤）。许多患者的整体认知功能没有明显变化；然而，相当一部分老年患者在围术期护理后会出现术后谵妄或认知功能障碍。因此，讨论术后谵妄或认知功能障碍的风险是帮助患者及其家属对其术后康复过程设定可实现的目标的重要组成部分。患者在麻醉和手术后几天到几个月可能会出现

表 15-1 术后认知障碍的危险因素

- 年龄的增长
- 受教育程度低
- 已经存在的认知障碍
- 虚弱
- 酗酒
- 麻醉状态

困惑或其他认知问题。虽然麻醉不太可能是 POCD 或谵妄的唯一"原因"，但有明确的 1 级证据表明，围术期麻醉管理可降低术后神经认知障碍的风险。同样，大量的文献表明手术和麻醉管理都会影响术后认知障碍的发生。考虑到这一点，并且由于我们已经告知了麻醉同意书上更为罕见的风险（例如术中虽然很少发生但仍有一定概率发生的术中知晓和濒死感），我们认为应该将 POCD 和谵妄的风险作为知情同意的一部分。

麻醉和手术是否真的导致持续数月以上的长期认知能力下降还不清楚；需要进一步的前瞻性研究来解决这个问题。事实上，麻醉和手术是否能促使、加速或更易引起痴呆（如阿尔茨海默症），以及这种情况发生的频率是目前围术期医学界最有争议的问题之一。

五、术后认知障碍的意义及建议

尽管术后谵妄或认知功能障碍可能是"软性"诊断或主观评估，而不是麻醉医师惯用的更"硬性"的生理指标，如血压或 PaO_2，但是，无论是从患者个人角度还是从更大的医疗体系来看，术后谵妄和认知功能障碍都是极其重要的问题。术后谵妄和认知功能障碍都与死亡率增加、生活质量下降、医疗费用增加、过早失去劳动能力及长期认知衰退有关。

这种长期认知能力下降是由术后谵妄或认知功能障碍引起的，还是同时由短期功能障碍（即谵妄和 POCD）和长期衰退引起的，它们具有相关的症状且有共同的潜在原因（如术前神经认知储备差），这是一个需要未来前瞻性研究解决的主要问题。尽管如此，术后谵妄和认知功能障碍对我们的患者都有明显的影响，并影响他们的生活质量。因此，作为麻醉医师，术后谵妄和认知功能障碍对我们都很重要，我们有责任与患者讨论这些疾病的风险，并尽一切努力帮助预防它们（表 15-2）。这是 ASA 大脑健康计划的核心部分，我们的患者理应享受这方面的研究成果。

表 15-2　预防术后谵妄或 POCD 的建议干预措施

干　预	证据级别
如果有 BIS 监护仪，在全麻期间滴定麻醉药以保持 45～60 的范围	1b
在 MAC 情况下，如果 BIS 监测可用，则调整 BIS 在 80 左右或更高	1B
如果有任何类型的脑电监测，避免爆发抑制	3b
考虑避免择期手术	5
尽量减少中枢作用的抗胆碱药和苯二氮草类	1b

要　点

- 术后谵妄和认知功能障碍是老年患者最常见的两种术后并发症或不良事件
- 术前认知障碍是术后谵妄和术后认知功能障碍的危险因素
- 老年患者的术前认知状态应进行评估并仔细记录
- 围术期医生应在与高危患者的知情同意谈话中讨论术后谵妄和认知功能障碍
- 术中谨慎的麻醉管理可以降低术后谵妄的风险，并可能降低长期认知功能障碍的风险

推荐阅读

[1] Avidan MS, Evers AS. Review of clinical evidence for persistent cognitive decline or incident dementia attributable to surgery or general anesthesia. J Alzheimers Dis. 2011;24(2):201–16.

[2] Avidan MS, Evers AS. Persistent postoperative cognitive decline?: The pyramid of evidence. Anesthesiology. 2016;124(2):A23.

[3] Avidan MS, Searleman AC, Storandt M, et al. Long-term cognitive decline in older subjects was not attributable to noncardiac surgery or major illness. Anesthesiology. 2009;111(5):964–70.

[4] Berger M, Burke J, Eckenhoff R, Mathew J. Alzheimer's disease, anesthesia, and surgery: a clinically focused review. J Cardiothorac Vasc Anesth. 2014;28:1609–23.

[5] Berger M, Nadler JW, Browndyke J, et al. Postoperative cognitive dysfunction: minding the gaps in our knowledge of a common postoperative complication in the elderly. Anesthesiol Clin. 2015;33(3):517–50.

[6] Cavallari M, Dai W, Guttmann CR, et al. Neural substrates of vulnerability to postsurgical delirium as revealed by presurgical diffusion MRI. Brain. 2016;139(Pt 4):1282–94.

[7] Chan MT, Cheng BC, Lee TM, Gin T, Group CT. BIS-guided anesthesia decreases postoperative delirium and cognitive decline. J Neurosurg Anesthesiol. 2013;25(1):33–42.

[8] Culley DJ, Flaherty D, Reddy S, Fahey MC, Rudolph J, Huang CC, et al. Preoperative cognitive stratification of older elective surgicalpatients: a cross-sectional study. Anesth Analg. 2016;123:186–92.

[9] Inouye SK, Robinson T, Blaum C, Busby-Whitehead J, Boustani M, Chalian A, et al. Postoperative delirium in older adults: best practice statement from the American Geriatrics Society. J Am Coll Surg. 2015;220(2):136–48.

[10] Inouye SK, Marcantonio ER, Kosar CM, et al. The short-term and long-term relationship between delirium and cognitive trajectory in older surgical patients. Alzheimers Dement. 2016;12:766–75.

[11] Kline RP, Pirraglia E, Cheng H, et al. Surgery and brain atrophy in cognitively normal elderly subjects and subjects diagnosed with mild cognitive impairment. Anesthesiology. 2012;116(3):603–12.

[12] McDonagh DL, Berger M, Mathew JP, Graffagnino C, Milano CA, Newman MF. Neurological complications of cardiac surgery. Lancet Neurol. 2014;13(5):490–502.

[13] Moller JT, Cluitmans P, Rasmussen LS, et al. Long-term postoperative cognitive dysfunction in the elderly ISPOCD1 study. ISPOCD investigators. International Study of Post-Operative Cognitive Dysfunction. Lancet. 1998;351(9106):857–61.

[14] Monk TG, Weldon BC, Garvan CW, et al. Predictors of cognitive dysfunction after major noncardiac surgery. Anesthesiology. 2008;108(1):18–30.

[15] Purdon PL, Sampson A, Pavone KJ, Brown EN. Clinical electroencephalography for anesthesiologists: Part I: background and basic signatures. Anesthesiology. 2015;123(4):937–60.

[16] Radtke FM, Franck M, Lendner J, Kruger S, Wernecke KD, Spies CD. Monitoring depth of anaesthesia in a randomized trial decreases the rate of postoperative delirium but not postoperative cognitive dysfunction. Br J Anaesth. 2013;110(Suppl 1):i98–105.

[17] Saczynski JS, Marcantonio ER, Quach L, et al. Cognitive trajectories after postoperative delirium. N Engl J Med. 2012;367(1):30–9.

[18] Schenning KJ, Murchison CF, Mattek NC, Silbert LC, Kaye JA, Quinn JF. Surgery is associated with ventricular enlargement as well as cognitive and functional decline. Alzheimers Dement. 2015;12:590–7.

[19] Silbert B, Evered L, Scott DA, McMahon S, Choong P, Ames D, et al. Preexisting cognitive impairment is associated with postoperative cognitive dysfunction after hip joint replacement surgery. Anesthesiology. 2015;122(6):1224–34.

慢性疼痛患者拟行神经外科手术

The Chronic Pain Patient Scheduled for Neurosurgery

Sydney E. Rose　Kimberly Mauer　著

张铧文　译　田　野　校

第**16**章

一、对神经外科患者的影响

神经外科患者具有独特的特点，对其围术期的处理具有重要意义。一些神经系统疾病的潜伏病理学有可能导致严重的血流动力学和（或）生理紊乱，在计划患者的麻醉方案时必须考虑到这一点。同样，慢性疼痛患者在围术期有特有的考量因素和重要的生理变化需要进行评估。这些因素的结合使得在可能的情况下，麻醉医师必须认识到有神经外科手术史的慢性疼痛患者，可以因此采取多学科并用的方法来设计最佳的围术期镇痛和麻醉方案。

慢性疼痛患者进行任何类型的手术前，首先应由外科医师向疼痛管理专家进行早期咨询。应该做一个彻底的重点突出的术前评估。麻醉医师应特别与患者详细回顾任何神经系统疾病的症状。如果患者是已知的慢性疼痛患者，则应获得有关患者当前药物治疗方案的信息。应注意使用药物名称、类别、剂量和药物使用时间，以及预期的疗效和不良反应。其他细节，如潜在的疼痛类型、位置、性质、强度和对疼痛的任何描述，都很重要。在神经外科患者中，神经疾病如痛觉过敏、痛觉超敏或运动无力也应提前讨论和记录。

花更多的时间关注患者慢性疼痛史的细节，可以让护理团队和患者之间的沟通渠道更加畅通。并且麻醉医师可以教育患者，建立信任，减轻焦虑，并给予患者对神经外科手术的信心。这是非常重要的，因为焦虑和心理问题在围术期与较高的术后疼痛评分有关，如果早期物理治疗较少，更可能会导致术后慢性疼痛的发生。所有神经外科患者都应做好心理准备，但对于接受神经外科手术的慢性疼痛患者尤其重要。

多学科并用法（行为疗法、言语疗法和物理疗法）可能是最佳康复所必需的因素，这取决于患者的个体、神经外科手术的类型，以及预期的需要康复的程度。许多慢性疼痛患者依靠补充和替代药物（CAM）的方法，如按摩或针灸来改善日常功能。因此，了解患者从哪些 CAM 策略中获益是有帮助的，以便术后尽快恢复。提前建立良好的医患关系也可能有助于为患者提供更好的诊疗方案。

以下常见的神经外科患者疼痛相关的临床情况值得特别注意。

二、颅骨手术引起的头皮疼痛

随着现代骨固定系统的使用，头皮疼痛的发生率大大降低（与钢丝骨封闭相反）。然而，开颅手术后的头皮疼痛仍然是一些患者所关心的问题。在超声引导下在 C_2 处进行枕神经阻滞可以对头背部和头皮进行深度麻醉。眶上颞叶阻滞是另一种有助于预防或治疗颅骨手术影响额叶和颞叶头皮疼痛的阻滞方法。

这种阻滞方法有助于减少阿片类药的使用，这在神经外科患者群体中是非常理想的，因为使用较少的阿片类药可以降低阿片类药引起认知功能障碍的风险。

三、脊柱手术后的慢性疼痛患者

脊柱手术患者常有慢性疼痛史。有几个方法可以在围术期应用，以优化手术后的效果。

肥胖和吸烟都是腰痛的独立危险因素，并且与手术后的不良结果相关。患者应了解这些危险因素，以便有机会减少这些危险因素对术后的影响。术前抑郁是另一种对术后效果有不良影响的风险因素。如果合适的话，可以请营养师进行肥胖管理，可以戒烟，或在安排手术前进行心理评估。

尤其重要的是要确定接受背部手术的慢性疼痛患者是否正在接受慢性阿片类药治疗。优化这些患者用药方案可能减少手术中阿片类药用量，以最大限度地发挥阿片镇痛药效，此药效可以同时针对患者的手术期间和术后。虽然阿片类药的减少对正在接受手术的慢性疼痛患者会产生一定效果，但需要注意的是，阿片类药用量快速减少会导致阿片类药的戒断症状，并破坏患者的生理稳态，从而导致整体手术风险的增加。在为慢性疼痛患者准备手术时建议如下。

在手术前，应与患者进行详细讨论，包括以下内容。

(1) 目前的阿片类药治疗方案。

(2) 手术中和术后疼痛管理史。

(3) 术后疼痛增加的可能性。

(4) 与手术疼痛管理相关的担忧和期望。

(5) 术后疼痛管理计划。

(6) 讨论一旦患者手术痊愈，阿片类药将逐渐减少至术前剂量。

手术日和术中。

(1) 考虑辅助药物，如下所示。

① 对乙酰氨基酚 1000mg 口服或静脉注射每 8 小时 1 次。

② 加巴喷丁 300～600mg 口服，每日 3 次。

③ 酮咯酸 15～30mg 静脉注射每 6 小时 1 次。

④ 塞来昔布 200～400mg 口服每 24 小时 1 次。

⑤ 氯胺酮静脉单次给药 0.5mg/kg 或 4～10μg/（kg·min）泵入。

⑥ 利多卡因静脉单次给药 1.5mg/kg 联合 1～2mg/（kg·h）泵入。

(2) 管理阿片类药以满足患者的要求，其依据如下所示。

① 术前每日消耗量。

② 手术类型。

③ 预期急性手术后需求。

(3) 外科医师造成的局部伤口深度。

术后即刻阶段。

(1) 将阿片类药滴注至可接受的疼痛水平（如果患者有自主呼吸，则维持每分钟 12～14 次的呼吸速率）。

(2) 请注意，阿片耐受患者的需求量可能是阿片原初患者相同手术所需量的 4 倍。

(3) 密切监测药物过量和阿片戒断。

(4) 辅助药物滴注。

(5) 考虑开始或继续注射（氯胺酮、利多卡因）。

(6) 考虑开始 PCA 镇痛；避免基础速率输注。

(7) 考虑持续脉搏血氧饱和度（SpO_2）监测；长期阿片类摄入患者有较高的过度镇静的风险。

术后过渡期。

(1) 继续使用或可以改为口服的药剂（对乙酰氨基酚、加巴喷丁）。

(2) 与患者一起登记、提醒 / 重新建立信心和目标。

(3) 计算 24h 阿片类药需求量，理想情况下，至少应在术后 24～48h 内完成。

(4) 将每日阿片类药需求分为每 3 或 4 小时使用 1 次速效阿片类药。

(5) 如果患者对上述药物的需求量非常高，且不能充分覆盖上述药物，可考虑将 24h 阿片类药剂量的 1/4～1/2 作为长效制剂。

(6) 一旦情况允许，开始逐渐减少阿片类药至术前剂量。

(7) 在注释中列出明确的逐步量减计划，以便在出院总结中记录减量，出院后是否要继续减量。

(8) 如果还没有与疼痛管理专家建立联系，考虑请他们继续后续跟踪随访。

四、阿片类成瘾患者

阿片类成瘾患者若正在服用苏泊松（Suboxone）或其他丁丙诺啡变种药物治疗阿片类成瘾，其疼痛管理可能具有挑战性。丁丙诺啡是 μ 阿片受体的混合激动药（弱）和拮抗药，其半衰期相对较长，约为 5d。理想情况下，对于服用丁丙诺啡的患者，术中和术后即刻疼痛的治疗可采用非阿片类药，如局部麻醉、氯胺酮注射或利多卡因注射。如果手术很小，术后疼痛期预计需要的阿片类药不多，作者通常建议在几周内少量增加丁丙诺啡的剂量（利用其较弱的激动药效应）。这通常足以覆盖术后疼痛期。

如果患者接受择期手术并且手术预计是中度疼痛，术后需要更多的镇痛药物，作者建议在入院前 1 周停用丁丙诺啡。使丁丙诺啡从阿片受体转移，使纯阿片激动药能够结合和正常起效。

在紧急情况下，由于没有时间停用丁丙诺啡，需要使用阿片类药镇痛，作者建议在手术中和术后使用脂溶性阿片类药。需要较大剂量时，脂溶性阿片类药，如芬太尼、阿芬太尼、瑞芬太尼或舒芬太尼，将拮抗丁丙诺啡的作用并产生镇痛作用。

另一种常用于治疗阿片类药成瘾的药物是美沙酮。美沙酮具有很长的半衰期，因此，尤其是增量滴注时，作者建议美沙酮的剂量每次增加的时间间隔不要超过 2～3d。美沙酮作为一种治疗阿片类成瘾的药物，其使用率在逐渐下降，而且大多数疼痛管理专家都在致力于减少患者对美沙酮等长效药物的使用。尽管如此，围术期患者服用美沙酮并不罕见，重要的是要知道如何治疗这些阿片类成瘾的患者以完成任一类型的手术，包括神经外科手术。

五、纤维肌痛

纤维肌痛（FM）是另一种常见的复杂的慢性疼痛性疾病，术前准备是手术成功的关键。纤维肌痛的特征是大范围的肌肉骨骼疼痛。患者通常主诉在软组织结构如肌肉、肌腱和韧带部位有压痛和疼痛。疼痛常伴有疲劳、焦虑、抑郁和认知障碍。体格检查可能显示轻微的运动和感觉异常，但缺乏肌肉或关节炎症的证据。

认知行为疗法和体力活动在减少 FM 患者的功能残疾和情绪障碍方面起着关键作用。由于 FM 患者术后有 FM 发作和需要长期恢复的风险，因此在手术前需谨慎做好术前准备。如果可能的话，在手术前，FM 患者应与认知行为治疗医生建立良好的

关系，并积极接受疼痛应对技能的培训，包括冥想、放松和分散注意力。

在神经外科手术期间和手术后有可能延长制动的时间。由于体力活动是 FM 患者疼痛控制的重要组成部分，因此应事先讨论一个将静止状态保持在最低限度的明确计划。不涉及外科领域的疼痛区域应充分填充泡沫或毛巾。在手术过程中，应定期检查患者的位置，并调整过多的着力点。术后应尽快恢复体力活动。接受神经外科手术的 FM 患者可能比没有 FM 的患者需要更多的物理治疗。术后物理和（或）职业治疗的安排应提前做好。

如果患者已经在服用抗抑郁药、加巴喷丁或普瑞巴林等 FM 药物，则应在围术期继续服用。然而，在手术前立即开始新的 FM 治疗药物是不可取的。与大多数慢性疼痛患者一样，优化神经外科 FM 患者的医疗 / 疼痛管理可能是一个挑战。理想情况下，拥有一个跨学科的团队，提供认知 – 行为、教育和物理干预的组合，并尽早参与患者的护理，将为 FM 患者提供最佳的神经外科治疗。

六、椎板切除术后综合征

椎板切除术后综合征（PLS）也称为背部手术失败综合征，指的是尽管在技术上进行了成功的手术修复，但长期临床效果不佳的患者。PLS 患者经常遭受背痛和（或）腿痛，并且这可能是无法缓解的或需要重新手术。PLS 患者通常也会有持续的生理功能和生活质量方面的限制。

对药物、物理治疗和辅助治疗等保守治疗无效的 PLS 患者可植入了脊髓刺激器或鞘内泵等装置。这些植入手术的患者需要特别注意并接受充分评估。

（一）脊髓刺激器植入患者

脊髓刺激器通过电脉冲调节疼痛。没有任何药物通过脊髓刺激器（SCS）进行注射，因此 SCS 植入物不会影响或改变这些患者的药物需求。

然而，这些设备可能会受到电磁干扰。强烈的干扰可能来自于电器、磁共振成像（大多数设备与磁共振成像不兼容）或心脏电除颤装置，导致严重烧伤、心律失常甚至死亡等严重并发症。即使关闭

SCS，也可能发生并发症。如果 SCS 患者要进行电凝止血，最好使用双极。如果必须使用单极，请确保接地垫已安装，并尽可能远离 SCS。

（二）鞘内泵植入患者

鞘内泵是一种植入泵，可将阿片类和（或）辅助药物输送到鞘内。对于使用鞘内泵的患者，围术期的建议与上述长期使用阿片类药的患者的建议相似。了解患者当前的泵药方案和设置是非常必要的。当鞘内泵（ITP）患者住院时，应询问泵的相关信息，并联系泵的提供者。在围术期计划方面，应与患者、ITP 接诊医师和外科医师一起制订关于 ITP 围术期管理的详细决策和计划。如果要关闭泵或需要紧急移除 ITP，必须仔细考虑可能的停药风险，尤其是阿片类药或巴氯芬，可能是致命的。如果移除时泵处于开启状态，则在关闭或移除 ITP 之前必须制订计划。

七、关注点和风险

（一）术前阿片耐受性

多年来，阿片类药一直是我们治疗术后疼痛的首选，但多模式治疗已被证明效果更好。现在，门诊疼痛管理中呼吁，不再使用阿片类药来管理疼痛。特别是当阿片类药没有减少时，手术前可能存在阿片类药耐受的情况。

阿片类药的改变在围术期也有重要意义，不应掉以轻心。我们知道术前减少阿片类药会减少术后阿片类药的用量。此外，术前停用阿片类药往往导致术后阿片类药物用量减少。

（二）术前神经病理性疼痛

加巴喷丁和普瑞巴林对术前神经性疼痛均有明显疗效。此外，这些药物在术前立即给药时，对减轻术后疼痛具有一定的疗效。此外，术前加巴喷丁和（或）普瑞巴林治疗可减少术后谵妄，提高患者满意度，减少阿片类药消耗，减少焦虑，减少术后疼痛，减少恶心，减少慢性疼痛等情况的发生。

减少术后神经病理性疼痛和治疗术前神经病理性疼痛的最有效策略是术前或术后立即开始用药并持续几天。这些抗神经病变药可与硬膜外镇痛、非甾体抗炎药和其他多种途径联合使用。

八、术后疼痛 / 临床医生教育的意义

多模式镇痛有利于控制神经外科术后疼痛。大量使用阿片类药可能影响早期神经系统评估，并可能掩盖神经系统病情的变化，因此我们只在绝对必要时使用阿片类药。许多机构和国家医疗委员会建议的指导方针是每天不超过 90 吗啡当量。这是指当短效和长效阿片类药剂量加在一起时，相当于 90 吗啡当量。术后剧烈疼痛与交感神经兴奋、肺和心血管并发症的风险增加有关，这是延迟出院的最常见原因，也是患者接受住院手术后恢复期延长的原因。

要 点

- 慢性疼痛患者在围术期有特定的注意事项和重要的生理变化需要评估。
- 任何类型手术的慢性疼痛患者的治疗优化方案应首先咨询疼痛管理专家。
- 为慢性疼痛患者制订神经外科计划理想情况下需要一个多学科团队，包括疼痛管理专家、外科医师、麻醉医师和患者。
- 术前处理可改变的危险因素，如肥胖、吸烟和抑郁，可能会带来更好的手术效果。
- 术前使用抗神经病理性疼痛药物，如加巴喷丁和普瑞巴林，已证明可减少术后阿片类药的使用。
- 有证据表明，加巴喷丁和普瑞巴林联合阿片类药比单用阿片类药更有效镇痛，而且可以减少阿片类药的使用。
- 如果使用可植入的疼痛设备（如 SCS 或 ITP）的慢性疼痛患者进行神经外科手术，则必须仔细考虑和了解这些设备，以提供安全的麻醉药量和实现充分的疼痛管理。
- 术后不受控制的疼痛与交感神经痛有关，可增加肺、心血管和神经并发症。
- 特别是当患者处于慢性疼痛时，多模式治疗方案有助于控制神经外科术后患者的疼痛。

推荐阅读

[1] Amirdelfan K, Webster L, Poree L, et al. Treatment options for failed back surgery syndrome patients with refractory chronic pain: an evidence based approach. Spine. 2017;42:S41–52.

[2] Carroll IR, Angst MS, Clark JD. Management of perioperative pain in patients chronically consuming opioids. Reg Anesth Pain Med. 2004;29(6):576–91.

[3] Contrell JE, Patel P. Neuroanesthesia. 6th ed. New York: Elsevier; 2017.

[4] Dowell D. CDC guideline for prescribing opioids for chronic pain – United States, 2016. Recomm Rep. 2016;65(1):1–49.

[5] Gan TJ. MD., M.H.S., FRCA, Professor and Chairman, Department of Anesthesiology. Stony Brook: Stony Brook University.

[6] Gilron I, et al. Morphine, gabapentin, or their combination for neuropathic pain. NEJM. 2005;352(13):1324–34.

[7] Gore M, et al. A retrospective evaluation of the use of gabapentin and pregabalin in patients with postherpetic neuralgia in usual-care settings. Clin Ther. 2007;29:1655–70.

[8] Oderda GM, Gan TJ, Johnson BH, Robinson SB. Effect of opioid-related adverse events on outcomes in selected surgical patients. J Pain Palliat Care Pharmacother. 2013;27:62–70.

[9] Pyati S, Gan TJ. Perioperative pain management. CNS Drugs. 2007;21(3):185–211. Review.

[10] Voutsalath MA, Bichakjian CK, Pelosi F, Blum D, Johnson TM, Farrehi PM. Electrosurgery and implantable electronic devices: review and implications for office-based procedures. Dermatol Surg. 2011;37:889–99.

[11] Watve SV, Sivan M, Raza WA, Jamil FF. Management of acute overdose or withdrawal state in intrathecal baclofen therapy. Spinal Cord. 2012;50:107–11.

[12] Willems P, de Bie R, Öner C, et al. Clinical decision making in spinal fusion for chronic low back pain. Results of a nationwide survey among spine surgeons. BMJ Open. 2011;1:e000391.

第 17 章

术中拟行神经电生理监测患者的麻醉

Anesthesia for Patients Scheduled for Intraoperative Electrophysiological Monitoring

Antoun H. Koht Tod B. Sloan 著

杨 璐 译 田 野 校

一、概述

很多种麻醉方法可使用术中电生理监测。麻醉方法的选择需基于每个患者的特征，并根据并发症进行调整，包括可能影响监测的神经损害程度。总体而言，麻醉选择取决于所使用的特定监测方法。如果使用的监测方法对吸入麻醉药（IH）和（或）神经肌肉阻断药敏感，则将给监测方法的选择带来局限性。一些监测方法对两者均不敏感[如听觉脑干诱发电位（ABR）]，其他监测方法则仅对神经肌肉阻断药[如肌电图（EMG）]或吸入麻醉药[如皮质躯体感觉诱发电位（SSEP）]敏感，另外一些则对吸入麻醉药和神经肌肉阻断药均敏感[如经颅运动诱发电位（MEP）]。虽然无论使用哪种监测方法都会给麻醉药的选择带来限制，但是限制最大的监测方法常常是选择麻醉药时最需要考虑的问题。

下文介绍的方案一般适用于多种监测方法。所列出的麻醉药剂量接近成人剂量，应针对特定患者进行个性化选择。除非另有说明，此处提到的吸入麻醉药指地氟烷（Des）或七氟烷（Sevo）。这两种吸入性麻醉药优于氧化亚氮，原因在于它们对皮质和脊髓的影响更小。总体而言，地氟烷或七氟烷可互换，且最低肺泡有效浓度（MAC）相当。这些技术的运用过程中，在保证临床等效输注的前提下，舒芬太尼、芬太尼和瑞芬太尼之间通常可以相互替换。同样，在等效剂量下，中效的非去极化 NMB 也可以被其他药物替换。诱导麻醉药应该和后续维持输注的药物保持一致（如丙泊酚），因为诱导剂量可以在患者体内快速达到负荷剂量。

二、颅后窝术中的监测

（一）听性脑干反应

颅后窝手术过程中需要对患者进行监测，通常包括听性脑干反应（auditory brainstem response，ABR）和肌电图（electromyography，EMG），对脑神经功能进行评估。在监测 ABR 的同时还可以通过躯体感觉诱发电位（somatosensory evoked potential，SSEP）和运动诱发电位（motor evoked potential，MEP）对脑干功能进行评估。

临床上通过"喀喇声"诱发引出 ABR，通过耳道刺激耳蜗。声音可诱发脑干的反应，并由耳旁和颅顶的电极对其进行记录。通常刺激后的 10ms 之内可记录到 5 个较大的波，但一般情况下只需要对其中 3 个波进行监测。波 I 由第Ⅷ对脑神经的颅外部分产生；波Ⅲ由髓质中的核产生；波 V 由脑桥核产生。由于 ABR 对 IH 和 NMB 都不敏感，因此单独进行 ABR 监测时没有麻醉的限制。在综合考虑患者和手术本身的情况后，可以选择任何一种麻醉技术。极其特殊的情况下一旦出现咽鼓管堵塞，要避免使用一氧化氮，因为一氧化氮可以导致中耳压力，进而干扰声音在中耳的传播，最终改变 ABR。

仅通过监测听觉脑干诱发电位的颅后窝手术的麻醉。

- 常规麻醉诱导。
- 常规麻醉维持（选择吸入麻醉药和神经肌肉阻断药）。

（二）脑神经肌电图

在颅后窝手术中，另一个最常见的监测项目是监测各种脑神经，特别是面神经。这项监测一般通过监测脑神经支配的肌肉完成，即肌电图。该监测使用放置在所选肌肉的多对针状电极记录肌电活动。麻醉下一般没有肌电活动，因此麻醉状态下的肌电活动可看作神经不经意机械刺激（短暂放电活动），或更具有潜在伤害性的拉伸或神经缺血（持续的神经紧张）的结果。最后，外科医师使用一个带电探针定位神经或细胞核，通过探针诱发的肌电反应判断神经完整性（触发式肌电图）。

由于该项监测评估的是肌肉反应，因此它对神经肌肉阻断药敏感。神经肌肉阻断药可降低肌电图波幅，减弱其反应神经损伤的指示性。因此，肌电监测时一般不推荐使用神经肌肉阻断药。一些研究显示，在反应稳定且部分神经肌肉阻滞控制良好的情况下，部分神经肌肉阻滞已被用于电诱发肌电图。但是，如果存在神经病理性改变，或监测自发活动时，部分神经肌肉阻滞可能影响监测。

面肌痉挛微血管减压术时，可监测面肌旁路传导反应。术中刺激面神经的一个分支可造成其他分支支配肌肉异常激活。该反应被认为与造成面肌痉挛的病理过程有关，其丧失提示神经成功减压。该反应对非去极化麻醉药尤其敏感，如果可能，应避免使用非去极化麻醉药。对于同时监测听觉脑干诱发电位和肌电图的手术，一般选择平衡麻醉（如阿片类药物和吸入麻醉药），气管插管后神经肌肉阻断药逐渐停药。

通过监测听觉脑干诱发电位和肌电图的颅后窝手术的麻醉。

- 常规麻醉诱导。
- 常规麻醉维持（选择吸入麻醉药）。
- 麻醉诱导后神经肌肉阻断药逐渐停药，并且避免额外的神经肌肉阻滞（如果监测的是面肌旁路传导反应，则避免使用非去极化药物）。

（三）皮质延髓反应

颅后窝手术偶尔还可通过皮质延髓反应监测第Ⅶ对脑神经（面神经）或第Ⅹ对脑神经（迷走神经）。皮质延髓反应监测是通过运动诱发电位（见下文）法刺激脑皮质，并记录口轮匝肌和眼轮匝肌（第Ⅶ对脑神经）或声带肌（第Ⅹ对脑神经）完成的。在未监测运动诱发电位的情况下，下面列出的麻醉注意事项需要添加到正在使用的其他技术中。

三、监测脑缺血

（一）脑电图

多种手术应用了潜在脑皮质缺血监测。颈动脉内膜剥脱术就是其中一种。一般用于脑缺血监测的方法包括脑电图（EEG）、躯体感觉诱发电位、运动诱发电位，以及多种非电生理监测（经颅多普勒超声、脑血氧浓度监测和颈静脉球血氧饱和度）。如果使用的监测方法是脑电图，那么麻醉方法比较简单，因为脑电图对神经肌肉阻断药不敏感（即可根据其他目的使用大剂量神经肌肉阻断药），仅对大剂量吸入麻醉药和大剂量静脉注射镇静药（如丙泊酚）敏感。

脑电图是由浅层脑皮质中锥体细胞的自发抑制性电位和兴奋性突触后电位产生的。脑电图一般是由头皮电极记录的，每个电极记录了由电极下一小部分皮质产生的累积电位。还可在开颅后，从皮质表面直接记录（如清醒开颅）。麻醉药一般可产生8～10Hz 的节律性活动，但使用大剂量麻醉药时，这些药物可显著降低突触活动，造成脑电图幅度和频率显著下降，这与脑缺血表现相似。

麻醉的选择一般是为了产生一种与轻中度吸入性麻醉相关的节律性脑电图（一般限制在 1 个最低肺泡有效浓度或更低），可根据脑电图的需要调整。值得注意的是，吸入麻醉药对脑电图的影响随着所使用麻醉药的不同而变化，特别是氧化亚氮。类似的，大剂量镇静催眠药（如丙泊酚）也可产生放电抑制或电活动沉默，如用于代谢抑制时。阿片类药一般可替代吸入麻醉药，导致脑电图减慢，不伴波幅丧失。

仅通过脑电图监测脑缺血的麻醉。

- 常规麻醉诱导。
- 维持平衡麻醉（约 1MAC 吸入麻醉药）。
- 若需要可使用阿片类药和神经肌肉阻断药。

值得注意的是，本章推荐的吸入麻醉药指卤

代类吸入麻醉药（如地氟烷和七氟烷），但不包括氧化亚氮。虽然氧化亚氮一般可在 MAC 等效剂量下替代卤代类麻醉药，但以上推荐更青睐卤代类麻醉药，这是因为卤代类麻醉药的麻醉效能更好（无意识、遗忘和减少反射活动）。此外，可能需要突然停止使用氧化亚氮，以便在一段时间内增加氧浓度，从而在监测关键时期改变麻醉效果。还需要注意的是，氧化亚氮和卤代类麻醉药具有协同作用，因此它们联用对反应有特别抑制作用，因此不推荐两种麻醉药联用。

（二）躯体感觉诱发电位

如果利用脑电图监测脑缺氧期间同时监测躯体感觉诱发电位，那么还需要考虑额外的麻醉限制。躯体感觉诱发电位是由周围神经，如正中神经、尺神经或胫后神经电刺激产生的。神经激活可产生一系列沿本体感觉和振动感觉神经通路传输的活动，通过背神经根进入脊髓，沿同侧后柱上行进入颈髓交界。神经活动在楔束核或薄束核附近发生突触活动后，进入对侧的内侧丘系通路。传输至丘脑腹外侧核第二个突触后，神经活动通过丘脑皮质辐射进入初级感觉皮质。可通过沿外周神经、靠近脊髓（特别是沿颈髓）放置的电极监测感觉反应，但通常是通过感觉皮质上头皮电极记录的。这些头皮电极提示神经活动在整个通路中的传输，可用于监测皮质缺血。主要麻醉反应是丘脑传输阻滞及脑皮质突触活动抑制（与脑电图观察的效果相似）。

在以上情况下，吸入麻醉药的剂量需要足够低，确保皮质体感诱发电位强烈到可以被监测到。总体而言，当吸入麻醉药为 0.5～1MAC 时，皮质体感诱发电位波幅较好。但是，这种影响是非线性的；一般会设定一个浓度"阈值"，在该阈值之上，皮质躯体感觉诱发电位反应的波幅显著下降。每个患者阈值均不同，因此应根据具体情况调整吸入麻醉药。短效阿片类药的输注可降低对大剂量吸入麻醉药的需求。如果需要影响其他脑活动，可额外输注丙泊酚。

通过躯体感觉诱发电位监测脑缺血的麻醉。

- 常规麻醉诱导（如丙泊酚）。
- 维持平衡麻醉（0.5～1MAC 吸入麻醉药）。
- 丙泊酚输注 [（25～75μg/(kg·min)]。
- 若需要可进行阿片类药物输注。
- 若需要可使用神经肌肉阻断药。

（三）监测躯体感觉诱发电位时的运动诱发电位

如果同时监测运动诱发电位，以评估运动皮质或运动通路缺血，则需要考虑其他麻醉限制。运动诱发电位是通过头皮电极对运动皮质的电刺激或直接皮质刺激（如清醒开颅）产生的。这会产生一系列跨过皮质脊髓通路、达到脊髓前角细胞的神经活动，激活下运动神经元，产生肌肉反应。运动诱发电位可通过硬膜外电极监测（D 波），但通常是通过放置在肌肉上的电极对（一般是手脚的屈肌）作为复合神经动作电位记录的。对以上肌源性运动诱发电位的主要麻醉影响似乎涉及脊髓突触抑制，以及有关神经肌肉阻断药的注意事项（与肌电图类似）。对于 D 波硬膜外记录没有明显的麻醉限制。

与上文关于肌电图的讨论类似，一般不推荐使用神经肌肉阻断药，或将神经肌肉阻断药的使用严格限制为谨慎输注诱导部分阻滞。此外，与躯体感觉诱发电位相比，肌源性运动诱发电位对吸入麻醉药更敏感。因此，吸入麻醉药一般限制在低于 0.5MAC，有时需要完全避免使用吸入麻醉药。如果使用吸入麻醉药，推荐使用溶解性相对较低的麻醉药，如地氟醚或七氟烷，以防这些低剂量麻醉药与运动诱发电位不相容，方便及时去除。如果监测运动诱发电位，静脉输注麻醉药（如丙泊酚、阿片类药）经常用于补充低剂量吸入麻醉药，或必须避免使用吸入麻醉药时，作为全静脉麻醉药。需要补充的是，监测运动诱发电位时一个关键麻醉用品是牙垫，这是因为唇部和舌头咬伤十分常见（特别是俯卧体位下牙垫脱落时）。一般推荐在外侧门牙和磨牙之间放置纱布卷。

通过躯体感觉诱发电位和运动诱发电位监测脑缺血的麻醉。

- 常规麻醉诱导。
- 0.5MAC 或更低浓度下的维持平衡麻醉。
- 丙泊酚输注 [25～75μg/(kg·min)]。
- 短效阿片类药物输注 [瑞芬太尼 0.1～0.4μg/(kg·min)]。

四、幕上肿瘤和脑血管手术术中监测

（一）躯体感觉诱发电位和运动诱发电位

幕上肿瘤和颅内血管病变（如动脉瘤）手术一般需要监测躯体感觉诱发电位和运动诱发电位，以便定位感觉和运动皮质，监测牵拉、暂时夹闭、孤立术或意外血管闭塞可能造成的脑缺血。对于以上情况，通常使用阿片类药（如瑞芬太尼）和丙泊酚输注。额外使用低剂量吸入麻醉药有助于降低丙泊酚输注剂量，输注意外中断时可防止患者活动或唤醒，也有助于患者早期苏醒。早期神经检查需要避免使用长效阿片类药，手术结束前约 1h 需停止丙泊酚输注，如果需要利用爆发抑制，则该时间需要延长。脑电图监测一般用于评估皮质麻醉作用，特别是利用爆发抑制代谢的时候。

监测躯体感觉诱发电位、运动诱发电位和脑电图的颅内肿瘤手术和神经血管手术的麻醉方法。

- 常规麻醉诱导。
- 利用吸入麻醉药维持麻醉 ≤ 0.5MAC。
- 丙泊酚输注 25～75μg/(kg·min)。
- 阿片类药输注 [如瑞芬太尼 0.1～0.4μg/(kg·min)]。
- 先利用中效神经肌肉阻断药诱导，然后停止使用中效神经肌肉阻断药。
- 如果需要爆发抑制，则将丙泊酚输注剂量提高至 150μg/(kg·min)，以便在 10min 内实现爆发抑制；如果需要更快的爆发抑制，可使用单次给药剂量 50mg（0.7～1mg/kg）。

（二）清醒开颅监测

如果癫痫病灶、肿瘤或脑动静脉畸形靠近运动或语言皮质区，则一般清醒开颅。可通过头皮神经阻滞或局部浸润麻醉，进行镇静和补充麻醉。通过监测进行运动或语言区定位时，停止使用补充麻醉药，以便增加患者配合度。这种方法可检测到提示运动皮质刺激的肌肉活动，当外科医师对语言区进行电刺激时，可检测到语言暂停。除了定位感觉、运动和语言皮层外，监测的目的一般是发现自身癫痫活动或由皮质刺激造成的癫痫活动。丙泊酚或右美托咪定输注可实现补充镇静，瑞芬太尼可实现补充麻醉。近期经验证实，小剂量瑞芬太尼可实现语言和运动皮质区定位，且不良反应较小 [≤ 0.5μg/(kg·min)]。

清醒开颅脑手术麻醉。

- 利用长效局部麻醉药进行头皮神经麻醉。
- 利用丙泊酚输注 [10～50μg/(kg·min)] 或右美托咪定 [0.2～0.5μg/（kg·h）] 镇静。
- 如果需要通过瑞芬太尼输注 [0.02～0.18μg/(kg·min)] 进行补充麻醉（使呼吸速率维持在 8～12/min）。
- 检测时停止使用补充麻醉药。
- 完成检测后重新开始镇静和补充麻醉。

五、脊柱矫正手术术中监测

（一）监测躯体感觉诱发电位的脊柱矫正手术

脊椎矫正手术监测一般包括躯体感觉诱发电位和运动诱发电位，为了监测脊髓通路、马尾神经和外周神经，通常监测由马尾神经和存在危险的神经根支配肌肉的肌电图。

如果仅监测躯体感觉诱发电位，那么脊椎手术的麻醉方法一般为使用阿片类药、肌松药和 0.5～1MAC 吸入麻醉药的平衡麻醉。除了舒芬太尼 [0.2～1μg/(kg·h)]、芬太尼 [3–6μg/(kg·h)] 或瑞芬太尼 [0.2～0.4μg/(kg·min)] 外，还可使用丙泊酚 [如 80～120μg/(kg·min)]。手术结束前 30～45min 应停止舒芬太尼和芬太尼输注。如果麻醉时间较短，或者需要大剂量阿片类药时，瑞芬太尼特别有用（如长期使用阿片类药的患者）。如果不监测肌电图和运动诱发电位，那么可使用神经肌肉阻断药。唤醒试验应用的还比较少，应将唤醒试验计划纳入麻醉计划中。

仅监测躯体感觉诱发电位的脊椎矫正手术麻醉。

- 常规麻醉诱导（如丙泊酚）。
- 维持平衡麻醉（0.5～1MAC 吸入麻醉药）。
- 丙泊酚输注 [80～120μg/(kg·min)]。
- 阿片类药——舒芬太尼单次给药剂量，然后 0.2～1.0μg/(kg·h)，结束前 30～45min 停止。
- 若需要可使用神经肌肉阻断药。

（二）右美托咪定麻醉

右美托咪定是丙泊酚的替代麻醉方案 [0.2～

0.5μg/(kg·h)]，也可作为丙泊酚的补充。一般使用丙泊酚 [如 50μg/(kg·min)] 或低剂量吸入麻醉药（如 0.5MAC），原因在于，右美托咪定的遗忘镇痛作用不是非常可靠。右美托咪定的作用机制与阿片类药不同（即中枢 α_2 刺激），因此对于阿片类药耐受患者可能有用。

仅监测躯体感觉诱发电位的脊椎矫正手术使用右美托咪定作为替代麻醉方法。

- 常规麻醉诱导（如丙泊酚）。
- 维持平衡麻醉（0.5～1MAC 吸入麻醉药）。
- 手术结束前 30～45min。
- 停止右美托咪定输注 [0.2～0.5μg/(kg·h)]。
- 丙泊酚输注 [25～50μg/(kg·min)]。
- 阿片类药——舒芬太尼单次给药剂量，然后 0.2～0.5μg/(kg·h)，结束前 30～45min 停止。
- 若需要可使用神经肌肉阻断药。

（三）监测躯体感觉诱发电位的脊柱矫正手术和外周神经肌电图的脊椎手术

脊椎手术中，除了躯体感觉诱发电位以外，存在危险的外周神经根支配的肌肉肌电图是最常监测的指标（特别是当术野中包含马尾神经时）。与颅后窝手术中肌电图监测下的情况类似，必须限制神经肌肉阻断药的使用。需要注意的是，完成麻醉诱导、获得基线监测响应后，外科医师可能要求在广泛、多水平脊椎手术中切除肌肉时或前腹入路下暴露脊椎时，使用肌松药。在充分神经肌肉阻滞下，无法进行肌电图监测；但是，当阻滞消退为 4 个成串刺激（TOF）恢复 2～3 个肌颤搐时，即可监测肌电图。但是，非显著和机械诱发响应可能比较模糊。如果可能，建议涉及肌电图监测的手术部分避免使用神经肌肉阻断药。

如果必须使用肌松药，应严格控制中效麻醉药，如罗库溴铵 [5～10μg/(kg·min)] 或维库溴铵 [0.5～0.8μg/(kg·min)] 输注，使 4 个成串刺激恢复 2～3 个肌颤搐。在这种情况下，肌电图可从电刺激响应中监测肌肉活动，如马尾神经刺激后将功能性神经组织与非功能性组织区分开。这包括刺激椎弓根螺钉置入孔道或椎弓根螺钉，从而确定与可能造成附近神经根损伤的内侧螺钉置入一致的低刺激阈

值。刺激椎弓根螺钉时，研究数据提示较深的神经肌肉阻滞（4 个成串刺激仅恢复 1 次响应）可人为提高椎弓根螺钉刺激阈值，但这会降低提示需调整螺钉位置的能力。

神经根、外周神经或肌肉病变（包括慢性压迫）可能阻碍肌电图记录。因此，部分麻醉可掩盖一些较弱的肌电图响应。此外，与上文所述的面神经监测相同，神经根的机械损伤监测可能被削弱，因此应尽量避免使用神经肌肉阻断药。总体而言，由于肌肉群对肌松药的敏感性不同，因此最好在受监测的肌肉中进行 4 个成串刺激。

监测躯体感觉诱发电位和肌电图的脊椎手术麻醉。

- 常规麻醉诱导（如丙泊酚）。
- 维持平衡麻醉（0.5～1MAC 吸入麻醉药）。
- 丙泊酚输注 [80～150μg/(kg·min)]。
- 阿片类药——舒芬太尼单次给药剂量，然后 0.2～1.0μg/(kg·h)，结束前 30～45min 停止。
- 可使用较高剂量的阿片类药和较低剂量丙泊酚。
- 如需要，可使用神经肌肉阻断药诱导，一般用于肌肉切除，然后停止使用。
- （神经刺激监测而非自主或机械神经刺激时 4 个成串刺激恢复 2～4 个肌颤搐一般不可接受）。

（四）无法记录躯体感觉诱发电位时的麻醉

总体而言，吸入麻醉药和部分肌松药是非常好的脊椎手术麻醉方法。但是，越来越多具有脊椎矫正手术适应证的患者存在显著神经损伤，例如，麻木、无力和刺痛感，这些症状一般在脊髓病变或神经病变患者中出现。对于这些患者，较差的躯体感觉诱发电位响应使麻醉更具有挑战性。因此，应减少吸入麻醉药剂量，或避免使用吸入麻醉药进行躯体感觉诱发电位监测。在这种情况下，麻醉方法一般为使用丙泊酚 [100～200μg/(kg·min)] 和阿片类药（如上文所述舒芬太尼、芬太尼或瑞芬太尼）输注的全静脉麻醉（TIVA）。由于躯体感觉诱发电位响应可能非常微弱，因此建议监测时不要使用神经肌肉阻断药。

低剂量吸入麻醉药下无法记录躯体感觉诱发电位时脊椎矫正手术的麻醉方法。

- 常规麻醉诱导（如丙泊酚）。
- 单纯全静脉麻醉——无吸入麻醉药，无氧化亚氮。
- 丙泊酚输注 [100～200μg/(kg·min)]。
- 阿片类药输注——舒芬太尼单次给药剂量或 0.2～1.0μg/(kg·h) 输注，结束前 30～45min 停止。
- 对于麻醉时间较长的患者，在麻醉第 2 个小时将早期舒芬太尼输注从 1μg/(kg·h) 降低为 0.8μg/(kg·h)，以此类推，直到在接下来的手术时间里均为 0.2～0.5μg/(kg·h)，术前 1h 停止；较高的舒芬太尼剂量可降低丙泊酚输注速率。
- 如需要，可使用神经肌肉阻断药进行诱导，一般用于肌肉切除，然后停止使用（肌电图监测下）。

（五）监测躯体感觉诱发电位、肌电图和运动诱发电位的脊柱手术

马尾神经以上脊椎矫正手术一般监测肌电图、躯体感觉诱发电位和运动诱发电位。由于运动诱发电位对麻醉药较为敏感，因此监测运动诱发电位的麻醉方法是最具挑战性的麻醉之一，这是因为，必须严格限制或避免使用吸入麻醉药和神经肌肉阻断药。对于一位不具有神经损伤、在医学意义上健康的患者，可使用 0.5MAC 吸入麻醉药（如 3% 地氟烷或 0.5% 七氟烷），特别是阿片类药耐受患者。因此，利用丙泊酚和短效或中效肌松药完成标准麻醉诱导后，可将 0.5MAC 吸入麻醉药与阿片类药 [如舒芬太尼，长时间麻醉为 0.2～1μg/(kg·h)] 或瑞芬太尼 [长时间麻醉为 0.1～0.4μg/(kg·h)]，以及丙泊酚 [50～150μg/(kg·min)] 输注联合使用。

监测躯体感觉诱发电位、运动诱发电位和肌电图的脊椎手术麻醉。

- 常规麻醉诱导（如丙泊酚）。
- 丙泊酚输注 [50～150μg/(kg·min)]。
- 低剂量吸入麻醉药(低于 0.5MAC 或 0.5MAC)。
- 阿片类药输注——若需要，可使用舒芬太

尼单次给药剂量，然后 0.2～1.1μg/(kg·h)，手术结束前 30～45min 停止；或者瑞芬太尼 [0.1～0.4μg/(kg·min)] 或芬太尼 [3～5μg/(kg·h)] 输注。

- 如需要，可使用神经肌肉阻断药诱导，一般用于肌肉切除，然后停止使用。
- (神经刺激监测而非自主或机械神经刺激时 4 个成串刺激恢复 2～4 个肌颤搐一般不可接受)。
- 对于麻醉时间较长的患者，第 1 小时使用舒芬太尼 1μg/(kg·h)，第 2 小时 0.8μg/(kg·h)，第 3 小时 0.5μg/(kg·h)，接下来继续降低，缝合时 1h 停止。

值得注意的是，运动诱发电位监测下使用右美托咪定可能会出现问题，也许会失败。因此推荐使用丙泊酚。

（六）无法记录运动诱发电位的脊椎手术

该方法利用 0.5MAC 地氟醚或七氟烷，对于神经功能和运动诱发电位响应良好的患者较为适用。但运动诱发电位响应偶尔非常微弱，需要停止吸入麻醉药，并调整丙泊酚和舒芬太尼输注。在这种情况下，建议使用单纯全静脉麻醉（TIVA）。初始维持麻醉方法最好与最后使用的麻醉方法一致（避免在监测时更换麻醉药），因此，如果有任何关于神经功能方面的担心，一些从业人员从开始就使用全静脉麻醉。如果后面需要额外使用低剂量吸入麻醉药，那么在基线监测响应良好的情况下，可尝试加入 0.5MAC 地氟烷或七氟烷，并注意观察效果。

难以记录运动诱发电位时脊椎手术的麻醉方法。

- 常规麻醉诱导（如丙泊酚）。
- 单纯全静脉麻醉——无吸入麻醉药，无氧化亚氮。
- 丙泊酚输注 [100～200μg/(kg·min)]。
- 阿片类药输注——舒芬太尼单次给药剂量或 0.2～1.0μg/(kg·h)，手术结束前 30～45min 停止。
- 如需要，可使用神经肌肉阻断药诱导，一般用于肌肉切除，然后尽量避免使用。
  - 神经刺激监测而非自主或机械神经刺激时

4 个成串刺激恢复 2～4 个肌颤搐一般不可接受。

（七）阿片类药耐受患者麻醉（氯胺酮和利多卡因）

同样具有挑战的是越来越多接受脊椎矫正手术的患者存在慢性疼痛和阿片类药耐受，因此通常的阿片类药输注剂量可能不够。如果手术局限于脊髓圆锥以下水平（一般为 L_1～L_2 水平），一般仅监测肌电图和躯体感觉诱发电位，因此可以使用一些吸入麻醉药（如 0.5MAC）或右美托咪定。但是，在监测运动诱发电位时，这些麻醉药可能与监测发生冲突，因此，全静脉麻醉成为关键，补充麻醉方法可用于阿片类药耐受。如果没有补充麻醉，丙泊酚的输注速率一般较高 [如 180～200μg/(kg·min)]，造成响应抑制和丧失；或者仅仅是阿片类药输注无法提供足够麻醉。

氯胺酮是阿片类药耐受患者最常见的补充麻醉药之一。氯胺酮可使用间歇单次给药 [0.5～1mg/(kg·h)] 或 输 注 [0.25～0.5mg/(kg·h)][3～5μg/(kg·min)]。也可将氯胺酮与丙泊酚混合输注。一般来说，初始混合为每毫升丙泊酚中加入 2mg 氯胺酮。输注过程中每新混入 50ml 丙泊酚，就将氯胺酮的剂量降低一次（1½、1、½、无——取决于麻醉时间），这是因为氯胺酮代谢速度比丙泊酚慢。此外，应减少唤醒前氯胺酮浓度，避免术后恢复期间出现幻觉。需要注意的是，氯胺酮可提高躯体感觉诱发电位波幅，因此当降低氯胺酮剂量时，可观察到躯体感觉诱发电位波幅缓慢下降。也可加入咪达唑仑降低氯胺酮的不良影响。

对于神经系统尚未发育完全的幼儿来说，氯胺酮也是非常出色的麻醉药。例如，幼儿（6 岁以下）的运动通路还未发育完全，可能很难监测运动诱发电位。这些患者可能需要基于氯胺酮麻醉，以及使用空间增强或双脉冲刺激的增强运动诱发电位刺激。

其他替代方法或与氯胺酮联用的方法为利多卡因输注 [1.5mg/(kg·h)，25μg/(kg/min)，最大速率 2mg/min]。目前还不清楚这种方法是否具有增强作用，但是由于其镇痛机制与阿片类药不同，因此可

用于阿片类药耐受患者。这也能降低丙泊酚和阿片类药的输注速率。

阿片类药耐受患者脊椎矫正手术的麻醉方法。

- 常规麻醉诱导（如丙泊酚）。
- 单纯全静脉麻醉——无吸入麻醉药，无氧化亚氮。
- 丙泊酚输注 [80～150μg/(kg·min)]。
- 阿片类药输注——舒芬太尼单次给药剂量 [0.3～1.0μg/(kg·h)]，手术结束前 30～45min 停止。
- 单独输注氯胺酮 [0.25～0.5mg/(kg·h)]，或与丙泊酚混合（见正文）。
- 单独输注利多卡因 [25μg/(kg·min)，最大 2mg/min]。
- 如需要，可使用神经肌肉阻断药诱导，一般用于肌肉切除，然后停止使用。
  - （神经刺激监测而非自主或机械神经刺激时 4 个成串刺激恢复 2～4 个肌颤搐一般不可接受）。

六、脊髓髓内手术

以上针对监测肌电图和运动诱发电位的脊椎矫正手术麻醉限制，也适用于脊髓髓内手术。额外需要监测的一项是利用硬膜外电极，监测运动诱发电位 D 波。D 波监测不会改变上述麻醉要求，这是因为，D 波不受吸入麻醉药或神经肌肉阻断药影响。

七、脊髓栓系或马尾神经病变

在脊髓栓系松解或马尾神经病变的矫正手术中，上述关于监测肌电图的脊椎矫正手术麻醉限制依旧适用。对于这些患者，外科医师使用一个带点刺激探头，检测术野中的阻滞，判断组织是否具有功能，或者是否需要切除组织。与肠和膀胱功能相关的神经支配对于患者转归至关重要，可额外使用其他监测方法（如球海绵体肌）。对于这些患者，强烈建议不要在监测中使用神经肌肉阻断药，因为手术中刺激肌电图的方法十分重要。如果还需要监测躯体感觉诱发电位或运动诱发电位，那么以上脊椎手术中的各种麻醉限制也适用。

八、一般性意见

（一）使用面罩麻醉诱导

需要指出的是，如果无法使用静脉通道进行麻醉诱导（如在儿童或少部分成人中），那么可使用面罩和七氟烷联合或不联合氧化亚氮进行麻醉诱导。通常来说，如果需要进行术中监测，转换至上述麻醉方法后，还有时间等待麻醉药的浓度逐渐降低。

（二）丙泊酚替代药

如果丙泊酚不可用或不能用，根据相关研究，可使用右美托咪定（见上文）、美索比妥、依托咪酯和咪达唑仑。目前关于运动诱发电位监测下丙泊酚替代麻醉药的经验还十分有限；但是，美索比妥和依托咪酯已用作丙泊酚的替代药。关于肾上腺抑制和转归的担忧提示依托咪酯可能不是最佳方案。

（三）麻醉在诱发电位监测中的作用

除了通过麻醉药的选择提高监测的有效性以外，麻醉科医师还能协助对监测中出现的变化进行鉴别诊断。如果监测中发生变化，找到生理（如低血压、体温过低）、位置不佳（特别是上肢）和麻醉相关原因都需要麻醉医师的参与。最后，如果监测中发生的变化提示神经结构面临的危险上升，那么麻醉医师可为神经系统提供支持。这在神经缺血期间特别重要，如使用短暂夹闭、意外动脉闭塞，以及其他外科操作时。在这种情况下，麻醉医师一般会升高患者血压，增强侧支循环（特别是当发生相对低血压时），从而通过降低代谢氧耗，降低氧需求。

九、小结

总之，最初麻醉方法的选择是基于患者并发症、患者神经功能障碍或病变程度、具体实施的手术类型，以及使用的特定监测方法。获得基线监测响应后，如果最初所选的方法无法提供足够麻醉或关键监测响应无法获得一致记录，那么可能需要调整麻醉方法。对于所有患者，均需要在监测前和监测中实现和维持麻醉稳态。稳定的麻醉效果可使监测集中在对神经系统的潜在有害作用上。当监测中发生变化时，麻醉医师可帮助找出变化原因，确定是由生理（血压、氧合作用）变化造成的，还是由位置不佳造成的。此外，如果手术相关的因素带来负面作用，麻醉医师能够通过改善生理环境（如提高血压），降低这种负面作用。

推荐阅读

[1] Balvin MJ, Song KM, Slimp JC. Effects of anesthetic regimens and other confounding factors affecting the interpretation of motor evoked potentials during pediatric spine surgery. Am J Electroneurodiagnostic Technol. 2010;50(3):219–44.

[2] Jameson LC, Janik DJ, Sloan TB. Electrophysiologic monitoring in neurosurgery. Anesthesiol Clin. 2007;25(3):605–30.

[3] Jäntti V, Sloan T. Anesthesia and intraoperative electroence-phalographic monitoring. In: Nuwer M, editor. Intraoperative monitoring of neural function, handbook of clinical neurophysiology, vol. 8. New York: Elsevier B.V.; 2008. p. 77–93.

[4] Kalkman CJ, Drummond JC, Ribberink AA, Patel PM, Sano T, Bickford RG. Effects of propofol, etomidate, midazolam, and fentanyl on motor evoked responses to transcranial electrical or magnetic stimulation in humans. Anesthesiology. 1992;76(4):502–9.

[5] Kawaguchi M, Furuya H, Kawaguchi M, Furuya H. Intraoperative spinal cord monitoring of motor function with myogenic motor evoked potentials: a consideration in anesthesia. J Anesth. 2004;18(1):18–28.

[6] Koht A, Schutz W, Schmidt G, Schramm J, Watanabe E. Effects of etomidate, midazolam, and thiopental on median nerve somatosensory evoked potentials and the additive effects of fentanyl and nitrous oxide. Anesth Analg. 1988;67(5):435–41.

[7] Koht A, Sloan TB, Hemmer LB. Neuromonitoring in surgery and anesthesia. In: Crowley M, editor. UpToDate. Waltham: UpToDate; 2015.

[8] Macdonald DB, Skinner S, Shils J, Yingling C. Intraoperative motor evoked potential monitoring – a position statement by the American Society of Neurophysiological Monitoring. Clin Neurophysiol. 2013;124(12):2291–316.

[9] Mahmoud M, Sadhasivam S, Salisbury S, Nick TG, Schnell B, Sestokas AK, et al. Susceptibility of transcranial electric motor-evoked potentials to varying targeted blood levels of dexmedetomidine during spine surgery. Anesthesiology. 2010;112(6):1364–73.

[10] Pajewski TN, Arlet V, Phillips LH, Pajewski TN, Arlet V, Phillips LH. Current approach on spinal cord monitoring: the point of view of the neurologist, the anesthesiologist and the spine surgeon. Eur Spine J. 2007;16(Suppl 2):S115–29.

[11] Pelosi L, Lamb J, Grevitt M, Mehdian SM, Webb JK,

Blumhardt LD, et al. Combined monitoring of motor and somatosensory evoked potentials in orthopaedic spinal surgery. Clin Neurophysiol. 2002;113(7):1082–91.

[12] Sloan T. Anesthesia and intraoperative neurophysiological monitoring in children. Childs Nerv Syst. 2010;26(2):227–35.

[13] Sloan T. General anesthesia for monitoring. In: Koht A, Sloan T, Toleikis JR, editors. Monitoring for the anesthesiologist and other health professionals. New York: Springer; 2012. p. 319–35.

[14] Sloan TB. Muscle relaxant use during intraoperative neurophysiologic monitoring. J Clin Monit Comput. 2013;27(1):35–46.

[15] Sloan TB, Jäntti V. Anesthesia and physiology and intraoperative neurophysiological monitoring of evoked potentials. In: Nuwer M, editor. Handbook of clinical neurophysiology. Intraoperative monitoring of neural function, vol. 8. New York: Elsevier B.V.; 2008. p. 94–126.

[16] Sloan TB, Mongan P, Lyda C, Koht A. Lidocaine infusion adjunct to total intravenous anesthesia reduces the total dose of propofol during intraoperative neurophysiological monitoring. J Clin Monit Comput. 2014;28(2):139–47.

[17] Sloan TB, Toleikis JR, Toleikis SC, Koht A. Intraoperative neurophysiological monitoring during spine surgery with total intravenous anesthesia or balanced anesthesia with 3% desflurane. J Clin Monit Comput. 2015;29(1):77–85.

[18] Taniguchi M, Nadstawek J, Langenbach U, Bremer F, Schramm J. Effects of four intravenous anesthetic agents on motor evoked potentials elicited by magnetic transcranial stimulation. Neurosurgery. 1993;33(3):407–15; discussion 15.

[19] Toleikis JR. Intraoperative monitoring using somatosensory evoked potentials. A position statement by the American Society of Neurophysiological Monitoring. J Clin Monit Comput. 2005;19(3):241–58.

影响神经外科手术麻醉效果的因素

Factors Influencing Outcome in Neurosurgical Anesthesia

R. Ryan Field 著

杨 璐 译 田 野 校

第 18 章

一、一般风险

（一）概述

神经外科患者的某些风险与神经麻醉医师相关，而与手术治疗本身无关。

（二）教育

神经外科患者不应该担心在教学单位所获得的治疗干预。充分证据表明，就一般和具体情况而言，更多人协助有利于发现错误，提供更密切的内部监管，而且手术预后不会因受训人员的存在而恶化。

（三）手术部位感染

术前使用皮质类固醇和化学治疗均有较高器官/腔隙感染发生率，但无切口、手术部位感染。不幸的是，新辅助化学治疗使手术部位器官/腔隙感染风险增加了 5 倍，而术前使用皮质类固醇使手术部位的器官/腔隙感染风险近乎增加了 1 倍。

在脊柱手术中，手术部位感染与女性性别、住院情况、胰岛素依赖型糖尿病、术前使用类固醇超过 10d、血细胞比容＜35%、体重指数＞30、伤口分类、ASA 分级和手术时间等具有独立相关性。

（四）患者手术并发症的危险因素

年龄＞60 岁、C 反应蛋白＞3mg/L 和较高 Helsinki 评分（4 分）与术后并发症风险上升呈独立相关，并导致住院时间延长、护理费用增加，以及 30d 并发症发生率和死亡率升高。

要 点

- 教学单位的神经外科干预不会持续增加神经外科患者风险。
- 类固醇使用，特别是延长术前类固醇使用时间，增加了神经外科患者手术部位感染风险。
- 新辅助化学治疗也增加了这种风险。
- 患者基线水平时的危险因素能够显著预测外科围术期并发症发生率和死亡率。

二、癫痫手术

（一）概述

在进行多阶段的癫痫手术之前，癫痫患者会接受可行的全面术前检查；但患者仍然经常会出现癫痫疾病特有的严重并发症和危险因素。

（二）对神经外科患者的影响

癫痫手术是一项改变生活质量的外科干预方式。患者接受表面脑电图检查，通常放置带状、网格和深部电极或立体定向脑电图（SEEG）探头。大多数患者继续进行手术操作，然后接受病灶切除或迷走神经刺激器植入术。

颞叶癫痫可能是最常见的癫痫，可直接进行手术切除。手术治疗几乎使一半的患者摆脱癫痫发作，大约 2/3 的患者表现出非常理想的预后。如果癫痫发作主要表现为强直 – 阵挛，尤其是手术切除前病史超过 1 年的癫痫，将使癫痫复发的风险几乎增加 250%。然而，许多研究因素并不影响手术不良预后发生的风险，包括：性别、种族、癫痫家族史、发热性癫痫发作史、癫痫持续状态史、非强直 – 阵挛性颞叶癫痫持续时间、智商和发作频率。

对于不局限于颞叶的癫痫或对颞叶癫痫不完全有效的手术治疗，迷走神经刺激器植入术可以改善癫痫发作频率、程度、持续时间和对生活的影响。迷走神经刺激器植入术对已行颞叶切除术的患者没有太大获益。所显示的中位改善程度为从 3 个月刺激期的 42.5% 到 24 个月刺激期的 50.5%。对于未切除的癫痫，患者可获得改善性预后。据报道，超过 60% 接受迷走神经刺激器植入患者的癫痫症状至少有 50% 改善，超过 40% 患者的癫痫症状至少有 75% 改善，超过 25% 患者的癫痫症状至少有 90% 改善，近 10% 患者的癫痫症状消失。

要 点

- 颞叶癫痫手术治疗与较好手术预后和癫痫预后相关。
- 手术前强直–阵挛发作病史超过 1 年的患者，在颞叶切除术后改善效果较差。
- 许多其他因素经调查研究后，不影响癫痫手术预后。
- 颞叶以外癫痫和手术难治性颞叶癫痫可能适合迷走神经刺激器植入术。
- 迷走神经刺激器植入术的治疗效果良好，但如果患者事先接受了颞叶切除术，效果则相对较差。

三、脑肿瘤

（一）概述

随着外科和医学治疗方法的改变，脑肿瘤的预后也在不断发生变化。许多因素包括肿瘤类型和位置可能影响临床病程、发病率和死亡率。

（二）对神经外科患者的影响

对于原发性和转移性脑肿瘤，术前、术中和（或）术后癫痫存在都会影响治疗效果和医疗决策。年龄 <60 岁（OR 1.66）、Ⅰ 级或 Ⅱ 级胶质瘤（OR 4）、肿瘤体积小（OR 2.18）、额叶肿瘤（OR 2.28）均增加术前癫痫发作的风险。异柠檬酸脱氢酶突变（OR 2.52）增加了胶质瘤亚群的风险。年龄 >60 岁（OR 3.32）、肿瘤体积小（OR 3.17）、手术完全切除（OR 15.5）、间脑位置（OR 12.2）、高级别肿瘤（OR 5.67）增加了术中癫痫发生的风险。有趣的是，抗癫痫治疗并不影响癫痫发生率。必须做进一步的研究，以测定癫痫预防性治疗对亚组围术期癫痫发作风险的改善作用；弄清楚这一点有助于最大限度地发挥这种治疗的价值，同时减少患者的不良反应。

在原发性肿瘤中，组织学分类有助于确定复发率。在大体完全切除的病例中，室管膜瘤的复发率为 7.3%，星形细胞瘤的复发率为 47.6%，血管母细胞瘤无复发。肿瘤位置不影响神经功能结局。室管膜瘤患者中，20% 患者改善，69% 无改善，10.9% 加重。星形细胞瘤患者中，4.8% 患者改善，47.6% 无变化，47.6% 加重。血管母细胞瘤患者切除后，8.3% 患者神经功能状态有改善，91.7% 患者神经功能状态无变化。

对于非典型性脑膜瘤，术后总复发率约为 26%。大体完全切除、化学治疗、放射治疗均未影响 5 年生存率。在高级别脑膜瘤中，Ⅲ 级的 5 年生存率通常比 Ⅱ 级低。术前身体虚弱会使 5 年生存率显著下降。

对于胶质母细胞瘤，二次手术切除后，中位生存时间为 11.4 个月。MGMT 甲基化、年龄较小、完全切除可改善中位生存期。年轻患者和 MGMT 甲基化的术前鉴别可能是确定二次手术切除价值的有用工具，有利于术前咨询。

对于转移性疾病，术后立体定向放射治疗是常用方法。少于 4 个转移灶且全身性疾病得到控制的患者可以进行术后立体定向放射治疗，远端脑功能衰竭的风险较低，局部控制的安全性较好。

- 脑肿瘤药和手术治疗预后数据有限。
- 虽然现在能够确定发生术前和术中癫痫发作的高危人群，但进行抗癫痫预防治疗似乎并不能明显改善预后。
- 组织学分类可以预测原发性肿瘤完整切除后改善或维持神经功能结局的可能性。
- 非典型性脑膜瘤切除后并发症的总体发生率高于良性脑膜瘤，占所有病例的 26%。明确术前身体虚弱状况和高级别肿瘤的情况有助于预测患者 5 年生存率。
- 当脑转移瘤的数目少于 4 个且全身性疾病得到良好控制时，脑转移瘤患者仍可安全接受术后立体定向放射治疗。

四、血管神经外科手术

（一）概述

血管内介入或开脑神经外科手术对神经外科患者的生活质量、发病率和死亡率有重要影响。

（二）对神经外科患者的影响

1. 动脉瘤

在动脉瘤外科干预方面，与 60 岁及 60 岁以上的患者相比，＜50 岁的年轻患者术后并发症减少约一半（95%CI 0.3～0.7），死亡率减少约 60%（95%CI 0.2～0.9）。对于年龄在 50-60 岁的患者而言，手术时不同年龄对预后产生的影响相似。这些发现提示神经麻醉科医师应对手术时年龄＞60 岁的患者进行风险调整。

在开颅手术患者中，术前贫血和输血均独立增加不良结局。术前贫血与住院时间延长（OR 2.5）、围术期并发症上升（OR 1.9）、再次手术概率上升（OR 2.1）相关。输血史显示围术期并发症发生率总体增加（OR 2.4）。

未破裂动脉瘤仍然是患者群体中的重要病变，需要仔细考虑比较手术风险与破裂风险。新的并发症指数有助于客观评估围术期并发症风险。神经系

统紊乱、体重减轻、急性心肌梗死、消化道出血、凝血功能障碍、甲状腺功能减退、抑郁和高脂血症等 20 种并发症共同构成了综合风险评分。这一风险评分提高了对发病率和死亡率、住院时间和患者总经济费用的预测，并优于之前的两项黄金标准指标。

除了患者身体状况相关的术前风险外，未破裂动脉瘤大小对预后也有重要影响。就未破裂小动脉瘤外科干预而言，死亡率为 0%，术后早期神经功能缺损比例为 6.6%，30d 后可改善至 2.7%。后循环动脉瘤预测早期神经功能缺损的风险最高，大脑中动脉瘤预测术后神经功能缺损的风险最低，仅为 1.5%。

2. 其他血管病变治疗预后和危险因素

将过去 17 年间 72 例患者纳入 AVM 复发危险因素的回顾性分析中，只有 3 例患者出现复发；AVM 的深静脉引流和弥漫性 AVM 病灶的存在都与复发概率上升相关。术前栓塞与复发无统计学相关性，但影像学证据表明术前栓塞在所有 3 例阳性病例的复发中发挥作用。因此未来不同研究设计可能具有重要意义。

在烟雾病中，回顾 31 例患者后仅发现两个危险因素：影像学显示任何位置急性梗死（即使是小梗死）和脑循环储备不足。这两项发现均可显著预测术后缺血性损伤。

- 对于动脉瘤手术而言，年龄＞60 岁对围术期的预后有重要影响。
- 虽然输血会升高发病率和死亡率，但术前贫血会增加围术期并发症的发生。
- 对于未破裂的动脉瘤，一项新的指标提高了治疗咨询的质量，并有助于患者对外科干预的选择。
- 当动脉瘤很小时，干预本身对药物和手术结局的风险很小。
- 有深静脉引流和弥漫性病灶的 AVM 更容易复发。
- 术前栓塞可能增加了完整切除 AVM 的复发率，但必须做进一步的研究来证实这一假设。

- 任何急性梗死史或脑循环储备不足的证据都能可靠地预测术后缺血性事件。

五、脑外伤

（一）概述

脑外伤对于神经麻醉科医师和神经外科医师来说是一个巨大挑战。治疗结果往往较差，很难预测结局好坏，而且脑外伤往往不是孤立存在的。更常见的情况是，这些患者面临复杂的多创伤问题，所有这些问题都需要不同的方法和难以统一的处理理念。

（二）对神经外科患者的影响

硬膜下血肿患者死亡的危险因素包括年龄>60岁、存在坏疽和腹水、ASA 4 级或更高、昏迷或凝血紊乱。当患者出现肺炎症状、性别为男性或在住院期间神志不清时，再次手术的概率增加。当患者依赖呼吸机、需要透析、谵妄、ASA 4 级或更高或为男性时，严重不良事件增加。除需要透析的病例外，患者住院时间也延长。18% 的患者在出现硬膜下血肿后 30d 内死亡；64% 的病例为男性，平均年龄为 71 岁。

在硬膜外血肿的病例中，对于继发性大面积脑梗死患者，应尽快开始减压手术。血肿的位置、体积、GCS、持续时间、脑疝程度及术前休克，这些都是预测患者快速减压获益的依据。此外，这些因素共同构成了硬膜外出血 – 大面积脑梗死指数（EDH–MCI），范围为 0—18 分，优于经验决策。血肿清除术对于得分在 9 分或 9 分以下的患者有很好的治疗效果。加用硬膜成形术能够改善 13 分及 13 分以上患者结局。当得分在这两个分值之间时，患者需要具备一些严重情况时才能进行更广范围的手术，包括不稳定休克、严重脑干损伤和（或）在钻孔清除术后瞳孔散大且无光反应。这些患者术后大面积脑梗死的发生率也较高。

要　点

- 硬膜下血肿患者术前风险不同而病情进展也不同，这可能影响医疗决策。

- 对于硬膜外血肿患者，近期的一项指标显示在选择单纯血肿清除术、硬脑膜成形术、根治性手术治疗，甚至可能仅进行药物治疗等方面时，都优于单纯经验判断。

六、脊柱外伤

（一）概述

脊柱外伤是一种致命性损伤，其治疗结果数据对药物和外科治疗有指导意义。

（二）对神经外科患者的影响

对于创伤性脊柱损伤患者而言，最重要的治疗决策是决定手术减压是否对患者有益。该治疗决策选择可能是影响神经功能预后的最重要因素。在损伤后 24h 内接受早期手术治疗的患者中，运动功能评分改善，神经功能改善率提高，住院时间缩短，ICU 住院时间减少，并发症发生率降低近 40%。不幸的是，死亡率与手术干预早晚无关。虽然死亡率可能没有改善，但对于那些能够存活下来的患者而言，在受伤后 24h 内接受手术，神经系统的恢复速度更快，程度也更显著。

第二项极具争议的干预手段可能是全身性类固醇能否改善患者围术期预后。在药物治疗 Meta 分析中，甲泼尼龙对神经功能改善不明显。尚无 I 类证据报道甲泼尼龙与神经功能改善之间存在正相关。对于 I 类证据以外的其他证据，Meta 分析评分在实证研究结果中显示出明显的方法学缺陷。考虑到 Meta 分析的结果，这些非 I 类证据的结果在统计学上更有可能是次要证据。在未来，我们可能会进一步探索诱导低温在急性脊髓损伤患者中预防继发性损伤的作用。到目前为止，与人体临床证据相比，更多的动物证据证实了低温对受试动物的神经保护。在人体证据中，随机对照试验很少，而且对治疗参数方面（如核心温度范围和治疗时间等）指导性较差，这些参数将最终影响神经系统的改善结果。因此，脊髓损伤诱导低温治疗的指导方案并不十分成熟，目前对其提出确切的建议还为时过早，但希望很快会有一个明确的方案出现，阐明对神经功能结局的益处并指导护理。

要　点

- 作为神经麻醉医师，我们能做的最重要的干预就是在外伤后尽早为患者提供手术室并做好准备。
- 围术期类固醇使用对脊髓损伤患者的神经功能改善无作用。
- 诱导低温表现出了治疗希望，但目前还没有基于证据的指导方案用于最大限度改善神经功能结局。

七、其他脊柱手术

（一）概述

脊柱外科具有一系列神经外科常见的和脊柱外科特有的风险。患者因素、手术部位和手术入路都会影响神经外科手术预后。

（二）对神经外科患者的影响

在接受脊柱外科手术的患者中，很大比例患者患有肥胖症。在某些情况下，脊椎病变可能是由体重过重引起的，但无论如何，一般人群的肥胖患病率也较高。这种肥胖会延长手术时间，增加并发症发生率，增加医疗费用，即使在控制并发症的情况下也是如此。虽然肥胖患者整体生活质量的改善程度不如手术时非肥胖患者明显，但报道称肥胖患者从成人脊柱畸形手术中得到的获益与非肥胖患者相似。

在退行性颈椎病中，最重要的预后预测指标是术前症状严重程度和症状持续时间；但与患者发病时的年龄没有明显相关性。令人惊讶的是，在许多优秀的分级方法研究中，存在并发症和（或）糖尿病的患者数量只显示出混合效应。吸烟只会改变糖尿病患者的预后，而严重的心理疾病会使预后恶化。只有下肢无力和（或）同时出现上肢和下肢症状与较差的预后相关，而肠道和膀胱功能障碍则与较差的预后无关。巴宾斯基征阳性并不能预测预后较差，而腿部疼挛和痉挛状态则能够预测。出现手部萎缩、性功能障碍，可能还有男性性别都预示着

不良结局。逐渐出现更多症状预示着更糟糕的结局，而疾病缓慢进展预示着更好的结果。

对于成人脊柱畸形或肿瘤患者而言，接受腰椎或胸椎微创手术，与其他微创手术相比，不一定有显著手术效果改善。术后并发症及住院时间延长的发生率可能较低。遗憾的是，这些学说的结局数据目前缺乏可靠证据，可能存在偏倚。总之，超过70%接受后路腰椎椎间融合术的患者表示他们会推荐并再次接受该治疗，而88%的患者感到明显改善。

要　点

- 脊柱手术最详细的结局数据描述了接受后路颈椎手术治疗的患者人群。
- 虽然男性性别和吸烟可能会使手术预后恶化，但令人惊讶的是，并发症对手术预后的影响并不显著。
- 这可能由于患者的选择，有效地筛选出了最严重的并发症。
- 目前，预测手术预后的最佳指标是患者术前的身体状况，而不是术中及术后医疗管理或手术技术。
- 微创技术可以缩短并发症的发生率和住院时间，但不能改善手术预后。
- 微创技术的证据需要进一步研究，通过严格的方法学明确真正的差异（如果差异存在的话）。
- 肥胖在很大程度上决定了手术成本，但手术效果仍然良好。
- 尽管存在各种并发症和手术创伤，大多数患者效果良好而且感到满意，会再次进行手术，并想向其他人推荐手术。

推荐阅读

一般风险

[1] Lieber BA, Bruce JN, et al. Preoperative chemotherapy and corticosteroids: independent predictors of cranial surgical-site infections. J Neurosurg 11/6/2015. https://doi.

org/10.3171/2015.4.JNS142719.

[2] Lieber B, Tabbosha M, et al. Preoperative predictors of spinal infection within the National Surgical Quality Inpatient Database. World Neurosurg. 2016; https://doi.org/10.1016/j.wneu.2015.12.085.

[3] Lim S, Kim JYS, et al. Impact of resident involvement in neurosurgery: an analysis of 8748 patients from the 2011 American College of Surgeons National Surgical Quality Improvement Program database. J Neurosurg. 2015;122:962–70.

[4] Reponen E, Tuominen H, et al. Preoperative identification of neurosurgery patients with a high risk of in–hospital complications: a prospective cohort of 418 consecutive elective craniotomy patients. J Neurosurg. 2015;123: 594–604.

癫痫手术

[5] Amar AP, Liu CY. Vagus nerve stimulation therapy after failed cranial surgery for intractable epilepsy: results from the vagus nerve stimulation therapy patient outcome registry. Neurosurgery. 2004;55(5):1086–93. https://doi.org/10.1227/01.NEU.0000141073.08427.76.

[6] Asadi–Pooya AA, Nei M, Sharan A, Sperling MR. Historical risk factors associated with seizure outcome after surgery for drug–resistant mesial temporal lobe epilepsy. World Neurosurg. 2016; https://doi. org/10.1016/j.wneu.2016.02.023.

脑肿瘤

[7] Karikari I, Isaacs R, et al. Impact of tumor histology on resectability and neurological outcome in primary intramedullary spinal cord tumors: a single–center experience with 102 patients. Neurosurgery. 2011;68:188–97. https://doi.org/10.1227/NEU.0b013e3181fe3794.

[8] Ling D, Heron D. et al. postoperative stereotactic radiosurgery to the resection cavity for large brain metastases: clinical outcomes, predictors of intracranial failure, and implications for optimal patient selection. Neurosurgery. 2015;76:150–7. https://doi.org/10.1227/NEU.0000000000000584.

[9] Skardelly M, Tabatabai G, et al. Predictors of preoperative and early postoperative seizures in patients with intra-axial primary and metastatic brain tumors: a retrospective observational single center study. Ann Neurol. 2015;78:917–28. https://doi.org/10.1002/ana.24522.

血管神经外科介入

[10] Alan N, et al. Impact of age on 30–day postoperative outcome of surgery for ruptured and unruptured intracranial aneurysms. J Neurointerventional Surg. 2015;7(6):431–7.

[11] Antonucci MU, et al. Acute preoperative infarcts and poor cerebrovascular reserve are independent risk factors for severe ischemic complications following direct extracranial–intracranial bypass for Moyamoya disease. Am J Neuroradiol. 2016;37(2):228–35.

[12] Ivanov AA, et al. Recurrence of cerebral arteriovenous malformations following resection in adults: does preoperative embolization increase the risk? Neurosurgery. 2016;78(4):562–71.

[13] Newman WC, Neal DW, Hoh BL. A new comorbidities index for risk stratification for treatment of unruptured cerebral aneurysms. J Neurosurg. 2016;125(3):713–9.

[14] Seicean A, et al. Risks associated with preoperative anemia and perioperative blood transfusion in open surgery for intracranial aneurysms. J Neurosurg. 2015;123(1):91–100.

脑损伤

[15] Lin H, et al. Novel clinical scale for evaluating pre-operative risk of cerebral herniation from traumatic epidural hematoma. J Neurotrauma. 2016;33(11):1023–33.

[16] Lukasiewicz AM, et al. Patient factors associated with 30–day morbidity, mortality, and length of stay after surgery for subdural hematoma: a study of the American College of Surgeons National Surgical Quality Improvement Program. J Neurosurg. 2016;124(3):760–6.

脊髓损伤

[17] Alkabie S, Boileau AJ. The role of therapeutic hypothermia after traumatic spinal cord injury–a systematic review (P3. 284). Neurology. 2016;86(16 Supplement):P3–284.

[18] Fehlings MG, et al. Early versus delayed decompression for traumatic cervical spinal cord injury: results of the Surgical Timing in Acute Spinal Cord Injury Study (STASCIS). PLoS One. 2012;7(2):e32037.

[19] Hurlbert RJ, et al. Pharmacological therapy for acute spinal cord injury. Neurosurgery. 2015;76:S71–83.

[20] Liu J–M, et al. Is urgent decompression superior to delayed surgery for traumatic spinal cord injury? A meta–analysis. World Neurosurg. 2016;87:124–31.

其他脊髓手术

[21] Goldstein C, Rampersaud YR. Perioperative outcomes and adverse events of minimally invasive versus open posterior lumbar fusion: meta–analysis and systematic review. J Neurosurg Spine. 2016;24:416–27.

[22] Higgins D, Clarke M. Understanding the impact of obesity on shortterm outcomes and in–hospital costs after instrumented spinal fusion. Neurosurgery. 2016;78:127–32. https://doi.org/10.1227/NEU.0000000000001018.

[23] Tetreault L, Fehlings M. Predictors of outcome in patients with degenerative cervical spondylotic myelopathy undergoing surgical treatment: results of a systematic review. Eur Spine J. 2015;24(Suppl 2):S236–51. https://doi.org/10.1007/s00586–013–2658–z.

神经外科手术麻醉中吸入麻醉与靶控输注全静脉麻醉的比较

A Comparison of Inhaled Anesthesia and Total Intravenous Anesthesia with Target-Controlled Infusion for Neuroanesthesia

Pablo O. Sepúlveda V.　Francisco A. Lobo　著

杨　璐　译　田　野　校

第19章

一、概述

神经外科手术中可供使用的理想麻醉药或麻醉药组合是经常讨论的话题。如果不考虑麻醉药的实际特性，一个理想的麻醉方案应具有以下特征：药动学特征良好、起效快、消退快；减量时间不敏感；可维持良好的血流动力学；对中枢神经系统的生理学无不良影响（降低脑血容量、降低颅内压、可维持 CO_2 反应性和脑血管自主调节功能、不会增加大脑代谢率、不会影响脑脊液生理学）；可在最小干预下进行神经生理学监测；抗惊厥或至少不会诱发癫痫发作；减少水肿；以及最后一项，其内在属性可避免大脑缺血。除此以外，对于清醒的神经外科患者，麻醉药或麻醉方案应具备足够的剂量–反应关系，且对通气影响较小、麻醉药滴注快速方便，便于满足个体需求，同时方便进行临床效果评价。但这种麻醉药是不存在的。在日常临床实践中，我们必须从现有的医疗条件中选择，选择能最大限度满足以上特征的药物。

静脉麻醉或吸入麻醉哪个更优依然是存在争议的问题。一种常见的方法是基于几项临床终点评估两种方法的优势，如苏醒时间、神经外科医师满意度、麻醉恢复室离开时间，或早期并发症发病率，如恶心、呕吐和疼痛。但是，由于静脉麻醉和吸入麻醉使用的麻醉药作用机制不同，以及两者的等效问题，很难对两种麻醉方法进行临床比较。近期发表的一项系统性回顾和 Meta 分析显示，丙泊酚维持麻醉的颅内压较低，而脑灌注压较高。

二、麻醉药的生理特征

表 19-1 总结了静脉麻醉药和挥发性麻醉药对脑血流量、大脑代谢率和颅内压的影响。

当挥发性麻醉药浓度从 1MAC 上升至 2MAC 时，不同患者脑血流量变化不同，且取决于基线代谢。当挥发性麻醉药浓度 > 1MAC 时，脑血流量增加，而大脑代谢率降低。脑循环中代谢率和血流量变化相对独立的情况，是挥发性麻醉药特有的。但是丙泊酚似乎可维持脑血流量与大脑代谢率之间的联动。

脑和脊椎手术中使用麻醉药的另一个目的是进行神经生理学监测：脑电图和诱发电位。吸入麻醉药可造成脑电波波型和频率异常和分离，以剂量依赖方式降低躯体感觉诱发电位（SSEP）的幅度和频率。丙泊酚麻醉能更好地保留诱发电位，产生剂量依赖脑电图爆发抑制。其他静脉麻醉药如氯胺酮，可提高脑电图 γ–β 波活动，增强躯体感觉诱发电位，而右美托咪定产生的脑电图与正常睡眠脑电图最为相似。

神经炎症和缺血损伤可发生于脑和脊椎手术中和手术后，以及外伤性脑损伤者。虽然许多麻醉药的神经保护作用已得到充分研究，但尚未得出一致结论。事实上，麻醉药本身似乎可造成神经炎

表 19-1　不同麻醉药对脑血流量（CBF）、大脑代谢率（CMR）和颅内压影响

	脑血流量	大脑代谢率	颅内压
右美托咪定	↓	→或↓	→
巴比妥类	↓↓	↓↓	↓↓
依托咪酯	↓↓	↓↓	↓↓
丙泊酚	↓↓	↓↓	↓↓
苯二氮䓬类	↓	↓	↓
阿片类	→或↓或↑	→或↓	→或↑
氯胺酮	↑↑	↑或→	↑或↑↑
N₂O	↑↑	↑或→	↑↑
氙气	↓（灰质）↑（白质）	↓	↑或→
异氟烷	↑或→	↓↓	→或↑或↑
七氟烷	↓或→或↑	↓或↓↓	→或↑或↑
地氟烷	↓或↑	↓↓	↑或→

↑. 轻微上升；↑. 上升；↑↑. 显著上升；→. 无变化
↓. 轻微下降；↓. 下降；↓↓. 显著下降
改编自 Cottrell and Young's Neuroanesthesia 5th Ed, Mosby.

症。最近研究显示，七氟烷和异氟烷可诱导脑内皮细胞结构性变化，增加血脑屏障渗透性，造成神经元功能紊乱。在脊椎手术中，静脉麻醉苏醒过程更加平缓、咳嗽减少、血流动力学变化不明显，且能维持稳定的神经监测。

可加入其他静脉药物，以实现重要的临床终点指标。艾司洛尔可降低颅脑手术后全身和脑部血流动力学变化的幅度，实现更好的术后疼痛控制，并具有潜在神经保护作用。氯胺酮一般是神经外科患者的禁忌用药，但由于氯胺酮可降低神经炎症、认知损害并调节疼痛信号，是神经外科手术患者麻醉的一个重要药物选择。

帕瑞昔布是一种环加氧酶 2 抑制药，似乎可通过抗神经炎症通路降低老年患者术后认知功能障碍的发生率，因此也可作为术后疼痛管理药物。

三、麻醉药的不良神经作用

为了进一步了解静脉麻醉和吸入麻醉在神经外科患者中的作用，需要评估体外、动物和人体脑损伤或麻醉暴露模型中静脉麻醉药和挥发性麻醉药的作用。

（一）神经毒性

在年轻哺乳动物中，麻醉可造成发育障碍，以及大脑长期神经／认知结局恶化。在过去 10 年里，研究人员找到了许多互相矛盾的证据，涉及挥发性麻醉药、氧化亚氮、氯胺酮，矛盾程度较小的诸如丙泊酚。对于七氟烷或丙泊酚麻醉下接受磁共振成像检查的儿童，七氟烷麻醉下儿童的脑乳酸和葡萄糖水平较高，且这些代谢物与苏醒期谵妄密切相关。此外，丙泊酚可显著增加儿科患者苏醒期谵妄和躁动的严重性和发生率。虽然以上发现的意义还不明确，但它们确实指出了儿科患者使用挥发性麻醉药暴露可能产生的问题。

（二）认知损害

不同麻醉药对神经外科老年患者大脑的作用是另一个研究领域，在该领域中，研究人员可搜集到关于全静脉麻醉优势的证据。随着年龄增长大脑发

生显著变化，麻醉药暴露可加速认知功能下降，麻醉和长期认知能力下降之间可能存在某种联系。目前，我们对于麻醉技术的影响还知之甚少，但有证据提示静脉丙泊酚麻醉获益。对于携带载脂蛋白E4等位基因、且术后认知改变高风险患者，基于吸入麻醉的全身麻醉方法与术后认知功能障碍高度相关。对于存在术前健忘性轻度认知损伤的脊椎手术患者，七氟烷麻醉可加速轻度认知损伤进展，而丙泊酚或硬膜外麻醉不会。据报道，丙泊酚全静脉麻醉也与脑脊液白介素 6 水平较低有关。白介素 6 是一种已知的神经炎症生物标志物。脑脊液白介素 6 较低水平一直持续到术后 48h，提示麻醉技术可能影响神经炎症反应。

根据最新发表的证据，65—75 岁接受基于丙泊酚麻醉的高风险食管外科手术患者术后认知表现优于接受七氟烷麻醉的患者，前者神经炎症介质如 TNF-α、IL-6 和 S-100β 蛋白水平低于后者。

四、麻醉深度监测

一些麻醉医师喜欢利用脑电双频指数（BIS）或其他形式处理的脑电图，监测全静脉麻醉深度。当前的"意识监测"和"麻醉深度监测"主要基于额叶脑电图活动，降低术中苏醒风险。一直以来，相关研究结果常常不一致，因此有必要开发出一种能准确反应有无意识的电生理学特征的监测手段。当前的意识监测存在几种方法学和技术问题，包括

1. 通过一个指数使当前的意识监测与临床状态相关。但这一指数无法提供麻醉药浓度逐渐升高对于意识维持以外脑组织的影响。

2. 不同患者间的个体差异较大。在较宽的意识监测指数范围内，患者可能消失或恢复意识。

3. 同一浓度同一麻醉药也可能造成该指数在个体患者中的变化，且这一变化与伤害性刺激无关。神经肌肉松弛剂可干扰肌电图响应，进而干扰意识监测指数值。

4. 该指数的浓度 – 效应关系具有高变异性。在某些患者中，当麻醉药浓度上升时，该指数的预测值可能降低；但是在其他患者中，尽管麻醉药浓度发生了显著变化，但预测值却没有变化。

5. 监测表现从"无响应"到"有响应"状态的

变化具有变异性：一些指数值可能快速变化，而其他指数的响应速度较慢。

鉴于以上局限性，当不使用脑电图时，进行静脉麻醉似乎更合理，这一原则已得到证据支持。大量研究显示，靶控输注全静脉麻醉的术中知晓发生率并没有高于其他吸入麻醉。另外，BIS 指数与呼出气体浓度相关性较差，对呼出气体浓度显著变化不敏感，且个体差异较大。在某些情况下，卤化类麻醉气体可能造成脑电图评估失真。例如，七氟烷浓度为 3% 以上时可诱发脑电图 β 波活动。处理后的脑电图（BIS、SEDLINE、CSI 和 NARCOTREND 等）只能部分反映镇静状态，因此无论是静脉麻醉还是吸入麻醉，多参数分析都应包含以上指数，理想状态下，应包含可显示脑电图图谱的监测。

五、滴定和变化

麻醉药需求的变化是已知的，但在临床实践中缺乏系统性。例如，MAC$_{50}$ 或 EC$_{50}$ 值的使用仅对应统计数字，这对于个体患者有用，但可造成许多其他患者剂量不足或超剂量。另一方面，使用 MAC$_{95}$ 或 EC$_{95}$ 通常会造成剂量不足。一种更可取的方法是确定每个患者的个体化需求，克服引起差异性的多种参数，如年龄、BMI、性别、合并用药、基线神经功能状态等，以及客观临床参数（即对呼唤无反应）。

一直以来，滴定的主要目的与术中知晓风险有关，近期，讨论的重点转变为麻醉药过量的不良作用，如所有年龄段患者出现的术后谵妄和认知改变。

六、在麻醉维持中全静脉麻醉和吸入麻醉可用性比较

靶控输注（TCI）是一项除美国外全球范围内广泛使用的技术。TCI 是一个程序包，包括输注泵，以及不同药物的药动学模型（丙泊酚、瑞芬太尼、芬太尼、氯胺酮等），麻醉医师可设置特定麻醉效果对应的浓度计算值。每种药物的最佳模型包括可描述该模型的最重要的参数（年龄、身高、体重、BMI 等）。每个模型基于个体患者的生物特征数据、

药物分布和（或）清除药动学数据进行剂量滴定。TCI 泵包含一个可频繁迭代的算法，该算法可调整输注，维持稳定的血浆浓度或效应浓度。更换注射器后，TCI 泵可重新评估目标，停止输注后，TCI 泵可计算减量时间，帮助我们预测苏醒时间。

麻醉医师可通过 TCI 逐步诱导，如果需要，也可通过快速诱导。TCI 包含一个效应模型，当血浆和效应浓度不平衡时可提供指导。TCI 泵中包含的药动学模型可代表不同人群，包括肥胖人群、老年患者或儿童，但在每种情况下麻醉医师可根据临床情况调整所需浓度。TCI 使麻醉医师可以不用通过脑力计算设定实现某个临床所需达到和维持的血浆浓度。

TCI 的商业用途一般为丙泊酚和瑞芬太尼输注。丙泊酚 TCI 有两种药代动力学 / 药效动力学模型：对于 16—65 岁患者的 Marsh 模型。该模型仅使用体重这个参数描述药物的药动学。Schnider 模型更适用于老年患者。

相对而言，使用三室模型的 α_2 肾上腺素受体激动药如右美托咪定的 TCI 已基本确立。研究显示，右美托咪定的 TCI 有多种益处，包括减少麻醉药用量、术后疼痛较轻、ICU 入住时间缩短、机械通气时间缩短及谵妄发生率降低，有助于减少术后神经炎症。

理想的麻醉药滴定应基于血浆浓度（Cp）小幅度逐级升高，然后到达一个平台，使麻醉医师有时间评估药物产生的效应。当患者失去对指令的反应时，通过 TCI 维持稳定的血浆浓度，从而针对性地维持意识消失。以上目的只能通过 TCI 泵实现（图 19-1）。

七、TIVA 和 TCI 麻醉比较

基于人为计算的全静脉麻醉不精确。该过程一般基于对输注速度的经验，使用一般患者数据，但并未考虑输注过程复杂的药动学。

近期对全球 TCI 数据汇总，使研究人员能够构建综合性模型，通过多种参数解释明显的动力学变异性。例如，TCI 可通过软件调整流速，补偿进入深层组织的分布性转移及代谢清除，维持麻醉医师设定的血浆浓度值。"手动全静脉麻醉"没有考虑与血浆药物浓度相比，效应时间进程的滞后性（或延迟），因此无法在滴定阶段或其他血浆浓度变化阶

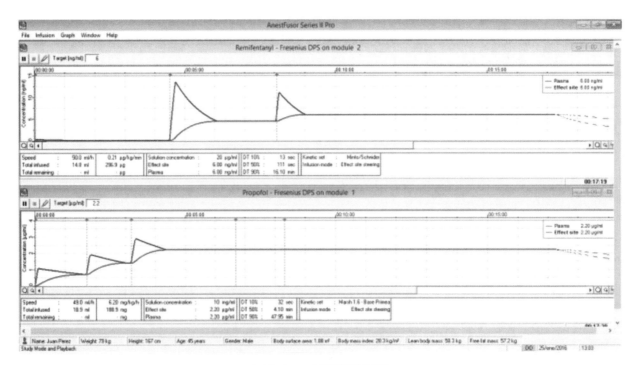

▲ 图 19-1　丙泊酚逐级诱导

当患者失去意识时，开始输注瑞芬太尼，并在做皮肤切口时提高输注速度；Anestfusor 模拟器（www.smb.cl/anestfu-sor_serie2_st.html）；TCI 适合所有药物；最右方可观察到理论上血浆药物浓度的下降

段设置整体趋势。

对于纳入效应模型的 TCI 系统，人们对其预测能力还有疑问。但是，为血浆 – 效应浓度平衡留出合理的时间，一定可以提高其预测能力。在儿童和青年人中的平衡时间（基于 BIS 指数的数据）大约为 2min，但对于年长的患者，丙泊酚输注的平衡时间大约为 4min。使用新的脑电图标志物，如 α 频带或慢波饱和时间，也可对这一数据进行重新调整。

效应模型也可预测苏醒时间，从而优化手术计划。麻醉技术还需要改变血浆药物浓度，从而适应手术动态。如果需要改变血浆浓度，一般无法通过脑力计算获得此时药物所处的分布阶段，特别是脂溶性药物，如丙泊酚。TCI 可在手术期间通过改变血浆浓度目标，而无须计算药物分布或清除情况，方便在以后回到最初的滴定目标。

八、针对伤害性感受的滴定

手术应激控制又称为伤害性感受控制，是麻醉中与维持无意识不同的另一项中心任务。伤害性感受的监测方法目前仍处于研发阶段。仅监测高血压反应或心率反应，不足以评估手术应激。与运动反应评估或药物血浆浓度相比，BIS 指数的预测能力几乎是随机的，因此作用局限。

伤害性感受控制中最容易调整的药物是瑞芬太尼。瑞芬太尼也可用于 TCI，其在年轻人和年长患者中的药动学特征差异较大。在 TCI 中，丙泊酚调节完成后开始输注瑞芬太尼。对于需要术后机械通

气的手术，可采用其他半衰期较长的阿片类药高剂量单次给药，如舒芬太尼或芬太尼，这意味着神经学评估或清醒测试将很难实行。瑞芬太尼 TCI 的另一项好处是，它与丙泊酚有协同作用。

麻醉时将 TCI 系统和 BIS 监测联用可显著降低脊椎手术中使用的麻醉药和阿片类药。类似的研究使用 TCI 系统监测听觉诱发电位的平均潜伏期，可减少患者活动、实现更好的镇静效果。慢诱导方法中的 TCI 系统可能适用于缺乏经验的人员（如非麻醉医师实施镇静者），或当神经监测不可用或无法进行的时候。

利用脑电图和额叶血氧测定法进行神经监测是一种新的方法，TCI 可实现精准调节，两者都具备降低术后认知功能障碍和谵妄的潜力（表 19-2）。

九、非 TCI 全静脉麻醉的使用建议

1. 考虑使用引导模拟器修正输注速率（可用的模拟器：Anestfusor: www.smb.cl/anestfu– sor_serie2_ st.html; TivaTrainer www.eurosiva.org）。

2. 进行多参数分析（药理学、生物识别和血流动力学数据、并发症，以及滴定诱导时的患者"校准"能力）时，使用包含频谱图的处理后脑电图。在理想状态下应包括可显示未处理脑电图和频谱图的监测，该监测可对脑电图的幅值、速度和功率进行缩放调整。

3. 考虑药物药代动力学 / 药效动力学相互作用的复杂情况。这种方法可合理减少药物消耗、成本和改善血流动力学结局。

表 19-2　TCI 的优势

• 麻醉医师可进行动态和个体化滴定
• 血浆浓度水平可连续调整，无须计算输注速率
• 用于输注控制的模型考虑了血浆浓度（Cp）和效应浓度（Ce）之间的滞后现象（延迟）
• 可在更换输注注射器之后恢复已计算的血浆浓度值
• TCI 可实现缓慢、逐级滴定诱导，避免血浆浓度峰值，而使用间歇单次给药手动技术时经常出现血浆浓度峰值
• 降低剂量不足风险
• 效果预测可缩短从插管到恢复意识的过渡期
• 血浆浓度的滴定有助于维持血流动力学稳定，更好地控制麻醉深度
• 基于药动学计算的血浆浓度包括多个人群参数
• 有助于将患者转移至放射科，患者返回到手术室时可重新设置初始血浆浓度目标

要　点

- 吸入麻醉和静脉麻醉暴露可能与神经炎症和意识损伤有关，但在某些临床环境下，也可能产生神经保护作用。
- 目前可用的静脉麻醉药具有多种有益的神经生理学特征，包括降低大脑代谢率和颅内压。
- 吸入麻醉可能增加脑血流量和颅内压。
- "麻醉深度监测"使用处理后的额叶脑电图指导麻醉剂量的设定，但这是一种不精确的麻醉深度检测方法。以上监测方法可能减少麻醉过量和谵妄问题，但是一般使用的限值（BIS 40～60）是一个任意值，其有效性并未在老年人、虚弱和年幼儿童中得到验证。因此，我们需要找到能更好地反映麻醉无意识这一复杂现象的监测方法。
- 静脉麻醉和镇痛 TCI 技术目前已得到广泛使用，该技术可基于个体滴定的药动学和患者水平生物识别数据及效应浓度实现滴定。

推荐阅读

[1] Bilotta F, Stazi E, Zlotnik A, Gruenbaum SE, Rosa G. Neuroprotective effects of intravenous anesthetics: a new critical perspective. Curr Pharm Des. 2014;20(34):5469–75.

[2] Chui J, Mariappan R, Mehta J, Manninen P, Venkatraghavan L. Comparison of propofol and volatile agents for maintenance of anaesthesia during elective craniotomy procedures: systematic review and meta-analysis. Can J Anaesth. 2014;61(4):347–56.https://doi.org/10.1007/s12630-014-0118-9. Epub 2014 Jan 31

[3] Fritz B, Kalarickal PL, Maybrier HR, Muench MR, Dearth D, Chen Y, Escallier K, Avidan MS. Intraoperative electroencephalogram suppression predicts postoperative delirium. Anesth Analg. 2016;1:234–42.

[4] Hannivoort LN, Eleveld DJ, Proost JH, Reyntjens KMEM, Absalom AR, Vereecke HEM, Struys MMRF. Development of an optimized pharmacokinetic model of dexmedetomidine using target-controlled infusion in healthy volunteers. Anesthesiology. 2015;123:357–67.

[5] Hu C, Horstman D, Shafer S. Variability of target-controlled infusion is less than the variability after bolus inyection. Anesthesiology. 2005;102:639–45.

[6] Iannuzzi M, Iannuzzi E, Rossi F, et al. Relationship between bispectral index, electroencephalographic state entropy and effect-site EC for propofol at different clinical endpoints. Br J Anaesth. 2005;94:613–6.

[7] Jevtovic-Todorovic V, Absalom AR, Blomgren K, Brambrink A, Crosby G, Culley DJ, Fiskum G, Giffard RG, Herold KF, Loepke AW, Ma D, Orser BA, Planel E, Slikker W Jr, Soriano SG, Stratmann G, Vutskits L, Xie Z, Hemmings HC Jr. Anaesthetic neurotoxicity and neuroplasticity: an expert group report and statement based on the BJA Salzburg Seminar. Br J Anaesth. 2013;111(2):143–51.

[8] Karwacki Z, Niewiadomski S, Rzaska M, Witkowska M. The effect of bispectral index monitoring on anaesthetic requirements in target-controlled infusion for lumbar microdiscectomy. Anaesthesiol Intensive Ther. 2014;46(102):284–8.

[9] Lin B-F, Huang Y-S, Kuo C-P, Ju D-T, Lu C-H, Cherng C-H, Wu C-T. Comparison of A-line autoregressive index and observer assessment of alertness/sedation scale for monitored anesthesia care with target-controlled infusion of propofol in patients undergoing percutaneous vertebroplasty. J Neurosurg Anesthesiol.2011;23:6–11.

[10] Qiao Y, Feng H, Zhao T, Yan H, Zhang H, Zhao X. Postoperative cognitive dysfunction after inhalational anaesthesia in elderly patients undergoing major surgery: the influence of anesthetic technique, cerebral injury and systemic inflammation. BMC Anesthesiol. 2015;15:154.

[11] Servin FS. TCI compared with manually controlled infusión of propofol: a multicentre study. Anaesthesia. 1998;53(Suppl, 1):82–6.

[12] Whitlock EL, Villafranca AJ, Lin N, Palanca BJ, Jacobsohn E, Finkel KJ, Zhang L, Burnside BA, Kaiser HA, Evers AS, Avidan MS. Relationship between Bispectral Index values and volatile anesthetic concentrations during the maintenance phase of anesthesia in the B-Unaware trial. Anesthesiology. 2011;115:1209–18.

[13] Absalom AR, Glen JB (Iain), Zwart GJC, Schnider TW, Struys MMRF. Target-controlled infusion. Anesth Analg. 122(1):70–8.

[14] Sepúlveda PO, Tapia LF, Monsalves S. Neural inertia and differences between loss of and recovery from consciousness during total intravenous anaesthesia: a narrative review. Anaesthesia.2019;74(6):801–9.

第三篇　成人神经外科 / 神经外科麻醉基础

Fundamentals of Adult Neurosurgery/ Neuroanesthesia

神经外科手术患者麻醉前的准备

Preparing for Anesthesia in Neurosurgical Patients

Melissa Brockerville　Pirjo Manninen　著

文俊贤　译　陈绍辉　校

一、概述

神经外科患者的手术准备涉及与患者、手术、麻醉和手术地点有关的多种因素。这些患者往往有广泛多变的病理表现，因而在麻醉管理上可能有更多的要求。神经外科手术室和神经放射病房是高度复杂的技术环境。来自神经外科、麻醉、护理、神经生理学和放射学等不同学科的医护专业人员在这里相互合作，他们每个人对患者的诊疗都有独特的观点、要求和不同的贡献。个人与团队之间的有效配合对整个团队的安全和高效运作至关重要。配合失败会导致灾难性的医疗事故。麻醉技术，以及麻醉、手术和神经系统监测所需的设备也需要进行仔细的规划。神经外科手术后的感染性并发症会对患者的预后产生重大影响，所以需要严格遵守既定的治疗方案。

二、沟通

在麻醉开始之前，麻醉科医师、外科医师、护理人员和神经生理学团队之间必须进行沟通，以确保每个人都了解患者的情况以及手术要求。已明确沟通不畅是导致患者发病率和死亡率显著增加的一个主要原因。神经生理学团队需要和麻醉团队沟通以确保麻醉方案采用最恰当的神经监测。

术前准备的检查包括签署知情同意书，辅助检查和治疗资料如影像学检查，有创监测，以及可能的输血准备。世界卫生组织（WHO）致力于通过"WHO 手术安全核查表"来提高手术安全。该核查表确定了一套简单的手术安全标准，提供了一个适用于所有国家的术中安全框架。本核查表确保在整个手术过程的各个阶段采取关键的安全措施以期将可避免的风险降至最低，包括麻醉诱导前，麻醉诱导后，手术切开前，伤口闭合期或闭合后即刻。所有医院应遵循 WHO 手术安全核查表的要求进行安全检查或采用医院特定的安全核查表。

三、术前评估

对患者进行术前评估时应制订好麻醉管理和预防麻醉相关并发症的计划。术前评估包括对所关注的特定神经系统疾病以及其他并发疾病，患者当前神经系统状态，现有的任何急性症状如颅内压升高（恶心、呕吐、头痛、癫痫、局灶性神经症状）等方面的回顾。术前评估还应包括麻醉相关的体格检查。全面评估患者气道情况对麻醉准备和预防重大并发症非常重要。患有急性或慢性颈椎疾病或外伤时，如果颈部活动过度，脊髓损伤的风险就会增加。需要明确患者并存疾病和神经外科手术步骤。根据手术急缓程度，麻醉医师应确保对非紧急手术患者的术前准备已经达到最佳。一些神经外科手术相对紧急，这就使术前准备受限。

术前评估应包括对相关麻醉药物和可能的麻醉风险进行解释说明。对于需要患者配合的神经外科手术（如清醒开颅皮质功能定位），很有必要进行详细的讨论和心理准备，准备不足很可能导致手术失败。大多数常规用药应建议患者继续服用，尤其是神经系统用药（如地塞米松和抗癫痫药），但对于某些手术来说（如深部脑刺激器植入术或癫痫手术），患者可能需要暂时停用常规用药。遇到这些特殊情况麻醉医师应和外科医师商议。

四、麻醉前准备

（一）手术室

许多神经外科手术现在都是在杂交手术室中进行的，兼具检查与治疗功能。这些包括磁共振成像（MRI）手术室，神经介入手术室，或者在常规手术室放置 CT、MRI 扫描仪。手术室布局必须提前规划，以确保空间能够容纳必需的麻醉、手术和成像设备。影像学检查必须考虑所有的安全相关方面，特别是 MRI 扫描时必须用 MRI 兼容设备（麻醉机、监护仪）。在 X 线和 CT 成像期间需要保护所有人员不暴露于射线。

（二）体位

手术体位包括仰卧位、俯卧位、半坐位、坐位、侧卧位和沙滩椅位。每种体位在麻醉方面都有其特点，麻醉医师应该熟悉与这些体位相关的潜在并发症。其中一些体位的摆放需要额外的支架和辅助用物，如垫子、臂板和头架。麻醉医师在进行静脉、动脉、中心静脉置管和监测时，还应考虑术中手术体位的影响。

在脊柱不稳定或有颈椎病的患者，将患者转到俯卧位时可以用特殊的支架或器具来帮助固定。神经外科手术期间应该使用软牙垫，这使嘴保持稍微张开，防止舌头突出被牙齿咬到。在大脑皮质运动诱发电位（MEP）监测期间，牙垫有助于防止电刺激时舌头被咬伤。应避免在俯卧位直接压迫眼睛，以防止角膜擦伤和视网膜中央动脉阻塞。

神经外科手术过程可能很长，患者存在围术期周围神经损伤的风险。麻醉医师应遵循 ASA 实践建议：围术期周围神经损伤的保护策略和体位垫措施。如有可能，麻醉科医师应在麻醉诱导前确定患者能舒适地耐受手术姿势，如颈部过伸或过屈。

（三）监护仪

麻醉开始前应对标准设备进行全面检查。核对表是确保麻醉机进行正确安全检查的有用工具。全身麻醉过程中需要的标准监护项目包括心电图、血压、血氧饱和度、呼气末二氧化碳浓度和特定麻醉气体浓度。强烈建议体温和神经肌肉阻滞监测。镇静期间对监测的要求各不相同，但在清醒镇静的神经外科手术过程中，如清醒开颅术，对呼气末二氧化碳和呼吸频率等呼吸功能的监测就尤为重要。

在神经外科手术过程中可以使用许多另外的监测装置。有创动脉压和中心静脉导管置入等有助于血流动力学监测，并便于术中采集血样。还可以采用其他一些监测容量状态的方法如收缩压变异率、脉压变异率和每搏变异率，当然这些指标尚未成为临床实践中的标准监护。当存在静脉空气栓塞的风险时，应考虑经食管超声或经胸超声心动来评估。长时间手术应放置导尿管以评估液体平衡和监测异常变化如尿崩症。脑功能监测（脑电双谱指数，熵）用于监测麻醉深度。当涉及脑氧合监测时，可以增加特定的监护项目，如颈静脉血氧饱和度、脑组织氧张力、近红外光谱和脑微透析。

配备除颤器和急救药物的心肺复苏急救车必须放置于附近并定期维护。一些神经外科手术可能会导致大量失血，应准备好压力袋或快速输血仪。手术涉及多节段脊椎时，血液回收系统可能会有帮助。

五、麻醉注意事项

（一）药物

麻醉药应准备好并贴好专用彩色标签，标记好药物化学名及浓度。所有药物必须在给药前再次通过标签检查确认。强效血管活性药物需通过适当的输液泵输注给药。一些药物如肝素和胰岛素，通常容易误配浓度；因此，建议这些药物在给药前必须由非配药者本人（护士或外科医师）进行二次剂量检查后才能给药。

选择性使用麻醉药达到对神经系统的保护作用仍存在争议，但应在高危手术中予以考虑。大多数麻醉药，包括巴比妥类药、丙泊酚、七氟醚、地氟醚和异氟醚，有一定的神经保护作用。实际采用何种麻醉技术，选择吸入麻醉还是全静脉麻醉，以及实际采用哪种麻醉药可能不是最重要的。

神经监测（躯体感觉诱发电位、MEP、肌电图）可能影响麻醉方案的选择。全静脉麻醉常用于

MEP 监测患者，而肌电图记录要求不能使用肌肉松弛药。这应该在麻醉开始前与外科医师和神经生理学家商议。

大型复杂手术（脊柱、血管病变）可能伴有大量失血。研究显示氨甲环酸可以减少失血及脊柱手术输血的需求，使用时还是应根据病例具体情况考虑。

神经外科麻醉常常需要在长时间复杂的手术过程中处理有严重并发症的患者。此时，药物剂量的把握就由麻醉医师负责。根据患者的并发症情况和（或）手术步骤，一些药物如抗生素、胰岛素、抗纤维蛋白溶解药、抗癫痫药和抗帕金森药需要再次追加给药。某些抗癫痫和抗帕金森药只能口服，应考虑通过经鼻或经口胃管给药。也可以在与神经科医师协商后选择另一种静脉抗癫痫药。

（二）气道管理

任何时候有潜在困难气道时麻醉医师都应准备好各种困难气道辅助装置，并备有熟练的助手可随时提供帮助。一旦气管插管完成，必须确切固定好导管，以防止患者在摆体位过程中导管脱出。对于颈椎不稳定患者的气道管理的最佳方法目前仍存在争议。无任何单一气道管理技术被证明优于其他。具体如何选择将很大程度上取决于麻醉医师技术的熟练程度和可用设备。如果患者颈椎不稳定，应将头颈胸等整个身体固定在一条线上，但也必须认识到这可能使气道管理更加困难。在术前应该做好应对气道紧急情况、术后拔管或延迟拔管的预案和准备。不过手术过程中出现大出血等并发症时可能需要改变原计划。

（三）血流动力学及液体管理目标

手术过程中的血流动力学管理目标需根据手术要求和患者的并存疾病而定。术中和术后对血压的管理目标要求不同，应在麻醉开始前与外科医师协商。液体管理的主要目标是维持正常血容量和避免低渗透压。近年来，为了降低围术期发病率和死亡率，液体管理理念逐渐从无明确限制转向目标导向液体治疗。这是一种通过计算优化的心排血量和氧输送量来确定给液量、正性肌力药和（或）血管升压药最佳剂量的方法。

（四）体温

大多数情况下应监测患者的核心体温以确定患者体温正常。如热温毯和输液加温仪器这样合适的加热设备通常是必要的，以确保在长时间的手术过程中患者体温正常。低温曾被当成一种神经保护方法进行研究。2015 年发表的一篇综述表明，无明确证据显示在脑外科手术患者中，人工低温与死亡率或严重神经功能障碍发生率显著降低相关，当然同时也未增加患者受到伤害的风险。

六、顾虑与风险

（一）患者识别和手术部位错误

2015 年发表的一篇系统性综述认为，目前手术部位弄错的发生率大约是 1/10 万。在一项对全美执业神经外科医师的调查中，25% 的人承认在他们的职业生涯中至少有一次在错误的一侧切开头皮，32% 的人承认在错误的脊椎节段切除过腰椎间盘组织。2002 年，美国外科医师学会发布了一份关于要求确保正确的患者、正确的手术部位和正确的手术操作的声明，还包括避免手术部位错误的指南。手术团队应核实患者身份和将进行的手术，并与患者或其家属确认签署知情同意书。在给患者用药之前，外科医师应该标记好正确的手术部位，所有的影像学资料都应该在手术室准备好。应根据手术安全检查表与手术团队所有成员一起对正确的手术部位进行最后的确认。

（二）感染

手术部位感染是神经外科的严重并发症之一。2013 年美国医疗安全网络（National Healthcare Safety Network）报道，手术部位感染的总体发病率为 23.1%，其中 2.4% 与神经外科手术（开颅术和脑室分流术）有关。开颅后发生脑膜炎的危险因素包括脑脊液漏、术后切口感染、男性、手术时间较长。导致脊柱手术感染的其他危险因素包括年龄＞60 岁、吸烟、糖尿病、既往外科感染史，BMI＞25.5，酗酒。

2013 年发表的"外科手术中抗菌预防的临床实践指南"提供了一种标准化的抗生素使用方法以预

防手术部位感染。本指南推荐对所有开颅手术、脑脊液分流术、鞘内泵植入术，以及有或无内固定的脊柱手术进行抗生素预防。推荐的预防药物是静脉注射用头孢唑啉（2g，体重≥120kg的患者为3g）。对β内酰胺酶类抗生素过敏患者的替代药物包括克林霉素（600～900mg）或万古霉素（15mg/kg）。万古霉素还可用于已知耐甲氧西林葡萄球菌（MRSA）的患者。

头孢唑啉和克林霉素应该在切皮前60min给予。因为需要延长输注时间，万古霉素应该在120min前给予。考虑到头孢唑啉和克林霉素在肾功能正常的患者半衰期较短，应分别在术后4h和6h重新给药。万古霉素的半衰期为4～8h，在大多数手术过程中可能不需要再给药。如果患者出现大出血，也应考虑重新给药。其他预防措施包括严格遵守无菌技术和维持术中体温正常。

（三）困难气道管理

2011年ASA已结案的索赔分析报道指出插管困难仍然是一个问题，占总索赔报道的5%。在2005年的报道中，19%的索赔与神经外科或脊柱外科手术患者有关。关于预期的和未预期的困难气道管理流程已经发表。

从麻醉中苏醒是另一个关键时期，特别是在神经外科手术或脊柱手术后，拔管可能导致呼吸道并发症并且需要紧急重新插管，包括颈椎手术后颈部血肿或水肿导致气道受损。长时间俯卧或侧俯卧位的患者也可能出现气道水肿和（或）舌体增大。目前对此情况也有拔管指南。在这些情况下，再插管可能极其困难。因此，所有存在气道水肿危险的患者在拔管前都应仔细评估。

（四）手术室外的神经外科操作

越来越多的神经外科影像检查和（或）介入治疗在远离标准手术室的地方进行（MRI、CT、血管造影、血管内治疗）。在这些地方的麻醉管理工作可能包括监护、有意识的镇静、全身麻醉，或为危重患者提供呼吸和循环支持。在远离手术室的环境下提供安全的麻醉管理是很有挑战性的。增加风险的因素包括陌生的环境，缺乏麻醉设备和支持，以及可用的监测设备型号杂乱。在手术或操作过程中，麻醉医师靠近患者受限，或者和患者在不同的房间里。当然，无论如何设置，在手术过程中麻醉医师应该能够直接看到或者通过摄像装备看到患者和监护仪。在这些地方用到的麻醉设备、药物和复苏车应与其他麻醉地点的相同。所有需要的麻醉地点都应该配备一个困难气道抢救车，以方便进行安全有效的困难气道管理。手术室外有放射操作场所的所有工作人员和患者都应注意加强防护，避免放射暴露。麻醉医师应注意潜在的安全危害（电磁、听觉）并采取必要的防护措施，尤其是MRI扫描时。

要　点

- 个人和团队的有效沟通对手术室团队的安全和高效运作至关重要。
- 患者的不良事件往往与沟通不畅有关。
- 根据手术安全核查表对手术过程进行简述可以改善沟通，减少患者识别和手术部位错误。
- 必须根据患者的神经专科疾病情况和全身状况做好适当的术前准备。
- 患者的心理准备应包括告知其对术中操作的需求和配合、术后的影响和结局。
- 手术室各个方面的充分准备（包括适当的心肺复苏设备的准备）对保持高效性和安全性至关重要。
- 神经外科手术患者在麻醉诱导和苏醒时对气道管理有其独特的挑战。
- 麻醉管理的重要方面包括体位、血流动力学目标、液体管理、神经保护和麻醉对神经监测的影响。
- 手术部位感染是神经外科的严重并发症。术后感染的危险因素因特定的神经外科手术而异。
- 手术前预防性抗生素使用的适应证应遵循既定的指南。
- 在远离手术室的地方进行的神经外科手术和影像学检查需要进行额外因地制宜的计划和安全预防措施。

推荐阅读

[1] American College of Surgeons [Internet]. Statement on ensuring correct patient, correct site and procedure surgery. [Updated 2002 Dec 1; cited 2015 Dec 15]. Available from https://www.facs.org/about-acs/statements/41-correct-patient-procedure.

[2] American Society of Anesthesiologists Task Force on Intraoperative Awareness. Practice advisory for intraoperative awareness and brain function monitoring – a report by the American Society of Anesthesiologists task force on intraoperative awareness. Anesthesiology. 2006;104(4):847–64.

[3] American Society of Anesthesiologists Task Force on Prevention of Perioperative Peripheral Neuropathies. Practice advisory for the prevention or perioperative peripheral neuropathies – an updated report by the ASA task force on prevention of perioperative peripheral neuropathies. Anesthesiology. 2011;114(4):741–54.

[4] Apfelbaum JL, Connis RT, Nickinovich DG, Pasternak LR, Arens JF, Caplan RA, Committee on Standards and Practice Parameters, American Society of Anesthesiologists Task Force on Preanesthesia Evaluation, et al. Practice advisory for the preanesthesia evaluation – an updated report by the American Society of Anesthesiologists task force on preanesthesia evaluation. Anesthesiology. 2012;116(3):522–38.

[5] Apfelbaum JL, Hagberg CA, Caplan RA, Blitt RC, Connis RT, Nickinovich DG, American Society of Anesthesiologists Task Force on Management of the Difficult Airway, et al. Practice guidelines for the management of the difficult airway – an updated report by the American Society of Anesthesiologists task force on management of the difficult airway. Anesthesiology. 2013;118(2):251–70.

[6] Benes J, Giglio M, Brienza N, Michard F. The effects of goal directed fluid therapy based on dynamic parameters on post-surgical outcome:a meta-analysis of randomized controlled trials. Crit Care. 2014;18(5):584.

[7] Bratzler DW, Dellinger EP, Olsen KM, Perl TM, Auwaerter PG, Boln MK, et al. Clinical practice guidelines for antimicrobial prophylaxis in surgery. Am J Health Syst Pharm. 2013;70(3):195–283.

[8] Cavallone LF, Vannucci A. Extubation of the difficult airway and extubation failure. Anesth Analg. 2013;116(2):368–83.

[9] Eichorn V, Henzler D, Murphy MF. Standardizing care and monitoring for anesthesia or procedural sedation delivered outside the operating room. Curr Opin Anaesthesiol. 2010;23(4):494–9.

[10] Guercio JR, Nimjee SM, James ML, McDonagh DL. Anesthesia for interventional neuroradiology. Int Anesthesiol Clin. 2015;53(1):87–106.

[11] Hempel S, Maggard-Gibbons M, Nguyen D, Dawes A, Miake-Lye I, Beroes J, et al. Wrong site surgery, retained surgical items and surgical fires – a systematic review of surgical never events. JAMA Surg. 2015;150(8):796–805.

[12] Jhawar BS, Mitsis D, Duggal N. Wrong-sided and wrong-level neurosurgery: a national survey. J Neurosurg Spine. 2007;7(5):467–72.

[13] Martini RP, Larson DM. Clinical evaluation and airway management for adults with cervical spine instability. Anesthesiol Clin. 2015;33(2):315–27.

[14] Merchant R, Chartrand D, Dain S, Dobson G, Kurrek M, Lagace A, et al. Guidelines to the practice of anesthesia-revised edition 2015.Can J Anesth. 2015;62(1):54–67.

[15] Metzner J, Posner KL, Lam MS, Domino KB. Closed claims' analysis. Best Pract Res Clin Anaesthesiol. 2011;25(2):263–76.

[16] Milani W, Antibas P, Prado G. Cooling for cerebral protection during brain surgery (review). Cochrane Database Syst Rev. 2015;1–53. https://www.ncbi.nlm.nih.gov/pubmed/25626888.

[17] Peterson GN, Domino KB, Caplin RA, Posner KL, Lee LA, Cheney FW. Management of the difficult airway: a closed claims analysis. Anesthesiology. 2005;103(1):33–9.

[18] Popat M, Mitchell V, Dravid R, Patel A, Swampillai C, Higgs A, Difficult Airway Society Extubation Guidelines Group. Difficult airway society guidelines for the management of tracheal extubation. Anaesthesia. 2012;67 (3):318–40.

[19] Ripolles-Melchor J, Espinosa A, Martinez-Hurtado E, Abad-Gurumeta A, Casans FR, Fernandez- Perez C, et al. Perioperative goal directed hemodynamic therapy in non-cardiac surgery: a systematic review and meta-analysis. J Clin Anaesthiol. 2016;28:105–15.

[20] Sievert DM, Ricks P, Edwards JR, Schneider A, Patel J, Srinivasan A, et al. Antimicrobial-resistant pathogens associated infections: summary of data reported to the national healthcare safety network at the centers for disease control and prevention, 2009–2010. Infect Control Hosp Epidemiol. 2013;42(1):1–15.

[21] World Health Organization[Internet]. Safe surgery [cited 2016 Jan 18]. Available from http://www.who.int/patientsafety/safesurgery/en/.

神经外科技术和操作的基础知识
Basics of Neurosurgical Techniques and Procedures

Jennifer D. Sokolowski　Tony R. Wang　Kenneth C. Liu　著

文俊贤　译　陈绍辉　校

第21章

一、概述

神经外科手术的顺利完成需要外科、麻醉科和护理团队的共同努力。对颅内手术入路的设计一般是为了减少对周围神经组织的牵拉和操作，并获得可能的到达手术靶点的最短路径。开颅手术的独特之处在于手术入路选择较多。患者头部的摆放位置由病变的解剖位置、手术入路和病灶显露情况共同决定。同样，脊柱脊髓手术的入路也取决于病变所在位置，通常是经后路、前路、侧路或这三者的某种组合。

二、对神经外科患者的影响

（一）开颅手术

开颅手术通常需要采用三钉头架来固定患者颅骨以减少手术过程中术野的移动。手术方案取决于手术目的和病变的解剖情况。对于浅表病变来说，将病灶靠近术野顶部最方便手术操作，如额部病变多采用仰卧位，枕部病变多采用俯卧位，颞部病变多采用侧卧位。对颅底神经和动脉等较深结构进行操作的手术常常需要牵拉神经组织以利于病灶的充分显露和操作。为减轻因牵拉对神经组织造成的影响，经常会使用一些保护技术，如 CSF 分流、过度通气和（或）用甘露醇降低颅压。抬高床头或采用反头低足高位来达到最佳的患者头部血液引流（通过静脉和静脉窦）。外科医师和麻醉医师之间必须进行仔细的沟通，以求获得干净的术野同时又不会发生静脉空气栓塞的高风险（手术部位在心脏平面以上时）。

经蝶入路切除鞍区肿瘤时，患者通常会采用改良的沙滩椅体位。外科医师需要经患者的鼻或口操作，这需要麻醉科医师仔细考虑气管导管放置的位置，以避免对外科手术的干扰。术中可能发生脑脊液漏，需要做好从腹部取脂肪的准备。此外，激素分泌型肿瘤或压迫下丘脑 – 垂体轴的大型肿瘤可能会引起神经内分泌激素分泌基线的改变或引起垂体功能低下，这可能会对患者的心血管和肺功能产生影响。

手术中主要通过对破损血管的热烧灼来控制术野出血。大多数非神经外科手术会使用单极电凝，它会在手持电极和置于患者皮肤上的电极之间产生电流。由于此电流会通过患者身体，在大脑这样生物电活跃的器官可能导致大脑皮质电活动节律失常和（或）癫痫发作，因此神经外科医师对脑手术中使用单极电凝心存疑虑。此外，对于带有起搏器或植入式自动除颤器等电激活设备的患者，应谨慎使用单极电凝。神经外科手术中会经常使用双极电凝来进行皮质组织的止血，电流会运行在钳式电凝的两个电极之间，避免了电流通过身体。也有其他止血方法，如用浸在凝血酶中的生物制剂（如甲氧基纤维素）填塞出血区域。但当患者血压较高时，这个方法往往效果有限。

在接受脑血管手术的患者中，有时会进行术中血管造影来确认血管是否异常。这些手术通常采用经股动脉入路放置导管。也采用经颅多普勒超声来评估颅内血管的通畅性，尤其是动脉瘤手术后。术中光学血管造影成像是近来新兴的一种用来评估手术区域血管循环情况的方法；在注射荧光剂之后，通过手术显微镜进行数字红外光处理后便可以观察到患者颅内血管的循环情况。

（二）脊柱手术

脊柱手术的围术期风险差异很大，与手术范围有关。广泛脊柱畸形和脊柱侧弯患者可能出现脊柱活动范围减少，胸壁顺应性降低，给麻醉插管和机械通气带来影响。脊椎手术是在患者仰卧、俯卧或侧卧的情况下进行的。在有颈椎手术史、合并严重的颈椎狭窄和（或）不稳定的情况下，体位摆放变得尤为重要。术前应仔细考虑插管方法的选择。清醒纤支镜气管插管或使用便携式可视喉镜插管可以减少颈髓损伤的概率；胸腰椎的前路手术可能需要开胸，麻醉医师采用双腔气管插管可方便手术操作。经口入路高位颈椎手术可能会导致气道水肿，患者需要术后持续带管以保持气道通畅。

脊柱手术可能会导致大量失血，这在椎弓根椎体截骨术和脊柱融合术等大型多椎体节段手术中尤其多见。对预计失血量大的病例，一般采用术中回输术前预存的自体血或术中回收的术野出血来补充失血量。对于无危险因素（如冠状动脉疾病或血栓栓塞病史）的患者，可在术中输注氨甲环酸以减少失血量。典型的腰椎前路手术需要外科医师将髂血管从手术部位移开。不过术野暴露过程中可能导致患者血管撕裂（最常见的是髂静脉）和急性大量失血，麻醉医师必须做好输血输液的准备，手术开始前准备好大口径的静脉输液通路。此外，对于后路脊柱手术来说，体位摆放需要力求创造一个相对"干"的术野（术野在心脏水平上方时），既能获得充分的术野静脉引流，又能减少患者空气栓塞的风险。

（三）电生理监测

当预期的手术方法可能会损伤某些神经结构时，应进行监测。脊神经或脑神经的监测通常需要将肌电针插入到神经的不同监测靶点，且需要功能正常的神经肌肉接头，因此监测时不能使用神经肌肉阻滞药。皮质脑电图监测电极常用于躯体感觉诱发电位（SSEP）和运动诱发电位（MEP）的监测。不过多种吸入麻醉药和静脉麻醉药（如丙泊酚）会对脑电图造成很大影响，术前应与外科医师和电生理监测小组进行充分沟通。

（四）立体定向技术和清醒开颅术

某些神经外科手术需要患者在术中保持部分或全部清醒，如脑深部电刺激等操作涉及将电极植入到丘脑或丘脑下结构中来治疗运动障碍。这些操作通常是在清醒状态下进行以便于电极的正确放置，并且在过程中监测患者对刺激的进展情况。这些病例的头部需要被固定在一个头架里，固定时间超过一个小时或更长时间可能对患者有较大难度，尤其是那些有运动障碍的人。因此需要精准调整麻醉深度，使患者舒适而又足够清醒，能配合完成充分的神经功能评估。当然，在放置电极时进行仔细的血流动力学监测及调控也是必要的。

当病变（如肿瘤）累及大脑语言运动区皮层时，对患者术中清醒程度的要求会更严格。一些医院仅使用头皮阻滞麻醉，在整个手术过程中保持患者完全清醒，有些医院则会根据手术进程采用麻醉 - 清醒 - 镇静方式。对后类患者通常会一开始使用喉罩进行通气，脑组织显露完成后再将喉罩拔除。然后患者会在术中回答问题或按指令做简单的动作，而外科医师则会刺激大脑皮质，以确定哪些部位可以安全地切除而不会造成神经功能损伤。一旦病灶被切除，在手术剩余时间里可继续给予患者镇静麻醉。

（五）脑脊液分流器及放电刺激装置植入

这些手术对于神经外科来说几乎没有太多创伤，但对于患者来说刺激性仍然非常强。脑脊液分流器的放置途径从头盖骨一直到腹膜，这意味着手术范围涉及从头部到腹部。术中体表大面积暴露会导致患者大量的热量丧失，麻醉医师很难将患者的体温维持在正常的生理范围内。心电导联和其他监护装置必须远离手术区域，最好放在患者的背部。分流管或导线会在切口之间的皮下通行。这部分手术过程（如用隧道器在切口之间的皮下组织内打隧道）会对患者造成很强的刺激，能引起显著的血流动力学波动。

三、关注点和风险

在患者头部放置颅骨钉或进行三钉头架固定对患者刺激很大，必须在外科医师固定头盖骨之前给予足够的镇痛。为防止患者高血压增高或在放置颅骨钉过程中发生体动，应提前采取一些措施，包括静脉予用短效麻醉药（如丙泊酚），短效麻醉性镇痛药（如阿芬太尼）或局麻药（头皮神经阻滞或在颅骨钉放置部位行局部浸润）。颅骨钉偶尔会引起患者颅骨骨折或损伤脸部皮肤，应注意避免。一旦头部固定，颈部经常会保持过屈或过伸姿势来提供最佳的术野。这可能导致气管导管向近端或远端移位，应注意确保患者在头部固定后能保持充分的通气。此外，严重的颈部过屈会导致脑静脉回流障碍，这对外科医师和麻醉医师都是不可忽视的问题。而在同等情况下，很少导致严重的脑动脉血供障碍或直接造成对患者有潜在危害的颈部神经性损伤。在手术开始前应确保患者的下颏和胸部之间有足够的空间。对于俯卧位开颅手术，通常会在仰卧前将患者的头部固定，然后再将其整体翻滚至俯卧位。但这个翻身的过程也给之前精心放置的各种导线和管路的意外脱出带来了机会，易造成严重后果。当患者处于俯卧位进行颅脑手术时，还必须用体位垫对身体受压点进行保护，以防止压疮和神经损伤。

神经外科手术术中的影像学检查对于麻醉医师来说是一个额外的挑战。需要特别考虑的因素包括：术中需要 MRI 扫描的手术只能使用非铁磁性材料 / 仪器；MRI 扫描可能会对患者造成热损伤；在扫描过程中接近患者受限；手术时间会延长。

为了给外科医师更好地提供足够的术野、显露大脑深处的病变，降低颅内压力非常重要。这可以通过静脉给予高渗液体（如甘露醇、高渗盐水）和暂时过度通气来实现。当使用这两种方法时，必须警惕它们的全身性不良反应。脑脊液引流管偶尔用于控制颅内压或协助降低颅内压，它们通常放置在颅内（脑室外引流）或椎管内（腰大池引流）。麻醉医师和外科医师之间需要仔细沟通引流管的放置位置，最重要的还要明确需引流出多少脑脊液。但

要注意的是，过度引流可导致硬膜下血肿，严重时可导致脑疝。当降低颅内压仍不能提供足够的术野时（例如进行颅底深层结构的手术时），可用金属刀片轻柔地分离周围神经组织。但是过度的牵拉会导致组织出血，或因为牵张含有支配血管区自主神经纤维的脑神经，导致在颅内手术时患者生命体征出现突然的急剧变化。如有变化应及时告知外科医师。

当术野于高于右心房时，手术部位静脉血管的损伤可能会导致静脉性空气栓塞和急性低血压及缺氧。

血压的管理非常重要，尤其是在脑血管手术（动脉瘤、颈动脉狭窄和动静脉畸形）中。在活动性出血期间，血压应保持在低水平。当临时阻塞动脉以控制出血时，应保持较高血压使得血液能通过侧支到达有缺血风险的脑组织区域以提供足够的脑灌注。偶尔在行脑干手术或行颅内压可能发生快速变化的手术时（如脑外伤手术或脑积水手术减压），血压和心率可因脑干压力感受器区被牵拉或干扰而产生非常明显的变化。这些症状通常为一过性，但也可能非常严重，暂时需要血管活性药物予以支持。麻醉医师需要与外科医师进行有效沟通，减少引起患者血流动力学不稳定的刺激因素（例如牵拉、刺激和手术操作）。

脊柱手术通常会使患者的手臂处于非解剖位置，应注意确保臂丛神经未被过度牵拉。患者在俯卧的情况下，应注意不要使其手臂过伸，应该使其肩部和肘部屈曲以防止神经和关节损伤。脊柱手术通常还需要使用透视装置（C 臂机）来辅助某些植入物的定位。当设备被移进或移出手术区域时，技术人员或外科医师可能会不经意地将组件放置在患者的身体上，而且可能会无意中导致输液管道的意外脱出或生理监测装置的断开。始终保持警惕是防止压力过大和 C 臂牵拉导致并发症的关键。侵入性脊柱手术通常会使失血量增大，应仔细监测患者情况并及时处理。经后路脊柱手术中，会牵拉椎旁肌肉组织来充分暴露脊柱和脊神经。长时间的牵拉和俯卧位有时会导致横纹肌溶解或术后视力丧失。

要 点

- 在进行开颅或脊柱手术时，麻醉科医师需要与手术和护理团队仔细沟通，以减少围术期并发症的发生。

- 术前与手术团队一起讨论手术计划十分重要，内容包括脑脊液引流方案，神经肌肉阻滞药使用与否，或在手术过程中患者是否保持清醒。

- 脑血管手术中，在活动性出血和暂时性脑血流阻断期间，血压管理至关重要。

- 颅内压快速变化或进行脑干手术和对低位脑神经牵拉刺激时，患者的生命体征有可能发生骤变。

推荐阅读

[1] Fletcher S, Lam A. Anesthesia: preoperative evaluation. In: Winn HR, editor. Youmans neurological surgery. 5th ed. Philadelphia: Elsevier; 2004.

[2] Goodkin R, Mesiwala A. Surgical exposure and positioning. In: Winn HR, editor. Youmans neurological surgery. 5th ed. Philadelphia: Elsevier; 2004.

[3] Jenkins AL III, Deutch H, Patel NP, Post KD. Complication avoidance in neurosurgery. In: Winn HR, editor. Youmans neurological surgery. 5th ed. Philadelphia: Elsevier; 2004.

神经外科手术的患者体位
Positioning the Patient for Neurosurgical Operations

Katherine O. Heller　Monica S. Vavilala　Irene Rozet　著

文俊贤　译　陈绍辉　校

第22章

一、压力相关损伤

摆放患者体位时应考虑到在提供最佳术野的同时使与体位相关的风险及相关并发症发生率降至最低。患者最常见的体位相关并发症包括压疮和周围神经损伤（臂丛神经、骶神经、腰丛神经、尺神经、桡神经、坐骨神经和腓总神经损伤）。与压力损伤相关的危险因素列于表 22-1 中。压疮最常见于坐骨结节、股骨转子处或脚后跟。特别是对高危患者，必须采取适当方法减轻患者肢体的压力负荷或在受压点使用垫子。体位不当如未能被及时发现可引起动脉血流阻塞，导致缺血性损伤，尤其是在非仰卧位。所以脊柱和神经外科手术中常常使用术中神经生理监测，如运动和体感诱发电位，以监测因体位改变引起的机械损伤。

二、对神经外科患者的影响

神经外科手术过程往往较长（超过 3h），因此在手术铺单覆盖患者前必须注意体位。正确的体位摆放要求在此体位下，达到足够的麻醉深度时（或让接受清醒手术的患者保持足够舒适）能保持通气和血流动力学稳定在预期的生理范围内。

三、头部位置摆放

开颅手术和颈椎手术体位的摆放首先要考虑头部的摆放。头可以放置在一个马蹄形头托上，垫上特制的泡沫头枕；或者将头固定在颅骨钉头架上。这要根据手术切口位置和外科医师的个人偏好

决定。使用颅骨钉头架固定可以使患者保持不动并提供良好的术野显露。但固定过程对患者的刺激非常强，如果麻醉偏浅，会诱发心动过速和高血压。尤其对于脑动脉瘤或颅内压增高的患者来说十分危险，因为这会增加动脉瘤破裂或脑疝的风险。在安装颅骨钉之前，必须加深麻醉，用局麻药浸润阻滞钉头位置和（或）行头皮神经阻滞。

上颅骨钉的过程中需要通过严密的监测来维持血流动力学的稳定，既确保足够安全的麻醉深度以防止高血压，又要预防麻醉过深导致低血压危及脑灌注。如果术中需要有创动脉血压监测，应在安装颅骨钉前放置好。

安装颅骨钉头架的相关风险包括钉刺位置出血、空气栓塞（尤其是坐位）、头皮和眼睛撕裂伤及颈椎损伤。必须小心避免患者在安装颅骨钉时有任何体动。如果是在清醒的情况安装固定头架，则需要在头钉穿刺部位（头皮和骨膜）予充分的局部浸润麻醉及实施头皮神经阻滞来使患者尽量舒适。

无论使用哪种头位固定装置，不安全的头部体

表 22-1　压力相关损伤发生的危险因素

手术方面	患者方面
• 手术时间长 • 非仰卧位	• 既往压疮病史 • 年龄（新生儿 / 老年人） • 体型过瘦 • 病态肥胖 • 目前吸烟 • 营养状况差 • 并发周围神经疾病

位都存在一定风险，包括椎动脉和颈动脉血流量减少，脑干缺血和四肢瘫痪的风险增加。颈部过度屈曲可能会减少下咽的空间，导致舌根部缺血而使舌咽水肿。食道超声探头或口腔通气道等异物的存在会增加咽部水肿的风险。建议保持 2~3 个手指宽的甲颏间距，以防止头部过度屈曲。头部沿矢状位横向旋转（向一侧）0°~45° 是安全的，不会对神经或血管造成过度牵拉。如果需要超过 45°，则应在对侧的肩膀下放置一个支撑垫。

有多种原因导致脑静脉循环受阻，包括体位摆放时对患者颈部施加压力、使用气管内导管固定装置、术中头低脚高位。术中颅内静脉回流障碍可引起脑水肿，从而导致术中视野不良、颅内压增高、术中出血增多、脑出血或缺血。保持至少 15° 的头高位是神经外科手术中能使静脉充分引流的最佳体位。颈静脉扩张、颅内压升高和颈静脉球压力升高都是头部或颈部体位不当的表现。

四、体位摆放

神经外科中最常用的体位、它们的风险及与体位相关并发症的预防措施见表 22-2 至表 22-6。

表 22-2 仰卧位

优 点	风 险	预防措施
适合额叶和脊柱前路手术	为了手术显露头部过度旋转，弯曲或伸展会减少脑血流量或影响颅内静脉回流，从而导致脑缺血，脑水肿或巨舌	避免头部相对于身体轴线旋转超过 45°；将头部抬高 15°~30°；有创血压应于大脑动脉环水平调零
最安全的体位；最有利于气道管理和有创动脉压监测	经前路颈椎手术易造成上呼吸道水肿，尤其是时间 >5h 的手术	避免过度的颈部牵拉，监测高危患者在较长时间的前路脊柱手术后的呼吸状态
发生静脉空气栓塞（VAE）、颅内积气或术后视力丧失（POVL）的风险小		
上呼吸道水肿的风险小		
生殖器或乳房损伤的风险小		

表 22-3 侧卧位

优 点	风 险	预防措施
适合颞叶手术	臂丛神经损伤和腋动脉受压	将腋窝垫置于上胸部下方且远离腋窝的位置
便于气道管理	腓总和隐神经损伤	避免过度牵拉肩膀
头部位置摆放相关损伤的风险小	可能需要断开通气管道和重新安放管路 / 监测仪器	通过有创动脉压或脉搏来检查下面手臂的血流灌注情况
生殖器和乳房受伤的风险低		把枕头放在膝盖和脚踝之间；腿下或两腿之间不允许有管路
发生静脉空气栓塞（VAE）和颅内积气的风险小	机械通气时，与仰卧位相比，侧卧位会降低 V/Q 值，上肺过度扩张	在 OR 工作人员的协助下，仔细调整体位；移动患者时要特别注意对气道和有创监测管路的保护
发生视力丧失的风险小		
与坐位和俯卧位相比，术后上呼吸道水肿的风险更小		

表 22-4　俯卧位

优 点	风 险	预防措施
后路脊柱及颅后窝手术最佳体位	操作困难，可能需要断开通气管道和重新安放管路 / 监测仪器	尽可能在摆体位过程中保持脉搏血氧仪和（或）动脉测压管路的连接
相较于坐位发生静脉空气栓塞(VAE)风险小	气道管理困难；气道分泌物可能会影响气管导管的固定	翻身摆体位前充分氧合
与坐位相比，颅内积气和四肢麻痹的风险更低	术后视力丧失（POVL）的风险高	仔细检查和固定好气管内导管
脑缺血的风险低	增加了上呼吸道和舌头水肿，以及脑神经损伤的风险	使用避免腹部压迫的体位架（最好是杰克逊姿势架）
与仰卧相比，改善了 V/Q 值和氧合情况，尤其是在腹部未受压的情况下	臂丛损伤风险	使用垫子，避免乳房、生殖器、耳朵、鼻子和骨突起部位的过度受压
	增加压疮的风险	确保眼睛受到保护，眼球未受压，重复检查（每 30 分钟 1 次）
		避免头部过度弯曲；保持至少 2～3 指宽的甲颏间距；避免异物进入咽喉（经食管超声探头、口咽通气道）
		对于 POVL 高危患者，应避免低血压、贫血和长时头低位

表 22-5　坐位

优 点	风 险	预防措施
颅后窝及颈椎后路手术最佳体位	VAE 和异常栓塞的风险	采用改良坐位(半卧位)，而不是完全直立，以减少对血流动力学的影响
病灶定位和显露最佳	静脉回流减少导致血流动力学不稳定	使用经胸超声，经食管超声监测 VAE
能够降低颅内压，脑脊液及颅内静脉回流顺畅，出血最少及降低脑神经损伤风险	可导致上呼吸道及舌水肿(巨舌)	必要时可考虑使用右心房导管抽吸栓塞的空气
便于气道管理	可能因过度头部屈曲而造成脑神经牵拉及损伤	确认恰当的头部位置，下巴和胸部之间至少保持 2～3 指的距离
视力损伤风险较低	腓总神经和坐骨神经损伤	在摆体位前输入胶体溶液或晶体溶液以保证足够的容量
有很好的 V/Q 值，有利于氧合（相较于仰卧位）	脑灌注受损	膝盖部分弯曲；使用臀部凝胶垫，以防止对坐骨神经的过度压迫
	颅内积气和导致张力性气脑的危险性很高	设置耳道（颅底水平）为有创血压零点水平而不是在心房水平以反映脑灌注压；保持 CPP 在 60～80mmHg
	如果合并卵圆孔未闭，则会增加异常栓塞的风险	在硬脑膜闭合前停用一氧化二氮
		术前筛查是否有卵圆孔未闭
		除非 ICP 严重升高，否则尽量避免低碳酸血症，因为低碳酸血症会减少脑血流量

表 22-6 四分之三俯卧位

好 处	风 险	预防措施
适用于颅后窝和枕骨旁手术	下侧的手臂受压，为了获得更好的显露，上侧的肩膀向腿部过度牵拉，都可能造成臂丛神经损伤	将腋窝垫置于上胸部下方且离开腋窝的位置；防止上肩膀的过度牵拉
相较于坐姿，VAE 的风险小	其他风险与侧卧位相同	见侧位注意事项

VAE. 静脉空气栓塞

（一）通气与氧合

全身麻醉诱导、正压通气、使用肌松药、体位改变均可对肺的通气与血流灌注比产生不利影响。最近的研究表明，通气和血流灌注在整个肺内的分布和匹配是不均匀的，并不主要依赖于重力。在麻醉和机械通气条件下，原本膈肌占主导地位的呼吸运动发生了变化。当患者处于仰卧位特别是侧卧位时，会导致肺通气和血流灌注不匹配，从而引起缺氧。坐位会增加发生诸如 VAE 和直立性低血压等并发症的风险，但由于膈肌向下移位提供了最佳的肺顺应性和 V/Q 值，在无低血压的情况下有利于通气及氧合。俯卧位的患者因为肺背侧区灌注增加，可以改善 V/Q 值，更有利于通气。这已经在重症监护病房（ICU）的 ARDS 患者中得到证实，可以把这推论到 OR 中的患者体位上。但如果胸壁和腹部受到体位支架的限制，俯卧位也会降低患者的肺顺应性。如果患者既往存在肺部疾病或损伤，无论其处于哪种体位，都可能因长时间麻醉或大量液体交换而导致缺氧加重。

（二）术后视力丧失

尽管报道的围术期术后视力丧失（POVL）发生率不到 0.2%，平均值还可能比这要低得多，但 POVL 是现代俯卧位下脊柱手术最致命的并发症之一。缺血性视神经病变、视网膜中央动脉阻塞或皮质盲均可导致 POVL。诱发因素包括手术时间延长、大量失血和术中低血压。大型回顾性研究显示，俯卧位脊柱手术和心脏手术发生视力丧失的风险最高。术中预防措施有避免对眼睛的任何外部压力和反复检查眼睛情况。对于高风险患者的手术，需要术中避免低血压（目标为控制在患者血压基线水平

的 25% 以内），贫血（至今仍不建议规定输血下限），以及长时间头低位导致颅内静脉充血的情况发生。应尽早识别高危患者并尽早考虑分期手术（对长时手术）。这样可使患者在两次手术之间恢复 4～7d，避免过多的失血和不稳定的血流动力学。术后清醒时应及时评估视力。如果担心有潜在的 POVL，应立即请眼科会诊。

要 点

- 建议加深麻醉，在上头架前用局麻药阻滞，以预防心血管系统的高反应。
- 避免头部过度屈曲，以预防四肢瘫痪和气道水肿。脖子和下巴之间至少要保持 2～3 指宽的距离。避免头部横向旋转超过 45°。
- 仰卧位头高 15° 是神经外科手术的最佳体位。头部和颈部位置不正确及颅内静脉阻塞会导致颈静脉扩张、颅内压升高和脑水肿。
- 摆体位前应将气管导管和呼吸管路固定到位，因为体位摆好及铺单后不便于气道管理。
- 术后视力丧失是一种罕见但危害巨大的俯卧位相关并发症。应对患者眼睛做适当保护并每 30 分钟检查一次，避免对眼球施加任何外部压力。应避免严重贫血和低血压的情况发生。
- 预防和快速纠正低血容量，用弹性绷带包扎腿，以及逐步缓慢调整手术台位置来避免坐姿下低血压的发生。可以考虑半坐卧位，以预防严重的血流动力学变化。
- 坐位时，将平均动脉压（MAP）的传感器

校正至大脑动脉环（耳道平面）水平，维持 CPP 高于 60mmHg。

- 在硬脑膜关闭前，需要停止使用氧化亚氮以防止坐位时形成张力性气脑。术后张力性气脑的临床症状包括苏醒延迟、新发神经功能障碍、头痛和颅内压增高。如果怀疑，需要立即行头部 CT 鉴别诊断。如果发生，可能需要行钻孔和硬膜穿刺减压。

- 应尽可能使用保护垫（特别是上肢）。在侧方应该使用腋窝垫。需要确保在俯卧位时患者腹部处于放松状态。

- 如果有条件，建议监测躯体感觉诱发电位（SSEP），以便早期发现周围神经缺血损伤，必要时重新摆放体位。

- 评估和记录患者术前和术后的神经系统状况。

推荐阅读

[1] American Society of Anesthesiologists Task Force on Prevention of Perioperative Peripheral Neuropathies. Practice advisory for the prevention of perioperative peripheral neuropathies: an updated report by the American Society of Anesthesiologists Task Force on prevention of perioperative peripheral neuropathies. Anesthesiology. 2011;114(4):741–54.

[2] Anastasian ZH, Ramnath B, Komotar RJ, Bruce JN, Sisti MB, Gallo EJ, Emerson RG, Heyer EJ. Evoked potential monitoring identifies possible neurological injury during positioning for craniotomy. Anesth Analg. 2009;109(3):817–21.

[3] Cassorla J, Lee JW. Chapter 41: patient positioning and associated risks. In: Miller RD, editor. Miller's anesthesia. 8th ed. Philadelphia: Elsevier/Saunders; 2015. p. 1240–65.

[4] Dilmen OK, Akcil EF, Tureci E, Tunali Y, Bahar M, Tanriverdi T, Aydin S, Yentur E. Neurosurgery in the sitting position: retrospective analysis of 692 adult and pediatric cases. Turk Neurosurg. 2011;21(4):634–40.

[5] Drummond JC, Patel PM, Lemkuil BP. Chapter 70: anesthesia for neurosurgery. In: Miller RD, editor. Miller's anesthesia. 8th ed. Philadelphia: Elsevier/Saunders; 2015. p. 2158–99.

[6] Fathi AR, Eshtehardi P, Meier B. Patent foramen ovale and neurosurgery in sitting position: a systematic review. Br J Anaesth. 2009;102(5):588–96.

[7] Glenny RW. Determinants of regional ventilation and blood flow in the lung. Intensive Care Med. 2009;35(11):1833–42.

[8] Gracia I, Fabregas N. Craniotomy in sitting position: anesthesiology management. Curr Opin Anaesthesiol. 2014;27(5):474–83.

[9] Kitaba A, Martin DP, Gopalakrishnan S, Tobias JD. Perioperative visual loss after nonocular surgery. J Anesth. 2013;27(6):919–26.

[10] Li A, Swinney C, Veeravagu A, Bhatti I, Ratliff J. Postoperative visual loss following lumbar spine surgery: a review of risk factors by diagnosis. World Neurosurg. 2015;84(6):2010–21.

[11] Orliaguet GA, Hanafi M, Meyer PG, et al. Is the sitting or the prone position best for surgery for posterior fossa tumours in children? Paediatr Anaesth. 2001;11:541–7.

[12] St-Arnaud D, Paquin MJ. Safe positioning for neurosurgical patients. AORN J. 2008;87:1156–68.

[13] Winfree CJ, Kline DG. Intraoperative positioning nerve injuries. Surg Neurol. 2005;63(1):5–18.

第23章

术中团队：手术室中最优化的团队协作

The Intraoperative Team: Getting the Most Out of Collaborative Care in the Operating Room

Debra A. Reeves　著

文俊贤　译　陈绍辉　校

一、概述

及时识别并克服手术室环境下固有的合作障碍，了解手术室护士在护理手术患者中所起到的作用，对预防和处理神经外科手术患者的手术并发症非常重要。

本章从神经外科巡回护士的角度出发，对护士收集和分析的数据进行总结概括来确定患者的需求并制订手术期间的护理计划。涵盖了各种类型神经外科手术的风险，以及预防或处理可能的并发症的干预措施。在"风险和关注点"中，列出了克服有效合作障碍的建议。

团队合作

手术室内有效的合作是指通过相互理解和尊重每个手术团队成员个性化但又相互依赖的角色，来优化所照护的患者。因为他们朝着一个共同的目标一起努力，即安全且成功地完成外科手术。当团队成员至少基本了解彼此的角色和职责，以及相关任务和优先级别时，就可以增强术中合作。

在手术室进行有效协作有许多障碍。这是一个动态的环境，经常嘈杂，有时混乱。在全体对手术患者的照护中，多个团队成员同时执行与他们职责相关的任务。在整个工作日的过程中，术中团队成员在休息或换班时发生变化，迫使团队多次重新组合。新团队成员可能有或没有相似的知识水平和经验，但在面对患者时，都被期望保持较高的业务水准。团队成员之间的每一次交接都有沟通障碍的风险。

除了困难的工作环境外，手术日程安排还有潜在的时间压力。为了按时完成手术加快周转，降低成本，提高效率，可能会造成一种匆忙的气氛。而当团队成员感到紧张匆忙时，就会增加出错的风险，团队功能就会受到影响。

在外科手术过程中，洗手护士（scrubbed person）和巡回护士都有明确的职责。洗手护士可以是外科技术人员，也可以是注册护士，他们主要关注外科术野。洗手护士负责外科器械包括植入物，根据需要将其递给外科医师，并在必要时协助手术，同时保持无菌区域的完整性。

巡回护士是一名注册护士，外加平均6个月的外科专科护理培训。培训期间，他们学习手术相关基本知识（最常见的为各外科亚专业知识），所有手术内在的风险如感染、失血和体温丧失，以及麻醉管理导致的额外风险，长时间不动对血流及皮肤完整性的影响和因获得最佳术野暴露摆体位导致的神经损伤风险等。外科护士接受的是一种"整体观"的训练，他们在患者无法为自己说话时是患者利益的主要维护者。巡回护士还要负责管理外科手术间的装备，并必须知道如何操作和将物品放置于何处，如气钻、电烧机、激光、显微镜和姿势架。神经外科专科护士接受了针对神经外科手术的专科培训，以及为神经外科手术患者更加周全考虑的培训。

二、对神经外科患者的影响

前几章讨论了手术准备、手术基础知识和患者体位的摆放。围术期一些特别的沟通难点将在后面的章节中讨论。

以下部分将详细说明巡回护士如何按顺序准备和执行神经外科手术患者的护理计划。

1. 检查手术流程

(1) 核对手术表信息，如发现不一致，应与外科医师澄清。

(2) 确定所需的设备、仪器、植入物和手术用品。

(3) 检查有效期，包括 ETA（如果当前未见）。

(4) 根据手术操作、设备功能和无菌环境维护的需要来配置手术所需设备和姿势架。

(5) 根据手术类型预估患者的常规风险。

① 体温过低，DVT，感染：所有手术。

② 皮肤损伤：预计手术时间长于 4h。

③ 大量失血：包括动脉瘤 /AVM、颅内出血，海绵窦内肿瘤。

④ 空气栓塞：坐位开颅手术。

2. 评估病患个体可能的额外风险

(1) 检查患者的 H&P、实验室检查和过敏情况。

(2) 与患者面谈，并进行术前评估。

① 确认患者理解会接受什么手术。

② 确认过敏情况和手术史（如关节置换）。

③ 讨论其他相关病史、目前的疼痛程度，以及情感或精神需求。

(3) 评估患者感知觉、皮肤湿度、活动度、营养状态、粗糙程度及年龄等标准（如布拉登评估指数表）来评估患者皮肤破损的风险。

(4) 评估感染高风险：若有耐甲氧西林金黄色葡萄球菌 (MRSA) 病史、VRE、创伤、糖尿病和现存感染，感染风险会增加。

(5) 评估是否有 DVT 增高风险：包括有 DVT 病史且目前暂停抗凝血治疗。

(6) 评估是否有大出血风险：包括肿瘤邻近大血管，肿瘤内血供丰富和实验室检查数值不理想。

3. 与麻醉医师一起核对患者及手术信息

(1) 是否需要清醒插管或使用纤支镜辅助气管插管：颈椎不稳定、颈部活动受限的患者。

(2) 是否需要有创监测：动脉直接测压，中心静脉置管，大口径静脉输液针。

(3) 讨论是否需要术前使用抗生素。

(4) 讨论输血的可能性，在必要时及时准备。

(5) 在手术过程中反复确定物品的准备情况并持续跟进。

(6) 对任何已知的高风险都要有预案。

4. 开启从患者进入手术室开始到麻醉苏醒的照护计划

(1) 陪同患者到手术室或在手术室接待患者。

(2) 提供温毯，预防 DVT 措施，提供情感支持。

(3) 在插管过程中协助麻醉医师。

(4) 放置导尿管 (如有指征)，与洗手护士一起进行初次点数，并将需要的药物送至无菌区。

(5) 协助摆放手术体位。

① 在受压点、骨突起处及神经易受伤的地方使用凝胶垫。

② 放置支撑装置，如胸垫、Mayfield 头架、枕头、手臂支撑架等。

③ 因患者安全及手术显露需要，放置额外的设备，如暖毯、安全带、胶带、牵引装置等。

(6) 协助皮肤消毒和铺单。

(7) 在手术开始前，与外科医师、麻醉医师、洗手护士或手术技师一起，启动并参与术前再次核对，内容包括确认手术部位、手术方式等。根据各医院规定记录。

(8) 连接设备电源，并在手术开始时将各设备挪至术中使用位置。

(9) 检查房间内电线、设备等是否安全、是否可用，并根据需要进行调整。

(10) 如果输血可能性大，与麻醉医师一起预查血液制品准备情况。

(11) 如患者出现呼吸道紧急情况、大量失血或其他严重意外事件，应呼叫手术室护士长协助。

(12) 手术过程中交接患者应向所有手术团队成员传达所有必要信息，向 PACU 报告患者情况时，必须使用统一的表格。

三、风险和关注点

在缺乏有效合作的情况下，手术过程中发生可预防性错误的风险就会增加。无效的团队不太可能识别并协作处理未预见的并发症。从历史上看，手术室一直是一个等级森严，有时又有个性驱动的地方。虽然目前的外科文化已经开始改变老旧的态度和信念，但想要在日常工作的基础上建立高功能术中团队仍将是一个挑战。

改进团队成员之间的沟通是实现以下解决方案的关键。理想情况下，所有术中团队成员对工作的贡献都是均等的，但是任何团队成员可能存在一定差异。良好的沟通应该是专业的、相互尊重的、准确的、全面的、及时的、有个性化而又不带个人情感或偏见的，并始终以交换信息为目标，为患者提供安全的照护。

一些常见的影响合作的障碍和克服这些障碍的建议。

1. 围术期环境

(1) 噪音：在重要时刻减少让人分心的环境噪音，交换重要信息时请大家安静。

(2) 混乱：与其他团队成员协调活动，避免在完成重要操作时分心。

(3) 时间压力：组织工作，恰当分派任务，并在患者情况或计划发生变化时及时沟通。永远不应该为了满足时间要求而牺牲安全。

2. 术中团队

(1) 团队合作：了解手术团队成员每个人的职责，解决人际关系问题，并鼓励团队成员提出问题和顾虑。

(2) 团队成员变更：相互交流以评估成员的知识 / 经验水平，共享相关信息，并鼓励其提出问题、评价和疑虑。

要点：术中团队协作

- 预期：回顾手术过程和针对手术和患者可能出现的并发症。
- 沟通：与所有团队成员交换信息。确认任何手术或患者的变化情况。
- 计划：明确对患者照护的需求，如管道线路、设备、器械、植入物，以及它们的可用性。对可能需要的合作做出计划并讨论所关注的问题。
- 应对：发现潜在问题时尽早采取行动，想办法避免并发症的发生。
- 有效合作：鼓励在整个手术过程中使用沟通工具进行清晰、彻底、互相尊重和频繁的沟通。在出现不利结果或过错时及时说明汇报。

推荐阅读

[1] Amato-Vealey E, Barba M, et al. Hand-off communication: a requisite for perioperative patient safety. AORN J. 2008;88(5):763–70.

[2] Helmreich R, Schaefer HG. Team performance in the operating room in Bogner, MS. Human error in medicine. Hillsdale: Lawrence Erlbaum; 1994. p. 225–53.

[3] Lefevre F, Woolger J. Surgery in the patient with neurologic disease. Med Clin North Am. 2003;87:257–71.

[4] Lingard L, Espin S, et al. Communication failures in the operating room: an observational classification of recurrent types and effects. Qual Saf Health Care. 2004;13:330–4.

[5] Powel SM, Hill RK. My co-pilot is a nurse-using crew resource management in the OR. AORN J. 2006;83(1):178–202.

更高水平的沟通
Next Level Communication

第24章

Debra A. Reeves　Haley Sands　著

文俊贤　译　陈绍辉　校

一、概述

（一）沟通失败的严重性

根据美国联合委员会的说法，沟通失败是导致 1995—2004 年报道的警讯事件的主要根本原因。2013 年，《患者安全杂志》（Journal of Patient Safety）得出结论称，每年因医疗事故死亡的人数高达 44 万人。这将使本可预防的医疗事故死亡成为美国第三大死亡原因，仅次于心脏病和癌症。

（二）对神经外科患者的影响

有关沟通的文献表明，医疗保健中的信息传递应该同时具有事务性和转换性，提供人与人之间准确的信息交换，从而引起适当的改变或响应。沟通失败可以归因于信息的遗漏、误传和误解，无论是给予者还是接受者。Greenberg 等的研究表明，虽然面对面或一对一的口头交流似乎是最可靠的，但在手术中依然存在的沟通障碍模式里，92% 包括口头交流。此外，57% 的案例里，信息从未被传递过，35% 的案例中信息虽然被传递了，但是没有被准确接收到。

和以往相比，当今的医疗卫生工作者可以通过更多的渠道获得更多的信息。电子时代改变了获取和显示信息的方式，也改变了信息交流的方式。现代手术室里信息沟通方式有多种途径。

口头信息可以是正式的，也可以是非正式的，可以是面对面的，也可以通过一个传输设备，如使用既定模板、用检查表或电脑程序等形式。信息传递在某些特定的时间点进行（如手术开始前），也可以在手术期间随情况调整。

电子通信有多种形式，如个人或团体电子邮件和电子图表记录（有的有模板）。信息可以通过安装在公共区域的"状态栏"来传输。仪器设备的报警装置可以在发生故障或生命体征出现重大变化时发出声音警报。可供医护人员相互间沟通的设备数量也有所增加。可穿戴设备已经加入了手机、VOIP和固定电话行列，提供即时语音通信。

沟通失败的人为因素众多而复杂。即便信息已被传递和接受，也有可能不被理解。医护人员在不断变化的环境噪音和干扰的地方相互沟通，团队中的多个成员母语不同，这可能会造成沟通障碍。医生、护士和辅助人员使用重叠但不同的医学缩略语、俚语和术语来描述常见的程序、实践或医疗情况。医疗团队成员间在培训和经验上的差异可能会导致沟通障碍，甚至语言的区域差异也会如此。

一个建立在团队协作基础上、有等级制度的组织架构，可以创建一种文化。在这种文化中，沟通很容易从上到下流动，而不是从下往上流动。看到别的医护工作者犯错误，自己可能会感到害怕，或者由于对方处于权力地位担心报复而不敢说出来。当发现错误时，一个不允许直言不讳的医疗环境可能会在无意中保护了那些能力不强或态度欠佳的人。如果在这样的环境里存在个性障碍或者行为障碍的工作人员，就会产生一个以牺牲患者安全为代价，抑制信息自由交流的氛围。

（三）干预 / 预防

改进沟通和信息传递的方法有标准化的、闭环式的、简明的和直接的沟通方式。在特定情况下去辨别哪种方法最有效会增加手术室和 ICU 工作环境的复杂性。消除对话中无关的赘语可以减少歧义，并有助于对方准确地接收到预期的消息。尽量使用简单的专业术语，语言尽可能具体化。

在高风险的紧急情况下，如果需要立即采取行动，使用命令式语气直接沟通可以减少风险，以免传达的重要信息被误解为请求。使用祈使句可以减少歧义，但是这种命令式语气的过度使用可能会导致协作关系恶化，因此只能在真正的紧急情况中使用。

在许多情况下，消极沟通带来的风险与缺乏沟通一样多。Erez 等发现，医生使用粗鲁语言会使其他医生和护士的水平下降 50% 以上。手术室或重症监护病房的沟通经常发生在紧急情况下，因此很可能会使得沟通双方情绪激动，丢失关键信息，从而增加出错的风险。

医疗保健组织已经开始制订标准，改进信息在团队之间的传递方式。通过"复读"来明确接收到的信息，可以减少口头命令传达的出错率。口头指令被认为有很高的出错可能性，除非通过"复读"来确认，否则会造成闭环沟通。这种复读可以验证传输的信息确实已被准确接收。许多电子健康记录甚至在用户进入时就提示用户确认指令是口头记录的并进行了复读。

闭环通信的用途和价值不仅限于下指令时，这还是一种用于传输重要或敏感信息的合适方式，例如实验室检测结果，设备的设置，病理标本信息的确认和护理计划的变更等。

这可以通过信息标准化来实现，它允许有保证的产品可以随着时间的推移重新创建和维护。例如，核查表可以帮助支持任务的成功完成专业信息列表的传递，同时构建一个安全结构体系，以防止在关键护理点遗漏重要信息。Redley 等发现，团队沟通中的个体差异会导致患者护理计划的模糊性、信息交换的不一致性、护理的延迟和工作的重复。

使用通信系统传输每个患者的常规类别信息所节省的时间，可以用于关注特定患者特有的信息，这些信息对患者提供安全且个性化的护理至关重要。这种类型的标准化允许所有医护人员创建一致的通信设备，并期望以特定的方式和位置获得信息。为了让结构化的通信工具在一定时间内发挥作用，应该定期进行测试，并在必要时调校。

许多用于医疗机构的交流改进和标准化流程是从其他行业借鉴并改良的。有些行业结合了团队合作和沟通培训（例如从航空业借鉴的机组人员资源管理），有些行业强调独立沟通或与其他沟通改进工作相吻合。如丰田的精益原则，其中包括持续改进方法及卡耐基管理策略。大多数团队和沟通培训工作都会有程序化管理模式，这些管理模式要求在护理的重要时间点（如手术开始前暂停核对和护理交接时）采取标准化和程序化的沟通方式。若想获得成功，比具体管理模式更重要的是单位对员工培训的投入和员工在培训过程中的个人参与度。

二、小结

联合委员会在《改善工作人员沟通指南》中非常认真地考虑了有效沟通的必要性。本手册要求卫生保健领导人认识到在高质量的患者护理中准确沟通的重要性，并强调他们在管理信息方面的责任。联合委员会指南强调需要在整个组织内不断改进信息交流。因此，许多组织都在营造"安全文化"，鼓励和促进清晰和准确的沟通。

有效的沟通在患者的安全护理中起着至关重要的作用。它能准确地传递信息，避免歧义，并鼓励在不破坏学科间信任关系的前提下进一步合作。确定何时采用上述沟通策略之一可能具有挑战性。然而，这些基本的工具和模式可以用来帮助新手以减少患者的风险。

要 点

- 沟通障碍是导致严重伤害和死亡等医疗事故（警讯事件）的一个核心因素。
- 缺乏沟通或者误解及态度粗鲁的沟通都会导致沟通失败。
- 每天必须管理的大量患者信息和手术信息来

源众多，可以以不同程度的准确性进行传
递，并使用多种类型的设备进行传输。由此
产生的复杂性会导致通信疲劳和随后的错误
风险。

- 努力改善沟通技巧、积极参与沟通、组织
与团队合作相关的培训可减少医疗错误的
发生。

推荐阅读

[1] Crosby K, Croskerry P. Profiles in patient safety: authority gradients in medical error. Acad Emerg Med. 2004;11:1341–5.

[2] Erez A, et al. The impact of rudeness on medical team performance: a randomized trial. Pediatrics. 2015;136:487–95.

[3] Greenberg C, et al. Patterns of communication breakdowns resulting in injury to surgical patients. J Am Coll Surg. 2007;204:533–40.

[4] Janus J. A new evidence based estimate of patient harms associated with hospital care. Patient Saf. 2013;9:122–8.

[5] Joint Commission on Accreditation of Healthcare Organizations. The joint commission guide to improving staff communication. Oakbrook Terrace: Joint Commission Resources; 2005.

[6] Lencioni PM. The five dysfunctions of a team: a leadership fable, vol. 13: Wiley; 2002.

[7] Manojlovich M, et al. Hiding in plain sight: communication theory in implementation science. Implement Sci. 2015;10(1):58.

[8] O'Daniel M, Rosenstein A. Professional communication and team collaboration. In: Hughes RG, editor. Patient safety and quality: an evidence-based handbook for nurses. Rockville: Agency for Healthcare Research and Quality (US); 2008; Chapter 33.

[9] Patterson K, et al. Crucial conversations: tools for talking when stakes are high. New York: McGraw-Hill; 2002.

[10] Redley B, et al. Interprofessional communication supporting clinical handover in emergency departments: an observation study. Australas Emerg Nurs J. 2017;20(3):122–30.

[11] Stone D, et al. Difficult conversations: how to discuss what matters most. New York: Penguin Books; 2010.

第四篇　成人脑部手术麻醉中的危急情况

Critical Situations During Anesthesia for Brain Surgery in Adults

第25章 "紧张的大脑": 脑疝综合征
The "Tight Brain": Cerebral Herniation Syndrome

Leslie C. Jameson   Paul D. Mongan   Daniel J. Janik   Tod B. Sloan   著

文俊贤 译 陈绍辉 校

一、概述

颅内压（ICP）是指颅内容物按其相对正常体积贡献的比例对颅腔所施加的分压的总和：脑组织（80%）、脑脊液（CSF）（8%～12%），以及静脉和动脉血容量（分别为6%～8%和2%～4%）。正常的ICP<15mmHg，颅内高压（ICH）的定义为颅内压>20mmHg。ICH分为轻度（20～29mmHg）、中度（30～40mmHg）或重度（>40mmHg）。在所有封闭容器中，当内容物体积超出容器可承受范围时，容器所受压力随着内容物体积的增加而增加。颅内压短暂增加对人体影响不大，但长期的病理性颅内压升高可导致脑损伤。损伤的严重程度取决于颅内压升高的速度、持续时间和最终达到的压力水平。由于体积逐渐增加而引起的颅内压缓慢升高（如肿瘤和脑积水）通常不需要立即采取治疗措施，而因脑损伤和代谢功能紊乱（如肝性脑病、低钠血症和严重高血糖）引起的ICP快速升高则需要紧急干预。进行开颅手术时，也需要减少脑肿胀，以利于手术继续进行或术后关闭硬脑膜。表25-1总结了ICP升高的常见原因。

二、预防

麻醉科医师和重症监护科医师对ICP的管理目标是延缓颅内压升高的进展，这需要积极的生理干预和药物治疗。对于大多数病例来说，最终还需手术干预（如肿瘤切除、脑脊液引流和去骨瓣减压）。

三、危机管理

（一）病理生理和临床表现

颅内压增高最常见的原因是脑实质细胞外和细胞内成分的扩张。它们的相对体积通常由有效的血脑屏障（BBB）维持；颅内血管内皮细胞之间紧密连接，只允许离子和小分子（如Na^+、K^+，以及葡萄糖）在细胞外间隙和血管内之间运输（见第3章）。当细胞通透性增高时，水分子和其他物质就可以通过血脑屏障，从而导致细胞外水肿，此类情况经常发生在神经轴突细胞上。水肿的产生可能是由于液体渗漏增加（血管性水肿，颅内肿瘤分泌血管生成因子）和被动液体转移（渗透压降低、脑静脉压升高、脑脊液压力升高引起）。减少细胞外液体转移的治疗措施包括增加血清渗透压、降低静脉压和降低脑脊液压力。细胞内水肿（尤其是在神经元中）通常是由于维持细胞膜完整性的离子泵失效导致细胞肿胀，最终导致细胞死亡（见第9章和第18章）。

脑脊液的体积由多方面调节：脉络膜丛中非细胞成分的主动分泌、细胞间的被动运输和主动转运的平衡，以及硬脑膜窦中的蛛网膜绒毛对脑脊液的吸收。脑脊液循环的阻塞和脑静脉压力的升高会增加脑脊液量（见第1章）。

颅内血容量的增加也会增加颅内压。任何限制静脉回流的情况，如持续保持头低位、颈静脉部分阻塞（如颈部过度旋转）、中心静脉压增高（如胸内压增高、Valsalva动作），都会增加颅内静脉血

表 25-1 ICP 升高的常见原因

生理原因	病理原因	
	急 性	慢 性
腹部 / 胸压增加（Valsalva 动作、咳嗽）	脑实质出血（出血性脑卒中、动脉瘤破裂、术后颅内出血）	生长缓慢的病变（原发脑肿瘤、转移性脑肿瘤、脓肿）
生理性通气不足（睡眠呼吸暂停综合征）	外伤性出血（硬膜外血肿、急性硬膜下血肿）	脑脊液吸收、产生或循环障碍（脑积水、特发性颅内高压）
药物效应（全身麻醉药、镇静药）	急性脑水肿（急性低钠血症、肝性脑病、Reye 综合征、脑挫裂伤或外伤性脑损伤、严重高血压）	慢性硬膜下血肿
新陈代谢需求增加（癫痫、发热）		先天性异常（Arnold-Chiari 畸形，Sylvii 导水管狭窄）
血容量过多（液体超负荷，头低位）		
血容量不足（贫血、缺血、药物）		

容量和颅内压。当发生生理性或药物性血管舒张时动脉血容量的增加也会导致颅内压升高。脑代谢率（CMR）的增高可增加脑血流从而增加颅内压。使用硝普钠或硝酸甘油等血管活性药物可增加血管容积和 ICP。而降低血管容积的药理和生理变化会降低 ICP，这些变化只会发生在正常大脑中，受损大脑的自我调节功能经常失效，血流会被动地与脑灌注压相关。

"紧绷脑"的临床表现在一定程度上取决于 ICP 增高的速度。当非 CSF 成分体积扩张缓慢时，CSF、组织液、血液等颅内液体成分可在 ICP 开始升高之前减少 80ml。随着扩张速度变快，大脑减少颅内液体成分的能力下降，因此 ICP 增加更快。颅内容物体积与 ICP 之间的关系称为脑弹性（单位体积变化所反映的压力变化）。

轻度颅内高压（ICH）的症状是顽固性头痛，平躺、屏气或使用 Valsalva 动作时症状会加重（表 25-2）。中度 ICH 进展为恶心、呕吐、头晕、视物模糊、注意力难以集中、记忆力减退，偶尔呼吸模式异常。患者可能有高血压和眼底异常的表现，这是由于大脑自身调节系统试图维持脑灌注压（CPP）而引起的结果（CPP = 平均动脉压 –ICP）。视盘水肿是患者的一种非特异性体征，在颅脑损伤（TBI）患者中比较多见，不过也只有 3.5% 的颅内压升高的 TBI 患者有视盘水肿。颅内压中度升高时，患者的病理征表现取决于主要病因（如颅内血肿形成、TBI、蛛网膜下腔出血），而非颅内压本身。

当颅内容物体积膨胀超过大脑的代偿能力时，就会发生颅内组织移位或脑疝。这可能会导致脑组织穿过幕结构（大脑镰、小脑幕和枕骨大孔），并导致永久性神经功能丧失或死亡。脑疝的症状包括意识障碍，特殊姿势，第 Ⅲ 对和第 Ⅵ 对脑神经麻痹（第 Ⅲ 对脑神经，瞳孔扩张，对光反射障碍；两者都有，无法凝视），库欣反应（严重的全身性高血压，心动过缓，颅内压增高），自发性过度通气，呼吸模式异常（不规则到呼吸暂停），最终表现为低血压，然后死亡（表 25-2）。去大脑强直姿势（四肢僵硬伸直，颈后仰呈角弓反张）虽然在任何脑干损伤的患者都可以发生，但常见于高 ICP 导致的中心性小脑幕裂孔疝。

（二）患者评估

虽然患者的症状和体征可能提示 ICP 升高，但更明确的诊断需要结合计算机断层扫描（CT）和放置脑室压力监测仪进行 ICP 监测。如今，CT 因速度快、分辨率高和实用性强等优点使其成为疑似神经损伤（如颅底损伤、颅底骨折、颅内出血、脑水肿）诊断的标准影像学检查。CT 表现与颅内压升高相关。虽然 CT 上基底池表现正常并不能排除颅内压升高，但基底池表现异常，颅内压升高的风险会上升 3 倍；环池闭塞患者中 75% 的人颅内压超 30mmHg。磁共振成像（MRI）有助于评估特定的疾病（如肿瘤），对 ICP 帮助不大。MRI 或 CT 上

表 25-2　颅内压增高的体征和症状

轻度升高（20～29mmHg）	中度升高（30～40mmHg）	重度升高（> 40mmHg）
• 与体位变换无关的头痛 • 恶心呕吐 • 视盘水肿 • 视物模糊 • 视网膜静脉搏动消失	• 混乱和激惹 • 嗜睡逐渐变成昏睡 • 瞳孔反射（缩小、扩大）迟钝 • 癫痫 • 自发通气过度 • 局灶性运动无力	• 意识逐步丧失 • 瞳孔不等大 / 不对称 • 眼强直性偏转 • 癫痫 • 去大脑强直 • 库欣反应 • 异常呼吸模式 • 低血压 • 死亡

所见的改变是颅内压升高的继发性特征表现，包括脑室消失、基底池周围脑脊液减少、中线移位、脑疝、水肿和脑结构清晰度降低。另一种非侵入性筛查技术是经颅多普勒超声（TCD）。虽然结果可靠性与操作者水平相关，但脉冲指数预测的 ICP 与侵入性设备监测的 ICP 之间仅有 4mmHg 以内的误差，是一种很有前途的技术。通过近红外光谱、视神经大小判断和耳蜗流体压力测量等评估 ICP 的方法仍处于实验阶段。脑室内导管测压是公认的标准和最具侵袭性的 ICP 连续测量方法。

当怀疑 ICH 时建议进行 ICP 监测。表 25-3 结合格拉斯哥昏迷量表（GCS）评分（见第 10 章）、神经学检查、患者体征和 CT 检查结果，以识别 ICP 监测的益处大于显著风险的患者。仅凭 CT 检查结果不能预测患者发生 ICH 的风险。CT 异常的 TBI 患者中约 60% 为 ICH。只有 4% 的 CT 正常且无危险因素的患者会出现 ICP 升高；60% 的 CT 正常并伴有至少两个危险因素的患者将发展成 ICH。需要长时间全身麻醉或其他无法进行充分神经功能评估的患者需要 ICP 监测。在术前评估时，符合 ICP 监测标准的患者应假定为 ICH。

将有创 ICP 监测装置植入侧脑室后，通过计算伴随血管搏动的 ICP 变化及引流脑脊液降低 ICP，以达到最佳质量的颅内压力追踪并测量 IC 顺应性。侧脑室受压时，脑脊液引流困难，无法准确测量压力，可以通过波形变化识别 ICP 峰值（图 25-1）。ICP 会突然迅速升高至 40mmHg 以上，持续 5～20min，随后突然降低，从而形成波峰形，这是由于大脑自动调节脑血流灌注的能力

降低所致。事件的发展过程是血管舒张→ CBV 增加→ ICH → CPP 降低。最后，血管主动收缩逆转这些事件。波峰表示严重的难治性 ICH。B 波是振幅约 20mmHg 的自发慢波（0.5～2Hz），是颅内顺应性下降的警告信号。

硬膜下 / 硬膜外"螺栓"监测仪是一个充满生理盐水的空心螺钉，它穿过颅骨直达硬膜下 / 硬膜外腔。与脑室内导管相比，其放置时发生脑损伤的风险较小，但可靠性较低。当它被大脑或其他物质阻塞时会失效，并且无法清除脑脊液。进行手术时，当脑室内监测导管无法插入时，可以在脑实质放置光纤导管以监测 ICP。可是它同样也不能用于排放 CSF，并且可能会随时间推移校准发生漂移。

（三）干预 / 治疗

预防或治疗颅内高压或脑疝的方法为减少颅

表 25-3　建议使用 ICP 监测的临床表现

- 复苏后 GCS<8
- 头部 CT 异常，有脑水肿 / 血肿的表现
- 神经系统迅速恶化，伴有颅内压增高的临床症状
- GCS > 8，但由于以下原因无法进行连续神经系统检查
  - 药物，麻醉，长时间非神经外科手术
  - 长时间机械通气或使用 PEEP（如 ARDS）
- 清除颅内血肿后
- 正常 CT 表现加上以下至少两项危险因素
  - 年龄 > 40 岁
  - 去大脑强直或去皮层强直的姿势
  - 收缩压<90mmHg

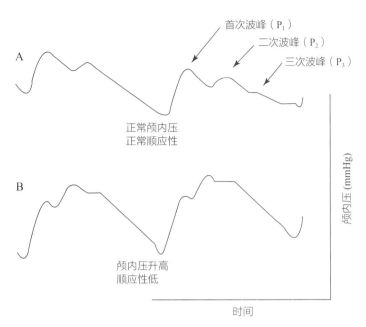

▲ 图 25-1 颅内压波形处于正常（A）和异常（B）状态
改自 Chestnut 和 Marshal（1991）.

内容物体积。在开颅手术中需要解决脑肿胀及难以接近手术病灶这一难题。ICU 的治疗目标是维持 ICP<20～25mmHg，同时维持 CPP>60mmHg。表 25-4 显示了降低颅内容物体积的方法，如在手术过程中缓慢轻度抬高患者头部。这一方法简单有效，不需要任何医疗技术或麻醉技术的改变。对有严重 ICH 临床症状的患者的紧急处理手段有高渗溶液（甘露醇或高渗盐水）、呋塞米、气管插管、短时过度通气，头部抬高（如果血压允许），必要时镇静。

对生理变化的正常反应只存在于正常的大脑（见第 1 章）。平均动脉血压（MBP）应该保持在60～80mmHg（如果需要保持 CPP，则应该维持在更高水平；在耳平面测量）。过度通气是减少颅内血容量最快速的方法，其原理是使患者形成呼吸性碱中毒而收缩血管；然而肾的代偿功能和脑脊液 pH 的适应将在 8h 内纠正碱中毒并消除碱中毒的影响，所以过度通气只能作为一种临时措施，还需采用其他方法来纠正 ICP。必须保证充足的氧合。手术干预、放置脑室引流管、切除出血性病变或持续的医疗处理等都需要 CT 来指导。一旦明确占位或出血，患者通常需要立即送往手术室（见第 9、27、

30 和 34 章）。

如果患者需进行手术，对"紧绷脑"的麻醉管理需要小心谨慎地延续以前的医疗干预措施（表25-4），如下所示。

(1) 患者体位：保持头部抬高，防止中心静脉压升高或颈静脉阻塞。

(2) 通气：使用最小气道压力峰值，避免呼气末正压，维持先前的 $PaCO_2$，避免低氧血症。

(3) 液体：使用适量的生理盐水、高渗溶液。

所有这些策略对于减少进一步的伤害都很重要。密切关注 ICP 或脑肿胀程度可以指导治疗。选择对 ICP 影响不大的麻醉药至关重要。吸入麻醉药会增加 CBF 和 ICP，但 0.75MAC 以下的挥发性麻醉药是可以接受的。除氯胺酮外，静脉麻醉镇静药可降低 CMR 和动脉容积从而降低 ICP。当中度至重度脑出血、即将发生脑疝或术中需要处理"紧绷脑"时，常推荐使用基于丙泊酚的全凭静脉麻醉（TIVA）。去骨瓣减压术（去除颅骨骨瓣和将多余的大脑切除）可以使脑容量减压。避免低血压和维持足够的 CPP 来减少低灌注损伤的风险。

表 25-4　常见医疗手段和外科手术对颅内压的影响

行　为	对大脑的影响	ICP 反应
生理		
↓ PaCO$_2$　25～30mmHg（＜ 8h）	动脉血管收缩	↓
↓ PaCO$_2$　25～30mmHg（＞ 8h）	无	↔↑
↓ PaO$_2$　（＜ 50mmHg）	↑CBF/ 血容量	↑
↑ BP	动脉血管收缩	↔↓
↓ BP	动脉血管舒张	↑
↑ CVP	脑静脉扩张	↑
颈静脉阻塞	↑静脉容量	↑
头抬高	↓静脉容量	↓
躁动 / 癫痫	↑CMR/ 动脉容量	↑
减少脑内容物体积的药物		
甘露醇	↓组织液	↓
高渗盐水（3%）	↓组织液	↓
呋塞米	↓脑脊液生成，细胞水肿	↓
地塞米松 ——TBI	无影响 ——TBI	↔
脑肿瘤术中	↓组织液	↓
用于麻醉或镇静作用的药物		
挥发性麻醉药（＞ 0.75MAC）	↑动 / 静脉容量	↑
氧化亚氮	↑↔CMR	↔↑
静脉麻醉药		
丙泊酚	↓CBF/CMR	↓
巴比妥类	↓CBF/CMR	↓
地塞米松	↓CBF	↓
氯胺酮	↑CBF, ↑CMR	↑↔
麻醉性镇痛药	↓CBF/CMR	↔
苯二氮䓬类	↓CBF	↓↔
肌松药		
非去极化型	无	↔
氯琥珀胆碱	↑CVP	↑（短暂）
心血管系统药		
扩血管药	↑血管内容积	↑
缩血管药	↔↓血管内容积	↔↓
手术干预		
脑室内导管	移除 CSF	↓
清除占位性病变（肿瘤、血肿）	去除脑组织	↓
去骨瓣减压术	去除脑组织	↓

CBF. 脑血流量；CMR. 脑代谢率；BP. 平均血压；CVP. 中心静脉压

要 点

- 正常颅内成分包括脑脊液（10%～12%）、血液（8%～10%）和软组织（80%）。
- "紧张的大脑"是指颅内容物体积增加导致 ICP 升高。
- ICP 的临床表现取决于颅内压增高的速度。
- 脑疝是指移位的脑组织突出超过固定结构（大脑镰、小脑幕、枕骨大孔）。
- 脑静脉压和平均胸内压升高会导致颅内压升高。
- 建议首选 CT 评估引起 ICP 升高的病因。
- 对于有异常 CT 结果或有正常 CT 结果但伴两个以上额外危险因素（超过 40 岁、呈现特殊姿势、低血压或无法进行神经功能检查）的患者应行 ICP 监测。
- ICH 的紧急处理方法包括：甘露醇 / 高渗盐水（3%）、呋塞米、短时过度通气，保持头部抬高和中立位。
- 避免增加 CMR、颈静脉压、血管扩张和气道压增高。
- 建议使用减少 CMR 和收缩血管的麻醉药。

推荐阅读

[1] Artru AA. Cerebrospinal fluid. In: Cottrell J, Smith D, editors. Cottrell and Young's neuroanesthesia. Philadelphia: Mosby; 2010. p. 60–74.

[2] Brain Trauma Foundation, American Association of Neurological Surgeons, et al. Guidelines for the management of severe traumatic brain injury. J Neurotrauma. 2007;24 (Suppl 1):S1–106.

[3] Chesnut RM, Petroni G, Rondina C. Intracranial-pressure monitoring in traumatic brain injury. N Engl J Med. 2013;368(18):1751Y1752.https://doi.org/10.1056/NEJMc1301076.

[4] Chestnut RM, Marshal LF. Management of head injury. Treatment of abnormal intracranial pressure. Neurosurg Clin N Am.1991;2(2):267–84.

[5] Freeman WD. Management of intracranial pressure. Continuum (Minneap Minn). 2015;21(5):1299–323.

[6] Kristiansson H, Nissborg E, Bartek J Jr, Andresen M. Measuring elevated intracranial pressure through noninvasive methods: a review of the literature. J Neurosurg Anesthesiol. 2013;25(4):372–85.

[7] Li M, Chen T, Chen SD, et al. Comparison of equimolar doses of mannitol and hypertonic saline for the treatment of elevated intracranial pressure after traumatic brain injury: a systematic review and meta-analysis. Medicine. 2015;94 (17):e736.

[8] Wijayatilake DS, Shepherd SJ, Sherren PB. Updates in the management of intracranial pressure in traumatic brain injury. Curr Opin Anaesthesiol. 2012;25(5):540–7.

第 26 章

脑缺血的围术期神经保护方案

Cerebral Ischemia: Options for Perioperative Neuroprotection

Martin Soehle 著

文俊贤 译 陈绍辉 校

脑缺血的定义是脑血流（cerebral blood flow，CBF）明显减少导致整个大脑的缺血（整体性脑缺血）或部分大脑缺血（局部或局灶性脑缺血）。因为动脉供氧（D_aO_2）与脑血流（CBF）直接相关，大脑的供氧（和营养物质）会随之减少。

$$D_aO_2（ml\ O_2/min）=C_aO_2（ml\ O_2/ml）\times CBF（ml/min）$$

其中 C_aO_2 是指动脉血氧含量（$C_aO_2 \approx 0.2ml\ O_2/ml$ 血液）。

在静息状态下未接受麻醉的患者中，整体 CBF 约为 750ml/min[50ml/(100g·min)]，并且灰质 [CBF ≈ 90ml/(100g·min)] 和白质 [CBF ≈ 20ml/(100g·min)] 血流分布不均匀。正常情况下，脑供氧量 [D_aO_2 ≈ 150ml O_2/min ≈ 10ml O_2/(100g·min)] 会超过其需氧量 [脑氧代谢量 $CMRO_2$ ≈ 50ml O_2/min ≈ 3.3ml O_2/(100g·min)] 的 3 倍。然而在脑缺血时，CBF 严重减少 [CBF<250ml/min ≈ 18ml/(100g·min)]，这意味着氧气和葡萄糖供应的减少不再能满足大脑的需求。这会导致神经元（和胶质细胞）功能停止，其脑电图会表现为零电位差 [CBF ≈ 16ml/(100g·min)] 或诱发电位失效 [CBF ≈ 12ml/(100g·min)]。CBF 进一步降低 [<90ml/min ≈ 6ml/(100g·min)] 会造成细胞坏死和脑梗死等不可逆损伤。

在开颅手术中，引起脑缺血的常见原因有低血压、脑血管阻塞（例如临时夹闭或为了控制术中出血进行的阻断）或与对脑组织过度牵拉有关。其中一些情况可能和麻醉有关，下述内容将就此展开讨论。

一、低血压引起的脑缺血

（一）概述

术中因低血压引起的脑缺血事件的发生率尚不清楚。虽然短暂的动脉性低血压经常发生，但如果能立即纠正，很少会导致脑缺血。

在健康成人大脑中，动脉血压（arterial blood pressure，ABP）保持在 50～150mmHg 时，大脑的自动调节功能会保持 CBF 不受 ABP 变化的影响。但 ABP 低于该阈值（平均 ABP 为 50mmhg）时，自我调节能力降低，可能导致 CBF 下降，增加脑缺血的风险。须注意有高血压病史的患者，其调节阈值会向上偏移。

只有通过经颅多普勒（transcranial Doppler，TCD）或颅内压力相关反应指数（pressure-related reactivity，PRx）研究进行测试，才能预测受损大脑的脑自动调节功能的损伤程度。此外，许多麻醉药，尤其是挥发性麻醉药，会损害大脑自动调节功能，其损害程度与剂量呈正比。

在临床中，需警惕每一次低血压都有造成脑缺血的风险。因此，应立即发现并治疗平均 ABP<60mmHg 的患者（或约 70mmHg 的可疑颅内高压患者）。导致低血压的两个主要原因是麻醉过深和术中失血量过多（表 26-1）。

（二）预防

1. 首选桡动脉置入动脉测压导管（可选肱动脉、足背动脉或股动脉）用于持续 ABP 监测，以便能

表 26-1　脑缺血的概况、病因、预防和处理

脑缺血的范围	导致脑缺血的病因	预防脑缺血	脑缺血的管理
大范围	低血压	使用有创动脉血压监测进行连续 ABP 监测	• 维持大脑自动调节功能：避免使用超过 1MAC 的挥发性麻醉药 • 维持较浅的麻醉 • 同时给予去氧肾上腺素（每次 50~100μg） • 不使用抗利尿激素和儿茶酚胺 • 用晶体液和（或）胶体液补充血容量 • 如果血红蛋白浓度低于 60~100g/L，则输注浓缩红细胞
	不恰当的麻醉深度	使用短效麻醉药	
	术中出血过多导致低血容量	警惕随时可能出现的严重失血	
局灶性	血管阻塞	使用脑电监测，记录爆发抑制或等电位脑电图	• 降低脑代谢 　－ 加深麻醉（使用丙泊酚、硫喷妥钠或挥发性麻醉药） 　－ 降低体温（不推荐） • 保持内环境稳定（目标） 　－ 避免缺氧（PaO_2 >70mmHg） 　－ 避免动脉低血压（MABP> 60mmHg） 　－ 避免高血糖（血糖<150mg/dl） 　－ 维持血二氧化碳分压正常（35mmHg<$PaCO_2$ <40mmHg）

够立即诊断低血压。

2. 选择恰当的麻醉药以便能够快速调整麻醉深度以适应不断变化的手术刺激强度，例如，选择半衰期较短的药物。做好大量失血的预案：保证足够的静脉通路、预备随时用液体和血液来补充失血量。

3. 保证脑血流自动调节功能，避免使用大剂量挥发性麻醉药（保持呼气末浓度<1MAC）。

（三）危机管理

低血压的诊断可以从实际 ABP 读数轻松获得，但需要干预的 ABP 的治疗阈值尚未达成共识：考虑到大脑自动调节功能的下限（MABP 约 50mmHg）和安全范围，ABP 治疗阈值定为 60mmHg 可能比较合理。对于怀疑颅内高压或有高血压病史的患者应考虑采用更高的治疗阈值（70~80mmHg）。谨记低血压需要着眼于病因治疗。

（四）麻醉过深时的处理

通常需要在疼痛刺激（例如气管插管，放置 Mayfield 头架，切皮和开颅）发生之前增加麻醉深度，而后一旦刺激减轻常常易发生低血压。此时需

要降低麻醉深度，具体开始时间取决于所用麻醉药的药动学和药物特性。在此期间可以合理使用升压药，例如去氧肾上腺素每次 50~100μg。当然升压药的使用并不能代替对麻醉深度的调整。

（五）低血容量的治疗

由于皮肤和帽状腱膜下组织灌注较好，开颅手术的失血量可达 300~500ml。在成人，这并不足以导致低血容量性休克，而且失血可以通过液体治疗来替代。用于容量复苏的液体类型（晶体液或胶体液）目前尚无共识（也无明确的证据）。在开颅手术中，任何时候都可能发生无征兆的大出血。尤其是在硬脑膜窦附近进行的手术和病变与脑血管关系密切的手术（例如动脉瘤夹闭术、动静脉畸形切除术及肿瘤切除术），此类手术突发大出血的风险高，容易诱发低血压及脑缺血。突发持续或大量的失血不能仅使用升压药或儿茶酚胺，这会掩盖血容量不足的程度，并且内脏灌注减少可能会造成乳酸酸中毒。此时需要通过容量替代来补充低血容量。迅速补充与丢失量一致的液体比液体类型的选择更重要。最终，输注浓缩红细胞可使动脉血保持足够的

氧含量以保证组织氧合。神经专科麻醉医师之间尚无浓缩红细胞的输注指征的共识，但结合患者的年龄和并发症来看，患者血红蛋白浓度应该在 60g/L（无并发症的年轻患者）至 100g/L（老年冠心病患者）。当患者的凝血因子活性下降至 50% 以下或血小板计数＜50×10^9/L 时，应给予补充新鲜冷冻血浆或浓缩血小板。

要　点

- 每一次动脉血压的下降都可能与脑缺血有关。因此，应立即积极治疗低血压。
- 在开颅手术中，成人患者的平均 ABP 至少要保持在为 60mmHg 以上。颅内高压或有高血压病史的患者应维持在更高的水平（MABP＞70mmHg）。
- 根据病因治疗低血压：手术刺激减少时同步减浅麻醉；术中如有出血应补充血容量。
- 麻醉深度适应实际的手术刺激之前，或在容量复苏的初期，可短时间使用血管升压药或儿茶酚胺。但不能将使用血管升压药和儿茶酚胺作为大失血唯一的治疗手段，因为这将掩盖低血容量的严重程度。
- 手术过程中可能会有大出血，尤其是在开颅期间、脑血管手术和肿瘤切除过程中。

二、脑血管阻塞引起的脑缺血

（一）概述

在手术过程中，为了控制术中出血，可能会有意阻断脑血管（如动脉瘤手术中的临时夹闭）。在重建其他正常的脑血管过程中（如剪断、盘绕或连接穿通支动脉或大血管时）也可能无意中阻塞通畅的血管。阻塞血管所供应的脑组织会立即发生缺血。由于血管阻塞造成的局部缺血并非麻醉医师所能控制或逆转，因此治疗目的是使大脑不受到局部缺血的影响，并防止进一步（继发性）局部缺血事件的发生。

脑缺血会导致大脑的氧气和营养供应不足。理论上可以通过减少大脑的新陈代谢来降低大脑对氧气和营养的需求。减少脑代谢的方法包括全身麻醉和降低体温。另一种努力降低大脑对缺血敏感性的实验性方法从机制上称之为"缺血预处理 / 后处理"，随后将详细予以说明。

如前所述，将脑血流量降低至缺血阈值250ml/min [≈18ml/(100g・min)] 以下不会导致神经元和神经胶质细胞立即死亡，只是暂停它们的功能，表现为等电位脑电图和诱发电位下降，而它们的结构完整性保持不变。只有当 CBF 进一步下降 [＜90ml/min ≈6ml/(100g・min)] 时神经元和神经胶质细胞才会坏死，并导致脑梗死。

（二）预防

应用术中神经监测技术如体感诱发电位监测、脑电图、颈静脉球氧饱和度监测、近红外光谱、脑微透析等，可以早期发现和监测脑缺血。

（三）危机管理

只有通过神经监测才能发现脑缺血。不过神经外科医师在阻断脑血管时常常会怀疑这一点。在术后神经系统检查或影像学检查发现脑梗死迹象之前，常常不能检测到局部缺血。

麻醉医师在怀疑或确认局灶性脑缺血发生时，应考虑降低脑代谢，如下文所示。

低体温会降低大脑的新陈代谢。体温每降低1℃，新陈代谢就会减少大约 7%。因此，大多数研究中使用的 33℃低温可以将大脑代谢减少大约 1/4。

然而，这种影响在病态的和麻醉状态下的大脑中表现都不明显（甚至可能效果减半）。尽管如此，2002 年发表的两项随机试验报道称，与标准治疗相比，轻度低温治疗（32～34℃）能改善院外心搏骤停后患者的神经系统预后。最近的一项大型随机试验表明，经历 33℃或 36℃目标体温治疗的患者神经系统也得到类似的结果。因此，指南已修改为在心搏骤停后至少 24h 内，将体温控制在 32～36℃。由于发热往往会导致较差的神经系统预后，通过有针对性的体温管理来预防发热比简单地选择 33℃或36℃的目标控制温度更有用。尽管低温对大范围脑缺血产生了令人鼓舞的治疗效果，但降低大脑温度和体温对局灶性脑缺血并无太大作用甚至会产生有害影响，如蛛网膜下腔出血后、动脉瘤夹闭期间进行预防性术中亚低温处理（33℃）并不能改善神经系统功能。根据 IHAST 研究，这可能与感染率上升有关。因此，在动脉瘤手术中，轻度低温处理并非首选预防措施；但在某些病例中，它可以被认为是血管阻塞后的一种终选疗法。而且指南不推荐使用中度低温（30℃）或深度低温疗法，因为这会导致心律失常、心血管不稳定、凝血功能障碍和严重感染等并发症的发生率升高。

大多数麻醉药（包括丙泊酚、依托咪酯、巴比妥酸盐、苯二氮䓬类和挥发性麻醉药）会以剂量依赖方式降低脑代谢，其效果与低体温疗法类似，例如，1MAC 的异氟醚可使脑代谢减半，相当于 30℃的低体温疗法。

巴比妥酸盐史上首次被发现能抑制脑活动是因为在使用时观察到爆发抑制、等电位脑电图现象。它对全脑缺血无影响，但可减少局灶性脑缺血动物模型的神经损伤。巴比妥酸盐曾被认为是神经保护的金标准；然而最佳治疗剂量从未被确定，因而没有统一的标准。5mg/kg 体重的硫喷妥钠似乎可以诱发爆发抑制，使脑血流减少约 45% 并持续 10min。不过硫喷妥钠可能与心血管功能抑制、严重免疫抑制及苏醒延迟相关，尤其是大剂量重复给药时。由于代谢减少，硫喷妥钠的神经保护作用可能会被低血压的不良作用所抵消。现在的共识认为巴比妥酸盐的神经保护作用一般，过去被高估了。不建议将其作为一种常规治疗措施，在某些情况下可将其视为最后的备选。

在动物模型中观察到丙泊酚减少缺血性损伤的效能与巴比妥酸盐相似，且较少导致心血管功能抑制。使患者产生等电位脑电图的丙泊酚剂量范围为 $15\sim18mg/(kg\cdot h)$。依托咪酯也可降低脑代谢，但会增加梗死范围并引起肾上腺功能不全。因此，不建议使用依托咪酯。

挥发性麻醉药都具有神经保护作用。然而产生等电位脑电图时的高浓度挥发性麻醉药会降低 ABP，阻碍大脑的自动调节功能和代谢功能。与此不同，丙泊酚即使在大剂量静脉注射时也能维持脑自身调节功能，这使它成为最大限度降低脑代谢的首选药物。

术中脑电监测是确定麻醉剂量是否能足以够抑制脑功能的有效技术手段。治疗的目标应该是形成等电位脑电图，和暴发性抑制相比，它有更好的脑保护作用。为方便起见，应该尽量使用双额脑电监测，尽管这在某些额部颅骨切除术中可能难以实现。由于麻醉引起的等电位脑电图与明显的低血压或多或少有关（取决于所选择的麻醉药）。通常需要应用血管升压药如去氧肾上腺素或去甲肾上腺素来维持足够的脑灌注。为避免药物过量，麻醉剂量应该以刚好能够诱发等电位脑电图为宜。

迄今为止，麻醉药的神经保护作用似乎在短期及轻至中度的脑缺血病例中是有效的。但是，对严重和长时缺血病例似乎无效，与脑缺血范围、面积大小无关。而且，麻醉药的神经保护作用很短暂，长期研究中很少见到。总的来说，绝大多数有关麻醉药神经保护作用的证据来自动物实验，对人的神经保护作用知之甚少。因为缺氧、低血压、高血糖、低碳酸血症和高碳酸血症都已被证明可加重脑缺血，所以麻醉应着重于维持内环境稳态，尤其是维持血氧浓度（$PaO_2 > 70mmHg$），平均 ABP（$> 60mmHg$），血糖（$< 1500mg/L$）和二氧化碳分压（$35mmHg < PaCO_2 < 40mmHg$）的稳定。

过度通气引起的低碳酸血症（$PaCO_2 < 30mmHg$）会导致血管收缩，并且可将 CBF 降低至缺血阈值以下。CBF 的降低程度与 $PaCO_2$ 的降低程度成正比，因此 $PaCO_2$ 从 40mmHg 降至 30mmHg 会使 CBF 降低 1/4。另一方面，高碳酸血症（$PaCO_2 > 40mmHg$）会使血管扩张导致脑充血，从而增加颅内压减少 CBF。

理论上，诱导的或允许性高血压可在血管短暂阻断期间增加侧支 CBF，至少在脑自动调节功能受损的情况下是如此。然而根据 2012 年 AHA SAH 管理指南，并无足够的相关数据支持这个特别的建议。

（四）通过预处理和后处理来保护神经

现代一种新的实验方法旨在通过一种称为"大脑预处理"的机制来降低大脑对局部缺血的敏感性。其原理是：短时间的（非致死性的）脑缺血会导致大脑在随后的一段时间对（潜在致命的）脑缺血的敏感性降低。而且不仅是先前的缺血，某些药物似乎也会有这种"预处理作用"，包括挥发性麻醉药（异氟烷和七氟烷）、抗生素（红霉素）、血液因子（促红细胞生成素）和琥珀酸脱氢酶抑制药（3- 硝基丙酸）。然而，这些药物的预处理作用效果、最佳剂量和使用时间仍有待确定。

短暂缺血后脑血流再灌注，其特征性表现为初期充血。最近有报道称，短时间（非致死性）缺血反复中断再灌注可减轻由长期和潜在致命性缺血引起的损伤。该机制被称为缺血后处理，与先前提到的预处理类似。此外，后处理可能不仅是由缺血本身引起的，也可能是由药物（如异氟烷）引起的。预处理和后处理都为神经保护提供了迷人的前景；然而，它们的效果是否具有临床意义并应用于临床，目前尚不清楚。

要　点

- 由血管闭塞引起的局灶性缺血的治疗旨在降低脑代谢，从而使大脑降低对缺血的敏感性。这可以通过降低体温和麻醉药来实现。
- 术中常规应用的轻度低体温（约 33℃）对蛛网膜下腔出血后动脉瘤手术的预后无明显改善。
- 在血管阻塞期间升高血压以增加侧支 CBF 是可能的，但缺乏足够的数据支持。
- 巴比妥类的神经保护作用在过去被高估了。丙泊酚和挥发性麻醉药也可降低脑代谢。
- 麻醉药仅在轻度或中度缺血的情况下才提供持续的神经保护作用，而在重度缺血时作用不大。
- 在整个麻醉过程中应保持内环境稳定。特别是低氧、低血压、高血糖、低或高碳酸血症均可加重脑缺血。

推荐阅读

脑代谢

[1] Fitch W. Brain metabolism. In: Cottrell JE, Smith DS, editors. Anesthesia and neurosurgery. 4th ed. St. Louis: Mosby; 2000. p. 1–16.

低体温

[2] Holzer M, Bernard SA, Hachimi-Idrissi S, Roine RO, Sterz F, Müllner M. Hypothermia for neuroprotection after cardiac arrest: systemic review and individual patient data meta-analysis. Crit Care Med. 2005;33:414–8.

[3] Nielsen N, Wetterslev J, Cronberg T et al. for the TTM Trial Investigators. Targeted temperature management at 33℃ versus 36℃ after cardiac arrest. N Engl J Med. 2013;369:2197–206.

[4] Todd MM, Hindman BJ, Clarke WR, Torner JC. Mild intraoperative hypothermia during surgery for intracranial aneurysm. N Engl J Med. 2005;352:135–45.

麻醉药的神经保护作用

[5] Head BP, Patel P. Anesthetics and brain protection. Curr Opin Anaesthesiol. 2007;20:395–9.

[6] Koerner IP, Brambrink AM. Brain protection by anesthetic agents. Curr Opin Anaesthesiol. 2006;19:481–6.

预后处理

[7] Kitano H, Kirsch JR, Hurn PD, Murphy SJ. Inhalational anesthetics as neuroprotectants or chemical preconditiong agents in ischemic brain. J Cereb Blood Flow Metab. 2007;27:1108–28.

[8] Pignataro G, Meller R, Inoue K, Ordonez AN, Ashley MD, Xiong Z, Simon RP. In vivo and in vitro characterization of a novel neuroprotective strategy for stroke: ischemic postconditioning. J Cereb Blood Flow Metab. 2008;28: 232–41.

开颅术中大量出血的应急管理
Massive Hemorrhage During Craniotomy: Emergency Management

Elizabeth Dryland　Audrée A. Bendo　著
文俊贤　译　陈绍辉　校

第 27 章

一、概述

大脑是一个富含血管的器官，在静息时可以接收大约占 20% 心排血量的血液。因此，开颅术中大出血可能会导致血容量迅速减少。文献报道术中出血的发生率和死亡率非常高，其中一个系列研究报道发病率和死亡率分别为 5%～27% 和 0%～4%，另一个系列研究报道分别约为 8% 和 1%。因此，麻醉医师必须做好术中大出血的处理预案，预测大量失血的可能性并制订输血方案。进行颅内血管手术时更容易发生大出血，如动脉瘤夹闭和切除动静脉畸形（arteriovenous malformation，AVM）。

（一）动脉瘤

动脉瘤的大小和解剖位置不同，动脉瘤破裂的发生率也不同。研究发现约 8% 的动脉瘤破裂会导致迅速失血性休克。亦有研究发现 7% 的动脉瘤破裂发生在游离显露之前，48% 发生在游离过程中，45% 发生在夹闭过程中。进行腔内手术或开放手术均可以发生出血，并且导致围术期发病率和死亡率的增加。

（二）动静脉畸形

临床上 AVM 的发病率是动脉瘤的 1/10。腔内栓塞或开放手术切除 AVM 都可能会导致脑水肿或脑出血。"正常灌注压力突破"理论（normal perfusion pressure breakthrough，NPPB）可以解释为什么在 AVM 术中或术后会出现脑水肿 / 出血。随着栓塞术或手术将异常侧支（即 AVM）突然从脑循环中移出，先前灌注不足区域的脑血流量（CBF）的增加会导致脑水肿，甚至在正常灌注压力下并发脑出血。

二、开颅和腔内手术期间术中出血的准备和预防

在开颅手术和腔内手术中，麻醉医师必须控制血压并做好紧急输血的准备。对于高风险患者应该准备好以下物品。

(1) 动脉直接测压导管。

(2) Foley 导管，用于监测尿量。

(3) 两个大口径（16G 或 14G）外周静脉针。

(4) 中心静脉导管。

(5) 与血型相符的血液制品 [4U 的浓缩红细胞（packed red blood cell，PRBC）、新鲜冷冻血浆和血小板]。

为了准确反映脑灌注压（脑灌注压 CPP= 平均动脉压 MAP- 颅内压 ICP），需要将动脉压力传感器置于头部正中水平（通常为外耳道水平），测量大脑动脉环水平的平均动脉压。

（一）术中监护

在评估开颅手术中的失血量时，需要仔细观察手术区域以评估是否存在过度失血的情况。密切关注吸引器、手术止血垫和手术引流量。

除了标准 ASA 监测和对患者进行临床评估以外，还可以考虑使用其他设备监测重要器官的灌注情况。

需要考虑使用的其他监测设备如下。

① 超声心动图。

② 脑氧饱和度测定仪及近红外光谱仪。

③ 血气分析及混合静脉血氧饱和度分析。

（二）术中管理

一些研究表明围术期高血压和凝血障碍（将在临床表现 / 患者评估中讨论）是导致开颅手术患者容易出现颅内出血的因素。术中急性高血压发作可发生在以下情况时。

- 麻醉诱导时。
- 使用含肾上腺素的局麻药。
- 使用头颅钉。
- 剥离骨膜。
- 进行脑部操作。
- 紧急情况。

因此，预防 MAP 的突然大幅增加导致的血管病变、脑血管或动脉瘤破裂及大出血（据报道麻醉诱导过程中动脉瘤破裂的发生率为 1%～2%）是非常重要的。一般情况下，患者的血压应维持在基础值的 15%～20% 以内，对于在插管过程中或使用头颅钉时有高血压反应的患者，在开始上述任何一项操作之前都应该采取预防措施。

在麻醉诱导过程中，尽量减少喉镜和气管插管对患者血压的影响。

- 利多卡因（插管前 90s，1.5mg/kg 静脉注射，抑制咽喉反射）。
- 静脉注射 β 肾上腺素能拮抗药（艾司洛尔或拉贝洛尔）。

在使用头颅钉之前，使用下列药物预防高血压反应。

- 丙泊酚（2～3mg/kg，静脉注射）和（或）芬太尼（50～150μg，静脉注射）/ 阿芬太尼（500～1000μg，静脉注射）。
- 头皮神经阻滞。

可使用下列药物尽量减少气管插管的刺激，特别是在使用外科敷料包扎导致患者头部移动时。

利多卡因 1.5mg/kg 静脉注射，但其作用时间仅为 3～5min。如有必要，可以在保证安全的前提下重复使用。

建议在紧急情况下诱导低血压，以防止 HTN 和 ICP 的升高。推荐使用以下静脉注射药物。

- 拉贝洛尔，以 5～10mg 的增量给予。
- 艾司洛尔，以 0.1～0.5mg/kg 的增量给药，直到控制血压为止。
- 还可以使用肼屈嗪（每 5 分钟静脉注射 2～5mg，30min 内总共注射 20mg）和尼卡地平（静脉注射 5mg/h，每 15 分钟增加 2.5mg/h，最大量 15mg/h），它们很少引起脑血管扩张和 ICP 升高。

（三）血管腔内手术的特别注意事项

腔内神经外科是一个快速发展的亚专业，涉及很多高风险患者，手术操作程序也越来越复杂。许多腔内神经外科手术都是在手术室外进行麻醉，需要麻醉医师考虑很多问题。其中在介入神经放射学手术间进行麻醉可能的潜在障碍和（或）问题包括以下方面。

- 一旦开始成像，就无法靠近患者。
- 工作环境昏暗和陌生，并且获得帮助困难。
- 麻醉医师会暴露于电离辐射中。
- 需要运送危重患者进出。

目前尚无标准的指南来指导神经外科腔内血管手术的麻醉方式是全麻还是局麻监护。然而，对于动脉瘤和 AVM 手术来说应该首选全麻，因为它能减少在成像上的运动伪影，缩短手术时间，提高了安全性。无论选择何种麻醉方案，都建议使用快速和短效麻醉药，这对快速恢复和评估至关重要。

腔内神经外科手术中和手术后的并发症与开放手术不同，麻醉医师必须提高警惕，因为有些问题可能会很快出现并造成严重后果。可能发生的不良事件包括以下几点。

- 颅内血管损伤、甚至破裂。
- 动脉瘤破裂导致颅内出血。
- 线圈移位到主血管导致血栓栓塞。
- 对比剂性肾病和对比剂变态反应。
- 穿刺部位血肿形成或出血。

为了应对腔内手术期间可能发生的颅内出血或动脉瘤破裂等情况，需要由神经介入医师提前进行术前计划。当发生出血时，血压会暂时降低（可使用艾司洛尔、尼卡地平、硝酸甘油），抗凝血作用逆转（可使用鱼精蛋白）。大多数血管损伤或破裂的病例可以通过血管造影设备进行处理，神经介入团队需要立即将出血部位封闭并中止手术。根据实际需要进行其他处理，例如放置脑室外引流或将患者送去进行紧急 CT。

三、危机管理

（一）病理生理学和临床表现

出血原因是多因素的，最常见的病因如下。

1. 外伤，动脉瘤或 AVM 破裂引起的组织损伤。

2. 大量血制品和液体复苏导致的凝血因子 / 血小板稀释。

3. 体温过低。

4. 代谢性酸中毒。

5. 抗凝血药。

6. 并发症和既往存在的凝血障碍。

（二）组织凝血酶原复合物

受伤的大脑可以将大量的血小板活化因子和凝血因子（如组织凝血酶或组织因子）释放到循环系统中。带有因子Ⅶ的凝血酶原复合物会促进凝血酶的形成，最终导致血液凝固。脑损伤后，促凝血因子会释放进入体循环，首先导致血管内凝血，其次是弥散性血管内凝血（DIC），从而导致凝血障碍。治疗方法包括输血小板、新鲜冷冻血浆和冷沉淀。更直接的治疗方法，如输注凝血因子，尚缺乏有效的证据。

（三）体温过低

由于凝血酶的功能是温度依赖性的，低温可能会"减缓"酶反应，从而导致凝血异常。即使是轻微的低温也会引起血液浓缩、白细胞减少和血小板减少、纤维蛋白溶解紊乱和血小板功能紊乱。体温过低还会改变血小板形状和抑制血小板聚集，对血小板功能产生不利影响。

（四）并发症和既往存在的凝血障碍

因为肝脏是所有凝血因子（因子Ⅷ和血管性假血友病因子除外）的唯一合成来源，严重肝病患者会表现出多种凝血功能障碍。因子Ⅶ的水平会受到最严重的影响，表现为异常升高的国际标准化比值（international normalized ratio，INR）。治疗方法包括以下内容。

- 维持血小板数目在 $50 \times 10^9/L$ 以上。
- 如怀疑有纤维蛋白溶解，可使用抗纤溶药，如氨基己酸和氨甲环酸。
- 用冷沉淀、新鲜冷冻血浆（FFP）或重组活化因子Ⅶ（rFⅦa）来替代纤维蛋白原和凝血因子。

重组活化因子Ⅶ是一种有效的促止血药，可用于先天性或获得性血友病患者。重组活化因子Ⅶ在大出血、肝病、DIC 和长期服用抗凝血药的患者中都能有效地应用。两项研究表明重组活化因子Ⅶ能减少浓缩红细胞的输血量，提高了创伤性大出血患者的早期存活率。

1. 患者评估

监测出血需要进行的诊断检验。

(1) 血红蛋白和血细胞比容（改变延迟；急性出血时的正常值可能不同）。

(2) 血小板计数。

(3) 凝血酶原时间（PT）、INR、活化部分凝血活酶时间（APTT）。

(4) 纤维蛋白原水平。

(5) 钙离子水平（监测低钙血症和枸橼酸盐中毒）。

(6) 血浆渗透压（监测甘露醇治疗和大量液体复苏的效果）。

(7) 血栓弹力图（thromboelastogram，TEG）测量全血血栓的形成和溶解，能提供关于血小板功能和纤溶情况信息

(8) 患者的核心体温。

2. 干预 / 治疗

成功的麻醉管理需要麻醉医师与外科医师和围术期护理团队进行有效的沟通。必须密切监测患者的生命体征、实验室检查（CBC、电解质、凝血功能）和手术情况。当大出血发生时，必须立即开始积极的液体复苏和输血。与此同时，麻醉医师必须了解任何既存的可能造成患者凝血障碍和无法控制的大出血的情况。此外，麻醉医师必须了解患者心血管功能，这将有助于评估预期的血流动力学变化（出血和液体复苏）对心肌氧供需平衡的影响。

3. 长期服用抗凝血药的患者需要紧急逆转抗凝血

接受抗凝血药治疗的颅内活动性出血患者会给麻醉医师带来更多的挑战。如果患者急需进行急诊手术，则需要立即逆转抗凝血作用。

4. 华法林

当 INR ＞ 2 时，建议使用四因子凝血酶原复合物浓缩物（4-factor prothrombin complex concentrate, 4FPCC）来快速逆转华法林的药物效应，而不是新鲜冷冻血浆（fresh-frozen plasma, FFP）。凝血酶原复合物浓缩物的缺点是有形成血栓的风险；然而，与 FFP 相比，它所需的起效时间更短，剂量更少。总的来说，凝血酶原复合物浓缩物发生不良反应风险比 FFP 更低。

四、液体管理

需要用等渗晶体溶液恢复循环血容量。主要关注点是液体复苏 24～48h 后患者脑水肿情况。

目前术中液体处理建议包括以下内容。

1. 维持正常血浆渗透压。

2. 避免胶体渗透压的大幅度降低。

3. 用无糖晶体溶液恢复循环血容量。

4. 维持正常血容量以保护 CPP。

（一）晶体液

1. 等渗溶液

对于每毫升的失血，首先可以用 3ml 等渗晶体液（如生理盐水）替代。用于补充失血的液体应为接近于血浆的等渗液（295mOsm/L）。临床上常用生理盐水（normal saline, NS）（308mOsm/L）和乳酸林格溶液（lactated Ringer, LR）（273mOsm/L）。然而，乳酸林格溶液轻微低渗并且含有少量的 Ca^{2+}，可以抵消浓缩红细胞中的枸橼酸盐抗凝血药的作用。输注大量的生理盐水会导致高氯血症及代谢性酸中毒而引起凝血障碍。平衡电解质等渗溶液（例如 Plasmalyte-A、Normosol-R 缓冲液）具有 pH 7.4、无 Ca^{2+} 和等渗透压（295mOsm/L 的优势，适合在大量输液的情况下使用。

晶体液替代的优缺点如下。

① 优点：价格便宜，容易获得，不引起过敏，无感染性。

② 缺点：载氧能力差，凝血能力差，血管内半衰期短。

2. 高渗盐溶液

高渗盐溶液可用于患有颅脑损伤和颅内高压的低血容量性创伤患者的液体复苏。高渗盐水有助于降低液体复苏对颅内压的影响。高渗盐水将液体从细胞间质吸入血管内，在液体复苏的初始阶段不升高颅内压。但是，任何液体引起的持续性高渗透压（＞320mOsm/L）都可能导致大脑反弹性肿胀（如果允许快速自动校正）。高渗盐水还可以导致严重的凝血异常，诱导脑桥脱髓鞘的发生 [允许钠离子浓度增加的速度最快为 0.5～1mmol/(L·h)]。通常我们选择高渗氯化钠 / 乙酸盐溶液以减少氯化物负荷，从而降低高氯代谢性酸中毒的发生率。

（二）胶体溶液

1. 明确的白蛋白或合成胶体的应用指征十分有限。但在神经外科患者中，基于增加胶体渗透压将减少脑水肿的假设，输注胶体液很受推崇。如果血脑屏障完好，胶体对渗透压的影响非常有限。与钠离子相比，胶体对离子渗透压和总体渗透压的影响很小。新的证据表明，高渗盐溶液联合胶体能更有效地降低颅内压，恢复神经外科患者的血容量。

① 应避免使用葡聚糖和各种含淀粉的溶液，因为它们会直接干扰血小板和因子Ⅷ复合物的功能，并有引起变态反应的风险。

② 报道的几例出血事件是因为服用了头孢菌素。但是所有不良事件的发生都是因为超出了建议的最大用量。因此，使用时应遵守建议的最大用量标准 [20ml/(kg·24h)]。

2. 进行液体替代时，可使用的液体类型

① 等渗晶体溶液（NS、LR、Plasmalyte-A 或 Normosol-R 缓冲液）。

② 晶体溶液和（或）胶体溶液的组合。

3. 应避免使用

① 右旋糖酐和各种含淀粉溶液。

② 除非有特殊的指征，如低血糖，否则含葡萄糖的溶液会加重缺血性损伤和脑水肿。

③ 低渗溶液（即 0.45% 的盐水）会导致脑水肿。

五、血液制品

积极输液的主要风险是稀释循环血容量，这会导致血液制品的使用增加。对于脆弱的患者（如缺血性心肌病患者），积极补液可能导致心血管功能损害（如心肌缺血、充血性心力衰竭）。

（一）全血

美国血库协会（American Association of Blood Banks，AABB）指出，输注全血的主要适应证是活动性出血且出血量超过其总血量 25% 的患者。浓缩红细胞可以有效治疗不太严重的出血。许多血库都遵循 AABB 的指南，除非有特殊要求，否则一般无法在手术室获得全血。

在适当情况下，鼓励在术中使用自体血回输，将过滤回收的红细胞重新输回患者体内。

最新的 ASA 血液成分治疗实践指南（美国麻醉医师协会围术期输血和辅助治疗工作组 2015）推荐

(1) 血红蛋白浓度在 60～100g/L 时，应根据患者活动性出血的可能性和程度、血容量状况、器官缺血的迹象和心脏储备情况来决定是否需要输血。

(2) 如有可能，应逐个单位给予红细胞，并隔一段时间重新评估。

(3) 应制订和实施大量输血方案（massive transfusion protocol，MTP），以便在大出血期间及时提供血液制品。

大量输血方案。

如果出现持续活动性出血，患者血流动力学不稳定等情况，则应考虑使用大量输血方案来改善患者预后，具体如下。

① 一开始输注通用血液制品，而非晶体或胶体溶液输注，以防止血液稀释的发生。

② 红细胞和血浆应通过连接在血液加温装置上的快速输血器输送。

③ 注意：血小板和冷沉淀不能通过血液加温装置。

④ 血浆与浓缩红细胞按（1∶1）～（1∶2）的比例进行输注。

⑤ 每输入 6U 的红细胞，则输注 1 单位血小板。

⑥ 当纤维蛋白原＜800～1000mg/L 且存在大量出血时，或者冷沉淀属于需要大量输血的患者的

MTP 的一部分时（无法及时测量纤维蛋白原），才考虑输入冷沉淀。

（二）浓缩红细胞

1. 优点

(1) 平均血细胞比容为 60%～70% 时，1 单位的浓缩红细胞即可恢复携氧能力。

(2) 有效扩充血容量。

2. 缺点

(1) 输血反应：如果时间允许（通常约 1h）需要进行交叉配型。

(2) Rh 阴性 O 型血（万能输血者）可以用于任何血型的患者，无严重反应的风险；Rh 阴性 O 型血不会使育龄妇女对 Rh 抗原过敏（如果需要在这种情况下给予 Rh 阳性的 O 型血，建议预防性使用抗 rhO 抗体）。

(3) 病原体传播的风险。

(4) 体温过低：浓缩红细胞储存在 4℃ 的环境中，如果在输注时未通过加温装置或未与加热的等渗晶体溶液混合，则会迅速降低患者的体温（每单位降低 0.25℃）。

(5) 损害受血者的免疫功能。

3. PRBC 的使用建议

(1) 与晶体溶液混合可以降低浓缩红细胞的黏度，加快输注速度。

(2) 使用加热的晶体溶液或通过加温装置对浓缩红细胞加温。

① 不要使用含钙溶液，因为可能会发生凝血。

② 不推荐用乳酸林格液作稀释剂（因为乳酸林格液含有钙）。

③ 不要使用低渗的稀释剂（红细胞会膨胀并最终溶解）。

建议用 0.9% 生理盐水、pH 7.4 的 Normosol-R 或 Plasmalyte-A 缓冲液稀释。

④ 建议用 0.9% 生理盐水、pH 7.4 的 Normosol-R 或 Plasmalyte-A 缓冲液稀释浓缩红细胞。

(3) 大约每失血 2ml 则应补充 1ml 浓缩红细胞，外加晶体液；下列公式用于计算需要输入的 PRBC 的量

$$PRBC_{infused} = \frac{[Hct_{desired} \times 55 \times 体重\,(kg)] - [Hct_{observed} \times 55 \times 体重\,(kg)]}{0.60}$$

（三）血浆

1. 新鲜冷冻血浆包含所有的血浆蛋白，尤其是凝血因子 V 和Ⅷ，是一种很好的容量扩充剂。根据最新 ASA 指南（2015 年美国麻醉医师协会围术期输血及辅助治疗工作组），输注 FFP 的适应证如下。

(1) 用于纠正过度的微血管出血（在 INR＞2.0 和未应用肝素的情况下），即凝血功能障碍。

(2) 纠正因凝血因子缺乏而导致的过度微血管出血，当需要输注超过患者本身血容量（约 70ml/kg）的溶液，且无法及时获得 PT 或 INR 和 PTT 结果时。

(3) 需要紧急逆转华法林药物效应，且无法使用凝血酶原复合物浓缩物时。

(4) 校正已知的凝血因子缺乏，但没有特定的凝血因子可以输注时。

2. 以下情况不建议使用 FFP

(1) PT、INR 和 PTT 都正常。

(2) 仅用于增加血浆容量或白蛋白浓度。

3. FFP 的使用建议

(1) 用 10～15ml/kg 的 FFP 就可达到不低于 30% 的血浆凝血因子浓度，紧急逆转华法林药物效应的剂量通常 5～8ml/kg。

(2) 在使用时必须对 FFP 进行加热。

(3) 复苏过程中应经常监测凝血参数（PT、INR、PTT、纤维蛋白原）。

(4) 对于有明显大出血迹象的患者，在明确实验室检查之前就应预防性给予 1 : 1 混合的血浆和浓缩红细胞。

(5) 输入血浆前需要进行血型鉴定，但不需要交叉配型，在给药前临时解冻血浆会导致血浆供应延迟。进行预解冻可以在紧急情况下及时使用。

（四）血小板

如果已明确或怀疑存在血小板功能障碍，例如，服用抗血小板药（如氯吡格雷）或先天性血小板功能障碍的患者，不管有没有进行血小板计数，或者即使血小板计数正常，都有血小板输注的指征。在开颅手术中，如果血小板计数＞100×10⁹/L，一般不输注血小板。出血过多而且血小板计数＜50×10⁹/L 时，才建议输注血小板。

输入血小板时需要牢记的要点

① 大量出血的患者可能会消耗凝血因子。

② 输注血小板的血浆半衰期较短（3～4d）。

③ 每单位的血小板可能只能使血小板计数增加（1～2）×10⁴/μl。

④ 不能通过过滤器、加温装置或快速输液器输注血小板，会导致血小板黏附在输液器上，减少输入到患者体内的血小板数量。

已经使用 MTP 补充血容量，但术中出血仍无法控制时，应该考虑纤维蛋白溶解的发生，使用氨基己酸、氨甲环酸等抗纤溶的药物。

六、枸橼酸盐中毒

枸橼酸盐是添加到血库血液中的一种常见的抗凝血药，它可以结合游离钙（凝血级联反应的基本元素）以防止凝血。输入多个单位来自血库的血液会导致循环离子钙显著减少，导致枸橼酸盐中毒。枸橼酸盐中毒除了进一步损害凝血功能外，还会引起低钙血症并对心脏产生负性肌力作用，即使进行足够的液体复苏仍会引起低血压。因此，应间断测量血浆钙离子浓度，如有必要，应该通过与输血管道不同的静脉管路单独补充钙离子。

在活动性出血得到控制后，不能立刻终止液体复苏。复苏的最终目的不仅要恢复正常的生命体征，也要恢复组织灌注的指标（如动脉血 pH 值、碱缺乏指标和乳酸水平）。液体复苏后能迅速达到正常乳酸水平的患者其预后明显较好。

要　点

- 开颅术中大出血可能会导致血容量迅速丢失。
- 在开颅手术中，麻醉医师必须控制血压并且做好紧急输血的准备。
- 在麻醉诱导和苏醒时，需要预防 MAP 的快速急升，这可能会导致血管破裂和大出血。
- 导致出血的病因有很多，大量输血和液体复苏会导致凝血因子 / 血小板的稀释。

- 建议使用快速和短效麻醉药，以实现腔内神经外科手术后的快速恢复和评估。
- 补充失血的液体其渗透压应与血浆渗透压相近（295mOsm/L）。
- 建议使用等渗晶体溶液（NS、Plasmalyter-A 或 Normosol-R 缓冲液）或晶体和（或）胶体的组合溶液来补充丢失液体。
- 避免使用右旋糖酐、含淀粉溶液、含糖溶液和低渗溶液（0.45% 生理盐水，LR）。
- 当血红蛋白浓度 > 100g/L 时一般不用输血，而当其 <60g/L 时必须输血。
- 如果出现持续活动性出血，患者血流动力学不稳定时，应考虑使用 MTP 以改善患者预后。
- 凝血酶原复合物浓缩物应用于逆转华法林效应或纠正大量输血中出现的凝血功能障碍。如果凝血酶原复合物浓缩物不可用，可以用新鲜冷冻血浆作为替代。
- 对于合并血小板水平低下（<50×10⁹/L）或血小板功能障碍（如服用抗血小板药）的凝血功能障碍患者应该输注血小板。
- 对于明确或怀疑有纤维蛋白溶解且未经处理的患者，可考虑使用抗纤溶药（如氨基己酸、氨甲环酸）。
- 在活动性出血得到控制后不能立刻终止液体复苏。

推荐阅读

[1] American Society of Anesthesiologists Task Force on Perioperative Blood Transfusion and Adjuvant Therapies. Practice guidelines for perioperative blood transfusion and adjuvant therapies: an updated report by the American Society of Anesthesiologists Task Force on Perioperative Blood Transfusion and Adjuvant Therapies. Anesthesiology. 2015;122:241–75.

[2] DeLoughery DG. Coagulation defects in trauma patients: etiology, recognition and therapy. Crit Care Clin. 2004;20:13–24.

[3] Ferrara A, MacArthur J, Wright H, et al. Hypothermia and acidosis worsen coagulopathy in the patient requiring massive transfusion.Am J Surg. 1990;160:515–8.

[4] Patient blood management chapters 61, 62 and 63. In: Miller RD, et al., editors. Miller's anesthesia, 8th ed. Philadelphia: Elsevier; 2015,pp. 1830–67, 1868–1880, 1881–1896.

[5] Rusa R, Zornow MH. Fluid management during craniotomy. In: Cottrell JE, Young W, editors. Cottrell's neuroanesthesia. 5th ed. Philadelphia: Elsevier; 2009. p. 147–60.

[6] Schulenburg E, et al. Anaesthesia for interventional neuroradiology. Curr Opin Anaesthesiol. 2011;24:426–32.

第28章 清醒开颅手术中麻醉的挑战
Challenges During Anaesthesia for Awake Craniotomy

Judith Dinsmore 著

常健博 译 谭 刚 校

一、概述

清醒开颅手术（awake craniotomy）可以在术中评估患者的神经功能状态，帮助癫痫手术更加安全地确定切除病灶的边缘，深部电极植入术可以更加精准地定位刺激电极位置，以及可以精准切除涉及运动性语言中枢的占位的精准切除。由于清醒开颅手术术后对加强护理的需求更少，住院时间更短，费用更低，其应用越来越多。在肿瘤手术中，术中唤醒试验可以在神经功能损伤最小的情况下，达到最大范围切除的目的。清醒开颅手术的麻醉技术，随着手术适应证的增加取得很大进步，但挑战依旧存在。其麻醉的目标是给予患者合适的镇痛镇静，同时维持气道安全、血流动力学平稳和良好的手术条件，让患者保持清醒、合作，完成术中神经功能测试。虽然各种技术有所不同，但主要包括以下三类。

- 局部麻醉。
- 清醒镇静。
- 睡眠 – 唤醒 – 睡眠技术（asleep–awake–asleep，AAA），有或没有气道装置。

总之，清醒开颅手术是一项安全、耐受性良好的技术，但仍存在一些并发症（表28-1）。数项研究关注了并发症发生率，但由于这些研究中不同手术类型混杂，所采用的麻醉技术也不同，结果并发症的发生率差别很大，但严重的并发症十分罕见。

二、预防

成功的关键在于选择合适的患者，为每个患者

表 28-1 清醒开颅手术的并发症

并发症
呼吸系统
· 气道梗阻
· 呼吸抑制
· 咳嗽
心血管系统
· 低血压
· 高血压
神经系统
· 癫痫
· 神经功能缺损
· 脑水肿
其他
· 疼痛
· 恶心／呕吐
· 局部麻醉药中毒
· 过度镇静／患者不配合
· 空气栓塞

制订个体化的麻醉方案，并且高度重视细节。神经外科医师和麻醉医师都需要有清醒开颅手术的丰富经验，熟悉采用的麻醉技术。为了达到最少并发症的目的，需要考虑以下要点。

（一）沟通

手术团队成员之间、医患之间需要讨论手术的目的，预估可能存在的问题。相关问题包括以下：预计的手术时间、唤醒试验时间、唤醒试验的程序是什么？会有颅内压（ICP）升高吗？预估失血量多少，等等？

（二）患者选择与准备

1. 应向患者充分解释术中唤醒试验的过程，让其准确理解如何配合，并在手术过程中保持静卧不动。

2. 患者不能配合，是该技术唯一的绝对禁忌证。

3. 术前心理咨询可以增加患者的信心、减少痛苦和紧张。心理剖析可以帮助选择合适的患者。

4. 相对禁忌证包括：病态肥胖、胃食管反流、困难气道或血供丰富的肿瘤患者。由于存在上述并发症时，发生并发症的风险将增加。因此，是否采用"清醒开颅手术"需要慎重。

5. 合并疾病术前需要尽量改善，常规药物应继用至手术当日，预防血管痉挛的药物、地塞米松，以及雷尼替丁或奥美拉唑应常规准备。

（三）麻醉技术

选择何种麻醉技术，需要综合考虑手术方式、患者的年龄、目前神经功能状态和是否有相关并发症等，选择最适合的方案。应建立标准监护。铺巾注意避免遮挡患者面部，以免影响唤醒试验。温毯可以帮助预防寒战，垫好加压部位，营造平静轻松的手术室氛围，可以大大减轻患者的不适和焦虑。如果术中可能使用甘露醇或手术时间较长，需要导尿。所有患者均需给予预防性止吐药。单次负荷剂量的对乙酰氨基酚可以提供良好的辅助镇痛效果。

三、局部麻醉

无论选择何种技术，良好的局部麻醉都是必需的。可以采用长效局麻药，如丁哌卡因或罗哌卡因，行切口和颅骨钉固定部位的局部浸润麻醉，也可以行单支神经头皮阻滞麻醉。利多卡因和罗哌卡因合剂（加肾上腺素，比例为 1 : 200 000）起效快、作用时间长。单纯采用局部麻醉，没有过度镇静或气道梗阻的风险。老年人通常对镇静药更敏感，更容易出现呼吸抑制。颅骨钻孔或者小骨窗开颅手术，患者通常可以耐受局麻手术，但需要注意以下情况。

① 在没有镇静的情况下，多数患者不能耐受长时间、不舒服的手术操作。

② 已有癫痫倾向的患者，大剂量局麻药行头皮浸润麻醉或头皮神经阻滞，局麻药毒性反应的风险增加。

③ 罗哌卡因的心脏毒性更小，被更多推荐。

四、镇静

过去，咪达唑仑、芬太尼和氟哌利多最常用于镇静，称为"神经安定镇痛术"（neuroleptanalgesia）。而现在，丙泊酚是最常用的药物，其镇静强度可控，停药后恢复迅速平稳，并且对皮质脑电图的干扰最小。通常联合瑞芬太尼，采用靶控输注（target-controlled infusion，TCI）的方式使用。瑞芬太尼的连续输注半衰期极短，无论连续输注多长时间都能可靠清除。瑞芬太尼也可在较强刺激的手术操作时，静脉单次给药 0.2～0.5µg/kg，但可能导致心动过缓。α$_2$肾上腺素受体激动药右美托咪定也被广泛应用，可以产生快速可控的镇静、镇痛和抗交感效应，同时没有呼吸抑制。单独使用剂量为 [0.3～0.6µg/(kg·h)]，与其他药物合用或作为补救药物使用剂量为 [0.01～1.0µg/(kg·h)]，但需要注意以下方面。

① 众所周知，镇静效果通常难以进行精确调控。

② 某些患者镇静可能导致神经功能的基线改变，影响定位甚至危及神经功能预后。

③ 肥胖患者更易发生气道梗阻。

④ 与丙泊酚镇静相比，神经安定镇痛麻醉癫痫、恶心/呕吐的发生率更高，而呼吸抑制的发生率低。

⑤ 在保留自主呼吸的患者中，如何使用瑞芬太尼存在一个学习曲线。联合使用丙泊酚和瑞芬太尼时呼吸系统并发症更为常见，但随着经验的积累，这些并发症会减少。

⑥ 右美托咪定和咪达唑仑合用存在镇静协同作用。

五、睡眠 - 唤醒 - 睡眠技术

AAA 技术（有或无气道干预措施）的应用越来越多，由于血流动力学和呼吸参数的监测和调控更加容易，能够提供理想的手术操作条件。典型做法是丙泊酚联合瑞芬太尼的靶控输注（TCI）技术，可以根据患者的反应、血流动力学参数或脑电双频谱指数（BIS）进行滴定。行唤醒试验时，停用丙泊酚，瑞芬太尼减量至 $0.005\sim0.01\mu g/(kg\cdot min)$。患者可以仅在唤醒试验期间维持清醒，随后重新麻醉后行组织切除、切口缝合，以减轻患者不适。如患者没有任何不适，也可维持患者清醒直至缝完切口，但需要注意以下事项。

① 无气道支持的 AAA 技术呼吸系统并发症更为常见，包括窒息、动脉氧饱和度下降、$PaCO_2$ 升高。

② 唤醒时间可能延长，但瑞芬太尼可以大大减少丙泊酚的用量，使术中唤醒的中位时间为缩短为 9min。

③ 突发谵妄的患者可能会试图挣脱头架，导致患者受伤。因此建议唤醒期间应备好静脉麻醉药并可立即给药，以备迅速恢复全身麻醉。

气道管理

任何镇静技术都存在通气不足和气道梗阻的风险。患者的体位可能会进一步限制气道开放，加剧气道梗阻风险。

(1) 必须常规制订气道保护的预案。

(2) 气道辅助工具包括从鼻咽通气道到气管插管的各类技术。

(3) 喉罩在 AAA 技术中应用广泛。其具有插拔管方便、浅麻醉时耐受性好、可控制呼吸的优点，能提供理想的手术条件。

(4) 根据个人经验，带套囊的口咽通气道（如"King 气道"）可能适用于侧卧位患者的控制呼吸。

(5) 无创正压通气技术（双相正压通气和比例辅助通气）为阻塞性睡眠呼吸暂停患者提供了压力支持通气，已成功用于此类患者行清醒开颅手术。

六、危机管理

1. 躁动不安患者

患者躁动不安会给自身（特别是头架固定的患者）和手术室人员造成安全隐患。患者不配合可能导致术中唤醒测试结果不准，甚至失败。表 28-2 总结了可能的病因，患者评估和处理。

表 28-2 躁动或不配合患者

病因
- 焦虑
- 过度镇静
- 疼痛 / 体位不适
- 尿潴留
- 低氧或高碳酸血症
- 癫痫
- 神经功能恶化

评估
- 患者是否安全？
- 镇静深度（BIS ？）、镇痛水平是否满足目前的手术操作需要？
- 检查气道
- 排除低氧血症或高碳酸血症
- 检查心率和血压
- 是否有癫痫发作或新发神经功能障碍？

治疗 / 干预
- 安抚患者
- 吸氧
- 对症处理：疼痛、调整头位 / 体位、尿潴留、癫痫
- 减轻或加深镇静（根据目前手术的需求调整）
- 右美托咪定和瑞芬太尼（静脉单次给药）是很好的补救用药

2. 恶心和呕吐

恶心呕吐比较常见，但通常可以预防。表 28-3 总结了可能的病因，患者评估和处理。

3. 缺氧 / 气道梗阻

缺氧的主要表现是发绀或 SaO_2 降低，可能导致心动过缓、高血压或嗜睡。缺氧和机械性气道梗阻都会增加颅内压。表 28-4 总结了可能的病因，患者评估和处理。

4. 癫痫

癫痫是常见的并发症，一旦发生，需要立即治疗。可以表现为意识突然丧失、局部或全身性强直 / 阵挛性发作，以及新发神经功能损害。麻醉状态下的患者可能表现为：难以解释的心动过速、高血压或 $EtCO_2$ 突然升高。癫痫发作后可能会出现新发神经功能损害，应在继续手术前进行观察和判断。表 28-5 总结了可能的病因，患者评估和处理。

5. 高血压

高血压是清醒开颅手术术中唤醒麻醉的常见并发症，可能与疼痛、镇静不足或其他围术期因素有关。表 28-6 总结了可能的病因，患者评估和处理。

表 28-3　恶心呕吐

病因

- 既往史
- 颅后窝占位
- 手术操作
- 疼痛
- 低血压
- 麻醉技术（神经安定镇痛比丙泊酚恶心发生率高）
- ICP 升高

评估

- 检查气道
- 检查脉搏、血压
- 寻找手术相关原因（如硬脑膜牵拉）
- 是否存在 ICP 升高的征象？
- 是否给予了预防性止吐药？

治疗 / 干预

- 安抚患者
- 停止手术刺激
- 纠正低血压：如静脉补液或升血压药
- 给予适当镇痛
- 不同种类的止吐药联合使用
- 更换麻醉药？

表 28-4　低氧血症 / 气道梗阻

病因

- 给氧不足
- 呼吸抑制（过度镇静或阿片类作用）
- 气道梗阻
- 误吸
- 喉痉挛
- 支气管痉挛
- 相关危险因素：肥胖、胃食管反流或术前合并肺部疾病

评估

- 检查气道、呼吸频率、潮气量、$EtCO_2$ 及 FiO_2
- 是否发绀？
- 排除测量错误（血氧仪指套位置？）
- 供氧或呼吸管路是否断开？
- 听诊呼吸音，有无喘鸣或捻发音？
- 评估镇静水平
- 动脉血气检测 $PaCO_2$ 或 PaO_2

治疗 / 干预

- 纯氧吸入
- 解除气道梗阻（根据情况选择通气道、LMA 或气管插管）
- 如果存在呼吸抑制——减少或停用镇静或阿片类
- 如果存在喉痉挛——考虑增加镇静深度，进行 CPAP，使用氯琥珀胆碱
- 视情况治疗误吸或支气管痉挛

表 28-5　癫痫

病因

- 皮层刺激
- 抗惊厥药剂量不足
- 局麻药毒性反应
- 与丙泊酚相比，神经安定镇痛麻醉癫痫发生率高

评估

- 检查气道、呼吸和循环状态
- 确保头架固定患者的安全
- 核实患者是否已经预防性使用抗惊厥药

治疗 / 干预

- 确保气道通畅并吸氧
- 停止皮质刺激（尝试冰盐水皮质冲洗？）
- 如果癫痫持续，可给予丙泊酚 0.75～1.25mg/kg，硫喷妥钠 1～1.5mg/kg 或小剂量苯二氮䓬类
- 对于持续性癫痫，可考虑苯妥英钠 10～15mg/kg，左乙拉西坦 1g 或苯巴比妥 200mg（重复使用最大剂量为 15mg/kg）

表 28-6　高血压

病因

- 疼痛
- 镇静不足
- 低氧血症
- 高碳酸血症
- ICP 升高
- 高血压病史
- 尿潴留

评估

- 明确原因并排除假象
- 是否与疼痛刺激有关？
- 镇痛、镇静是否充分？
- 心率和血压是多少？
- 是否缺氧：SaO_2 或 $EtCO_2$ 是多少？
- 是否有 ICP 升高的证据？

治疗 / 干预

- 去除病因
- 给予镇痛
- 加深镇静
- 改善通气
- 抗高血压药：如拉贝洛尔静脉单次给药 5～10mg，之后按需追加

6. 急性脑肿胀

开颅术中悬吊皮瓣时出现的硬脑膜膨出，通常是由瘤周水肿造成的。表 28-7 总结了可能的病因，患者评估和处理。

7. 静脉空气栓塞

静脉空气栓塞（venous air embolism，VAE）在

清醒开颅手术中并不常见，仅有少量病例报道。患者表现为呼吸急促、难治性咳嗽、胸痛或麻醉中 $EtCO_2$ 突然下降。表 28-8 总结了可能的病因，患者评估和处理。

表 28-7 急性脑肿胀

病因
- 糖皮质激素用量不足
- 气道梗阻
- 高碳酸血症
- 低氧血症
- 高血压
- 静脉压升高

评估
- 检查气道
- 检查 SaO_2 和 $EtCO_2$（查动脉血气）
- 评估镇静水平
- **患者有无咳嗽或用力？**
- 检查心率和血压
- 是否已经使用糖皮质激素
- 静脉流出道梗阻

治疗 / 干预
- 建立人工气道
- 升高 FiO_2，增加通气量以降低 $PaCO_2$
- 控制血压（表 28-6）
- 尝试头高位倾斜 30°；身体保持直线体位；考虑拔除颈静脉导管
- 地塞米松 8～12mg
- 甘露醇 0.25～0.5g/kg 或呋塞米 0.25～0.5mg/kg

表 28-8 静脉空气栓塞

病因
- 头高位
- 自主呼吸
- 气道梗阻

评估
- 存在高危因素
- $EtCO_2$
- 低氧血症
- 低血压
- 心律失常
- 心前区超声多普勒检查

治疗 / 干预
- 通知术者
- 术野冲洗
- 停用氧化亚氮（N_2O）
- 将术野降低到心脏水平以下
- 保护气道和升高 FiO_2
- 扩容或使用升血压药维持血压
- 其他必要的支持治疗

要　点

- 清醒开颅手术是一项安全且耐受性良好的技术，其关键是仔细筛选病例。
- 推荐使用短效、易滴定的麻醉药，可以灵活调整麻醉深度，满足手术不同刺激水平的需求。
- 仔细准备，不要匆忙。
- 不要低估医患关系的重要性。
- 亲自评估患者；检查病史、过敏史和呼吸道情况。
- 并发症的预防比治疗更容易。
- 一丝不苟关注细节和良好沟通是成功的关键。
- 永远要有备用方案。
- 清楚个人力量的局限，必要时积极寻求帮助。

推荐阅读

[1] Dinsmore J. Anaesthesia for elective neurosurgery. Br J Anaesth. 2007;99:68–74.

[2] Frost EA, Booij LH. Anesthesia in the patient for awake craniotomy. Curr Opin Anaesthesiol. 2007;20:331–5.

[3] Keifer JC, et al. A retrospective analysis of a remifentanil/propofol general anesthetic for craniotomy before awake functional brain mapping. Anesth Analg. 2005;101:502–8.

[4] Potters JW, Klimek M. Awake craniotomy: improving the patient's experience. Curr Opin Anaesthesiol. 2015;28:511–6.

[5] Serletis D, Bernstein M. Prospective study of awake craniotomy used routinely and nonselectively for supratentorial tumors. J Neurosurg. 2007;107:1–6.

[6] Skucas AP, Artru AA. Anesthetic complications of awake craniotomies for epilepsy surgery. Anesth Analg. 2006;102:882–7.

立体定向神经外科和脑深部电刺激电极植入术的围术期挑战

Perioperative Challenges During Stereotactic Neurosurgery and Deep Brain Stimulator Placement

Mitchell Y. Lee　Marc J. Bloom　著

常健博　译　谭　刚　校

第 29 章

一、概述

立体定向手术基于三维坐标体系实现对目标区域的精确定位。得益于放射影像学的进步，利用立体定向设备已基本实现对器官的任意特定区域的精准定位。立体定向技术在神经外科领域具有特殊优势，可以通过精准定位，实现微创手术，最大限度保护大脑其他的重要结构。

无论是否使用头架，都可以进行立体定向手术。无框架脑立体定向系统（如 Brain Lab 或 Cygnus PFS）作为常见的导航设备，帮助神经外科医师实施标准开颅手术。基于框架的脑立体定向系统不但可以帮助神经外科医师建立参考框架，还可以安装导向装置，在进入位于大脑深部的目标区域时，减小边缘误差。无框架系统对麻醉医师的工作影响很小，因此本部分主要讨论框架导航系统。

麻醉医师应当在术前考虑上头架带来的几个问题。术前访视时，麻醉医师应评估患者能否耐受局部麻醉，能否耐受长时间佩戴头架。患者装上头架后，需要往返放射科进行影像学检查，期间可能需要几个小时；患者经常主诉颅骨钉的部位疼痛、颈部僵硬、幽闭恐惧和头痛。由于患者在不同区域来回转运的工作可能由非临床工作人员承担，如果在影像学检查时应用镇痛镇静药，检查后一定确保药物作用已消除，患者完全清醒。

已知困难气道或伴有阻塞性睡眠呼吸暂停病史的患者，应由经过专门临床培训的人员（如护士或医师）陪同。必须全程关注气道，包括安装头架时，也包括实施立体定向手术术中。最棘手的情况是，困难气道患者从安装头架、影像检查到整个手术过程中都要实施全身麻醉。每一步都应做好规划，尽可能地减少麻醉药使用。

运动障碍性疾病患者（如帕金森病、特发性震颤），接受脑深部电刺激术（deep brain stimulation，DBS）时，尽管立体定向系统可以帮助神经外科医师非常精准地到达预定目标位置，但术前预定的目标可能不是缓解临床症状的最佳位置。因此，到达目标位置后需要进行刺激试验以帮助外科医师确认最佳的电极位置。为了评估放置电极的最佳位置，要求患者术前停用所有控制症状的药物。如麻醉医师负责指导患者手术当天服用哪种药物，在术前访视时，麻醉医师必须向患者强调不服用这些药物（如抗帕金森药）的重要性，而由于某些抗帕金森药需要 24h 以上才能被清除，麻醉医师还须考虑每种药物的半衰期和服用时间。通过仔细询问病史，了解患者既往漏服药物时多长时间会出现症状恶化，可以帮助理解单剂药物的作用时间。出现症状的患者通常会感到焦虑和不适，震颤不仅让人感觉不适，严重的震颤还可能影响手术，这类患者术前需要更多的安慰和更加充分的准备。

二、预防

（一）气道

如果采用全身麻醉，头架是影响气道管理的主要障碍。一旦安装好头架，即使是面罩通气也会变得困难。大部分头架的前部是可拆卸的，但开放的空间可能不足以容纳成人面罩。安装时可以调节患者面部与头架之间的空间，如果预留空间太窄，面罩可能无法放到头架下方，这时可以更换小号的面罩或将套囊放气，压瘪面罩。术前安装头架时，手术团队的任何成员发现问题可及时提醒改进，可以免去后续很多麻烦。通用扳手或其他可拆卸头架的工具必须备好随时可用。

对于安装了立体定向头架的患者，借助肩垫、楔形垫和头垫，可以将患者摆放成合适的嗅物位，但仍可能在麻醉诱导和气管插管时，因为没有足够的空间不能使用标准喉镜操作。纤维支气管镜、Glidescope 可视喉镜、其他视频喉镜和插管型喉罩（LMA）（或标准 LMA+ 空心探条，如 Aintree）等工具均有用于此类患者气管插管。纤维支气管镜是高级气道管理中最有效的工具之一，但要求使用者具备高超的技术，特别是在患者头部被固定在立体定向装置内时，可能需要数年的磨炼才能达到理想的气道管理水平。此外，纤维支气管镜价格昂贵、维护成本高，限制了它的推广使用。GlideScope 可视喉镜是一款在大角度弯曲的喉镜片上加装了照明的光纤摄像头，可将图像实时投射到附带的屏幕上。借助可视喉镜，声门显露比较容易，但经验不足的医生会发现有时气管导管很难放入声门内，通常是因为张口受限，以及在嘴唇和声门之间导管必须弯曲很大的角度。插管型喉罩的管腔足够容纳标准的钢丝加强气管导管，其预成形的曲线可以引导气管导管通过声门。但插管型喉罩的缺点是重复使用时难以保证成功，并且插管失败率要比纤维支气管镜高。也可以利用传统的 LMA 喉罩完成气管插管，将一根空心探条（例如 Aintree）套在纤维支气管镜上，通过喉罩放入气管，然后将纤维支气管镜和 LMA 移开，再将气管导管（如 Parker 气管导管）沿着探条放入气管，之后抽出探条。

一旦将头架与手术台连接，就无法再移动头部。因此在完成气道管理之前，请勿将患者转移到手术台上。俯卧位或侧卧位手术需要仔细固定气管导管，但应避免进行环周包扎，以保证头面部的静脉引流通畅，否则可能导致面部肿胀，手术结束时不能安全拔除气管插管。其他气道并发症包括窒息、气道梗阻、气管导管移位和阻塞，以及导管意外脱出。

（二）体位

立体定向手术和脑深部的手术，经常需要颈部屈曲的坐位或头高脚低位（反头低脚高位）。即使手术颅骨切开范围很小或仅仅钻孔，仍有静脉空气栓塞的风险，最佳处理措施是及时发现和避免气栓进一步增加。立体定向手术中可以使用心前区多普勒监测气栓，但 DBS 手术时多普勒可能会干扰神经电生理监测，这类手术如果使用心前区多普勒监测，仅能在最初的开颅和显露大脑阶段使用。清醒或镇静的患者，空气栓塞可能表现为咳嗽、胸部不适或突然焦虑。此类微创手术，不常规放置中心静脉导管。如果发生静脉空气栓塞，治疗措施包括采取头低脚高位（Trendelenburg 位）、术野冲洗、明胶海绵或骨蜡填充。

对于 DBS 植入手术，通常让患者保持清醒或仅轻度镇静。镇静患者体位摆放应保证气道通畅，保证足够的呼吸和通气。体位摆放应尽可能让患者舒适，可考虑使用腰托、扶手、腿架，必要时导尿。在某些单位，甚至会有专业按摩治疗师在术中给患者按摩，以减轻长时间保持一种姿势的不适感。

三、危机管理

（一）癫痫

立体定向手术：如果怀疑出现活动性癫痫，气管插管患者可给予麻醉诱导药，如丙泊酚或巴比妥类（如硫喷妥钠）。其他治疗包括使用苯二氮䓬类或冰盐水冲洗大脑表面。

清醒患者的 DBS 手术：如果清醒或镇静患者出现癫痫发作，则需要临床判断癫痫的持续时间，如果短暂发作仅需观察，持续发作则需要处理，可给予短效苯二氮䓬类，气道可能需要干预。

α₂ 受体激动药——右美托咪定可能促发癫痫，特别是吸入麻醉和静脉单次给药。但有报道在有癫痫史的患者中，应用常规剂量的右美托咪定没有问题。尚无确切的证据表明静脉注射右美托咪定对癫痫有保护作用。

（二）出血

由于此类手术的切口通常很小，任何部位出血都可能非常危险。出血引起的血肿形成可能会在放置电极的大脑深部，或沿着探针穿刺径路的脑实质内，或大脑表面（如颅骨切除部位附近的硬脑膜下）。多数血肿是在术后影像学检查时发现的，通常没有临床意义。但在极少数情况下，患者可能因手术相关的脑出血出现急性神经系统功能恶化，此时应立刻进行气道支持、控制血压和改变体位。如果出现蛛网膜下隙大量出血，应考虑术后血管痉挛（罕见）并对症治疗。

（三）恶心和呕吐

预防恶心呕吐非常关键。手术过程中发生恶心呕吐，会让神经外科医师无法准确定位探针的位置，也会令患者极度不适。此外，由于患者头部固定于头架中，一旦呕吐难免误吸。因此，此类患者必须遵循严格的术前禁食水原则。选择术中预防恶心呕吐的药物时，应注意避免使用与治疗帕金森有拮抗作用的药物，如甲氧氯普胺（Reglan）可作用于中枢的多巴胺受体，加重帕金森症状，类似的药物还有吩噻嗪类（如丙氯拉嗪）和丁酮类（氟哌利多）。昂丹司琼（枢复宁）和地塞米松联用非常有效而且发生并发症的风险很小。新型止吐药如阿瑞匹坦、NK₁ 拮抗药，可以考虑在术前作为预防药物使用。

（四）心血管系统

服用溴隐亭或培高利特的帕金森病患者，全身麻醉诱导过程中可能出现严重迅猛的低血压（因刺激中枢多巴胺受体导致外周血管扩张），特别是误用了其他降血压药时尤为明显，如血管紧张素转换酶（ACE）抑制药。对于此类患者，必须仔细询问日常用药情况。DBS 手术中，可能出现严重的心动过缓和心律失常，因此，此类手术必须建立静脉通路，保证可以快速给予抗胆碱药（如阿托品）和血管活性药（如肾上腺素和麻黄碱）。大多数手术，术中不需要常规动脉置管测压，但应做好紧急动脉置管的准备。

（五）其他并发症

立体定向手术依赖头架建立参照系，如果有任何物体或操作干扰了参照点，就会导致定位失败，因此术中手术台和头架的支架均不能移动或受到干扰。"Cygnus" 系统依靠 X 线显像的基准标记进行定位，而且标记不能移动，但由于这些标记是放在皮肤上的，因此表面解剖结构的任何变化都可能影响参照点的准确性。"Brain Lab" 系统结合了面部特征和基准标记构建参照系。胶带遮蔽眼睛、局麻药头皮阻滞或脑电监测仪的传感器（如 BIS 电极条），均可能干扰参照点的设置。麻醉医师、外科医师及手术室技术人员之间必须保持有效沟通，以防止无意中破坏立体定向的参照点。

在 DBS 手术中，即使是最轻微的电噪声，也可能会干扰神经生理监护仪，手术室中常见的干扰神经电生理监测的电噪声源包括使用手机、荧光灯或任何连接电源的仪器设备（如对流加温机）。在需要进行神经生理监测时，应考虑使用电池供电的监护仪和输液泵，以最大限度地减少交流电源噪声对监测的影响。

要　点

- 立体定向手术和 DBS 植入手术虽然是微创手术，但可能给麻醉医师带来巨大挑战。
- 掌握患者个人信息、手术类型、术前准备及并发症等至关重要。
- 安装头架后患者气道管理可能变得很困难，需要周密计划和专门技术。
- 功能神经外科手术通常要求患者保持清醒状态，需要患者、麻醉医师和外科医师之间密切合作，大大增加了手术风险。
- 并发症包括癫痫发作、脑出血、术中恶心/呕吐引起误吸，以及心血管系统恶化。

推荐阅读

[1] Dinsmore J. Anaesthesia for elective neurosurgery. Br J Anaesth. 2007;99(1):68–74.

[2] Fabregas N, Craen RA. Anaesthesia for minimally invasive neurosurgery. Best Pract Res Clin Anaesthesiol. 2002;16(1):81–93.

[3] Nichoson G, Pereira AC, Hall GM. Parkinson's disease and anaesthesia. Br J Anaesth. 2002;89:904–16.

[4] Oda YMP, et al. The effect of dexmedetomidine on electrocorticography in patients with temporal lobe epilepsy under sevoflurane anesthesia. Anesth Analg. 2007;105:1272–7.

[5] Spiekermann BF, et al. Airway management in neuroanaesthesia. Can J Anaesth. 1996;43(8):820–34.

[6] Venkatraghavan L, et al. Anesthesia for functional neurosurgery. J Neurosurg Anesthesiol. 2006;18:64–7.

颅后窝手术的围术期挑战

Perioperative Challenges During Posterior Fossa Surgery

Martin Schott　Dieter Suhr　Jan-Peter A. H. Jantzen　著

常健博　译　谭　刚　校

第 30 章

一、概述

颅后窝包含生命中枢脑干，控制着呼吸、循环以及意识，也是脑神经及其神经核所在部位。如此众多脆弱结构汇聚于此，加之手术入路困难，使得颅后窝手术成为神经外科医师的最大挑战。坐位手术时会产生额外的麻醉风险，尤其是静脉空气栓塞（VAE）、颅腔积气和中段颈椎病（mid-cervical myelopathy）。本章内容基于作者 4500 余例坐位 / 半坐位的颅后窝手术经验撰写。

许多病变可能需要在颅后窝进行手术探查，如肿瘤（听神经瘤、脑膜瘤或转移瘤）、动脉瘤或动静脉畸形、脑挫裂伤或出血，以及发育异常（Chiari 畸形 I 型、II 型）。

颅后窝手术可采取不同的手术体位，以方便到达小脑、桥小脑角或脑干等部位，包括坐位、俯卧位（枕下正中入路）或改良侧卧位（公园长凳位）。目前还没有明确的数据和前瞻性研究结果证明何种体位更有优势，具体体位的选择取决于医生临床经验和个人偏好。

二、颅后窝占位的临床特征和手术操作

由于颅后窝空间有限，即使很小的占位性病变（如血肿 / 水肿），也能迅速致命。脑干受压可导致快速的致命性神经系统损害（图 30-1）。

手术区域太靠近脑干和第 IX、X、XII 对脑神经，可能会导致术中血流动力学不稳定（如高血压 / 低血压、心律失常）、生理反射（如咳嗽，深吸气）

和术后脑神经功能障碍（如吞咽困难）。

体位（如坐位、俯卧位或公园长凳位）会导致特殊的并发症，主要包括空气栓塞、低血压和颈静脉流出道梗阻。尤其是坐位颅后窝开颅术，会引起一系列潜在的特殊危险。

1. 术前

(1) 神经系统状态恶化、脑神经功能障碍。

(2) 梗阻性脑积水。

2. 术中

(1) 术中体位相关并发症。

① 静脉空气栓塞（VAE）、反常空气栓塞（PAE）。

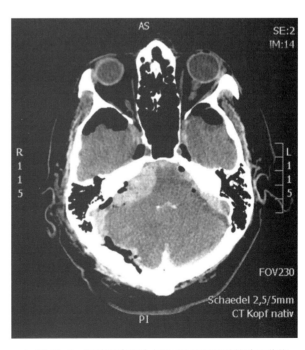

▲ 图 30-1　听神经瘤切除术后 CT 显示血肿伴脑干移位

② 周围神经损伤。

③ 血流动力学不稳定。

④ 颈静脉流出道梗阻。

⑤ 高位四肢瘫痪（mid-cervical quadriplegia）。

(2) 脑干损伤或手术操作相关损伤。

(3) 机械通气和气道相关损伤。

3. 术后

(1) 血肿 / 水肿导致脑干或中脑结构受压、脑疝。

(2) 脑神经损伤。

(3) 脑干损伤。

(4) 颅腔积气和张力性气颅。

(5) 上呼吸道肿胀（如静脉回流受阻引起的舌头肿胀，尤其术中使用经口气管插管时更明显）。

颅后窝手术体位相关并发症的发生率见表 30-1。

三、预防

颅后窝手术并发症的预防，首先要严格遵循临床规范：仔细精确的术前评估，精心维护围术期内环境稳态及改善手术条件。

其次，预防围术期特殊危象的目标见表 30-2。

四、危机管理

颅后窝手术的麻醉和重症监护管理，要求熟练掌握解剖学、生理学和病理生理学相关知识。

保障患者安全和危机处理的基础是基于麻醉和手术方案，进行仔细的术前评估、严格的并发症预防措施及良好的团队协作。

表 30-1　坐位与水平体位对比出现显著临床
并发症的发生率

（0, +, ++, +++ 表示概率）

静脉空气栓塞 [a]	+++ vs. + ~ ++
反常空气栓塞 [a]	罕见 [b]
低动脉压	++ vs. + ~ ++
颅腔积气	+++ vs. +
高位四肢瘫痪	罕见 [b]

a. 发生率因检测方法而异

b. 确切发生率未知

（一）术前危机管理

1. 术前评估

术前 CT 或 MR 发现梗阻性脑积水，应在术前或术中处理。颅后窝占位患者的术前用药需考虑患者身体状况和颅内压（ICP）水平个体化给药。

2. 术前危机：病理生理、临床表现和干预措施

(1) 术前神经系统状态恶化和（或）脑神经功能障碍。

① 病理生理：颅后窝占位病变患者对镇静药和镇痛药更加敏感，尤其占位效应明显时。

② 症状：意识状态改变，自主呼吸难以维持。

(2) 梗阻性脑积水。

① 病理生理：幕下占位可能阻塞脑脊液的流出道，显著升高 ICP。

② 症状：神经功能进行性损害。

③ 干预措施：脑室造瘘或脑室外引流术。

（二）术中危机管理

1. 术中评估

常规监测包括心电图、脉搏氧饱和度、呼气末二氧化碳、体温、尿量和肌松。在颅后窝手术时，强烈推荐动脉置管（实时监测动脉血压，以估测脑灌注压和监测 $PaCO_2$）和中心静脉置管（作为应用儿茶酚胺类和吸除气栓的通路）。VAE 高风险的患者，推荐针对 VAE 的直接监测和辅助治疗手段，包括：心前区多普勒、TEE，以及将中心静脉导管放入右心房。

2. 术中危机：病理生理、临床表现和干预措施

(1) 静脉空气栓塞。

① 病理生理：当头部抬高至心脏水平以上时，非塌陷性静脉（如静脉窦或板障静脉）血管内压力将低于大气压。病理生理后果取决于空气进入的量和速率，肺部清除率，以及心脏功能。因右心室后负荷增加，心排血量降低，可能导致急性右侧心力衰竭和（或）左心室充盈下降。

② 症状：经食管超声心动图（TEE）可观察到气泡（图 30-2）、心前区多普勒（PCD）信号出现混响回声、呼气末 CO_2 降低反映肺无效腔量增加、动脉血氧饱和度降低、动脉低血压、心排血量降低和心搏骤停。有些学者反对使用 TEE 进行监测，因

为即使微量气泡也能发现，可能让麻醉医师过度警惕，而少量气泡不会影响血流动力学。

③ 预防：见表 30-2。

④ 干预：见表 30-3。

(2) 反常空气栓塞。

① 病理生理：详见静脉空气栓塞，见于卵圆孔未闭、肺内分流 / 肺动静脉瘘；空气可进入动脉循环系统。

② 症状：卒中和（或）心肌梗死（可能在术后发生）。

③ 干预：见表 30-2 和表 30-3。

(3) 血流动力学不稳定。

① 病理生理：术中体位导致的静脉淤血，受血管内容量状态、BMI、麻醉药抑制作用的影响。

② 症状：动脉低血压。

③ 鉴别诊断：脑干 / 手术操作相关损伤。

④ 干预。

- 与外科医师沟通（如中断操作）。
- 应用升血压药治疗低血压，如血容量不足扩容治疗。

(4) 脑干 / 手术操作相关损伤。

① 病理生理：脑干中枢和脑神经及其神经核团的直接手术操作、牵拉或缺血；呼吸中枢损伤几乎总是伴有血流动力学不稳。

表 30-2　预防措施指引

危　象	预防危象的方法
术前	
神经系统状态恶化/脑神经功能障碍	• 脑神经功能检查（Ⅸ、Ⅹ 和Ⅻ） • 根据患者的身体状况、颅内压（ICP）升高的水平和焦虑程度，酌情使用镇静药和阿片类镇痛药 • 颅后窝病变患者慎用此类药物
梗阻性脑积水	• 脑室造瘘或脑室外引流术 • 需要警惕过度引流导致小脑反向疝的风险；反复检查外引流滴注腔相对于外耳道的位置
术中	
静脉空气栓塞（VAE）	• 使用能灵敏探测气泡（<0.25ml）的监护仪：如心前区多普勒或经食管超声心动图（TEE） • 中心静脉导管尖端应置于右心房与上腔静脉的交界处（通过血管内 ECG 或 TEE 确认导管位置） • 外科医师应尽可能采用维持心脏和手术部位最小倾斜度的手术体位 • 精细的手术技术（如应用骨蜡） • 短暂压迫颈静脉以确定静脉出血的部位 • 避免使用氧化亚氮 • 避免低血容量 • 避免过度通气
反常空气栓塞	• 通过 TEE 或经颅多普勒（TCD）检查是否存在卵圆孔未闭 • 已知卵圆孔未闭或肺动静脉瘘的患者，采取坐位时应谨慎评估风险获益 • 避免高 PEEP（>10cmH$_2$O） • 避免容量过多
体位相关损伤	• 摆放体位时应小心翼翼；神经电生理监测［SSEP、MEP、脑干听觉诱发电位（BAEP）、脑电图（EEG）和肌电图（EMG）等］有助于避免神经功能损伤
一般情况	• 避免颈部过度旋转和屈曲（颏胸距至少 5cm） • 排除严重的颈椎退行性病变（X 线、CT、功能检查）

（续表）

危　象	预防危象的方法
周围神经损伤	• 所有易受压的部位应使用衬垫保护（肘部、腓骨和脚跟等），避免牵拉或压迫臂丛神经和周围神经
高位四肢瘫痪	• 避免颈部过度旋转和屈曲（请参见上述一般情况）
颈静脉流出道梗阻和上呼吸道肿胀	• 避免颈部过度屈曲以利静脉充分引流（参见上述一般情况）
血流动力学改变和不稳	• 维持正常血容量，使用血管加压药以预防直立性低血压，保证脑灌注 • 确保腹部和股静脉回流通畅 • 压力传感器应放置在颅骨底部（耳屏水平）并校零，以准确估算脑灌注压（CPP）
脑干 / 脑神经损伤	• 使用神经电生理监测：SSEP/MEP（大脑皮质），BAEP（第Ⅷ对脑神经）和（或）EMG（第Ⅶ对脑神经；不完全的神经肌肉阻滞状态时） • 一旦发生自主神经功能紊乱，应立即提醒外科医师
通气功能损伤	• 保证气道安全（如恰当固定气管导管），确保导管在气道内 • 膈肌活动不受影响
术后	
神经系统状态恶化	• 密切监测所有重症监护患者 • 维持正常血压，立即处理高血压 • 应注意在麻醉苏醒后，颅后窝病变的患者对镇静、镇痛药更加敏感 • 应注意，颅后窝部位即使仅出现轻微水肿或少量出血，也会导致致命的神经功能损害 • 如果预计术后可能发生神经系统状态恶化或脑神经损伤（Ⅸ、Ⅹ、Ⅻ），应保留气管插管
颅腔积气	• 避免使用氧化亚氮（笑气） • 坐位手术时，要特别注意可能发生颅腔积气
上呼吸道肿胀（如舌头）	• 避免颈部过度屈曲并保持静脉引流通畅 • 拔管前要考虑舌头水肿的情况，可在水肿消退后延迟拔管

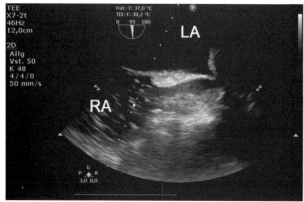 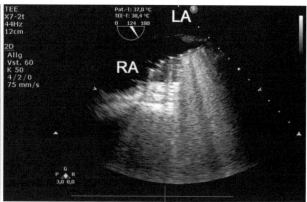

▲ 图 30-2　经食管超声心动图显示心腔内空气

食管中段水平的两腔心截面显示左右心房；一例可疑静脉空气栓塞，超声多普勒仅有特征性音调改变，TEE 右心房内可见少量高强度回声的微气泡（左图），而另一例严重静脉空气栓塞伴有 $EtCO_2$ 下降，TEE 右心房可见大量气泡（右图）

表 30-3　静脉空气栓塞的治疗

第一步：检测到静脉空气栓塞
- 立刻通知外科医师有空气吸入的情况
- 短暂按压双侧颈静脉（与神经外科医师沟通确认空气栓塞的来源）
- 使用盐水冲洗或填充手术野，颅骨边缘考虑涂抹骨蜡
- 寻求帮助
- 100% 纯氧通气、停用氧化亚氮

第二步：静脉空气栓塞持续存在
- 尽可能降低头位
- 通过中心静脉导管从右心房抽吸空气
- 反复评估患者状态（血流动力学、血气分析）
- 与外科医师沟通，考虑按压双侧颈静脉确认气栓来源
- 处理急性右侧心力衰竭和（或）左心充盈下降
  - 使用升压药治疗低血压以保证足够的冠状动脉灌注
  - 考虑 TEE 监测（如容量状态、右心室功能障碍）
  - 谨慎使用 PEEP（ $>8\sim10cmH_2O$ ）；PEEP 水平过高可能会导致反常空气栓塞
  - 谨慎治疗低血容量，避免容量过多

第三步：严重的静脉空气栓塞
- 持续的血流动力学不稳应敦促外科医师尽快结束手术
- 循环骤停需要立刻恢复仰卧位，启动高级生命支持流程（ACLS）
- 术后继续机械通气；检查有无肺水肿征象

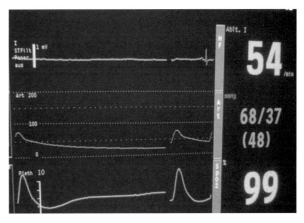

▲ 图 30-3　心电图、有创动脉压和脉搏血氧饱和度监测显示因桥小脑角受手术牵拉而引起的心搏停止

差；③可预料的脑神经功能障碍（见表 30-4）。

2. 术后危象：病理生理、临床表现和干预

(1) 脑干受压。

① 病理生理：由于颅后窝空间小，即使很小的占位（如血肿 / 水肿），也会导致脑干受压或疝出（向下为枕骨大孔疝，向上则为小脑幕切迹疝），进而迅速威胁生命（图 30-1）。

② 症状：苏醒延迟、持久的神经功能损害以及呼吸、循环功能紊乱（包括呼吸暂停或反常呼吸、持续性高血压等等）。

③ 干预：见表 30-4（情形 2）。

(2) 脑神经功能障碍。

① 病理生理：手术直接损伤、牵拉、操作或缺血导致暂时或永久性功能障碍（尤其是第IX、X 和XII对脑神经）。

② 症状：吞咽困难、自主呼吸困难或气道保护功能受损（吞咽困难、误吸、喘鸣、呼吸窘迫）。

③ 干预：见表 30-4（情形 3）。

(3) 脑干损伤。

① 病理生理：见上文（术中危象）。

② 症状：气管拔管后呼吸异常或自主呼吸难以维持。

③ 干预：见表 30-4（情形 2）。

(4) 颅腔积气 / 张力性气颅。

① 病理生理：所有开颅手术后都会有气体留存在颅腔，可能位于大脑凸面、脑室和（或）颅后窝；积气通常在 1~3d 内被吸收，症状改善（颅腔积气）（图 30-4）。颅内气体膨胀可能导致颅内压升高和占

② 症状：高血压 / 低血压、心律失常（心动过速 / 心动过缓）；自主放电的突然改变（心动过缓 / 心搏停止，与心动过速 / 高血压交替发生，变化莫测）（图 30-3）。

③ 干预。

- 通知外科医师立即中止操作，大多数情况下可以立刻缓解。

- 血流动力学状态稳定后，应考虑采取相关预防措施（如可使用格隆溴铵、麻黄碱或阿托品治疗心动过缓；如交感神经反射亢进可使用 β 肾上腺素受体拮抗药）。

（三）术后危机管理

1. 术后评估

对所有收入重症监护室的患者应小心护理，维持或重建全身及大脑的内稳态。由于血肿多在术后 6h 内发生，可能导致神经功能恶化并危及生命，故需密切监测和评估神经功能状况。

颅后窝手术患者术后治疗通常有三种情形：①术后早期苏醒拔除气管插管；②术后神经功能较术前变

表 30-4 术后评估

情形 1：早期苏醒并拔管
- 苏醒是为了早期唤醒后，评估神经系统状况
- 拔除气管插管的前提是全身和大脑状况稳定
    - 体温正常
    - 血碳酸正常
    - 血压正常
    - 血容量正常
    - 意识水平恢复至可以自主排痰
    - 没有气道水肿
    - 气道保护反射恢复

情形 2：术后神经功能状态较术前变差
- 需要紧急评估和治疗，及时诊断是预后的关键因素
- 出现该情形时的处理
    - 维持充分通气和氧合（必要时重新气管插管）
    - 尽快获得影像学结果（CT），排除器质性病变导致的颅内高压，包括血肿、水肿、张力性气颅和脑积水
    - 鉴别诊断非常重要，需排除
        ※ 代谢紊乱（如低血糖、低钠血症）
        ※ 药物原因 / 残留麻醉效应（由麻醉药、肌松药或中枢抗胆碱能综合征引起）
        ※ 癫痫（如无抽搐性发作）
        ※ 反常空气栓塞（考虑 MRI）
        ※ 高位四肢瘫痪（考虑 MRI）

情形 3：可预料的尾侧脑神经功能障碍
- 在某些情况下（如长时间手术、术区紧贴脑干）很可能会导致术后神经系统状态恶化，多继发于脑水肿或颅腔积气；此种情况下有必要延长插管和机械通气时间，直到神经功能恢复至可以拔管为止
- 此种情形下的处理
    - 气道保护反射（包括吞咽，伸舌）完全恢复
    - 纤维支气管镜直视下拔管，先将气管导管退到下咽
    - 纤维支气管镜评估喉功能和吞咽能力

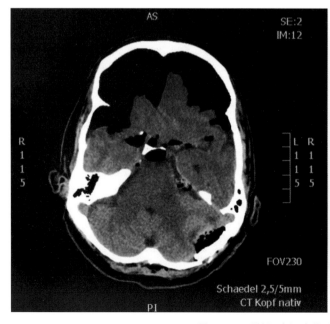
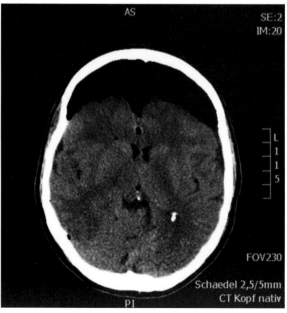

▲ 图 30-4 听神经瘤切除术后 CT 显示大量颅腔积气

位效应 [张力性气颅；其机制包括 N_2O 弥散到之前空气占据的空间（"阀门效应"）和患者复温]。

②症状：苏醒延迟和持久性神经功能损害（意识模糊、嗜睡、意识丧失 / 昏迷、恶心和呕吐、癫痫发作 ）。

③干预：见表 30-4（情形 2 ）。

④张力性气颅的治疗。

- 100% 纯氧通气。
- 局麻或全麻下钻孔释放滞留的空气。
- 空气释放减压后，症状可迅速改善。

(5) 上呼吸道水肿。

①病理生理：由于静脉和淋巴回流受阻引起黏膜水肿。

②症状：舌头和软组织水肿，无法维持气道通畅（主要症状：吸气性喘鸣 ）。

③干预：紧急评估气道 [直接或间接（可视）喉镜检查、纤维支气管镜检查]。

(6) 高位四肢瘫痪。

①病理生理：推测可能是由于颈部过度屈曲压迫脊髓前动脉导致脊髓病变；之前存在颈椎退行性疾病，是导致发生高位四肢瘫痪的危险因素。

②症状：四肢瘫痪。

③干预：见表 30-4（情形 2 ）。

要　点

- 由于颅后窝空间狭小，即使很小的占位（如血肿 / 水肿 ），也会立刻压迫脑干，导致严重的神经功能损害。颅后窝手术患者的体位会带来一些特殊的困难，特别是增加了 VAE、颈静脉回流受阻和颅腔积气的风险。
- 颅内高压可继发于腹内压升高、静脉淤血或回流受阻（颈部过度屈曲 / 旋转 ）及动脉低血压。需要采取预防措施以最大限度地减少

这些影响。

- 术后 6h 内可能因脑出血导致致命的神经功能恶化，故所有患者必须在重症监护室内密切监测，以维持或重建全身和大脑的内稳态。
- 在标准化的麻醉和神经外科手术方案的基础上，详尽的术前评估、严格的并发症预防措施，以及出色的团队协作是保障颅后窝手术患者围术期安全和危机处理的根本。

推荐阅读

[1] Black S, Ockert DB, Oliver WC Jr, Cucchiara RF. Outcome following posterior fossa craniectomy in patients in the sitting or horizontal positions. Anesthesiology. 1988;69:49–56.

[2] Fàbregas N, Bruder N. Recovery and neurological evaluation. Best Pract Res Clin Anaesthesiol. 2007;21:431–47.

[3] Feigl GC, Decker K, Wurms M, Krischek B, Ritz R, Unertl K, Tatagiba M. Neurosurgical procedures in the semisitting position: evaluation of the risk of paradoxical venous air embolism in patients with a patent foramen ovale. World Neurosurg. 2014;81(1):159–64.

[4] Gracia I, Fàbregas N. Craniotomy in sitting position. Curr Opin Anaesthesiol. 2014;27(5):474–83.

[5] Schott M, Thuermer G, Jantzen JP. VAE associated with neurosurgery in the semi-sitting position does not affect outcome. Retrospective analysis of 793 cases. J Neurosurg Anesthesiol. 2013;25:459.

[6] Smith DS. Anesthetic management for posterior fossa surgery. In: Cottrell J, Young WL, editors. Cotrell and young's neuroanesthesia. 5th ed. Philadelphia: Mosby; 2010. p. 203–17.

[7] von Gösseln HH, Samii M, Suhr D, Bini W. The lounging position for posterior fossa surgery: anesthesiological considerations regarding air embolism. Childs Nerv Syst. 1991;7:368–74.

硬膜下和硬膜外血肿清除术的围术期挑战

Perioperative Challenges During Surgical Evacuation of Subdural and Epidural Hematomas

Walter M. van den Bergh　Anthony R. Absalom　Olaf L. Cremer　著

常健博　译　谭　刚　校

一、概述

头部外伤后，出血可能积聚在颅骨内表面和硬脑膜之间形成硬膜外血肿（epidural hematoma，EDH）（图 31-1），积聚在硬脑膜和蛛网膜之间形成硬膜下血肿（subdural hematoma，SDH）（图 31-2），也可能积聚在蛛网膜下隙，或脑实质内（挫伤性出血和脑内血肿）。尽管不同个体间临床表现差异很大，但急性硬膜外血肿、急性硬膜下血肿和慢性硬膜下血肿患者仍有一些"典型"表现（表 31-1）。创伤性蛛网膜下腔出血或脑实质内出血的临床表现和治疗，已在本书其他章节详细介绍。

尽管有些颅内血肿（如最大直径<10mm 且未导致意识改变）可以在密切监测下保守治疗。但多数颅内血肿会压迫周围脑组织，导致颅内容积变化和临床症状恶化，需要紧急手术减压。这些患者的预后，主要取决于原发神经损伤的范围和手术时机，也受数小时、数日后的继发性神经损伤，以及其他器官损伤严重程度的影响。

二、风险

外伤后的大脑极易受到全身变化的影响，从而导致二次损伤，如动脉低血压、低氧血症、高 / 低碳酸血症、高血糖、凝血障碍和发热。因此，围术期管理的首要目标是及时手术，避免或逆转与不良神经预后相关的继发性神经功能紊乱。其中，急性 SDH 和 EDH 血肿清除术术前、术中的常见问题包括以下几个方面。

① 颅内压升高和脑肿胀。

② 新发或复发出血。

③ 神经源性肺水肿（NPE）。

④ 围术期癫痫发作。

⑤ 硬膜打开后突发低血压。

与急性颅内出血相比，慢性 SDH 的围术期管理相对容易，通常更容易获得令人满意的预后，不在本章进一步讨论。

（一）颅内压升高和脑肿胀

1. 预防

根据公认的创伤处理原则，严重的颅脑损伤患者需要早期评估、气管插管和生命复苏。如果患者存在颅内高压的临床体征，或头部 CT 显示血肿已致中线移位及基底池消失，则可能需要行急诊开颅手术。

在麻醉诱导和气管插管过程中，必须注意维持足够的脑灌注压，同时防止意外的 ICP 升高。注意以下事项。

① 采取措施，预防误吸——采用快速序贯麻醉诱导技术（rapid sequence induction，RSI）。当前临床实践中，更常采用一种改良 RSI 技术，可能比传统 RSI 效果更好。

② 谨慎选择镇静催眠药。每种诱导药物都有其优缺点，没有哪种药物是绝对禁忌的。建议使用熟悉的药物（硫喷妥钠的使用大大减少）。对于血流动力学不稳定的患者，可优先使用依托咪酯 $0.1 \sim 0.2mg/kg$。

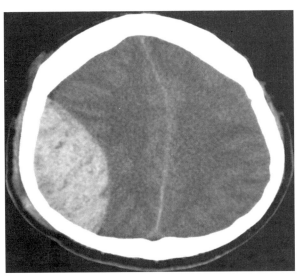

▲ 图 31-1 硬膜外血肿

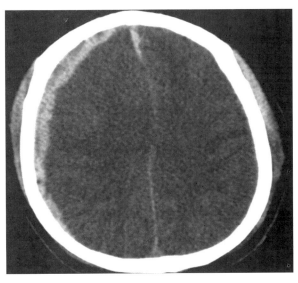

▲ 图 31-2 硬膜下血肿

表 31-1 硬膜外、硬膜下血肿的病因、典型表现和死亡率

类 型	病 因	相关因素	典型表现	神经学症状	死亡率
急性硬膜外血肿	脑膜中动脉破裂	年轻人	18% 表现为短暂的意识丧失和中间清醒期，然后病情突然恶化（几分钟到几小时）	84%：嗜睡、头痛、恶心	20%～60%
		高速创伤		50%：同侧瞳孔散大	
				62%：对侧轻偏瘫	
	颅骨骨折导致的静脉出血	85% 是颅骨骨折	35% 表现为突然出现意识丧失伴快速进行性恶化	昏迷	
急性硬膜下血肿	桥静脉断裂	所有年龄	立刻意识丧失	局灶性神经功能障碍（与脑挫伤有关）	50%
		高速旋转伤或直线加速 – 减速伤	亚急性意识丧失（数分钟到数小时）		
		潜在脑挫伤和（或）脑干损伤	脑挫伤引起的局灶症状	呼吸循环不稳（与脑干损伤有关）	
			脑干损伤（60%）导致呼吸功能紊乱，以及脉搏和全身性血压波动		
			急性精神症状和不同时间段的定向障碍	急性精神错乱或定向障碍	
			抽搐性癫痫（25%，是迟发并发症）	癫痫	
				昏迷	
慢性硬膜下血肿	50% 为自发性或微小创伤	高龄或酗酒，伴有脑萎缩	隐匿起病（数日到数周）	精神状态改变	<20%
				头痛	
		抗凝血治疗		局灶性神经功能缺损	
				意识水平下降	

③ 考虑将镇痛药（如芬太尼 1.5μg/kg）作为改良 RSI 的一部分。如果不使用镇痛药，则需要更大剂量的镇静催眠药以减轻插管应激反应，容易出现插管后低血压。使用适量的镇痛药，可减少镇静催眠药剂量并维持血流动力学稳定，同时可以减轻喉镜置入、气管插管时的应激反应。

④ 传统的快速序贯诱导麻醉首选肌松药是氯琥珀胆碱（1.5mg/kg），但可能会导致短暂的 ICP 和血清钾升高。可用罗库溴铵（1.0～1.2mg/kg）替代。

⑤ 插管前声带周围利多卡因喷雾，可避免气管插管期间及之后的咳嗽反射。

在麻醉维持期间（以及在急诊室或重症监护室持续镇静期间），麻醉医师应当以减小颅内压升高、减轻缺血缺氧性脑损伤为目标。注意事项如下。

① 维持适当的麻醉深度。通常选择丙泊酚，如果使用挥发性吸入麻醉药，应注意如 MAC 值高于 1 会引起脑血管扩张，导致颅内压升高。

② 适当给予镇痛药。如果可以早期拔管，考虑使用瑞芬太尼。如果不能，特别合并其他损伤时，可以使用长效镇痛药。

③ 维持适当的脑灌注压（CPP）：由于低 CBF 引起的局部缺血改变，主要发生在受伤后最初的几个小时，此阶段 CPP 的合理目标值为 60～70mmHg；随后数日内，如果以大脑反应性充血为主，则维持脑灌注压＞50mmHg 即可。应始终避免收缩压＜90mmHg。

④ 如果麻醉和镇痛深度足够时，仍发生自发性高血压，则可能提示 ICP 升高导致的交感神经兴奋。因此，在完成手术减压前，适度的高血压是可以接受的（如 MAP 最高增加至 130mmHg）。

⑤ 严格维持正常血碳酸水平。如果存在代谢性酸中毒，调整呼吸机参数以维持 pH 值在正常范围。

⑥ 维持体温正常。任何时候体温＞37.5～38.0℃应积极治疗，因发热可致神经系统损伤加重。

⑦ 维持正常血氧水平。始终避免 SaO_2 ＜ 90%。

⑧ 除非血流动力学不稳定，否则请保持头高位（30°）。

⑨ 防止颈静脉回流受阻（头部中立位，避免颈部压迫）。

⑩ 请勿使用低渗液体（静脉液体复苏首选 0.9% 生理盐水或高渗盐水）。

⑪ 维持适当的麻醉和镇痛深度（阿片类具有镇咳作用），使用肌松药，减少不必要的气管内吸痰操作，以避免咳嗽、用力的发生。

⑫ 避免寒战（避免低体温，必要时使用肌松药）。

2. 危机管理

脑损伤后会继发脑肿胀和脑水肿，其原因可能为细胞内液增多（细胞毒性水肿）、液体外渗（血管源性水肿）和反应性充血 / 血管淤血（血管扩张）所引起，或者极少数情况下，EDH 和 SDH 之后继发性脑脊液回流梗阻。因此，脑组织肿胀的根本原因是细胞能量代谢障碍、炎症和血脑屏障破坏。SDH 血肿清除术后，同侧半球可能会出现严重水肿，这是因为 ICP 的突然降低，引起跨毛细血管壁压力梯度突然增加，从而促进了渗透性水肿的发生。

表 31-2 列出了各种颅内压升高危机处理的建议。过度通气仅作为临时措施在脑疝前兆时使用，因为碳酸血症 / 碱中毒诱发的血管收缩会加重脑缺血。而且，持续低碳酸血症降低 ICP 的作用短暂（持续 4～12h），因为随着时间的推移，脑细胞外碳酸氢盐水平的代偿性下降，使 pH 值恢复正常。高渗疗法（如甘露醇）能否有效取决于血脑屏障的功能，如果后者严重受损（如挫伤或出血的区域），渗透药可能会进入组织间隙，产生反向渗透作用，并引起"反弹"性颅内高压。甘露醇常规可以按照 0.25～1g/kg 的剂量反复静脉输注。在病情严重时，可以与利尿药联合，循环给予，但是必须注意维持正常的血容量。高渗盐水是一种替代性渗透药，也可用于伴有低血容量的创伤患者的早期液体复苏，特别是对难治性颅内高压病例有效。需要强调的是，类固醇类不推荐用于创伤后脑水肿的治疗，可能会增加死亡率。

尽管药物可能会掩盖好转迹象和削弱瞳孔对光反射，但必须强调的是，瞳孔对光反射消失决不能仅仅归因于药物作用，必须积极进一步检查。

（二）无法控制的或复发性出血

约有 50% 的患者在开颅手术后 6h 内，再次出现颅内血肿，表现为病情恶化。但应注意，高达

表 31-2　颅内压升高和脑肿胀的管理

临床表现	患者评估	干预 / 治疗
意识水平降低	标准的血流动力学、呼吸功能监测	增加麻醉深度（考虑追加单次剂量的丙泊酚或巴比妥类）
瞳孔不等大	有创动脉压监测	
局灶性或单侧神经症状	考虑中心静脉置管和 CVP 监测	给予升血压药、补液，维持适当的 CPP
血流动力学不稳定	常规实验室检查	
	动脉血气分析	
高血压 – 心动过缓	血清钠或渗透压	• 高渗液体 　– 2.9%～7.5% 的浓氯化钠单次输注 150～300ml 　– 20% 甘露醇 0.25～1g/kg 单次输注 　– 维持血清渗透压＜320mOsm/L
	凝血功能检测	
	条件允许，可以考虑脑室穿刺或造瘘术行 ICP 监测，同时便于 CSF 引流	• 过度通气 　– 目标 pH：约 7.50 　– 过度通气只是暂时有效且可能会加剧脑缺血 　– 条件允许可进行颈静脉血氧饱和度监测，维持 $SjvO_2$＞55%

20% 的患者在术后 24h 或更久，出现迟发血肿，特别是在急诊术后。

复发性出血的危险因素包括以下方面。

① 术中或术后早期高血压（12h 内）。

② 术中失血＞500ml。

③ 年龄＞70 岁。

④ 低氧血症和高碳酸血症。

⑤ 咳嗽。

⑥ 凝血酶原时间延长、纤维蛋白原水平下降、血小板计数低。

1. 预防

严格控制血压是降低围术期再出血风险的最有效手段之一，高血压患者再出血风险是对照组的 3.6 倍。此外，术中血压正常但术后高血压的患者，发生术后颅内出血的风险更高，因此，通常建议术后收缩压控制在 120～150mmHg。首选短效静脉降血压药（如拉贝洛尔，混合性 α 和 β 受体拮抗药；或乌拉地尔，选择性 $α_1$ 受体拮抗药，不会引起反射性心动过速）。减少再出血风险的其他措施包括以下方面。

(1) 避免颈静脉回流受阻。

(2) 维持头高位（如 30°）。

(3) 避免低体温（维持体温＞35℃）。

(4) 进行凝血功能检查并维持。

① 血红蛋白＞6mmol/L 或＞70g/L。

②（激活）凝血酶原时间＜1.5× 参考值。

③ 血小板＞50×10⁹/L。

④ 纤维蛋白原＞0.8g/L 或＞150mg/dl。

⑤ Ca^{2+} 浓度＞1.0mmol/L。

(5) 酌情拮抗抗凝血药的作用。

(6) 麻醉恢复过程中尽量减少应激。

① 保持体温＞36.5℃，防止寒战。

② 预防和治疗疼痛。

2. 危机管理

所有术中或术后早期再出血的患者均应积极治疗高血压，但不要过度治疗：ICP 升高的患者，维持可接受的最低 CPP 为 50～70mmHg（建议有创动脉压监测）（表 31-3）。目前使用最广泛的降血压药是拉贝洛尔，乌拉地尔的使用也越来越多，快速滴定可以考虑持续静脉输注钙通道阻滞药尼卡地平。

（三）神经源性肺水肿

1. 预防

在无法控制或反复出血的急性脑外伤患者中，神经源性肺水肿（NPE）导致的肺功能受损，是

表 31-3　未控制的或复发出血的管理

临床表现	患者评估	治疗 / 干预
60% 出现意识水平下降	凝血功能检查	治疗高血压 维持体温＞35℃
90%ICP 升高（有监测时）	PT	输注红细胞 输注血浆
局灶症状	血小板	输注血小板
	血红蛋白	维持离子钙＞1.0mmol/L
	纤维蛋白原	考虑使用浓缩凝血酶原复合物（PPSB）
	Ca²⁺	• 考虑使用去氨加压素（DDAVP）0.3μg/kg • 考虑使用浓缩凝血因子 • 考虑采用控制性降压

常见的并发症（＞50% 的患者会出现不同程度的 NPE）。导致 NPE 的机制尚不明确，可能与受伤时大量的交感肾上腺素释放，导致肺微血管静水压和毛细血管通透性增加有关。有实验研究发现 α 肾上腺素受体拮抗药（如苯妥拉明）可预防 NPE 发生，但在临床实践中尚未找到有效手段。

2. 危机管理

治疗必须集中在基础的神经功能障碍，由于大多数 NPE 会在 48～72h 内自愈，建议进行支持治疗。大多数患者都需要机械通气，以确保充分的氧合和通气。为防止医源性肺损伤，通气策略包括小潮气量 5~8ml/kg（理想体重），以避免吸气压力过高；以及呼气末正压（PEEP），以防止肺不张。严重的低氧血症可能需要较高的 PEEP，但需要谨慎，因为高 PEEP 可能使脑静脉回流受阻，导致颅内高压升高。同样的道理，吸气（平台）峰值压力应保持在 30～35cmH₂O 以下，并维持正常的碳酸水平，避免颅内压进一步升高。部分学者主张使用一些药物进行干预，如 α 肾上腺素受体拮抗药、β 肾上腺素受体拮抗药和氯丙嗪。但由于 NPE 通常是自限性疾病，因此很难评估这些药物的有效性（表 31-4）。

（四）癫痫

1. 预防

外伤后未进行预防性抗癫痫治疗时，早期癫痫的发生率在 4%～25%。急性 EDH 或 SDH 是创伤后

癫痫发作的危险因素。外伤后早期癫痫与患者的不良预后无关，因此，虽然抗惊厥治疗可以减少早期创伤性癫痫的发生率，但考虑到抗惊厥药存在相关不良反应，大多数临床医师仅在出现癫痫发作，或怀疑外伤后发生过癫痫时，才使用负荷剂量的苯妥英钠、丙戊酸或左乙拉西坦（输注时间 20～30min 以上），随后继以维持剂量。如果没有再次癫痫发作，逐渐减量，1 周后停药。

2. 危机管理

气道管理是避免缺氧引发癫痫持续状态的关键。如果气管插管时需要使用肌松药，建议使用非去极化药，如罗库溴铵（1.0～1.2mg/kg，快速序贯诱导）。需要注意，由于肌松药会掩盖癫痫发作的肌颤搐表现，因此可能需要脑电图监测来帮助确认癫痫是否被有效控制。可以给予苯二氮䓬类，如劳拉西泮 0.2mg/kg，必要时每 5 分钟追加一次，同时考虑静脉给予负荷剂量的抗惊厥药（如苯妥英 15～20mg/kg 或左乙拉西坦 1000mg）。如果患者仍为癫痫持续状态，可以给予咪达唑仑负荷剂量 0.2mg/kg，然后以 0.2～2.0mg/(kg·h) 的速度维持输注；或者静脉注射丙泊酚 2～3mg/kg，然后以 1～15mg/(kg·h) 的速度维持输注直到癫痫控制。如果丙泊酚也不能控制，则考虑以 0.2～0.4mg/(kg·min) 可耐受的最快速度输注戊巴比妥 20mg/kg，之后在脑电图监测下以 0.25～2.0mg/(kg·h) 的速度维持输注。紧急情况下，可使用挥发性吸入麻醉药作为控制顽固性癫痫的最后手段（表 31-5）。

（五）硬膜打开时突发低血压

1. 预防

在所有神经外科的手术过程中，麻醉医师都应当尽量维持血容量正常和充足的大脑灌注。在切开硬脑膜前，血容量不足可能会被颅内压升高的生理（交感）反射所掩盖。一旦打开硬脑膜，会导致 ICP 突然下降和突发动脉低血压。需注意以下事项。

① 始终确保有大口径静脉输液通路。

② 经常观察手术进度并与外科医师交流；理想的做法是外科医师在即将开放硬脑膜时，提醒麻醉医师。

③ 考虑在减压之前快速补液。

④ 常备升压药。

2. 危机管理

虽然适量的乳酸林格液（1～3L）可以接受，但应避免输注低渗液体。当需要大量补液时，首选等张晶体液（如 0.9% 盐水）和血液制品（如果有输血指征）的组合。当同时存在动脉低血压和颅内高压时，高渗盐水会有益处。应提供循环支持以维持 CBF。始终要注意，单纯的缩血管药可能会降低心排血量，最新的证据表明这不利于脑血流和氧合。因此，去甲肾上腺素（同时有 β 肾上腺素受体激动作用）可能优于纯 α 受体激动药，如去氧肾上腺素。心肌储备功能差的患者也可能需要正性肌力药，如多巴胺、多巴酚丁胺或（去甲）肾上腺素（表 31-6）。

表 31-4　神经源性肺水肿的管理

临床表现	患者评估	治疗 / 干预
创伤后的数分钟到数小时内起病	常规实验室检查（包括动脉血气分析）	充分镇静 治疗颅内高压 启动机械通气，适当的 PEEP 以保持肺张开
突发呼吸困难	常规胸部 X 线片检查	保护性肺通气策略，潮气量（TV）< 6ml/kg
轻度咯血	评估是否需要机械通气	考虑头高位 考虑使用利尿药（治疗血容量过多）
蛋白富集性肺水肿		考虑静脉给予 α/β 肾上腺素受体拮抗药（酚妥拉明、拉贝洛尔、艾司洛尔）

表 31-5　癫痫管理

临床表现	患者评估	治疗 / 干预
强直 - 阵挛性抽搐	检查气道、呼吸和循环	保证气道安全（如果适用）
		增加 FiO_2
意识丧失（可能没有明显的抽搐）	如果患者被头架固定，确保安全	给予劳拉西 0.2mg/kg 静脉注射（必要时重复）
		给予负荷剂量的苯妥英钠 20mg/kg 静脉注射
		如果需要考虑给予其他药物（丙泊酚、巴比妥类）

表 31-6　硬膜打开时低血压的管理

临床表现	患者评估	干预 / 治疗
突然动脉低血压	考虑容量状态	补液
突然心动过速	常规实验室检查	考虑升血压药
呼气末 CO_2 下降	血红蛋白 / 血细胞比容	避免麻醉过深
	血清钠或渗透压	

要 点

- 并发症的预防比治疗更容易。
- 保持所有团队成员之间的良好沟通。
- 维持血压、体温、凝血功能、电解质和动脉血气在正常范围内。
- 如果有ICP监测，则维持CPP在50～70mmHg；始终避免收缩压<90mmHg。

推荐阅读

[1] Brain Trauma Foundation, American Association of Neurological Surgeons, Congress of Neurological Surgeons. Guidelines for the management of severe traumatic brain injury. J Neurotrauma. 2007;24(Suppl 1):S1–106.

[2] Maas AI, Stocchetti N, Bullock R. Moderate and severe traumatic brain injury in adults. Lancet Neurol. 2008;7(8):728–41.

[3] Meng L, Hou W, Chui J, Han R, Gelb AW. Cardiac output and cerebral blood flow: the integrated regulation of brain perfusion in adult humans. Anesthesiology. 2015;123(5):1198–208.

[4] Perry JJ, Lee JS, Sillberg VAH, Wells GA. Rocuronium versus succinylcholine for rapid sequence induction intubation. Cochrane Database Syst Rev. 2008;(2):CD002788. https://doi.org/10.1002/14651858.CD002788.pub2.

脑血管病手术的围术期挑战

Perioperative Challenges During Cerebrovascular Surgery

第 32 章

Panagiotis Mastorakos　Daniel M. S. Raper　Kenneth C. Liu　著

常健博　译　谭　刚　校

一、概述

脑血管手术的围术期挑战，主要源于其复杂的病理生理特点，对麻醉和重症监护提出了特殊的要求。本章将重点介绍最常见、最具挑战的疾病，包括动脉瘤修补、动静脉畸形（AVM）切除和脑血管旁路移植手术。

1. 动脉瘤修补术

(1) 外科手术：用夹子夹闭动脉瘤颈，阻断动脉瘤的血流，从而防止破裂出血。

(2) 适应证。

① 任何破裂的动脉瘤。

② 引起占位效应的动脉瘤。

③ 未破裂动脉瘤的择期手术。

- 偶发的位于前循环＞6mm 的动脉瘤（不包括后交通动脉，PCOM）。
- 位于后交通动脉或后循环的任意大小的动脉瘤。
- 有动脉瘤破裂史或蛛网膜下腔出血（SAH）家族史的患者。

2. AVM 切除术

(1) 外科手术：用夹子夹闭滋养血管并切除 AVM 病灶。

(2) 适应证。

① 如果手术风险在可接受范围，结合外科医师能力、AVM 的位置及供血动脉和引流静脉的模式，AVM 通常应该切除。

② AVM 出血病史（之后出血风险极大增加）。

3. 脑血管搭桥术

(1) 颅外 – 颅内（EC–IC）血管旁路移植术。

① 手术操作。

- 供血血管：颞浅动脉（STA）、枕部动脉（OA）或颈外动脉近端（ECA）。
- 受体血管：大脑中动脉（MCA）、大脑前动脉（ACA）、大脑后动脉（PCA）、小脑上动脉（SCA）、小脑后下动脉（PICA）。
- 血管吻合方法。
  - 直接法：将供血的 ECA 血管直接与颅内血管分支吻合。
  - 间接法：将供血的 ECA 血管与软膜表面吻合；久而久之会形成侧支循环，将 ECA 血管与颅内循环连通。

② 适应证。

- ICA、MCA、PCA 或基底动脉严重狭窄或闭塞，脑血流储备不足的患者（缺血性卒中、乙酰唑胺 CT 或 MR 灌注显像、PET 检查等提示）。
- 烟雾病。

(2) 辅助动脉瘤修复或颅底肿瘤切除术。

① 手术操作。

- EC–IC 旁路移植，如上所述。
- 两根主要颅内血管直接旁路移植术，根据血流特点选择移植血管。
  - 低流量：常用 STA、OA 或 ECA（用于连接 MCA 的 M_3 分支）。
  - 中流量：桡动脉或大隐静脉（用于连

MCA 的 P_2 或 M_2 分支）。

　　– 高流量：选择大直径的隐静脉作为移植血管（用于连接 MCA 的 M_1/M_2 分支或 ICA 旁路移植）。

　　② 适应证。

　　● 当动脉瘤夹闭后，会牺牲大部分载瘤血管的血流时，可通过旁路移植维持血流。

　　● 肿瘤包裹或侵犯颅底主要动脉，通过旁路移植保障其远端充足脑血流。

　　(3) 椎动脉转位术：适用于椎动脉起始部位狭窄，并出现临床症状的患者。

二、并发症预防

　　最担心出现的围术期并发症包括以下几种。

　　① 手术中尚未处理的血管畸形（动脉瘤或 AVM）破裂致颅内出血。

　　② 术中脑灌注不足导致缺血性卒中，这种情况一般难以在术中发现，因为患者处于麻醉状态，不能进行神经查体。

　　③ ICP 升高或快速降低引发的并发症。

　　④ 牵拉损伤（特别是颅底手术），可能导致脑水肿、脑缺血或出血。此类损伤可以通过松开牵拉脑组织，减少脑组织体积或脑脊液容量等干预手段来缓解。

　　基于上述主要并发症，预防脑血管手术围术期并发症的基本目标包括以下方面。

　　① 防止动脉瘤 /AVM 破裂。

　　② 维持脑灌注压（CPP）和脑血流（CBF）。

　　③ 控制 ICP，减小脑组织体积 [脑松弛（brain relaxation）] 以改善手术条件和视野。

　　牢记影响 CBF 和 ICP 的因素非常重要，包括：脑血流自动调节、$PaCO_2$、PaO_2、脑代谢率（$CMRO_2$）和麻醉药。

（一）预防的一般注意事项

1. 麻醉诱导和维持的控制

　　(1) 应用足量阿片类药，防止喉镜置入和气管插管时的血流动力学反应（如芬太尼 3～7μg/kg）；静脉注射利多卡因也可作为辅助用药。

　　(2) 诱导时给予艾司洛尔，防止血压飙升。

　　(3) 上头骨钉时，追加阿片类药或镇静药以加深麻醉。

　　(4) 如果可能，ICP 升高患者尽量避免使用氯琥珀胆碱。

2. 麻醉药的选择

　　(1) 许多麻醉专家提倡静脉麻醉药和挥发性吸入麻醉药结合使用，认为可以从不同的药效学特点中获益，减少各自有害的不良反应。也有学者主张应用丙泊酚全凭静脉麻醉。

　　(2) 对于已知或怀疑 ICP 升高的患者，应限制或完全避免使用挥发性吸入麻醉药，建议使用短效的静脉药物，通常是丙泊酚联合短效阿片类药。或者丙泊酚联用亚 MAC 剂量的地氟烷，有研究表明该方案可以维持低 ICP 的同时，改善脑组织氧合。

　　(3) 挥发性吸入麻醉药破坏脑血流自动调节功能、降低 $CMRO_2$、强力扩张血管及升高 ICP。七氟烷能较好地维持脑血流自动调节的功能，对脑血流和 ICP 的影响最小。但高剂量七氟烷或异氟烷会降低惊厥的阈值。

　　(4) 丙泊酚和硫喷妥钠降低 CBF、抑制 $CMRO_2$、降低 ICP。苯二氮䓬类和阿片类具有轻微的类似作用。

　　(5) 应避免使用依托咪酯，因其尽管能降低 CBF 和 $CMRO_2$，但可能加剧脑缺血。

　　(6) 应避免使用氧化亚氮，因其增加 CBF 和 $CMRO_2$，并可能加重颅腔积气。

　　(7) 一般在脑血管外科手术中避免使用氯胺酮，因其可增加 $CMRO_2$ 和 CBF。

3. 机械通气

　　(1) 术中应持续监测 $EtCO_2$，并据此管理 PCO_2 水平。

　　(2) 术中定时检查动脉血气（ABG），协助关联 $EtCO_2$ 与 PCO_2。

　　(3) 怀疑或确定 ICP 升高时，可以通过轻度过度通气（PCO_2 30～35mmHg）抵消挥发性麻醉药引起的脑血管舒张，达到"脑松弛"的目的。

　　(4) 当 $PaCO_2$ 在 20～80mmHg 时，CBF 与 $PaCO_2$ 之间存在线性关系：$PaCO_2$ 每变化 1mmHg，会导致 CBF 变化 3%～4%。

　　(5) 极度过度通气（$PaCO_2 < 30$mmHg）和长时

间过度通气可能导致脑缺血。

4. 改善术野条件

(1) 切皮前应用 50～75g 甘露醇（0.5～1g/kg）或 3% 高渗盐水 250ml，使"脑松弛"，对于高危的脑血管畸形患者手术，特别是切开硬脑膜时，必须小心滴定高渗液体输注速度，注意其对血压的影响（甘露醇可能会降低血压；高渗盐水可能会升高血压），尽量维持稳定的动脉瘤跨壁压力梯度，防止破裂。

(2) 脑脊液分流：通过脑室切开、腰大池引流或开颅术中引流。

5. 体位

尽可能使头高于心脏至少 20cm，防止大脑静脉回流减少、ICP 升高。

6. 出血

(1) 尽管很罕见，但在脑血管手术中处理血管时可能会出现大量快速失血。

(2) 因此要保证充足的静脉输液通路和备好血液制品。

7. 监测

(1) 脑血管手术除了要求 ASA 推荐的标准监测，还要监测尿量和有创动脉压（如果患者可以耐受，应在麻醉诱导前放置）。

(2) 考虑建立中心静脉通路，便于监测中心静脉压（CVP）、血流动力学管理及液体复苏，特别是血管痉挛发生风险高，随后需要接受高血压治疗的患者。尽管锁骨下入路会增加气胸风险，但对于颅内压升高的患者，可以更好地维持最佳的静脉回流，降低导管相关血流感染的风险。

(3) 对于动脉瘤 /AVM 破裂的患者，借助脑室外引流管可同时监测 ICP 和 CSF 引流。但必须注意，在改变引流管位置时，务必要先关闭 ICP 监护仪，调整好后以耳屏水平为准校零后再监测，以防止 CSF 引流过多或不足。

(4) 术中神经电生理监测。

① 最常用的监测方式包括躯体感觉诱发电位（SSEP）、运动诱发电位（MEP）、脑干听觉诱发电位（BAEP）和脑电图（EEG）。

② 可以早期发现缺血。

③ 应选择不影响术中神经电生理监测的麻醉药。

- 挥发性吸入麻醉药 > 1MAC 时，会显著降低 SSEP、MEP 和 BAEP。尽管在较低浓度（< 0.5MAC）时其影响较小，但这些药物仍会影响监测数据的读取，特别是患者已有神经功能缺损时。
- 常规剂量的丙泊酚和阿片类对诱发电位的影响很小。但大剂量和静脉单次给药丙泊酚会明显抑制 MEP 和 SSEP。
- 因此，需要神经电生理监测时，首选丙泊酚 / 阿片类持续输注，可以联合或不联合小剂量挥发性吸入麻醉药。
- EEG 监测不需要限制麻醉药种类。

8. 液体管理

(1) 按需使用等渗或高渗液体；注意渗透疗法继发的大量液体和电解质丢失。

(2) 几乎没有证据支持使用白蛋白或合成淀粉胶体液，并且已有证据显示其对颅脑外伤患者有害。

(3) 通常按照至少 0.5∶1 的比例，根据渗透性利尿的尿量计算补液的容量。只要血浆渗透压维持正常，容量复苏不会对脑水肿造成负面影响。

(4) 禁用含葡萄糖的液体进行液体管理，因为对脑外伤患者，高血糖危害极大。

(5) 因低渗液体可能加剧脑水肿，应避免使用。

9. 血流动力学管理

(1) 夹闭动脉瘤 /AVM 之前，管理的目标是维持动脉血压正常（CPP>50～70mmHg）。

(2) 动脉瘤 /AVM 夹闭之后，应根据不同情况设定具体的目标血压，将在下文详述。

10. 温度管理

(1) IHAST 随机对照研究结果表明，低体温未能让脑动脉瘤手术患者获益。

(2) 同样的，体温过高与不良预后有关；因此，体温管理的目标是维持正常体温。

(3) 麻醉苏醒之前，应维持患者正常体温，避免苏醒之后发生寒战。

11. 苏醒期控制

(1) 苏醒期常见血压升高，应将血压维持在基线值。

(2) 早期苏醒有利于尽快进行神经系统查体。

因此，首选可以做到术后早期苏醒的麻醉药，如丙泊酚、硫喷妥钠，以及挥发性吸入麻醉药，与瑞芬太尼或芬太尼等镇痛药联合使用。

（二）与特定手术相关的特殊考虑事项

1. 脑动脉瘤修补术中

(1) 维持稳定的跨壁压力梯度（TMPG）。

① TMPG = 血管内压力 – 外部压力 = MAP– ICP。

② TMPG 升高会增加动脉瘤破裂风险。

③ 因此，ICP 明显下降，尤其伴随动脉压升高时，会增加再出血风险。

(2) 液体管理。

① 只能使用等渗或高渗液体。

② 夹闭前，补充术前夜的液体丢失量，根据计算的每小时液体丢失量和甘露醇利尿的尿量设定维持输液速度。

③ 夹闭后，除补充术中的液体丢失量，再单次给予一个额外的液体负荷，从等容状态达到轻度高容量状态，以改善动脉瘤夹闭远端的脑灌注。

(3) 血压管理。

① 高血压可能导致动脉瘤破裂再出血，低血压可能导致灌注不足，引起脑缺血。

② 在夹闭动脉瘤之前，除非存在明显的血管痉挛，否则应维持血压在正常范围低限；而血管痉挛时，维持较高的目标血压更为可取。

③ 动脉瘤夹闭后，可将目标血压放宽到略高于基线的水平，以改善侧支循环灌注。

④ 丙泊酚可能导致低血压，应避免使用，或给予升压药物迅速纠正。

(4) "临时夹闭" 的干预措施。

① 为改善手术野条件，观察评估永久夹闭动脉瘤的效果，可用血管夹临时夹闭供血动脉。

② 如果临时夹闭少于 2min，则无须干预。

③ 如果临时夹闭超过 2min，则需要以下措施。

- FiO_2 增加到 100%。
- 增加地氟烷吸入浓度（考虑使用去氧肾上腺素，将血压维持在基线或稍高水平）。尽管缺少可靠的临床研究证据支持，可以考虑静脉单次给药剂量的巴比妥类或丙泊

酚来代替增加地氟烷吸入。

④ 如果夹闭时间＞10～15min

- 考虑轻度升高血压，以通过侧支循环保证大脑灌注。
- 与外科团队沟通，讨论是否有必要给予麻醉药（如地氟醚）诱导 EEG 爆发抑制。此种情况下，许多麻醉医师选择静脉注射巴比妥类（如硫喷妥钠）或静脉注射丙泊酚，但临床研究的证据对此做法有较大争议，最新临床研究结果表明，地氟醚与丙泊酚联合使用，比单独使用丙泊酚，可获得更好的脑组织氧合。
- 术后缺血性惊厥在 ICU 的管理措施，包括持续机械通气和充分镇静。

(5) 手术室拔管的标准。

① 术前无镇静时意识良好。

② 术中脑肿胀不明显。

③ 临时夹闭时间短。

④ 肌力恢复好，表现为能够持续抬头，握手有力或自主抬腿。

⑤ 清醒并能准确服从指令。

⑥ 漏气试验阳性：气管导管套囊抽气后，通气压力达 $20cmH_2O$ 或更低时，可以检测到漏气。

2. AVM 切除术中

术后血压管理。

① 术后血压升高与 AVM 切除后残腔出血增加有关，加剧灌注压升高（AVM 术后水肿或出血，多是由灌注增加引起的，下文将进一步讨论）。

② 术后积极控制血压，可大大减少术后血肿形成和脑水肿的风险。

③ 最容易形成血肿的阶段是麻醉苏醒期，而脑水肿形成的风险至少术后 48h 内是持续增加的。

3. 脑血管旁路移植手术

(1) 脑血流量不足和既往脑梗的患者。

① 麻醉诱导和受体血管临时夹闭时，最容易发生的相对或绝对的低血压。推荐使用升血压药治疗，避免低血压发生。

② 在这些时间段，即使是短时间的动脉低血压，也可能导致分水岭缺血和术后脑梗死。

(2) 目标是尽力避免危险区域脑组织的血流量

不足。

① 临时夹闭血管期间，维持正常或略微升高血压（不超过基线值的 20%）。

② 在缺血期间（桥血管被夹住而旁路移植尚未完成时），血压可升至基线值 20% 以上，还可以考虑追加麻醉药使脑电图出现爆发抑制。

③ 旁路移植成功后最初的 2～3d，目标血压应降至低于正常水平，在保持桥血管通畅的前提下，防止桥吻合口渗血和过度脑灌注。合理目标血压为正常人收缩压 100～120mmHg，高血压患者收缩压 120～140mmHg。

④ 通常应用抗血小板药和肝素保证桥血管通畅。择期手术的常规用药方案是每日口服阿司匹林 325mg。

⑤ 急诊手术时，可以口服阿司匹林 325mg（或通过鼻胃管给药）或 650mg 置肛。

4. 神经介入手术

(1) 特殊挑战。

① 介入手术室通常与主手术室不在一起，难以获得额外的人员、设备支持。

② 鉴于多数血管腔内手术时间短，而且术后需要尽早评估，应尽量避免使用长效麻醉药和阿片类。

(2) 麻醉方式的选择，全身麻醉还是镇静监护，需要根据患者的临床情况、术中是否需要制动、手术的复杂性和手术时长，以及患者意愿和配合能力等综合考虑。

(3) 大多数血管内诊断性检查，以及颅外病变的介入治疗（如颈动脉或椎动脉支架），通常不需要全身麻醉。但颅内病变的介入治疗，包括动脉瘤、AVM 和 dAVF 栓塞术，以及颅内血管支架置入术，需要患者完全不动，一般首选给予肌松药的全身麻醉。

(4) 对于 MAC 下手术的患者，大多数情况下，局麻基础上间断静脉注射小剂量的咪达唑仑（1～2mg）和芬太尼（25～50μg）足以。

(5) 有些神经介入手术需要有创血流动力学监测。

① 对颅内血管病变、出血或中风的患者进行血流动力学管理。

② 在治疗脑血管痉挛、球囊扩张血管成形术时可能引起高血压发作，而动脉内注射血管扩张药可

能导致低血压。

③ 放置颈动脉或其他血管支架后，必须严格控制血压，避免高血压和颅内出血。目标血压值取决于术前基础血压，通常低于 120mmHg 或 140mmHg。

(6) 术中如给予抗凝血药，手术团队成员之间必须清晰地传达并做好书面记录。

(7) 某些特殊手术，如动脉瘤栓塞术，术中可能需要神经电生理监测。

① 最常用的监测形式包括躯体感觉诱发电位（SSEP）、运动诱发电位（MEP）、脑干听觉诱发电位（BAEP）和脑电图（EEG）。

② 有助于早期发现脑缺血。

③ 与手术室内脑血管手术类似，需要调整麻醉用药，以适应神经电生理监测的需求。

三、危机管理

脑血管手术中，有些并发症是致命的，需要立即干预。最危急的包括：① ICP 急剧升高和脑疝前兆；② 脑脊液过度引流；③ 癫痫发作；④ 颅内出血；⑤ 脑卒中。

1. ICP 升高会降低 CBF，增加硬脑膜切开后脑肿胀的风险

(1) 抬高床头。

(2) 检查颈内静脉回流是否受阻，如环绕颈部的固定气管插管的胶带、过度扭头。

(3) 如果放置了外引流，排出多余的脑脊液。

(4) 轻度过度通气（$PaCO_2$ 30～35mmHg）。

(5) 避免低氧血症（$PaO_2 < 50$mmHg 时，CBF 和 ICP 急剧增加）。

(6) 高渗液体治疗（甘露醇 0.5～2g/kg、3% 高渗盐水 250ml 或 23.4% 高渗盐水 30ml）。甘露醇常联用呋塞米。

(7) 从吸入麻醉切换到全部依靠静脉麻醉（如大剂量丙泊酚 + 芬太尼）。

(8) 考虑硫喷妥钠 1g 静脉单次给药，随后 4～5mg/(kg·h) 持续输注（或足量的丙泊酚），使脑电图呈爆发抑制状态。

2. 脑室外引流（EVD）或腰大池引流时造成脑脊液过度引流

(1) 脑脊液过度引流可能导致脑组织向下疝出。

(2) 如果怀疑出现过度引流，应立即夹闭 EVD 或腰大池的引流管。

(3) 与神经外科医师商量是否需要鞘内滴注盐水。

3. 癫痫发作

(1) 任何颅内手术，均可能在围术期发生癫痫。

(2) 如果围术期癫痫发作时间较长，可使用劳拉西泮 0.05～0.1mg/kg 治疗，同时加用长效药物，如磷苯妥英 20PE/kg、左乙拉西坦 1000～1500mg 或丙戊酸钠 20mg/kg。

(3) 如果上述治疗无效，癫痫持续，应立即气管插管，并开始大剂量丙泊酚或咪达唑仑静脉输注；术中癫痫发作极为罕见，一旦出现需加深麻醉。在已经麻醉和肌松后的患者，如果出现与手术刺激无关的、难以解释的血压明显升高，应考虑癫痫发作。

(4) 当脑外科手术患者术后苏醒困难，鉴别诊断需要重视癫痫亚临床发作和非惊厥性癫痫发作。

某些特定类型的脑血管手术会有一些特殊的高危并发症，需要专门干预。

1. 动脉瘤修补术

(1) 术中动脉瘤破裂。

① 风险。

- 放置动脉夹时，约有 50% 的动脉瘤会撕裂或破裂，但通常不会导致大出血。

- 在外科医师还不能对动脉瘤进行即刻处理的阶段，如麻醉诱导或术前准备时，也有动脉瘤破裂的风险。对于之前已有破裂史的动脉瘤 [如蛛网膜下腔出血后（SAH）] 的患者，此阶段发生破裂的风险约为 11%，而没有破裂史的择期动脉瘤手术患者则为 1%。

- 如果术中动脉瘤破裂后不能立即找到出血部位并处理，8% 的患者会出现失血性休克（小于总手术量的 1%）。

- 弹簧圈动脉瘤栓塞术中，发生动脉瘤破裂的风险为 1%～5%，有破裂史患者术中发生动脉瘤破裂的风险要高于择期手术患者。

② 干预：积极输血和逆转抗凝血药作用。

- 至少建立两条大口径静脉通路和一条动脉通路，方便进行有效复苏。

- 对于介入手术，与手术团队商量后可静脉注射 50mg 硫酸鱼精蛋白。

③ 术中发生动脉瘤破裂后的血压控制目标存在争议，需与外科医师协商。

- 如果无法立即控制出血，轻度低血压（MAP 40～60mmHg）可能有助于止血（其原因是手术视野不佳或为了完成弹簧圈栓塞，不得不多次尝试夹闭动脉瘤，或被迫推迟暂时夹闭动脉瘤供血血管）。

- 即使目标血压较正常为低，但液体复苏的目标是维持正常循环容量。

- 一旦完成临时或永久性动脉瘤夹闭或弹簧圈栓塞，应考虑以下措施

  - 给予硫喷妥钠和低温治疗，降低脑代谢。

  - 升高 MAP 至 70～90mmHg，改善侧支循环。

  - 如果之前没有行脑脊液引流，则可能需要急诊行 EVD。

  - 对于出现严重血管痉挛或颅内压明显升高的患者，血压应维持在术前基线水平。

(2) 神经源性肺水肿。

① 约有 5% 的 SAH 患者会发生，通常在第一个 48h 内发生。

② 支持治疗和改良肺保护性通气策略（小潮气量，高 PEEP 但应注意对 ICP 的影响，避免高碳酸血症以控制 ICP 于合适水平）。

(3) 心功能不全。

① 心律失常在 SAH 患者中极为常见，可以表现为心肌缺血征象（从非特异性 T 波异常，到弥漫性 ST 段抬高或压低都有可能），也可能表现为快速或缓慢性心律失常。

② 神经心源性应激性心肌病的发生率高达 30%；绝大多数病例首选正性肌力作用的升血压药，如去甲肾上腺素。

③ 药物诱导的动脉低血压：尼莫地平是一种外周钙通道阻滞药，通常口服 21d，可以降低 SAH 后血管痉挛的风险，并具有神经保护作用。

④ 如果围术期因尼莫地平出现血压显著下降，应暂时停药。

2. AVM 切除术

(1) 术中破裂：可能发生大出血，此时应积极输血，维持血红蛋白在 80～100g/L 水平。

(2) 术后出血。

① 控制血压较正常稍低。

② 如果有明显的占位效应，考虑高渗液体治疗（高渗盐水或甘露醇）、过度通气（PCO_2 30～35mmHg），并紧急返回手术室。

(3) 围术期脑缺血。

脑内窃血：因 AVM 导致的血液分流可引起脑组织缺血，远离临近正常脑组织的部位可出现缺血症状。如果阻断了部分供血动脉，而另一些没有，则会改变 AVM 的血流特征，使得本来已经慢性适应低灌注压的临近脑区的血流量突然增加，导致术后"正常灌注压突破综合征（高灌注综合征）"。

　　a. 术后因脑充血引起的脑水肿（或者某些严重病例还伴有脑实质出血），病理机制是因 AVM 分流，暴露脑区的血管系统术前处于相对低血压状态，而术后因分流消失导致灌注压升高。

　　b. 发生率少于 5%。

(4) 介入手术注意事项。

① 大多数情况下，AVM 介入治疗的目标并不是完全栓塞 AVM。

② 少数病例可尝试治疗性介入栓塞 AVM，此时适用上述 AVM 的围术期注意事项。

3. 脑血管旁路移植术

(1) 术中桥血管血栓形成。

① 罕见，多由外科医师直视下发现。

② 如果可能，建议检测活化凝血时间（ACT），肝素化之后再次检查凝血指标。

③ 外科医师可能会再次临时夹闭并重新探查桥血管。

(2) 术后桥血管血栓形成。

① 比术中血栓形成更为常见。

② 可以尝试用升高血压的方式治疗，少数情况下可尝试血管内血栓清除术 / 溶栓术。

要 点

- 颅内出血是最严重的并发症。
  - 做好应对血流动力学损害的准备，包括适当的监测和备血。
  - 术后大出血通常需要立即再次手术，神经介入手术需要立即转开放手术干预。
- 根本措施是严格控制术中和围术期血压。
  - 出血风险较高时，通常希望降低血压，避免血压剧烈波动。
  - 脑缺血风险较高时，关键在于升高血压，避免低血压。
  - 气管插管、安装头骨钉和切皮时应预先处理，防止血压剧烈波动。
  - 预防麻醉诱导后和突然停止手术刺激后的低血压。
- 麻醉用药策略考虑限制使用高溶解性的挥发性吸入麻醉药，以利于快速苏醒。
- 与外科团队保持沟通，尤其发生紧急情况时。

推荐阅读

[1] Bendo AA. Intracranial vascular surgery. Anesthesiol Clin N Am. 2002;20:377–88.

[2] Dagal A, Lam AM. Cerebral autoregulation and anesthesia. Curr Opin Anaesthesiol. 2009;22:547–52.

[3] Hashimoto T, Young WL. Anesthesia-related considerations for cerebral arteriovenous malformations. Neurosurg Focus. 2001;11:e5.

[4] Hindman BJ, Bayman EO, Pfisterer WK, Torner JC, Todd MM, IHAST Investigators. No association between intraoperative hypothermia or supplemental protective drug and neurologic outcomes in patients undergoing temporary clipping during cerebral aneurysm surgery: findings from the Intraoperative Hypothermia for Aneurysm Surgery Trial. Anesthesiology. 2010;112(1):86–101.

[5] Jellish WS. Anesthetic issues and perioperative blood pressure management in patients who have cerebrovascular diseases undergoing surgical procedures. Neurol Clin. 2006;24:647–59, viii.

[6] Randell T, Niskanen M. Management of physiological

variables in neuroanaesthesia: maintaining homeostasis during intracranial surgery. Curr Opin Anaesthesiol. 2006;19:492–7.

[7] Randell T, Niemela M, Kytta J, Tanskanen P, Maattanen M, Karatas A, et al. Principles of neuroanesthesia in aneurysmal subarachnoid hemorrhage: the Helsinki experience. Surg Neurol. 2006;66:382–8. Discussion 388.

[8] Sekhar LN, Natarajan SK, Ellenbogen RG, Ghodke B. Cerebral revascularization for ischemia, aneurysms, and cranial base tumors. Neurosurgery. 2008;62:1373–408. Discussion 1408–10.

垂体手术围术期的挑战

Perioperative Challenges During Pituitary Surgery

Shuji Dohi 著

文俊贤 译 左 玮 校

第33章

一、风险和发病率

垂体瘤约占原发性脑瘤的 18%。其中，约 2/3 的垂体瘤最终诊断为腺瘤。垂体功能亢进最常见的 3 种疾病是催乳素增多（闭经、溢乳、不孕）、促肾上腺皮质激素（ACTH）增多（库欣病）或生长激素（GH）增多（肢端肥大症）（表 33-1）。

麻醉和手术的风险与手术入路有关，与患者激素紊乱的个体表现有关，见表 33-2。经颅入路合并蝶上侵犯可能导致脑脊液渗漏和视力下降。经蝶入路及经鼻入路可导致上唇及牙齿麻木、脑脊液鼻漏及静脉气体栓塞。任何手术入路都可能导致神经性尿崩症（DI）。

在肢端肥大症患者中，气道管理困难大约是其他垂体疾病的 3 倍（9.1% vs. 2.6%）。库欣病患者和泌乳素瘤患者插管并不比无功能肿瘤患者困难。

约有 20% 的垂体腺瘤患者在经蝶切除垂体瘤术后立即发生神经性 DI。此外，经蝶手术还可能引起下丘脑 – 垂体轴功能减退、视力障碍、出血和局部水肿。虽然少见，但空气栓塞可能发生在采用半福勒位（头部比身体下部高 20～30cm）或卧位（坐在椅子上，头向后弯曲靠在垫子上）的患者的手术过程中。

二、术前问题

垂体手术后可能出现的问题取决于肿瘤引起的内分泌功能改变所引起的病理生理变化，以及与一般手术相关的内分泌变化。下丘脑应激会引起两类

表 33-1 垂体区域肿瘤发生率

肿瘤种类	发病率
垂体肿瘤（腺瘤）	• 所有尸检的 10% • 所有脑瘤的 10%～15% • 多数鞍上肿瘤
• 非功能性垂体瘤	约 30%
• 功能性垂体瘤	约 70%
– 产生催乳素的肿瘤	43%
– 产生生长激素的肿瘤	17%
– 产生 ACTH 的肿瘤	7%
– 甲状腺产生肿瘤	3%
– 产生 LH、FSH 的肿瘤	罕见
颅咽管瘤	•（0.5～1）：100 000/ 年 • 脑部肿瘤的 1%～3% • 鞍上肿瘤的 13%

表 33-2 垂体手术相关并发症

手术方式	并发症
经颅	DI、CSF 漏、额部缺血、空气栓塞
经蝶	DI、上唇和牙齿麻木、视力下降、CSF 鼻漏，脑膜炎
经鼻（内镜；"微创"）	DI、内镜探查引起的皮肤损伤、静脉空气栓塞

DI. 尿崩症

反应：通过交感神经系统介导的快速反应和通过肾上腺髓质介导的神经内分泌反应，以及通过垂体和肾上腺皮质介导的神经内分泌反应。经蝶窦手术的主要适应证包括肢端肥大症和库欣病。

虽然无功能性或功能性腺瘤通常不会引起颅内压增高，但肿瘤生长在蝶鞍这一受限空间内，可能会因为侵犯视交叉，而引起视觉障碍等临床症状。

肢端肥大症是一种罕见的综合征，通常在 10—30 岁出现，这是由于腺垂体 GH 的过度分泌引起的，其特征是骨骼、结缔组织和内脏的增大。在手、脚、脸、下颌骨和头部的症状最为明显。皮下结缔组织的增加会使嘴唇变厚、皮肤褶皱增多和舌头变厚，并经常引起光泽度升高。最终上呼吸道内的舌头及其他组织肥大会减少呼吸道空间，并使患者遭受呼吸道阻塞。因此，肢端肥大症患者的气管插管难度增加了 3 倍。

40 岁以前诊断出的库欣病通常与产生激素的垂体腺瘤有关。相反，当在 60 岁或 60 岁以上的患者中被诊断出此病时，最可能的原因是肾上腺癌。相关并发症包括轻度糖尿病、高血压、血管变性疾病和心脏病，尤其是肾上腺皮质功能亢进症患者。在库欣病中通常存在低钾血症、高钠血症，血管液量增加和骨骼肌无力。在治疗继发性事件（例如高血压）的同时及早诊断并清除肿瘤，对于改善长期的预后十分重要。

三、麻醉和手术期间

所有垂体手术患者均应使用 ASA 标准监测仪，建立有创血压管路，记录 $EtCO_2$ 和尿出入量。在肢端肥大症患者中，麻醉科医师必须考虑由于舌头较大、软组织褶皱丰富和面部结构扩大而难以进行气道管理的情况。由于这些患者的全身麻醉诱导风险较高（诱导后无法通气 / 无法插管），最保守的方法是在患者清醒和自主呼吸的状态下，通过局部麻醉和借助纤维支气管镜进行气管插管。

对于所有类型的垂体手术，在气管插管后，维持全身麻醉状态（包括肌肉麻痹）是最安全的。这有助于防止患者在头部定位时（例如 Mayfield 头部固定器）及 Hardy 鼻镜在术中对患者造成伤害。考虑库欣病患者的骨骼肌无力情况，必须减少肌肉松弛药的初始剂量并根据 4 个成串刺激进行强制剂量调节（图 33-1）。

四、麻醉及术后恢复期

手术创伤引起的组织水肿可能会进一步缩小口咽间隙，并导致气管拔管后上呼吸道阻塞。拔管前，临床医师应至少在气囊放气后压力低于 $20cmH_2O$ 时确认气管内导管周围是否存在泄漏，一些专家还主张，在拔管之前应在气管中放置拔管导管，以利于在拔管导致急性气道阻塞的情况下快速重新插管。也有专家主张，应在这些高危患者中通过插管支气管镜进行拔管。总之，有经验的外科医师可以建立拔管的手术气道，而在无创再插管技术失败的情况下，对高危患者进行拔管始终要保持谨慎。因此至少要与神经外科医师沟通高危患者拔管计划。拔管时最好让外科医师站在患者的床边。神经性尿崩症（DI）可能在经蝶窦切除垂体腺瘤术后即刻发生。通常，这是由于外科手术损伤神经垂体，此处正是分泌抗利尿激素（ADH）的地方。治

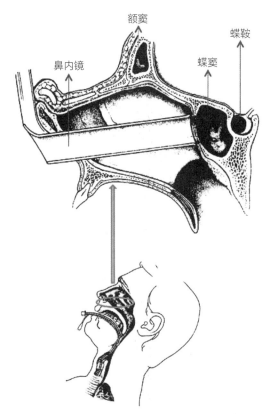

▲ 图 33-1 使用硬镜从鼻孔直接观察颅底，然后进行鼻内镜下经鼻蝶入路显微手术

疗之所以要求很高，是因为 DI 通常在术后最初的 24～48h 内分两个阶段发生：高尿量，然后尿量减少，最后到达慢性 DI 状态，其与最初尿量增加或减少的程度没有明显的相关性。

五、预防

垂体手术的基本原则与其他神经外科手术相同。包括提供最佳的手术条件，维持麻醉过程中的脑灌注压和脑氧合，以及麻醉后的快速恢复。麻醉医师应将患者呼吸道、心血管系统、液体量和血浆电解质，以及代谢状况始终保持为最佳生理状态。

如上所述，在肢端肥大症患者中气道管理可能具有挑战性，对清醒和有自主呼吸的患者使用光纤插管可能是最安全的方法。在所有情况下，均应对患者使用 ECG、无创血压、脉搏血氧饱和度和 $EtCO_2$ 监测。对于并发症严重（例如缺血性心脏病）的患者，应考虑进行更积极的监测（如侵入性动脉压监测）。

六、危机管理（临床表现）

（一）气道管理和通气的并发症

通过体格检查或病史发现难以插管或进行面罩通气的患者应在清醒状态下保守处理。在其他情况下，在麻醉诱导前，重要的是使患者处于理想的插管姿势。在紧急情况下，使用易得的气道辅助物也是至关重要的，包括口咽鼻腔通气道，LMA（或其他声门装置），柔性光纤内镜，以及建立紧急外科气道所需的物品设备。麻醉状态下面罩通气失败和气管插管失败应调用 ASA 困难气道处理方案。

对于麻醉诱导，使用半衰期短或在气管插管困难的情况下容易逆转效用的药物进行麻醉较为安全。口咽鼻腔通气道可以促进面罩通气。只要有可能，就应持续使用神经肌肉阻滞药，直到临床医师确认其可抑制患者通气。一些中心建议手术期间在咽部放置一块海绵，以防止经鼻或经蝶窦入路时血液进入患者气道。

尽管会在拔管前吸引气道和咽喉部，但经常有血液从手术部位流入口腔。在患者仰卧位和清醒状态下拔管是容易的。至关重要的是要确保患者在拔管后能保持清醒和有足够的体力来排出来自手术部

位的分泌物和血液。这些患者气道内分泌物量的增加使他们发生喉痉挛的可能性增加。

（二）心血管并发症 / 静脉空气栓塞

经蝶垂体瘤切除术会导致患者血流动力学的大范围波动，并且相应刺激会在手术的各个阶段导致患者高血压和心动过速。在将患者放置在 Mayfield 头部固定器中时（尤其是在放置骨钉时），以及在外科医师对鼻孔或其他地方进行区域 / 局部麻醉时，患者可能会并发高血压。通常，外科医师在棉签上使用肾上腺素（1∶200 000）和可卡因来进行局部麻醉并使患者血管收缩。可以通过对患者进行密切监测，来最大限度地降低并发高血压的程度，以便及时提供治疗。具有心血管并发症的患者应进行有创动脉压监测，在这些患者中，即便是出现一过性的显著的高血压，也可能会导致严重的心肌缺血。其次，重要的一点是，可提前给予短效麻醉药（如阿芬太尼、丙泊酚）加深麻醉，或直接给予心血管药物（如艾司洛尔、硝酸甘油、硝普钠），来减轻高血压的程度。给予 α_2 肾上腺素受体激动药，术前口服可乐定或术中输注右美托咪定通常可有效预防极端的血流动力学不稳定，从而可降低垂体肿瘤切除患者的麻醉后控制难度。

因为意外的手术损伤，如海绵窦或颈内动脉的严重失血而导致严重的低血压的情况很少发生，这两个部位都在手术区域的外侧。为了挽救患者的生命，外科医师破坏这些结构中的任何一个都可能需要制订一个大规模的输血计划。相反，严重低血压也可继发于静脉性空气栓塞。海绵窦或颈动脉的手术损伤与出血有关，而静脉空气栓塞则与手术野干燥有关。如果怀疑存在静脉空气栓塞，麻醉师必须与外科医师沟通他们的担忧，要求外科医师冲洗手术区域，并使用药物升高血压。

（三）内分泌紊乱

垂体手术可能会导致体内激素的严重缺乏，需要进行急性和（或）慢性治疗。ACTH 产生的缺乏会导致肾上腺皮质醇的产生减少。皮质醇对于维持血管张力是必不可少的，并且会影响骨密度、生长、肾脏功能、免疫系统，以及行为和认知。如果严重的电解质异常（尤其是钠和钾）和低血压未经

及时治疗，ACTH 缺乏所引起的继发性肾上腺功能不全可能危及生命。治疗方法是补充氢化可的松；首先静脉注射，然后口服。在术后急性期，患者应每天至少接受 100mg 的剂量以帮助缓解手术压力。最后，大多数成人每天服用 20～25mg 的氢化可的松，可以模拟皮质醇早上释放的正常生理模式。

尿崩症的特征是神经垂体中抗利尿激素（ADH）的释放减少，导致肾脏的水潴留减少，尿液排出量超过患者的液体摄入量。ADH 缺乏会导致 DI，其特征是排尿过多和口渴。在垂体瘤的术前效应中，DI 有时在术前已经存在，但更常见的原因是侵袭性生长肿瘤直接损伤下丘脑或垂体手术本身所致。表 33-3 提供了 DI 的诊断条件。患者术后即刻 DI 的表现通常分为三个阶段。最初的尿量非常高，治疗包括输液（仔细观察血清电解质浓度）和静脉内注入 ADH。随后通常会出现尿量明显减少的时期，此时应停止 ADH 输注。最终，患者会达到慢性 ADH 减少的状态。在最后阶段，患者应每天服用 1 次或 2 次去氨加压素（DDAVP：天然垂体激素 8- 精氨酸加压素的合成类似物），可口服或使用鼻用喷雾制剂。去氨加压素的剂量应在仔细评估患者体内的液体含量和测量血清电解质（特别是钠）浓度后确定。

在术后急性期过后，临床医师还必须仔细评估是否需要进行其他垂体激素的替代治疗，包括促甲状腺激素（TSH）、生长激素（GH）、促卵泡激素（FSH）、促黄体生成素（LH）、催乳素和催产素。在术后急性期，几乎不需要替代这些激素。然而，如果不进行治疗，TSH 的慢性降低可能导致代谢显著降低，并导致体温过低、昏迷和死亡。

表 33-3　尿崩症的诊断条件

尿液	
尿比重	< 1.005
尿量	>250ml/h
渗透压	< 200mOsm/kg
血清	
渗透压	>300mOsm/kg
钠浓度	>150mg/L

（四）结构破坏引起的并发症

1. 血肿形成 / 视觉丧失

在术后即刻（直到出院之前），都需要监测手术对手术区域解剖结构的影响。是否出现视交叉的中断可以通过麻醉后立即失去周围视野来诊断。在这种情况下，必须进行放射学检查以确定这种缺陷是否是由于血肿的形成而造成，可能需要立即进行手术引流。水肿可能会导致视野暂时丧失，只需要支持治疗即可。仔细检查鼻腔和嘴唇是否有过度手术损伤的征象也很重要。暴露造成的伤害偶尔可能需要整形外科手术干预。

2. 脑脊液漏

尽管垂体在脑脊液存在空间之外，但两者紧密相连，外科手术可能会导致硬脑膜破裂。如果在手术时（多达 30% 的患者）观察到硬膜损伤，则外科医师通常会在手术部位放置脂肪移植物以促进损伤的愈合。在评估术后是否鼻漏时，有多达 6% 的患者被诊断出术后 CSF 漏。由于 CSF 包含葡萄糖，但黏液不包含葡萄糖，因此应检测鼻漏或耳漏的葡萄糖含量。实验室葡萄糖值＞30mg/ml 可鉴定为 CSF。持续性 CSF 泄漏的风险包括脑膜炎，张力性脑积气和继发性神经系统损伤。治疗包括重新手术以对泄漏部位进行封闭（使用脂肪移植物），通常需同时放置腰部蛛网膜下腔引流管，以减少手术撕裂的压力并促进正常的愈合 / 瘢痕形成。

要　点

- GH 过多的患者可能难以进行气道管理。建议对这些患者采取保守、清醒插管的气道管理方法。

- 在放置 Mayfield 头部支架和用肾上腺素和可卡因进行鼻黏膜局部麻醉时，可能会出现明显的高血压，应立即治疗。

- 术中使用氢化可的松可预防在术后即刻出现 ACTH 水平降低。拔管前，除了确认没有水肿引起的气道阻塞外，还应确认患者咽部没有任何物质或血凝块。

- 对于垂体手术后立即接受 DI 治疗的患者，术后的治疗必须考虑到该疾病的三个阶段。
- 术后需要立即评估和治疗诊断视野异常或脑脊液漏情况。

推荐阅读

[1] Ali Z, Prabhakar H, Bithal PK, Dash HH. Bispectral index-guided administration of anesthesia for transsphenoidal resection of pituitary tumors: a comparison of 3 anesthetic techniques. J Neurosurg Anesthesiol. 2009;21:10–5.

[2] Ammirati M, Wei L, Ciric I. Short-term outcome of endoscopic versus microscopic pituitary adenoma surgery: a systematic review and meta-analysis. J Neurol Neurosurg Psychiatry. 2013;84:843–9.

[3] Atkinson JL, Young WF Jr, Meyer FB, Davis DH, Nippoldt TB, Erickson D, et al. Sublabial transseptal vs transnasal combined endoscopic microsurgery in patients with Cushing disease and MRI-depicted microadenomas. Mayo Clin Proc. 2008;83:550–3.

[4] Burkhardt T, Rotermund R, Schmidt NO, Kiefmann R, Flitsch J. Dexamethasone PONV prophylaxis alters the hypothalamic-pituitary-adrenal axis after transsphenoidal pituitary surgery. J Neurosurg Anesthesiol. 2014;26:216–9.

[5] Dinsmore J. Anaesthesia for elective neurosurgery. Br J Anaesth. 2007;99:68–74.

[6] Dunn LK, Nemergut EC. Anesthesia for transsphenoidal pituitary surgery. Curr Opin Anaesthesiol. 2013;26:549–54.

[7] Gondim JA, Almeida JP, de Albuquerque LA, Gomes E, Schops M, Mota JI. Endoscopic endonasal transsphenoidal surgery in elderly patients with pituitary adenomas. J Neurosurg. 2015;123:31–8.

[8] Nemergut EC, Zuo Z. Airway management in patients with pituitary disease: a review of 746 patients. J Neurosurg Anesthesiol. 2006;18:73–7.

[9] Ovassapian A, Doka JC, Romsa DE. Acromegaly-uses of fiberoptic laryngoscopy to avoid tracheostomy. Anesthesiology. 1981;54:429–30.

[10] Schmitt H, Buchfelder M, Radespiel-Tröger M, Fahlbusch R. Difficult intubation in acromegalic patients: incidence and predictability. Anesthesiology. 2000;93:110–4.

[11] The Committee of Brain Tumor Registry of Japan. Report of brain tumor registry of Japan (1969–1993) 10th edition. Neurol Med Chir. 2000;40:1–102.

大脑占位性病变开颅术的围术期挑战
Perioperative Challenges During Craniotomy for Space-Occupying Brain Lesions

Chanannait Paisansathan   Verna L. Baughman   著

常健博 译 谭 刚 校

一、概述

原发性良 / 恶性脑肿瘤占全部中枢神经系统肿瘤的 85%~95%，2016 年美国约有脑肿瘤患者 23 770 例，其中死亡 16 050 例。脑肿瘤好发于幕上，最常见的病理类型是间变星形胶质细胞瘤和胶质母细胞瘤（38%），其次是脑膜瘤和其他间叶组织肿瘤（27%）。首选的治疗方式仍然是手术，包括诊断性手术（活检）和根治性 / 姑息性切除手术。治疗目标是彻底切除肿瘤，但由于其组织病理特点、位置、血管供应，以及毗邻结构等因素的限制，有时很难实现完全切除。根据肿瘤的类型和位置，可以选择化学治疗和放射治疗作为辅助治疗手段。非原发性大脑占位包括脑转移瘤和脑脓肿，其中脑转移瘤的手术目标是改善患者的生活质量。本章重点叙述大脑占位性病变开颅手术的相关并发症，按照术前、术中和术后依次介绍。

（一）术前并发症

占位性病变（脑肿瘤和脑脓肿）的相关症状，是由占位效应、脑实质浸润和组织破坏引起的。肿瘤周围脑水肿的机制是血脑屏障被破坏，血浆漏出（即"血管源性脑水肿"）。肿瘤的位置和水肿程度决定了患者的临床症状，特别是瘤周水肿的占位效应，常常超过肿瘤本身引起的占位效应。肿瘤周围水肿会导致瘤体周围神经元的血流量下降，脑缺血风险增加。颅内占位性病变最常见的症状是头痛，其他包括恶心、呕吐、局灶性神经功能缺损和精神异常。15%~95% 的患者会出现癫痫，具体取决于肿瘤的类型。瘤床区域的脑血流自动调节机制经常受损，因此高血压可能会加重脑水肿，甚至导致脑出血。颅内压急剧升高可能超过大脑的代偿机制，引发致命性的脑疝。

（二）术前用药

术前 ICP 无显著增加的患者，可以应用抗焦虑药和（或）小剂量麻醉性镇痛药治疗焦虑症状，因为应激会增加脑代谢率和血流量，进而加重血管性脑水肿、升高 ICP。但是，应当小心滴定药物剂量以防止通气不足，导致高碳酸血症和低氧血症。由于脑肿瘤患者对镇静药更为敏感，即使小剂量都可能产生明显镇静效应，为了便于调节抗焦虑治疗，最好使用有特异性拮抗药的药物（如苯二氮䓬类和阿片类）。

（三）术中并发症

麻醉诱导和维持期的并发症

麻醉管理的目标：①在手术过程中避免出现继发性脑损伤；②优化手术条件；③允许脑功能监测；④促进麻醉后快速苏醒，便于神经功能评估。

开颅手术术中出现脑肿胀的独立危险因素包括 ICP>13mmHg、中线偏移程度和病理类型。目前尚不认为麻醉诱导和维持时的麻醉药选择是脑肿胀的独立危险因素，尽管有一些证据表明，在血碳酸水平正常至轻度降低时（$PaCO_2$ 30~40mmHg），丙泊酚在脑血流动力学 [ICP、脑灌注压（cerebral perfusion pressure，CPP）和动静脉氧分压差（$AVDO_2$）]

方面优于吸入麻醉。吸入麻醉药（N_2O 除外）和静脉麻醉药（氯胺酮除外）均降低脑代谢率。丙泊酚能使脑血管收缩，进一步降低脑代谢率，而吸入麻醉药和 N_2O 引起血管扩张，但该作用可被过度通气抵消。如需监测经颅运动诱发电位（transcranial motor-evoked potential，TcMEP），则需行全凭静脉麻醉（total intravenous anesthesia，TIVA）。

短时间过度通气（$PaCO_2$ 25～30mmHg）可以减小大脑容积，改善手术条件，但可能面临脑灌注不足的风险。甘露醇和高渗盐水在等渗浓度下也可实现类似的大脑松弛作用，但可能导致相反的电解质紊乱。甘露醇（0.25～1g/kg）可引起急性低钠血症和血清钾升高，因钾离子由细胞内转移至细胞外所致。相反，高渗盐水（3%～23.4%）可导致血钠升高和急性暂时性低钾血症。理论上，这两种药物开始都会增加血管内容量，在心功能储备差的患者中可能引起心力衰竭或肺水肿。血清渗透压不应超过 320mOsm/L，1～2g/kg 的甘露醇可使血清渗透压增加约 18mOsm/L，并使脑脊液减少 90ml，作用维持几个小时。当病灶较小和（或）使用神经导航系统时，应与神经外科医师商讨有无必要使用渗透性利尿药。

选择何种神经电生理监测技术，主要取决于肿瘤的位置。对于幕上肿瘤来说，常用的监测技术有脑电图（electroencephalogram，EEG）、躯体感觉诱发电位（somatosensory-evoked potential，SSEP）、肌电图（electromyography，EMG）和经颅运动诱发电位。麻醉医师、神经电生理师和神经外科医师之间的良好沟通是保证监测成功的基础，可以防止肿瘤切除过程中导致神经损伤。选择麻醉技术和肌松药时，应当考虑对神经电生理监测的影响。连续服用数日的抗惊厥药，可产生对神经肌肉阻滞药的耐药性。如果将神经刺激仪放在已经轻瘫的手臂上，并据此指导肌松药用量，将会导致明显的用药过量。

对于神经外科患者来说，麻醉后快速苏醒非常必要，以便诊断如出血、脑肿胀和脑缺血等手术并发症。理想情况下，应在手术后 15min 内拔除气管插管。与吸入麻醉药（异氟烷、七氟烷、地氟烷）相比，静脉麻醉药（丙泊酚，麻醉性镇痛药）没有明显优势。高血压经常发生在苏醒过程中，并且容

易诱发脑水肿和（或）颅内出血。尽量避免气管插管刺激引发咳嗽和用力。静脉注射利多卡因和非麻醉药（β 受体拮抗药、α-β 受体拮抗药、钙通道阻滞药和硝普钠等），可减轻麻醉苏醒阶段和拔除气管插管时的血流动力学反应。

（四）术后并发症

手术结束时比较严重的并发症是苏醒延迟（未能唤醒）、新发神经功能损害和意识水平下降。在麻醉结束后的 10～15min 内，患者应当能够执行简单的神经功能，如自主运动、按指令睁眼和呼吸道反射恢复。如果不能，则患者应继续带管，并积极寻找以下病因：残留麻醉作用、脑水肿、颅内血肿、深静脉血栓形成、脑缺血、张力性气颅、癫痫发作，以及酸碱平衡或电解质紊乱。应进行包括观察瞳孔大小在内的神经系统检查，双侧瞳孔缩小可能是因为脑干受压或麻醉性镇痛药作用，可以考虑使用纳洛酮；但快速逆转麻醉性镇痛药的作用可能带来心律失常、心肌梗死和肺水肿的风险。如果患者在纳洛酮滴定治疗后意识恢复，仍存在再阿片化的可能。对于未能按预期麻醉后及时苏醒的患者，急诊行头颅 CT 能够帮助诊断颅内情况（血肿、颅腔积气、进行性脑水肿）。

其他术后并发症包括镇痛不足、恶心/呕吐、癫痫发作、伤口感染和幕上开颅术后颞下颌关节假性强直。开颅术后头痛（post-craniotomy headache，PCH）一般在术后 7d 内发病，如果疼痛持续时间超过 3 个月，则被认为是顽固性头痛。据报道疼痛性质为"紧张型"头痛且影响患者社交活动和情绪。颅骨切除术比同期开颅 + 颅骨成形术后头痛的发生率更高，目前尚无有效预防 PCH 的药物和方法。

二、预防

（一）术前并发症的预防

存在肿瘤相关血管性水肿征象的患者，应接受皮质类固醇治疗，可以减轻肿瘤周围水肿及相关症状。初始剂量为地塞米松 4～10mg 静脉注射，然后每 6 小时给予 4mg，需要 24～72h 才能完全起效，用药期间注意监测电解质和血糖水平。

对于出现癫痫的患者来说，使用抗惊厥药非常

重要。条件允许时，应在开颅术前监测苯妥英的血药浓度，以便在未达治疗剂量时指导追加剂量（苯妥英目标血药浓度：总浓度 = 10～20μg/ml，游离药物浓度 = 1～2μg/ml）。但对于没有癫痫发作的新诊断脑肿瘤患者，美国神经学会质量标准委员会（2000年）的结论认为，常规预防性使用抗癫痫药没有益处。同时，该委员会认为，皮质类固醇激素疗效欠佳，还会刺激细胞色素 P450 酶系统加速药物代谢，导致化学治疗药血药浓度不足。幕上肿瘤患者可以考虑使用新一代左乙拉西坦，作为预防性抗癫痫药。应谨慎对待患者的头痛主诉，大剂量的麻醉性镇痛药或苯二氮䓬类可能会导致呼吸抑制、高碳酸血症和 ICP 升高。由于 ICP 升高减缓胃的排空，同时类固醇治疗会增加胃酸分泌，因此术前可考虑使用 H_2 受体拮抗药和（或）甲氧氯普胺（表 34–1）。

（二）术中并发症的预防

肿瘤切除的操作造成术中大量失血，加之应用渗透性利尿药，会导致血容量不足和低血压。准备足够的静脉通路非常必要（两个大口径静脉通路）。当肿瘤临近静脉窦时，考虑到静脉空气栓塞的风险，应放置中心静脉，至少保留 6h 以上，也方便应用血管活性药。建议使用有创动脉血压监测，以便进行 CPP 监测和血气分析（包括电解质和血糖）。动脉压力传感器的高度应处于大脑动脉环的水平。CPP 应维持＞60mmHg，以防止手术过程中因脑组织牵拉致脑缺血。

表 34–1　术前预防

术前并发症	预　防
脑水肿	地塞米松 4mg 每 6 小时 1 次
癫痫	• 苯妥英钠 　– 负荷剂量 15～20mg/kg 　– 维持剂量 100mg 每日 3 次 • 左乙拉西坦 　– 负荷剂量 1g 　– 维持剂量 500mg 每日 2 次
ICP 升高	• 避免通气不足 • 避免大剂量麻醉性镇痛药或苯二氮䓬类
胃肠道反应	H_2 受体拮抗药、甲氧氯普胺

尽量避免出现脑水肿和脑肿胀。由于甘露醇需要 15～30min 才起作用，因此应在切皮时即使用，需要注意甘露醇用后 24～48h，可能会出现反跳性 ICP 升高。开颅手术可能会因手术体位导致脑静脉回流受阻，脑顺应性较差的患者应将头抬高约 30°。通气不足会导致缺氧和高碳酸血症，从而增加脑血流量和升高 ICP。任何可以增加脑代谢的因素，如癫痫发作和疼痛，都会伴有脑血流增加，导致"紧绷"脑。

预防性抗惊厥治疗，可以降低肿瘤手术术中和术后癫痫发生率。开颅手术、诱发电位监测（尤其是 TcMEP）、瑞芬太尼和过度换气，均可降低癫痫发作的阈值。长期以来，苯妥英钠作为预防性抗癫痫药，但容易引起低血压、心律失常和精神状态低落，尤其在静脉快速给药（＞50mg/min）时更易出现。其前体药磷苯妥英钠具有更好的安全性，给药剂量以苯妥英等效剂量单位（PEU）而不是毫克来计算，1PEU=1mg 苯妥英钠，方便临床医师换算。近来，左乙拉西坦已经用于预防癫痫发作，它易于使用，对血流动力学影响小，同时无须监测血药浓度。但最近有学者提出，左乙拉西坦在阻断术中癫痫发作方面可能效果欠佳，未来还需要进一步的研究来验证。

应用类固醇药和手术应激可能会导致电解质紊乱和高血糖，而高血糖会增加危重患者的病死率，使神经系统预后进一步恶化。术中单次给予地塞米松 10mg，无论是否为糖尿病患者，血糖都会升高。应避免输注含葡萄糖的液体。需要注意：某些血管活性药和抗生素溶液中含有葡萄糖。应当监测和治疗高血糖，但是，低血糖对神经外科患者也是危险的（表 34–2）。

（三）术后并发症的预防

开颅手术后的脑水肿可造成脑疝乃至死亡。促发因素包括脑组织过度牵拉和恶性肿瘤次全切除，特别是胶质母细胞瘤患者。精巧的手术操作可以准确识别静脉、动脉结构，尽可能降低静脉血栓和动脉损伤并发症的发生率。平稳的麻醉苏醒是防止肿瘤床出血的关键。应当常规进行预防性降压，拮抗麻醉中交感神经张力的增加，目前 β 受体拮抗药和血管舒张药的获益仍有争论。神经外科术后的疼痛

表 34-2　术中预防

并发症	预防措施
术中出血	• 充足的静脉通路：两条大口径通路 • CVP 可选 • 推荐动脉置管
术中低血压	• 检查容量状态 　– 失血 　– 过度利尿 • 监控空气栓塞 　– 心前区多普勒 　– 经食管超声心动图（TEE） 　– EtCO$_2$ • 检查心血管功能损害 　– 严重心动过缓或心律失常 　– 心肌缺血
严重脑水肿和脑肿胀（紧绷脑）	• 检查患者体位——避免颈部过度屈曲 • 评估癫痫活动 • 加深麻醉 • 治疗低氧血症 • 治疗高碳酸血症
电解质紊乱（Na$^+$、K$^+$，以及葡萄糖）	• 每隔 1～2 小时监测电解质 • 如果输注胰岛素，每小时监测葡萄糖 • 如果输注大剂量甘露醇 / 高渗盐水，或怀疑尿崩症，检测血清渗透压

应谨慎处理，避免发生恶心反应，建议常规预防性使用抗呕吐药（表 34-3）。

三、危机管理

（一）术前危机管理

脑疝（大脑镰疝、小脑幕疝、枕骨大孔疝、颅外疝）

幕上脑肿瘤通常生长缓慢，随着其体积逐渐增大，相应的脑血容量和脑脊液代偿性减少（由于脑组织不可压缩）。颅内任何一个组成部分发生变化，例如肿瘤内出血或脑血流量增加（常继发于缺氧、高碳酸血症或癫痫），都会造成失代偿，导致 ICP 急剧升高，可能引发脑疝。患者可出现相应的症状和体征，包括精神状态低落、格拉斯哥昏迷量表评分降低、库欣三联征（高血压、反射性心动过缓和呼吸异常）、新发局灶性神经功能缺损，以及瞳孔固定 / 散大，上述症状一旦出现，都需要立即干预，以防止造成进一步的脑损伤，或发展为致命性的脑疝（表 34-4）。

（二）术中危机管理

术中如果发生出血和低血压，应提前做好输血和液体复苏的准备；如果发生脑肿胀，考虑过度通气、抬高头部，给予利尿药、麻醉性镇痛药，以及静脉单次给药硫喷妥钠或丙泊酚。术中应密切监测血清电解质和血糖。应警惕出现静脉空气栓塞。术中癫痫发作通常与急性脑肿胀脱不了干系，而后者是因代谢亢进和 CBF 增加引起的。术中一旦出现癫痫发作，应考虑增加抗惊厥药剂量、加深麻醉及减少过度换气（表 34-5）。

（三）术后危机管理

脑肿瘤患者术后有 20% 会出现 ICP 升高，一半是因为颅内出血，另一半是因为脑水肿，相关危险因素包括：胶质母细胞瘤、再次手术，以及手术时间超过 6h。幕上占位开颅手术后颅内血肿的原因，可能是因为肿瘤床止血不完善或血管性肿瘤残留。亦有远隔部位出血的报道，如硬膜下和（或）硬膜

表 34-3　术后预防

并发症	预防措施
脑水肿	• 避免过度脑牵拉 • 避免静脉输液过量
术后血肿	• 平稳苏醒（避免高血压、咳嗽、用力） • 避免过度大脑移位
静脉栓塞、动脉损伤	• 合适的手术技术
镇痛不足	• 头皮局部浸润麻醉、神经阻滞、镇痛药
恶心呕吐	• 预防术后恶心呕吐（如昂丹司琼、甲氧氯普胺） • 输注丙泊酚作为麻醉常规方案的一部分
术后伤口感染	• 预防性使用抗生素（如头孢唑啉）
颞下颌关节僵硬	• 颞部颅骨切开术后，限制张口幅度，3～4 周后可缓解

表 34-4　术前危机管理

术前急性脑疝的治疗	
气道	• 气管插管 • 过度通气（急性效应持续 6～8h） • 维持 $PaCO_2$ 28～32mmHg • 维持 PaO_2>100mmHg • 避免使用 PEEP
体位	• 保持自然头高位 • 头部抬高 15°～30°
血流动力学	• 优化脑灌注压（CPP=MAP−ICP） • 如无脑出血，升高 MAP 至 90～100mmHg
脑组织细胞外液容积减少	• 利尿药 – 甘露醇 – 高渗盐水 – 呋塞米（速尿） • 使用激素减轻瘤周水肿 • 放置脑室外引流（EVD）管

外血肿，以及小脑出血。主要的静脉血栓形成可导致迟发性出血性脑卒中，相反动脉损伤会立刻导致神经功能缺损。术中未行抗惊厥治疗的脑肿瘤手术患者，其术后癫痫的发生率为 15%～35%，而预防性抗惊厥治疗可使发病率降低约 50%。颅腔积气十分常见：手术 2d 后高达 66% 的患者可见颅内有明显的空气；约 12% 的开颅手术患者在术后存在中到重度的颅腔积气，甚至持续 2 周。因此，对近期（3 周内）开颅手术的患者不推荐使用 N_2O。除了坐位的开颅手术，张力性气颅极少发生（表 34-6）。

表 34–5　术中危机管理

并发症	危机管理
术中脑出血	• 充分备血，如果怀疑 DIC，应考虑尽早给予凝血因子
术中低血压	• 输血治疗 • 快速补液 250～500ml（等渗盐水或白蛋白） • 血管活性药 • 维持 CPP＞60mmHg • 警惕输液过多导致脑水肿
静脉空气栓塞	• 提醒外科医师／术野冲洗 • 从中心静脉导管抽气 • 血流动力学支持治疗：血管活性药（去氧肾上腺素、多巴胺、去甲肾上腺素、肾上腺素） • 心脏复苏
心血管损害（严重心动过缓或心律失常）	• 提醒外科医师 • 对症治疗心动过缓（阿托品或肾上腺素） • 如果是 ICP 升高导致的，降低 ICP
脑水肿或脑肿胀（紧绷脑）加剧	• 头位抬高 15°～30° • 抗惊厥治疗 • 静脉单次给药硫喷妥钠或丙泊酚 • 考虑改为静脉麻醉 • 升高 FiO_2，降低或避免使用 PEEP、过度通气 • 甘露醇、呋塞米和高渗盐水
电解质紊乱（Na^+，K^+ 和葡萄糖）	• 如果怀疑尿崩症（DI），考虑使用去氨加压素
癫痫	• 如果 K^+＜3.0mmol/L，补钾 　– 如果血糖＞180mg/dl，使用胰岛素 　– 调整抗癫痫药剂量 　– 加深麻醉 　– 减少过度通气

表 34–6　术后危机管理

并发症	危机管理
脑水肿	• 合适头位 • 过度通气 • 使用激素、利尿药
术后脑血肿	• 治疗高血压（β 受体拮抗药，血管扩张药） • 避免咳嗽和用力（如麻醉性镇痛药、利多卡因 1～1.5mg/kg） • 去掉头骨钉后再给予肌松拮抗药 • 避免大脑过度移位 　– 逐步恢复正常 $PaCO_2$ 　– 缓慢补液，以利大脑复张

（续表）

并发症	危机管理
颅内主要静脉血栓形成和大动脉损伤	20% 甘露醇 10～20ml/h，充分补液可改善血液流变学，防止静脉完全阻塞
镇痛不足	长效阿片类药滴定治疗、头皮神经阻滞
恶心呕吐	地塞米松 4mg、5-HT$_3$ 拮抗药，NK$_1$ 拮抗药
术后伤口感染	切皮前 1 小时内给予抗生素（如果是万古霉素则提前 2 小时）
颞下颌关节僵硬	考虑使用纤支镜引导气管插管
"苏醒缓慢"	鉴别诊断：癫痫发作、缺氧、高碳酸血症、低血糖、体温过低、残留麻醉作用（吸入麻醉药、麻醉性镇痛药、肌松药）、血肿、水肿、血管栓塞和颅腔积气

要 点

- 全面评估患者 ICP 升高的严重程度、神经功能、占位性病变的位置，以及治疗情况，是最大限度减少术中神经损伤的关键。
- 占位性病变行开颅手术患者的麻醉目标是诱导平稳、维持适当的 CPP、最佳的手术显露、维持正常的神经生理功能和内环境稳态（水、电解质和葡萄糖），在血流动力学良好控制的前提下快速苏醒，在气管拔管过程中尽可能减少咳嗽和用力。

推荐阅读

[1] Berger MS, Hadjipanayis CG. Surgery of intrinsic cerebral tumors. Neurosurgery. 2007;61(SHC Suppl 1):SHC 279–305.

[2] Board, P.D.Q.A.T.E. Adult central nervous system tumors treatment (PDQR): health professional version. In: PDQ cancer information summaries. Bethesda: National Cancer Institute (US); 2002–2015. Published online January 2016.

[3] Burnstein R, Banerjee A. Anesthesia for supratentorial surgery. In: Gupta AK, Gelb AW, editors. Essentials of neuroanesthesia and neurointensive care. Philadelphia: Saunders Elsevier; 2008. p. 106–10.

[4] Glantz MJ, et al. Practice parameter: anticonvulsant prophylaxis in patients with newly diagnosed brain tumors. Report of the Quality Standards Subcommittee of the American Academy of Neurology. Neurology. 2000; 54(10):1885–93.

[5] Pasternak JJ, Lanier WL. Neuroanesthesiology update - 2014. J Neurosurg Anesthesiol. 2015;27(2):87–122.

[6] Weston J, Greenhalgh J, Marson AG. Antiepileptic drugs as prophylaxis for post-craniotomy seizures. Cochrane Database Syst Rev. 2015;3:Cd007286.

第五篇　成人脊柱手术麻醉过程中的危急情况

Critical Situations During Anesthesia for Spinal Surgery in Adults

不稳定型脊柱患者围术期的挑战

Perioperative Challenges in Patients with Unstable Spine

Carl Helge Nielsen　著

张　笑　译　费昱达　校

一、概述

高速机动车辆事故造成的钝伤，从高处坠落，跳入浅水，以及枪伤造成的穿透伤造成了大部分脊柱损伤；其中大多数不涉及永久性伤害。在美国，每年有 12 000～15 000 人发生脊髓损伤。这些伤害中约有 10% 会造成永久性损坏。大多数脊髓损伤发生在 15-25 岁的年轻人中。儿童约占 5%。

近 10% 的脊髓损伤患者在脊柱其他非邻近部位有第二处骨折。大约 55% 的脊柱损伤发生在颈椎，其余 45% 在胸段、胸腰段和腰骶段均匀分布。脊柱不稳定是指脊柱承受生理负荷而不引起神经功能缺损、疼痛或进行性结构缺损的能力丧失。疑似脊柱损伤的患者需要固定，使脊柱的运动保持在最低限度的状态下进行治疗（包括危及生命的损伤），排除脊柱损伤前始终保持固定状态。

二、预防

尽管不在本文讨论范围之内，但防护计划对于减少不稳定脊柱损伤的数量和严重程度是最重要的。复苏的主要目标是通过减少额外和继发性损伤来保护脊髓。因此，始终进行基本的复苏和保持脊柱稳定至关重要。这就要求麻醉医师对病理生理，以及急性创伤护理和麻醉技术的多种替代方法的风险收益，具有深入的了解。多发伤时应首先进行脊柱固定而不是"脊柱清创"。

在美国，急性脊髓损伤（acute spinal cord injury，ASCI）患者的特殊用药着眼于损伤后 8h 内开始大剂量类固醇治疗所带来的益处。通过在 15min 内使用 30mg/kg 甲泼尼龙大剂量推注，然后持续 5.4mg/(kg·h) 输注 23h，可以使神经系统恢复的程度和速率得到改善。1990 年的国家急性脊髓损伤研究（National Acute Spinal Cord Injury Study，NASCIS）表明，在发生 ASCI 的 8h 内给予大剂量甲泼尼龙（30mg/kg）可以改善神经功能。但是，也有些患者没有改善，而且没有患者完全恢复神经功能。尽管争议仍然存在，但这项研究已导致大剂量类固醇在 ASCI 治疗中的广泛应用。

三、危机管理

（一）病理生理学和临床表现

脊柱不稳定的症状范围广泛，从轻度的局部疼痛到四肢瘫痪甚至死亡。它们取决于伤害的严重程度和受累程度。第一胸椎节段以上的不稳定可能显示上肢受累的特征。在第四颈椎以上，不稳定可能会导致呼吸系统损害。圆锥体受累主要表现为肠道和膀胱受累。患者可能另外表现出不同程度的自主神经功能障碍。

脊髓损伤的实验和临床观察均显示出在损伤后数天内发生的一系列病理变化。这导致了这样一个概念，即脊髓损伤的过程是原发性损伤和继发性损伤的综合结果。

1. 脊髓原发性损伤主要由四种机械力引起

(1) 持续压迫：例如骨折，脱位和椎间盘突出。

(2) 冲击：例如过度伸展伤害。

(3) 牵拉：例如过度屈曲损伤。

(4) 裂伤 / 横切：穿透伤，骨折脱位。

2. 脊髓继发性损伤的机制可能包括

(1) 全身性休克：脊髓损伤后出现严重的低血压和心动过缓（通常持续数天），可能进一步损害已经受损的脊髓。

(2) 局部微循环损伤可能是由于毛细血管的机械性破坏、出血、血栓形成和失去自我调节。

(3) 由于兴奋性毒素释放（谷氨酸）、自由基产生、花生四烯酸释放、脂质过氧化、类花生酸生成、细胞因子和电解质移位，可能会发生生化损伤。

所有这些因素（连同水肿）都会导致能量生成能力的丧失，从而导致冲动传递的丧失、细胞肿胀、膜溶解和细胞死亡。

（二）患者评估

当合并以下情况时必须假设脊柱不稳定并进行脊髓固定。

(1) 不稳定感的主诉（患者用手撑住头部）。

(2) 脊柱疼痛。

(3) 脊柱中线或棘突的压痛。

(4) 神经系统功能缺陷。

(5) 精神状态改变。

(6) 即便没有证据，当怀疑有脊柱受伤时。

对有创伤的患者的初步评估称为首次评估。在评估过程中，首先确定危及生命的伤害，并同时开始复苏。一个简单的助记符"ABCDE"被用作辅助记忆复苏过程中需解决问题的顺序。

① 气道维护及颈椎保护。

② 呼吸和通风。

③ 控制出血，维持循环。

④ 残疾（神经学评估）。

⑤ 暴露与环境。

首次评估完成后，复苏工作已确立，生命体征正常，可以开始二次评估。

二次评估是对创伤患者的从头到脚的全面评估，包括完整的病史和体格检查，包括对所有生命体征的重新评估。必须全面检查身体的每个部位，通过查体决定进行 X 射线检查。

如果患者在二次评估期间的任何时候出现恶化，则可能会重新进行首次评估，因为这可能会威胁生命。

脊髓休克是指脊髓周围生理性或解剖性横断所导致损伤水平以下的所有或大多数脊髓反射活动暂时丧失或抑制的现象。Ditunno 等提出了脊髓休克的四阶段模型（表 35–1）。

对于麻醉医师而言，在慢性期有两个重要的因素需要考虑，就是胆碱能受体的超敏性和自主神经反射的亢进。

作为对失神经支配的反应，胆碱能受体在骨骼肌纤维的终板外增殖，最终覆盖整个细胞膜。肌肉变得"超敏"，并在正常肌肉收缩所需的乙酰胆碱响应浓度仅为 25% 时即达最大收缩。钾离子是沿着纤维的全长突然释放的，而不是随着动作电位的传播而逐渐释放。这会使血清钾水平迅速升高。氯琥珀胆碱可引起相同的反应，同时可引起血清钾增加 4～10mmol/L。虽然氯琥珀胆碱在截瘫的第一天是安全的，但在第三天之后应该完全避免使用。

在脊髓反射恢复的慢性期，大多数患者以自主反射亢进为特征。皮肤、本体感觉和内脏刺激，如膀胱扩张，可能引起剧烈的肌肉痉挛和自主神经功能紊乱。自主反射亢进的症状有面部刺痛、鼻塞、严重头痛、气短、恶心和视物模糊。体征有高血压、心动过缓、节律紊乱、出汗、脊髓损伤水平以

表 35–1　脊髓休克阶段

阶　段	时　间	查体发现	基础生理事件
1	0～1d	反射 / 反射不足	下行易化作用缺失
2	1～3d	原始反射回归	失神经性超敏
3	1～4 周	反射亢进（原始）	轴突支持的神经突触生长
4	1～12 个月	反射亢进、痉挛	体细胞支持的突触生长

上皮肤血管扩张、损伤水平以下苍白、偶尔有意识丧失和癫痫发作。血压急剧升高可能导致视网膜、脑或蛛网膜下腔出血、心肌做功增加和肺水肿。在 T_6 以上的慢性脊髓病变患者尤其容易有这种反应：85% 的患者在日常生活过程中有时表现出自主反射亢进的症状。当然，即使在没有病史的患者中，手术也是对自主神经反应的有力刺激。

（三）干预与治疗

使用高级创伤生命支持的建议：积极复苏和管理已经确定的危及生命的伤害是必不可少的，以最大限度地提高患者的生存率。

假设任何一个多系统损伤的患者都有颈椎损伤，特别是当意识水平改变或锁骨上方有钝性伤时。建立和（或）维持气道通畅的措施必须在颈椎保护下实施。新的神经功能缺损发生率是未经证实的损伤的 7.5 倍，颈椎损伤患者中如果不固定，有 10% 的患者将出现新的神经功能缺损。

院前护理人员通常在运送到医院之前已经将患者固定。脊椎受伤的患者必须安装半刚性颈托，位于头部两侧的泡沫垫和用于保持中立位置的绑带。

给予吸氧。气道通畅可以通过基本的抬下颌或推下颌这样简单的操作来实现，同时限制力量防止固定的颈椎移动。当气道损害或意识状态改变到格拉斯哥昏迷量表评分≤ 8 分时，需要进行气管插管。在对颈椎损伤患者进行气管插管过程中，除了必须保持头部和颈部在中立位置外，没有明确的指南来确定最佳的气道固定方法。有许多方法和设备被推荐用于脊柱不稳定患者的气道固定，通常在小队列中实施且成功率很高。也就是说，除了标准的直接喉镜插管技术、纤维支气管镜插管技术和经鼻盲插技术外，麻醉医师有必要掌握几种替代方法。其目的是在不会对不稳定脊柱造成进一步损伤的前提下方便实施气管内插管。通常情况下，当患者戴着半刚性的颈托，头部被固定在泡沫垫之间时，气管插管是不可能实施的。在避免头部移动的前提下，项圈的前部、肩带和垫块可以被移除。这需要通过手动轴向稳定（manual in-line axial stabilization，MIAS）来完成；在这里需要注意的是推荐已经更改，因此不推荐手动轴向牵引（manual in-line axial

traction，MIAT）。MIAS 是通过保持颈部和乳突的两侧，并施加一个温和的向下（后）的压力。在插管过程中，提供 MIAS 的人员必须抵消插管人员施加的力。需要时可使用快速顺序诱导 / 环状加压插管。颈髓损伤患者在插管前应用吡咯烷酸乙二醇酯治疗，以防止这些患者在气道操作过程中常因无对抗性副交感神经刺激而出现心动过缓。必须时刻考虑插管失败和患者无法通气的风险；这通常需要外科手术建立气道。

脊柱不稳定但其他生命体征稳定的患者，在急诊或半择期手术中，通常采用纤维支气管镜插管技术。清醒的或最低限度镇静的患者，在适当的局部气道麻醉后，可以进行纤维支气管镜插管。这种方法是首选的，因为患者可以在术后立即执行命令，并证明术后四肢的运动与术前没有变化。

对于非常焦虑的患者，以及那些在手术台上定位后需要移动的患者，在麻醉下，纤维支气管镜插管可能是更好的选择。超短效麻醉剂提供镇痛，能使患者保持适当的控制到插管和定位完成，但麻醉作用又能很快地消失，患者能显示出遵嘱的动作。对极不稳定的患者在插管和定位前后还可能需要有体感诱发电位监测，以证明两种过程都不会引起明显的并发症。麻醉、监护和手术团队之间的团队合作是必不可少的。

快速准确地评估患者的血流动力学状态至关重要。立即补充血管内容量后，继续维持足够的血管内容量和适当的血压，以确保脊髓灌注，同时必须避免贫血。对于膀胱以及胃，需要保持减压。

要 点

- 脊柱固定后按 ABCDE 的步骤进行首次评估。
- 一般需要以下考虑事项。
1. 神经源性休克
  (1) 外伤性交感神经离断伴脊髓损伤。
  (2) 症状包括心动过缓和低血压。
  (3) 治疗：容量复苏以维持收缩压＞ 90mmHg（低血容量）。
  (4) 可能需要肾上腺素（50～300μg/min）或

去甲肾上腺素维持血压。

2. 胃肠道

(1) 肠梗阻很常见，需要使用鼻胃管。

(2) 通过药物预防应激性溃疡。

(3) 排便训练包括栓剂的使用可在受伤后 1 周内开始。

3. 深静脉血栓形成

(1) 立即开始机械预防。

(2) 在急性出血停止后开始药物预防。

4. 膀胱功能障碍

(1) 无法为膀胱减压可能导致自主神经反射不良和高血压危象。

(2) 通过间歇性或留置导尿术排空膀胱。

(3) 不建议对尿道进行预防性使用抗生素。

5. 压疮溃疡

(1) 低血压患者保持固定位 30min 内皮肤就会开始出现破溃。

(2) 为了延长运输时间，必须将受伤的患者从坚硬的脊柱固定板上移开并放在垫好的垫料上。

(3) 经常翻动及填充患者突出部位，以及看

护人员的勤勉对于保护患者的肢体非常必要。

(4) 每天检查所有骨突起。

(5) 尽早开始理疗，以保持所有关节的活动范围，使就座和会阴护理更加容易。

推荐阅读

[1] American College of Surgeons. Advanced trauma life support student manual. Chicago: American College of Surgeons; 1997.

[2] Deogaonkar M. Spinal cord injuries concepts of surgical management and rehabilitation. http://www.rehabindia.com/spinal-cord-injuries. htm. Accessed Jan 2009.

[3] Desjardins G. Injuries to the cervical spine. http://www.trauma.org/archive/anaesthesia/cspineanaes.html. Accessed Jan 2009.

[4] Grande CM, editor. Textbook of trauma anesthesia and critical care. St. Louis: Mosby; 1993.

[5] Smith C. Cervical spine injury and tracheal intubation: a never ending conflict. Trauma Care. 2000;10:20–6.

[6] Wounds and Injuries of the Spinal Column and Cord. http://www. usaisr.amedd.army.mil/ewsh/Chp20Spinal Wounds&Injuries.pdf. Accessed Jan 2009.

第36章 颈椎手术相关的气道危机

Airway Crisis Associated with Cervical Spine Surgery

Edward Crosby 著

张 笑 译 费昱达 校

一、概述

颈椎手术麻醉中遇到的气道问题分为两大类：潜在的脊柱病理增加了困难气道或手术的可能性，俯卧位导致术后软组织肿胀和急性气道受损。术中出现困难并不多见，通常因手术体位导致气管内插管迁移或扭结有关。

颈椎手术可分为两大类：减压和重建。通常在患者仰卧位的情况下通过前外侧入路简单地对神经孔或椎间盘进行减压。在需要进行更广泛的减压时，尽管也会采用前入路，但通常情况下采用后入路，患者需要俯卧位。减压后可能需要进行重建手术（使用器械）以稳定因外科手术而受损的脊柱，或主要用于治疗因疾病或受伤而变得不稳定的脊柱。这可能涉及前入路或后入路（或少数情况下同时发生）；在患者俯卧时再次进行后入路。

（一）术前气道并发症

与普通外科手术人群相比，进行颈椎手术的患者发生喉镜和插管困难的可能性更高。随着运动变得越来越受限制，出现困难的可能性也增加，枕寰枢椎复杂性疾病患者的患病率最高。在<60岁的患者中，颈椎活动受限也与面罩通气困难的可能性增加有关。其他患者因素，例如肥胖、糖尿病和阻塞性睡眠呼吸暂停在该患者队列中很常见，并增加了预期的困难气道的发生率。

（二）术中气道并发症

术中气道并发症通常与气管插管移位或扭结有关。在颈椎后路手术中，俯卧位患者的头部可能需要在颈部弯曲，以便于手术入路。但这会缩短气管，并可能导致气管插管移位到主支气管中。弯曲头部也可能迫使颌骨关闭，如果患者牙列完整，则可能导致气管插管被牙齿和阻塞的气道扭结或压扁。管腔受压的表现可能不会立即显现，但在术中可表现为气道压力增加和通气困难，导致潮气量减少和高碳酸血症。如果在俯卧位患者中固定气管插管的方法受到损害，气管插管可能会逐渐移出气管——反复的气囊漏气可能提示导管移位。

（三）术后气道并发症

颈椎前路手术后，气道并发症很常见，涉及从急性气道阻塞到慢性声带功能障碍。表36-1罗列了可能与术后气道并发症发生性增加相关的因素。喉返神经麻痹引起的单侧声带麻痹是颈椎前路手术后最常见的气道并发症。但它很少会导致严重的气道并发症。颈椎手术后咽和椎前水肿也很常见，在$C_2 \sim C_4$水平最突出，在术后第二天和第三天达到峰值，并可能与气道并发症有关。外科手术中的牵拉和解剖也与此相关，长期的手术和困难的解剖都会增加水肿的严重程度。类风湿关节炎患者似乎对术后水肿特别敏感。

头部和上呼吸道的静脉和淋巴回流减少也是术后气道水肿的一个病因；长时间的手术和极度弯曲的体位可能会增加风险。颈部软组织血肿在颈椎术后常见，但很少导致临床上严重的气道损害。然而，较大的血肿可能导致喉部和声门上水肿，需要

表 36-1　脊柱手术后气道并发症相关因素

- 类风湿关节炎
- 困难插管
- 手术显露超过 3 个节段
- 手术显露包括 C_2、C_3、C_4
- 枕颈融合
- 前后联合入路
- 失血量 >300ml
- 手术时间 >5h
- 术中使用骨形态发生蛋白

紧急气管插管。由血肿引起的气道损害通常在术后（≤12h）内发生，比由椎体前和咽部水肿引起的气道损害更早。俯卧位脊柱手术也会出现气道并发症；主要由声门上和喉部水肿引起，少部分由巨舌症引起。

二、预防

（一）术前气道并发症

仔细的术前检查将有助于鉴别许多插管困难的患者。特别相关的病史包括类风湿关节炎或强直性脊柱炎，尤其是长期和严重的患者。对于这类人群常有既往喉镜和插管困难，如果还选择同样的气道管理策略，则预示着困难的重复。气道检查应着重评估一般特征，但 Mallampati 分级对于预测颈椎病和颈部活动受限患者喉镜检查困难特别有用；分级高时说明颅颈伸展不良和预示着（插管）困难。虽然复杂的成像技术可以提供有关气道的详细信息，即使是简单的 X 线片也有用。在侧位片上，第一和第二颈椎后部分离的减少与喉镜暴露困难有关。一旦评估完成，就应该决定结果是否能保证直接喉镜检查。如果评估不令人放心，应制订插管和拔管计划以解决评估中的不令人放心的因素。

（二）术中气道并发症

确认正确放置后，气管插管应进行牢固固定和保护。咬块或口咽通气道可在术中提供保护，并在上颈椎手术入路时，防止因头部剧烈弯曲而使其在牙齿之间被挤压；仅使用加强管并不能防止这种情况的发生。另外，俯卧位手术应进行回路支撑，通过将管路固定到手术台或支撑头部的设备，以减少

气管插管上附加的重量，可防止管子向外移动。

（三）术后气道并发症

在这些患者中，拔管和插管一样危险；气道的管理难度不会比插管时低，而且可能会更高。应制订一项策略，以预测、监测和管理术后水肿（表 36-2）。如果有明显的高危因素，应考虑一段时间的术后通气，使肿胀消退。如果决定在术后立即拔除高危患者的气管，在高级别监护单元观察一段时间是最谨慎的管理策略；也可以考虑放置气道交换导管。呼吸窘迫的症状和体征往往预示着气道水肿的发展，应立即评估气道。安静或低沉的声音是一个不祥的征兆，应作为气道紧急情况处理。

与伤口血肿相关的气道并发症通常是声门上的水肿所致，尽管经常建议，但拆除吻合钉或缝合线以撤除血肿可能在损害程度和缓解症状上几乎没有明显的效果。应考虑紧急气管插管以使气道开放，一旦气道得到固定和保护，就可以决定随后的伤口处理。

三、危机管理

（一）气道并发症的病理生理学和临床表现

1. 术前气道并发症

诱导时气道管理的困难通常是疾病相关的解剖学紊乱，安全的颈椎运动受限和患者的个体特征（例如肥胖）所造成的。几乎不可能以安全和最佳的体位对患者进行直接喉镜插管，因此建议采用另一种气管插管方法。应避免过度伸展，特别是长时间的伸展，因为这可能会导致椎管并发症和脊髓缺

表 36-2　颈椎手术后气道护理方法

- 预期高危患者的术后并发症
- 在高风险手术中考虑术后通气
- 使用换管器进行高风险拔管
- 术后在高级别监护单元观察患者
- 积极评估呼吸窘迫的主诉
- 如果出现呼吸道症状，请使用抗胆碱药
- 确保困难插管车的即时可用性
- 如果气道症状持续，进行或安排对气道的内镜检查
- 如果症状似乎进展，则维持较低的气道干预阈值
- 如果预期会有气道介入，请安排及时通知外科医师

血。术中并发症通常是技术性的，与气管插管移位或管腔受损有关。确保气管插管正确放置，固定牢固并受到保护，以免发生扭结和挤压，将减少发生技术性困难的可能。回路漏气应立即评估气管插管的完整性和位置；在这方面，光纤支气管镜（FOB）是必不可少的。除了对患者和设备进行常规检查外，气道压力的增加和通气量的减少也应进行气管插管的评估。

2. 术后气道并发症

采用俯卧位进行的手术易导致患者气道水肿。舌、脸和气道的静脉回流进入颈内静脉（internal jugular vein, IJV）。颈部最大弯曲时，IJV 容易扭结。这可能导致该引流区域的组织因部分或完全的血管阻塞而水肿。颅底的解剖异常可能使患者在较小屈曲度时就引起静脉阻塞；手术后接近颅底和上颈椎所需的极度屈曲可能增加这种并发症的风险。术后水肿和血肿形成也可能通过类似机制与气道并发症相关。椎体前水肿的形成受手术时间，解剖难度和脊椎韧带骨化程度的影响。

（二）患者评估

1. 术前气道并发症

术前气道评估应包括病史和体格检查。既往困难气道的发生预示着拟行的新干预措施期间再发困难气道的可能。体格检查除了回顾一般的体征外，建议对颈部活动度进行详细评估。Mallampati 评估在此类患者中尤其有用，可以评估颈部运动和预测困难插管。这类患者通常有较详细的影像学检查，所以应该对这些结果进行回顾。枕骨和 C_1 的后弓之间及 C_1 和 C_2 的后弓之间间隙的消失与困难的直接插管相关。

2. 术后气道并发症

因血肿或水肿导致的术后气道并发症在初期时通常表现较轻微。与血肿相关的症状出现更早，而水肿引起的症状相比可能会较晚，一般在手术后 24～36h 或更长时间出现。患者的症状很常见，可能在没有明显的血肿或气道损害迹象的情况下出现。然而，有关呼吸困难的主诉，以及患者需要保持半卧位或坐位的表现则需要引起重视，这些患者需要在高级别监护单元中进行持续观察，并立即评

估气道的状态；光纤支气管镜有助于评估。声音质量的变化应促使立即进行气道评估并考虑气管插管。患者坐着时可以很容易地进行这种评估。鼻腔入路很有用，并且耐受性较好。尽早地使用抗胆碱药（例如格隆溴铵 0.4～0.6mg 皮下注射或静脉注射）可能有助于随后的气道评估和干预。

（三）干预与治疗

1. 术前气道并发症

对于进行过可靠的气道评估和脊柱活动度保存良好的颈椎手术患者，气道管理并不困难。但是，对于那些评估结果不可靠的患者，则需要针对插管和拔管进行计划以解决预期可能出现的困难；在这些计划中，采用直接喉镜以外的设备的技术是其主要特征。对于运动，脊髓病，不稳定或断裂的脊柱，以及具有神经系统症状或后遗症的椎管狭窄严重受限的患者，通常选择清醒插管。在这些患者的治疗中，FOB 的应用是最为显著的特征，而且可用于清醒和麻醉的患者。目前已证明有多种设备可为这些患者提供安全有效的气道护理，包括光棒、硬质纤维支气管镜、一系列视频喉镜、可插管型喉罩和硬质管芯，应根据经验而非教条的规定来选择。

2. 术后气道并发症

气道受损的患者术后需要紧急评估。呼吸窘迫的症状可能与所观察到的血肿、肿胀和水肿迹象不符，应提早评估呼吸道。在术后早期使用镇痛药和镇静药可能掩盖了明显血肿时气道受损的症状，因此应相应地提高怀疑和监测的指标。如果检查时存在声门上或喉头水肿，则必须在高级别监护单元内继续观察，应考虑尽早气管插管以保护气道。在发现病情之前，就可能会发展为严重的水肿和气道损害；患者可能会坚持坐姿，而姿势和烦躁都可能使气道干预变得复杂化。可以尝试使用 FOB 进行清醒插管，但可能因气道变形而变得复杂。如果患者在干预时已经处于濒死或呼吸停止状态，则观察到的变形程度将是极端的。在濒死情况下于术中建立声门下外科气道可能会挽救患者的生命，但由于颈部肿胀和解剖结构变形，外科手术入路将受到影响。应该紧急呼叫外科医师和准备手术器械。如果即将发生呼吸骤停或明显呼吸骤停，那么在等待外科医

师期间不应延迟呼吸道干预。尽管缺乏可识别的解剖结构，但使用直接喉镜和弹性橡胶探条导引下进行的紧急干预仍有可能成功进行气管插管。清除血肿可能不会导致气道明显或立即改善，但可能会降低气管偏离程度并降低气管插管的难度。

要　点

- 进行颈椎手术的患者出现困难气道的概率增加。
- 颈椎运动的明显局限性预示着气道困难。
- 长时间或广泛的颈椎手术，以及俯卧位与术后气道受损有关。
- 拔管应视为对这些患者的高风险干预措施，并应预先制订相应的计划。
- 高风险拔管时应考虑使用换管器。
- 术后应在高级别监护单元对高危患者进行监测。
- 呼吸窘迫症状可能与观察到的气道损害迹象不符。
- 在症状发生时评估，气道变形可能已经很严重了。
- 在直接喉镜中使用弹性橡胶探条可能对严重变形的气道有用。

推荐阅读

术前气道评估和管理

[1] Manninen PH, Jose GB, Lukitto K, Venkatraghavan L, El Beheiry H. Management of the airway in patients undergoing cervical spine injury. J Neurosurg Anesthesiol. 2007;19:190–4.

[2] Mashour GA, Stallmer ML, Kheterpal S, Shanks A. Predictors of difficult intubation in patients with cervical spine limitations. J Neurosurg Anesthesiol. 2008;20:110–5.

术后呼吸道并发症

[3] Sagi HC, Beutler W, Carroll E, Connolly PJ. Airway complications associated with surgery on the anterior cervical spine. Spine. 2002;27:949–53.

[4] Palumbo MA, Aidlen JP, Daniels AH, Bianco A, Caiati JM. Airway compromise due to laryngopharyngeal edema after anterior cervical spine surgery. J Clin Anesth. 2013;25:66–72.

术后呼吸道并发症的管理

[5] Combes X, Dumerat M, Dhonneur G. Emergency gum elastic bougie–assisted tracheal intubation in four patients with upper airway distortion. Can J Anesth. 2004;51:1022–4.

[6] Shakespeare WA, Lanier WL, Perkins WJ, Paternak JJ. Airway management in patients who develop neck hematomas after carotid endarterectomy. Anesth Analg. 2010;110:588–93.

第37章

脊柱手术中的脊髓损伤
Spinal Cord Injury During Spinal Surgery

Hironobu Hayashi　Masahiko Kawaguchi　著
张　笑　译　费昱达　校

一、概述

围术期脊髓损伤（spinal cord injury，SCI）是一种致命性并发症，根据成年患者的初步诊断，其报道的发病率为 0%～3%，具体取决于病理特征和手术方法。手术治疗脊柱后凸、脊柱滑脱和脊柱侧弯后，其发病率似乎特别高。神经元/轴突损伤可导致运动、感觉和（或）自主神经损伤。除了通过外科手术直接伤害脊髓外，与麻醉有关的因素在术前和术中还会使 SCI 恶化。为了改善脊柱手术后的神经功能，预防、识别和治疗脊髓损伤至关重要。术中神经监测、心肺管理和药物治疗将是 SCI 的重要常规治疗。具有躯体感觉诱发电位（somatosensory-evoked potential，SSEP）、运动诱发电位（motor-evoked potential，MEP）和（或）肌电图（electromyography，EMG）的多模式术中神经监测为检测 SCI 提供了比单独使用任何一种方式都更高的特异性和灵敏度。但是，麻醉药、神经肌肉阻滞药，以及生理变化会影响神经监测的结果，这可能会干扰即将发生的 SCI 的早期检测从而延误其治疗。因此，正确理解其对每个神经监测器的影响可能是通过麻醉管理来降低脊髓手术后 SCI 的发生率和严重程度的关键。

二、预防

对于患有潜在的脊髓损伤或缺血高风险的脊髓损伤患者，麻醉管理需要更加细致。对于颈椎管狭窄和可能不稳定的颈椎椎管，应避免在插管过程中颈部过度后仰。转移患者和摆放体位时应小心地控制脊柱。应避免低血压，因为它会导致脊髓灌注的减少。尽管尚未确定理想的 MAP，但应使用升血压药使 MAP 保持＞80mmHg。此外可能还需要维持血细胞比容。不建议使用甲泼尼龙治疗急性 SCI。高剂量类固醇与伤害性不良反应（包括死亡在内）相关。

成功的神经监测是预防永久性 SCI 的最重要策略之一。尽早识别即将发生的 SCI 可以帮助鉴别并迅速逆转诱发因素。术中使用的神经监护仪的类型及每种技术可能会根据病理情况、手术程序，以及电生理监测人员和设备的可用性而有所不同。然而，目前的证据表明，MEP 是监测运动通路功能完整性的最有价值的工具，尽管它可能需要与 SSEP 和唤醒测试结合使用。MEP 上的模式见图 37-1。脊髓 MEP 可以通过硬膜外电极记录，D 波用于监测，因为它不受麻醉药和神经肌肉阻滞药的影响。肌源性 MEP 可以从肌肉记录为复合肌肉动作电位（compound muscle action potential，CMAP）。由于肌源性 MEP 对大多数麻醉药的抑制作用非常敏感，因此应谨慎选择麻醉药。使用丙泊酚和芬太尼/瑞芬太尼进行静脉麻醉似乎是获得可靠的肌源性 MEP 的优选。对于术前运动功能障碍的患者，当在基于丙泊酚的麻醉下难以获得适当的控制 MEP 时，可以考虑使用对肌源性 MEP 影响最小的氯胺酮。相比之下，除非在医学上有必要，否则吸入麻醉药对于肌源性 MEP 监测不是很理想，因为吸入麻醉药会以剂量依赖性方式抑制肌源性 MEP 幅度。然而，

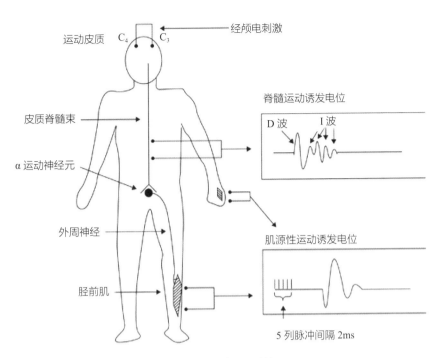

▲ 图 37-1　脊髓和肌源性 MEP

据报道，低剂量的地氟烷（最高 0.5MAC）与丙泊酚 - 瑞芬太尼静脉麻醉相结合，可作为平衡麻醉方案，成功监测肌源性 MEP。除气管插管外，对于肌源性 MEP 监测，应避免使用神经肌肉阻滞药。否则，它可能导致部分肌肉处于阻滞的水平上，这可能会使判读变得复杂。在经颅刺激肌源性 MEP 过程中，不使用神经肌肉阻滞药来增强肌肉收缩，可能会增加咬伤的风险。

通常在电刺激周围神经后在头皮上记录 SSEP 监测。为了记录 SSEP，刺激上肢的尺神经或正中神经和下肢的胫腓神经。吸入麻醉药倾向于以剂量依赖性方式降低振幅并增加潜伏期，从而抑制 SSEP。使用丙泊酚的全静脉麻醉为 SSEP 监测提供了最理想的条件。神经肌肉阻滞药不影响 SSEP。

三、危机管理

（一）病理生理学与临床表现

围术期 SCI 包括脊髓的直接和间接生理性损伤。直接损伤包括压迫、撞击、撕裂、牵拉和局部缺血，这些可能性在麻醉诱导期，患者摆体位时和手术及术后过程中发生。间接损伤可能是由于脊髓血流量和氧气输送减少，水肿和炎症引起，并且可能

继发于直接损伤引起的一系列生化和细胞反应。术后引起脊髓损伤的原因包括硬膜外血肿和感染，最初可表现为背痛、神经根痛、感觉障碍、无力和麻痹等症状。

（二）患者评估

为了认识全身麻醉下 SCI 的术中发展，使用神经监测至关重要。尽管仍在详细讨论，但表 37-1 列举了一些 MEP 和 SSEP 改变的重大意义的例子，提示 SCI 的发生或即将发生。

通常，在 SCI 的早期阶段肌源性 MEP 就可以出现下降或消失。在这种情况下，鉴别肌源性 MEP 的改变确实是因为正在发生的 SCI 还是由于麻醉

表 37-1　MEP 和 SEP 改变的意义

神经监护仪	具有示警作用的变化值
肌源性 MEP（CMAP）	振幅降至对照的 20% 以下或完全消失
脊髓 MEP（D- 波）	振幅降至对照的 50% 以下
SSEP	振幅降至对照的 50% 以下
	延迟相高于对照 10% 以上
唤醒测试	运动乏力或瘫痪

相关因素导致信号减弱将变得非常重要。在开始以 SCI 为目标导向的治疗前，应排除其他可能导致肌源性 MEP 减弱的因素。表 37-2 列出了可能影响肌源性 MEP 记录的混杂因素及其对应的措施。

（三）干预与治疗

一旦神经监测识别到 SCI 的进展，就必须进行迅速而积极的干预。首先，基于电生理监测的结果，有关即将发生或显现的 SCI 的担忧应立即传达给外科医师。如果可以确认是外科手术操作引起的，例如特定的器械、螺钉或畸形矫正，则必须立即排除这些因素。如果 MAP<80mmHg 或明显低于术前血压，则应使用升压药将 MAP 调整至至少高于 80mmHg 的水平。如果围术期大量失血导致贫血和血容量不足，则必须采取纠正血细胞比容并达到正常血容量的措施。根据国家急性脊髓损伤研究（NASCIS）实验的结果，使用甲强龙预防急性 SCI 的继发性损伤是有效的。但是 2013 年指南指出，高剂量甲泼尼龙的使用与多种并发症有关，包括感染、呼吸系统损伤、胃肠道出血和死亡。而且目前并没有任何类别的令人信服的医学证据来证明甲泼尼龙对急性 SCI 的治疗是合理的。所以甲泼尼龙不应该常规用于治疗急性 SCI 患者。

表 37-2 影响肌源性 MEP 的因素

影响肌源性 MEP 的因素	对 策
电极故障	检查电极
刺激参数	检查刺激参数
麻醉药	• 检查麻醉深度 • 保持麻醉水平恒定 • 避免使用吸入麻醉药 • 避免氧化亚氮＞50%
神经肌肉阻滞	• 检查神经肌肉阻滞水平 • 保持神经肌肉阻滞水平恒定 • 避免使用神经肌肉阻滞药
低体温	维持正常体温
降低 MAP	维持 MAP＞80mmHg
血细胞比容降低（贫血）	维持血细胞比容＞30%

要 点

- 气管插管，转运患者及摆放体位时颈部的过伸和低血压，贫血等可能是引起 SCI 的因素，因此需要细致的麻醉管理。
- 在脊柱外科手术中 SCI 的监测中，电生理监测（例如 MEP 和 SEP）至关重要。
- 要成功地进行神经监测，必须了解麻醉药和生理变化对电生理监测的影响。
- 维持 MAP＞80mmHg 和血细胞比容＞30% 对于将 SCI 风险降至最低显得很重要。
- 不建议使用甲泼尼龙治疗急性 SCI。高剂量甲泼尼龙与伤害性不良反应有关（包括死亡）。

推荐阅读

[1] Hadley MN, Walters BC. Introduction to the guidelines for the management of acute cervical spine and spinal cord injuries. Neurosurgery. 2013;72(Suppl 2):5–16.

[2] Hamilton DK, Smith JS, Sansur CA, Glassman SD, Ames CP, Berven SH, Polly DW Jr, Perra JH, Knapp DR, Boachie-Adjei O, McCarthy RE, Shaffrey CI. Scoliosis Research Society Morbidity and Mortality Committee. Rates of new neurological deficit associated with spine surgery based on 108,419 procedures: a report of the scoliosis research society morbidity and mortality committee. Spine. 2011;36(15):1218–28.

[3] Hurlbert RJ, Hadley MN, Walters BC, Aarabi B, Dhall SS, Gelb DE, Rozzelle CJ, Ryken TC, Theodore N. Pharmacological therapy for acute spinal cord injury. Neurosurgery. 2013;72(Suppl 2):93–105.

[4] Macdonald DB, Skinner S, Shils J, Yingling C, American Society of Neurophysiological Monitoring. Intraoperative motor evoked potential monitoring – a position statement by the American Society of Neurophysiological Monitoring. Clin Neurophysiol. 2013;124(12):2291–316.

[5] Sloan TB, Toleikis JR, Toleikis SC, Koht A. Intraoperative neurophysiological monitoring during spine surgery with total intravenous anesthesia or balanced anesthesia with 3% desflurane. J Clin Monit Comput. 2015;29(1):77–85.

[6] Tamkus AA, Rice KS, Kim HL. Differential rates of false-positive findings in transcranial electric motor evoked potential monitoring when using inhalational anesthesia versus total intravenous anesthesia during spine surgeries. Spine J. 2014;14(8):1440–6.

[7] Zhuang Q, Wang S, Zhang J, Zhao H, Wang Y, Tian Y, Zhao Y, Li S, Weng X, Qiu G, Shen J. How to make the best use of intraoperative motor evoked potential monitoring? Experience in 1162 consecutive spinal deformity surgical procedures. Spine. 2014;39(24):E1425–32.

脊柱手术中的失血

Blood Loss During Spine Surgery

Matthew T. V. Chan　Patricia K. Y. Kan　著

张　笑　译　费昱达　校

第 **38** 章

一、概述

脊柱手术中的失血量差异很大。尽管通常将外科医师的经验视为主要的决定因素，但还有其他危险因素可预测过多的手术失血（表 38-1）。直观地说，那些时间长，步骤多，需要对椎管进行广泛减压，截骨及剥离椎旁肌肉以进行手术暴露和使用器械的手术会导致大量失血。此外，在因为切除肿瘤、创伤性损伤或感染性疾病而进行椎板开窗翻修手术中，出血也可能很明显。老年人的出血量也可能更高，因为老年人的骨质疏松使血管通道开放更宽，并且硬膜外静脉丛也更加脆弱。

显然，患者预后与失血程度和潜在生理状况有关。通常，发生不良反应的机制包括以下方面。

① 与体液流失相关的血流动力学变化。

② 贫血。

表 38-1　脊柱手术大量失血的危险因素

手术特征	• 肿瘤切除手术 • 脊柱骨折的手术 • 感染手术（如结核、骨髓炎） • 翻修手术 • ≥ 3 个椎体节段的融合 • 使用器械 • 腰椎手术（相比于颈椎手术） • 后外侧入路
患者特征	• 年龄 > 70 岁 • 肥胖患者 • 已知凝血障碍的患者 • 神经肌肉型脊柱侧弯的儿童

③ 血小板和凝血因子减少导致消耗性凝血障碍。

④ 与所用治疗有关的不良反应，特别是血或血液制品的输注（表 38-2）。

此外，出血会掩盖手术区域，并可能对手术结果产生不利影响。相关的凝血障碍和纤维蛋白溶解亢进可能导致术后血肿，使患者更容易发生感染，以及导致神经系统压迫性损伤（例如硬膜外血肿）。

因此，围术期管理应旨在控制出血源，恢复血流动力学的稳定性，确保组织灌注能够充分输送氧气和营养，并增强止血能力。与此同时，尽量减少对同种异体血液和血液制品的使用同样重要。

二、预防

（一）减少失血量

预防手术中的出血需要整个围术期脊柱外科医师和麻醉医师之间保持沟通和密切合作。可以采用以下策略。

1. 详细的术前评估，以鉴定具有潜在出血因素的患者。这对于接受非甾体抗炎药的患者尤为重要。已知这些药物会损害血小板功能，最好在手术前 1 周避免使用或改用选择性 COX-2 阻断药。患有冠状动脉疾病、瓣膜置换、心房颤动和卒中的患者经常需要服用有效的抗血小板药（例如阿司匹林和氯吡格雷）、肝素，以及其他新型口服抗凝血药。尽管这些药物可以在非手术时预防重大心脏事件，但尚不确定围术期出血的风险是否会超过其益处。

表 38-2　同种异体血液制品相关的并发症

机　制	不良反应		每单位血液输入发生率
免疫相关	**急性反应**		
		荨麻疹	1：（50～100）
		发热，非溶血性反应	1：300
		变态反应	1：150 000
		急性溶血	1：25 000
		输血相关的急性肺损伤	1：5000
	延迟反应		
		红细胞同种异体免疫	1：100
		免疫调整 / 抑制	非常罕见
		延迟性溶血反应	非常罕见
		移植物抗宿主反应	非常罕见
非免疫相关	**急性反应**		
		低体温	1：100
		高血容量综合征	1：200
		凝血障碍	1：200
	延迟反应		
		HIV 感染	1：（1 000 000～2 000 000）
		人 T 细胞病毒 I 型和 II 型感染	1：625 000
		细菌污染	1：5 000 000
		丙肝、乙肝	1：（100 000～2 000 000）

因此，重要的是把握这些药物在择期脊柱手术之前的停用时机（表 38-3）。其他应同样注意的药物包括那些"非处方"草药产品和传统中药。已知其中许多成分（例如银杏和人参）会影响凝血，因此应在手术前停用较长时间。确保患有已知凝血障碍的患者在手术前接受了适当的治疗（例如去氨加压素治疗血管性血友病）也很重要。在紧急的或急诊手术中，或发生意外的大出血时，可能有必要逆转抗血栓或抗血小板的作用（表 38-3）。

2. 对于血管瘤患者，应在手术之前考虑进行预防性栓塞。

3. 在可行的情况下，应考虑微创脊柱手术。与传统的开放式手术相比，微创手术避免了周围组织的破裂，因此最大限度地减少了与入路相关的出血。

4. 在手术室中，摆放患者体位应注意，以免阻碍静脉引流导致随后的硬膜外静脉充血。

5. 急性等容量血液稀释（acute normovolemic hemodilution，ANH）可以减少手术期间血红蛋白的流失。在该技术中，血液被事先收集（血细胞比容值降至 20%～30%），并在预期的出血之前用晶体或胶体恢复循环量。止血后，再将收集的血液输入患者体内。因此，在手术期间仅损失具有较低血细胞比容的稀释血液。ANH 的其他优点是它使用患者自己的血液，并且其中的凝血因子和血小板会改善止血效果。

表 38-3 常用抗凝血药和抗血小板药的特性

药 物	作用机制	半衰期	脊柱手术前停药时间	拮抗药
抗凝血药				
达比加群	直接凝血酶抑制药	12～14h（80% 的肾脏消除；20% 的粪便途径）	3～5d（取决于肾小球滤过率）	伊达珠单抗 5g 静脉注射；凝血酶原复合物浓缩液 3000U；血液透析或药用炭血液灌注以增加药物清除率
阿哌沙班	直接因子 X a 抑制药	8～15h（通过肾脏消除 25%；通过肝脏消除 70%）	3～5d	凝血酶原复合物浓缩物 3000U
利伐沙班	如上	5～13h（65% 的肾脏消除；35% 的肝脏代谢）	3d	凝血酶原复合物浓缩物 3000U
华法林	抑制维生素 K 依赖性因子 II、VII、IX 和 X 的 γ-羧化作用；蛋白质 C 和 S	被肝脏细胞色素 P_{450} 代谢；半衰期 20～60h	1～8d（取决于 INR；5d 后 90% 的患者降至 INR ≤ 1.5）	维生素 K；新鲜冷冻血浆输注或凝血酶原复合物浓缩物
普通肝素	抗凝血酶激活	60～90min	静脉注射：2～6h	鱼精蛋白 25～30mg（最近 2h 每 100 抗 X aU 1mg）
低分子肝素	如上	4h	预防剂量：12h / 治疗剂量：24h	鱼精蛋白 25～30mg（部分逆转，在最近 8～12h 内每 100 抗 X aU 1mg）
抗血小板药				
阿司匹林	血小板和巨核细胞中 COX-1 的不可逆抑制，导致 TxA_2 降低	15～20min	5～7d	去氨加压素 0.3～0.4μg/kg / 浓缩血小板输血
普拉格雷	对 ADP 受体 P2Y12 的不可逆抑制	7h（2～15h）	7～10d	如上
氯吡格雷	如上	7～9h	7～10d	如上
替卡格雷洛	ADP 受体 P2Y12 的可逆修饰	9h（6.7～9.1h）	5～7d	如上
阿昔单抗	糖蛋白 II b/ III a 抑制药——防止血小板聚集和血栓形成	10～30min	2～5d	如上
埃替非班	如上	2.5h	8～24h	如上
替罗吉班	如上	2h	8～24h	如上

ADP. 腺苷二磷酸；INR. 国际标准化比值；COX. 环加氧酶；TxA. 血栓烷

6. 有人提出将收缩压控制在 60～80mmHg 来降低术中失血。但对于有明显心脏疾病的患者，控制性低血压和 ANH 均禁用。不幸的是，由于疼痛和畸形，脊椎患者的活动常常受到限制。因此，很难评估患者是否耐受这些技术。考虑到一般人群中冠状动脉疾病的普遍性，以及脊柱手术后出现新发的术后视力丧失的病例（见第 40 章：术后视力丧失），控制性低血压和 ANH 的风险不容忽视。

7. 为了减少失血，总是需要进行细致的止血。血管收缩药、骨蜡、纤维蛋白封闭剂，以及止血胶原蛋白和纤维素，通常用于局部止血。止血药的使用也可以增强止血效果。表 38-4 总结了这些药物的临床用途、作用机制和潜在的不良反应。在文献中，预防性使用氨甲环酸、蛋白酶抑制药或重组活化因子Ⅶ（rFⅦa）可显著减少失血和异体输血的需要。但是，它们也增加了血栓栓塞的风险，尤其是在有明确病史或有动脉粥样硬化或血栓形成风险的患者中。蛋白酶抑制药还会增加其他严重不良反应的风险，如心力衰竭、肾衰竭、急性冠状动脉综合征和卒中。由于这些不良反应，目前蛋白酶抑制药已从市场上撤出，并且仅在限制的用户协议下用于试验用途。氨基己酸（EACA）和去氨加压素的疗效由于试验的患者人数较少，因此数据一致性较差。去氨加压素是针对血管性血友病和轻度血友病 A 的一种特殊治疗方法。除此之外，没有证据表明去氨加压素可降低脊柱手术的失血量或输血率。目前，氨甲环酸和重组活化因子Ⅶ仅在预期发生大出血时才给予患者使用。

（二）尽量减少异体输血

即使已尽最大努力减少术中失血，接受复杂脊柱手术的患者中仍有相当一部分需要输血。提倡使用以下技术来最大限度地减少异体输血的潜在风险（表 38-2）。

1. 充足的证据表明术前贫血预示着围术期的输血。补充铁、维生素 B 和叶酸疗法对识别和纠正营养不足非常重要。术前使用重组人促红细胞生成素（recombinant human erythropoietin, rHuEPO）（每周皮下注射 40 000U，持续 3 周）可增加血红蛋白，从而减少异体输血。血栓栓塞和红细胞发育不全（由于自身抗体的发展）是重组人促红细胞生成素的潜在不良反应。幸运的是，这些事件很少见。

2. 应避免进行大量输血。当前证据表明，血红蛋白浓度 > 80g/L 对围术期发病率影响很小。但是，实际的输血决定还应考虑患者的心脑血管状况。使用无创脉搏血氧饱和度测定仪估算总血红蛋白浓度可能有助于避免过度输血。

3. 术前自体血液捐赠方案，即患者在手术前要捐赠几个单位的血液。在术中和术后，临床上有适

表 38-4　止血药的临床应用和作用机制

药　物	剂　量	作用机制	不良反应	临床研究结果
氨甲环酸	麻醉诱导期间负荷剂量 10mg/kg 维持剂量 1～2mg/(kg·h)	抑制纤溶酶与纤维蛋白结合的赖氨酸类似物	血栓栓塞	研究结论支持其预防性使用
氨基己酸（EACA）	麻醉诱导期间负荷剂量 150mg/kg 维持剂量 10～15mg/(kg·h)	如上	如上	混合的结果，大多数研究不支持其使用
蛋白酶抑制药	麻醉诱导期间负荷剂量（1～2）×10⁶KU 维持剂量（0.25～0.5）×10⁶KU/h	直接抑制纤溶酶，激肽释放酶，胰蛋白酶和因子Ⅻa	肾衰竭，冠状动脉缺血，脑血管血栓栓塞	由于不良事件的增加，蛋白酶抑制药最近已被撤出市场
去氨加压素（DDAVP）	在 30min 内缓慢输注 0.3μg/kg	释放血管性假血友病因子	心肌梗死可能增加	可用于特定疾病（1 型血管性血友病和轻度 A 型血友病），可能对慢性肾衰竭有效
重组活化因子Ⅶ（rFⅦa）	每 2 小时 30～120μg/kg，共 3 剂	重组活化因子Ⅶ与裸露的血管壁中的内皮下组织因子结合；结合复合物随后产生凝血酶，进而促进纤维蛋白原转化为纤维蛋白	血栓栓塞	批准用于治疗血友病患者的出血；关于其在手术中预防和治疗出血的用途的有限数据

应证的患者再输注自己储存的血液。该技术的主要缺点在于，仅适用于计划在几周后进行的手术。另外，还需明确的是，记录错误、细菌污染和血液储存相关的并发症的风险没有改变。

4. 围术期的红细胞回收包括在手术过程中收集血液，经过适当的过滤和处理后重新注入患者体内。该技术可用于急诊手术，并已证明可以减少异体输血，但效果较小。围术期红细胞回收是否可用于感染性或恶性疾病的手术仍存在争议。

三、危机管理

脊柱手术中急性出血的主要体征是低血压、心动过速和少尿（表 38-5）。但是其表现不具有特异性，许多事件可能会有类似表现。表 38-6 总结了脊柱手术中的鉴别诊断，患者评估以及重大失血的处理。虽然很容易识别突然的大量出血，但隐匿性出血可能难以识别。治疗的重点是控制出血源，然后补充血容量、血红蛋白和凝血因子。

输注大量血液（＞10U 红细胞）时，必须认真

表 38-5　美国外科医师学院对急性出血的分级

	I 级	II 级	III 级	IV 级
失血体积	≤ 750	750～1500	1500～2000	≥ 2000
失血占总血量的百分比	≤ 15%	15%～30%	31%～40%	≥ 40%
动脉压 [a]	正常	正常	降低	降低
脉压	正常 / 升高	降低	降低	减低
脉率（每分钟）	＞100	＞100	＞120	≥ 140
尿量（ml/h）	＞30	20～30	5～10	微量

a. 脉压 = 收缩压 – 舒张压

表 38-6　术中急性出血患者

鉴别诊断	评　估	治疗 / 干预
麻醉和（或）血管扩张药治疗的意外过量	确认生命体征	与外科医师沟通失血的问题和严重程度
肺栓塞	排除血流动力学障碍的其他原因	如果尚未确定，请确保有足够的血管通路
其他形式的阻塞性休克（如气胸、心脏压塞）	估计失血量（吸引器、手术纱布、洞巾下和地板上的血液；参见表 38-4）	与血库沟通以提供充足的全血和成分血治疗
变态反应（包括输血反应）	检查血红蛋白浓度	避免高血压以利于外科手术控制出血（在准备输血或建立细胞回收设备时考虑伤口敷料）
始终考虑其他部位出血的可能，尤其是多发伤（例如脾破裂）的患者	检查凝血状态（临床——伤口渗血和实验室参数——血小板计数，活化的部分凝血活酶时间，凝血酶原时间，纤维蛋白原和血栓弹力图）	止血后立即恢复血管容量并维持升血压药的灌注压力
	检查对治疗的反应（包括血浆电解质和动脉血气）	逆转先前的抗凝血疗法（如鱼精蛋白用于预防性肝素的给药）
		当血红蛋白浓度＜80g/L 且有持续出血的证据时开始输血
		预防并及时治疗与大量输血相关的并发症（酸中毒、体温过低和凝血障碍）

考虑体温过低、电解质异常、酸中毒和凝血障碍的问题。表 38-7 显示了与大量输血相关的不良事件的原因，评估和处理方法。

在最不常见的情况下，如果在输血过程中怀疑发生溶血反应，治疗要点见表 38-8。当怀疑出现凝血障碍时，可使用即时止血分析法，例如血栓弹力图（thromboelastography，TEG）和旋转血栓弹力图（rotational thromboelastometry，ROTEM），来提供各种凝血障碍病因的有用信息，这可能有助于合理地进行凝血因子补充和细胞成分输血（图 38-1）。

表 38-7 与大量输血相关的并发症

并发症	原因 / 后果 / 评估	治疗 / 干预
低体温	由于暴露于冷冻血液和寒冷的手术室环境而造成的热量损失	仅使用温热的液体，血液和血液制品
	核心温度降低 1℃凝血因子活性降低 10%	使用强制空气加热装置，加热毯子
	核心温度＜ 32℃时心肌收缩力降低	
电解质紊乱		
高钾血症	大量输注长期保存的血液	停止含钾液体输入
	组织灌注不足	补液
		用 50% 葡萄糖 100ml 配胰岛素 10U 静脉输注
	当血浆钾浓度＞6mmol/L 时出现 T 波峰值升高	10% 葡萄糖酸钙 10ml 静脉输注
低钙血症	输入大量血液时柠檬酸盐毒性的后果（每 10 分钟＞1U）	10% 葡萄糖酸钙 10ml 静脉输注
	Q-T 间隔延长	
代谢性酸中毒	组织灌注不足	需要液体复苏和血管加压治疗以改善组织灌注
	大量盐溶液输入导致的高氯性酸中毒	临时措施包括
		过度换气以保持动脉二氧化碳分压在 28～30mmHg
		碳酸氢钠 8.4%，输注 50～100ml，保持 pH＞7.2
凝血障碍	稀释性凝血障碍和纤溶亢进	当 PT＞1.5，血小板计数＜ 50×10⁹/L 和纤维蛋白原浓度＜ 1g/L 时，分别输入新鲜冷冻血浆 10ml/kg，浓缩血小板 10ml/kg，冷沉淀 10U
		考虑其他止血药(见表 38-3；如氨甲环酸 10mg/kg，重组活化因子Ⅶa90µg/kg)

表 38-8　输血后急性溶血反应的治疗

原　因	评　估	治疗 / 干预
• 感染血液的输入 • 输血相关的急性肺损伤 • 输血不匹配（不兼容）	在全身麻醉期间，许多症状都被隐藏了，但是以下几点会增加溶血反应的可能性： • 低血压，心动过速 • 支气管痉挛，荨麻疹 • 出血体质 • 由于血浆中游离血红蛋白升高引起的血红蛋白尿	• 停止输血 • 用液体和血管加压药维持动脉压和血管内容积 • 用支气管扩张药治疗支气管痉挛 • 如果尿量仍然不能令人满意，用甘露醇 20%；0.5g/kg 的尿量保持 10～30min，呋塞米 10～20mg 维持尿量 • 用 8.4% 碳酸氢钠，50～100ml 输液强制碱性利尿 • 尽量避免进一步输血 • 检查血红蛋白浓度和凝血状态，及时纠正凝血障碍 • 收回未使用的血液，并将患者的血液样本送到实验室进行进一步检查

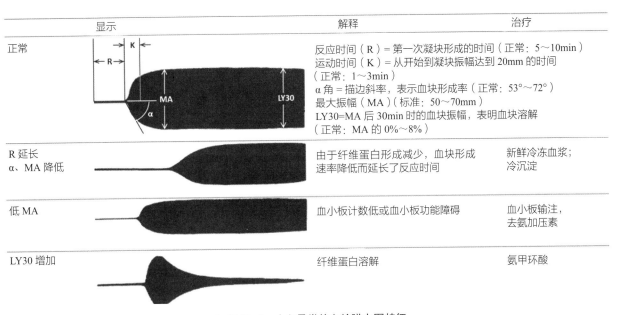

▲ 图 38-1　止血异常的血栓弹力图特征

要　点

• 详细的术前准备工作，以识别在脊柱外科手术期间有大出血风险的患者，纠正贫血并停止可能引起凝血异常的药物。

• 对于有大量手术出血风险的患者，应考虑行术前自体血液捐赠。

• 手术期间应避免高血压。急性等容性稀释可安全地将血细胞比容值降至 30%。在已知或

有冠心病风险的患者中，较低的血细胞比容或控制性低血压存在风险。

• 预防性使用氨甲环酸可减少失血。当大量出血时，考虑给予重组活化因子Ⅶ。

• 在发生大量出血的情况下，治疗的重点是控制出血的来源。当出血减慢时，应恢复血容量和血流动力学稳定性。

• 在大量输血期间，必须及时治疗低体温、酸中毒和凝血障碍。

推荐阅读

[1] Carabini LM, Zeeni C, Moreland NC, Gould RW, Avram MJ, Hemmer LB, Bebawy JF, Sugrue PA, Koski TR, Koht A, Gupta DK. Development and validation of a generalizable model for predicting major transfusion during spine fusion surgery. J Neurosurg Anesthesiol. 2014;26:205–15.

[2] Levi M, Eerenberg E, Kamphuisen PW. Bleeding risk and reversal strategies for old and new anticoagulants and antiplatelet agents. J Thromb Haemost. 2011;9:1705–12.

[3] Mannucci PM, Levi M. Prevention and treatment of major blood loss. N Engl J Med. 2007;356:2301–11.

[4] Muñoz M, García-Erce JA, Villar I, Thomas D. Blood conservation strategies in major orthopaedic surgery: efficacy, safety and European regulations. Vox Sang. 2009;96:1–13.

[5] Narouze S, Benzon HT, Provenzano DA, Buvanendran A, De Andres J, Deer TR, Rauck R, Huntoon MA. Interventional spine and pain procedures in patients on antiplatelet and anticoagulant medications: guidelines from the American Society of Regional Anesthesia and Pain Medicine, the European Society of Regional Anaesthesia and Pain Therapy, the American Academy of Pain Medicine, the International Neuromodulation Society, the North American Neuromodulation Society, and the World Institute of Pain. Reg Anesth Pain Med. 2015;40:182–212.

[6] Pham HP, Shaz BH. Update on massive transfusion. Br J Anaesth. 2013;111(Suppl 1):i71–82.

[7] Waters JH. Role of the massive transfusion protocol in the management of haemorrhagic shock. Br J Anaesth. 2014;113(Suppl 2):ii3–8.

脊柱手术中的凝血障碍

Coagulopathy in Spinal Surgery

Andrew H. Milby　Casey H. Halpern　James M. Schuster　著

张笑 译　费昱达 校

第
39
章

一、概述

美国每年有超过 500 000 例的脊柱手术。脊柱手术中出现未预计的凝血障碍很少见。然而，大量失血仍然是日益复杂且持续时间更长的手术中令人担忧的并发症。严重的术中凝血障碍定义为尽管手术区域内采取了局部止血措施或血液凝块形成减少，但仍反复发生微血管出血的情况。据报道，接受脊柱大手术的患者中凝血障碍发生率高达 16%。这种出血可能导致严重后果，包括手术的提前终止，术后血肿的形成，以及院内死亡率的增加。因此，必须在术前评估中确定发生凝血障碍的危险因素，并采取适当的预防措施（表 39-1）。

那些有严重临床表现的先天性出血患者很可能在成年之前就已经发现，所以一般来说，先天性出血性疾病不会被忽视。由于绝大多数患者将接受 PT、APTT 和血小板计数的常规术前评估，因此脊柱外科手术期间的凝血障碍通常是某些既往存在的血小板功能障碍（即已知或未知的血小板抑制药使用）或由于获得性凝血障碍，如手术期间的稀释性凝血障碍。对凝血有全身性影响的其他并发症可能包括肝或肾衰竭、恶性肿瘤和胶原蛋白血管疾病。此外，有证据表明某些脊柱疾病，例如特发性脊柱侧弯，可能与一定程度的内在血小板功能障碍有关。

手术中的获得性凝血障碍，例如稀释性凝血障碍，可能会导致大量出血。在应用大量器械的脊柱手术，以及切除血管源性脊柱转移瘤时，失血量可能达到患者的血容量。这种失血通常被晶体液、术中自体血回输和（或）同种异体血液制品所补充替代。在长时间手术中若仅补充晶体液而没有补充凝血因子和（或）血小板则会导致严重的凝血障碍。在低至正常浓度的 1/3 时凝血因子通常仍能保持功能，但是，这种极限的情况是在进行全血容量置换时才能达到的。值得注意的是，尽管凝血因子或血小板的稀释都可能导致继发性凝血障碍，但有证据表明，凝血因子稀释和纤维蛋白聚合紊乱比血小板减少影响更大。

预防体温过低极为重要，尤其是在同时合并酸

表 39-1　脊柱外科凝血障碍的危险因素和预防策略

风险因素	预防策略
常见的现有药物治疗	阿司匹林 / 非甾体抗炎药 / 氯吡格雷：在手术前 5～7d 停药
失血和液体 / 血液产品更换	"目标导向"复苏（见正文），使用胶体液
手术时间	计划的程序分期
低体温	液体加温，使用加湿器，强制空气暖身器，血清钙监测
有明确血管供血的肿瘤切除	术前栓塞

中毒的情况下，因为这两个因素都与凝血障碍密切相关。其他严重但罕见的凝血障碍病因包括变态反应和免疫反应（例如输血、药物反应）或弥散性血管内凝血（disseminated intravascular coagulation，DIC）。在多发创伤，特别是严重的颅脑损伤及肿瘤广泛转移的患者中，DIC 尤其值得关注。在脊柱外科手术期间，裸露的骨头可能充当组织纤溶酶原激活物和尿激酶的来源，这可能导致纤溶系统激活和随后的 DIC。

术前评估由血小板功能异常引起的凝血功能障碍通常很难，而在术中评估则更加困难。血小板凝集和出血时间在术前具有一定的预测价值，但在术中无用。除了在心脏和肝脏移植手术中使用血栓弹力图（thrombo-elastography，TEG）等通过测量全血的黏弹性特性的技术来评估手术出血外，在脊柱手术中也有潜在的应用价值，但目前尚无很好的描述。该技术可测量从纤维蛋白形成到纤维蛋白溶解的整个凝血过程。由于使用了全血，血浆凝集系统会与血小板和红细胞相互作用，可在患者体温下提供有关血小板功能的有用信息。但是，由于黏弹性凝集测试在比色杯（而非内皮化血管）中，在静态（而非流动）条件下测量凝集，所以在体外和体内凝集之间仍存在差异。

有一些凝血障碍是难以预测或者避免的。严重的术中出血需要快速评估和治疗。在这个过程中需要麻醉师和手术团队之间进行密切交流，如共同决定是否需要延迟或者中止手术，并进行抢救。

二、预防

全面的检查和重新评估，包括既往病史，当前和最近使用的药物，家族史，以及手术和麻醉史，是避免出现术中大出血的要点。在建立动静脉通路时出现快速发展的淤青和（或）不同寻常的出血提示凝血困难的可能性。基线检测通常包括凝血实验检查（PT/INR、APTT）、血红蛋白（hemoglobin，Hb）水平和血小板计数。术前检测出血时间和其他有关血小板凝集的检查在实用性方面仍存在疑问。在开始复杂的病例之前，手术和麻醉团队之间应进行直接讨论，因为会诊可能无法完整传达手术的复杂性，持续时间或可能的出血风险。这将有助于决定对大口径输液通道、动脉监测、血液制品和（或）血液回收的需求。还应考虑分期手术，特别是采用联合前后入路的手术计划。

术中补液策略存在争议。相比单一的输液方法，越来越提倡严格的"目标导向"的液体管理作为预防稀释性凝血障碍的手段。在低血压和心动过速，以及排尿量＜0.5ml/(kg·h) 时，在目标导向下建议单次给药 250ml，并以 4ml/(kg·h) 的速率输入 2h 或以上（总计 1500ml）。对于单次给药无反应的患者可使用血管加压药和（或）呋塞米。关于施用胶体液或晶体液的意义仍存在争议。在正常盐溶液中使用羟乙基淀粉可能增加凝血障碍风险正受到关注。但是，无论采用何种补液策略，使用加热装置和仅注入温热过的液体有助于在长时间手术中保持患者的正常体温。

可以在术前和术中采取进一步措施，以最大限度地减少严重失血的风险。俯卧位时，应避免腹部受压，因为腹部受压可能导致硬膜外静脉充血，从而加剧失血并导致凝血异常。建议让伴有血管的脊柱转移瘤（如肾细胞癌）的患者接受术前栓塞术，以潜在地减少术中失血量。对于这些患者，作者的做法是在进行肿瘤切除之前先放置椎弓根螺钉并勾勒出杆的轮廓。这样就算因大量出血需要终止手术，也可以提供脊柱的暂时稳定。对于大切口，使用填充物控制切开部分的局部出血也很重要，可以避免因无法立即定位而持续失血。另外，为保证万一脊髓受压情况下的灌注而使用的血管加压药，可能掩盖了血容量的减少。此时应评估间接的灌注指标，如尿量和乳酸大致水平。由于红细胞减少导致的血流改变会引起凝血的不利影响，所以应该定期重新评估血红蛋白水平。

还应定期监测电解质，因为在电解质紊乱的情况下也可能会发生凝血异常。其中，考虑到钙离子与带负电荷的维生素 K 依赖性凝血因子之间的复杂相互作用，低钙血症尤其值得关注。通过用胶体溶液替代体积或输注柠檬酸血制品也可能使低钙血症恶化。

术前和（或）术中抗纤溶药的使用，如蛋白酶抑制药和赖氨酸类似物氨甲环酸（tranexamic Acid，TXA）和氨基己酸（aminocaproic acid，ACA），在择期脊柱外科手术中的使用已越来越普遍。越来越多的证据支持它们在各种骨科和神经外科手术中的常规使用。在心血管外科文献中对这些药物进行了最广泛的研究，其中已发现所有这三种药物均可显著降低术中失血量和术后输血率。然而，尽管与赖氨酸类似物相比疗效稍好，但蛋白酶抑制药仍具有较高的心血管并发症和死亡风险，这也解释了为什么赖氨酸类似物的使用更广泛。抗纤溶药的给药方案和医学禁忌证仍然是可变的，并且取决于用药机构。尽管这些药物显示出可观的前景，并且是进一步研究的主题，但必须注意，目前说明书中仍未提及它们在脊柱手术中的使用。

三、危机管理

一旦术中确定出现了出血问题，就必须迅速进行评估和治疗（表 39-2）。这就要求麻醉和手术团队之间保持密切联系。

（一）病理生理学和临床表现

快速失血既可能是凝血病的原因也可能是结果。术中紧急情况，例如大动脉或静脉的撕裂伤可能危及生命，需要立即进行包裹和血管修复。快速

的失血可导致低血压甚至 DIC。伴有血管的脊柱转移瘤（例如肾细胞转移）尽管进行了术前栓塞，失血量仍可能很大。另外，积极的液体复苏可引起稀释性凝血病。即使伤势得以迅速修复且患者生理稳定，也应认真考虑中止拟行的手术。

在复杂的病例中，过度的出血也可能是一个渐进的过程，表现为反复发生的微血管出血。有时候这仅仅只是外科医师团队的一种经验性的"事情感觉很糟"的反应。麻醉与手术团队之间建立良好的沟通将有助于在这种情况下及早发现并进行干预。之前已经止血的区域的新发出血本质上是因为稀释导致的。矛盾的是，在因其他病因（例如血管损伤）迅速出血后需要进行大量复苏的情况下，这种情况更有可能发生。此时，通常建议先暂停并进行重新评估，然后再继续。

全身麻醉掩盖了器官功能衰竭的症状，许多症状（低血压、心动过速、少尿 / 血红蛋白尿）可能被错误地解释为其他原因。DIC 应是怀疑器官功能衰竭的第一个潜在征兆，因为临床上明显的出血是仅在消耗凝血因子后才出现的晚期表现。尽管极为罕见，但也必须考虑在接受血液制品的患者中发生

表 39-2　脊柱手术术中凝血异常的诊断和治疗

初步表现	潜在病因	评 估	治 疗
发病后轻度增加微血管出血（特别是在急诊病例中）	先前使用过血小板抑制药或抗凝血药	临床印象	血小板输注与血小板计数无关
			如果怀疑使用华法林抗凝，则进行 FFP 输注
先前止血区域逐渐发作的微血管出血	稀释性凝血病	PT/INR	FFP 给药 [如果不需要额外的量和（或）纤维蛋白原 < 80～100，则冷冻沉淀]
		APTT	如果 < 50×10⁹/L，则进行血小板输注
		血红蛋白（Hb）	
		血小板计数	
		纤维蛋白原	
严重出血和（或）器官功能衰竭的证据（生命体征、尿量变化）	有 或 没 有 DIC 的灌注不足	（以上），再加上：	（以上），再加上：
		ABG	纠正酸中毒，体温过低，电解质异常
		乳酸盐	
		D- 二聚体	如果血红蛋白 < 100g/L[a]，则进行红细胞输血
			考虑终止手术以稳定患者
			如果不稳定且对上述措施无效，请考虑给予重组活化因子 Ⅶ

a. 血红蛋白高于典型的输血阈值可能是持续出血期间恢复凝血功能所必需的

237

输血反应的可能性。

（二）患者评估

对术中出血危机的任何反应都必须从气道、呼吸和循环评估开始。检查静脉或动脉通路部位是否出现新发出血，并检查四肢是否有局部缺血或血栓形成的迹象。还应该同时评估患者的进出量平衡，尤其是在估计失血量和置换量方面。最初的实验室评估应包括血红蛋白水平、血小板计数和凝血的实验室检查指标（PT/INR、APTT）。尽管 PT 和 APTT 可能经常只是轻度异常，但超过对照值的 1.5 倍对临床上明显的凝血障碍最为敏感。

灌注不足或血压过低的时期（即需要使用升血压药维持血压的患者）应立即进行血气排查酸中毒。乳酸水平可用于评估系统性灌注不足，因为乳酸性酸中毒可阻止正常凝血的恢复。额外的实验室评估可能需要包括乳酸脱氢酶（lactate dehydrogenase，LDH）、纤维蛋白原和纤维蛋白分裂产物（D- 二聚体）的水平来评估溶血或 DIC。尽管升高没有特异性，但在正常范围内的 D- 二聚体及正常的血小板计数造成 DIC 的可能性很小。足够的纤维蛋白原浓度对血凝块形成至关重要。有关输血反应的注意事项应促使血液样本重新测试并进行交叉匹配，以发现严重的不相容性。

（三）干预与治疗

治疗决策必须基于凝血障碍的程度和病因。建议暂时停止手术，进行充分的止血和复苏。

所有影响凝血的参数必须维持平衡。在 pH＜7.1 或碱剩余＜–12.5mmol/L 时需缓冲至生理 pH。恢复凝血的最佳血红蛋白水平高于运输氧所需的水平，为支持血小板功能，可能需要输血至 100～110g/L。核心体温低于 34℃时，必须主动进行升温。

对于大量输血（超过患者自身血容量 1 倍）后的活动性出血，建议使用新鲜冷冻血浆（fresh frozen plasma，FFP）。早期实施新鲜冷冻血浆和浓缩红细胞平衡输血方案可限制输血相关的凝血障碍的程度。PT 和（或）APTT 升高的程度可用于指导凝血因子补充，因为已发现它们与维持止血所需的新鲜冷冻血浆量呈正相关。在不希望增加容量或在纤维蛋白原浓度＜800～1000mg/L 的情况下，可使用冷沉淀或凝血因子浓缩液。即使不能证明是因为血小板功能改变而出现凝血障碍，通常也以血小板正常计数水平预防性给予血小板。但是，必须考虑增加的费用，感染的风险，以及产生可能影响未来输血的抗体的风险。

终止手术以实现对凝血障碍的最佳医疗管理是一个复杂的决定，必须由外科医师和麻醉医师共同决定。需要考虑的因素包括患者的整体医疗状况，患者接受手术的条件的敏感性，预期的剩余手术时间长度，迄今为止对治疗的反应，以及术后即刻进行重症监护治疗的可用性。该决定将高度个体化，以适应临床情况，并且需要两个团队之间进行沟通，以便为患者的整体健康和安全做出最佳决定。

要 点

- 术前临床和实验室评估，以及手术和麻醉团队之间的密切沟通，对于避免凝血障碍及在出现凝血障碍时进行有效处理至关重要。
- 尽早认识到术中出血的困境，促使同时进行系统性评估和治疗，必要时可能需要暂时或永久停止手术以恢复生理稳态。

推荐阅读

[1] Cheriyan T, Maier SP 2nd, Bianco K, Slobodyanyuk K, Rattenni RN, Lafage V, Schwab FJ, Lonner BS, Errico TJ. Efficacy of tranexamic acid on surgical bleeding in spine surgery: a meta-analysis. Spine J. 2015;15:752–61.

[2] Drews RE. Critical issues in hematology: anemia, thrombocytopenia, coagulopathy, and blood product transfusions in critically ill patients. Clin Chest Med. 2003;24:607–22.

[3] Lier H, Krep H, Schroeder S, et al. Preconditions of hemostasis in trauma: a review. The influence of acidosis, hypocalcemia, anemia, and hypothermia on functional hemostasis in trauma. J Trauma. 2008;65:951–60.

[4] Ornstein E, Berko R. Anesthesia techniques in complex spine surgery. Neurosurg Clin N Am. 2006;17:191–203, v.

[5] Practice guidelines for blood component therapy: a report by the American Society of Anesthesiologists Task Force on Blood Component Therapy. Anesthesiology. 1996;84:732–47.

[6] Shen Y, Silverstein JC, Roth S. In-hospital complications and mortality after elective spinal fusion surgery in the United States: a study of the nationwide inpatient sample from 2001 to 2005. J Neurosurg Anesthesiol. 2009;21:21–30.

脊柱手术术后视力丧失

Postoperative Visual Loss Following Spinal Surgery

Lorri A. Lee 著

张 笑 译 费昱达 校

第 40 章

一、概述

（一）发病率和流行病学

术后视力丧失（postoperative visual loss，POVL）是一种灾难性的围术期并发症，在过去 20 年中已引起麻醉学家的关注。POVL 造成的视力丧失的程度范围可以从最小的单侧视野丧失到双眼完全失明。有症状的 POVL 的发生率为 0%～4.5%，具体取决于所研究的机构和病例类型。报道的有症状视力丧失的最高发生率在心脏手术中为 4.5%，在脊柱融合手术中为 0.2%。最近发表的一项利用来自全国住院患者样本数据的研究（Rubin 等，2016）显示 1998—2012 年与脊髓融合手术相关的缺血性视神经病变（ischemic optic neuropathy，ION）发生率减少了约 63%。

与 POVL 相关的最常见的外科手术类型包括俯卧位脊柱融合手术、心肺旁路移植术、头颈手术和大血管手术。机器人前列腺切除手术因为其严重的头低脚高位易导致头部静脉压升高曾被认为是缺血性视神经病变的高风险手术，但事实上，相比于心脏或俯卧位脊柱融合手术却很少有发生 ION 的案例报道。这可能部分归因于该术式血流动力学扰动低、液体交换较少和手术持续时间较短。

POVL 还与其他各种各样的手术相关，包括胆囊切除术、吸脂术、仰卧脊柱外科手术、肾切除术、开胸手术等。此外，即使在未接受任何外科手术的情况下，已知任何年龄的重症患者也会发生视力丧失。鉴于手术和患者的异质性，POVL 有许多不同的眼科诊断（表 40-1）和许多不同的可疑病因也就不足为奇了，而且其中大多数仍未经证实（表 40-2）。与 POVL 相关的最常见的眼科诊断包括视网膜中央动脉闭塞（central retinal artery occlusion，CRAO），皮质盲也被称为视觉皮质缺失，以及前部、后部缺血性视神经病变（AION、PION）。

表 40-1　术后视力丧失（POVL）的诊断及相关的手术 / 事件

眼科诊断	相关手术 / 事件
视网膜中央动脉闭塞（CRAO）	俯卧位脊柱手术，鼻和鼻窦手术，心脏搭桥手术
皮质盲（视觉皮质丧失）	心脏旁路移植，严重的循环休克，栓子，大血管手术
前部缺血性视神经病变（AION）	心脏旁路移植，俯卧脊柱手术，大血管手术，前列腺癌根治术，腹腔综合征，吸脂，双侧根治性颈清扫术
后部缺血性视神经病变（PION）	俯卧脊柱手术，双侧根治性颈清扫术，心脏旁路移植术，鼻和鼻窦手术
急性闭角型青光眼	应激——与麻醉技术或手术程序无关；已建议围术期使用许多药物
眼球后出血	鼻或鼻窦手术；创伤

表 40-2　可能与最常见的术后视力丧失类型相关的因素

眼科诊断	可能的相关因素（最常见）
视网膜中央动脉闭塞（CRAO）	眼球压迫，栓子
皮质盲（视觉皮质丧失）	栓子，严重低血压，脑动脉血栓形成
前部缺血性视神经病变（AION）	低血压，贫血，动脉粥样硬化，大量失血，大量积液复苏，大剂量血管加压药，患者特定的解剖 / 生理异常
后部缺血性视神经病变（PION）	静脉充血 / 静脉压力升高，俯卧位持续时间延长，大量失血，大量液体复苏，液体类型（晶体或胶体），低血压，贫血，大剂量血管加压药，患者特定的解剖 / 生理异常，肥胖症（俯卧），男性

手术类型和 POVL 的类型上有显著的重叠。该表分别列举了每种 POVL 与其最常见的手术的对应关系。POVL 的其他罕见原因包括垂体卒中、甘氨酸中毒和可逆性肝性脑病综合征后期（posterior reversible encephalopathy syndrome，PRES）。

（二）病因

每种 POVL 类型都可以与多种病因相关。眼眶周围创伤引起的眼球压迫是围术期 CRAO 的最常见原因，但是栓塞也是可能的原因。皮质盲（视觉皮质丧失）既可以由血栓栓塞也可以由严重的循环休克引起（表 40-2）。

AION 和 PION 的病因仍然不明确，可能存在内在和外在的多种因素。AION 通常与动脉粥样硬化及仰卧位手术有关（例如心脏旁路移植术和大血管手术）。PION 通常与静脉压升高的手术相关（如俯卧位、双侧根治性头颈手术），并经常发生在相对健康的患者中。但是，他们无论是在诊断，患者人群还是可能的危险因素之间都存在着重大分歧。

ION（AION 和 PION）的发病率相对较低，提示患者自身可能存在一些特异的解剖或生理学差异并促进其发展。在眼底镜检查中，杯盘比小被认为是自发性 AION 的解剖危险因素。许多眼科医师认为，小杯盘比与视神经和血管通过半刚性筛网状结缔组织（筛板）进入视网膜时的狭窄通道有关。这些患者在该区域的任何肿胀都会阻碍供应视神经血管的流通。最近发表的一项围术期病例对照研究（Holy 等，2009 年）并未证明小杯盘比是一个危险因素，但这项研究有其局限性，其包含受影响的病例较少，不同类型的手术范围大，以及存在 AION、PION 混合诊断的情况。Pillunat 证明，20% 的健康志愿者在眼压为 25mmHg 的情况下，前视神经自动调节血流的能力降低，这一数值通常见于长时间俯卧位脊柱手术中。其他对人类的研究表明，眼动脉在颅外表现出二氧化碳反应性，并且具有在颈动脉狭窄的情况下发生逆流的能力。由于视神经及其血管的位置和大小，目前在人类中明确研究关于自动调节、血管反应性，以及各种生理扰动对视神经血流的影响在技术上是不可行的。

动脉粥样硬化相关疾病与自发性 AION 有关。然而，某些高危外科手术如体外循环和大血管手术通常合并动脉粥样硬化性疾病，导致无法明确动脉粥样硬化与 ION 在这些病例中的因果关系。相比之下，美国麻醉师协会（ASA）的术后视力丧失登记研究（Lee 等，2006 年）表明，83 名脊柱手术后出现 ION 症状的患者中，有 2/3 的人相对健康（ASA 分级 I - II）。围术期 ION 在 10—16 岁儿童脊柱手术后也有报道。这些发现表明，脊柱手术后的 ION 更可能与俯卧位下长时间的生理紊乱有关，而非动脉粥样硬化所致。94% 的 ASA POVL 患者麻醉持续时间 $\geqslant 6h$，82% 的患者估计失血量 $\geqslant 1000ml$。动物试验表明，视神经比大脑对生理紊乱更敏感。临床上，围术期 ION 很少与脑梗死相关。不幸的是，目前还没有可靠的术中视神经功能监测来指导治疗性干预。

目前已有 5 项关于 POVL 的病例对照研究。其中两项研究（Holy 等，2009 年和 Myers 等，1997 年）

详细收集了数据，但未能证明与 POVL 和最低血压或最低血细胞比容有任何关联，尽管许多病例报道和队列推测这两个因素是病因。这些研究都受限于眼科诊断的不同或手术方式的不同。另外两项研究利用全国住院患者样本来检查与脊柱手术相关的 POVL。帕蒂尔及其同事在脊柱融合手术方面的研究（2008 年）发现，ION 与低血压（OR 10.1）、外周血管疾病（OR 6.3）和贫血（OR 5.3）之间存在关联。由于缺乏病例组和对照组一致的详细数据，本研究中低血压和贫血的定义，以及在围术期发生的时间并不明确。所以无法验证数据的准确性。此外，全国住院患者样本数据库是出于管理目的而维护的，不能用于病例和对照之间非常规收集数据的比较。例如，除非有并发症，否则围术期低血压的存在不会被常规评估。因此，对照组（无并发症）不可能有低血压的诊断。第二项研究（Shen 等，2009 年）对所有手术使用了同一个数据库，对病例组和对照组中的数据变量进行了一致性检查。他们发现 ION 与男性、年龄＞50 岁、非融合骨科手术、脊柱融合手术和心脏手术之间存在显著的多因素关联。由于缺乏详细的围术期数据，如手术时间、失血量和输液类型，所以无法评估潜在的混杂因素。

第五个也是最新的病例对照研究（术后视力丧失研究组，2012 年）比较了 ASA POVL 登记处的 80 例与俯卧位脊柱融合手术相关的 ION 与 315 例

接受类似脊柱手术但未发生 POVL 的对照。从病历中详细收集数据，可以比较病例和对照组之间的多个变量。本研究确定了 6 个与 ION 相关的显著独立危险因素，包括男性、肥胖、使用 Wilson 框架（使头部对于心脏非常依赖，并增加头部静脉充血）、手术时间更长、失血量更高，用于液体复苏的胶体比例较低（表 40-3）。

二、预防

从已知病因的短列表和可疑但未经证实的病因的相对长列表（表 40-2）可知，POVL 的预防有一定的局限性和推测性（表 40-4）。最容易预防的 POVL 诊断是由眼球压迫引起的 CRAO。这种并发症通常与俯卧位脊柱手术有关，可通过经常检查眼睛来预防，确保眼睛免受直接压迫，以及头部固定装置的影响。尽管所有的头枕都与 CRAO 相关，但

表 40-3　俯卧位脊柱融合手术易发生缺血性视神经病变的相关危险因素

- 男性
- 肥胖
- Wilson 框架的使用
- 手术时间
- 估计失血量
- 非血液补液中胶体使用比例低

表 40-4　预防术后视力丧失

眼病诊断	预防措施	建议的预防措施（未证实）
CRAO	• 定期进行眼部检查 • 避免在眼睛与头枕之间留有窄边的头枕	
皮质盲（大脑）	• 借助设备或者操作减少血栓 • 避免血压过度降低	
AION 和 PION	不明	• 大出血情况下避免长时间保持俯卧位 • 通过改进麻醉和手术技术（如局部给予止血药，微创手术，抗纤溶药，凝血所学血液制品的替代物等）将出血降到最低 • 当血压持续显著降低时，进行治疗；避免控制性低血压 • 定期监测血红蛋白和血细胞比容，视情况进行输血 • 保持头部位于或高于心脏水平，进而减少静脉充血，以及在高风险手术过程中避免使用可导致头部静脉充血的手术框架（如威尔逊框架）

是眼睛和头枕边缘（如马蹄形头枕）之间有窄边的装置可能会使眼睛的检查成为问题。体外循环引起的栓子可以通过使用特殊的滤过器和主动脉外扫描来减少，但不能完全消除。目前骨科大手术的栓子是无法预防的。

因为病因极有可能是多因素的，所以其他的预防措施是推测性的。那些可能引起长期极端生理性压力的情况（如俯卧位、控制性低血压、严重贫血等）需要进行仔细的评估，考虑其风险收益情况，因为这些因素对视神经血流的影响尚不明确。

在缺乏Ⅰ类证据的情况下，ASA 根据专家意见、病例报告、病例队列和病例对照研究，制订了预防脊柱大手术相关失明的建议和第二次更新（表 40-5）。简言之，它建议考虑有 POVL 风险的患者，进行持续血压监测，尽量减少控制性低血压的使用，纠正长时间血压下降，定期监测血红蛋白和血细胞比容，并酌情输血，保持头部等于或高于心脏，以及考虑对非常长时间的手术进行分期治疗。更新还建议避免眼球直接受压，否则可能导致 CRAO。目前尚不清楚，在过去 10 年中发现的与俯卧位脊柱手术相关的 ION 发病率的显著下降是否与这些预防 ION 的实践建议、研究和其他教育的努力有关。

表 40-5　美国麻醉师协会脊柱手术围术期视力丧失的实践建议 [a]

对于接受脊柱大手术的患者
1. 考虑接受脊柱大手术的患者发生 POVL 的风险的知情同意
2. 持续监测血压；尽可能减少控制性低血压的使用，纠正长时间血压下降
3. 保持头部位于或高于心脏水平
4. 定期监测血红蛋白和血细胞比容，并酌情输血
5. 避免眼球直接受压
6. 考虑手术分期进行

a. 由于脊柱手术后视力下降的发生率较低，前瞻性临床试验目前尚不可行；由于缺乏Ⅰ类证据，本实践建议主要基于专家意见、病例报道、病例报道系列和一项病例对照研究（2019 年脊柱手术相关围术期视力丧失的实践咨询，2019 年麻醉学）

三、危机管理

（一）病理生理学与临床表现

病理生理学与临床表现见表 40-6。

上述发现是典型的术后视力丧失的表现。眼科会诊是诊断检查的一个重要组成部分，在这种情况下，可以评估术后视力丧失的罕见病因或具有非典型表现的病例。

CRAO 最常见于眼球的物理压迫，典型征象是同侧眼眶周围损伤。在没有眶周损伤的情况下，栓塞是另一种可能的原因，因为 CRAO 也可以自发地发生在高凝状态的人群中。与 CRAO 相关的最常见的手术类型是俯卧位脊柱手术，在眼睛和头枕支撑边缘（如马蹄形头枕）之间只留出很少空间的特定头部支撑装置可能会导致这种损伤。视觉丧失的主诉通常在麻醉苏醒后立即出现。它几乎总是单侧的，没有瞳孔反射。眼底镜可见在黄斑部有一个樱桃红色的斑点。这个樱桃红色的斑点代表了一个从脉络膜毛细血管向黄斑部灌注良好的血液供应岛，突出了因视网膜中央动脉的供血不足而导致的周围苍白、缺血的视网膜。它可能与 AION 相关，但 AION 的视神经苍白直到数月后才出现。目前还没有对 CRAO 有效的治疗方法，视力恢复通常很差。

皮质盲（脑视觉皮质丧失）通常与栓塞（空气或微粒）或严重的生理紊乱有关。与大量栓子释放相关的最常见的手术是体外循环，但骨科大手术，如股骨（骨折）内固定和脊柱内固定融合术，也可以释放大量栓子负荷。因为视网膜的血流量很高，所以当怀疑动脉有栓子时，它可以作为一个比较容易被发现的栓子集中处。严重的低血压见于心肺复苏，也与皮质盲有关。患者通常会有正常的光反射和眼底镜检查结果。皮质盲的恢复比 CRAO 或 ION 好得多，大约 2/3 的病例报道有部分显著的改善。

围术期发生的 ION 通常是非动脉性的，由 AION 和 PION 两种类型组成。围术期几乎不会出现动脉性 AION（例如颞动脉炎）。PION 患者在刚醒或首次意识到并能够交流时就会主诉视力丧失。从初次主诉起，情况通常不会恶化。相反，AION 可以在清醒时立即出现，也可以在术后几天出现。它的发作可能会更加渐进，因此可能在几天内恶

表 40-6　术后视力丧失的诊断

诊断	症状发生	受影响的眼睛	瞳孔光反射	视野	视力	眼底	诊断检查	恢复
CRAO	立即	单侧（通常是同侧眶周外伤的征象）	患眼缺失	患眼缺失	通常患眼失明	黄斑樱桃红斑；视网膜缺血；视网膜动脉变弱	眼底镜检查即可诊断；ERG 和 VEP 异常（扁平化）	差
皮质盲（脑视觉皮质丧失）	立即	双侧的	正常	通常缺失，可能有偏盲	通常是盲的；在偏盲的未受影响的区域可能是正常的	正常	CT、MRI 评价梗死；VEP 异常（扁平）；ERG 正常	优于 ION（2/3 的患者得到一定的康复）
AION	术后即刻至数天——可在数天内进展	通常是双侧的；可以是单侧的	RAPD 或缺失	垂直野切割或暗点；可能是盲的	通常变盲；在未受影响的区域可能是正常的	早期检查：视盘水肿/肿胀，毛细血管周围火焰状出血；晚期检查：数周至数月后视神经苍白	VEP 异常（扁平）；ERG 正常	差
PION	立即	通常是双侧的；可以是单侧的	RAPD 或缺失	垂直野切割或暗点；可能是盲的	通常变盲；在未受影响的地区可能是正常的	早期检查：正常；晚期检查：数周至数月后视神经苍白	VEP 异常（扁平）；ERG 正常	差

CRAO. 视网膜中央动脉阻塞；AION. 前部缺血性视神经病变；PION. 后部缺血性视神经病变；RAPD. 相对传入瞳孔缺损；ERG. 视网膜电图；VEP. 视觉诱发电位；CT. 计算机断层扫描；MRI. 磁共振成像

化。AION 和 PION 均具有异常的光反射，表现为相对传入的瞳孔缺损或不存在光反射。对于不完全视力丧失的 ION 病例，一只或两只眼睛有垂直视场切开和 / 或暗点，而在未受影响的视场中视力可能相对正常。ASA POVL 登记的 ION 患者中有 2/3 存在双侧受累，这与这种损伤是由系统性生理紊乱引起的理论一致。PION 的眼底镜检查是完全正常的，而 AION 将显示视盘水肿伴或不伴有乳头周围火焰状出血。AION 中的水肿最终消失，外周血红素被吸收。几个月后，AION 和 PION 完全相同，仅留有视盘苍白。围术期 ION 的预后非常差。一些患者的视力可能会有所改善，但很少能恢复到基线水平。

（二）患者评估

对任何有视觉损失的主诉，应尽快眼科会诊，最好由神经眼科医师（如有）进行会诊。眼科诊断主要基于体检、瞳孔反射和散瞳的眼底镜检查结果，有助于消除特定的病因。急性闭角型青光眼是一种非常罕见的原发性青光眼。典型表现是疼痛，但这一发现可能会被残余麻醉和麻醉药减弱。通过测量眼压可以排除这种情况，而且用侧眦切开术很容易治疗。它不像其他四种围术期常见眼科诊断，但却是唯一有明确治疗效果的并发症。计算机断层扫描或磁共振成像经常被用来排除大脑皮质梗死或其他颅内病变的可能性。在这些研究中的小点状病变与栓塞事件一致。对于严重循环性休克的患者，由于低灌注引起的分水岭区域较大卒中也可以被检测到。

眼底镜检查中的樱桃红点可作为 CRAO 的诊断依据。视网膜电图（electroretinogram，ERG）在有CRAO 的情况下是高度异常的，但在没有瞳孔光反射和樱桃红斑点的情况下是多余的。当视网膜保持正常功能时，ION 和皮质盲的 ERG 是正常的。视觉诱发电位在 CRAO、ION 和皮质盲中异常。几个月后，当出现一个苍白的视盘时，就可以对 ION 做出明确的诊断，但将丧失区分 AION 和 PION 的能力。

（三）干预与治疗

由于 POVL 的每一个病因的发病率都很低，因

此缺乏有效的随机试验。此外，对于自发性 CRAO或 ION，目前还没有有效的治疗方法。自发性CRAO 的实验性选择性溶栓治疗结果喜忧参半。高压氧治疗、甘露醇和类固醇的病例报告结果也不一致。经常建议将血压恢复正常和将血细胞比容输血到 30% 或更高，但也缺乏可证实的疗效。

要　点

- POVL 可在多种外科手术后发生，但最常见的是俯卧位脊柱手术、心脏旁路移植术和头颈部手术。
- 最常见的 POVL 诊断是 CRAO、AION、PION 和皮质盲。
- CRAO 最常见的原因是眼球的压迫，而CRAO 的这一原因可以通过频繁的眼部检查和使用适当的头部定位装置来预防。
- AION 和 PION 的病因尚不清楚，但与手术和体位有关，这些手术和体位会在长时间的治疗中造成严重的生理紊乱。患者特有的危险因素也可能导致这种并发症。
- 迄今为止，最大的一项与俯卧位脊柱融合术相关的病例对照研究确定了 6 个危险因素，包括男性、肥胖、Wilson 框架的使用、持续时间、估计的失血量及非血液补液中胶体的低占比。ASA 预防该并发症的实践建议于2012 年更新。
- 对于高风险手术，应考虑签署 POVL 知情同意书。
- 来自国家数据库的最新证据表明，与脊柱融合手术相关的 ION 发生率正在下降。

推荐阅读

[1] American Society of Anesthesiologists Task Force on Perioperative Visual Loss. Practice advisory for perioperative visual loss associated with spine surgery: an updated report by the American Society of Anesthesiologists Task Force on Perioperative Visual Loss. Anesthesiology. 2012;116(2):274–85.

[2] Holy SE, Tsai JH, McAllister RK, Smith KH. Perioperative ischemic optic neuropathy: a case control analysis of 126,666 surgical procedures at a single institution. Anesthesiology. 2009;110:246–53.

[3] Lee LA, Nathens AB, Sires BS, McMurray MK, Lam AM. Blindness in the ICU: possible role for vasopressors? Anesth Analg. 2005;100:192–5.

[4] Lee LA, Roth S, Posner KL, Cheney FW, Caplan RA, Newman NJ, et al. The American Society of Anesthesiologists' Postoperative Visual Loss Registry: analysis of 93 spine surgery cases with postoperative visual loss. Anesthesiology. 2006;105:652–9.

[5] Lee LA, Deem S, Glenny R, Townsend I, Moulding J, An D, et al. The effects of anemia and hypotension on porcine optic nerve blood flow and oxygen delivery. Anesthesiology. 2008;108:864–72.

[6] Myers MA, Hamilton SR, Bogosian AJ, Smith CH, Wagner TA. Visual loss as a complication of spine surgery: a review of 37 cases. Spine. 1997;22:1325–9.

[7] Patil CJ, Lad EM, Lad SP, Ho C, Boakye M. Visual loss after spine surgery: a population based study. Spine. 2008;33:1491–6.

[8] Postoperative Visual Loss Study Group. Risk factors associated with ischemic optic neuropathy after spinal fusion surgery. Anesthesiology. 2012;116(1):15–24.

[9] Roth S. In: Miller RD, editor. Postoperative blindness, anesthesia. 6th ed. New York: Elsevier/Churchill Livingstone; 2005. p. 2991–3020.

[10] Rubin DS, Parakati I, Lee LA, Moss HE, Joslin CE, Roth S. Perioperative visual loss in spine fusion surgery: ischemic optic neuropathy in the United States from 1998 to 2012 in the nationwide inpatient sample. Anesthesiology. 2016. [Epub ahead of print].

[11] Shen Y, Drum M, Roth S. The prevalence of perioperative visual loss in the United States: a 10-year study from 1996 to 2005 of spinal, orthopedic, cardiac, and general surgery. Anesth Analg. 2009;109:1534–45.

[12] Practice Advisory for Perioperative Visual Loss Associated with Spine Surgery. An updated report by the American Society of Anesthesiologists task force on perioperative visual loss, the North American Neuro-Ophthalmology Society, and the society for Neuroscience in Anesthesiology and Critical Care. Anesthesiology. 2019;130(1):12–30.

[13] Rubin DS, Parakati I, Lee LA, Moss HE, Joslin CE, Roth S. Perioperative visual loss in spine fusion surgery: ischemic optic neuropathy in the United States from 1998 to 2012 in the Nationwide Inpatient Sample. Anesthesiology. 2016;125(3):457–64.

第六篇　成人神经外科其他手术麻醉过程中的危急情况

Critical Situations During Anesthesia for Other Procedures in Adult Neurosurgery

第41章

围术期诊断性操作与围术期磁共振成像的挑战

Perioperative Challenges During Diagnostic and Perioperative Magnetic Resonance Imaging (MRI)

Girija Prasad Rath　Deepak Sharma　著

银　锐　译　费昱达　校

一、概述

磁共振成像（magnetic resonance imaging，MRI）是一种非侵入性的诊断程序，具有描绘不同组织特征的独特能力，因此特别适用于软组织成像。大多数神经损伤的患者在临床管理的不同阶段都会接受诊断性 MRI 检查。麻醉或镇静可使患者在此过程中保持静止，以得到可接受的图像质量。MRI 也可用于获取术中图像，是一种拥有可接受的空间分辨率和对比度分辨率的成像方式。除了在手术室（operating room，OR）外开展镇静和麻醉时患者病情所固有的特定问题，与 MRI 检查相关的风险也使治疗策略更为复杂。本章将探讨有关需要接受镇静或麻醉以进行 MRI 检查的神经系统异常患者的所有围术期问题。

二、MRI 的原理

MRI 是基于核磁共振（nuclear magnetic resonance，NMR）概念的技术。人体中水分子的质子具有固有的磁性。它们可被强大的静磁场及外在射频（radiofrequency，RF）脉冲共同激发。施加外部磁场可产生磁梯度，并在基本磁场内从不同方向激发质子。处于激发态的质子获得能量，从低能状态转变为高能状态，称为"共振"。当 RF 脉冲停止时，质子会失去能量（弛豫）。释放的能量用于创建 MR 图像。氢原子最常用于成像，并以水和脂肪的形式存在于人体组织中。不同的身体组织具有各异的弛豫速度，因此可以借此区分图像中的身体

结构。弛豫的机制有两种，分别具有不同的时间常数——T_1 和 T_2。因此，标准磁共振（MR）图像序列包括 T_1 加权图像、T_2 加权图像，以及增强对比度（钆）的 T_1 加权图像。根据诊断要求，还可执行其他 MRI 序列。流量敏感的 MR 血管造影（MR angiography，MRA）和静脉造影（MR venography，MRV）可提供血流图像；扩散加权序列可帮助观察肿瘤（细胞增多）、细胞肿胀（例如局部缺血）和水肿；功能性 MRI 有助于检测出应激时脑功能区皮质活动的改变（语音区域定位）。

三、对比剂

静脉注射（intravenous，IV）对比剂可改变氢核的弛豫率。钆是 MRI 最常用的对比剂，可能会引起轻微的不良反应，例如恶心、呕吐、头痛和注射时的疼痛。对肾衰竭患者使用钆剂可能造成肾原性系统性纤维化，危及生命。因此，应测量这些患者估算的肾小球滤过率（glomerular filtration rate，GFR）。如果 GFR <30ml/(min·m^2)，则必须在给药前评估风险收益比。

四、MRI 扫描仪和环境

医用 MRI 扫描仪使用的磁场是由液态氦冷却下的超导磁体产生的静磁场。扫描仪还使用由供电单元生成的 RF 能量脉冲，以及施加的叠加梯度磁场进行空间编码。待扫描的身体部位通常置于标准圆柱孔设计的扫描仪中心，扫描仪周围常延伸有边缘磁场。测量磁场场强的单位为特斯拉（tesla，T）或

高斯（gauss，G）。MR 系统的磁场场强在磁体孔处最大，临床上多数现代扫描仪的磁场强度在 1～3T。随着与磁体的距离增加，磁场强度呈指数下降，因此当人们靠近磁体时，磁场的危险性会增加（图 41-1）。通常，扫描仪孔处的场强以特斯拉量化，而与边缘场周围的安全限制相关的较小数值以高斯描述，1T=10 000G。

MRI 检查室采用四个概念性的区域来控制准入和限制强磁场暴露（表 41-1）。出于安全考虑，MRI 检查室地板和墙壁上标记了磁场 5G 线。越过该线后，磁场将影响诸如心脏起搏器之类的电磁物质，因此，未经允许的人员不得进入。

五、麻醉医师的挑战

进行 MRI 检查时麻醉医师的目标是为患者提供固定性、安全性和舒适性，同时获取最佳的图像。根据患者病情和可接受性，可以通过镇静或麻醉来实现上述目标。表 41-2 提到了麻醉医师需要特别考虑的情况。

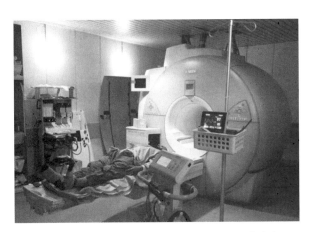

▲ 图 41-1　一个典型的磁共振成像（MRI）检查室

表 41-1　MRI 准入区域

区　域	活动 / 限制进入
I 区	公众可以随意进入的区域
II 区	MR 工作人员接待、询问和筛选患者
III 区	严格限制访问；非 MR 工作人员或未经筛查的铁磁物体进入其中，会因强磁场而造成严重伤害
IV 区	MRI 扫描仪位置；产生 III 区

六、MRI 检查过程涉及的风险

如果不采取特定的预防措施，采集高分辨率 MR 图像的强烈物理过程可能会对患者造成伤害。

（一）静磁场的危害

MR 系统中的静磁场是最重要的磁场危害，因为当磁体持续开启时，它会带来恒定的不可见危险。在 30G 线内的铁磁物质将同时受到向磁体中心拉动的吸引力和扭矩（使物质与磁场对齐）。静磁场的主要风险包括起搏器故障、弹丸效应、植入物移位和医疗设备故障（表 41-3）。

强磁场对发育中的胎儿的长期影响尚不清楚。因此，鉴于可能的致畸性，应在妊娠的前三个月避免进行 MRI 检查。

（二）RF 脉冲和梯度磁场的危害

RF 能量脉冲和时变梯度磁场叠加在强大的静磁场上以生成空间图像。在此过程中，生物组织和电导体（例如电缆）中将产生感应电流。由于人体具有导电性，RF 脉冲产生的电流将以热量的形式被吸收。身体外围的 RF 加热效应比在身体核心更为突出。此外，导电材料直接接触皮肤时可能会灼伤患者。因此，必须避免接触衣服中的金属物体、电缆、ECG 导联，以及其他设备。这需要强有力的筛查程序来确保安全。

梯度磁场的切换会造成机械振动和较大的噪声，通常会超过 85dB 的安全极限并可能造成听觉损害。因此，清醒或麻醉的患者，以及工作人员均

表 41-2　有关 MRI 麻醉的问题

• MR 检查的风险
• 手术室外麻醉
• 兼容的麻醉监护仪和设备
• MRI 检查室内无法接触患者
• 麻醉技术
– 镇静与全身麻醉
• 与患者相关的因素
– 儿童
– 成人幽闭恐惧症患者
– 运动障碍
– 重症监护患者
• 检查时间延长

表 41-3 强静磁场的风险

磁场的风险	预防措施
弹丸或"导弹"效应	
Ⅲ区中的铁磁物体被强磁场吸引并形成弹丸；碰撞可能导致患者和工作人员受伤甚至死亡，并可能损坏扫描仪	限制准入Ⅲ/Ⅳ区，所有人员入场前都必须接受医学筛查
铁磁物体包括许多基本的麻醉设备，例如喉镜、气瓶、除颤器和脉搏血氧仪	在磁性房间旁强磁场（Ⅱ区）外设置专用区域进行麻醉
	Ⅲ区内仅允许使用非铁磁性（MR 安全或条件性 MR 兼容）设备，例如光纤脉搏血氧仪，铝制气瓶等
起搏器故障	
磁场强度超过 5G 时起搏器发生故障并导致死亡	需要一个强有力的筛查程序来识别和禁止带有起搏器和除颤器的人员进入Ⅲ区
植入物移位	
植入患者体内的铁磁物体可能会脱落，可能造成毁灭性的内部伤害	必须有强有力的筛选程序。铁磁植入物是 MR 检查的禁忌证
医用植入物包括动脉瘤夹、支架、人工心脏瓣膜、内部除颤器、宫内节育器和人工耳蜗	非铁磁性植入物是安全的，例如通用外科手术夹、许多关节假体、人造心脏瓣膜和胸骨线
来自焊接或穿透性眼外伤的金属弹片和眼内异物	若有任何不确定性，不可进入Ⅲ区
设备故障	
标准设备故障可能导致设备损坏；输液器故障可能会导致药物输送不正确	标准设备只能在 5G 线之外使用
	只有指定为 MR 安全或条件性 MR 兼容的设备才可安全使用

MR 安全 . 在任何 MR 环境中均不存在已知的 MR 危害；条件性 MR 兼容 . 在特定的使用条件下，在指定的 MR 环境中没有危害；MR 不安全 . 在所有 MR 环境中均构成危险

应使用耳塞以保护听力。

（三）氦泄漏和紧急 MRI 关机

所有现代高特斯拉 MRI 都具有保存在极低温度下的超导磁体，并使用液氦作冷却液。在自发或紧急关闭磁场（失超）的情况下，液态氦会迅速沸腾并膨胀至气态。释放到大气中的低温气体必须通过失超管迅速排放到建筑物外部。一旦失超管被阻塞或泄漏的气体进入检查室，室内空气将处于低氧和高压状态。这是一种紧急情况，必须立即疏散患者和 MRI 工作人员。MRI 检查室通常配有氧合传感器，应留意Ⅳ区的氧气监测情况和警报。释放低温气体会导致房间起雾和冷凝。在失超管附近的机架内可能出现凝结的氧气，从而形成局部富氧环境，增加了火灾的风险。Ⅳ区通风可以减轻这种危害。

由于失超的潜在危险，在发生医疗紧急情况时，应将患者从磁场中移开而不是紧急关闭磁场。

七、麻醉设备与监测

MR 检查室中使用的麻醉设备通常与医院其他地方使用的常规设备不同。它们可能是 MR 安全的、条件性 MR 兼容的或 MR 不安全的（已知在所有 MR 环境中都会造成危险）。MR 麻醉科医师应完全熟悉检查室中使用的 MR 设备。在Ⅳ区中使用的理想设备不应对患者造成危害，能在强磁场中正常工作，并且不会降低 MR 图像质量。

对进行 MRI 检查的患者的监测必须与 OR 具有相同的标准，与 ASA "基本麻醉监测标准"一致。Ⅳ区内的监护仪应为 MR 安全或条件性 MR 兼容的。使用标准的脉搏血氧仪可能会因感应电流而造成严重灼伤，因此应使用光纤的 MRI 安全探头。ECG 也容易受到干扰，导致走线出现尖峰和 ST-T

变化。因此，很难检测到 ECG 中心律失常和形态变化。可通过使用高阻抗、短导联和 MRI 安全电极以窄三角形放置在患者胸部的方式减少感应电流对 ECG 的影响。MR 安全的 ECG 电极使用光纤电缆，通过光而非电流传输 ECG 信号，并且更抗电磁效应的干扰。通过用尼龙替代金属连接，可以安全地进行无创血压监测。侵入性血压监测管线的长度应尽可能缩短以减少阻尼。带有较长采样线的二氧化碳分析仪的波形显示的时间具有 20s 的延迟。当麻醉医师不在Ⅳ区内时，应在Ⅲ区配备一个监护仪。

八、筛查患者和人员

为防止意外事故，有必要对患者和 MR 人员进行彻底筛查。MRI 禁忌证与上述主要风险直接相关（表 41-3）。患者筛查应包括与患者和与设备有关的危险因素。麻醉医师应确定患者是否存在高风险的医疗状况(例如早产儿或婴儿、ICU 状态、呼吸异常、血流动力学不稳定，以及使用血管加压药，或其他并发症如肥胖和睡眠呼吸暂停)；植入性装置或设备（例如起搏器、心脏除颤器、神经刺激器、手术夹／支架、人工心脏瓣膜）；或嵌入的（环形金属填充物、文身）和穿孔的异物（穿孔的首饰和戒指）。

九、麻醉技术

一次 MRI 检查通常包括多个成像序列。每个序列可能需要 5～10min 才能获取。特定 MRI 检查的持续时间可能会有所不同，取决于需要扫描的序列数量，个别检查会持续超过 2～3h。使患者静止不动是获取最佳图像的最关键一环。但是，由于麻醉医师无法直接接触患者，患者的安全至关重要。最常用的麻醉技术包括镇静和通过静脉或吸入的全身麻醉。

1. 镇静　因为许多医院都没有麻醉医师，MRI 通常是在非麻醉医师（放射科医师、护士、技术人员等）的镇静下进行的。镇静的目的是保障患者的安全、最大限度地减少身体不适和疼痛、控制焦虑、帮助遗忘，以及控制运动。在镇静之前，应对所有患者进行评估，进行适当的禁食（如择期手术前的要求）和气道检查，以确保在发生意外时气道畅通。呼吸道设备应准备就绪并安装常规的生理监护仪，并且需要建立静脉通路从而安全施用镇静药。如果在检查过程中出现换气不足或其他问题，则必须停止检查，并且在退出磁场后对患者进行治疗。这需要医护人员的专业知识，在节省时间的同时为患者提供最佳的安全性。

多种药物（口服／静脉注射）可为进行 MRI 检查的儿童提供镇静（表 41-4）。为了根据特定患者或情况选择药物，需要对药物的药理学特性有适当了解。理想的药物应该是安全可靠的，具有起效快、代谢快、呼吸抑制小、稳定血流动力学并能让患者迅速苏醒的特点。6 个月以下的婴儿可以使用水合氯醛或三氯福司，而较大的婴儿和幼儿可以口服戊巴比妥镇静。但是，在当前情况下，这些镇静药并不常用。单独使用咪达唑仑作为镇静药可能并非一直有效。对于未建立静脉通路的可配合儿童，

表 41-4　儿童 MRI 用镇静药

药　物	剂　量	途　径	起效（min）	持续时间（min）
水合氯醛	50～100mg/kg（最大 2g）	口服	15～30	60～120
戊巴比妥	4mg/kg（最大 8mg/kg）	口服	20～60	60～240
咪达唑仑	0.5～1mg/kg（最大 15mg）	口服	20～30	60～90
	0.02～0.1mg/kg	静脉注射	5～10	30～60
丙泊酚	1～2mg/kg 单次给药后 50～150μg/(kg·min)	静脉注射	1～2	5～10（单次给药后）
氯胺酮	3～5mg/kg	肌内注射	3～6	30～180
右美托咪定	1μg/kg 单次给药 10min 后 0.5μg/(kg·min)	静脉注射	15～30	120～180

某些中心仍提供肌内注射（intramuscular，IM）氯胺酮镇静。丙泊酚输注是 MRI 检查中最受欢迎的技术之一。它能提供有效镇静，易于滴定，以达到所需的催眠水平，且恢复时间短。目前，已有通过不同途径（静脉内和鼻内）使用右美托咪定进行 MRI 镇静的尝试，然而确切剂量尚待确定。对于中度焦虑的成年患者，在进入 MRI 检查室前可能需要抗焦虑药（例如苯二氮䓬类），称为清醒镇静。

2. 全身麻醉 一些特定患者在 MRI 检查期间需要全身麻醉（表 41-5），其中最常见的是儿童患者。浅麻醉可能适合无痛的 MRI 检查。但是，较浅的麻醉可能导致气道并发症（支气管痉挛和咳嗽），此时可能需要改变麻醉深度。讨论检查的持续时间也很重要，因为这有助于确定采用通过喉罩（laryngeal mask airway，LMA）自主通气抑或气管插管进行机械通气。

麻醉诱导应在麻醉室或 MRI 检查室附近 5G 线以外的麻醉专用区域进行。该区域 / 房间也应当用于紧急情况下患者从磁场中撤出后的复苏。患者在该房间和磁场（Ⅳ区）之间的转移是通过非铁磁推车进行的。将患者放入扫描仪后便无法接触头部。此外，放置头部扫描接收器线圈进一步限制了气道的可及性，必须确保其充分的安全性。带套囊气管导管（endotracheal tube，ETT）的指示气囊可能包含铁磁性弹簧，须将其置于磁场外，以防止伪影。

所有需要深度镇静的患者都应考虑监测呼气末二氧化碳（end–tidal carbon–dioxide，$EtCO_2$）。通过脉搏血氧仪进行的氧气监测不可替代呼吸机功能监测。MRI 安全 / 条件性 MR 兼容的麻醉机始终是 MRI 检查室中的首选。在无法使用的情况下，可使用Ⅲ区的标准麻醉机利用带有波导的细长电路来给予吸入麻醉药。或者，可以将全凭静脉麻醉（total intravenous anaesthesia，TIVA）与Ⅳ区的 MRI 安全 / 条件性 MR 兼容的输液泵或通过波导与具有静脉置管的传统泵一起使用。无论采用哪种麻醉技术，在 MR 检查后均应从麻醉中迅速恢复，且不良反应最小化。

（一）儿童患者

儿童是最常见的需要进行 MRI 麻醉的患者。因此，必须对麻醉团队进行充分的培训，配备相应设备，并为应对儿童麻醉的挑战做好准备。较小的婴儿常在进食后入睡，或许可以进行短时间的扫描。否则应尝试在检查过程中使用镇静药以让其静止。但使用镇静药或麻醉药时需要具备静脉通路。未建立静脉通路的儿童需要通过吸入剂诱导，继而持续吸入麻醉或输注丙泊酚以维持麻醉。LMA 通常用于状况较简单的儿童，以确保在 MRI 检查期间气道通畅，配合自主通气，防止使用长回路管路时出现的间歇性正压通气（intermittent positive pressure ventilation，IPPV）隐患。

（二）重症监护患者

MRI 对于重症监护病房（intensive care unit，ICU）的患者来说是一个复杂的过程，因为患者可能伴有严重的神经系统疾病，例如昏迷或脊髓压迫，以及循环状态不稳定，并且可能需要输注血管升压药。不稳定的患者忌行 MR 成像。在将患者从 ICU 转移到通常距离较远的 MRI 检查室之前，必须分析风险收益比。须从家属处获取正确的有关植入异物的病史，否则应在扫描前对身体进行 X 线片检查。取出金属异物和不兼容的监测设备（如颅内压监测螺栓）或更换为条件性 MR 兼容的监测设备。患者进入Ⅳ区之前，针对输液泵也应采取类似的预防措施。与心肌直接接触的导线中的电流感应可能会引起微震，并可能导致心室纤颤和心脏停搏。在进行 MR 检查之前，应移除临时起搏线和肺导管。

十、MRI 检查期间的危机管理

在镇静和麻醉下安全进行 MRI 检查需要强有力的筛查、训练有素的工作人员、跨学科团队合作，

表 41-5 需要在全身麻醉下进行 MRI 的患者

- 患有相关神经疾病、神经管缺陷、颅内肿瘤、血管畸形的婴儿和儿童
- 不合作的患者
- 运动障碍的患者
- 幽闭恐惧症
- 接受立体定向神经外科手术的患者
- 重症监护患者；通气患者
- MRI 检查延长者
- 手术期间接受术中 MRI 检查的患者

以及时刻保持警惕。表 41-6 总结了 MR 麻醉期间某些潜在灾难性并发状况的即时处理。

十一、术中 MRI

术中 MRI（intraoperative MRI，iMRI）能够让我们在手术期间定期对患者进行扫描，从而可以对病变进行精确定位和接近完全切除。它也已用于识别大脑的功能区，因此被称为术中功能性 MRI（functional MRI，fMRI）。iMRI 还减少了术后扫描的必要性，改善了患者的临床疗效。这一检查已成功用于颅内肿瘤手术（垂体瘤、脑室内肿瘤和良性神经胶质瘤）、癫痫手术和深部脑刺激。iMRI 也被用于清醒状态下的开颅手术中，以最大限度地切除邻近皮层功能区的颅内肿瘤。

目前，由西门子和 Brain Lab（Brain Suite）合作构建的高场 iMRI 系统具有一个标准的 1.5T 磁体扫描仪，与计算机辅助的神经导航系统一起建于专用 OR 内，并和数字化图像传输和投影系统一起组成一个完整综合的设备单元（图 41-2）。典型的

iMRI 检查室包括一个内部限制区。红线（内侧）代表磁场强度≥ 50G 的区域，黄线（外侧）代表磁场强度＜5G 的区域。5G 线内的任何铁磁物体均可被磁体吸引。在许多临床情况中，成像和手术的区域是分开的。要么将患者转移到 MRI，要么将 MRI 移至患者处。如果手术台位于 5G 区域内，则所有

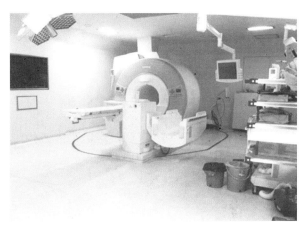

▲ 图 41-2　术中磁共振成像（MRI）装置，展示了磁扫描仪和计算机辅助的神经导航系统

表 41-6　MRI 中可能出现的并发状况的处理

并发状况	评 估	干预措施
气道状况（反流，缺氧，断开连接）	确认气道位置和通畅性	纠正异常
	评估呼吸	如果无法立即纠正，将患者从Ⅲ / Ⅳ区中移出，转移至复苏区
	循环	不可将麻醉设备带入Ⅲ / Ⅳ区，例如喉镜
心肺停止	气道（airway，A）	启动基础生命支持
	呼吸（breathing，B）	立即将患者从磁场中移出后开始高级生命支持
	循环（circulation，C）	
物体卡在 MR 扫描仪中	评估患者安全性	将患者从Ⅳ区中移出
		移除物体
紧急失超	缺氧警报	疏散患者和工作人员
	氦气泄漏	执行失超程序（见正文）
对比剂反应	ABC	停止使用对比剂
	变态反应管理	评估患者，移出Ⅳ区并开始复苏
		变态反应管理预案——氧气、肾上腺素、静脉输液等

手术器械均应为 MRI 安全 / 条件性 MR 兼容的。但是，如果手术台位于 5G 线之外，则可以使用全部的手术和麻醉设备，并在手术期间根据需要将患者转移到磁性检查台中以获取图像。

iMRI 检查室中患者的管理给麻醉医师带来了巨大挑战。有关患者安全以及监护仪和设备的兼容性的注意事项仍然与标准 MR 环境类似。反复的术中扫描、术中较冷环境状态导致的低温、转移到磁场中时患者的体位调整，以及手术时间的延长，使神经麻醉问题进一步复杂化。全身麻醉的 TIVA 和吸入麻醉技术，以及清醒状态下的开颅手术的监护麻醉（monitored anaesthesia care，MAC），在 iMRI 条件下均有成功开展。

推荐阅读

[1] Association of Anaesthetists of Great Britain and Ireland. Provision of anaesthetic services in magnetic resonance units. The Association of Anaesthetists of Great Britain and Ireland; 2002. http://www. aagbi.org/publications/guidelines/docs/mri02.pdf.

[2] Farling PA, McBrien ME, Winder RJ. Magnetic resonance compatible equipment: read the small print! Anaesthesia. 2003;58:86.

[3] Gupta N, Rath GP. Intraoperative magnetic resonance imaging in neurosurgery and anesthetic considerations. World J Anesthesiol. 2014;3(2):174–80.

[4] Osborne IP. Magnetic resonance imaging: new challenge and techniques. Curr Opin Anaesthiol. 2002;15:443–8.

[5] Practice advisory on anesthetic care for magnetic resonance imaging. An updated report by the American Society of Anesthesiologists task force on anesthetic care for magnetic resonance imaging. Anesthesiology. 2015;122:459–79.

[6] Reddy U, White MJ, Wilson SR. Anaesthesia for magnetic resonance imaging. Contin Educ Anaesth Crit Care Pain. https://doi.org/10.1093/bjaceaccp/mks002. First published online: February 26, 2012.

[7] Safety guidelines for magnetic resonance imaging equipment in clinical use. London: Medicines and Healthcare Products Regulatory Agency (HPRA). March 2015. https://www.gov.uk/government/uploads/system/uploads/attachment_data/file/476931/MRI_guidance_2015_-_4-02d1.pdf.

[8] Serafini G1, Ongaro L, Mori A, Rossi C, Cavalloro F, Tagliaferri C, Mencherini S, Braschi A. Anaesthesia for MRI in paediatric patients. Minerva Anestesiol. 2005;71:361–6.

[9] Shellock FG, Spinazzi A. MRI safety update 2008: part 1, MRI contrast agents and nephrogenic systemic fibrosis. AJR Am J Roentgenol. 2008;191:1129–39.

电击疗法围术期的挑战
Perioperative Challenges During Electro Convulsive Therapy (ECT)

Carrie Bowman–Dalley　James G. Hilliard　著

银　锐　译　费昱达　校

第 42 章

自 1938 年以来，电击疗法（electroconvulsive therapy，ECT）已用于治疗严重和难治性抑郁症、紧张症、精神分裂症和自杀意念。最近，也有研究将 ECT 作为改善创伤后应激障碍（post-traumatic stress disorder，PTSD）症状并降低该患者人群死亡率的潜在疗法。尽管 ECT 在没有麻醉的情况下开展了近 30 年，麻醉医师与精神病学同事间的合作已使这一技术变得更安全、患者舒适度更高、疗效更佳。麻醉医师必须预判电刺激可能导致的生理反应，并了解麻醉药对治疗的影响，以最大限度地降低 ECT 的风险并提高其有效性。

最近的几份报道表明，与 ECT 相关的不良事件发生率有所下降。但是，ECT 的麻醉管理仍与许多潜在的并发症相关（表 42-1）。与 ECT 相关的发病和死亡报道中，最常见原因是心血管事件，包括心律失常、心肌梗死、充血性心力衰竭和心脏停搏。本章将重点介绍与 ECT 相关的心血管并发症，以及 ECT 后肺、神经和肌肉骨骼的情况。

一、心血管并发症

（一）概述

电击疗法刺激自主神经系统的副交感神经和交感神经分支。向大脑施加电流后，会出现迷走神经反射，通常可在 10～60s 内观察到副交感神经占主导地位。然后，随着神经节后交感神经和肾上腺髓质释放儿茶酚胺（交感优势时期），患者的血流动力学特征迅速改变。通常可在 5～10min 内观察到这种交感刺激对血流动力学的影响，峰值心率和

全身血压读数出现在电刺激后 3～5min。有报道称在副交感期观察到严重的心动过缓和心脏停搏，并且在交感期出现诸如短暂性窦性心动过速和室性心动过速等心律状况。此外，高血压也很常见，收缩

表 42-1　与 ECT 有关的并发症

肺
• 误吸
• 阻塞
• 喉痉挛
• 肺水肿
心血管
• 心律失常
• 高血压
• 心肌梗死
• 充血性心力衰竭（CHF）
• 心脏停搏
神经系统
• 治疗前焦虑
• 癫痫持续状态
– 惊厥性
– 非惊厥性
• 谵妄和激越
• 癫痫小发作
• 头痛
• 颅内出血
肌肉骨骼
• 长骨骨折
• 关节脱位
• 牙齿损伤
• 口腔撕裂伤
• 肌痛
其他
• 术后恶心和呕吐（PONV）
• 回忆

压增加 30%～40%。尽管研究表明，大多数患者在 ECT 后长达 6h 内左心室收缩和舒张功能受损，大多数患者对心血管变化的耐受性良好。表 42-2 总结了在 ECT 期间发生危及生命的心血管并发症的高风险患者及相应的预防策略。

（二）预防

标准监护仪（由美国麻醉医师学会定义）通常是可以满足 ECT 期间麻醉要求的。应及时干预血流动力学和呼吸系统紊乱以预防 ECT 引起的心血管危机。必须通过充分的面罩通气来防止因气道通畅不全或通气不足引起的低氧血症。同时应使用抗胆碱药（例如格隆溴铵或阿托品）对患者进行预处理。当精神科医师使用阈下刺激或重复刺激来确定癫痫发作阈值，或者患者正在服用 β 肾上腺素能拮抗药，或存在电刺激后未能诱发癫痫发作的病史时，上述预处理尤其重要。在任何一种情况下，临床上严重心动过缓和心脏停搏的风险都很高。在诱发癫痫发作后，交感反应可能减弱或消失，而迷走神经未受阻碍。格隆溴铵具有更强的抗唾液分泌效果，较少发生心动过速，并且无中枢神经系统不良反应，因此可能是优于阿托品的选择。

在高危患者中，需要进一步抑制高动力反应，以预防心血管危机，例如因心动过速，其他严重心律失常和高血压引起的心肌梗死。表 42-3 总结了能够降低 ECT 对自主神经系统的影响及其对癫痫发作持续时间的影响的药物。在 ECT 期间使用降血压药时，必须注意保持脑灌注压。由于诱发的癫痫发作将使脑需氧量增加 200%，ECT 期间保持充足的脑血流量至关重要。

（三）危机管理

发生危及生命的心血管并发症时，麻醉医师必须准备用高级心脏生命支持（advanced cardiac life support，ACLS）方案进行干预。急救药物和复苏设备必须立即就绪。

如果怀疑有心肌缺血，应立即根据当前的循证医学方案优化氧合和血流动力学参数。给予患者持续支持治疗并做好监测工作。随后应追踪包括肌钙蛋白在内的一系列心肌标志物以量化心肌损伤。

要 点

- 用 ECT 对脑进行电刺激后，预计患者会经历迷走神经反射，此后 15～60s 后交感神经放电。
- 可能因 ECT 相关的自主神经系统刺激而导致心血管并发症的患者包括患有冠心病、脑血管病、高血压、充血性心力衰竭、动脉瘤和既往存在心律失常的患者，或目前正在服用三环类抗抑郁药（tricyclic antidepressant，TCA）、5- 羟色胺 - 去甲肾上腺素再摄取抑制药（serotonin-norepinephrine reuptake inhibitor，SNRI）、安非他酮或单胺氧化酶抑制药（monoamine oxidase inhibitor，MAOI）的患者。
- 如果患者正在服用 β 受体拮抗药，或者是使用重复电刺激或阈下刺激的情况下，特别建议进行抗胆碱药的麻醉前用药。
- 对于发生心血管并发症风险高的患者，可以考虑麻醉前使用能够减轻 ECT 高动力反应的药物。
- 心血管并发症是与 ECT 相关的死亡的主要原因。这些并发症包括心动过缓、心脏停搏、严重高血压、严重窦性心动过速、室性心动过速、心肌缺血和梗死。
- ECT 麻醉只能在配有可以立即开展 ACLS 的装置和受过相应培训的环境中进行。

二、肺并发症

（一）概述

ECT 治疗方案通常要求患者每周接受 3 次或 4 次治疗。除非有已知的通气困难、严重的胃食管反流病或晚期妊娠等禁忌证，否则首选面罩麻醉。

与 ECT 相关的多数肺并发症类似于任何面罩麻醉的并发症：误吸、气道阻塞、喉痉挛，缺氧或通气不足。误吸虽罕见（2000 名患者中不到 1 名），但可危及生命。

肺水肿是 ECT 的罕见并发症。电刺激后的交感

表 42-2 与 ECT 相关的心血管并发症的处理

患者危险因素	潜在并发症	预防策略
心血管疾病	心肌缺血	麻醉前使用 β 受体拮抗药
既往心肌梗死	心肌梗死	通过控制高血压、糖尿病、CHF、心绞痛和心律失常来改善预后
左心室射血分数（LVEF）< 50%	心律失常（室性心动过速）	
室性期前收缩（PVC）每小时超过 10 次	心脏破裂	
起搏器或埋藏式复律除颤器（ICD）	心律失常	ECT 之前和之后进行设备检查
		所有设备妥善接地
		考虑第一次 ECT 时请心脏科专家在场
		准备好磁铁
		起搏器：遵循制造商和心脏病专家的建议 [a]
		ICD：在 ECT 期间停用除颤器功能，操作后重新打开 [a]
单胺氧化酶抑制药治疗	高血压危象	ECT 前请精神科医师会诊以分析停药 2 周的风险和收益
	心律失常	避免使用哌替啶
		避免使用间接作用的拟交感神经药
三环类抗抑郁药	心律失常	ECT 前请精神科医师会诊以分析停药 2 周的风险和收益
	与抗胆碱药协同作用	谨慎滴定拟交感神经药
	与拟交感神经药协同作用	避免先行使用抗胆碱药
5- 羟色胺 – 去甲肾上腺素再摄取抑制药（SNRI）	心律失常（SNRI）	ECT 前请精神科医师会诊以分析停药的风险和收益
	心脏停搏（SNRI）	
安非他酮	癫痫发作时间延长	
高钾血症	氯琥珀胆碱引起的心律失常	避免使用氯琥珀胆碱
		考虑小剂量的阿曲库铵或顺式阿曲库铵
心房颤动	ECT 刺激下转换为窦律后出现血栓栓塞	对于所有并发心房颤动的患者，建议在 ECT 之前进行抗凝血治疗
脑动脉瘤	管壁压力增加导致动脉瘤肿大或破裂	使用药物完全抑制交感神经系统反应
		在已知患有冠状动脉疾病、射血分数降低或主动脉瓣关闭不全的患者中，考虑使用硝普钠 30μg/min 静脉注射和阿替洛尔 50mg 口服，并进行动脉管路监测
高血压	颅内出血	将血压维持在患者基线的 20% 以内；有关首选药剂和 ECT 相关注意事项，见表 42-3
心动过缓和心脏传导迟缓	严重心动过缓	预先使用抗胆碱药
	心脏停搏	避免反复使用氯琥珀胆碱

a. 尚无可用于直接实践的随机对照临床试验；最近的病例系列 / 病例报道表明，通常不需要修改起搏器功能（即置于非同步模式）

表 42-3 静脉注射降血压药及其对癫痫发作持续时间的影响

预先用药	对癫痫发作持续时间的影响	与 ECT 有关的注意事项
艾司洛尔最高可达 1mg/kg	轻度减少	作用时间短，较理想
拉贝洛尔 0.1～0.2mg/kg	减少	对癫痫发作持续时间的影响有争议
尼卡地平 1.25～2.5mg	无变化	与拉贝洛尔共用以避免心率反跳加快
地尔硫草 10mg	减少	ECT 首选尼卡地平
硝酸甘油 3μg/kg	无变化	有心肌缺血风险时建议使用
硝普钠 0.1～5μg/(kg·min)	无变化	同时存在动脉瘤和主动脉瓣狭窄时建议使用；需要动脉管路
右美托咪定 10min 内 1μg/kg（诱导前）	无变化	丙泊酚 1mg/kg 给药可增强降血压作用
瑞芬太尼 100μg	无变化	降低对麻醉药的需要量，可能有助于改善次优癫痫发作的持续时间

神经的输出在短时间内增加了后负荷。在患有心脏功能障碍的患者中，后负荷的增加可能导致短暂性代偿性心力衰竭。

（二）预防

肺并发症的预防始于全面的术前评估。若确诊胃食管反流病（gastroesophageal reflux disease，GERD），可以使用预防性药物来改善患者的病情。术前给予 H_2 受体拮抗药（雷尼替丁）、促动力药（甲氧氯普胺）和抑酸药（枸橼酸钠）能够提高 pH 值并减少胃内容物的体积，这可以防止或减少误吸的影响。此外，对于患有严重 GERD 的患者，应考虑快速连续诱导和插管，以保护患者的呼吸道。在所有患者中，床头抬高 15°～30°，正确的体位可以减少被动误吸的机会，并改善肺顺应性。

准备呼吸道复苏设备至关重要。麻醉医师必须能够快速有效地支持氧合和通气。

应及早发现有肺水肿风险的患者。在这些患者中，应保持正常血容量，并且可以在整个过程中使用药物以优化血流动力学参数，例如心率（β肾上腺素受体拮抗药）、前负荷（静脉扩张药）和后负荷（直接作用的血管扩张药）。

（三）危机管理

表 42-4 总结了肺并发症的治疗策略。

要　点

- 术前全面评估和准备气道设备至关重要。
- 有误吸危险的患者应使用 H_2 受体拮抗药、促动力药和枸橼酸钠，并应考虑行气管内插管。

三、神经系统并发症

（一）概述

神经系统并发症是由电刺激对颅外和颅内结构的影响以及与癫痫发作后状态有关的精神状态变化引起的。

头痛（headache，HA）是 ECT 后的常见症状，发生在约 45% 的患者中。当电极传递直接刺激时，在刺激期间头部和面部的肌肉会收缩。颞肌和咬肌的收缩，以及与 ECT 相关的血管变化可能是造成头痛的原因。头痛的发生与癫痫发作的持续时间增加有关。

表 42-4　与 ECT 相关的肺部并发症的处理

并发症	并发症的不利影响	治 疗	治疗的潜在不良反应
误吸胃内容物	固体颗粒物阻塞气道导致低氧血症 / 神经系统损伤 / 死亡	头低脚高位	牙和软组织结构损伤；咽痛
	速发的肺组织损伤（pH 相关）和继发性炎性损伤	口咽吸引	
	肺炎	支持氧合和通气	
	急性呼吸窘迫综合征（ARDS）	保持气道畅通	
喉痉挛	缺氧	正压通气	心动过缓，高钾血症
	高碳酸血症	氯琥珀胆碱	
	肺水肿		
上呼吸道阻塞	缺氧	重新开放气道	鼻出血
	高碳酸血症	插入口 / 鼻气道	
		考虑 LMA 或 ETT	
肺水肿	换气不足	支持氧合和通气	血容量不足，低血压
	低氧血症	确认诊断	
	高碳酸血症	限制静脉注射液体并考虑使用利尿药	

颅内出血是一种 ECT 的并发症，但这种情况极为罕见。急性高动力反应可导致脑血流量增加、短暂性神经功能缺损、皮质盲和血管结构受损。患有未确诊的潜在血管畸形（如动脉瘤或动静脉畸形）的患者出现 ECT 后颅内出血的风险可能更高。

足够长的强直阵挛发作与有效的治疗是一致的。在没有额外电刺激的情况下，ECT 也可能导致持续时间超过 5min 的癫痫发作或短时间内的多次癫痫发作，尽管这很罕见。必须及时识别和治疗癫痫持续状态（status epilepticus，SE），它可能是惊厥性的或非惊厥性的。惊厥性 SE 的特征是局灶性或全身性持续性强直 - 阵挛性运动，如肘、膝和髋关节的屈肌和伸肌节律性地收缩然后舒张。非惊厥性 SE 需要脑电图（electroencephalogram，EEG）来确诊，对于通常情况下难以用癫痫发作后状态解释的苏醒延迟或苏醒期谵妄的患者，应怀疑非惊厥性 SE。正在逐渐减少抗精神病药用量的患者或目前正在服用氨茶碱的患者有发生这种并发症的风险。丙

泊酚和硫喷妥钠可抑制 ECT 发作，使其失效。与丙泊酚相比，依托咪酯可导致更长的运动和 EEG 发作的持续时间。大多数镇静药或抗焦虑药会降低 ECT 的效果。

虽然大多数患者可从 ECT 中快速恢复，但一些患者在术后会出现意识模糊、躁动和暴力行为。这些患者可能需要麻醉前用药（见下文）、恢复时提高警惕或在 ECT 后给予镇静。

（二）预防

完善的术前评估对降低 ECT 期间神经系统并发症的发生率非常重要。仔细检查患者的健康史和药物史，可能会发现能够影响癫痫发作活动的共存的疾病和药物。例如，用于控制癫痫（拉莫三嗪、丙戊酸盐和卡马西平）和焦虑症（苯二氮䓬类）的药物可能会减弱癫痫发作活动，而据报道，用于治疗双相障碍（锂）和精神分裂症（吩噻嗪和氯氮平）的药物会延长癫痫发作活动。因此，应考虑请相应专家（如癫痫患者的神经科医师等）会诊。另外，

麻醉药的选择会影响 ECT 发作的时间。例如，据报道，与丙泊酚相比，美索比妥和依托咪酯可延长 ECT 的发作时间。

若无禁忌，出现头痛的患者可以提前口服非甾体抗炎药。

低剂量咪达唑仑（0.025mg/kg）或右美托咪定（0.5μg/kg）的麻醉前用药可以降低手术后躁动的发生率，且无不良反应。也有在刺激之后给予半剂量的诱导剂（通常为美索比妥）的做法。工作人员为减少刺激和令患者放心而做出的努力可能会有所帮助。

（三）危机管理

表 42-5 总结了 ECT 神经系统并发症的危机管理。

表 42-5　与 ECT 相关的神经系统并发症的管理

并发症	并发症的不利影响	治　疗	治疗的潜在不良反应
头痛	患者不适	非甾体抗炎药	胃溃疡
			肾衰竭
			血小板抑制
颅内出血	颅内压升高	支持氧合和通气	严重的高碳酸血症导致脑血管收缩和侧支血管的血流减少
	脑灌注压降低	维持平均动脉压（MAP）以确保足够的脑血流量（CBF）	
	神经元缺氧	监测颅内高压迹象	
	脑疝	降低颅内压	
	死亡	过度换气	
		渗透性利尿	
		升高床头（HOB）	
		脑室造瘘术	
		请神经外科医师会诊	
		确认诊断（立即行颅脑 CT）	
		考虑紧急手术	
癫痫持续状态	神经元代谢亢进导致中枢神经系统缺氧、潜在的细胞死亡和中枢神经系统损伤	支持氧合和通气	镇静、呼吸抑制和气道阻塞
惊厥性		给予苯二氮䓬类、巴比妥类或丙泊酚	心动过缓
		考虑其他抗惊厥药（例如左乙拉西坦或苯妥英）	
非惊厥性		EEG 确认诊断	镇静、呼吸抑制和气道阻塞
		必要时给予苯二氮䓬类或其他抗惊厥药（神经科医师会诊）	
躁动和谵妄	可能的身体和心理创伤	癫痫发作后状态时减少刺激	镇静、恢复时间延长、心动过缓
		言语安抚	
		麻醉前使用咪达唑仑或右美托咪定	

- 头痛很常见，麻醉前使用非甾体抗炎药可以避免。
- 如果 ECT 后意识水平（level of consciousness，LOC）不足，颅内出血是重要的鉴别诊断。
- 癫痫持续状态会导致脑代谢需求增加，亦可能导致气道不通畅。
- 可以采用药物和非药物方法来减少 ECT 后的躁动。

四、肌肉骨骼并发症

（一）概述

早在未应用麻醉时，因 ECT 引起的肌肉骨骼损伤司空见惯。而现在，长骨骨折和关节脱位已经非常罕见。这些并发症可能是由于肌肉松弛药的剂量不足或在完全麻痹之前就进行刺激导致的。有骨质疏松病史的患者发生骨骼损伤的风险更高。

牙齿和口腔软组织的损伤仍然需要注意。尽管肌肉明显松弛，直接电刺激仍会导致咬肌持续收缩。麻醉和精神科人员必须采取措施以防止牙齿、舌头和嘴唇受伤。

肌痛仍然是相对常见的并发症。其病因尚不清楚，可能的原因有氯琥珀胆碱造成的肌束震颤和惊厥时的运动活动。肌痛的严重程度不能通过肌束震颤或运动活动的程度来预测，但在 45 岁以下的患者中似乎更为严重。

（二）预防

精确掌控肌肉松弛药的剂量并由精神科医师谨慎选择时机可防止长骨骨折和关节脱位。深层肌腱反射是肌肉张力的可靠指标，可用于确定最佳刺激时间。小心护理和提高警惕可确保对牙齿和口腔的伤害最小。置于齿间（从磨牙到切牙）的带有开口的防咬装置可以令患者持续换气，并提供足够的保护。嘴唇有撕裂的风险，在刺激前应远离牙齿。

对肌痛的预防仍存在争议。有报道的成功先例包括减少氯琥珀胆碱的剂量，用非去极化的肌肉松弛药减少肌束震颤，以及麻醉前使用例如钠通道阻滞药（利多卡因）、葡萄糖酸钙、普瑞巴林、肠溶阿司匹林（650mg 口服）、对乙酰氨基酚（650mg 口服）和酮咯酸（静脉注射 30mg）等各种药物。

（三）危机管理

表 42-6 总结了 ECT 肌肉骨骼并发症的危机管理。

表 42-6 与 ECT 相关的肌肉骨骼并发症的管理

并发症	并发症的不利影响	治疗	治疗的潜在不良反应
长骨骨折和关节脱位	• 疼痛 • 残疾	• 固定骨折处 • 使用阿片类药控制疼痛 • 输液 • 请骨科专家会诊	• 脂肪栓塞 • 呼吸抑制、恶心、呕吐、瘙痒
牙齿损伤和口腔撕裂伤	• 疼痛 • 残疾	• 移除破损牙齿以防误吸 • 请口腔外科会诊	• 误吸牙齿和血液
肌痛	• 疼痛	• 静脉注射非甾体抗炎药（酮咯酸 30mg）	• 胃溃疡 • 肾衰竭 • 血小板抑制

要　点

- 精确的肌肉松弛药剂量和适时的电刺激可降低骨折和关节脱位的发生率。
- 需要仔细注意口腔结构，以防止损伤和误吸异物。
- 考虑使用防咬装置以保护牙齿和嘴唇。
- 麻醉前使用非甾体抗炎药可以减少肌痛的发生。

推荐阅读

[1] Ahmadi N, Moss L, Simon E, Nemeroff CB, Atre-Vaidya N. Efficacy and long-term clinical outcome of comorbid posttraumatic stress disorder and major depressive disorder after electroconvulsive therapy.Depress Anxiety. 2015;33:640–7.

[2] Aydogan MS, Yucel A, Begec Z, Colak YZ, Durmus M. The hemodynamic effects of dexmedetomidine and esmolol in electroconvulsive therapy: a retrospective comparison. J ECT. 2013;29(4):308–11.

[3] Begec Z, Toprak H, Demirbilek S, Erdil F, Onal D, Ersoy M. Dexmedetomidine blunts acute hyperdynamic responses to electroconvulsive therapy without altering seizure duration. Acta Anaesthesiol Scand. 2008;52(2):302–6.

[4] Dersch R, Zwernemann S, Voderholzer U. Partial status epilepticus after electroconvulsive therapy and medical treatment with bupropion. Pharmacopsychiatry. 2011;44(7):344–6.

[5] Ding Z, White PF. Anesthesia for electroconvulsive therapy. Anesth Analg. 2002;94:1351–64.

[6] Dinwiddie SH, Hou D, Gottlieb O. The course of myalgia and headache after electroconvulsive therapy. J ECT. 2010;26(2):116–20.

[7] Kadar AG, Caleb HI, White PF, Wakefield CA, Kramer BA, Clark K. Anesthesia for electroconvulsive therapy in obese patients. Anesth Analg. 2002;94:360–1.

[8] Kurup V, Ostroff R. When cardiac patients need ECT – challenges for the anesthesiologist. Int Anesthesiol Clin. 2012;50(2):128–40.

[9] Mizrak A, Koruk S, Ganidagli S, Bulut M, Oner U. Premedication with dexmedetomidine and midazolam attenuates agitation after electroconvulsive therapy. J Anesth. 2009;23(1):6–10.

[10] Recart A, Rawal S, White PF, Byerly S, Thornton L. The effect of remifentanil on seizure duration and acute hemodynamic responses to electroconvulsive therapy. Anesth Analg. 2003;96(4):1047–50.

[11] Saito S. Anesthesia management for electroconvulsive therapy: hemodynamic and respiratory management. J Anesth. 2005;19:142–9.

[12] Tecoult E, Nathan N. Morbidity in electroconvulsive therapy. Eur J Anaesthesiol. 2001;18:511–8.

[13] Tess VJ, Smetana GW. Medical evaluation of patients undergoing electroconvulsive therapy. N Engl J Med. 2009;360:1437–44.

[14] Watts BV, Groft A, Bagian JP, Mills PD. An examination of mortality and other adverse events related to electroconvulsive therapy using a national adverse event report system. J ECT. 2011;27(2):105–8.

颈动脉重建围术期的挑战

Perioperative Challenges During Carotid Artery Revascularization

Ursula G. Schulz 著

银 锐 译 费昱达 校

一、概述：颈动脉血运重建术

颈动脉狭窄是缺血性脑卒中的重要原因。有10%～15%的颈动脉卒中和短暂性脑缺血发作（transient ischemic attack，TIA）患者的颈动脉狭窄程度超过50%。如果治疗不当，这些患者极有可能发生进一步的可能致残的脑缺血事件，其概率在初次就诊后的第1周可能高达10%，第1个月则高达15%。因此，必须紧急治疗颈动脉狭窄以预防脑卒中复发，并且在大多数情况下，除用药物处理外，还应进行血运重建手术。

治疗颈动脉狭窄最广泛使用的方法是颈动脉内膜切除术（carotid endarterectomy，CEA），该方法可有效降低脑卒中的长期风险。对大型试验的汇总分析显示，狭窄程度为70%～99%的患者的5年卒中或死亡的绝对风险降低了15.3%（95%CI 9.8～20.7），而狭窄程度为50%～69%的患者降低了7.8%（3.1～12.5）。手术对狭窄程度＜50%的患者无益。因为在初次发病后的头几天复发卒中的风险最高，因此从CEA获益最高的时候也是如此。外科手术的收益会随着时间的推移而迅速减少，对TIA或非致残性卒中的神经病学状态稳定且医学上可耐受手术的患者，建议在初次发病后2周内进行手术。

尽管手术对于新近的症状性颈动脉狭窄的益处没有异议，对于无症状性颈动脉狭窄的益处尚有更多争议。与症状性颈动脉狭窄相比，无症状性颈动脉狭窄导致卒中的风险更低，因此手术带来的益处

较小。两项大型试验显示，在5年内的绝对风险降低了5%。但是自从这些试验完成以来，药物治疗变得更加激进，且试验中手术的风险可能比"现实生活"中更低。因此，CEA对无症状性狭窄的实际获益可能会更少。总体而言，自从对症状性的和无症状性的狭窄进行颈动脉手术试验以来，药物治疗的质量水平提高了，同时，手术风险也有所降低。在原始的试验中，新发的症状性高度狭窄患者接受手术后，复发风险降低了很多，以至于即使与当前积极的药物治疗相比，手术的益处可能也维持在原有的水平。然而，与目前的药物治疗相比，对于无症状性颈动脉狭窄患者，甚至对于风险较小的症状性狭窄患者，例如中度狭窄（50%～69%）或症状出现较晚的患者来说，手术的获益还难以确定。现有正在进行中的试验试图确认手术干预对这一人群是否仍有益处。

近年来，颈动脉支架术（carotid artery stenting，CAS）已被越来越多地用作CEA的替代方法。虽然这一技术总体上更方便，可以避免开放式手术带来的一些并发症，并且可以缩短住院时间，但是CAS有其特定的风险。这些风险包括由脱落的动脉粥样硬化血栓碎屑引起的脑卒中、动脉壁夹层、动脉破裂及远期的再狭窄。从某种程度上来说，有关治疗颈动脉狭窄的首选干预措施是CEA还是CAS的争论仍在继续。两项大型研究（国际颈动脉支架术研究，international carotid stenting study，ICSS，和颈动脉血运重建术与支架术试验，carotid revascularization endarterectomy vs. stenting trial，

CREST）的最新数据表明，CAS 发生围术期卒中和死亡风险较高，而接受 CEA 的患者围术期心肌梗死和脑神经功能障碍的风险较高。ICSS 的长期随访数据显示 CEA 和 CAS 的获益是相似的，两种治疗方式的卒中复发风险均相近。因此，采用 CEA 还是 CAS 的决定通常也取决于当地的偏好。但是，当 CEA 在技术上较难进行时，例如与既往颈部放射治疗有关的狭窄、行 CEA 之后发生再狭窄的患者、手术难以接近狭窄部位者及存在对侧颈动脉闭塞的患者中，CAS 通常是更优的选择，因为 CAS 中血管闭塞时间更短。相反，CAS 似乎对 70 岁以上的患者有更高的风险，故此时 CEA 是首选。

另一种不太常用的血运重建术是颅外 – 颅内动脉旁路移植术，即将颞浅动脉的一个分支通过颅骨钻孔与大脑中动脉的一个皮质分支吻合。该手术有时用于处理反复症状性颈动脉闭塞或颈动脉远端或大脑中动脉狭窄。现今仅有一个针对动脉粥样硬化性疾病引起的症状性颈动脉闭塞的随机试验，未发现获益。

颈动脉血运重建术的并发症

颈动脉血运重建术术中和术后出现的并发症可被分为以下几类：

① 全身麻醉和脑血管造影引起的一般并发症。

② 颈动脉操作和再通引起的并发症。

③ 与 CEA 或 CAS 相关的特定并发症。

全身麻醉和神经放射介入治疗引起的并发症将在本书其他章节中阐述（见第 73 章：神经介入放射治疗中的麻醉挑战）。在本章中，重点关注与颈动脉血运重建术明确相关的并发症。

二、与颈动脉血运重建术相关的脑卒中

（一）背景

围术期脑卒中是与 CEA 和 CAS 均相关的主要神经系统风险。有报道的风险差异很大，但在患有症状性狭窄的患者中，CEA 发生围术期脑卒中的风险为 5%～6%，CAS 为 4%～8%。术中缺血性脑卒中可能是由粥样物质所致栓塞或与暂时性血管闭塞和侧支血管不足相关的低血流量引起。在 CAS 期间，表面血栓或粥样物质也可能脱落，但此外，脑

卒中也可能由血管壁夹层、随后的血栓形成和栓塞、导丝上血栓形成或空气栓塞所致。术后脑卒中可能是由动脉内膜切除的表面、缝合线上或置入的支架上形成的血栓，或残留粥样斑块导致的栓塞引起。

（二）围术期脑卒中的预防

1. 颈动脉内膜切除术

（1）抗血小板疗法：为预防继发性脑卒中，患者应在术前和术后无限期地使用抗血小板药，通常是阿司匹林或氯吡格雷。从二级预防的角度来看，氯吡格雷在降低复发性脑卒中的风险方面可能比阿司匹林效果稍好，但它也更有可能导致手术中出血，这也是许多外科医师更倾向于在 CEA 术前让患者使用阿司匹林而不是氯吡格雷的原因。有证据表明，阿司匹林和氯吡格雷联合治疗可降低新近症状性颈动脉斑块的栓子数量。现有一临床试验正在研究短期联合使用两种抗血小板药以减少复发性缺血事件风险的做法。然而，双重抗血小板疗法也增加了出血的总体风险，目前没有足够的证据来推荐在 CEA 术前或术后实施这一疗法。

（2）抗凝血：通常在夹闭颈动脉前给予肝素单次给药。

（3）术中使用转流管可在夹闭颈内动脉时维持血流。然而这种做法可能导致血栓脱落。虽然在个别情况下可能会有所帮助，目前仍未发现常规使用转流管有降低脑卒中风险的作用。

（4）术中监测：术中临床评估患者的功能状态是金标准。这在使用局部麻醉时是可行的，也是该麻醉方式的优势之一。如有任何恶化，例如患者在夹闭颈动脉后出现局灶性功能缺陷，则可以进行转流。在全身麻醉时，已采用其他监测方法，如经颅多普勒（transcranial doppler，TCD）、EEG 或躯体感觉诱发电位，来帮助判断是否需要转流。

2. 颈动脉血管成形术和支架术

（1）抗血小板治疗：一般而言，患者应在术前至少 3d 接受双重抗血小板治疗（阿司匹林和氯吡格雷），并应在术后持续 1～3 个月。然后根据当地指南继续进行长期抗血小板治疗，以预防继发性脑卒中。

(2) 抗凝血：通常在手术全程对患者使用肝素抗凝血，以防止在导管和导丝上形成血栓。手术后不常规使用抗凝血药。

(3) 保护装置：在血管成形术和支架术之前，应先部署这些保护装置，以防止在手术过程中任何可能脱落的碎屑在远端形成栓塞。可用的设备有若干类型。大体上可以将它们分为远端过滤或闭塞装置，以及近端闭塞装置。前者在放置前需要经过狭窄部位，后者在置入支架时可阻止血液流过动脉，然后吸取碎屑。尽管某些国家建议将这些设备作为标准使用，它们也存在固有的风险。在预防 CAS 并发症方面，目前尚无确凿证据表明任何一种保护类型优于另一种，或使用任何一种保护装置确实有所获益。

（三）如何识别检查围术期脑卒中

如果患者在术中或术后出现新的局灶性神经功能缺损，或者变得躁动不安并伴意识水平下降（较少见），则考虑围术期脑卒中。

1. 手术中

如果手术在局部麻醉下进行，应排除其他可能引发躁动的原因，例如疼痛或尿潴留。评估患者的生命体征、神经系统状况和血糖。如果正在进行支架置入术并且血管造影导管仍在原位，神经放射科医师便能够检查血管是否通畅，并且如果存在血管闭塞，或许可以取出血块或进行动脉内溶栓。如果在动脉内膜切除术期间发生脑卒中且可以将患者迅速转移到血管造影检查室中进行介入治疗也是可行的。

2. 手术后

全身麻醉后，患者醒来时可能出现新的神经功能缺损。在这种情况下，治疗方案将取决于医护人员对功能缺损发生时间的最佳估计。另外，患者可能在术后数小时或数天后出现神经功能缺损。此时请执行以下操作。

(1) 尝试尽可能准确地确定功能缺损出现的时间。

(2) 快速评估患者以确定缺陷的程度（生命体征，快速神经系统检查——最容易且最快速的方法可能是使用 NIH 卒中量表，一个用于评估和分类卒中严重程度的标准量表）。

(3) 紧急联系负责的神经科医师 / 卒中医师和神经放射科医师以进行进一步评估并进行脑部成像（颈动脉血运重建后发生脑出血并不罕见），并重复进行血管成像。若是新近发生的缺血事件，或可采取干预措施（如血管内血块取出）。

血管闭塞后，即使在最初的几个小时之内，成功抢救脑组织的可能性也会随着发病时间的增加而迅速降低，且或许只能在发病的最初 6h 内实施动脉内干预。但是这需要视个人情况决定，因此必须与脑卒中团队，以及实施手术的神经放射科医师或外科医师进行紧急讨论。

（四）围术期脑卒中的治疗

将由卒中团队 / 神经放射科医师决定并实施任何介入治疗。

任何进一步的治疗都将遵循表 43-1 中介绍的缺血性脑卒中的一般治疗指南。

三、脑高灌注综合征

（一）背景

脑高灌注综合征（cerebral hyperperfusion syndrome，CHS）是一种并发症，出现在颈动脉血运重建后的 0%～3% 的患者中。CHS 通常在血运重建后的几个小时或几天内发生，但也可能会在 28d 后发生。确切的病理生理学尚不清楚。通常认为这是由大脑的慢性低灌注区域的血流突然恢复所致。大脑这一部分的自主调节受损，并且脑血管未能对增加的灌注做出反应而完全收缩，因此与血运重建术之前相比明显增加。通常脑灌注会增加至少 100%，但最近也有报道称 CHS 在患者中仅增加 40%～60%。

（二）临床表现

1. 高血压。

2. 头痛，通常为同侧，常为搏动性，位于额部或眶周。

3. 癫痫发作：局灶性，继发泛化。

4. 局灶性神经功能缺损。

5. 脑出血。

表 43-1　急性缺血性脑卒中的一般管理

血压（高血压和低血压）

- 急性脑卒中的高血压通常会自发缓解，除非收缩压＞220mmHg 或舒张压＞120mmHg 或患有急性缺血性心脏病、心力衰竭、主动脉夹层、肾衰竭、高血压性脑病或先兆子痫 / 子痫，否则不应给予治疗
- 对造成高血压的因素，例如疼痛、焦虑或尿潴留，应予以治疗
- 如果收缩压＞220mmHg 或舒张压＞120mmHg，应谨慎降低血压，例如，在 1～2min 内使用拉贝洛尔 10～20mg 静脉注射；旨在将血压在最初的 24h 内降低 15%
- 脑卒中很少出现低血压；应排查原因并纠正；治疗手段包括体液置换、纠正心律失常和使用血管升压药

血糖

- 高血糖与脑卒中预后恶化相关
- 血糖应保持＜ 10mmol/L

体温

- 高体温可能会导致缺血性脑卒中预后恶化
- 应将体温保持在正常范围内

氧饱和度

- 维持足够的组织氧合对于预防缺氧和脑损伤恶化很重要；保持 O_2 饱和度在正常范围内，目标为＞92%

预防静脉血栓栓塞

- 尽早开始活动以及使用压力袜
- 小剂量肝素对缺血性脑卒中患者是安全的，应使用

充足的水分和营养，吞咽评估

- 脑卒中患者的误吸风险更高，需要接受吞咽评估，然后才可以进食和饮水
- 充足的水分可改善脑灌注，并有助于预防静脉血栓形成
- 脑卒中患者营养不良的风险很高，可能需要肠内营养

（三）检查

在血运重建手术后出现新的神经功能缺损的患者中，一个主要的诊断问题是，患者是由于血管阻塞或来自手术部位的栓塞而发生缺血事件，还是患有 CHS。因此，主要检查包括以下几项。

1. **脑部成像**　CT 或 MRI（更佳）。MRI 应选择弥散加权成像（diffusion-weighted imaging，DWI）和灌注加权成像（perfusion-weighted imaging，PWI）。这样做的目的是寻找新的梗死或脑出血。CHS 可能在一侧半球表现弥漫性脑水肿，如果严重，则可能出现脑出血。

2. **血管成像**　排除手术血管的再狭窄或闭塞。在 CHS 中，颈动脉是通畅的。

3. **灌注成像**　使用 SPECT、MRI 或 CT。与基线相比，或者更小程度上说与对侧半球相比，受影响的半球的灌注应明显增加（≥ 100%）。经颅多普勒（TCD）显示患侧大脑中动脉的流速增加了 150%～300%，这可能是监测患者病情进展的最便捷方法。

（四）治疗

治疗应在神经重症监护病房或高依赖病房中进行。主要方法是以减少脑部高灌注为目标积极控制血压。表 43-2 概述了相应的管理。

（五）预后

现有的少量研究表明，CHS 的死亡率可能高达 50%，存活的患者中有 30% 将处于残疾状态。

四、心血管并发症

（一）低血压和心动过缓

颈动脉斑块通常位于靠近颈动脉压力感受器的位置。因此，在术中操作或在血管成形和支架术

表 43-2　脑高灌注综合征的管理

血压控制
- 尚无试验数据给出 CHS 患者最佳的血压范围；一般建议收缩压不应超过 90～140mmHg；血压控制可能很难达到
- 推荐的降血压药为拉贝洛尔和可乐定；应避免使用血管舒张性降血压药和 ACEI，因为它们会进一步提高脑血流量并导致 CHS 恶化

癫痫发作
- 如果患者发生癫痫发作，应使用抗惊厥药治疗，可以静脉内给药并给予负荷剂量，如左乙拉西坦或苯妥英钠
- 没有证据表明预防性抗惊厥药有所帮助

脑水肿
- 关于如何在 CHS 中处理脑水肿，尚无具体数据；降低灌注压力依旧是治疗的主要目标

治疗监测
- 临床上对治疗效果进行监测
- 使用经颅多普勒监测大脑中动脉的流速可能会有所帮助

治疗持续时间
- 建议严格控制血压，直到大脑自主调节功能恢复为止，可以通过经颅多普勒进行监测；由于所有患者都患有动脉粥样硬化性疾病，因此应无限期继续严格控制血压，作为未来血管事件的二级预防措施

过程中动脉扩张可能会产生降压反射。有报道的发生率为 12%～60%，变化很大。CAS 后这种情况往往更为频繁，持续时间也更长，并且也存在手术后数小时内发生的罕见情况。它可能提高脑卒中的风险，并且在缺血性心脏病患者中引发担忧，而缺血性心脏病在颈动脉粥样硬化疾病患者中非常普遍。更少见的是，在 10%～15% 的病例中，患者也可能会出现升压反射。

（二）预防

1. 一些中心在术前和术后 12h 内暂停患者常规的降血压药。但由于高血压可能导致更高的 CHS 和围术期脑卒中的风险，这不是一种普遍接受的做法。

2. 一些中心在 CAS 前给予患者阿托品或格隆溴铵。

3. 虽然尚无确凿的证据表明这样做能够降低手术中低血压事件的风险，有一些外科医师会在 CEA 前给颈动脉压力感受器周围区域注射局部麻醉药。

（三）心肌梗死

1%～2% 的患者在术中或术后几天发生心肌梗死，如果有症状性冠心病病史，尤其是发生在前几个月或患者出现不稳定型心绞痛时，心肌梗死的发生率更高。围术期心肌梗死可能是无痛的，因此诊断的线索包括无法解释的低血压、心动过速和心律失常。

充血性心力衰竭、心绞痛和心律失常也是手术后偶尔需要考虑的问题。表 43-3 总结了与颈动脉血运重建术相关的心血管并发症的管理。

五、脑神经损伤

CEA 术后多达 20% 的患者可能发生脑神经损伤，这是由脑神经的牵拉、压迫或横断引起的。这些损伤倾向于自主恢复，很少有长期影响，但可能引起短期并发症，尤其是进行双侧动脉内膜切除术并发生双侧损伤的情况下。由于存在严重的延髓功能障碍和双侧脑神经损伤的危险，如果患者的症状提示是双侧都需要进行 CEA 的双侧颈动脉严重狭窄，则两次手术间隔几周进行可能更安全。此外，永久性神经损伤可与轻度脑卒中一样致残，在分析手术的风险和收益时应考虑到这一点。表 43-4 展示了在动脉内膜切除术期间可能损伤的脑神经，以及可能导致的缺陷。

表 43-3　颈动脉血运重建术后的心血管并发症

心血管并发症	管理措施
低血压	• 静脉输液 • 若收缩压持续<90mmHg，考虑使用血管升血压药
心动过缓	• 阿托品或格隆溴铵 • 仅在罕见情况下需要进行临时起搏
高血压	• 没有推荐使用的降血压药；考虑到心动过缓的危险，应避免使用 β 受体拮抗药；有连续输注钙通道阻滞药（例如尼卡地平）的做法

表 43-4　颈动脉内膜切除术后脑神经损伤

受累的脑神经	神经损伤导致的功能缺陷
喉返神经、喉上神经、迷走神经	• 声带麻痹导致声音质量改变、声音嘶哑、咳嗽困难以及有时出现呼吸困难 • 双侧动脉内膜切除术中造成双侧损伤可能导致气道阻塞，需要临时气道支持
舌下神经	• 患侧舌头无力，导致构音障碍、吞咽困难和咀嚼困难；双侧损伤可能导致气道阻塞
脊髓副神经	• 肩部、颈部疼痛和僵硬 • 胸乳突肌和斜方肌无力
面神经（下颌缘支）	• 口角轻度无力
耳大神经	• 耳垂和下颌角麻木
颈横神经	• 瘢痕区麻木

要　点

• 颈动脉内膜切除术和颈动脉支架术是两种最常用的颈动脉血运重建。尽管动脉内膜切除术仍是公认的标准程序，支架术的开展也越来越多，尤其是在手术风险高或狭窄难以触及的患者中。

• 尽管对新近症状性狭窄程度 ≥ 70% 的患者进行血运重建的益处已得到公认，对无症状性狭窄进行干预的益处尚不清楚。

• 针对颈动脉血运重建术的主要风险是围术期脑卒中和脑高灌注综合征。可能出现心血管并发症，尤其是低血压和心动过缓，以及在动脉内膜切除术中，也可能发生脑神经损伤。

• 关于围术期缺血性脑卒中，重要的是尽可能准确地确定发生时间。必须与负责的脑卒中团队和神经放射科医师进行紧急讨论，因为或许可以进行介入手术治疗新的血管闭塞。

• 脑过度灌注综合征被认为是由大脑灌注不足区域的血流突然恢复所致。表现为头痛、癫痫发作、局灶性神经功能缺陷和高血压。治疗的主要手段是积极控制血压。

• 对颈动脉压力感受器的操纵和牵拉可能会在术中引起低血压和心动过缓。

• 脑神经损伤主要发生在动脉内膜切除术后。它们很少产生长期影响，但短期内可能会出现问题，尤其是在发生双侧损伤的情况下。

推荐阅读

[1] Arnold M, Fischer U, Schroth G, Nedeltchev K, Isenegger J, Remonda L, et al. Intra-arterial thrombolysis of acute Iatrogenic intracranial arterial occlusion attributable to neuroendovascular procedures or coronary angiography. Stroke. 2008;39:1491–5. (i.a. thrombolysis after angiography associated stroke may be helpful).

[2] Augoustides J, Gutsche JT. Anesthesia for carotid endarterectomy and carotid stenting. www.uptodate.com. Last accessed 1 Feb 2016.(Review of anesthetic management of carotid revasculari-zation procedures).

[3] Bonati LH, Dobson J, Featherstone RL, for International Carotid Stenting Study investigators, et al. Long-term outcomes after stenting versus endarterectomy for treatment of symptomatic carotid stenosis: the International Carotid Stenting Study (ICSS) randomised trial. Lancet. 2015;385:529–38. (Long term outcomes of RCT of carotid endarterectomy versus carotid stenting).

[4] Jauch EC, Saver JL, Adams HP Jr, Bruno A, Connors JJ, Demaerschalk BM, Khatri P, McMullan PW Jr, Qureshi AI, Rosenfield K, Scott PA, Summers DR, Wang DZ, Wintermark M, Yonas H, American Heart Association Stroke Council, Council on Cardiovascular Nursing, Council on Peripheral Vascular Disease, Council on Clinical Cardiology. Guidelines for the early management of patients with ischemic stroke. A scientific statement from the Stroke Council of the American Stroke Association. Stroke. 2013;44:870–947. (A good overview over current recommended management of ischemic stroke).

[5] Mantese VA, Timaran CH, Chiu D, Begg RJ, Brott TG, CREST Investigators. The Carotid Revascularization Endarterectomy versus Stenting Trial (CREST): stenting versus carotid endarterectomy for carotid disease. Stroke. 2010;41(10 Suppl):S31–4.

[6] Rothwell PM, Eliasziw M, Gutnikov SA, et al. Analysis of pooled data from the randomised controlled trials of endarterectomy for symptomatic carotid stenosis. Lancet. 2003;361:107–16. (Individualpatient data meta-analysis of the carotid endarterectomy trials for symptomatic stenosis).

[7] Spence JD. Management of asymptomatic carotid stenosis. Neurol Clin. 2015;33:443–57.

[8] Stoneham MD, Thompson JP. Arterial pressure management and carotid endarterectomy. Br J Anesth. 2009;102:442–52.

[9] van Mook WNKA, Rennenberg RJMW, Schurink GW, van Oostenbrugge RJ, Mess WH, Hofman PAM, et al. Cerebral hyperperfusion syndrome. Lancet Neurol. 2005;4:877–88. Good review of cerebral hyperperfusion syndrome.

[10] Wu TY, Anderson NE, Barber PA. Neurological complications of carotid revascularisation. J Neurol Neurosurg Psychiatry. 2012;83:543–50.(Summary review of potential complications from carotid revascularization procedures).

[11] www.nihstrokescale.org. Website explaining and detailing the NIH Stroke Scale, which is widely used for standardized assessment of stroke severity.

[12] Zhang L, Zhao Z, Ouyang Y, et al. Systematic review and meta-analysis of carotid artery stenting versus endarterectomy for carotid stenosis. Medicine (Baltimore). 2015;94:e1060. (Review of the currently available trials comparing carotid endarterectomy and stenting).

第七篇　成人神经外科麻醉的围术期特殊注意事项

Specific Perioperative Concerns in Adult Neuroanesthesia

第44章

神经外科手术中的静脉空气栓塞
Venous Air Embolism During Neurosurgery

Chris C. Lee　Anshi Wu　Min Li　著
费昱达　译　葛歆瞳　校

一、概述

神经外科手术患者静脉空气栓塞（venous air embolism，VAE）的发生率与检测方法的敏感性、手术类型和患者的体位相关。坐位手术的 VAE 发生率最高，为 10%～80%。严重 VAE 主要的气栓来源于大脑的主要静脉，这些静脉"如横窦和乙状窦"可能是无法塌陷的。当开放的静脉高于右心水平时，来自手术区域的气体可能进入静脉血管，这是 VAE 与坐位手术最相关的原因。VAE 也可发生在侧位、俯卧位或仰卧位的神经外科手术中，发生率为 10%～25%。具有 VAE 风险的神经外科手术见表 44-1。

除手术方式之外，其他因素也可能造成 VAE，包括操作及患者相关因素，都会影响神经外科手术中 VAE 的发生率（表 44-2）。

二、预防

由于 VAE 的致命性，其预防在临床实践中非常重要。已经有多种措施被用于减少神经外科手术中 VAE 的发生（表 44-3）。

（一）体位

尽可能避免坐位。事实上，随着人们对与坐位手术相关的 VAE 风险的不断认识和手术技术的日趋改善，坐位手术的应用已显著减少。如果强烈建议行坐位手术，应尽量将患者置于比坐位更趋于半卧位的姿势。将患者的腿部抬高至心脏水平也可以减少右心房和手术部位的压力梯度。

（二）补液

确保足够的血容量以维持适当的心房压力。该方法可以减小手术部位和右心之间的负压梯度，降

表 44-1　与 VAE 相关的神经外科手术

术　式	已知发生率	相对风险
坐位颅骨切开术	9.3%、27.4%、43%	高危
颅后窝手术	76%	高危
颅缝早闭修复术	8%～82.6%	高危
颈椎椎板切除术	23%～25%	中危
后路脊柱融合术	10%	中危
深部脑电极植入术	6%	低危
外周神经切除术	2%	低危
斜颈矫正术		低危

表 44-2　VAE 发生的影响因素

手术相关因素
- 手术部位与右心水平的相对位置
- 大范围的术野暴露
- 需要注入气体的探查手术
- 腹腔减压术
- 过氧化氢冲洗伤口

患者相关的因素
- 术前血容量不足
- 自主呼吸（伴间歇胸内负压）

表 44-3　VAE 的预防

- 尽可能地避免坐位手术
- 抬腿 / 裹腿
- 保持足够的血容量
- 控制性正压通气
- 尽可能避免对高危患者使用氧化亚氮
- 避免使用扩张静脉血管的药物，如硝酸甘油（Nitroglycerin，NTG）

低左右心房的压力梯度，有利于减少 VAE 和反常性空气栓塞的发生。建议将右心房压力保持在 10～15cmH₂O，但对于颅内压增高或既往存在心肺疾病的患者，应谨慎补液。

（三）控制通气

自主通气可能增加胸腔内负压和手术部位 - 右心房之间的压力梯度，因此在高风险手术中建议采用正压控制通气的全身麻醉。提倡麻醉期间采用呼气末正压（positive end-expiratory pressure，PEEP）进行机械通气是有争议的。一些研究指出，PEEP 能可靠持续地增加右心房压力，足以使静脉压力高于大气压水平。另一些学者认为，PEEP 可能会促进卵圆孔未闭（patent foramen ovale，PFO）的患者发生反常性空气栓塞（paradoxical air emboli，PAE），并且还可能通过阻止静脉回流和减少右心室前负荷导致血流动力学恶化。因此，尽管尚存争议，一些临床医师建议：除非有明确的适应证，否则不应常规将 PEEP 用于颅骨切开术。

（四）避免使用氧化亚氮

氧化亚氮（N₂O）可以极度膨大栓塞的气泡，高危手术或高危患者应当避免使用。对于有心间隔缺损

或脑积水的患者，在发生急性静脉气栓时，会出现叶酸代谢紊乱或术中躯体感觉诱发电位（somatosensory evoked potential，SSEP）异常。反常性空气栓塞现象表明：在 VAE 发生后应避免使用 N₂O。

三、危机管理

（一）VAE 的病理生理表现

如果栓塞较大（＞5ml/kg），可能会立即阻塞右心室流出道，从而导致急性右心衰和心血管衰竭。据估计，成人血管内空气的致死剂量为 200～300ml 或 3～5ml/kg。少量空气可以被肺吸收。肺循环栓塞可能导致肺血管收缩，肺动脉高压，V/Q 失调，以及炎性介质（如内皮素 -1 和血小板活化抑制剂）的释放。这可能会进一步导致肺毛细血管损伤、支气管收缩和肺水肿。V/Q 失调的特征是 $P_{ET}CO_2$ 降低、PaO_2 降低及 $PaCO_2$ 升高。

释放的血管活性介质如血栓烷、白三烯和 5- 羟色胺（5-hydroxytryptamine，5-HT）进入全身循环会引起其他器官强烈的血管收缩和血栓栓塞。对于有 PFO 的患者，严重的 VAE 可能会发生右向左分流，进而导致灾难性的心脏和脑部事件，使 PAE 的风险急剧增高。

（二）临床表现

VAE 的临床表现和病理学影响的严重程度与空气的夹带率和右心房空气的积聚量成正比。夹带少量的空气可能影响不大。但如果空气夹带迅速增加或累积量过大，则可能会导致低氧血症和急性右心衰（表 44-4）。

1. 呼吸系统

清醒患者可能会以咳嗽为首发症状，随即出现胸痛、呼吸困难、呼吸急促和"濒死"感。喘息会导致胸腔内压力进一步降低，引起更多的空气夹带。对于接受机械通气的麻醉患者，呼吸系统的主要变化是 $P_{ET}CO_2$ 降低、PaO_2 降低，以及 $PaCO_2$ 升高。如果患者合并支气管狭窄，则可能出现喘息。

2. 心血管系统

心电图可能有以下改变：窦性心动过速或心动过缓、心律失常、右心劳损、心电图 ST-T 改变和心肌缺血。其他血流动力学反应包括低血压，CVP、

表 44-4 VAE 的临床表现

呼吸系统（早期症状）
- 清醒患者
 - 咳嗽
 - 胸痛
 - 呼吸困难
 - 呼吸急促
- 麻醉患者
 - $P_{ET}CO_2$ 下降
 - 高碳酸血症
 - 低氧血症
 - 喘息

心血管系统（晚期症状）
- 心电图：心动过速或心动过缓、心律失常、ST-T 改变、心肌缺血
- 低血压
- PAP、CVP 或 RAP-LAP 压差升高
- 颈静脉扩张（jugular venous distension，JVD）
- "磨轮样" 杂音
- 急性右心衰
- 心搏骤停

神经系统
- 精神状态改变（清醒患者）
- 神经功能缺损

PA 或 RAP-LAP 压差升高及颈静脉扩张。严重时可能会发生心搏骤停。心脏听诊可能闻及 "磨轮" 样杂音，表明有大量空气进入了右心。

3. 中枢神经系统

低血压和低氧血症可能导致脑灌注不足。清醒患者可能会出现精神状态改变、抽搐甚至昏迷。脑（动脉）空气栓塞会加剧脑损伤，并可能导致长期神经功能缺损。

（三）患者评估

在具有高 VAE 风险的神经外科手术中，必须进行常规监测，包括 EKG、SpO_2、$P_{ET}CO_2$、直接动脉压及动脉血气。经食道超声心动图和心前区多普勒等特异性监测已使 VAE 的早期诊断成为可能。表 44-5 中列出了 VAE 当前可用的监测手段。

1. 经食管超声心动图（transesophageal echocardiography，TEE）

TEE 是目前监测 VAE 最敏感的技术手段。通过单次给药可以检测到最低 0.02ml/kg 的空气。但是 TEE 必须经口插入，这可能会造成损伤。TEE 设

备昂贵并且需要专业知识进行持续监测，这限制了其在神经外科手术麻醉中的应用。

2. 心前区多普勒

心前区多普勒检查是 VAE 最敏感的无创监护设备，能够检测到 0.05ml/kg 的气栓。多普勒的性能与换能器的正确放置有关。将探头放置在胸骨的右侧可能比沿胸骨左侧边界放置效果更好。在高风险的神经外科手术中，强烈建议使用心前区多普勒。它是最具成本效益且相对容易使用的监测手段。但是，心前区多普勒不能定量分析，且在肥胖患者，以及俯卧或侧卧患者中可能难以放置探头。

3. 二氧化碳描记图

呼气末二氧化碳压力（$P_{ET}CO_2$）是监测 VAE 的有效便捷方法。美国麻醉医师协会（American society of anesthesiologists，ASA）要求将其用作标准的术中监护，可以在任何手术中使用。但是，它比心前区多普勒敏感性低，$P_{ET}CO_2$ 降低可能有其他病因。尽管如此，高危患者中低血压引起的 $P_{ET}CO_2$ 突然下降，能够提示麻醉医师对 VAE 进行诊断。

4. 肺动脉导管（pulmonary artery catheter，PAC）

VAE 可导致肺动脉压升高，其程度与空气夹带量成正比。PAC 压力监测的灵敏度与 $P_{ET}CO_2$ 相似。它可以测量左右心房之间的压力差，这对于评估反常性空气栓塞的风险很有意义。但是，PAC 是一种侵入性操作，不应用作常规监测。

5. 经颅多普勒

经颅多普勒具有检测脑动脉气泡的能力，其灵敏度为 91.3%，特异性为 93.8%。经颅多普勒检查适合监测 PFO 患者的颅内 VAE。

（四）治疗

在神经外科手术中 VAE 的早期监测，早期诊断和快速干预是降低并发症严重程度、改善患者病情的关键因素。如果可能的话，应尽可能吸出夹带的空气。幸运的是，大多数 VAE 病例是轻度的。表 44-6 列出了 VAE 治疗的要点。

1. 防止气体再入

如果怀疑发生 VAE，应立即告知外科医师，检查是否有空气夹带进入开放静脉。手术区域应注满

表 44-5　VAE 的监测手段

监测手段	优　点	缺　点
TEE	• 敏感度高（0.02ml/kg） • 特异性强	• 创伤适中 • 设备昂贵 • 持续监测需要操作经验
心前区多普勒	• 敏感度高（0.05ml/kg） • 无创	• 对于肥胖患者、俯卧或侧卧的患者，探头放置困难 • 声音信号无法预测气泡大小 • 主观误报率为 3%
二氧化碳描记图	• 无创 • 最舒适 • 可常规用于任何手术	• 敏感度低（0.5ml/kg） • 并不特定用于空气栓塞
肺动脉导管	• 为患有严重心肺并发症的患者提供血流动力学监测	• 敏感度低（0.5ml/kg） • 有创

表 44-6　VAE 治疗要点

防止气体再入
• 告知外科医师（填塞伤口并闭合开放的静脉）
• 降低头部（头低脚高位），并压迫颈静脉
• 停止使用氧化亚氮（N_2O）
• 如果患者处于自主呼吸状态，开启控制通气
VAE 治疗
• 从 CVP 或 PA 导管吸出空气
• 切换到 100% 氧气
• 血流动力学支持：升血压药、正性肌力药和静脉输液
• 复苏（CPR 和 ACLS），放弃手术

盐水或用浸有盐水的敷料覆盖。尽快关闭开放的血管，切断气体栓塞的根源。

2. 重新摆放患者体位

立即更改体位为头低脚高位（垂头仰卧位），能够增加手术部位的静脉压力并减少空气夹带。将患者以头朝下的姿势旋转到左侧有助于将空气定位到右心，从而禁止空气进入肺动脉开口，同时有利于通过中央导管的抽吸。然而，在某些情况下患者的体位可能难以改变。

3. 使用 100% 氧气

如果使用氧化亚氮，应立即关闭。控制性正压通气可提高胸腔内压力，这既有利于充氧，又可防止进一步夹带空气。

如果中心静脉导管就位，应立即尝试从右心房抽吸空气。此操作兼具诊断性和治疗性。据报

道，抽吸空气的最佳方式是使用多孔导管，其尖端置于窦房结下或其 2cm 以下，回抽至看不到气泡为止。紧急插入导管需要时间，因此迄今不作为常规推荐。

4. 血流动力学支持

建议使用静脉输注麻黄碱、多巴酚丁胺、去甲肾上腺素和（或）肾上腺素。

如果发生心搏骤停，则应遵循高级心脏生命支持（advanced cardiac life support，ACLS）协议，立即开始心肺复苏（cardiopulmonary resuscitation，CPR）。可能需要开胸手术从右心室抽吸空气。

如有可能，应尽快将患者送至高压氧舱治疗，防止可能出现的严重长期脑损伤。对于 VAE 患者，尤其是脑栓塞患者，高压氧治疗舱具有许多优势。早期发现并及时治疗预后最佳。

要　点

● VAE 最常见于坐位的神经外科手术。
● 在临床实践中，VAE 的预防至关重要。
● 在术中心血管衰竭的鉴别诊断中应包括 VAE，尤其是对高风险手术和高风险患者。这是应对这种致命并发症的最佳方法。
● 对 VAE 的早期诊断和及时干预对于避免进一步的并发症和改善患者预后至关重要。

- 二氧化碳描记图（$P_{ET}CO_2$）和心前区多普勒检查是 VAE 最方便、最实用的检测方法。两者结合是当前的监测标准。
- 一旦诊断，必须防止进一步夹带空气和使用氧化亚氮引起气栓膨胀，立即吸入 100% 氧气、降低手术部位的高度、从右心抽吸空气并维持心排血量。

推荐阅读

[1] Archer DP, Pash MP, MacRae ME. Successful management of venous air embolism with inotropic support. Can J Anaesth. 2001;48:204–8.

[2] Gale T, Leslie K. Anaesthesia for neurosurgery in the sitting position. J Clin Neurosci. 2004;11:693–6.

[3] Gracia I, Fabregas N. Craniotomy in sitting position: anesthesiology management. Curr Opin Anaesthesiol. 2014;27(5):474–83. https://doi.org/10.1097/ACO.0000000000000104.

[4] Hervías A, Valero R, Hurtado P, Gracia I, Perelló L, Tercero FJ, González JJ, Fàbregas N. Detection of venous air embolism and patent foramen ovale in neurosurgery patients in sitting position. Neurocirugia (Astur). 2014;25(3):108–15. https://doi.org/10.1016/j. neucir.2013.12.002. Epub 2014 Mar 12.

[5] Leslie K, Hui R, Kaye AH. Venous air embolism and the sitting position: a case series. J Clin Neurosci. 2006;13:419–22.

[6] Miller RD. Venous air embolism. In: Miller RD, editor. Miller's anesthesia. 8th ed. New York: Elsevier Churchill Livingstone; 2015. p. 2169–72.

[7] Mirski MA, Lele AV, Fitzsimmons L, Toung TJ. Diagnosis and treatment of vascular air embolism. Anesthesiology. 2007;106:164–77.

[8] Palmon SC, Moore LE, Lundberg J, Toung T. Venous air embolism: a review. J Clin Anesth. 1997;9:251–7.

[9] Rozet I, Vavilala MS. Risks and benefits of patient positioning during neurosurgical care. Anesthesiol Clin. 2007;25:631–53.

动脉低血压与高血压
Arterial Hypotension and Hypertension

Kirstin M. Erickson　Daniel J. Cole　著

费昱达　译　葛歆瞳　校

第45章

一、颈动脉内膜剥脱术

（一）概述

动脉粥样硬化是一种全身性疾病，颈动脉斑块患者也常患有冠状动脉疾病。此外，长期存在的原发性高血压常继发心功能病变（如舒张功能障碍及左心室肥大）。高血压和低血压均很常见。

在高血压控制不佳的患者中，正常大脑可自我调节的血压范围向右移动（图45-1）。此外，在患有晚期颈动脉疾病的患者中，大脑的自动调节功能受损，使局部脑血流（cerebral blood flow，CBF）对灌注压力非常敏感。在颈动脉窦压力感受器的作用下可引起心动过缓及低血压。

严重高血压（＞180/110mmHg）会增加总体发病率和死亡率。高血压最常见的并发症是心肌缺血，低血压则会加重缺血性神经功能损伤。术后高血压可导致高灌注综合征。因此，积极的血压管理至关重要。

（二）CEA 术中的高血压和低血压：预防

慢性高血压应在术前得到良好控制。术中注意操作刺激引起的血压变化，并尽早使用小剂量药物干预。推荐通过直接动脉压监测进行实时评估及精确控制。

阻断颈动脉之前应维持血压于术前水平。若无禁忌证，阻断颈动脉期间可将血压升高的范围控制在术前血压的 20%，通过侧支血流改善灌注。推荐使用小剂量的去氧肾上腺素或麻黄碱。谨慎使用去氧肾上腺素，因为与减浅麻醉相比，它具有更高的心肌缺血风险。应避免诱发咳嗽和其他导致血压升高的因素，以最大限度地减少颈部血肿等并发症。

（三）CEA 术中的高血压和低血压：危机管理

表 45-1 总结了需要血压管理的术中事件、治疗体征或适应证，及 CEA 术中高血压和低血压的治疗建议。

CEA 术中高血压和低血压的处理要点
- 慢性高血压患者的自动调节关系曲线右移。
- 预测应激事件和使用小剂量的治疗药物可预防血压波动。
- 患者的基础血压是 CEA 在颈动脉阻断前后的控制目标。在阻断期间，血压应比基础值轻度升高（约 20% 为宜）。

二、动脉瘤 / 动静脉畸形修复术

（一）概述

在动脉瘤修补术或动静脉畸形（arteriovenous

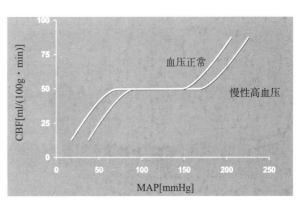

▲ 图 45-1　脑灌注压（CPP）和平均动脉压（MAP）之间的关系曲线显示了 CPP 在整个 MAP 范围内的自动调节；慢性高血压患者的相应曲线明显右移

CBF. 局部脑血流

表 45-1　需要血压管理的术中事件、治疗体征或适应证，以及术中高血压和低血压的治疗建议

事件 / 病理学变化	治疗体征或适应证	治疗建议
直接喉镜暴露，气管插管，切皮	高血压、心动过速	• 加深麻醉 • 利多卡因 • 芬太尼 / 瑞芬太尼 • 艾司洛尔 / 美托洛尔 • 尼卡地平 / 氯维地平 • 硝酸甘油
诱导后	低血压	• 减浅麻醉 • 去氧肾上腺素 • 麻黄碱
未治疗的慢性高血压	严重或难治性的术中高血压	• 硝普钠 • 硝酸甘油 • 艾司洛尔
血容量减少、出血	低血压、心动过速、动脉收缩压变化	• 静脉补液 • 输血 • 去氧肾上腺素 • 麻黄碱
钳夹颈动脉	低血压或血压略低于正常	• 升高基础血压 10%～20%（去甲肾上腺素，减小麻醉剂量）
处理颈动脉窦压力感受器	低血压，心动过缓	• 消除迷走神经作用（阿托品、格隆溴铵）
神经监测衰减（如脑电图减速）	低血压	• 用去氧肾上腺素、麻黄素提高血压，减浅麻醉
紧急事件，咳嗽	高血压	• β 受体拮抗药（拉贝洛尔、艾司洛尔） • 利多卡因 • 瑞芬太尼

malformation，AVM）切除术过程中，严格控制血压至关重要。高血压会增加透壁压力，并有血管破裂、蛛网膜下腔出血、脑水肿和术后脑高灌注的风险。相反，低血压会降低脑灌注压力（cerebral perfusion pressure，CPP），升高脑缺血风险（尤其在血管痉挛区域）。此外，急性高血压可能是动脉瘤破裂和颅内高压的征兆。

（二）动脉瘤 / 动静脉畸形修复术中的高血压和低血压：预防

预测应激事件可防止血压突然波动。在麻醉诱导前常规进行动脉置管测压，小剂量的升压药可防止麻醉诱导后血压大幅下降。喉镜暴露、固定头颅钉、切皮、打开硬脑膜和手术操作等都可能造成血压急剧升高。利多卡因、艾司洛尔，以及短效阿片

类药能降低以上因素导致的血流动力学刺激。尼莫地平和尼卡地平是钙通道阻滞药，可预防动脉瘤出血后的血管痉挛，进而改善神经预后。

（三）动脉瘤 / 动静脉畸形修复术中的高血压和低血压：危机管理

如果术中动脉瘤破裂，外科医师需立即对病变血管进行暂时性近端闭塞。同时，维持脑灌注仍是麻醉医师的管理目标。

如果出现血管痉挛，可以联合应用增强血流动力学（"三 H"疗法）、血管成形术和动脉内输注血管扩张药。过度的高血压有导致再出血的风险。表45-2 总结了需要进行血压管理的术中事件、干预目标及治疗建议。

动脉瘤/动静脉畸形修复术中高血压和低血压的处理要点

- 严格维持正常血压可最大限度避免透壁压力的突然波动，同时改善侧支循环。
- 预测应激事件是最佳血压管理的关键。
- 如果发生破裂，则应将血压保持在正常范围内的较高水平，以维持 CPP 并使缺血风险最小化。
- 蛛网膜下腔出血后诱发轻度高血压可改善神经功能预后，但明显的高血压会增加再出血的风险。

三、颅脑损伤

（一）概述

颅脑损伤（traumatic brain injury，TBI）本身与高血压有关，这归因于循环中儿茶酚胺的增加和颅内高压。脑自动调节功能受损增加了高血压引起充血、血管性水肿和颅内高压的风险。对于颅内出血（intracranial hemorrhage，ICH），将高血压降至最低水平可有效减少血肿的进展。严重的 TBI 或伴有全身性损伤、大量失血时，可能出现低血压。

（二）急性 TBI 的高血压和低血压：预防

尽管可能需要在术中或者术后放置测压管，以便立即进行手术干预，避免继发性脑损伤。但通常仍需要进行直接动脉压监测。

低血压通常是其他伤害引起的血容量不足的标志。低血容量的评估最好包括动脉血压和收缩压变异指数（图 45-2）。如果已输注甘露醇，尿量可能会影响判断。

出血应立即进行容量复苏。应避免使用含葡萄糖的溶液，因为它们与神经功能恶化有关。为了避免接受大量甘露醇治疗的患者出现低血压，应替换掉低渗性液体。由于收缩压<80mmHg 会导致不良预后，因此控制出血和容量复苏要优先于即刻手术干预。

（三）急性 TBI 的高血压和低血压：危机管理

高血压控制的目标是基于颅内压（ICP）和脑灌注压（CPP）设定的。尽管有争议，但 CPP 应控制在不低于 70mmHg。过度使用液体可能会使颅内水肿和 ICP 恶化。

2007 年指南将收缩压目标设定为 ≤ 180mmHg。最新研究数据表明，收缩压低至 140mmHg 会减少出血进展并降低不良预后的风险。尚无药物被证实具有特效。表 45-3 总结了 TBI 中高血压和低血压的鉴别诊断和治疗建议。

表 45-2 术中需要血压管理的事件、干预目标及治疗建议

事 件	血压管理目标	治疗建议
动脉瘤或动静脉畸形的解剖、操作，在上游血管上放置临时阻断夹，动脉瘤夹子的结扎和闭合	正常血压	• 加深麻醉 • 利多卡因 • 芬太尼 • 拉贝洛尔、艾司洛尔 • 尼卡地平 • 去氧肾上腺素 • 麻黄碱
临时阻断上游血管后	正常血压或可能需要增加血压约 20% 以维持 CPP	• 去氧肾上腺素 • 麻黄碱
破裂	正常血压；如果颅内压升高，可能需要升高血压以维持 CPP，需要与控制出血相平衡	• 维持血容量 • 去氧肾上腺素 • 麻黄碱
血管痉挛	升高血压作为"三 H"疗法的一部分（高血容量、高血压、血液稀释）	• 扩充容量 • 去氧肾上腺素 • 多巴胺

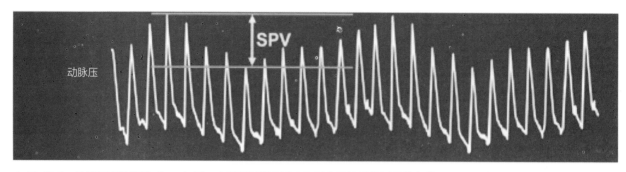

▲ 图 45-2　收缩压变化指数（SPV）是一个呼吸周期内最大和最小收缩压的测量值之差；SPV 升高反映了容量敏感的低血压

表 45-3　TBI 高血压和低血压的鉴别诊断和治疗建议

临床表现	鉴别诊断	治疗建议
高血压、心动过速	• 儿茶酚胺释放 • ICP 升高 • 麻醉深度不足 • 咳嗽、体动	1. 降低 ICP 2. 确保适当的麻醉深度 3. 如无明显的脑疝形成，应避免低碳酸血症 4. β 受体拮抗药（闭合颅骨避免使用血管扩张药）
高血压、心动过缓、呼吸不规律	• 脑疝形成（库欣现象）	严格按照 ICP 监测管理血压
低血压、心动过速	• 血容量减少 • 系统性损伤导致出血 　－ 甘露醇利尿 　－ 神经性尿崩症 　－ 慢性利尿药治疗 • 严重颅脑损伤（心率变化）	1. 等渗胶体或晶体溶液 2. 输血 3. 血管加压素或强心药 4. 抗利尿激素治疗尿崩症

急性 TBI 高血压和低血压的处理要点
• TBI 的进展与儿茶酚胺增加和动脉高血压有关。
• 动脉高血压可能是颅内高压和即将发生脑疝的标志。
• 颅内出血后限制高血压可减少血肿形成。
• 如排除其他原因，低血压应被视为血容量不足。

推荐阅读

颈动脉内膜剥脱术

[1] Biller J, Feinberg WM, Castaldo JE, et al. Guidelines for carotid endarterectomy: a statement for healthcare professionals from a special writing group of the Stroke Council, American Heart Association. Stroke. 1998;29(2):554–62.

[2] Herrick IA, Higashida RT, Gelb AW. Occlusive cerebrovascular disease: anesthetic considerations. In: Cottrell JE, Young WL, editors. Cottrell and Young's neuroanesthesia. 5th ed. Philadelphia: Mosby Elsevier; 2010. p. 278–95.

[3] Yastrebov K. Intraoperative management: carotid endarterectomies. Anesthesiol Clin N Am. 2004;22(2):265–87, vi–vii.

动脉瘤 / 动静脉畸形修复术

[4] Drummond JC, Patel PM, Lemkuil BP. Neurosurgical anesthesia. In: Miller RD, editor. Miller's anesthesia. 8th ed. Philadelphia: Elsevier Saunders; 2015. p. 2158–99.

[5] Butterworth J, Mackey DC. Anesthesia for neurosurgery. In: Morgan and Mikhail's clinical anesthesiology. 5th ed. New York: McGraw–Hill;2013. p. 593–612.

[6] Pong RP, Lam A. Anesthetic management of cerebral aneurysm surgery. In: Cottrell JE, Young WL, editors. Cottrell and

Young's neuroanesthesia. 5th ed. Philadelphia: Mosby Elsevier; 2010.p. 218–46.

颅脑损伤

[7] Anderson CS, Heeley E, Huang Y, INTERACT2 Investigators, et al. Rapid blood–pressure lowering in patients with acute intracerebral hemorrhage. N Engl J Med. 2013;368:2355–65.

[8] Bendo AA. Management of severe head injury. In: Cottrell JE, Young WL, editors. Cottrell and Young's neuroanesthesia. 5th ed.Philadelphia: Mosby Elsevier; 2010. p. 317–26.

[9] Dagal A, Lam AM. Head trauma–anesthetic considerations and management. In: Smith CE, editor. Trauma anesthesia. 2nd ed. New York: Cambridge University Press; 2015. p. 364–81.

<table>
<tr><td rowspan="3">第
46
章</td></tr>
</table>

第46章

神经外科手术中的高热和低温
Hyperthermia and Hypothermia During Heurosurgical Procedures

Eric Tesoriero　Evgeni Brotfain　Akiva Leibowitz　著

费昱达　译　葛歆瞳　校

一、概述

人类重要的生理功能必须维持在一定的温度范围内。人体核心温度（36.6 ± 0.2）℃的任何变化都会导致高热或低温，从而引起病理生理反应。正常的温度调节是一个高度复杂的过程，它具有正反馈和负反馈系统，这取决于来自人体几乎每个组织的输入，以及几种公认的反应机制。虽然下丘脑和皮肤在热调节中起主要作用，但人体几乎每个组织都参与了这一过程。当环境产生热应力时，皮肤温度会先于核心温度发生变化。当人体产生的热量变化引起热应力时，核心温度会先于皮肤温度发生变化。无论哪种情况，在皮肤和身体核心之间都会形成热梯度。在神经外科患者中，环境因素合并内源性热失调可能导致低温。当患有神经系统损伤或疾病的患者发生高热时，必须迅速纠正。

温度调节信息的处理分为三个阶段。

1. 传导输入　视前区 - 下丘脑前部和脊髓中对温度敏感的神经元，会因过冷和过热而传输和整合来自核心和皮肤的传入感觉信号。信息在不同的神经纤维中通过多个脊髓束传递至下丘脑。

2. 中央控制　大多数信号处理在下丘脑中进行，对来自不同部位的传入信号进行比较和整合，并在出现阈值偏差时启动调节反应。许多因素都会影响人体的绝对阈值和正常的核心温度。区分正常状态与病理状态非常重要。表 46-1 列出了一些导致阈值和核心温度变化的主要因素。阈值范围的上限是发汗，下限是发抖。0.2℃的波动通常不会触发自主反应。

3. 传出反应　来自正常极限的热扰动会激活效应器，从而增加代谢热的产生或调节对流和对环境的辐射。每个温度调节效应器都有自己的阈值和增益，因此反应强度与需要成比例地增加。除了自主反应外，麻醉状态的患者无法产生行为反应。表 46-2 总结了主要的自主神经效应器反应。

表 46-1　影响阈值的因素

因　素		影　响
药物和物品	去甲肾上腺素、多巴胺、5- 羟色胺、乙酰胆碱、前列腺素 E_1、神经肽、酒精、镇静药、尼古丁	调节绝对阈值
性别	女性＞男性	女性核心温度高于男性最高可达1℃
月经周期		月经周期后半段进一步上升
昼夜节律	核心温度的日常变化	早晨温度最低
系统性疾病	甲状腺功能减退、甲状腺功能亢进、感染	

表 46-2　反应机制

反　应	机　　制	其他影响
皮肤血管收缩 / 血管舒张	代谢热主要通过皮肤表面的对流和辐射损失，血管收缩减少了这种损失；体温调节皮肤血流主要由体表丰富的皮肤神经丛和毛细血管环系统，及主要分布于无毛皮肤的动静脉分流组成；活跃的血管舒张不会被任何已知的药物所阻断	血压变化高达 15mmHg
持续战栗	增加 50%～100% 的产热 婴儿发育不完全	被麻醉药及神经肌肉阻断药阻断
非战栗产热	增加代谢热的产生而不产生机械功	被循环中的去甲肾上腺素激活，被 β 受体拮抗药拮抗
出汗	由节后胆碱能神经调节的热消散	被抗胆碱能药（如阿托品）阻断

二、麻醉状态下的体温调节

麻醉状态（全身麻醉或局部麻醉）下的体温调节功能通常会明显受损。麻醉药可能会影响体温调节阈值和效应器的反应。手术室环境和术中普遍存在的其他因素，如冰冷的室内环境、裸露的体表、冰凉的静脉输液和手术冲洗液及机械通气，进一步增加了维持正常体温的难度。据报道，围术期体温过低的发生率高达 70%，尤其是在耗时较长的手术中。高热是一种不太常见的术中并发症，但发生时，在中枢神经系统损伤的情况下可能具有毁灭性影响。在本节之后的内容中，将讨论在神经外科手术中应用轻度低温这种有争议的治疗方式（表 46-3）。

三、预防：低温

Sessler 等广泛研究了麻醉后的体热再分布（1991）。图 46-1 为该模式的总体概述。

医生在各阶段的干预至关重要，可以最大限度降低体温过低的发生和程度。

（一）阶段 1

再分布后的低温一旦发生就很难治疗，因为它是热量从核心流动到外周（而不是皮肤的热损失）的结果，并且核心区域升温是一个漫长的过程。内源性反射机制、减少皮肤血液流动和保持产热可有效地将核心体温维持在一定范围内。可通过以下方式进一步使温度的再分布最小化（但非必需）。

① 通过术前的保暖措施增加患者体内热量。

② 术前使用扩血管药物，在麻醉前启动再分布。

③ 有证据表明，在麻醉的第 1 小时内使用去氧肾上腺素引起的血管收缩可降低低温再分配的程度。

（二）阶段 2

这一阶段损失的大部分热量是由于辐射或对流

表 46-3　全身麻醉过程中体温调节变化的总结

麻醉对体温调节的影响	
行为反应	被消除
体温调节的阈值	显著改变：阈值由 37℃降至 34.5℃，阈值范围增宽至 ±4℃，出汗阈值略有升高，血管收缩阈值明显降低
血管收缩反应	血管收缩反应受限：主要发生在房室分流，影响体热的再分配
战栗产热	全身麻醉时受限（即使没有肌肉阻断）
非战栗产热	主要影响依赖这一机制的婴儿；在成人中，这是一个无关紧要的机制

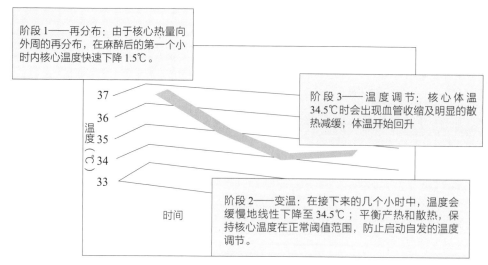

阶段 1——再分布：由于核心热量向外周的再分布，在麻醉后的第一个小时内核心温度快速下降 1.5℃。

阶段 3——温度调节：核心体温 34.5℃时会出现血管收缩及明显的散热减缓；体温开始回升

阶段 2——变温：在接下来的几个小时中，温度会缓慢地线性下降至 34.5℃；平衡产热和散热，保持核心温度在正常阈值范围，防止启动自发的温度调节。

▲ 图 46-1　术中热损失的各个阶段

造成的。内源性机制不堪重负，无法继续抵消再分布。中断这些途径已被证实可以有效减少热损失。约 90% 的人体热量通过皮肤表面散失。其余的体内热量大部分通过手术切口和低温静脉输液散失。热量损失的另一个渠道是呼吸（尽管没有临床意义）。在涉及大切口或大量液体转移的神经外科病例中，加温静脉输液具有更大的意义。皮肤绝缘和保温仍然是预防围术期体温过低的主要手段，这包括以下方面。

1. 升高环境温度　可以将辐射散失的热量降至最低。通常，控制环境温度可能不切实际，因为所需的环境温度可能会达到手术团队所不适应的水平（例如，对于婴儿患者，温度为 23～26℃；对于烧伤患者，温度为 > 30℃）。

2. 皮肤保暖　被动隔热非常有效。单层的棉毯或手术单可将热量损失降低多达 30%，而加厚的层数则效能减弱。保温效果与被绝缘身体的表面积成正比，这对于婴儿来说尤其重要，因为婴儿的体表面积比例与成人不同（遮盖头部很重要）。

3. 主动加温　临床上常用的两种方法有强制暖风和循环热水。由于 90% 的热量是通过皮肤表面散失的，因此皮肤加温是提高核心体温的有效方法。体温调节性血管收缩会影响热量从周围向核心的流动，使未麻醉的低温患者难以有效地升温。因此，积极的升温最适用于血管舒张麻醉患者。许多研究表明使用强制暖风优于循环热水系统，尽管有一些

研究表明使用循环热水系统加热更快。使用时，应将循环热水系统放置于患者的上方而不是身下，因为大多数泡沫床垫都具有良好的隔热性，并且患者的体重会影响皮肤的血液流动并增加烧伤的风险。

4. 静脉输液加温　静脉输液加温（限于 40℃）并不足以维持麻醉患者的正常体温。然而，在涉及大量输液、大量失血或长时间手术的情况下可提供一些保护，防止因使用低温液体给药而引起的体温过低。

5. 温暖和潮湿的气体　由于这种热量散失的途径在成人中可以忽略不计，因此吸入温暖的气体可能不会产生明显的益处。该方法可能对婴儿有效，因为这种热量散失途径对婴儿更为重要。

四、危机管理：低温

一旦在术中开始处理低体温，就应进行温度监测和适当的加温。应及时发现低体温并发症并进行治疗。

（一）体温监测点

可以从多个位置测量温度。温度测量的金标准是血管内测量（肺动脉导管或中心动脉导管）。其他部位包括核心部位（膀胱、食道、直肠、鼻咽）或外周部位（鼓膜、颞动脉、腋窝、口腔、额头）。在体温过低或体温过高的情况下，外周温度监测部位的准确性较差。表 46-4 总结了不同测温部位的优缺点。

表 46-4　主要测温部位优缺点

监测部位	可靠性	优点	缺点
肺动脉导管	金标准，反映核心血液温度	准确	创伤大
			在多数临床情况下不适用
食管远端	可靠、准确	可靠、便捷、易行	对放置位置敏感，错误的定位会导致错误的读数
鼻咽和鼓膜	反映大脑核心温度，红外耳道温度计不准确	放置正确时能可靠反映温度、易行	鼓膜温度计必须与鼓膜直接平行，定位可能很困难，有鼓膜穿孔风险
膀胱	几乎接近核心温度	清醒患者可以耐受	准确度随排尿量而异
直肠	几乎接近核心温度	清醒患者可以耐受，简单可行	粪便和细菌的存在可能会导致体温升高，直肠温度变化滞后于核心温度变化
皮肤	不准确，干扰因素众多	简单易行	受环境温度、再分布和血管收缩等因素干扰

（二）围术期低体温的并发症

麻醉后体温过低可能会导致严重的并发症。亚低温治疗在神经外科手术中的争议将在之后的内容中进一步讨论。

1. 伤口感染和愈合

伤口感染和愈合不良是麻醉和外科手术中最常见的严重并发症，导致发病率增加、住院时间延长，有证据显示维持正常的体温可以减少这类并发症。

2. 凝血功能

低温患者的凝血功能障碍，主要由凝血活化因子活性降低所致，其他的原因可能包括血小板功能和纤溶系统受损。需关注以下两点。

①血小板计数不受影响。

②常规凝血试验通常表现正常，因为这些测试通常在 37℃ 的环境中进行。

3. 心肌不良事件

研究表明，轻度的体温过低会使术后心肌不良事件的发生风险增加 3 倍。既往患有心脏缺血性疾病的患者和老年患者应特别注意。

4. 药物代谢

体温过低会减缓药物代谢，并延长麻醉复苏时间。低体温对药物代谢的影响见表 46-5。

5. 术后寒战

患者自诉在围术期最糟糕的体验是寒战和低温引起的不适，甚至比手术疼痛更严重。在神经外科手术中需要特别注意的是，寒战不仅能导致颅内压和眼内压的升高，还会造成手术切口的牵拉和监测装置中断。其发病率高达 40%，但是当患者体温恢复正常且术中使用大剂量阿片类药时发病率明显下降。寒战可使代谢率和耗氧量增加 200%，但目前未发现其对心肌不良事件有重大影响。

术后寒战的治疗可采用以下方法。

(1) 体表加温：寒战的阈值取决于核心温度和平均体表温度。因此，体表加温可通过增加皮肤热

表 46-5　低体温对药物代谢的影响

药物类别	影　响
神经肌肉阻滞药	主要对药动学产生影响：起效时间延迟、持续时间延长；恢复后影响最小；维库溴铵比阿曲库铵影响大；新斯的明疗效不变
吸入麻醉药	药效学的影响：溶解度增加，温度每升高 1℃，MAC 降低 5%
丙泊酚	当温度下降 3℃ 时，血浆浓度增加 30%

量输入来减少寒战。体表加温设备仅能将平均体表温度提高几度。因此，将核心温度升高至 35℃ 以上更为重要，这样才能有效增加热量的摄入并防止寒战。

(2) 药物：在治疗寒战方面，哌替啶（25～50mg 静脉注射）比其他等剂量的 μ 受体激动药更有效，这可能归功于其对 κ 受体和其他非阿片类受体的作用。其他推荐的方法包括可乐定（75～150μg 静脉注射，可能通过缓解血管收缩和降低寒战的阈值起作用）、酮色林（10mg 静脉注射）、曲马朵（1～2mg/kg）、毒扁豆碱（0.04mg/kg）及硫酸镁（30mg/kg）。

（三）神经外科手术中的低温治疗

由于代谢率降低和需氧量下降，研究人员和临床医师推测低温可能在涉及脑缺血和脑外伤等多种情况下对神经系统疾病产生有益作用。虽然大量研究表明，轻度低温对实验动物的脑缺血和低氧血症具有保护作用，但在临床试验中唯一被证实的益处是改善心室颤动性心搏骤停后的神经系统预后。

1. 心肌缺血

早期研究显示，在轻度低温（32～34℃）下治疗 12～72h 的昏迷性心室颤动性心搏骤停幸存者，其神经系统预后得到改善，死亡率降低。最近的目标温度管理研究表明：与 36℃ 相比，在 33℃ 下进行 36h 的低温治疗不会改变死亡率或神经系统预后。低体温治疗的收益可能并非来自低体温本身，而是因为避免了体温过高。因此，目前的文献支持在心搏骤停后将治疗性低温限制在 36℃ 以内。

2. 颅内动脉瘤

一项随机试验证实在开颅动脉瘤切除术的患者，术中低体温治疗并无益处（Todd 等，2005）。大量研究表明，对于精心挑选的患有难治性颅内高压和（或）动脉瘤性蛛网膜下腔出血后脑血管痉挛的患者，低温治疗可以作为最后的治疗手段。然而，低温治疗的并发症非常常见，包括医院感染、败血性休克、高钠血症、高钾血症及血小板减少症的发生率增加。复温后需要警惕其他并发症，包括血管舒张性休克和高钾血症。因此，不推荐在此类患者中应用低温治疗。

3. 颅脑损伤

低体温作为 TBI 的一种保护机制仍存在争议。低温治疗已被证实可降低颅内压，一些研究表明其可使某些实验中某些特定亚组受益。最近的研究还没有证实低温治疗对创伤性脑损伤的预后有全面的益处。

（四）低温治疗的应用

尽管在神经外科手术中低温治疗的应用并不常规进行，以下几个方面的考虑有助于判断低温治疗的风险与收益。

对抗体温过低的体温调节反应：这意味着提供足够的镇静、麻醉和潜在的肌松，以防止寒战。

1. 冷却技术

侵入式和非侵入式的技术多种多样，应该选择最合适的技术。

2. 复温

尽管对于患者复温的理想时间或速率尚无共识，但可接受的复温速率为 0.5℃/h。当低体温的时间被延长时，复温速率可逐渐达到 1℃/d。

3. 应增加对低体温潜在并发症的关注。

要 点

- 人体核心温度（36.6±0.2）℃的变化会导致体温过高或过低，从而引起病理生理反应，引发各种反应机制。全身麻醉会严重损害正常的体温调节机制。

- 防止体温过低的有效机制包括血管收缩、战栗产热和非战栗产热。

- 可以改变的导致体温过低的因素包括手术环境温度、药物、暴露及持续时间。

- 核心体温的监测非常重要，在以下部位进行监测是可靠的：肺动脉、食道远端、鼻咽、鼓膜和膀胱。

- 在低温的三个阶段进行干预至关重要：第 1 阶段，最大限度地减少再分布性低温；第 2 阶段，最大限度地减少由于辐射或对流引起的热量损失；第 3 阶段，在血管收缩阶段监测和预防体温过高。

- 被动保温和主动保温是维持正常体温的主要手段。
- 应避免围术期体温过低引起的多系统并发症。在神经外科手术中应用低温治疗的证据有限。
- 哌替啶是治疗术后寒战首选的阿片类药。

五、概述：高热

即使大脑温度轻度升高，也可能导致缺氧、缺血及脑功能损伤。多种临床疾病可引起高热状态，其途径包括：①由于体温调定点和阈值的偏离而导致的可控高温；②由于温度调节反应受损或产生过多热量导致不可控的高热。表 46-6 列出了高温的主要原因。

许多研究发现发热与卒中后死亡率和发病率的增加有关。早期发热与颅脑损伤患者格拉斯哥昏迷量表评分不佳有关。对于蛛网膜下腔出血患者，高热可能会加剧血管痉挛介导的脑损伤。多项研究表明，高热是一个独立的危险因素，可预测颅脑损伤、蛛网膜下腔出血及缺血性脑损伤的不良预后。

在实验模型中，脑脊液中的血液会引起发热，因此温度可能是出血严重程度的重要标志。与高热相关的伤害是直接细胞毒性作用（线粒体活动的恶化、酶反应的改变及细胞膜的不稳定性）的结果。细胞的损伤可能会发展为广泛的器官病理生理反应。肌肉损伤、退化和坏死是高热造成的直接后果，并与肌酶的显著升高有关。升高的核心体温引起的心血管效应与皮肤血流量增加数倍引起的心排血量增加有关，导致需求增加、外周血管阻力降低（继发于血管舒张和脱水）和心律失常（窦性心动过速，室上性心动过速及室性心动过速 / 心室颤动）。高输出性心力衰竭和高热引起的心肌损害通常会导致不同程度的系统性低血压。

体温升高（37～42℃）会增加 CBF 和脑代谢率（cerebral metabolic rate，CMR），但在 42℃ 以上，由于细胞酶促反应下降，脑耗氧量会减少。如果脑血流量受损，中枢神经系统新陈代谢的解偶联可能导致进一步的损害，并且颅内压升高可能对顺应性差的大脑产生有害影响。高热对受损和缺血大脑的其他影响包括与细胞凋亡直接相关的脑和脊髓毒性、膜稳定性改变、酶功能和神经递质释放、血脑屏障破坏、脑水肿和局部出血、癫痫发作 / 癫痫样放电及瘤周水肿增加。这些变化可能导致木僵或

表 46-6　高热的主要原因

产热增加	散热受损	手术和医疗环境	药　物
• 代谢率升高 • 发热 • 中暑 • 甲状腺功能亢进、甲状腺风暴 • 嗜铬细胞瘤 • 药物：苯丙胺、迷幻剂 • 恶性高热 • 抗精神病药恶性症候群	• 环境（环境温度及湿度高） • 过度加热 • 心血管疾病 • 低钾血症 • 脱水 • 老年患者 • 皮肤病 • 囊性纤维化	• 下丘脑出血 • 第四脑室出血 • 中枢神经系统病变 • 大脑半球切除术 • 感染病因 • 脑膜炎 • 脑炎 • 脑脓肿 • 硬膜下脓肿 • 延髓脓肿 • 败血症 • 脑实质出血 • 蛛网膜下腔出血	• 抗胆碱能药 • 单胺氧化酶抑制药 • 5- 羟色胺释放 • 5- 羟色胺再摄取抑制药 • 苯丙胺 • 二甲基双氧苯丙胺（摇头丸） • 麦角酸二乙基酰胺（迷幻药） • 三环类抗抑郁药 • 止痛药 • 抗组胺药 • 吩噻嗪类 • 丁苯酮类 • 硫噻吩类 • 抗帕金森症药 • β 受体拮抗药 • 酒精

昏迷。清醒患者可能会发现共济失调、子宫发育不良和构音障碍。高热和脑自动调节受损可能会增加低血压期间脑灌注不足的风险，高血压时可能发生血管性水肿、血管充血，以及颅内高压恶化。

高热可导致继发于脱水、低血压和横纹肌溶解的急性肾衰竭（发生率 5%），伴有中度蛋白尿的急性肾小管坏死更为常见。在胃肠道中，高热通常会导致局部缺血性溃疡继发出血、肝酶升高、胆汁淤积及肝坏死。表 46-7 总结了高热的主要临床表现和实验室检查特征。

六、预防：高热

在整个围术期应连续监测核心体温。可有效反映核心体温的监测位置包括：血管内、食道远端、鼻咽和膀胱。直肠温度往往滞后于核心体温的变化。

七、危机管理：高热

高热时应详细记录患者高于正常核心温度的体温变化，其确诊需要病史及体格检查的支持。详尽的体格检查及生命体征评估（脉搏、血压、血氧、$ETCO_2$、动脉血气分析）是查明高热病因的基础。鉴别诊断须包括高热状态的常见病因（表 46-6）（译

者注：原著有误）。虽然发热是最常见的良性病，但也须考虑其可能的危险病因。

下丘脑肿瘤及术中脑出血能够造成核心体温升高引起高热，可通过其临床表现（如尿崩症和脱水）与中暑或严重感染相鉴别。中枢神经系统感染的特征是具有相关病史、临床表现，以及脑脊液中酶和白细胞计数升高。

虽然应该寻找引起高热的根本原因，但对脑部受损的患者进行对症治疗是必要的，这可以最大限度地减少损伤并改善预后。到目前为止，尚无理想的降温方法，但建议使用退热药及物理降温。物理降温的缺点包括患者不适、效果有限及 CMR 和儿茶酚胺水平升高（尤其在"控制性"高热时）。有证据显示，药物控制对脑损伤患者高热治疗具有一定优势。

恶性高热（malignant hyperthermia，MH）是麻醉中罕见但致命的现象，常发生于严重的压力下和使用触发性麻醉药后（最典型的是挥发性麻醉药和氯琥珀胆碱）。一些报道将脑干出血与恶性高热样症状相关联。高热通常是病程进展的晚期表现，之前常出现咬肌痉挛、心律失常、呼吸和代谢性酸中毒、肌肉强直及高血压。钙稳态的异常可能加剧神经元的损伤。小脑尤其脆弱易损。抗精神病药恶性

表 46-7　高热的临床表现和实验室检查特征

临床表现	
心血管系统	心动过速、不同程度的系统性低血压
神经系统	共济失调、诵读困难、构音障碍、深度昏迷、昏迷、癫痫
呼吸系统	肺水肿、ARDS
肾衰竭	急性肾小管坏死、肾衰竭
肌肉	变性和坏死、横纹肌溶解
消化系统	出血、肝酶升高、胆汁淤滞、肝坏死
实验室检查	
白细胞计数	升高
凝血功能	DIC
电解质、激素	高血糖，升高的血清皮质醇，生长激素，醛固酮水平
	低钾血症、轻度低磷血症和低钙血症

综合征可通过抗精神病药用药史来诊断（包括丁苯酮、吩噻嗪、噻吨类、多巴胺消耗剂等）。其他大量不属于该类别的药物也可能引起高热。研究显示，使用氟哌啶醇治疗后，TBI 患者罹患抗精神病药恶性综合征的风险更高，应特别注意早期诊疗。如怀疑出现 MH，应立即停止使用诱发药物，并尽快予丹曲林（静脉注射丹曲林钠 1～10mg/kg）进行治疗。强制利尿和血液透析可用于治疗横纹肌溶解和肾衰竭。启动旨在治疗与高热相关的系统性疾病（快速性心律失常、低血压、尿量减少及代谢性酸中毒）的支持疗法，持续监测动脉血气分析、排尿量和血清电解质对危急管理至关重要。

高热治疗取决于潜在的病因，建议采用以下方法（图 46-2）。

> **要　点**
>
> - 高热可由多种临床状态引起的。区分受控和不受控的体温过高，并评估其根本原因非常重要。
> - 持续的体温监测是必不可少的，高热可能是致命性疾病的标志。
> - 恶性高热危及生命，必须及时治疗。核心温度升高落后于其他体征和症状。一旦发生可疑情况，应停止使用诱发药物，用静脉注射

丹曲林治疗。同时为患者降温，并提供支持治疗。
- 外科手术中引起体温过高的原因包括急性脑积水、第四脑室内出血、下丘脑受损和脑内出血。
- 高热治疗取决于病因。主动降温和药物退热治疗对受伤的脑部尤为必要。

推荐阅读

高热

[1] Andrews P, Sinclair HL, Rodriguezm A, et al. Hypothermia for intracranial hypertension after traumatic brain injury. N Engl J Med. 2015;373:2403–12.

[2] Hutchison JS, Ward RE, Lacroix J, Hebert PC, Barnes MA, Bohn DJ, et al. Hypothermia therapy after traumatic brain injury in children. N Engl J Med. 2008;358:2447–56.

[3] Kurz A. Thermal care in the perioperative period. Best Pract Res Clin Anaesthesiol. 2008;22:39–62.

[4] Marion DW. Moderate hypothermia in severe head injuries: the present and the future. Curr Opin Crit Care. 2002;8:111–4.

[5] Matsukawa T, Sessler DI, Sessler AM, Schroeder M, Ozaki M, Kurz A, et al. Heat flow and distribution during induction of general anesthesia. Anesthesiology. 1995;82:662–73.

[6] Nielsen N, Wetterslev J, Cronberg T, et al. Targeted temperature management at 33 ℃ versus 36 ℃ after cardiac arrest. N Engl J Med. 2013;369:2197–206.

[7] Niven DJ, Gaudet JE, Laupland KB, et al. Accuracy of

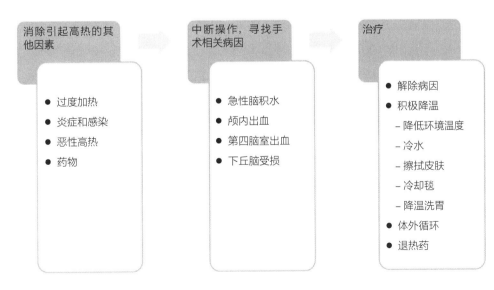

▲ 图 46-2　高热的治疗方法

peripheral thermometers for estimating temperature: a systematic review and meta–analysis. Ann Intern Med. 2015;163(10):768–77.

[8] Sessler DI. Temperature monitoring and perioperative thermoregulation. Anesthesiology. 2008;109:318–38.

[9] Sessler DI, McGuire J, Sessler AM. Perioperative thermal insulation. Anesthesiology. 1991;74:875–9.

[10] Seule MA, Muroi C, Mink S, Yonekawa Y, Keller E. Therapeutic hypothermia in patients with aneurysmal subarachnoid hemorrhage, refractory intracranial hypertension, or cerebral vasospasm. Neurosurgery. 2008;64(1):86–92; discussion 92–3.

[11] Todd MM, Hindman BJ, Clarke WR, Torner JC. Mild intraoperative hypothermia during surgery for intracranial aneurysm. N Engl J Med. 2005;352:135–45.

低温

[12] Badjatia N. Hyperthermia and fever control in brain injury. Crit Care Med. 2009;37(7 Suppl):S250–7.

[13] Cairns CJ, Andrews PJ. Management of hyperthermia in traumatic brain injury. Curr Opin Crit Care. 2002;8:106–10.

[14] Cormio M, Citerio G, Portella G, Patruno A, Pesenti A. Treatment of fever in neurosurgical patients. Minerva Anestesiol. 2003;69: 214–22.

[15] Grogan H, Hopkins PM. Heat stroke: implications for critical care and anaesthesia. Br J Anaesth. 2002;88:700–7.

[16] Johnson JM, Minson CT, Kellogg DL Jr. Cutaneous vasodilator and vasoconstrictor mechanisms in temperature regulation. Compr Physiol. 2014;4(1):33–89.

[17] Lenhardt R, Grady M, Kurz A. Hyperthermia during anaesthesia and intensive care unit stay. Best Pract Res Clin Anaesthesiol. 2008;22:669–94.

[18] Roth J, Rummel C, Barth SW, Gerstberger R, Hubschle T. Molecular aspects of fever and hyperthermia. Neurol Clin. 2006;24:421–39.

[19] Washington DE, Sessler DI, Moayeri A, Merrifield B, McGuire J, Prager M, et al. Thermoregulatory responses to hyperthermia during isoflurane anesthesia in humans. J Appl Physiol. 1993;74:82–7.

神经外科围术期监测的挑战
Challenges Associated with Perioperative Monitoring During Neurosurgery

Viraat Harsh   Shankar P. Gopinath   Claudia S. Robertson   著
费昱达   译   葛歆瞳   校

第47章

一、概述

Monro-Kellie 学说指出，脑组织、血液和脑脊液（cerebrospinal fluid，CSF）的体积之和是恒定的，其中某一个的增加会导致另外一个或两个的减少。任何颅内成分的增加或肿块病变发展超过其他成分的体积适应能力，将导致 ICP 的升高。尽早发现颅内高压并及时干预可大大降低这些患者的发病率和死亡率。脑室内或脑实质内导管可用于监测 ICP。

脑氧含量的监测，如颈静脉球部氧饱和度（jugular venous oxygen saturation，$SjvO_2$）及脑组织氧分压（pressure of brain tissue oxygen，$PbtO_2$），有助于评估与脑代谢需求相关的脑血流量（cerebral blood flow，CBF）。这些脑氧含量的参数有助于区分脑灌注不足（氧合减少）和低代谢所需（氧合正常）的低脑血流量 [25～30ml/(100g·min)]。$SjvO_2$ 反映大脑血液中氧气被摄取后的残留氧，而 $PbtO_2$ 是电极附近组织 PO_2 的平均估计值。对于神经功能监测，这些参数值的变化比其孤立的读数或 CBF 的绝对值更为重要。

二、颅内压监测

（一）背景

ICP 的管理是神经外科患者围术期监护的基石。监测 ICP 的侵入式和非侵入式技术见表 47-1。表 47-2 总结了颅内压监测相关的挑战。

脑室造口术被认为是 ICP 监测的金标准，因为它也可用于治疗性引流，在正常和病理范围内的 ICP 监测都可以使用。脑室引流装置的脑室端位于侧脑室的前角，并与冲液管连接到外部压力传感器。这样可以在需要时重置零点并根据外部标准进行重新校准。另一种装置是带有换能器尖端的脑实质内应变计导管，它在脑室受压、中线移位或脑肿胀的患者中更易于置入，与放置在蛛网膜下腔、硬膜下或硬膜外腔中的流体耦合或气动装置相比测量更精确。

眼底镜检查、头颅磁共振（脂肪抑制序列）、经颅多普勒超声搏动指数计算和鼓膜位移估计等非侵入性方法对 ICP 监测有所帮助，但在定量测定方面尚不十分可靠。非侵入性监测技术的准确度低，与侵入性技术相比是次选。神经外科医师必须牢记每种监测技术的优势和劣势，针对每位患者进行个体化选择。

脑灌注压（cerebral perfusion pressure，CPP）是脑血流的驱动压力，可以根据测量的 ICP 来计算。CPP 等于平均动脉压（mean arterial pressure，MAP）与 ICP 之差。压力自动调节是指大脑在一定范围的血压波动下保持恒定 CBF 的能力，可以通过计算脑血管压力相关反应指数（pressure reactivity index，PRx）来评估。PRx 是 MAP 和 ICP 之间回归曲线的斜率。对于压力自动调节功能受损的患者（PRx>0.13），可以考虑将 CPP 目标值降低至 50～60mmHg；而如果压力自动调节功能完好，则较高的 CPP 目标值可能会有益于 ICP 控制。通过该方法，能够建立个体化的 CPP 目

表 47-1　ICP 监测技术

技　术	优　点	缺　点
脑室造口术	• 可用于脑脊液的治疗性引流 • 可用于药物管理 • 可以重新设置、校准 • 可以测量整体颅内压	• 感染、出血和堵管风险高 • 放置困难、有可能错位
脑实质内导管	• 更容易放置（小脑室或中线偏移患者） • 反映局部颅内压 • 无堵管风险 • 神经损伤最小	• 不可行治疗性引流，因此在脑积水时不适用 • 不能采集脑脊液用于培养 • 无法复位和重新校准；随时间发生移位 • 昂贵 • 存在脑实质内压力梯度时监测值不准确
非侵入性方法	• 经济 • 无感染和出血风险 • 良好的筛查技术	• 准确性差 • 差异性较大

表 47-2　与侵入性神经监测技术相关的挑战

项　目	挑　战	管　理
颅内压	置管（脑室造口术）	术前 CT，分步插入
	引流（脑室造口术）	设备或患者移动时需校准
	感染（脑室造口术 / 脑实质内导管）	导管放置过程中的无菌技术：缩短监测时间，较长的头皮下隧道，使用抗生素浸渍导管，在感染出现早期症状时拔除导管
	出血（脑室造口术 / 脑实质内导管）	小出血保守治疗，大出血需要手术
颈静脉氧合饱和度	误读	置管于优势侧颈静脉，经常校准
	颈动脉穿刺、损伤神经、胸膜和肺	颈动脉搏动点外侧置管，局部按压 10min 止血；超声引导有助于保护附近的结构
	感染	无菌技术
脑组织氧饱和度	感染	无菌技术
	出血	保守治疗，必要时手术

标值。

（二）挑战与管理

放置脑室造口导管的主要挑战在于脑室的定位。术前即刻进行计算机断层扫描（computed tomography，CT）将有助于突出显示脑室位置或中线移位的变化。如果发生脑室内出血，应将导管放置在对侧的侧脑室。与其他造口位置相比，Kocher 点是最理想的脑室外引流（external ventricular drain，EVD）插入点。脑室造口导管的正确放置应严格遵循分步操作，所有神经外科医师都应牢记这一点，这非常有助于减少 ICP 监测的并发症。

使用 EVD 装置时，应稳妥放置以避免引流过度或引流不足。重要的是，患者和引流装置均不应意外地降低或升高。对躁动不安的患者可能需要进行镇静。应避免 CSF 流动中的任何障碍，这可能导致 ICP 读数错误。可以尝试使用温盐水冲洗解除导管堵塞。

对于脑实质内导管，应将其放置在局部压力梯度不会对 ICP 测量产生不利影响的位置。机械损坏（断裂、迁移、移位）的故障率可达 5%。应变计导管比光纤导管更容易发生移位。

感染是一项重要并发症，其发生率可高达 20%。脑室内或蛛网膜下腔出血、开放性颅骨骨折、颅骨切开术、全身感染、导管操作、渗漏和频繁冲洗及取样等操作均易导致患者发生感染。导管保留时间与脑脊液感染风险的增加有关，预防性更换导管或使用抗生素并不能降低这种风险。放置 EVD 5d 后感染率增加。新一代抗生素浸润式脑室造口导管，可将 CSF 感染的风险降低至 1% 左右。此外，研究发现在导管穿出之前建立头皮下潜行隧道可以降低感染率。所有患者均需密切监测任何感染相关迹象，包括但不限于发热、头痛、颈强直及精神感觉功能恶化。应送 CSF 标本进行培养和生化分析，以早期诊断颅内感染。恰当的抗生素治疗和移除导管有助于控制感染。

尽管不如脑室炎发生率高，出血仍是 ICP 监测的重要并发症。EVD 引起脑出血的发病率高于脑实质内引流，儿童 EVD 的发生率高于成人。有证据表明，如果放置脑实质内导管，INR ≤ 1.6 时出血的风险非常低；大多数出血量较小，可以保守治疗，但是大量的血肿需要紧急手术清除。

三、颈静脉血氧饱和度监测

（一）背景

颈静脉血氧饱和度（SjvO$_2$）监测是从放置在颈内静脉中的光纤导管（其尖端位于颈静脉球内）中抽取血液，并测量其氧饱和度。在充分灌注的正常大脑中，SjvO$_2$ 保持在 55%～75%，它反映了从大

脑血液中提取氧气后的残留氧。较低的 SjvO$_2$ 值提示脑血流量不足，导致血液中氧气提取增加；较高的 SjvO$_2$ 值提示大脑无法充分摄取氧气，在静脉血中残留了较高浓度的氧。总的来说，SjvO$_2$ 监测低值提示脑灌注不足，高值提示脑功能受损及可能的脑损伤。

（二）挑战与管理

由于在矢状窦分为左右横窦前脑静脉血的混合尚不充分，两侧颈内静脉球的 SjvO$_2$ 值可能存在显著差异，因此确定要插入哪侧颈内静脉非常重要。最好选择优势侧进行颈内静脉置管，或使用多普勒超声比较任一颈内静脉暂时压迫引起的 ICP 增加来确定置入侧别。压迫优势侧的颈内静脉会导致颅内压明显上升。经常校准对于避免错误的 SjvO$_2$ 读数很重要。

SjvO$_2$ 监测的潜在并发症可分为与导管穿刺相关的并发症（如颈动脉穿刺、气胸和神经损伤）及与留置导管相关的并发症（如感染、颅内压升高和静脉血栓形成）。

颈动脉穿刺是颈内静脉置管最常见的并发症，但它很少造成严重后果。可以通过将穿刺点选择在颈动脉搏动点外侧，并使用超声引导来将风险最小化。通过局部压迫 10min 可以保守地处理大多数动脉穿刺。其他穿刺相关并发症（如气胸）在颈静脉球导管穿刺时相对较少发生，但可能会导致严重后果。

> **ICP 监测要点**
> - 首选脑室造口术导管，因为它们同时具有诊断和治疗价值（引流 CSF）。
> - 颅内压监测可使脑室炎的发生率升高至 10%。
> - 降低脑室炎发生风险的措施：放置导管时采用严格的无菌技术，使用抗生素浸渍的导管，以及尽可能缩短 ICP 监测时间。
> - 不能降低脑室炎发生风险的措施：预防性抗生素应用和预防性更换导管。
> - 导管诱发脑室炎的治疗：恰当的抗生素治疗并拔除导管。
> - 放置 ICP 监测导管引起的颅内出血风险较低（1%～2%），但如果血肿较大，可能需要进行手术清除。
> - 正常值：<10mmHg。

败血症是一种与各类留置导管相关的并发症。大量研究表明每 100 个导管的总感染率为 0～5 次。应注意在颈静脉球导管的放置和维护中使用适当的无菌技术，以最大限度地降低这种风险。

阻碍脑静脉回流会造成 ICP 升高，而颈内静脉导管可能引起 ICP 升高的问题可通过选用 4F 或 5F 导管解决。这两种导管相对颈内静脉的管腔直径较小，当用于主静脉插管时不会显著升高 ICP。

在接受球囊导管插入术的患者中，多达 40% 的患者在颈内静脉中能发现非阻塞性亚临床血栓。有症状的颈内静脉血栓在颈静脉球导管置入后非常少见，但可能导致严重后果。栓塞可能会影响头部的静脉回流并造成 ICP 升高，这取决于血栓形成后颈内静脉的正常流量。

SjvO$_2$ 监测要点

- SjvO$_2$ 监测可连续测量相对于脑代谢需求的脑灌注。
- 应当选择优势侧的颈内静脉监测 SjvO$_2$。
- 超声引导可以将颈动脉穿刺、气胸等并发症降至最低。
- 导管引起的颈内静脉非阻塞性血栓发生率可高达 40%，但很少有症状。
- 正常值：55%～75%。

四、脑组织氧分压监测

（一）背景

现在越来越多地使用脑组织氧分压（PbtO$_2$）监测的方法来早期识别和预防缺氧性脑事件。附在微导管上的实质内克拉克型 PO$_2$ 敏感电极能够在 13mm^2 的面积上测量 PO$_2$，并估算电极附近的平均组织 PO$_2$。

在正常的脑组织中，连续或间断的 PbtO$_2$ 值代表整体脑氧合。而在受伤的大脑中，PbtO$_2$ 值可能仅代表导管周围区域脑组织的 PO$_2$。因此，了解放置导管部位的脑组织性质非常重要。PbtO$_2$ 正常值为 23～35mmHg。<20mmHg 表示大脑受损，而<15mmHg 通常预示结局不良。初步证据表明，PbtO$_2$ 可用于指导治疗，通过测量干预措施的反应提供长达 10d 的精确数据。

（二）挑战与管理

监测 PbtO$_2$ 时确定导管的放置位置最为重要。在正常的大脑中，低氧区域的微小变化可能会被遗漏，而置于病变大脑中的导管所检测的 PbtO$_2$ 值不能代表整个大脑的氧合。与 PbtO$_2$ 导管一起放置的温度探头，有助于估计 PbtO$_2$ 的校正值。

与 PbtO$_2$ 监测相关的风险是任何颅内置管都不可避免的，即感染和出血；然而，由于 PbtO$_2$ 导管直径较小（<0.5mm），出血的风险要低于脑室外引流导管。缩短置管时间和使用无菌技术可降低导管感染的风险。

PbtO$_2$ 监测要点

- PbtO$_2$ 导管可测量导管尖端周围大脑局部组织 PO$_2$。
- 当 PbtO$_2$ 导管处于相对正常的大脑中时，PO$_2$ 值反映了整体脑氧合。
- 在损伤的大脑中，PO$_2$ 值反映了导管尖端附近的局部组织氧合。
- PbtO$_2$ 导管的并发症与 ICP 导管相似，但由于导管直径较小，出血风险较低。
- 正常值：23～35 mmHg。

推荐阅读

[1] Bratton SL, Chestnut RM, Ghajar J, Connell Hammond FF, Harris OA, Hartl R, et al. Guidelines for the management of severe traumatic brain injury. VII. Intracranial pressure monitoring technology. J Neurotrauma. 2007;24(Suppl 1):S45–54.

[2] Lazaridis C, DeSantis SM, Smielewski P, Menon DK, Hutchinson P, Pickard JD, Czosnyka M. Patient-specific thresholds of intracranial pressure in severe traumatic brain injury. J Neurosurg. 2014;120(4):893–900.

[3] Lazaridis C, Yang M, DeSantis SM, Luo ST, Robertson CS. Predictors of intensive care unit length of stay and intracranial pressure in severe traumatic brain injury. J Crit Care. 2015;30(6):1258–62.

[4] Le Roux P, Menon DK, Citerio G, Vespa P, Bader MK, Brophy GM, et al. Consensus summary statement of the international multidisciplinary consensus conference on multimodality monitoring in neurocritical care: a statement for healthcare professionals from the neurocritical care society and the European Society of Intensive Care Medicine. Intensive Care Med. 2014;40(9):1189–209.

[5] Ponce LL, Pillai S, Cruz J, Li X, Julia H, Gopinath S, Robertson CS. Position of probe determines prognostic

information of brain tissue PO$_2$ in severe traumatic brain injury. Neurosurgery. 2012;70(6):1492–502; discussion 1502–3.

[6] Stiefel MF, Spiotta A, Gracias VH, Garuffe AM, Guillamondegui O, Maloney-Wilenshky E, et al. Reduced mortality rate in patients with severe traumatic brain injury treated with brain tissue oxygen monitoring. J Neurosurg. 2005;103: 805–11.

[7] Zabramski JM, Whiting D, Darouiche RO, Horner TG, Olson J, Robertson C, et al. Efficacy of antimicrobial-impregnated external ventricular drain catheters: a prospective, randomized, controlled trial. J Neurosurg. 2003;98:725–30.

第48章

神经外科手术过程中的意外苏醒
Unintended Wake-Up During Neurosurgery

Chris C. Lee　Tian-Long Wang　Susan Ironstone　著

陆海松　译　葛歆瞳　校

一、概述

神经外科手术患者发生麻醉过浅的概率较高，其原因有很多。手术刺激的程度从轻微到强烈不等，颅骨、硬脑膜和脑神经有痛觉纤维，而脑组织本身却不能感知外界刺激。为了使患者快速苏醒，通常不会使用长效和大剂量麻醉药。此外，药物耐受（长期服用苯二氮䓬类和阿片类）和（或）酶诱导的P450系统功能增强（如使用抗癫痫药）也会增加神经外科手术患者麻醉过浅的风险，因为在这些情况下肌松药、阿片类，以及其他麻醉药的作用强度降低，且持续时间缩短。

麻醉医师必须密切关注麻醉深度、麻醉用药和手术刺激程度，以避免患者意外苏醒。预防非常关键，且及时发现和处理浅麻醉的征象也很重要。

二、预防

关注麻醉深度非常重要。麻醉医师必须确保患者对手术操作有充足的麻醉和镇痛。术中一旦出现高血压和（或）心动过速必须立即重新评估麻醉深度是否过浅。

要提前预知到强刺激性操作，如：① 喉镜检查和气管插管；② 放置头钉；③ 切皮和打开颅骨；④ 切开硬脑膜；⑤ 刺激脑神经；⑥ 外科要求进行Valsalva动作。

强刺激操作前需要确认患者有充足的麻醉和镇痛。例如在放置头钉或切皮前加深麻醉和（或）单次给予阿片类药（如静脉注射芬太尼50～100μg或

阿芬太尼10μg/kg）是正确的做法。术前阻滞手术区域脑神经或在放置头钉位置使用局麻药浸润，也有助于减轻伤害性刺激引起的血流动力学反应。

使用基于EEG分析的装置，如BIS监测，来预防术中苏醒已有深入研究。虽然这些监测方法可能没有监测呼气末麻醉气体浓度有效，但仍然推荐用于全凭静脉麻醉（TIVA）患者，因为接受这种麻醉的患者更容易发生术中知晓。从EEG信号转换到BIS数值有20～30s的时间延迟，因此不能过于依赖这些监测指标来判断麻醉深度或患者对疼痛性刺激的反应。此外，关注这些指标的变化趋势也有重要意义。麻醉患者对手术刺激的体动反应主要由脊髓介导，因此，基于大脑皮质EEG的监测指标不能有效指示患者的体动反应。

有充足的镇痛才能预防血流动力学反应、咳嗽/应变，以及其他体动反应。常用短效阿片类药（瑞芬太尼、阿芬太尼及芬太尼）有利于术后快速苏醒或术中唤醒。对于未使用肌松药的开颅手术患者，持续输注舒芬太尼可呈剂量依赖性地减少其体动反应。右美托咪啶[0.2～0.7μg/(kg·h)]也是一种有效的麻醉辅助药，具有镇静、交感神经抑制和减少阿片类用药的作用，有助于稳定开颅手术患者的血流动力学状态。

给患者放置头钉前，特别是开颅手术前，除非受神经监测技术所限（如经颅运动诱发电位、EMG或计划术中唤醒），应使用非去极化肌松药消除体动。肌松药可以消除呛咳及体动反应，使患者能安全接受放置头钉的操作。不能使用肌松药时，必须

确保有充分的镇痛。对于未使用肌松药的患者，特别是放置头钉时，手边必须有立即可用的静脉麻醉药（如抽在注射器中的丙泊酚）以便加深麻醉。

需要注意手术结束和麻醉苏醒的时机，防止患者从麻醉中过早苏醒，特别是当患者的头钉还未撤除、处于非平卧体位、和（或）麻醉医师不易接近和控制患者的气道时。过早停用麻醉药和（或）给予神经肌肉拮抗药，如在头钉撤除之前，会将患者置于意外苏醒的危险之中。

三、危机管理

（一）病理生理和临床表现

多种原因可引起神经外科患者术中意外苏醒，从而导致并发症的风险增加。

1. 体位

头钉撤除前发生体动可致颈椎损伤或头钉移位。位置变化也会干扰神经成像 / 导航系统，如 STEALTH 或术中 MRI。由于手术开始后麻醉医师的操作受限，患者体动会导致气管导管、液体管路或监测线脱落的风险。

2. ICP 升高

呛咳 / 应变反应能够增加静脉系统压力，从而造成 ICP 升高。升高的 ICP 可能导致封闭的颅腔出现脑疝、开颅后出现大脑膨出或位于开颅位置的脑疝。

3. 出血

围术期高血压与开颅术后脑出血相关。大脑膨出或位于开颅位置的脑疝也能导致脑出血。呛咳 / 应变反应和高血压均能够增加高危患者脑动脉瘤破裂的风险。

4. 脑充血

高血压和心动过速可导致脑充血，加重脑水肿，并增加出血的风险。

5. 意外体动时手术器械可直接造成组织损伤。

6. 心血管并发症。

7. 术中知晓。

（二）患者评估

麻醉过浅的典型表现是高血压、心动过速和体动反应。一旦发生以上任一状况，麻醉医师应立即评估患者，鉴别其是由麻醉过浅还是其他原因所致。对于使用 β 受体拮抗药和其他抗高血压药治疗的患者，浅麻醉的早期征象可能难以表现出来，这使得判断患者是否出现了体动反应变得更加困难。还有部分患者在麻醉时会出现显著的血流动力学反应，无论是用静脉还是吸入麻醉药都难以始终将其血压保持在目标范围内。

（三）鉴别诊断

1. 麻醉过浅 / 疼痛。

2. ICP 升高（高血压）。

3. 脑缺血。

4. 药物反应。

5. 容量不足 / 失血和贫血（心动过速）。

6. 原发性高血压。

7. VAE（心动过速）。

8. 惊厥。

9. 运动皮质受到电刺激。

临床上怀疑麻醉过浅时，应评估当时的麻醉用药 / 剂量、阿片类药的使用及手术刺激程度。

(1) 检查生命体征：伴随浅麻醉出现的高血压和心动过速应限制在一定范围内，否则会增加并发症的发生风险。

(2) 检查麻醉药的使用是否正常：明确挥发罐有药且呼气末药物浓度适宜、输液针正常走液且静脉麻醉药能够进入血管内。

(3) 检查手术刺激程度是否发生变化，是否存在颅内高压和（或）脑缺血。

(4) 检查 TOF 值或其他肌松药评估指标。

（四）干预与治疗

1. 请求暂停手术，有可能的话移开手术器械。

2. 间断手控通气会加重浅麻醉患者的呛咳反应。可考虑转换到同步通气模式，或停止机械通气并打开逸气阀。

3. 加深麻醉。最快的方法是单次给药静脉麻醉药（如丙泊酚 50mg）。

4. 保证充足镇痛。考虑额外给予短效阿片类药（如芬太尼 100～200μg）。

5. 控制血流动力学反应。静脉给予艾司洛尔是合适的选择，其作用时间短且不增加脑血流量。给予抗高血压药的同时单次给药麻醉药需十分谨慎，以避免诱发低血压。

6. 加深麻醉后，再次给予非去极化肌松药。

7. 不能给予肌松药时，对于使用较少量的麻醉药即出现低血压的患者，麻醉医师可能需要使用升压药（如去氧肾上腺素）以便达到更深的麻醉程度。目标 MAP 范围应提前与手术团队讨论确定。

8. 重新检查患者体位，特别是受压部位、气道及连接监测和静脉输液处。

9. 评估和治疗潜在的神经系统后遗症。

10. 术后随访患者是否有术中知晓。术中知晓可导致长期的心理和情绪困扰。当认为可能发生术中知晓时，解释和安抚很重要。随访并考虑转诊给心理医师。

要 点

- 关键在于预防。保持足够的麻醉深度，预判手术刺激程度。
- 高危患者的麻醉药需求量更大。
- 保证将要进行手术的患者在手术开始前获得充足的镇痛。
- 开颅或者使用头钉的患者最好给予肌松药。
- 一旦发现麻醉过浅，需迅速及时处理，可减少体动、呛咳和高血压引起的危害。
- 患者的血压不能耐受目标浓度的吸入或静脉麻醉药时，需选用支持血流动力学的药物。

推荐阅读

[1] Avidan MS, Mashour GA. Prevention of intraoperative awareness with explicit recall: making sense of the evidence. Anesthesiology. 2013;118:449–56.

[2] Basali A, Mascha EJ, Kalfas I, Schubert A. Relation between perioperative hypertension and intracranial hemorrhage after craniotomy. Anesthesiology. 2000;93(1):48–54.

[3] Bekker A, Sturaitis M, Bloom M, Moric M, Golfinos J, Parker E, et al. The effect of dexmedetomidine on perioperative hemodynamics in patients undergoing craniotomy. Anesth Analg. 2008;107:1340–7.

[4] Brown EN, Solt K, Purdon PL, Johnson-Akeju O. Chapter 50: monitoring brain state during general anesthesia and sedation. In: Miller's anesthesia. Philadelphia: Elsevier/ Saunders; 2015. p. 1524–40.

[5] Drummond JC, Patel PM, Lemkuil BP. Chapter 70: anesthesia for neurologic surgery. In: Miller's anesthesia. Philadelphia: Elsevier/ Saunders; 2015. p. 2158–99.

[6] Grillo P, Bruder N, Auquier P, Pellissier D, Gouin F. Esmolol blunts the cerebral blood flow velocity increase during emergence from anesthesia in neurosurgical patients. Anesth Analg. 2003;96:1145–9.

[7] Jameson LC, Sloan TB. Using EEG to monitor anesthesia drug effects during surgery. J Clin Monit Comput. 2006;20:445–72.

[8] Rose JC, Mayer SA. Optimizing blood pressure in neurological emergencies. Neurocrit Care. 2004;1:287–99.

心搏骤停／标记
Cardiac Arrest/Code

Jürgen Knapp Michael Bernhard Bernd W. Böttiger 著

陆海松 译   葛歆瞳 校

第49章

一、概述

患者住院期间心搏骤停并需要复苏的发生率尚不清楚。只有不到 20% 的心搏骤停患者能够存活。大多数院内心搏骤停是可以预防的。心搏骤停通常是由于患者出现缺氧或低血压，没有及时识别和处理而导致的。每 1000 例围术期患者会发生 2 例心肌梗死，这也是导致心搏骤停的重要原因之一（表 49-1）。成功的心肺复苏（CPR）需要遵循严格的操作流程和培训，团队协作同样非常重要。

二、预防

心搏骤停没有确切的方法可以预防。因此，识别出高危患者（如冠状动脉疾病、糖尿病合并肾功能不全）或者当前处于危险状态（如围术期心肌梗死、电解质紊乱，表 49-1）的患者非常重要，医生需密切监测这些患者并给予适当治疗。

推荐建立包括内科医师和护士在内的快速反应团队（rapid response team，RRT）。一旦普通病房的工作人员发现患者生命体征变化或其他临床征象提示病情恶化，应及时通知快速反应团队。早期干预可以降低院内心搏骤停的发生率。

三、危机管理

手术和监护病房的患者需要气管插管和机械通气时，临床情况更复杂。下述流程是为标准化情形设计的，特别针对手术室和重症监护室（有连续监测）的患者。在欧洲，CPR 根据欧洲复苏委员会（ERC）的指南进行（图 49-1）。在北美，CPR 根据美国心脏学会基础和高级心血管生命支持指南进行。

（一）心搏骤停的临床表现

1. 10～15s 后患者失去意识（虚脱）。

2. 15～45s 后可出现大脑惊厥，惊厥在心搏骤停后十分常见。

3. 30～120s 后瞳孔扩大，皮肤颜色从灰白变为发绀。

4. 患者可有潜在疾病的表现（表 49-1）。

（二）患者评估

1. 如果没有气管插管，检查患者意识状态

(1) 清楚大声地对患者说话（如果患者没有被镇静或麻醉）。

(2) 接触刺激（如摇晃、疼痛刺激）。

表 49-1　心搏骤停的原因

病因学	原　因
心源性：70%～90%	• 心肌梗死 • 心律失常 • 心脏压塞 • 肺栓塞
非心源性：10%～30%	• 出血 • 中毒 • 代谢／电解质紊乱 • 窒息 • 中枢性呼吸抑制 • 张力性气胸 • 严重低血容量 • 变态反应

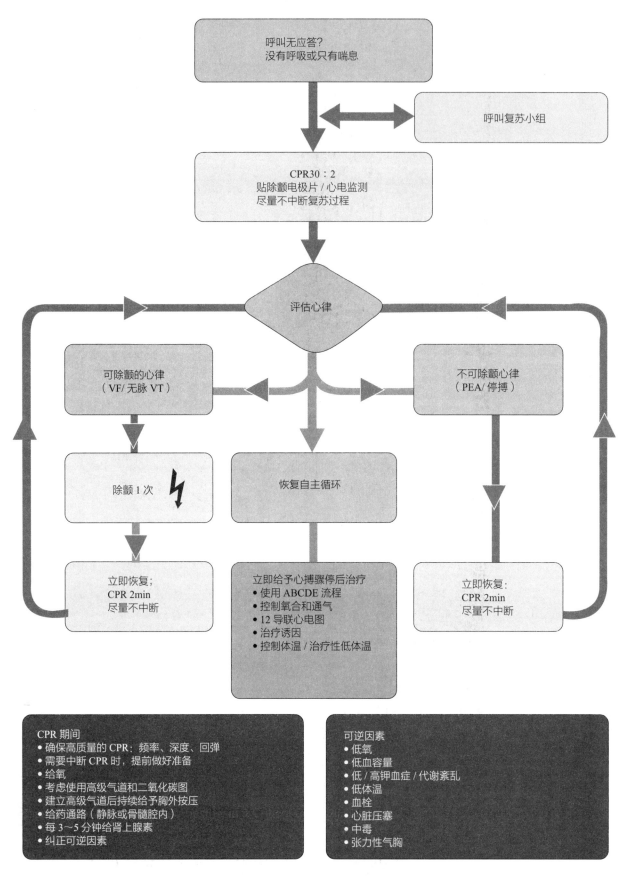

▲ 图 49-1　欧洲复苏委员会指南中的 CPR 流程

(3) 呼叫其他人帮助。

2. 检查呼吸

(1) 检查呼吸，时间不超过 10s。

(2) 不要把喘息误以为是正常呼吸。喘息是心搏骤停的典型征象。

(3) 不确定时，应假定呼吸不够并开始复苏。

(4) 如果患者已插管，检查通气、气道通畅和呼吸机。

3. 检查"生命征象"

(1) 检查"生命征象"（如咳嗽、脉搏和自主活动）。

(2) 接受过高级生命支持培训的人员可以用手触摸颈动脉搏动（时间不超过 10s），禁止同时触摸双侧颈部血管。

(3) 如果患者没有"生命征象"和（或）触不到脉搏，立即开始胸外按压和面罩通气（按压 - 通气比例为 30∶2）。

(4) 如果可以触到脉搏，保护气道并测量血压。

(5) 如果患者有有创动脉压力监测，检查换能器和动脉管路。

（三）了解病史

1. 在不影响复苏的前提下，从第三方获取患者的病史，有可能发现一些潜在的可逆因素 [如电解质紊乱、中毒等（表 49-2）]。

2. 使用超声（特别是超声心动图）检查潜在的可逆因素。

3. 回顾 ICU 病历，检查近期治疗措施（如放置中心静脉导管）。

（四）治疗

1. 呼叫帮助（优化人力）

2. 立即开始胸外按压

3. 治疗潜在的可逆病因

（五）心电图诊断

一旦有心电图 / 除颤仪可用，应立即分析心电节律。如果在手术室或 ICU 发生循环崩溃，可立即检查心电节律。心搏骤停分为四种类型。

1. 心室颤动（ventricular fibrillation，VF）

在心电图上是紊乱的电活动，无法识别出 QRS 波，代之以不同频率和波幅的电活动。

2. 无脉性室性心动过速（pulseless ventricular tachycardia，无脉 VT）

表现为宽 QRS 波心动过速，但因为没有心室射血而无法摸到脉搏。

3. 心脏停搏

表现为心电图上没有 QRS 波，可因为干扰波

表 49-2　CPR 期间一些潜在可逆转的病因和特异性处理措施

病　因	处理措施
缺氧	气管插管，纯氧通气，检查插管位置排除脱管
低血容量	补充血容量，外科处理可能的出血点
高钾血症	给葡萄糖和胰岛素（同时监测血糖和电解质），给钙剂（同时监测电解质）
低钾血症	补钾（同时监测电解质）
低钙血症	补钙（同时监测电解质）
酸中毒	补充碳酸氢钠（同时监测电解质和血气）
严重低体温	CPR 并立即建立体外循环
张力性气胸	减压，胸膜腔引流
心脏压塞	心包穿刺引流（超声引导）
肺栓塞和心肌梗死	必要时溶栓和（或）PTCA
中毒	给解毒药，洗胃，血液透析等

的出现而误认为是心室颤动。必须排除可能的机械故障，包括心电监测线脱落、监护仪上心电图放大倍率、心电线及电极片问题。

4. 无脉电活动（pulseless electrical activity，PEA）

表现为心电图上有 QRS 波，但触不到脉搏（心脏射血）。

院内心搏骤停有 80% 表现为心脏停搏和无脉电活动。

（六）气道和通气

1. 将患者头后仰，用 Esmarch 手法（头后仰、用手提起下颌）开放气道。

2. 清理口腔和喉咙中的异物和分泌物。

3. 进行同步面罩通气：胸部按压 30 次后通气 2 次。

4. 接受过气管插管培训的人员应尽快给患者插管，以保护气道和防止误吸。插管的操作时间不应超过 30s；如超过 30s 则应放弃，继续面罩通气，在下一个 2min CPR 循环之后再次尝试插管。如果第二次插管失败，应选择其他替代方法保护气道，如喉罩。

5. 通气的基本参数见表 49-3。

6. 气管插管后立即恢复胸外按压，插管的位置必须经听诊和二氧化碳波形图证实。妥善固定气管导管。

（七）循环

1. 胸外按压

只有持续进行胸外按压才能保证大脑和心肌灌注（表 49-4）。按压深度必须达到 5cm，最大 6cm。

胸外按压非常耗费体力，应每 2 分钟换人进行。

2. 除颤

如果心电图显示 VF 或无脉 VT，除颤是唯一有效的治疗措施。获取和使用除颤器之前必须持续进行 CPR。一旦除颤器可用，必须尽快除颤。优先使用自粘性电极（粘贴片）。

除颤后必须立即恢复 CPR，进行 2min 一轮的 CPR 之后再分析心电节律。除颤仪应该在 2min 一轮的 CPR 快结束时充电备用，从而保障在 VF/ 无脉 VT 持续存在时，在短时间暂停胸外按压（<5s）后立即再次进行除颤。对于目击且在监护下的 VF 或无脉 VT，可快速连续除颤至多 3 次。负责除颤的医生必须确保除颤时无人接触患者（"离开 – 全部离开"）。

3. 药物治疗

紧急给予静脉药物时，每次给药之后必须注射 20ml 的生理盐水（"冲管"）。

四、复苏期间的用药

CPR 期间应建立静脉通路。重症监护或接受各种治疗的患者常有中心静脉通路，CPR 期间应优先

表 49-3　复苏时的通气

通气参数	
潮气量	目标："可见胸廓起伏"
吸气时间	1.0s
通气频率	10 次 / 分
吸入氧浓度（FiO₂）	1.0

表 49-4　胸外按压

按压参数	
按压频率	100～120 次 / 分
按压位置	胸骨正中
按压深度	5～6cm
按压 – 回弹比例	1：1
按压 – 面罩通气比例	30：2 同步 = 通气时暂停按压
按压 – 通气比例，气管插管或其他方法（LT、CT、LM）控制气道后	30：2 非同步

使用。如果没有中心静脉通路可用，则选择安全稳妥的外周静脉通路。

如果只有骨内注射途径可用，CPR 期间的用药原则同静脉内用药。特别是对难以建立静脉通路的婴幼儿患者，可优先使用骨内注射途径（胫骨近段或远段内侧）。儿科患者使用骨内注射的成功率非常高，成人患者只有极少数能通过骨内注射途径用药。不推荐气管内给药。CPR 期间经皮下和肌内注射给药的方法现已废弃不用，因为 CPR 时患者局部血流显著减少。

药物

氧是最重要的药物。CPR 时最常用的紧急药物见表 49-5。

不推荐容量替代或液体复苏治疗，除非患者有出血、过敏性休克、糖尿病昏迷或烧伤。

对于局麻药中毒引起的心血管虚脱或心搏骤停，除标准的高级生命支持外，推荐初始静脉给予 1.5ml/kg 的 20% 脂肪乳。每 5 分钟可重复给予最多 3 次的初始剂量，随后可以持续输注 15ml/(kg·h) 直至达到 ROSC，或者总量达到最大 12ml/kg。

表 49-5　复苏时的紧急用药

药　物	效　应	用　量	特　性
肾上腺素	拟交感作用，α 和 β 受体，增加冠状动脉和脑灌注压	• 第三次除颤失败后 1mg 静脉注射 • 停搏或无脉电活动时尽快给予 1mg 静脉注射，每 3～5 分钟重复 1 次	可用于各种类型的心搏骤停
胺碘酮	Ⅲ类抗心律失常药	300mg 静脉注射；第三次除颤失败后，可重复给予 150mg 静脉注射，随后持续输注 900mg/24h	VF 和无脉 VT 的一线抗心律失常药
利多卡因	Ⅰb 类抗心律失常药	1～1.5mg/kg 静脉注射第三次除颤失败后	• 最大剂量 3mg/kg，更大的剂量会降低除颤的成功率 • 二线用药，仅用于无法使用胺碘酮时，已使用胺碘酮后不要再用
镁	膜稳定作用	8mmol=2g 50% 硫酸镁溶液静脉注射	• 用于低镁血症（如利尿药治疗和尖端扭转室性心动过速）
碳酸氢钠	碱性化合物中和酸价	50mval（=50ml 8.4% 碳酸氢钠）静脉注射	• 用于长时间复苏时的高钾血症和酸中毒，需根据血气结果使用 • 共用输液通路会使儿茶酚胺类结晶失活，因此必须使用单独的静脉通路
钙	钙补充剂	2～4mg/kg 静脉注射	• 通常不推荐用于 CPR 时，仅适用于一些特殊情况 • 用于低钙血症、高钾血症和钙通道阻滞药过量
溶栓药（如尿激酶、重组人组织型纤溶酶原激活物、替奈普酶）	血栓事件时溶解血栓	取决于具体药物	根据每个病例情况，用于治疗肺栓塞和其他栓塞事件；CPR 时使用溶栓治疗，继续 CPR 60～90min

要　点

　　心搏骤停期间通过 ECG 可以区分为有除颤指征的心律异常（VF/无脉 VT）和无除颤指征的心律异常（停搏/PEA）。前者需要除颤和抗心律失常药来恢复心脏节律。两种情况下在其他方面的处理措施相同。

- 第一要素
  - 高质量和不间断的胸外按压。
  - 尽早电除颤。
  - 尽量缩短因为电除颤、通气和评估心电节律所导致的按压暂停。最多 5～10s。
  - 用力和快速按压：按压深度 5～6cm，按压频率 100～120 次/分，只有在通气时暂停按压（如果没有建立高级气道）。
  - 寻找引起心搏骤停的可逆因素。
- 第二要素
  - 建立安全的通气道。
  - 建立静脉通路。
  - 使用肾上腺素。
  - 对于怀疑肺栓塞引起的心搏骤停，术中或术后情况允许时可考虑溶栓治疗。

五、停搏和 PEA 的复苏流程

　　停搏和 PEA 是心搏骤停里无电除颤指征的类型。

　　停搏和 PEA 按下述方法复苏（图 49-2）。

　　1. 胸外按压和通气（30：2）。

　　2. 建立静脉通路，尽快给予 1mg 肾上腺素。

　　3. 建立安全的气道。

　　4. 一个 2min 的 CPR 循环后检查心电图节律。

　　5. 如果仍有停搏/PEA，继续 CPR。

　　6. 每 3～5 分钟给予 1mg 肾上腺素。

　　如果检测到任何有可能产生心脏射血的心电节律，应触诊脉搏，但时间不应超过 10s。如摸不到脉搏，需再进行一个 2min 的 CPR 循环，然后再检查心电节律，有指征时也需检查脉搏。如触摸到明确的脉搏，测量患者血压，稳定心血管系统功能，并优化患者的电解质和血气。如心电节律变为 VF/

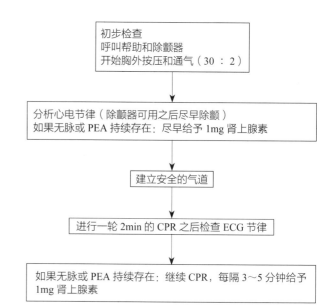

▲ 图 49-2　停搏和 PEA 的 CPR 流程

无脉 VT，按相应流程处理。如对 ECG 有疑问，不确定是停搏还是可疑的 VF，应假定为停搏，不要除颤。

六、心室颤动和无脉室性心动过速的复苏流程

　　对于心室颤动（VF）和无脉室性心动过速（无脉 VT），除胸外按压和通气（30：2）外，除颤是最重要的治疗。VF 和无脉 VT 的 CPR 措施应按以下顺序进行（图 49-3）。

　　1. 初步检查。

　　2. 呼叫帮助，如果可能的话，寻找除颤器。

　　3. 胸外按压和通气（30：2）。

　　4. 一旦除颤器可用，尽早分析心脏节律。

　　5. 进行双向 150～200J 或者单向 360J 的电除颤 1 次。

　　(1) 放置除颤电极贴片，左侧在心尖，右侧在第二肋间锁骨中线。

　　(2) 如果使用除颤电极板，电极板压在胸部的压力大约是 12kg，必须使用导电膏。

　　6. 除颤后需要立即恢复胸外按压和通气，并持续 2min，之后再分析心电节律。

　　7. 如果 VF/无脉 VT 持续存在，再次给予双向 200J 或者单向 360J 除颤。

　　8. 除颤后需要立即恢复胸外按压和通气，并持

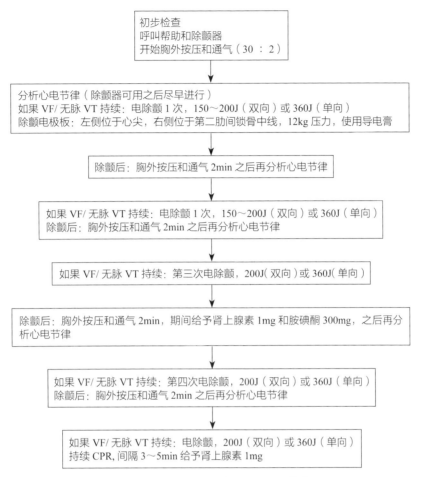

初步检查
呼叫帮助和除颤器
开始胸外按压和通气（30：2）

分析心电节律（除颤器可用之后尽早进行）
如果 VF/ 无脉 VT 持续：电除颤 1 次，150～200J（双向）或 360J（单向）
除颤电极板：左侧位于心尖，右侧位于第二肋间锁骨中线，12kg 压力，使用导电膏

除颤后：胸外按压和通气 2min 之后再分析心电节律

如果 VF/ 无脉 VT 持续：电除颤 1 次，150～200J（双向）或 360J（单向）
除颤后：胸外按压和通气 2min 之后再分析心电节律

如果 VF/ 无脉 VT 持续：第三次电除颤，200J（双向）或 360J（单向）

除颤后：胸外按压和通气 2min，期间给予肾上腺素 1mg 和胺碘酮 300mg，之后再分析心电节律

如果 VF/ 无脉 VT 持续：第四次电除颤，200J（双向）或 360J（单向）
除颤后：胸外按压和通气 2min 之后再分析心电节律

如果 VF/ 无脉 VT 持续：电除颤，200J（双向）或 360J（单向）
持续 CPR，间隔 3～5min 给予肾上腺素 1mg

▲ 图 49-3　VF 和无脉 VT 的 CPR 措施

续 2min，之后再次分析心电节律。

9. 如果 VF/ 无脉 VT 仍然存在，第三次给予双向 200J 或者单向 360J 除颤。

10. 如果第三次除颤失败，再次开始胸外按压后，给予 1mg 肾上腺素。

11. 如果呼气末 CO_2 显著增加，怀疑自主循环恢复，暂不给予肾上腺素。如果下次心电节律分析时确认仍有心搏骤停再给予肾上腺素。

12. 第三次除颤失败后同时给予 300mg 胺碘酮。

13. 每次除颤后要立即恢复胸外按压和通气并持续 2min，之后再分析心电节律。

如果 VF/ 无脉 VT 持续存在，每 3～5 分钟给予 1mg 肾上腺素，即额外的每次除颤之后立刻给药。如果心电节律提示可能存在有效心脏射血，检查脉搏。如果触摸不到脉搏，进行另一次 2min 的 CPR 循环和心电节律分析，必要时检查脉搏。如果可以触摸到明确的脉搏，测量血压，稳定循环系统功能。此外，应改善电解质和血气酸碱平衡。如果心电节律转为停搏 /PEA，按相应流程处理。

七、复苏后治疗

自主循环恢复后，必须按照标准化流程进行复苏后治疗。

1. 使用 ABCDE 流程。

2. 降低吸入氧浓度，目标是使动脉氧饱和度维持在 94%～98%。

3. 维持正常血二氧化碳水平。

4.12 导联心电图检查。

5. 如果怀疑心脏原因引起的心搏骤停：行冠状动脉介入治疗。

6. 如果怀疑非心源性原因：处理相应的诱因。

7. 所有昏迷患者应使用低温疗法（恒温 32～34℃或者核心温度 36℃）至少 24h，目的是改善神经系统预后。

8. 至少在 72h 内防止出现发热。

八、预后

自主循环功能建立后 72h 内不应进行预后分析。如果 72h 后患者意识仍然没有恢复。

1. 排除混杂因素：镇静药或肌松药残余、低体温、低血压、低血糖等。

2. 如果双侧瞳孔和角膜反射或体感诱发电位检测都为阴性，则提示预后不良（假阳性率＜5%）。

3. 如果不存在上述情况，等待至少 24h 后进行多模式预后分析（EEG、MRI/CT）。

4. 不可以使用单一指标（如神经元特异性烯醇酶）。

推荐阅读

[1] Neumar RW, Shuster M, Callaway CW, et al. Part 1: executive summary: 2015 American Heart Association guidelines update for cardiopulmonary resuscitation and emergency cardiovascular care. Circulation. 2015;132:315–67.

[2] Nielsen N, Wetterslev J, Cronberg T, et al. Targeted temperature management at 33 ℃ versus 36 ℃ after cardiac arrest. N Engl J Med. 2013;369:2197–206.

[3] Nolan JP, Soar J, Cariou A, et al. European resuscitation council and European Society of Intensive Care Medicine guidelines for post resuscitation care 2015. Section 5 of the European Resuscitation Council guidelines for resuscitation 2015. Resuscitation. 2015;95:202–22.

[4] Soar J, Nolan JP, Böttiger BW, et al. European Resuscitation Council guidelines for resuscitation 2015. Section 3. Adult advanced life support. Resuscitation. 2015;95:100–47.

麻醉苏醒和苏醒失败

Arousal from Anesthesia: Failure to Emerge

W. Scott Jellish 著

陆海松 译 葛歆瞳 校

第 **50** 章

一、手术区域和肿瘤大小

（一）概述

开颅手术后出现苏醒延迟的原因与手术部位、脑组织回缩、额叶病变和脑组织弹性异常有关。与幕上肿瘤相比，额叶切除和颅后窝肿瘤手术发生苏醒延迟的可能性更高。预测哪些患者在开颅手术后会发生苏醒延迟有助于患者的临床管理，并判断术后是否需要继续保留气管插管和进入重症监护室治疗。

脑部病变的大小也会影响麻醉苏醒。肿瘤大小 > 30mm 或中线移位 > 3mm 伴有脑水肿是手术后苏醒延迟的良好预测指标。术后可能会发生轻微的大脑移位。尤其在外科手术切除大量脑组织后，脑水肿可能导致麻醉药代谢速率变慢。此外，如果单个结构病变（如梗死或肿瘤）特别靠近上行网状激活系统，则会引起术前嗜睡，并导致麻醉后苏醒延迟。

脑水肿和脑组织肿大时，为切除病变所需的皮肤切口可能会扩大。收缩后的脑组织可能产生局部缺血，且局部酸中毒会降低脑组织灌注。如果因手术需要而暂时阻断脑动脉，血流恢复后可出现缺血 / 再灌注性脑损伤。根据切除的肿瘤类型及其血供情况，硬脑膜关闭后可能发生术后脑出血。如果肿瘤的切缘和血管床面积较大，患者在术后更容易发生脑出血。直径超过 2～3cm 的脑血肿或大的脑叶血肿常导致昏迷，需要手术治疗。

（二）预防

肿瘤大小及切除范围对手术后麻醉苏醒的影响无法干预。但对液体和血压进行严格控制对于避免脑水肿和术后可能出现的硬膜下出血非常重要。控制高血压急症很复杂，但对于降低术后脑水肿、出血及 ICP 升高的发生率至关重要。病变的大小和急性高血压有重要关系，中线结构在脑部成像中的偏移超过 5mm 是术后发生高血压的独立危险因素。呛咳、气管导管扭曲或受压也可导致 ICP 升高和术后脑出血。因此，麻醉方案应避免呛咳以减少这些情况的发生。开颅手术后，耗氧量、血儿茶酚胺浓度、血压和心率都会升高。这些全身性的代谢变化引起脑灌注及脑代谢率的改变，可能导致脑充血，从而增加颅内出血的风险。高碳酸血症或过度通气后恢复至正常血碳酸水平，可能会增加大脑中动脉的血流量。随着过度通气终止，CBF 增加到比过度通气开始前更高的水平。研究表明，$PaCO_2$ 每变化 1mmHg，大脑中动脉的血流量变化 2.5%～4%。$PaCO_2$ 从 33mmHg 上升至 40mmHg 可使脑血流量增加 21%。此外，有学者报道，在神经外科术后恢复期间血儿茶酚胺浓度会增加。麻醉苏醒时，儿茶酚胺激活血管运动中枢，与正常碳酸血症相结合，可增加脑血流量和代谢率。术后脑充血可能会增加血管性水肿、颅内高压及颅内出血的风险。神经外科术后麻醉苏醒过程中的血流动力学控制对于获得最佳预后至关重要。

医生还应预见并防止其他原因引起的大面积

脑切除术后苏醒延迟。在涉及颈动脉或脑血管的手术中，脑血栓栓塞和相关的神经功能障碍发生率最高。特别是在手术部位高于心脏平面的神经系统手术中，空气可能会进入脑循环，并严重影响中枢神经系统功能。如果在手术切除过程中怀疑或观察到空气栓子，使用心脏多普勒监测空气栓子并放置多孔导管将有助于从脑循环中抽出气栓。

最后，在切除脑血管瘤、动脉瘤或脑动静脉畸形消融期间，需要暂时阻断血流，此时应尽力维持脑灌注并提高血压。

（三）危机管理

如果怀疑继发于术后脑水肿或出血的苏醒延迟，则必须限制血流动力学波动并严格控制血压。许多麻醉药都可用于颅内手术麻醉，但还没有哪种药物或联合用药明显优于其他药物或组合。异氟烷-芬太尼和七氟烷-芬太尼的麻醉方案是目前神经外科手术最常用的方法，该方法可以使患者快速苏醒，并有利于进行早期神经系统评估。此外，也可以使用丙泊酚-瑞芬太尼的全静脉麻醉技术，有效保留自主调节功能并抑制插管反应，同时保障术后快速苏醒。有研究关注了吸入麻醉技术与使用丙泊酚/芬太尼的TIVA之间在血流动力学方面的差异。多项研究报道提示，有很大比例接受丙泊酚-瑞芬太尼麻醉的患者在术后需要降压治疗。

单次给药或持续输注短效β受体拮抗药（如艾司洛尔），可有效控制高血压的血流动力学状态。拉贝洛尔或钙通道阻滞药，如尼卡地平，对于控制高血压及避免脑出血也很重要。这在手术后期麻醉深度变浅时，特别是在切除大的血管肿瘤的手术中尤为重要。如果患者因大量失血而出现低血压，血流动力学支持一开始应使用液体（胶体或晶体）和升压药，如麻黄碱或去氧肾上腺素；如果是由于心律失常导致的低血压，特别是在室上性或阵发性房性心动过速时，应使用β受体拮抗药或腺苷；如果怀疑术后脑缺血继发于血管痉挛，应在发病后6小时内开始尼卡地平治疗减轻神经系统损害。通过血液稀释降低血黏度也可以改善脑灌注。用右旋糖酐进行高血容量血液稀释可产生微小但显著的脑血流改善。升高血压也可以维持和改善脑灌注。

在紧急情况下，通过急性过度通气来降低脑血容量可以快速治疗颅内高压。但是，必须注意不要极限地过度通气，这可能诱发脑缺血。如果需要过度通气以降低ICP，应将FiO_2提高至100%。甘露醇和其他渗透性利尿药也可通过其渗透性，从正常脑组织中去除水分来减少大脑体积。其剂量为$1\sim1.5mg/kg$，通常作用时间$3\sim4h$。此外，还可以通过加用呋塞米减少脑容量，同时抑制CSF的形成。

开颅术后早期除高血压外，无论采用何种麻醉技术，血气异常均很常见。开颅术后呼吸功能不全发生率高达28%。$PaO_2<90mmHg$和$PaCO_2>45mmHg$是缺氧和通气不足的诊断阈值。频繁使用镇痛药可导致缺氧和通气不足。阿片类镇痛药可能会进一步加重通气不足，增加ICP和苏醒延迟。一些医疗中心倾向于术后不使用任何阿片类药，而是使用酮咯酸30mg静脉注射。多项研究提示，酮咯酸可为大多数患者提供充足的镇痛，并保障在随后的48h内，神经系统检查不出现恶化。

要点 1

- 脑额叶切除和颅后窝手术后发生苏醒延迟的可能性更高。
- 术前脑肿瘤>30mm且中线移位>3mm，是苏醒延迟的良好预测指标。
- 脑部病变的大小是发生苏醒期高血压的重要因素，中线偏移>5mm是高血压的独立危险因素。从麻醉到苏醒的过程中，血压控制至关重要。多项研究发现，额外给予芬太尼输注是最有效的治疗手段，这既能保障开颅手术后的早期清醒，又能预防苏醒期高血压。

二、麻醉因素

（一）概述

制订神经外科麻醉计划时，控制血压的同时又能从麻醉中快速苏醒至关重要。颅内病变较大的患者需要进行长时间的手术，这会延长阿片类药或吸入麻醉药的用药时间。使用不同的麻醉药或阿片类药可能导致苏醒延迟。术中过度通气减小脑组织容积以利于外科手术切除也可能导致苏醒延迟。pH值升高可使舒芬太尼的分布容积更高，消除半衰期更长。同样，过度通气的患者大脑芬太尼浓度也会升高，这可能是由于药物脂质 / 血浆分布变化引起的脑组织药物排出减少所致。此外，术中低碳酸血症也与术后反应迟钝和短期记忆障碍相关。

阿片类药常与苏醒延迟有关，术后镇静的程度和持续时间与所用药物的时机、给药途径和总剂量有关，尤其常见于术中使用长效阿片类药（如吗啡、哌替啶或氢吗啡酮）。短效阿片类药（如芬太尼或舒芬太尼）大剂量或长时间输注时，也可能表现出长时间的镇静作用。瑞芬太尼的代谢与血浆胆碱酯酶有关，其半衰期最短，最少引起术后苏醒延迟。一些阿片类药（如哌替啶）可代谢为活性产物，从而延长并加重中枢神经抑制。此外，这些药物还会降低自主呼吸时的每分通气量，从而减慢吸入麻醉药的代谢，延长镇静作用。阿片类药的强镇痛效果还会减弱术后疼痛所起到的唤醒作用。

为了对抗焦虑或产生遗忘而使用术前镇静药，特别是使用长效镇静药（羟嗪、异丙嗪或劳拉西泮）时，也可能导致苏醒延迟。作为麻醉方案的一部分，某些止吐药或抗惊厥药的使用（尤其在手术即将结束时给药），可能会显著降低 PACU 患者的意识水平。止吐药如氟哌利多、奋乃静及东莨菪碱具有镇静的不良反应，可增强麻醉药的镇静效果。其他胃肠外药物，如丙泊酚、短效巴比妥类药及依托咪酯，在手术期间连续输注时，高浓度的药物会重新分配到组织中并加重苏醒延迟。

麻醉医师既要考虑挥发性麻醉药的使用时间，又要考虑药物的溶解度，以防止药物在血流灌注较低的组织中积聚，导致停药后麻醉药的代谢时间延长。肥胖患者由于体内脂肪比例较高，在颅内手术后可能特别容易出现苏醒延迟。溶解度较低的药物（如七氟烷、地氟烷）在停药后可以迅速排出，不易引起苏醒延迟。但如果将这些药物与其他长效胃肠外药物联合使用，镇静作用可能会延长。总体而言，TIVA 在苏醒时间、早期认知功能和不良事件方面的效果类似于挥发性麻醉剂。在一些前瞻性随机研究中，有证据表明，接受择期开颅手术的患者使用 TIVA 与使用挥发性麻醉药相比，可以降低 ICP 同时升高 MAP。

患者可能会因为使用神经肌肉阻滞药而出现残余麻痹、身体无法移动或响应指令。术中使用阿托品治疗心动过缓可能会导致中枢性抗胆碱能综合征，特别是在老年人中可能引起嗜睡和神志不清。

（二）预防

为了防止与麻醉药或药物相关的颅内手术后苏醒延迟，应检查围术期 24h 内使用过的所有药物。非麻醉药，如利舍平、甲基多巴、可乐定、利多卡因，以及抗组胺药，某些止吐药和抗惊厥药具有镇静作用，可延长苏醒时间。止吐药如氟哌利多、奋乃静和东莨菪碱，不应作为颅内手术麻醉方案的一部分。如果需要过度通气以减小脑组织体积，应注意不要极端过度通气，这可能会改变阿片类药的药动学，从而产生更高的脑内阿片类药浓度。如果患者过度通气，在硬脑膜关闭后应尽可能使患者体内二氧化碳含量恢复正常。

如果估计手术会持续较长时间则应使用溶解度较低的吸入性麻醉药。另外，吸入和阿片类药复合麻醉可以降低吸入麻醉药的总浓度，有利于快速苏醒。与丙泊酚全静脉麻醉相比，使用低剂量异氟烷联合芬太尼输注麻醉可加快苏醒，降低高血压发生率。地氟烷对脑血管的作用与异氟烷相似，可用于长时间的颅内手术，其药物蓄积作用最小。

应避免使用长效阿片类药。另外，肌内注射吸收慢且作用时间长，也应避免使用。瑞芬太尼可用于许多神经外科手术以避免苏醒延迟，但是使用时必须考虑到术后疼痛和苏醒期高血压的处理。还应避免使用阿片类药作为术前用药，以防止术前通气不足。对颅内肿物较大的患者，应特别注意避免 ICP 升高。

如果在阿片药 / 吸入复合麻醉中加入丙泊酚输注以利于神经生理学监测，应尽早停止输注，避免丙泊酚的蓄积效应对麻醉苏醒产生影响。如果麻醉计划使用止吐药，应使用无镇静作用的地塞米松及 5- 羟色胺拮抗药（如昂丹司琼、多拉司琼）。颅内手术一般不需要使用神经肌肉阻滞药，而且在某些情况下（需要监测面神经或其他脑神经时）应避免使用。如果使用了肌松药，特别是多次给药或者使用长效肌松药如哌库溴铵时，适当滴定剂量可避免肌松持续时间过长。最后，如果在颅内手术期间发生心动过缓，可以用格隆溴铵代替阿托品提高心率。该药物不会透过血脑屏障，也不会产生中枢性抗胆碱能综合征。

（三）危机管理

需要明确颅内手术后苏醒延迟的原因时，应推迟启动术后镇痛和镇静方案，直至找到原因。通常，具有疼痛征象的患者也会保持一定程度的意识水平。为了确定长时间意识未恢复是否与残留的阿片类药有关，可以给予小剂量递增的纳洛酮 40μg 静脉注射。小心的滴定剂量可以逆转呼吸抑制和镇静作用，不会引起过度的交感神经活动，而迅速逆转阿片药可导致交感神经过度刺激。如果怀疑由苯二氮䓬类引起，可以每 2 分钟给予氟马西尼 0.1mg 静脉注射逆转其镇静作用。虽然该药的作用持续时间很短，但是重复给药可引起意识水平降低。

巴比妥类、丙泊酚、吩噻嗪及苯丁酮没有特异性拮抗药。但给予 1.25mg 的毒扁豆碱可产生一定程度的唤醒作用，这种作用可抵消但不能逆转镇静药、止吐药和其他 CNS 抑制药的作用。毒扁豆碱也可用于逆转与中枢抗胆碱能综合征有关的中枢神经系统作用。

最后，瘫痪患者的表现类似麻醉后神志不清或长时间镇静。如果患者在使用肌松药的神经外科手术后完全无反应，应使用神经刺激仪评估患者的神经肌肉功能。如果未观察到抽搐，或者对四个成串刺激有最小反应，则应为患者提供支持治疗并使用拮抗药（新斯的明与格隆溴铵）。

要点 2

- 过度通气和极端低碳酸血症可能会改变阿片类药的药动学，减慢药物从脑中代谢，从而延长麻醉苏醒时间。
- 不应在术前使用长效镇静药抗焦虑，因为可能会延长术后苏醒的时间。

- 作为麻醉方案的一部分，某些止吐药和抗惊厥药可能会在手术结束时产生显著的抑制作用。
- 如果使用阿托品，应考虑到神经肌肉阻滞药残余和中枢抗胆碱能综合征，可能导致的神经外科术后出现苏醒延迟。

三、患者因素

（一）概述

麻醉及外科手术之外的个体因素也可能影响开颅手术后的苏醒。患者的生理异常有可能导致苏醒延迟。颅内肿物较大的患者可能会服用大量的类固醇，尤其是地塞米松。高血糖可能会通过增加血清渗透压来干扰意识水平。急性高血糖可产生高渗性昏迷。酮症酸中毒和代谢性酸中毒可加重高渗透压血症对意识水平的影响。如果胰岛素治疗过度，患者也可能出现低血糖。严重的低血糖会导致意识不清，因为葡萄糖是维持神经元功能所必需的底物。

急性低渗状态也可能影响意识水平。神经外科术后由于抗利尿激素分泌的突然增加，血清渗透压可能会快速下降，这可以发生在某些特定的肿瘤细胞系、蛛网膜下腔出血和手术损伤后，尤其是在垂体 / 下丘脑区域的手术。血清钠 <125mmol/L 会特别棘手，可引起癫痫发作或术后苏醒延迟。

高钠血症能够产生与高血糖相似的高渗状态。高钠血症可继发于甘露醇或呋塞米的强利尿反应导致的严重脱水，或手术损伤神经垂体导致尿崩症而引起的脱水。其特征是抗利尿激素分泌不足和游离水缺失。高钠血症很少引起意识丧失，但如果在术中不仔细监测出入量，也可能会发生意识丧失。

核心体温下降会降低意识水平，并增强麻醉药和肌松药的作用。低于 34℃ 的体温会影响意识状态，极端低体温会使瞳孔固定和反射消失。体温过低一般不是术后意识丧失的主要原因。但是，轻度的低体温无疑会加重昏迷或减慢麻醉药和肌松药的代谢速度。

许多良性或危重的状况都可能导致苏醒延迟。神经外科术后，由于脑损伤的潜在后果很严重，因此应首先进行鉴别诊断。大多数情况下，全麻后的苏醒延迟是因为麻醉药的残余作用。苏醒延迟可能与多种致病机制有关，应排除肌松药残余和麻醉药过量。低体温、高碳酸血症、电解质紊乱、血糖和动脉血气极端异常是其他可能导致苏醒延迟的因素。各种精神活性物质，包括酒精，也可能延长苏醒时间。在神经结构近端注射局麻药已被证实是术后神经功能受损的独立因素。在神经阻滞期间经动脉注射局麻药可能会导致偏瘫和意识丧失；沿缝合线（特别是靠近脑干）注射大量局麻药可能会使局麻药扩散到蛛网膜下腔，导致麻痹和意识丧失。

患者的既往史也与麻醉后苏醒延迟密切相关。卟啉症的患者使用巴比妥类药物、丙泊酚和其他药物会产生长时间的意识障碍。亨特综合征和其他黏多糖病也可能导致长时间意识丧失。甲状腺功能减低，特别是没有规范药物治疗的患者，麻醉后苏醒可能特别缓慢。此外，阻塞性睡眠呼吸暂停（OSA）患者对阿片类药和吸入药特别敏感。OSA 严重时 CO_2 的蓄积尤其有害，开颅手术后早期要特别注意控制脑水肿。

最后，开颅术后患者在麻醉或苏醒时可能出现阵发性、未识别出的癫痫发作。幕上开颅手术的患者常给予抗惊厥治疗。给予适当的抗惊厥药治疗时，术后早期惊厥发作并不多见。但在麻醉苏醒期可能出现未识别出的癫痫发作。

理想情况下，从神经麻醉中恢复的过程应该是平稳而渐进的，没有明显的血流动力学波动，且没有任何致热原性作用。神经麻醉不应诱发癫痫，能够快速苏醒，便于早期进行神经系统评估和随访。

（二）危机管理

开颅手术后患者生理参数的变化可以影响苏醒过程，必须迅速识别和治疗，以避免出现神经系统损伤。脑血流量<20ml/(100g·min) 或氧分压<40mmHg 会降低意识水平。心排血量或血管阻力降低引起的短暂缺血会导致晕厥。苏醒延迟和神经损伤的原因可能有四类。第一是迟发性低灌注或无复流（no reflow）现象。脑血流下降与脑血管阻力相关，其通常发生于缺血缺氧后；第二是花生四烯酸代谢产物的细胞毒性；第三是氧自由基生成；

第四是神经元细胞 Ca^{2+} 内流。血管阻力增高的情况下也可发生缺氧缺血性损伤，如高血压脑病、弥散性血管内凝血、脑膜炎和脑水肿。如果怀疑低血糖昏迷，应立即经验性给予 50% 葡萄糖溶液静脉滴注。嗜睡、精神错乱、躁动或昏迷都是低血糖的征兆，有时还会有癫痫发作、局灶性神经体征和低体温。不要为了等待血糖结果而推迟给予葡萄糖。如果发生高糖高渗性昏迷，应立即滴注生理盐水治疗脱水，并经静脉小剂量间断或持续输注常规胰岛素来调节血糖。直接静脉使用常规胰岛素可以避免皮下使用长效胰岛素引起的吸收和达峰时间延迟问题。后续的补钾和连续血糖监测至关重要。

抗利尿激素分泌突然增加常发生于垂体或下丘脑手术后，可能会导致急性低渗状态 [<260mOsm/L（译者注：原文有误，已修改）]。如果发生严重的低钠血症，应注意逐渐使血钠恢复至正常水平。静脉滴注生理盐水并经静脉注射呋塞米，以促进肾脏排出多余的水和钠。某些情况下可能需要输注高渗盐水，但应注意避免电解质纠正速度过快，否则可能导致中央脑桥脱髓鞘病变。高钠血症或高渗状态引起的术后意识丧失很少见。如果手术损伤导致抗利尿激素分泌减少，患者将因为大量低比重尿而发展为高钠血症。尿崩症的治疗包括输注等渗晶体液和输注水化 ADH（100~200mU/h），定期检测血钠和血浆渗透压以调整治疗方案。

酒精中毒、营养不良、减肥手术、透析或呕吐的神经外科手术患者，可因硫胺素缺乏症而出现苏醒延迟。Wernicke 综合征的脑病表现可有意识障碍、记忆障碍、眼球震颤、侧视麻痹和前庭反应障碍。尽管典型表现可能仅在少数情况下出现，但麻醉后出现苏醒延迟，且患者有其他病史时，应考虑维生素 B_1 缺乏症的可能。

患者体温过低时应升高环境温度，并使用加温输液装置。遮盖患者头部也有助于保温。体表或辐射加温及吸入加湿气体也能减少热量损失。体温低于 35℃ 的患者应设法复温，可使用辐射照明、加热毯、暖风、反光保温毯及加热加湿空气。随着温度回升，应注意监测患者是否有与静脉容量增加有关的低血压。随着温度升高，代谢性酸中毒通常会得到改善。

开颅手术后，尤其是使用甘露醇或伴有 SIADH 的脑肿瘤术后，可出现电解质和渗透压异常。噻嗪类、卡马西平和三环类抗抑郁药也可能导致该综合征。血钠浓度的变化速率是导致脑肿胀的重要因素。血钠低至 115～120mmol/L 可出现意识水平降低。快速纠正血钠可能会引起中央桥脑脱髓鞘病变，从而导致意识水平进一步恶化。低镁血症偶尔会伴有谵妄、眼球震颤和癫痫发作。静脉高营养、呕吐、胃液引流、败血症或治疗酮症酸中毒时，可能会发生低于 10mg/L 的低磷血症。这些都会降低意识水平，其临床表现类似于神经外科手术后的神经损伤。如果开脑神经外科手术麻醉后无法苏醒，则需要进行全面的电解质检查。

要点 3

- 在开脑神经外科手术过程中可能出现各种生理异常，导致血糖、血钠和血清渗透压显著变化，这些都可能影响麻醉苏醒。
- 体温，尤其是体温过低，会导致麻醉作用增强及麻醉后苏醒延迟。
- 应始终关注开颅术后的患者可能出现的癫痫或癫痫发作后状态，这会导致苏醒延迟。

推荐阅读

[1] Bhagat H, Dash HH, Bithal PK, Chou han RS, Pandia MP. Planning for early emergence in neurosurgical patients: a randomized prospective trial of low-dose anesthetics. Anesth Analg. 2008;107(4):1348–55.

[2] Bruder NJ. Awakening management after neurosurgery for intracranial tumours. Curr Opin Anesthesiol. 2002;15(5):477–82.

[3] Grover VK, Tewari MK, Mahajav R. Cranial surgery: impact of tumour size and location on emergence from anaesthesia. J Anesth Clin Phamacol. 2007;23(3):263–8.

[4] Himmelseher S, Pfenninger E. Anaesthetic management of neurosurgical patients. Curr Opin Anaesthesiol. PMID: 17019134. 2001;14(5):483–90.

[5] Schubert A, Mascha E, Bloomfield EL, DeBoer FE, Gupta MK, Ebrahim ZY. Effect of cranial surgery and brain tumor size on emergence from anesthesia. Anesthesiology. 1996;85(3): 513–21.

[6] Zelcer J, Wells DG. Anesthetic-related recovery room complications. Anaesth Intensive Care. 1996;15:168.

围术期沟通面临的挑战

Communication Challenges During the Perioperative Period

David J. Murray 著

陆海松 译 葛歆瞳 校

第
51
章

一、概述

（一）风险、发生率及流行病学

沟通不良在人际关系中无处不在，围术期发生沟通错误也不足为奇。医疗团队为了提供安全的患者管理需要进行有效沟通，而沟通不良则可能影响患者预后。手术室环境中的医务人员必须具备专业技能，并与团队成员协调配合。每个团队成员都有特定的技能和角色、任务和职责。多数任务是相互依赖的，其中一个成员的工作依赖于其他团队成员的工作。团队合作的质量（和患者预后）通常是团队有效管理和协作的结果。治疗上的协调需要有效的沟通和共同的团队目标。当患者状况由于紧急、罕见或偶发事件没有遵循典型轨迹而偏离常规时，团队合作的质量将成为影响患者预后的关键因素。在专业、高效的手术室和ICU中，由于紧急事件经常出现，有效的团队沟通最有可能对患者的预后产生显著影响。

（二）沟通不良的原因

无论显性还是隐性的交流，都是团队交换信息的方式。沟通不良通常很难归因于单一原因。例如，沟通不良被认为是导致某50岁男子死亡的主要因素。他在接受替换脊神经刺激器导线的门诊手术顺利完成后的48h内，发生了致命性的心肌梗死。他被告知在手术前停用抗血小板药，但术后没有恢复服用抗血小板药，这导致了术后48h内冠状动脉支架内血栓形成。引起该致命事件的沟通不良包括：抗血小板治疗方面的病史采集不充分，对停止抗血小板治疗的风险认识不足，多次护理交接过程中的信息传递不完整，以及术后治疗不负责任。尽管恢复用药，护理交接和出院指导的标准化流程可防止患者出现不良事件，但这些方法不会提高医疗团队对停止用药风险的理解。

许多作者将团队合作定义为五个组成部分。这些团队职能或组成部分包括领导力、绩效相互监督、备份行为、适应力和目标导向。在由多个专家所组成的医疗团队中，领导人可能会在团队成员之间随时切换以实现目标。团队成员必须协调配合、相互合作来完成任务。常规的围术期流程可能只需要有限的沟通即可，因为团队成员都已知晓目标，并全力投入到自己的专业工作中。

手术室的工作强度（工作数量×工作难度）通常很高，由多个专业的人员协同工作。工作上相互依存，即一个成员的工作依赖于其他成员的工作，是围术期的特点。共同的思维模式和有效沟通是完成所有工作、达到理想手术效果的关键。高效的团队即使没有明确的沟通，工作进度也能"步入正轨"。领导团队在成员间的转换，可以起到监督各个成员表现的作用。常规工作中可能不需要明显的交流，但发生异常情况时必须有明确的沟通。在大多数手术室中，很容易观察到通过团队合作来避免或处理危机。例如，开颅手术可能发生气体栓塞；麻醉师会识别出征象并调整麻醉方案，更重要的是警示手术医师，并带领团队采取措施消除潜在的栓塞来源。器械护士和神经外科医生知晓可能的原因，可以用盐水冲洗手术区域。同样，放置脑室腹膜腔分流管过程中如果脑室内的导管造成活动性出血，外科医师会领导团队决定是否需要立即进行开颅手术。团队成员（麻醉医师和手术室护士）需要适应不断变化的情况，并采取必要的措施，将手术转变为开颅手术。这个例子中，团队意识到"异常"状况，并采取措施应对危机，从而避免或减轻了不良后果。团队成员清楚各自的角色和责任，相互监督，应对意外状况并适应不断变化的临床状况，这些团队协作都是解决危机所必备的。

（三）沟通评价和团队协作不良事件

沟通和团队合作被公认为是保障患者安全的重要因素。但是，有效的团队合作不是自动产生的。严重沟通不良和团队合作失败发生的原因通常是缺乏对手术流程的共同理解或责任心。

沟通不良引起的不良事件中，最引人注目的是在患者身体上错误的一侧进行手术。这种明显可预防的严重错误发生率较低，手术前执行"简报（pre-briefs）"和"暂停时间（time-out）"程序有望消除此类错误。团队沟通将鼓励合作，而不是"各自为战"的方式，并对医疗流程负有共同的责任。不幸的是，除非团队鼓励"暂停时间"，否则这种管理方式不会减少错误的发生。

共同负起责任有望减少以下严重错误的发生，如下所示。

1. 在错误的一侧 / 节段进行手术。

2. 用错误的 MRI 指导手术操作。

3. 手术部位的准备有误（没有准备，或使用有毒的药液备皮）。

4. 手术设备污染（消毒灭菌错误）。

5. 定位错误（定位或使用设备定位）。

6. 手术区域使用的液体。

(1) 肾上腺素的浓度。

(2) 冲洗液的神经毒性（甲醛溶液、氯己定溶液、酒精、抗生素代替盐水冲洗）。

(3) 手术区域的易燃物（火炭胶 / 酒精）。

7. 预防性抗生素使用错误，过敏，剂量，时机和敏感性。

8. 输血错误。

9. 病理标本丢弃 / 贴错标签。

（四）临床特点

沟通不良的原因通常是多方面的，团队需要专业知识和合作才能实现目标。

团队沟通不良的一些潜在原因包括以下方面。

1. 团队成员不清楚角色和职责，包括职业（护理、医师）和专长（外科医师、麻醉科医师、内科医师）。

2. 发生严重围术期事件时，没有现成可用的应急计划。

3. 工作超负荷时，团队成员无法或不愿支持、帮助其他成员。

4. 团队成员未能意识到危机发生或无法适应不断变化的新状况。

5. 团队成员之间的预期改变，任务未明确指定给团队的成员（例如，确保血制品随时可用）。

因沟通而造成的团队协作失败可归结于专业知识方面的原因，如经验不足、团队知识不足和判断力差，或归结于职业交流问题，如责任心、行为和诚信。

二、干预与预防

理解了不良事件发生的原因，就会明白没有单一的方法可以避免沟通不良。检查清单是一种新颖的减少沟通不良的方案。在麻醉实践中，检查清单很久以前就被认为是准备麻醉方案所必需的。同样，手术室护士很少，甚至绝不会对择期手术没有任何准备。检查清单确保了一些简单和常用物品不会被忽略，并且随时在备用状态。毫无疑问，在以前不太强调提前计划和团队协作的环境中，检查清单更有可能起到挽救生命的作用。检查清单制度在必需品和资源可及性多变的情况下最有效果。

多数用于改进的方法都是着眼于改善团队合作能力，但是也有将重点放在培训团队成员的专业知识上。无论是住院还是护理的高级培训，培训的结果通常是能够掌握专业知识和技能，但团队成员缺乏合作。知识、技能和态度相结合是患者护理所必需的。注意力大多集中在医生的知识和技能，很少对团队合作失败进行评估和补救是不可取的。干扰团队合作的行为越来越被认为会导致患者的不良结局。在卫生保健机构中，可用于改善团队合作的方法有很多。这些方法有助于改善导致沟通不良的态度和行为。方法之一是对医疗团队的安全文化进行调查。调查的内容与患者安全措施有关，医疗人员认为在医院环境和对患者的承诺方面显得"更安全"的医院中，患者更加安全。在患者安全护理环境不佳的医院中，尚未明确有何改进方法，但是多数研究建议采用某种形式的团队培训，但更重要的是医疗团队的参与和投入。规范的培训不仅仅涉及专业技能，而且要鼓励安全护理的环境和文化。

许多培训课程都可以改善团队合作。改编自军事和航空业的培训项目——"机组资源管理"具有一定的指导性。例如，"提高绩效和患者安全的团队策略和工具"项目包含一门互动课程用于培训团队合作。该项目分为四个模块：沟通、情景监测、相互支持和领导力。团队成员间的交流要使用特定的沟通技巧和格式化的信息。使用多种记忆方法，例如现状、背景、评估及建议，使用"再次检查"和"大声说出"来传达信息，这是确保在危机情况下有效沟通的理想方法。

1. 团队合作中的沟通课程（TeamSTEPPS）概述

(1) SBAR 的缩写，用于传达患者的有关信息（现状、背景、评估、建议）（situation, background, assessment, and recommendation）。

(2) DESC 的缩写表示描述（describe）行为、表达（express）关注、指定（specify）行动方案和确保形成共识（consensus）。

(3) 两次挑战（如果不采取任何措施，则将对安全问题的担心再说一遍）。

(4) 再次检查（在发送方和接收方之间形成信息的闭环，以确保接收方已正确听到并理解了该消息）。

(5) 大声说出（对重要的治疗决定要大声说出来）。

2. 改进团队合作和沟通的好处

(1) 加强护理协调。

(2) 更好、更全面的患者护理计划。

(3) 患者不良预后更少。

(4) 提高患者满意度。

(5) 减少医疗诉讼案件的发生率并减少理赔。

要　点

- 医疗团队沟通不良是导致患者发病和死亡的严重且可预防的原因。
- 医疗团队的专业知识不一定转化为更好的患者管理。团队成员要具备工作的知识、技能、经验和态度，团队合作也必不可少。团队合作不是自动出现的。
- 检查清单和其他标准化协议是发送和接收信息的方法，可以减少沟通错误；但相对清单和协议，更重要的是鼓励团队合作，并使用统一的模式来照顾患者。

推荐阅读

[1] Anthes E. The trouble with checklists. Nature. 2015;523:516–8.
[2] Burke CS, Salas E, Wilson-Donnelly K, Priest H. How to turn a team of experts into an expert medical team: guidance from the aviation and military communities. Qual Saf Health Care. 2004;13(Suppl):i96–104.
[3] Cohran A, et al. A model of disruptive surgeon behavior in the perioperative. Environ J Am C Surg. 2014;219:390–8.
[4] Haynes AB, Weiser TG, Berry WR, et al. Safe Surgery Saves Lives Study Group: a surgical safety checklist to reduce morbidity and mortality in a global population. N Engl J Med. 2009;360: 491–9.
[5] Murray D, Enarson C. Communication and teamwork: essential to learn but difficult to measure. Anesthesiology. 2007;106:895–6.
[6] Phitayakorn R, Minehart RD, Hemingway MW, Pian-Smith MCM, Petrusa E. The relationship between intraoperative teamwork and management skills in patient care. Surgery. 2015;158: 1434–40.
[7] Rosenstein AH, O'Daniel M. A survey of the impact of disruptive behaviors and communication defects on patient safety. Jt Comm J Qual Patient Saf. 2008;34:464–47.
[8] Russ S, Rout S, Sevdalis N, Moorthy K, Darzi A. Do safety checklists improve teamwork and communication in the operating room? A Syst Rev Ann Surg. 2013;258:856–71.
[9] Schmutz J, Manser T. Do team processes really have an effect on clinical performance? A systematic literature review.

BJA.2013;110:529–44.

[10] Urbach DR, Govindarajan A, Saskin R, Wilton AS, Baxter NN. Introduction of surgical safety checklists in Ontario, Canada. N Engl J Med. 2014;370:1029–38.

[11] Weiser TG, Berry WR. Review article: perioperative checklist methodologies. Can J Anaest. 2013;60: 136–41.

[12] Weldon SM, Korkiakangas T, Bezemer J, Kneebone R. Communication in the operating theatre. BJS. 2013;100:1677–88.

第八篇 儿童神经外科和神经外科麻醉基础

Fundamentals of Pediatric Neurosurgery and Neuroanesthesia

第52章 儿童中枢神经系统的解剖和生理

Anatomy and Physiology of the Central Nervous System in Children

Benjamin B. Bruins　Todd J. Kilbaugh　著

银　锐　译　费昱达　校

一、概述

儿童患者神经外科手术的围术期护理给神经麻醉科医师和神经重症科医师提出了一系列独特的挑战。不断发育的中枢神经系统解剖结构和快速的生理变化要求医生掌握儿童患者生长发育过程中可预见的改变和区别。

1. 婴儿的头部比成人的头部占比更大，加剧了热量的流失，提高了喉镜检查的难度。

2. 颅骨的骨生长发生在纤维缝线处，这些缝线过早闭合会导致颅骨形状异常：颅缝早闭。

3. 多条缝线的交界处形成囟门，这是发育中儿童颅骨特有的"窗口"，可进入颅顶内部。

4. 由于软骨含量较高，儿童颅顶比成人软得多，也更柔韧。

5. 颅顶的头皮和骨头具有丰富的血管供应，尤其是在年龄更小的患儿中。

（一）囟门

婴儿刚出生时具有两个主要的囟门，作为医生，了解其自然发育变化历程对识别可能面临的挑战至关重要。

1. 前囟门为菱形，通常在 2 岁之前闭合。

2. 后囟门较小且呈三角形，通常在 2 个月大时闭合。

3. 检查囟门时应使患儿处于直立位置，触诊时可感到轻微凹陷，可有搏动感。

4. 迷走神经兴奋（如哭泣、咳嗽或呕吐）时可能会出现囟门稍饱满的情况，但持续饱满的囟门提示可能存在颅内压升高（表 52-1）。

5. 严重脱水的婴儿有静脉窦血栓形成的危险，可能导致颅内压升高。在这一特定情况下，严重脱水时可能会观察到饱满的囟门。

6. 缝线和囟门的延迟或过早闭合是全身性疾病或遗传综合征的迹象，如 21 三体综合征、佝偻病、甲状腺功能减退症和颅缝早闭。

（二）颅内划分

儿童脑的颅内划分与成人相似，占比如下：①脑和组织间液 80%；②脑脊液（cerebrospinal fluid, CSF）10%；③血液 10%。

未融合的缝线和开放的囟门的存在，使得 Monro-Kellie 学说在儿童身上应用时要做修改（图 52-1）。更高的颅顶顺应性降低了曲线的斜率，从而可以观察到，在一定范围内，颅内容积提高时，颅内压并未如成人般迅速升高。重点注意，未融合的缝线和开放的囟门并不能使儿童患者在颅内容积和压力迅速增加时免于发生脑疝。

表 52-1　囟门检查异常的鉴别诊断

囟门凹陷	囟门持续饱满或突起
脑脊液引流过多	脑脊液容量增加（脑积水、引流障碍）
脱水	脑水肿（外伤、代谢、感染）
	颅内出血
	占位性病变

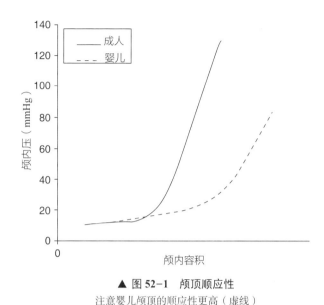

▲ 图 52-1　颅顶顺应性
注意婴儿颅顶的顺应性更高（虚线）

（三）脑脊液

儿童 CSF 占颅内容积的百分比与成人相似。虽然儿童的实际 CSF 容量较小，但 CSF 的每日净生成量接近成人的水平。CSF 由位于脑室系统（侧脑室、第三和第四脑室）的脉络丛产生。然后在中枢神经系统中循环并被蛛网膜绒毛吸收进入静脉系统。脑积水可能是由与 CSF 调节有关的三种不同状况导致的：① CSF 产生过多（脉络丛乳头状瘤）；②在脑室系统中的循环受到阻塞（导水管狭窄）；③ CSF 的蛛网膜绒毛吸收不良（颅内出血）。

（四）脑血流量和自主调节

目前已观察到脑血流量（cerebral blood flow，CBF）与年龄有关。已经发现婴儿的 CBF 速度与成人相似（50ml 每 100 克脑组织）。正常的脑血流量随年龄增长而增加，在 3—8 岁达到约 70ml 每 100 克脑组织的峰值。此后直到青春期中后期降至成人水平。尽管婴儿和成人的 CBF 速度相似，要注意，与成人（15%）相比，儿童（25%）更多的心排血量直接供向大脑。

维持 CBF 以满足大脑的代谢需求被称为自主调节。自主调节有以下几个方面。

1. 压力自主调节是指在平均动脉压（mean arterial pressure，MAP）范围内维持脑灌注。在发育中的大脑中，不同年龄的脑血流自我调节的范围（上限和下限）还不确定。早产儿的自主调节区间可能很窄，以至于他们的 CBF 被动地依赖于 MAP。这加剧了轻度低血压引起缺血性损伤的倾向，也增加了高血压引起血管源性脑水肿和脑室内出血的机会。在患有严重脑损伤的患儿中使用以脑灌注压为导向的治疗时，必须考虑到这一点。

2. 血管对二氧化碳（CO_2）的反应性描述了 CO_2 变化对 CBF 的影响。呼吸性酸中毒和其导致的血清 CO_2 升高会降低大脑间质的 pH，导致脑血管扩张并增加 CBF 和脑血容量。通常，健康的儿童比成人更能耐受高碳酸血症的全身影响。然而，其对儿童脑血管的作用遵循与成人相同的原则。

3. 当动脉血氧分压低于 50Torr（1Torr ≈ 1mmHg）时，CBF 才会对动脉血氧的差别做出反应而发生改变，低于该水平，脑血管才会扩张。

4. 血流 – 代谢耦合描述了神经元代谢需求与 CBF 的匹配。体温过低等临床状况可能会降低 CBF 和新陈代谢，而临床癫痫发作和体温过高可能会产生相反的效果。有趣的是，已知一些麻醉药会解除这种血流 – 代谢关系，其中强效吸入剂和氯胺酮最为显著。其他静脉用药会以相近程度降低神经元代谢和 CBF，同时维持其耦合关系。阿片类药本身对脑代谢的影响很小，但被认为可以维持脑血流的自主调节功能。

（五）脊髓

脊髓的解剖结构在儿童发育时期也会发生变化。婴儿的脊髓圆锥（脊髓的末端）更低（L_3），直到 1 岁才达到成人水平（L_1）。儿童的骶骨更窄更平，可以更直接地接近蛛网膜下腔。骶骨的凹坑可能是潜在脊髓异常的信号，需要进一步的诊断测试（超声和 MRI）。由于颈部肌肉较薄弱，儿童也更易受到颈部和颈椎脊髓损伤。

二、对神经外科患者的影响

在儿科患者中，头与身体的质量比值比成人高得多。这一点外加颈部肌肉薄弱，使儿童比成人更容易遭受头部外伤。由于轴突的髓鞘形成不完全，且星形胶质细胞和少突胶质细胞的数量较少，与成年大脑相比，儿童大脑含水量更高，并具有不同的黏弹性质。这些特性，以及更高的头骨弹性和蛛网膜下腔丰富的血供，导致遭受颅脑外伤后年幼儿童人群中弥散性轴索损伤和蛛网膜下腔出血的发生率更高。随着中枢神经系统的成熟，颅脑外伤后硬膜外、硬膜下和实质内血肿等占位性病变更加普遍。对于血脑屏障尚未完全成熟的早产儿，以及因其脆弱性而更易发生脑室内出血的早产儿，必须进行特别考虑。

除了头与身体的质量比更高之外，儿科患者的体表面积与质量的比值也更高。这在手术室中具有重要意义，因手术时患儿发生低温的风险较高，必须小心调节温度。与成人相比，凉的清洗液（如碘和氯己定）会使患儿的体温大幅下降。

三、关注点和风险

更丰富的颅顶血管给儿童患者的护理提出了独特的挑战。在颅顶重建过程中可能会出现大量的血液需求。当硬脑膜破裂并且血脑屏障受损时，术中或术后可能发生弥散性血管内凝血级联反应，需要用新鲜的冷冻血浆、冷沉淀和其他成分疗法进行复苏。头颅血肿是骨膜下出血，在婴儿期很常见，但合并颅骨线性骨折和（或）凝血障碍时，可能会危及生命。

虐待性或非偶然性儿科创伤性颅脑损伤（traumatic brain injury，TBI）（摇晃婴儿综合征）是儿童发病和死亡的一种常见原因，尤其是在婴儿和幼儿中。医生必须熟悉非偶然性颅脑损伤的典型特征，并降低进一步调查研究的门槛。

(1) 非偶然性头部外伤最常见于 3 岁以下的儿童，大多数小于 1 岁。

(2) 通常情况下病史很模糊或时而变化，并包含对头部的轻微钝性撞击以及与病史不一致的损伤机制。

(3) 婴儿中出现的症状也可能比较模糊。嗜睡、易激惹或进食不佳可能是寻求医疗救助的最初原因。婴儿也可能出现癫痫发作、高渗或低渗状态，或者囟门饱满。

(4) 颅外检查并不总能发现异常，但可能包括瘀伤、烧伤痕迹或骨折。

(5) 在多数患儿中都发现了视网膜出血，可能是单侧或双侧的，但这不是诊断条件。例如，经阴道分娩的婴儿可能在分娩后长达 1 个月内存在视网膜出血。

视网膜出血的非创伤性原因包括败血症、凝血障碍，半乳糖血症、成骨不全症和恶性高血压，如果不考虑整体的临床情况就很难区分。对于颅内出血，应进行凝血检查，包括纤维蛋白原、PT、INR、血小板计数和 PTT。在没有凝血障碍的情况下单纯心肺复苏被认为与视网膜出血无关；但这缺乏明确的研究支持。如果怀疑是非偶然的 TBI，应进行骨骼检查，因为在大多数情况下都会发现颅外异常。同样，某些情况（例如成骨不全症）可能表现类似于非偶然性骨折。此外，还应通过实验室数据和（或）CT，以及外科会诊来检查其他隐匿性损伤，例如腹部钝性损伤。一旦怀疑发生非偶然性创伤，应联系社会福利机构。

要　点

- 儿童患者的中枢神经系统解剖和生理学不是一成不变的，并随年龄而变化。
- 开放的囟门和未融合的缝线不能使儿童患者免于发生脑疝。
- 脑血流量随年龄的增长而变化，并在学龄儿童中达到峰值。
- 压力自动调节的极限值随年龄变化，婴儿的压力阈值比成人低。
- 儿童的蛛网膜下隙有丰富的血管供应，颅骨顺应性更高，这使他们更易发生蛛网膜下腔出血和颅脑外伤后弥散性轴索损伤。
- 脑循环的控制随年龄和危重症而变化。
- 对于没有明确的意外创伤史或相应损伤机制的儿科患者，必须始终考虑到虐待性头部外伤的可能。

推荐阅读

[1] Cheng MI, Khairi S, Ritter AM. Pediatric head injury. In: Reilly PL, Bullock R, editors. Head injury pathophysiology and management. 2nd ed. New York: Oxford University Press; 2005.

[2] Duhaime AC, Christian CW, Rorke LB, Zimmerman RA. Nonaccidental head injury in infants-the "shaken baby syndrome". N Engl J Med. 1998;338(25):1822–9.

[3] Odom A, Christ E, Kerr N, Byrd K, Cochran J, Barr F, et al. Prevalence of retinal hemorrhages in pediatric patients after in-hospital cardiopulmonary resuscitation: a prospective study. Pediatrics. 1997;99(6):E3.

[4] Soul JS, Hammer PE, Tsuji M, Saul JP, Bassan H, Limperopoulos C, et al. Fluctuating pressure-passivity is common in the cerebral circulation of sick premature infants. Pediatr Res. 2007;61(4):467–73.

[5] Udomphorn Y, Armstead WM, Vavilala MS. Cerebral blood flow and autoregulation after pediatric traumatic brain injury. Pediatr Neurol. 2008;38(4):225–34.

[6] Urlesberger B, Müller W, Ritschl E, Reiterer F. The influence of head position on the intracranial pressure in preterm infants with posthemorrhagic hydrocephalus. Childs Nerv Syst. 1991;7(2):85–7.

第53章

儿童麻醉管理要求
Pediatric Anesthetic Care Requirements

Mali Hetmaniuk　Gregory J. Latham　著

张　砭　译　　江荣才　校

一、概述

有些儿童既往身体健康，查体意外发现了脑部肿瘤；有些儿童为了更好地控制癫痫发作接受复杂的诊疗计划，他们都是神经外科的儿童患者。为他们进行麻醉是很有挑战性的工作。为了给这些儿童提供适龄的神经外科麻醉，麻醉医师既要明晰神经系统和一般的生长发育规律，也要熟悉神经外科手术、患儿已有的神经系统缺陷、潜在的并存疾病，以及麻醉对上述因素的影响。

儿童患者围术期的发病率和死亡率随年龄减小而增加，新生儿的相关风险最高。像成人一样，美国麻醉医师协会（ASA）也依据身体状况进行了儿童的手术危险性分级。2 岁以下或危重患儿，需要接受过儿科亚专业培训的麻醉医师进行麻醉。就像心脏外科亚专业的麻醉医师会根据前负荷、心肌收缩力和后负荷来调整患者的病理生理状况一样，神经外科亚专业的麻醉医师会根据脑灌注、术中创伤和术后功能评估患者的临床状况。神经外科麻醉最大的一个挑战就是，手术顺利进行所必需的麻醉状态，在手术结束后马上就变成了即刻进行精准神经功能检查的障碍。无论进行什么手术，整个外科团队都需要密切的交流。本章回顾了儿科患者接受神经外科手术术前、术中和术后的一般及专科麻醉要点。

（一）儿童术前常规评估

相对健康的儿童可以在术前即刻进行评估，但对于大多数病情较为复杂的患儿（神经外科患者多是这种情况）在术前进行详细的麻醉评估将受益更多。如果麻醉团队能够参加外科术前讨论，效果会更好。儿科患者术前评估应包括诊断、现病史、体格检查和禁食水状态。儿科术前评估的要点详见表 53-1。神经外科儿科患者的术前评估要点详见表 53-3。

合并心脏结构异常的患者发生栓塞、亚急性细菌性心内膜炎（SBE）、循环不稳定、低氧血症和心律失常的风险增高。明确有心脏病的患儿应该找儿科心脏麻醉专家进行术前咨询。近期有上呼吸道感染（URI）或气道高反应性疾病的儿童容易发生喉痉挛或支气管痉挛。患有肌肉疾病或有恶性高热（MH）阳性家族史的儿童有发生恶性高热的风险。没有重大疾病史或药物治疗的儿童通常不需要任何术前实验室检查。

（二）儿童术前镇静

儿童与父母分离及进入手术间会诱发焦虑，尤其是幼儿。在诸多术前镇静的方案中，最常用的是口服咪达唑仑（0.25～1mg/kg，最大剂量为 20mg）。如果有可用的静脉通路，可以静脉滴注给予咪达唑仑至起效（0.05～0.1mg/kg）。对于曾接受过手术的患儿，术前给予抗焦虑药特别重要。这种情况下，患儿的父母或许能根据以往经验给出有帮助的处理建议。如果父母可以积极配合，且手术室有相关流程，可以让父母陪伴儿童进行麻醉诱导，以替代使用术前镇静药。另一种术前抗焦虑方案是利用孩子

表 53-1　儿科术前常规评估项目

一般情况	发育水平、先天性异常或综合征、既往麻醉中的问题、恶性高热（MH）家族史
出生	早产、缺氧性损伤、曾进入 NICU、给予过肺表面活性物质
心脏	先心病、心脏杂音、高输出性心力衰竭
呼吸系统	长期带管史、在家吸氧或监测氧饱和度、慢性肺病（BPD）、声门下狭窄、气道反应性疾病、阻塞性睡眠呼吸暂停（扁桃体肿大）、吸入性肺炎
神经系统	癫痫、肌肉疾病、瘫痪、大运动障碍、视觉缺陷、脑积水、中枢性呼吸暂停
感染性疾病	近期上呼吸道感染（URI）
消化系统	胃食管反流、吞咽困难、腹部手术史、大便失禁、肝功能异常
泌尿系统	肾脏疾病、小便失禁
血液系统	镰状细胞病、凝血障碍、贫血
其他	内分泌失调、功能状态

天生的好奇心和爱玩的特点，让孩子术前玩一会儿面罩（如贴贴纸等），这种方法很有效。最后，可以在手术前一天或术前阶段咨询儿科专家。这些专家能够提供适合孩子年龄阶段的准备方法、分散注意力的方式和应对技巧。

（三）儿童手术室的常规准备

多数特殊手术的麻醉前准备都是有规范的。美国麻醉医师学会（ASA）和美国儿科学会（AAP）为麻醉医师提供了儿科麻醉特殊术前准备的推荐方案。麻醉医师需要经过儿科亚专业的专门培训，能够为儿童患者提供合适的用药方案和容量管理，熟练掌握婴儿和儿童的气道管理和通气策略。表 53-2 中列出了儿科手术室的常用设备。儿科神经外科手术的特殊监护设备相关内容见第 47 章。

（四）儿童全身麻醉

儿童麻醉的重要特点就是缺乏患者配合。你可以要求一个成人患者在进行多次静脉穿刺的时候保持不动，但你很难要求孩子做到这点。究竟选择静脉诱导还是吸入诱导，通常是看哪种方案更安全。给一个不听话好斗的孩子建立静脉通路，对于父母和操作者来说都是挑战。绝大多数从家来到手术室的儿童适合吸入诱导，但饱胃、丧失气道反射、呕吐、意识水平下降或危重患儿，最好采用预防误吸的策略和静脉诱导。

儿童吸入诱导最常使用七氟烷，可联合或不联合氧化亚氮。七氟烷是儿童麻醉诱导时刺激性气味最低和耐受程度最好的吸入麻醉药。氧化亚氮是无味的，当与七氟烷同时吸入时可以加速诱导，并减低七氟烷的刺激性气味。之后可以继续使用七氟烷维持麻醉，也可以在诱导后改用异氟烷或地氟烷维持。

通常来说，推荐给 2 岁以下儿童、6 岁以下准备使用氯琥珀胆碱及术前已有心动过缓的儿童提前静脉给予阿托品，来预防或治疗心动过缓。但是，心动过缓或心律失常的发生率实际上是很低的。更合适的做法是在诱导时准备 0.02mg/kg 的阿托品备用，以防心动过缓或心律失常发生。当重复给予氯琥珀胆碱时，发生心动过缓的概率显著增加。

美国食品药品管理局（FDA）发布了一个关于儿童使用氯琥珀胆碱的黑框警告。简言之就是儿童已经不再常规使用氯琥珀胆碱，仅限需要紧急插管或需要立即控制气道的情况使用。快速顺序诱导进行气管插管可选择高剂量罗库溴铵（1.2mg/kg）。如果确实需要使用氯琥珀胆碱（如喉痉挛、可疑困难气道、饱胃、没有静脉通路或在不完全肌松条件下插管可导致 ICP 骤然升高的情况下），在给予氯琥珀胆碱之前需要静脉或肌内注射阿托品 0.02mg/kg。

儿科患者的麻醉维持、复苏和适合的术后管

表 53-2 儿科麻醉常规准备、仪器及药品

儿童气道设备	• 面罩 • 喉罩（LMA） • 气管内插管 • 鼻咽及口咽通气道 • 喉镜及镜片
儿童正压通气设备及回路	
体温保护设备	• 患者加温设备 • 液体加温设备
液体管理	• 静脉输液装置 • 儿童导尿管 • 髓内穿刺针
监护设备	• 儿童脉搏氧监护仪 • 儿童血压袖带 • 心电图电极片 • 体温探头 • 二氧化碳监测仪
困难气道设备	• 视频喉镜、可插管纤支镜和环甲膜切开套包
转运便携设备	• 转运呼吸机及氧源 • 便携式监护仪
抢救车	• 有儿童电极板的除颤仪 • 方便按体重给药稀释的血管活性药 • 丹曲林 • 儿童给药模板

理，取决于手术方式和患儿状态。为了避免压力相关性损伤，最好请手术室护理人员和外科手术团队一起摆放患者体位。条件允许时，在持续时间过长的手术中间，应该间断轻柔地调整患者头部及四肢体位，以避免局部受压过重。儿科患者术中维持正常体温也非常重要。相关的各种解剖学和生理学机制详见第 47 章。简单地说，儿童的体表面积相对于体重来说偏大，而且头部比例相对较大，在神经外科术中头部往往完全暴露且湿润。术中麻醉状态下的孩子，暴露术野后，特别容易发生低体温。因此，应该适当提高周围环境温度，使用加温灯或暖风机，以及缩短体位摆放的时间，尽早铺巾覆盖患儿。

对于任何患者来说，麻醉复苏期都是一个高风险的阶段。儿童患者需要格外关注肌松药残余、窒息、支气管痉挛和喉痉挛等情况。还需要提醒的

是，儿童呼吸系统事件与大多数围术期并发症都直接或间接相关。适合儿童患者的术后管理取决于具体手术方式、医疗机构常规和患者特殊情况。本章未包含特殊细节，但所有术后患儿的接收单位均应能够进行气道评估、疼痛评估、判别谵妄和能处理患者恢复期的各种需要，包括给予药物治疗、指导患儿家长及请相应人员会诊或协助处理。

二、对神经外科患者的影响

（一）儿童神经外科患者的术前评估

除了常规小儿麻醉前评估项目，儿童神经外科患者在术前评估时需要格外关注颅内压及已有的神经系统异常。将孩子的术前神经系统异常和生长发育情况记录在案有助于术后比较和评估。颅内压高的患儿会有意识水平下降，容易出现术前镇静并发症、诱导时误吸和苏醒延迟。最后，在给予麻醉诱导药之前需要评估患儿容量状态，以防出现诱导后严重低血压和脑血流（CBF）降低（表 53-3 和表 53-5）。

儿童神经外科患者术前不需特殊的实验室检查。但是，有呕吐或使用渗透性利尿药的患儿术前监测电解质水平很重要。抗癫痫药治疗或生酮饮食可能影响血小板水平和凝血功能。一般来说，在术前可以预估出血风险。预计出血多的手术，如开放性颅缝早闭修复术，术前需要鉴定血型和交叉配血。

术前长期接受糖皮质激素治疗或激素替代治疗（垂体功能减退症）的患儿，在术中建议补充糖皮质激素，以调整应激水平（氢化可的松 1～2mg/kg 肌内 / 静脉注射或相当剂量的地塞米松 0.05～0.1mg/kg 静脉注射）。使用外源性糖皮质激素治疗超过 3 周（> 20mg/d 泼尼松或相当剂量的其他激素）就能相当程度地抑制机体应激反应，且影响可长达一年。

（二）儿童神经外科手术前镇静

过度镇静可导致呼吸抑制、高碳酸血症、低氧血症和继发 ICP 增高。有高颅压症状或中枢神经系统抑制的儿童不能给予术前镇静药，除非麻醉医师一直监护患儿。这类患儿安慰治疗或诱导期父母陪

表 53-3　儿童神经外科患者术前评估项目

评估项目	目的和意义
术前神经系统异常	决定是否更改术后治疗方案
发育水平	选择合适的诱导方案、预计麻醉复苏时的特殊需要
是否存在 ICP 升高	脑灌注水平、呕吐风险
发育异常或畸形	困难气道、SBE 风险、栓塞风险
容量状态	低血压、CPP 减低
使用利尿药或渗透性利尿药	容量状态或电解质水平异常
接受抗癫痫药治疗	血小板水平或凝血功能受影响、血管操作时出血量增加、需要持续术后支持治疗

CPP. 脑灌注压；ICP. 颅内压；SBE. 亚急性细菌性心内膜炎

伴可能是更合理的方式。

（三）儿童神经外科手术术前准备

特殊患者或特殊手术操作需要时，应准备 ICP 监测、监测静脉空气栓塞（venous air embolism，VAE）或诱发电位监测设备。需要准备甘露醇及高渗性液体。如果手术可能出现大量或迅猛出血，应在手术间内准备可输注的血制品。

（四）儿童神经外科患者的麻醉诱导

对有颅内高压的患儿，麻醉诱导的目标是保护气道、维持血流动力学平稳和维持脑灌注。维持诱导期血流动力学平稳需要频繁测定血压；如果有 ICP 监测需要计算脑灌注压（CPP），应谨慎滴定给予麻醉药。需要严格控制血压时还应给予适当剂量的血管活性药。常用的静脉诱导药见表 53-4。

对于意识程度降低或有误吸风险的患儿应选用快速顺序诱导。当采用这一技术时，低通气时间过长，发生高二氧化碳血症，会导致 ICP 增高。静脉给予利多卡因 1mg/kg 可作为预防儿童喉镜暴露或气管插管时 ICP 升高的辅助用药。最佳给药时机是插管前 2～3min。

如果 ICP 升高的风险过高，可以选用吸入诱导。采用轻微过度通气来抵抗七氟烷的脑血管扩张作用。

颅内压高的患儿即使不能配合也应避免肌内注射氯胺酮诱导。因为氯胺酮会增加脑代谢、CBF 和

ICP。这是基于个案报道或小型研究得出的结论，当时并未对通气条件进行控制。有证据表明，在脑创伤的患者，氯胺酮作为一种镇静药，并没有对 ICP 产生不利影响，反而实际上具有一定的神经保护作用。产生的有利影响是基于当患者没有儿茶酚胺耗竭时，氯胺酮诱导的血流动力学相对平稳；进而对那些有缺血风险的脑组织提供了保护作用。需要强调的是，目前并没有使用氯胺酮诱导对儿童 ICP 影响的高质量研究。

（五）儿童神经外科手术的麻醉维持

儿童神经外科手术麻醉维持过程中，并没有哪种麻醉技术显著优于其他。选择麻醉药的依据是药物的药代动力学特点、它对 ICP 和 CBF 的影响（表 53-5）及外科手术的需求。

选择麻醉维持用药时还要考虑到它对神经监护的影响、可以滴定给药并快速起效、特殊神经外科操作的需求和成本。挥发性吸入麻醉药异氟烷和七氟烷的区别体现在以下方面：是否适用于诱导、成本、起效时间、脑血管扩张程度和对脑血流自我调节机制的影响。近期文献表明，七氟烷对脑血流及其自身调节的保护作用优于异氟烷和地氟烷。氧化亚氮作为一种辅助用吸入麻醉气体可加速麻醉诱导和复苏。是否使用氧化亚氮，取决于使用者的临床经验，它可能影响诱发电位，并有增加颅腔积气或 VAE 的风险。

丙泊酚能够保留诱发电位，但是需要根据手术

表 53-4　儿童麻醉诱导药及剂量

药物种类	药品名称	静脉给药剂量	注意事项
镇静催眠药	丙泊酚	2～4mg/kg	避免全身低血压和脑灌注过低
抑制插管应激反应	芬太尼	1～5μg/kg	需辅助通气和调整血压
	利多卡因	1mg/kg	插管前 2～3min 给予
肌肉松弛药	维库溴铵	0.1mg/kg	
快速顺序诱导的肌肉松弛药	罗库溴铵	1.2mg/kg	
	氯琥珀胆碱	1～2mg/kg	注意禁忌证
调整 CPP 的血管活性药	去氧肾上腺素	3～10μg/kg	缓慢给予至起效
	七氟烷	1%～2%	

表 53-5　麻醉药对脑的影响

药　物	CBF	CMRO$_2$	ICP	自我调节机制
丙泊酚	↓↓	↓↓	↓↓	保留
阿片类	↔	↔	↔	保留
硫喷妥钠	↓↓	↓↓	↓↓	保留
右美托咪定	↓	↓	↓ /↔	保留
苯二氮䓬类	↓	↓↓	↓	保留
氯胺酮	↑↑	↔	↑↑	不详
N$_2$O	↑	↔ 或↑	↑	保留
七氟烷	↑	↓↓	↑	影响[a]
异氟烷	↑	↓↓	↑	影响[a]
地氟烷	↑	↓↓	↑	影响[a]
氟烷	↑↑	↓	↑	影响

↑. 增加；↑↑. 显著增加；↔. 不改变；↓. 降低；↓↓. 显著降低；CBF. 脑血流，CMRO$_2$. 脑代谢率，ICP. 颅内压，N$_2$O. 氧化亚氮
a. 以剂量依赖性方式影响

时长滴定给予，丙泊酚蓄积时也会影响诱发电位监测的信号。考虑到存在丙泊酚输注综合征的风险，儿童持续输注丙泊酚不应超过 6h。并且，当实施术中唤醒或快速复苏时，持续输注丙泊酚的临床作用时间是很难估算的。

芬太尼和瑞芬太尼是儿童神经外科手术常用的短效阿片类药。瑞芬太尼代谢迅速，很适合用于快速复苏的病例，但是需要注意的是麻醉医师需要知道何时及怎样追加长效阿片类药，以避免术后疼痛爆发。还应考虑到瑞芬太尼的成本相对过高。

神经外科手术中使用肌肉松弛药来避免患者体动反应，避免上头架的患者受伤，还让需要神经监测的患者适当减轻麻醉。需进行运动诱发电位监测的患者避免使用肌松药。

术中给予抗呕吐药可降低术后恶心呕吐风险，但可能加剧 ICP 升高。昂丹司琼是一种有效的止吐药，且在儿童中不良反应最小，建议 0.15mg/kg 在复苏前 30min 给予。地塞米松也是儿童常用止吐药，并且神经外科医师常要求用于减轻手术操作引起的血管源性脑水肿。文献表明静脉给予 0.0625～1.0mg/kg 的地塞米松有止吐作用，且低剂量与高剂量同样有效。

特定的小儿神经外科手术可能有特定的术中需求，会在其他相关章节中讨论。

（六）儿童神经外科手术的疼痛管理

头皮切开，即使是神经外科微创切口，都会引起术后疼痛。通常做法是在术中或术后使用阿片类药（胃肠道外给药）。但其实，对乙酰氨基酚和非甾体抗炎药对神经系统检查影响更小，呼吸抑制作用更轻，单独使用或与阿片类药联合用药均可。对于有潜在出血风险或肾功能不全术后短期肾脏功能可能恶化的儿童，需谨慎使用非甾体抗炎药。儿童术后镇痛常用药物和剂量见表 53-6。

头皮神经阻滞可以作为头皮切开术后有效的补充镇痛方式。这些阻滞通常需要在儿童被麻醉后进行。为避免神经系统或心血管系统毒性应注意使用的局部麻醉药总量。常用局部麻醉药的推荐用量上限为含肾上腺素的利多卡因 7mg/kg、丁哌卡因 2.5mg/kg 及罗哌卡因 3mg/kg。6 个月以内婴儿推荐剂量需减低 30%。为避免意外血管内给药，通常应加入肾上腺素作为指示剂。

眶上神经阻滞和滑车上神经阻滞可为从鼻部至头顶的前额切开提供镇痛。枕部神经阻滞可为从项线至头顶的枕部及颞部区域提供镇痛。这两种阻滞都易于实施。读者可以从儿童神经阻滞的相关参考书中找到相应技巧的实施方法，并进行深入讨论。

（七）儿童神经外科手术术后管理

接受神经外科手术的患儿在术后需进入恢复室或监护病房继续治疗，相关监护设备和要求见表 53-2。工作人员除了熟悉小儿呼吸和循环生理，还需要熟悉儿童神经系统检查。接收儿童患者的医疗

表 53-6　儿童镇痛药和剂量

镇痛药	剂　量	注意事项
对乙酰氨基酚（口服 / 静脉注射）	10～15mg/kg 每 4～6 小时 1 次	最大量：75mg/(kg·24h) 新生儿 60mg/(kg·24h)，早产儿请咨询药房
对乙酰氨基酚（直肠给药）	负荷剂量 30～40 g/kg 纳肛，随后 20mg/kg 纳肛每 6 小时	最大量：75mg/(kg·24h) 新生儿 60mg/(kg·24h)，新生儿用药每 12 小时 1 次
吗啡	> 2 月龄的小儿 0.025～0.1mg/kg 静脉逐渐加量	2 月龄以上半衰期 (2±1.8) h
氢化吗啡酮	15～30µg/kg 静脉注射每 3 小时 1 次	
	30～80µg/kg 口服 / 纳肛每 3 小时 1 次	
芬太尼	0.5～1µg/kg 静脉注射	
羟考酮	0.05～0.15mg/kg 口服	
双氢可待因	0.05～0.15mg/kg 口服	
吗啡 PCA	单次给药 10～20µg/kg，锁定时间 8～15min，背景输注 0～30µg/(kg·h)，4h 限量 250-400µg/kg	
氢吗啡酮 PCA	单次给药 2～4µg/kg，锁定时间 8～15min，背景输注 0～5µg/(kg·h)，4h 限量 50～80µg/kg	
芬太尼 PCA	单次给药 0.5µg/kg，锁定时间 6～10min，背景输注 0～0.5µg/(kg·h)，4h 限量 7～10µg/kg	

单位应熟悉体重<40kg 患者按照体重的给药方式，以及 12 岁以下儿童的高级生命支持技术（骨髓内给药设备、合适的除颤电极板等）。

由于儿童对镇痛药物敏感，建议滴定给药以避免发生低血压和低通气。相同的原则适用于避免低血压、低氧血症、低通气、高血糖或低血糖、体温过高或体温过低。工作人员需要明白即使没有神经系统异常，新生儿在术后恢复阶段也容易出现周期性呼吸、低通气 / 低氧血症。有腺样体肥大或先天性气道发育异常的患儿术后可能发生呼吸道梗阻和窒息。

术后管理人员了解患儿术前神经系统异常和发育水平非常重要，因为有些术后神经系统改变需要立即识别和处理。根据不同手术方式，需要严密监测术后患儿是否出现脑神经损伤，尤其是与患者气道保护相关的第IX、X 和XII对脑神经。有些异常可能是年龄相关性的，如巴宾斯基征、莫罗征、颈部紧张性反射不对称和年幼孩子的阵挛。另外，对患儿术前癫痫发作模式的描述会帮助术后管理人员对术后出现的癫痫进行识别和正确处理。在 ICU，患儿的神经系统检查应该连续规律的进行记录，并采用适用其年龄的检查方法，这样随后的检查者就能及时发现异常。

除了规律进行神经系统检查，术后管理人员还应密切关注相关并发症（如水电解质紊乱），并及时进行处理。儿童应按照体重补液，根据年龄和健康状况决定是否补充葡萄糖。成人术后发生的容量和钠代谢紊乱，也会发生在儿童身上，如抗利尿激素分泌失调综合征（SIADH）、尿崩症或脑耗盐综合征。另外一个儿童常见的术后并发症是低钠血症性抽搐，易发生在禁食水、脑室切开术后持续脑脊液引流且维持液体只含有 1/4 生理盐水的患儿。

三、关注点和风险

（一）术前管理

在给予麻醉药前应评估患儿的容量状态，避免引起低血压和 CBF 降低。患儿术前禁食水原则见表 53-7。如果患儿严重脱水，在术前就应开始静脉补液。

（二）儿童术中脑复苏

儿童脑复苏的基本原则与成人相同。低血压和低氧血症会造成合并神经损伤的儿童预后不良。还有一些其他因素可能会影响预后，术中管理时需多加注意：避免体温过高、抽搐和血糖异常（过高或过低）。脑水肿的相关处理措施见表 53-8。需要注意的是，当硬脊膜被打开后 ICP 会降低，此时脑肿胀可能持续存在。

表 53-7　小儿禁食水原则

固体（包括婴儿配方食物）	6h
母乳	4h
清液体	2h

要　点

- 有高颅压症状或中枢神经系统抑制的儿童给予术前镇静药风险很高。
- 除了紧急气管插管，儿童应避免使用氯琥珀胆碱。
- 选用吸入诱导还是静脉诱导取决于许多因素。饱胃、丧失气道保护性反射、高颅内压、意识水平降低及病情危重的患儿最好选用合适的静脉药物诱导。
- 儿童神经外科手术麻醉维持过程中，并没有哪种麻醉技术显著优于其他。选择麻醉药的依据药物的药代动力学特点、它对 ICP 和 CBF 的影响及外科手术的需求。
- 麻醉医师有必要了解术前、术中及术后可减低或预防脑水肿的方法。

表 53-8 减轻或预防脑水肿的方法

促进静脉引流

- 头部抬高

  注意：如果术中钻孔或颅骨切开，VAE 风险增高

- 保持头部正中位

  可减低静脉梗阻导致的回流不畅，但可能影响手术体位摆放

- 尽量减少胸内压增高（如避免应用过高的 PEEP，给予足够的呼气时间）

维持适合患儿年龄的 CPP

- 并没有指南提供可接受的儿童最低 CPP，无论是否是麻醉状态

  注意：一项在健康婴儿的研究表明能维持脑血流自身调节机制的最低血压为 38mmHg，或改变不超过基础值的 20%；另一项

  研究观察到在严重颅脑创伤术后发生颅内高压的患儿（持续监测 ICP）血压低于 40mmHg 时 CPP 降低

- 维持适合患儿年龄的平均动脉压（MAP）水平

  注意：脑损伤患儿理想的血压控制目标尚不清楚；有研究表明使用近红外光谱脑氧监测（NIRS）或经颅多普勒（TCD）监测，

  结合血压监测，有助于将患者维持在脑血流自身调节

- 尽量降低 ICP

过度通气

- 严格避免通气不足（$PaCO_2$ 35～40mmHg）

- ICP 异常或脑肿胀时轻微过度通气（$PaCO_2$ 30～35mmHg）

- 更剧烈的过度通气（$PaCO_2 < 30$mmHg）有风险，如需要长时间进行时，建议监测 SjO_2、PbO_2 或 CBF

渗透性治疗

- 甘露醇 0.25～1g/kg 可使血浆渗透压上升 10～20mOsm/L

- 呋塞米 1mg/kg

- 高渗性盐水 12ml/kg 3% NaCl 可使血清钠上升 10mmol/L，且血浆渗透压上升 20mOsm/L

- 尿量监测 放置尿管可帮助监测利尿药的效果，CVP 有助于监测容量状态，渗透压升高时可减轻脑水肿，低血压会降低 CBF

  并降低 CPP，儿童的容量转移会比成人更剧烈

巴比妥盐

- 通过收缩脑血管和减少 $CMRO_2$ 降低 ICP/ 脑水肿

- 可能会影响神经系统检查和麻醉复苏

地塞米松

- 用于治疗肿瘤周围或脓肿周围血管源性脑水肿

- 是否有助于减轻手术操作后血管源性脑水肿尚不明确

- 对创伤性脑水肿无效

- 并发症包括高血糖和高血压

降低体温

- 通过减少 $CMRO_2$ 降低 ICP/ 脑水肿

- 是否适用于创伤性损伤不明确

CSF 引流

- 当有脑室分流或引流时可能有用

推荐阅读

[1] Chang LC, Raty SR, Ortiz J, Bailard NS, Mathew SJ. The emerging use of ketamine for anesthesia and sedation in traumatic brain injuries. CNS Neurosci Ther. 2013;19(6):390–5.

[2] Dinsmore J. Anaesthesia for elective neurosurgery. Br J Anaesth. 2007;99(1):68–74.

[3] Drummond JC, Dao AV, Roth DM, Cheng CR, Atwater BI, Minokadeh A, Pasco LC, Patel PM. Effect of dexmedetomidine on cerebral blood flow velocity, cerebral metabolic rate, and carbon dioxide response in normal humans. Anesthesiology. 2008;108:225–32.

[4] Hammer GB, Krane EJ. Perioperative care of the neurosurgical pediatric patient. Int Anesthesiol Clin. 1996;34(4):55–71.

[5] McAuliffe G, Bissonnette B, Boutin C. Should the routine use of atropine before succinylcholine in children be reconsidered? Can J Anaesth. 1995;42(8):724–9.

[6] McClain CD, Soriano SG. Anesthesia for intracranial surgery in infants and children. Curr Opin Anaesthesiol. 2014;27(5):465–9.

[7] McClain CD, Soriano SG, Rockoff MA. Pediatric neurosurgical anesthesia. In: Cote CJ, Lerman J, Todres ID, editors. A practice of anesthesia for infants and children. 4th ed. Philadelphia: Saunders Elsevier; 2009. p. 509–34.

[8] Soriano SG, Bozza P. Anesthesia for epilepsy surgery in children. Childs Nerv Syst. 2006;22(8):834–43.

[9] Soriano SG, Eldredge EA, Rockoff MA. Pediatric neuroanesthesia. Neuroimaging Clin N Am. 2007;17(2):259–67.

[10] Williams M, Lee JK. Intraoperative blood pressure and cerebral perfusion: strategies to clarify hemodynamic goals. Pediatr Anesth.2014;24(7):657–67.

神经外科儿童气道管理

The Pediatric Airway in Neurosurgery

Debra Elayne Morrison　　Zeev N. Kain　著

张　砡　译　江荣才　校

第 54 章

一、概述

（一）儿童气道特征

儿童气道的特点，一是气道直径小，二是发育过程中解剖结构与成人不同。

1. 气道直径小就会增加软组织梗阻和气流阻力，尤其是伴发水肿时。而能用于小儿气道管理的工具又很少。气道直径小，也意味着需要麻醉医师有更精细的手法，及能够预测困难气道即刻和灾难性后果的能力。

(1) 氧饱和度迅速下降伴心动过缓。

(2) 喉痉挛。

(3) 面罩通气造成胃扩张，导致肺不张。

2. 发育过程中的解剖差异

(1) 头相对较大，影响体位摆放。

(2) 组织更柔软，容易受压打折。

(3) 舌体相对较长，可能有肿大的扁桃体和腺样体，容易发生气道梗阻。

(4) 喉部更偏向头侧，直喉镜片可能更加实用。

(5) 会厌更短、更窄、角度更大，喉镜片很难将其挑起。

(6) 可能需要口腔科会诊（未预料的牙齿松动）。

气道评估需要包括外形评估和病史回顾，外形评估需要包括整个头颈部，病史回顾主要查看以往麻醉记录。神经外科患儿的气道评估可能是完全正常的，也可能由于合并某些综合征或诊断而异常。某些儿科患者看上去是正常气道，但实际上会插管困难。

（二）通气

儿童面罩通气最实用的技巧。

1. 轻柔地将面罩放置在嘴唇下方，向上扣住孩子张开的嘴，上方扣在鼻梁上。使用拇指和食指轻轻加压，达到密闭效果。

2. 无名指和小指勾住下颌角，轻轻将下巴向上提，贴紧面罩（如果无名指可以勾住下颌角，小指可用于按压环状软骨）。

3. 中指空闲，或仅触碰下颌骨的骨性结构，避免过度压迫中线上的软组织。

4. 应注意让中指远离中线软组织，并避免过度按压下颌骨，那会让嘴闭上。

5. 由于儿童枕部相对较大，建议在肩下垫一软辊，枕部下方可放一环形垫圈以增加稳定性，或者将儿童除头部外的整个身体抬高置于一软垫上。

6. 轻柔地进行持续正压通气（CPAP），可在自主呼吸或辅助呼吸时维持咽部与喉部的空间，吸气峰压应维持在低水平（不超过 15cmH$_2$O），避免造成胃扩张。

7. 合理使用 CPAP 可替代放置口咽通气道。口咽通气道，尤其是型号不合适时，可造成软组织压迫、扭曲解剖结构，并引起气道梗阻、组织损伤及喉痉挛。

8. 经过润滑的鼻咽通气道（排除鼻后孔闭锁、凝血异常、中性粒细胞减少症或颅底骨折），直径与鼻孔开口接近，可用于解除面罩通气时的气道梗阻。

9. 当使用面罩通气发生困难时，最好拿走面罩，而不是浪费时间调整。

10. 患有脑脊膜脊髓膨出且未经治疗的患儿，诱导和插管时应升高手术床，膨出处垫一环形垫圈，肩下垫一大圆辊，维持头部和颈部正常位置关系。

二、面罩通气困难时的通气方法

经鼻放置（排除禁忌证后）型号合适、预热变软且经过润滑的气管内导管（ETT）可替代面罩通气。

在成人放置鼻咽通气道前，经常使用血管收缩药来减少鼻腔出血。因为一旦鼻出血，会给经鼻纤支镜插管造成困难。但对于儿童患者，很难估算经鼻血管收缩喷雾或快速滴定去氧肾上腺素剂量。因此强调经鼻气管内插管需要尽量减少创伤。

1. 用一根软吸引器管作为 ETT 导芯，远端超过 ETT 尖端，使 ETT 尖端不那么锐利，并在插管前使用水溶性润滑剂润滑管子尖端。6F 的吸引器管可放入 2.5 号 ETT，8F 吸引气管可放入 3.0 号 ETT，10F 吸引气管可放入 3.4～4.5 号 ETT，14F 吸引器管可放入更大型号 ETT。

2. 将 ETT 经鼻放置通过鼻道，充分吸引后拔除吸引器管，留下 ETT。

3. 另一种方法是使用食道听诊器作为导芯（只能在 4.5 号及以上 ETT 上使用），或红色橡胶导尿管放置到 ETT 尖端，但是使用食道听诊器的方法更为复杂，而红色橡胶导尿管是乳胶制品。

4. 金属丝加强型 ETT 的尖端更为柔软和均匀，比普通 ETT 创伤性更小。但是由于管壁更厚，相同外径下金属加强管的管腔更小。使用金属丝加强型气管导管不需要使用软吸引器管来减少黏膜损伤。

5. Parker Flex-Tip ™ 气管导管，有 2.5 号及以上型号，对鼻孔的损伤更小。

6. 轻轻闭上嘴和另一个鼻孔。一手放平轻轻闭上嘴，用食指摁住另一个鼻孔，连接回路并通气。

7. 如果使用 1% 利多卡因抑制插管反应，使用最大量为 1～2mg/kg。

8. 如果使用 0.25% 的去氧肾上腺素溶液，最多使用 1～2 滴，并且使用血管扩张药维持血压在基础水平。

9. 经鼻 ETT 需要仔细固定，避免压迫导致鼻翼缺血。

经过润滑（水溶性外科凝胶，而不是局麻药）的喉罩（LMA），无论是 Brain 博士的 LMA Classic ™（对位最好），还是 Cook 博士的 Air-Q ™（管腔更大），都可用于面罩通气困难时，并且可以反复拔出和置入。也有新型号的喉罩不断研发出来。

无论是放置经鼻 ETT 还是 LMA，都需要连接一个双开口转换器（DSC），一个开口放置细纤维支气管镜（FOB），不影响经另一开口进行氧合与通气。

当使用以上任何一种方式进行通气和插管时，将患者稍微竖直一点，通气会更容易。一方面可以稍微缓解颅内压增高，另一方面可以让会厌离开开放的声门，方便经纤支镜插管时暴露声带。

（一）插管

1. 大于 1 岁患儿的 ETT 正确型号根据 Cole 公式估算：气管插管内径（mm）=（16+ 年龄）/4。但有时按照年龄估算并不准确。基本上合适型号的 ETT 直径和患儿小指尖端的直径接近。

2. 可以使用稍小型号的高容量低压力套囊 ETT，将套囊打到刚合适，以减少漏气。

正常儿童气管插管时，将直喉镜片从正中置入，先垂直于患者，然后放入会厌谷或直接将会厌挑起，暴露声带。虽然使用直喉镜片是经典做法，但其实在超过 1 岁的儿童中，Mac 2 号喉镜片也很好用（无论是经典插管方式还是直接挑起会厌）。

为了更好地操作，握住喉镜柄接近镜片一端或直接握住部分镜片（横跨镜柄和镜片连接处），而不要握住镜柄中部或远离镜片的一端。

1. 如果能清楚显露声带，但是气管插管置入困难，且患儿足够大能够插入 3.0 号及以上 ETT，可以让助手拔除导芯，将 Cook Frova® 插管探条（bougie）放置到超过 ETT 尖端几厘米的地方。

2. 捏紧 ETT 和探条，防止下滑，将探条放过声门，然后顺着探条将 ETT 推入气管内。

3. 也可以不放置 ETT，先插入探条。即使在喉镜片下看不清声门结构，也可以先放置探条，但探条远端的转换器要取下，好从远端放置 ETT。

4. 还有一种方法处理这种能显露声门却插管困难的情况，就是一名医生使用喉镜暴露解剖结构，然后另一名医生使用合适型号的 FOB 带 ETT 插入声门（最细的 FOB 可置入 2.5 号 ETT 内）。

如果使用普通喉镜不能看到声门，下面有推荐的其他插管设备及方案。

（二）光棒辅助的盲探插管

Trachlight ™导芯和插管用光棒有两种型号，小号可以置入 2.5~4.0 号 ETT 内，大号可以置入 4.5 及以上型号 ETT 内。这个设备，是一段可塑性的导丝外有 PVC 鞘，连接在一个可反复利用的光源上，可用于辅助经口或经鼻盲探气管插管。

1. 经 LMA 纤支镜引导经口气管插管

(1) 首先明确能够通过 LMA 且能从 LMA 的远端（气囊端）穿过的合适型号 ETT。将 ETT 的近端剪短，以方便它顺利通过 LMA，并且不影响放置 ETT 接头。

(2) 置入 LMA，打起套囊，能获取良好的 EtCO$_2$ 波形。

(3) 将 DSC 连接到 LMA 上，对患者进行低吸气峰压的正压通气，通过连接 DSC 和呼吸回路接口上的 L 形端口监测 EtCO$_2$。

(4) 将合适型号 ETT 的连接头取下，将 ETT 套进合适型号的 FOB，固定在近端。

(5) 将 FOB 通过 DSC 的开口放入，向下通过 LMA（如果有格栅，从格栅正中通过），通过声门，停在隆突上方。

(6) 将 DSC 从 LMA 上断开，将它向上移动，套过 ETT 放置在 FOB 上端。（当使用 Air-Q ™时，LMA 连接头也可以断开，但是必须在 FOB 放入前，不然 DSC 和 LMA 之间就会没有空隙。）

(7) 将 ETT 顺着 FOB 向下置入，直至 ETT 顶端与 LMA 顶端齐平，此时 ETT 尖端已越过声门。

(8) 将 FOB 维持在通过声门的位置，将 LMA 缓慢上移，越过 ETT 放置在 FOB 顶端，保持 FOB 和 ETT 不动。将 FOB 维持在原位是最安全的做

法，但是会延迟连接 ETT 接头和进行通气，尤其是 FOB 和 ETT 之间空隙较小时。如果操作熟练，这是作者个人偏爱的方法。

(9) 将 ETT 调整至最佳位置，撤出 FOB。

(10) 还有一种方法，是当 ETT 的近端与 LMA 上端齐平时，撤出 FOB。此刻临时连接 ETT 接头，进行通气。

(11) 用一个长柄小尖钳（在儿科 ENT 器械包里）夹住 ETT，使其保持在原位，将喉罩顺着长柄钳慢慢撤出，随后松开钳子，和喉罩一起撤下。

(12) 如果没有长柄小尖钳，可以用一根型号相同的 ETT 插入第一根 ETT，形成一根加长 ETT，在 FOB 撤出后，LMA 可以顺着加长 ETT 退出，随后撤下第二根 ETT。

(13) 连接 ETT 接头和呼吸回路，确认 ETT 在气管内的深度和位置合适。

(14) 也可以谨慎评估风险，如果撤出 LMA 会导致 ETT 移位，也可以术中将 LMA 保持在原位。

(15) 提前在儿童模型上练习以上操作。操作时最好有助手。

2. 纤支镜引导经鼻气管插管

(1) 在儿童患者，经鼻气管插管更容易进入气道。

(2) 首先将合适型号的 ETT 经鼻道放置通过鼻咽部，按照上述方法，闭合另一个鼻孔和口，连接 DSC 至 ETT。

(3) 保留患儿自主呼吸或进行低压正压通气。可以使用七氟烷和（或）静脉丙泊酚进行镇静或全麻，需要进行 EtCO$_2$ 监测。

(4) 将润滑过的 FOB 经过 DSC 开口，穿过 ETT，通过声门，至隆突上方。

(5) 将 ETT 顺着 FOB 向下放置，通过声门，撤出 FOB，确认 ETT 在气管内的深度和位置。

3. "Fastrach™" 插管法（盲探，EtCO$_2$ 引导）

(1) 插入 LMA，打起套囊，连接呼吸回路，确认 EtCO$_2$ 波形良好（表明喉罩和声门对位良好）。

(2) 将 ETT 顺 LMA 放置通过声门，连接呼吸回路至 ETT，在自主呼吸或低压正压通气下观察 EtCO$_2$ 波形。

(3) 在没有使用肌肉松弛剂的前提下，无论患儿进行自主呼吸或低压正压通气，如果 $EtCO_2$ 波形消失，轻轻回撤 ETT。

(4) 如果回撤 ETT 后仍没有 $EtCO_2$ 波形出现，考虑发生喉痉挛，进行处理，观察 $EtCO_2$ 波形是否恢复。

(5) 如果回撤 ETT 后 $EtCO_2$ 波形出现，表明 LMA 没有将 ETT 引导至声门方向。重新放置 LMA，再次尝试或更改插管技术。

4. 视频喉镜和儿童 GlideScope

(1) Storz® 视频喉镜有 0 号和 1 号 Miller 喉镜片，可用于小婴儿或儿童插管。显示屏上的影像是镜片前端的，不是镜片后端的。

(2) Storz 还有一种 C-MAC® 喉镜，它可以通过一根视频线直接连接到一个可移动的 LCD 显示屏。所有需要的东西都在上面两个部分里，里面没有可弯曲的视频线。它比较便宜，而且有两个儿童喉镜片，但是比视频喉镜的镜片要笨重一些。

(3) Verathon® GlideScope 喉镜由一次性可抛弃弯曲喉镜片和配套的儿童小号手柄构成，手柄是特殊视频线的一部分，镜片有新生儿 / 儿童四种型号，可用于婴儿或儿童插管。显示屏上的影像是镜片前端的，不是镜片后端的。为了更好地显示较小儿童或声门较高者的声门，可以先将 GlideScope 的镜片部分放入口中。儿童 GlideScope 的手柄有多种样式，可以反复使用（没有可抛弃的镜套）。但是儿童 GlideScope 的管芯和成人管芯不一样，太软，无法维持塑形。

(4) 以上三种设备都可以轻松地显露声门，可能需要调整手柄，让声门结构在屏幕正中，这样才能将 ETT、探条或套在探条或光棒上的 ETT 插过声门。

(5) 如果声门在屏幕的上方或左边，应轻轻后退镜片再提起，尖端向下压，而不是向上翘，使得声门结构下降至视野正中。

(6) 使用喉镜片暴露喉部的时候，要让杓状软骨和杓间襞在操作者远端，以免 ETT 的尖端通过杓间襞进入食道。

5. 视屏喉镜或儿童 GlideScope 联合 FOB

如果通过调整手柄，ETT 仍不能通过声门，或导芯太软无法维持塑形，第一个操作者按照上述标准步骤，持续通过视频喉镜或 GlideScope 暴露声门结构，第二个操作者通过 FOB 引导插入 ETT。

三、对神经外科患者的影响

当患儿是神经外科患者时，建议如下所示。

1. 情况紧急（颅内出血）。

2. 在气道操作时，需要避免刺激或血流动力学波动（高 ICP）。

3. 在气道操作时，需要避免通气不足或呼吸暂停（氧饱和度迅速下降，高 ICP）。

4. 标记已知的或可能的脊柱损伤或脑脊膜脊髓膨出节段。

5. 当脊柱不稳定时，佩戴 C 形颈托。

6. 对经口或经鼻插管（及使用特殊 ETT）有特殊要求或禁忌证。

(1) 进行颈椎手术时，手术要求的头位会导致牙齿压迫 ETT 或手术时间过长导致软的 ETT 塌陷（颅缝早闭），应插入带金属丝的加强型 ETT。但如果患者需要行 MRI 检查则为禁忌证。

(2) 在长时间手术中，经鼻 ETT 较为不容易打折或被压迫，且对要做 MRI 的患者损伤更小。

7. 在拔管时，要考虑到患儿可能有饱胃等其他情况，做好相应准备。

8. 可能需要术后带管（病情不稳定、需要进行其他手术或需要维持俯卧位，如脑脊膜脊髓膨出、骶尾部畸胎瘤）。

举个最坏的例子，如果一个有小颌畸形的学前儿童在饭后从床上摔下来，因为颅内出血而意识不清。这是一个饱胃的创伤患者，带着颈托（无法清洁颈部），需要即刻急诊手术。在预氧合后，进行面罩诱导（假设没有静脉通路——可以在自主呼吸时建立静脉通路，且在意识不清的患者似乎更容易建立静脉通路）或经静脉诱导，可能在合适条件下可以暂时维持自主呼吸。此时，经口下胃管，从口角顺出，连接吸引器；如果有必要，轻柔按压环状软骨，进行通气。如果需要，可使用面罩、LMA 或经鼻 ETT。插管前给或不给肌松药都可以。需要记得，无论是否有胃管（可以在胃管旁放置 LMA），我们都可以放置 LMA 替代面罩通气，LMA ProSeal™型号齐全，且有专用开口可以通过 LMA 放置胃管。上述办法中总有一个可以建立标准气道。如果使用视频喉镜或 GlideScope 来暴露声门，可以在给予肌松药之前，那样能保留自主呼吸。一旦获得了声门结构的图像，可以使用小剂量氯琥珀胆碱松弛声带，提供 ETT 可通过声门的时间。

第二个棘手的病例是，一个 3 岁自闭症儿童（足够强壮，会挣扎）在从快餐店回家路上被车撞伤。虽然平片上没有发现影像学异常，但他有潜在的脊髓损伤（无骨折脱位脊髓损伤，SCIWORA）。一入院就为他建立了静脉通路，并戴上了颈托，但他都拽掉了，还不让医务人员接近，只有坐在他爸爸腿上才能安静下来。他需要在麻醉下做 MRI 检查，而且在去 MRI 前就需要进手术室诱导麻醉。他现在戴上了颈托，仍然无法建立静脉通路，躺在他妈妈身上，他妈妈有骨盆骨折，无法转运。很快又推来一辆铝制平车。在他母亲的安慰下，他吸入了氧化亚氮和氧气，镇静程度足够建立静脉通路。然后将患儿转移至另一辆平车上，他妈妈被推出了手术间。之后经静脉给予一定剂量的丙泊酚，让他睡着且保留了自主呼吸，开始让他吸入低剂量七氟烷。给予小剂量肌松药，密切观察 EtCO$_2$ 波形。当波形开始消失，表明肌松药起效。迅速使用视频喉镜或 GlideScope，在不取下颈托的条件下进行气管插管。在气管插管前不做正压通气，误吸风险最低。确保此过程中没有发生呼吸暂停和氧饱和度降低，且没有喉痉挛风险，没有对脊柱造成损伤。他在镇静条件下完成了 MRI 检查，清理了颈部，随后清醒拔管。

第三个困难病例是，一个可以理解但是配合不佳的 13 岁少女。她 3 岁时在外国被烧伤，随后被一对美国夫妇收养。她反复做过多次手术，但仍然拒绝在麻醉前建立静脉通路。她有严重的面部瘢痕，张口度受限，上下牙间距<1cm。她面罩通气非常困难，需要用力提下颌并放入口咽通气道。因为瘢痕，她的颈部不能后仰。此次拟行颈部 Z 形整形术及口周瘢痕游离术。没有给她术前抗焦虑药（患者拒绝）。患儿在母亲的陪伴下，接受吸入诱

导。在麻醉前，勉强可通过口咽通气道对她进行面罩通气。建立外周静脉通路后，用力上提下牙和牙槽骨，放置了一个润滑过的 3 号经典 LMA。随后在建立气道过程中，呼吸回路不是完全封闭的。给患者静脉输注丙泊酚，以维持合适的麻醉深度。随后将一个双开口连接器（DSC）连接到 LMA 上，在 L 型开口上连接 EtCO$_2$ 采样管，另一个开口完全开放。将一个无套囊 5.0 号气管插管套在 FOB 上，FOB 从开放开口向下放置到隆突上方。然后推进气管插管，将气管插管的近端留在 DSC 开放开口的上方。随后将 DSC 拉回到 FOB 上方，之后将 LMA 也撤出，退到 FOB 上方。调整气管内插管的位置，临时固定。然后将一根 11F Cook 换管器放入 5.0 号气管插管内。拔出 5.0 号气管插管，放入一根 5.5 号带套囊气管插管。调整和确认气管插管位置，固定。患者安全地进行了气管插管，没有发生呼吸暂停和饱和度降低，随后她会接受一个长达数小时的手术（图 54-1 至图 54-7）。

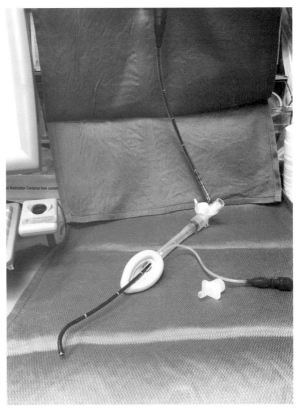

▲ 图 54-1　置入 LMA，打起套囊，DSC 连接到 LMA，套着无套囊 ETT（取下连接头）的 FOB 穿过 LMA，通过 VC

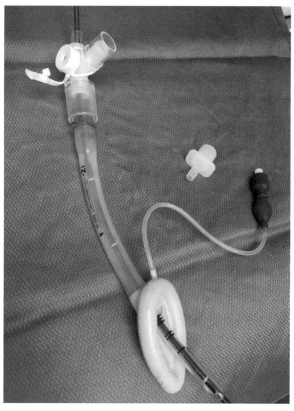

▲ 图 54-2　ETT 顺 FOB 向下，穿过 LMA，保留近端在 DSC 上方

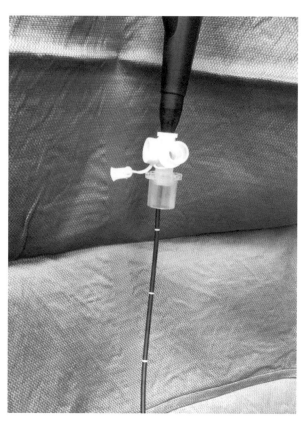

▲ 图 54-3　DSC 从 LMA 上断开，套过 ETT 放置到 FOB 上端

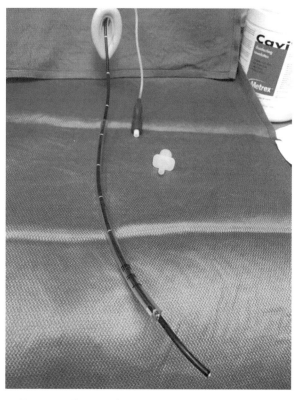

▲ 图 54-4　将 LMA 套过 ETT，放置到 FOB 上端，保持 FOB 和 ETT 在原位不动

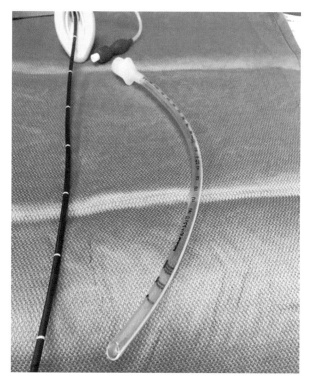

▲ 图 54-5　将 FOB 和 LMA 及 DSC 一起取出，保留无套囊 ETT 在原位（译者注：原文有误，已修改），装上连接头，进行简短通气

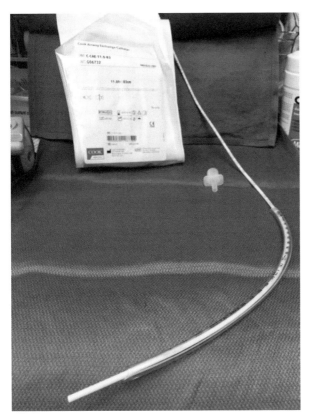

▲ 图 54-6 11F Cook 换管器穿过无套囊 ETT（取下连接头）

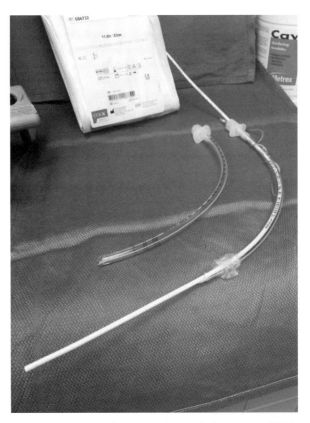

▲ 图 54-7 取出无套囊 ETT，换一根有套囊 ETT（连接头取下，在取出 Cook 换管器后调整位置）

四、关注点和风险

1. 面罩通气时，高流量氧气会稀释 $EtCO_2$，看上去像通气不良或患者被过度通气，但实际上不是这样。

2. $EtCO_2$ 波形偏低时，可能是心排血量偏低，而不是过度通气。

3. 神经外科手术摆放的体位，可能使 ETT 移位，刺激隆突、进入右主支气管、从声门脱出、被牙齿或牙龈压迫。患者摆完体位后，一定要再次确认 ETT 的位置和通畅程度。

4. 面罩通气时按压胃部，会导致面罩通气困难和（或）增加误吸风险。

5. 在放置 LMA 前，可以经口插入胃管，并在面罩通气时留在原处，或通过 LMA 的胃管开口放置胃管。

6. 神经外科手术所需的体位可能会增加意外脱管的风险。俯卧位时分泌物会使胶带松脱。通气回路的自重就会将 ETT 坠出，尤其是患者头部固定在头架上时（将呼吸回路悬挂起来或使用绷带将它绑在 Mayfield 头架上来减轻重量或缓解重力作用）。当搬动患者时，相比于把 ETT 固定在头架上，将 ETT 固定在床上更容易发生意外脱管。

7. 考虑到拔管意外，不要过度相信肌松监测仪来确定患儿的肌松状态。应该当患儿出现自主呼吸时，才可以拮抗残余肌松作用。将膝盖抬到胸部的肌力与自主抬头的肌力相当。儿科患者术后发生呼吸暂停的风险很高，应避免冲动拔管。

要 点

- 为不同年龄阶段的患儿提供神经外科麻醉需要准备一系列儿科气道设备和工具（表54-1）。

- 为困难插管患者做准备时，可以尝试想象不同的医学场景做出预案，提前在正常患者上进行演练（表 54-2）。

表 54-1 气道设备

不同型号 LMA：经典 LMA、ProSeal 或 Air-Q	不同型号面罩
不同型号气管插管：无套囊、有套囊及金属丝加强管（提前了解哪些型号可以通过 LMA）——可以将 ETT 近端剪断让它更小	纤支镜
	鼻咽通气道
	吸引气管和胃管
可伸缩连接管，用于气管切开患者俯卧位时	喉镜及不同型号喉镜片
	双开口连接头
长柄小尖钳（在儿科 ENT 器械包里）	Cook Frova® 换管器
视频喉镜 / 儿童 GlideScope	外科润滑剂
鼻部血管收缩剂	1% 利多卡因 / 鼻腔黏膜雾化给药器
新型光棒	

表 54-2 与神经外科手术气道问题相关的综合征、诊断和场景

情　况	潜在并发症
脊髓脊膜膨出、脊髓发育不良、Chiari 畸形、骶尾部畸胎瘤	• 体位相关风险 • 脑积水 • 困难插管 • 避免使用乳胶制品 • 术后呼吸暂停风险高、需要持续保持俯卧位
颅缝早闭	• 困难插管 • 手术时间长 /ETT 塌陷或被分泌物堵塞风险高 • 气道水肿 • 调整头位导致气管插管进入右主支气管或意外脱管 • 需要间断引流
颅内肿物	• ICP 高 • 体位相关风险，包括坐位导致 ETT 打折或压迫 • 静脉空气栓塞
颅内出血	• ICP 高 • 急诊手术 • 体位相关风险
脊椎手术	• 体位相关风险 • 静脉空气栓塞 • 困难插管 • 意外脱管 • 气道水肿
血管畸形	• 避免刺激 • 颅内出血风险高

（续表）

情　况	潜在并发症
癫痫手术	• 需要术中进行神经系统评估 • 术中 EEG 监测
脑膨出	• 避免经鼻气管插管 • 困难插管 • 体位相关风险
神经介入手术	• 避免使用带金属丝的 ETT • 需要减少设备，可能需要在 MRI 机器旁插管 • 即使在诱导时，也难以接近患者
创伤	• 急诊手术 • 饱胃 • 上述各种考虑

推荐阅读

[1] American Society of Anesthesiologists Task Force on Management of the Difficult Airway. Practice guidelines for management of the difficult airway: an updated report by the American Society of Anesthesiologists Task Force on Management of the Difficult Airway. Anesthesiology. 2003;98:1269–77.

[2] Gregory GA. Classification and assessment of the difficult pediatric airway. Anesthesiol Clin North Am. 1998;16:729–41.

[3] Markakis DA, Sayson SC, Schreiner MS. Insertion of the laryngeal mask airway in awake infants with the Robin sequence. Anesth Analg. 1992;75:822–4.

[4] Seo KS, Kim J-H, Yang SM, Kim HJ, Bahk J-H, Yum KW. A new technique to reduce epistaxis and enhance navigability during nasotracheal intubation. Anesth Analg. 2007;105:1420–4.

[5] Wheeler M. Management strategies for the difficult pediatric airway. Anesthesiol Clin North Am. 1998;16:743–61.

<table>
<tr><td rowspan="3"></td><td><h1>体位、液体、血糖控制及体温管理中的
具体事项</h1></td></tr>
</table>

第55章

体位、液体、血糖控制及体温管理中的具体事项

Specific Aspects of Positioning, Fluids, Glucose Control, and Temperature Management

Gerhard K. Wolf　Sulpicio G. Soriano　John H. Arnold　著

张　砡　译　江荣才　校

一、概述

本章将讨论神经外科手术患儿体位摆放的最佳策略，以及术中液体管理、血糖控制和体温管理的具体事项。

二、对神经外科患者的影响

（一）体位

需要在术前制订详细计划评估患者体位如何摆放，保证神经外科医师和麻醉医师均有合适的路径接近患者。表55-1描述了儿童神经外科手术的常用体位及其生理影响。我们需要重视这些细节，因为神经外科手术时间长，如果不能及时发现体位不当，会造成严重的生理影响或损伤。所有受力点均应使用软垫保护，并检查远端脉搏，以防压迫或压力性损伤。俯卧位除了会产生压迫或牵张性损伤，还会影响呼吸和循环系统。尽量减轻腹部受到的压力，因为腹内压增高会影响通气，引起腔静脉受压，增加硬膜外腔静脉压力，导致术中出血增加。软胶辊（soft roll）用于支持胸腹腔，以最大限度减少胸腹腔压力的增加。俯卧位时，气道的位置在下方，可能会发生严重的水肿。这将导致拔管后气道梗阻或喉鸣。

神经外科手术时头部常轻微抬高，促进静脉血和脑脊液从术野引流出去。然而随着头部抬高，上矢状窦压力下降，静脉空气栓塞的风险增高。某些后颅凹占位或小脑扁桃体下疝畸形（Arnold-Chiari畸形）的患者，术中过度弯曲头部，会造成脑干受压，还可能引起气管内导管打折或误入一侧支气管，以及由于静脉或淋巴回流不畅导致头部及舌水肿。过度扭转头部会造成颈静脉回流受阻，脑灌注受损，颅内压增高和大脑静脉出血。

（二）容量状态

根据尿量判断神经外科患者的容量状态需谨慎。因为尿量其实是受抗利尿激素（ADH）水平影响的，而不是只由血管内容量状态和肾灌注决定。神经外科患者发生少尿，可能是抗利尿激素分泌失常综合征（SIADH）的一个表现。该患者可能处于液体过负荷的状态，与其给予补液治疗，还不如采取限制液体的治疗方案，直至SIADH缓解。相反，患者多尿可能是发生了尿崩症，而且大量排尿会导致容量严重不足。这类患者应该谨慎地进行容量复

表55-1　患者体位的生理影响

体　位	生理影响
头高位	• 增加头部静脉引流 • 减少脑血流 • 增加下垂部位静脉储血 • 体位性低血压
头低位	• 增加头部静脉压和颅内压 • 肺功能残气量降低 • 肺顺应性降低
俯卧位	• 面部、舌和颈部静脉回流受阻 • 肺顺应性降低 • 腹内压增加，可引起腔静脉受压
侧卧位	• 下侧肺顺应性降低

苏，同时加用血管加压素。判断容量状态时应该密切结合临床，尤其应重视临床体格检查和生命体征。中心静脉压或超声心动图能够为判定左房压和左室前负荷提供有效信息。

（三）血糖控制

应控制所有患者的血糖在正常范围。充分的证据表明高血糖会导致颅脑创伤患者发生继发脑损伤和预后不良。高血糖还会增加伤口感染概率。另一方面，过于严格的血糖管理并不能改善神外监护病房和普通病房危重患者的死亡率，还可能导致低血糖发作，给神经外科患者造成不良影响。

（四）体温调节、发热和诱导性低体温

婴儿和儿童在外科操作中更容易发生低体温，因为相对于体重，他们的体表面积更大。为避免发生低体温，在该类患者麻醉诱导、导管置入、术前准备和体位摆放过程中，可预防性使用主动加温措施，包括增加周围环境温度、使用光辐射加热器等。气垫型加热器、暖风温毯和湿化吸入气体都能有效降低术中体温丢失和预防术后寒战。发热会对颅脑创伤和卒中患者产生不良影响。退热药和主动降温装置能帮助他们恢复正常体温。已经证实对于发生过窒息的新生儿，头部降温和轻度低体温具有一定的保护作用，可以改善神经系统预后。治疗性低体温近年来常被用于心肺复苏后的成年患者，但效果尚不明确。尚无证据表明术中采用诱导性低体温可以改善颅脑创伤患者或颅内动脉瘤破裂患者的预后。

三、关注点和风险

术中尿崩症

儿童患者围术期尿崩症（diabetes insipidus, DI）的临床诊断是简洁明确的，和成人一样，具有以下典型临床表现即可确诊

① 尿量超过 $4ml/(kg \cdot h)$。

② 血清 $Na^+ > 145mmol/L$。

③ 血浆渗透压 $> 300mOsm/kg$。

④ 尿渗透压 $< 300mOsm/kg$。

⑤ 多尿持续超过 30min。

⑥ 排除其他原因导致的多尿（如输注甘露醇、

给予呋塞米、使用渗透性对比剂、合并高血糖症等）。

可以通过实验室检查帮助诊断 DI，肽素是 ADH 分泌的标志物。肽素（精氨酸抗利尿激素前体的羧基末端）是一种与 ADH 具有共同前体物质并伴随其分泌的糖肽。当 90% 的 ADH 与血小板结合后，血浆 ADH 水平会迅速下降或升高。但肽素并不会与血小板结合，在血浆内水平稳定。肽素水平 $<2.6pmol/L$ 对诊断中枢性 DI 敏感性超过 95%，肽素水平 $>20pmol/L$ 时对诊断肾性 DI 敏感性为 100%。

一旦 DI 的诊断确立后，需要静脉输注血管加压素，起始剂量为 $1mU/(kg \cdot h)$，根据需要每 5~10 分钟增加剂量，最大剂量为 $10mU/(kg \cdot h)$，目标为将尿量降低至 $<2ml/(kg \cdot h)$。总补液量（包括经静脉和口服）不得超过不感蒸发量和尿量的总和。简便计算方法为：静脉输注液体总量 =2/3 维持量。接受神经外科手术的儿童患者合适的静脉用液体为 0%~5% 葡萄糖和 0.9% 生理盐水（含有 0~40mmol/L 氯化钾）。失血量需要使用生理盐水、乳酸林格液、5% 白蛋白或血制品补充。血管加压素的抗利尿作用，通常是"全或无"的。一旦患者尿量 $<2ml/(kg \cdot h)$，则认为该患者治疗有效。

下列情况可能在术中发生。

1. 患者对治疗完全没有反应，尿量持续在高水平。如果患者对持续输注血管加压素治疗没有反应，检查静脉输液通路是否处于开放状态，检查静脉输液泵的工作状态和输注速度。

2. 患者停止产生尿液。当血管内容量状态合适时，即使输注极量的血管加压素，肾脏仍会产生很少的尿液。当患者完全停止产生尿液，要考虑到可能是血容量过低或肾前性容量不足。在这种情况下，建议开放尿管，静脉给予 $10\sim20ml/kg$ 生理盐水进行试验性治疗，直至观察到尿量恢复。诊断血容量过低时，应该使用除尿量以外的其他临床指标（体格检查、生命体征、中心静脉压等）。并且大多数患者在确诊 DI 之前，会因为一段时间无法控制的大量排尿，或多或少地处于不同程度的脱水状态。这种情况下，作者不推荐为了有尿而减低血管加压素的输注速度。如果为了保持尿量，降低血管加压素的输注速度，最终将会影响对患者容量状态的判断。

术后应持续输注血管加压素，且患儿应返回儿

科监护病房继续接受治疗。有报道称，接受颅咽管瘤手术的患儿中有 8% 术前就诊断了 DI，70%～90% 的患儿术后会发生 DI。需要注意的是，DI 常在术后 1～12h 发生。颅咽管瘤切除后会发生一种三相反应（DI-SIADH-DI）。其特点是在切除垂体后最初呈现 DI，随后进入一个"蜜月期"，残存垂体的坏死细胞释放出 ADH，这一相对 SIADH 期可持续 3～6d，之后由于缺乏 ADH 而呈现永久性 DI。

脑耗盐综合征（cerebral salt wasting，CSW）是一种由脑内病变引起的，以尿钠排泄异常增多为特点的疾病。CSW 的病理生理学机制尚不明确，并且目前也没有合适的动物模型可用于研究其机制——脑内病变是如何引起肾脏排钠增多的。CSW 很容易与 SIADH 相混淆，它们都会出现低钠血症、尿渗透压增高和尿钠水平增高。两者都发生在脑部受损后，区分两者的关键是：CWS 先出现尿钠增高，继发出现容量不足；SIADH 是自由水过负荷，之后出现容量负荷过重。有学者认为 CSW 其实是一种过度诊断，他们指出在大多数诊断 CSW 的病例中，尿钠增多是继发于容量过多，且 ADH 水平是随之升高。需要强调的是没有脑内病变存在，就不能诊断 CSW。CSW 的治疗方法是使用等渗盐水补充容量。在严重低钠血症的患者或持续丢失钠的患者，可以考虑使用 3% NaCl(513mmol/L) 补充容量。有症状的患者（癫痫发作）需要静脉补充 1ml/kg 3% NaCl，慢滴超过 30min。如果患者正在发作癫痫，可适当加快输注速度。根据经验，1ml/kg 3% NaCl 可使血清钠浓度上升 1mmol/L。

低钠血症是住院患者最常见的电解质紊乱。医源性低钠血症是由于静脉补液过多而细胞外液钠相对不足造成的。临床上经常使用低张液体作为儿童的维持液，如半张生理盐水（Na^+ 浓度为 77mmol/L）或 0.2 生理盐水（Na^+ 浓度为 31mmol/L），这其实是非常危险的。那些患有肺炎、脓毒血症、脑膜炎和手术后的患儿，他们排出过多自由水的能力受损，ADH 水平常升高，都有罹患低钠血症的风险。Bohn 及其同事发现在患者入院的最初 48h 内低钠血症并不罕见。医源性低钠血症可能导致严重的神经系统后遗症，甚至死亡。神经外科患者不应使用低渗液体。

要 点

- 患儿体位如何摆放，需要在术前制订详细计划，保证神经外科医师和麻醉医师均有合适的路径接近患者。
- 婴儿和儿童在外科操作中更容易发生低体温，相对于体重他们的体表面积更大。
- 所有的儿童患者均应维持正常体温，体温过高或过低均可能导致恶性后果。
- 神经外科患者受电解质紊乱影响的风险更高。
- 应维持血糖在正常范围，但过于严格的血糖控制可能导致低血糖发作，造成不利影响。
- 避免使用低渗性液体。
- 由于尿量会受到 SIADH、DI 和 CSW 影响，应参照其他临床依据判断患者容量状态。
- SIADH 的特点是自由水过多存留，ADH 水平升高异常。
- 脑性耗盐是脑部损伤患者仅次于 SIADH 的低钠血症常见原因。
- 术中尿崩症的诊断是排除其他引起多尿的原因后，尿量超过 4ml/(kg·h)，尿液渗透压低和血清渗透压高。

推荐阅读

[1] Cochran A, Scaife ER, Hansen KW, Downey EC. Hyperglycemia and outcomes from pediatric traumatic brain injury. J Trauma. 2003;55(6):1035–8.

[2] Grady MS, Bedford RF, Park TS. Changes in superior sagittal sinus pressure in children with head elevation, jugular venous compression, and PEEP. J Neurosurg. 1986;65(2):199–202.

[3] Halberthal M, Halperin ML, Bohn D. Lesson of the week: acute hyponatraemia in children admitted to hospital: retrospective analysis of factors contributing to its development and resolution. BMJ.2001;322(7289):780–2.

[4] Singh S, Bohn D, Carlotti AP, Cusimano M, Rutka JT, Halperin ML. Cerebral salt wasting: truths, fallacies, theories, and challenges. Crit Care Med. 2002;30(11):2575–9.

[5] Van den Berghe G, Wilmer A, Hermans G, Meersseman W, Wouters PJ, Milants I, Van Wijngaerden E, Bobbaers H, Bouillon R. Intensive insulin therapy in the medical ICU. N Engl J Med. 2006;354(5):449–61.

[6] Wise-Faberowski L, Soriano SG, Ferrari L, McManus ML, Wolfsdorf JI, Majzoub J, Scott RM, Truog R, Rockoff MA. Perioperative management of diabetes insipidus in children [corrected]. J Neurosurg Anesthesiol. 2004;16(1):14–9.

第九篇　小儿神经外科手术麻醉过程中的危急情况

Critical Situations During Anesthesia for Pediatric Neurosurgery

脑积水手术的挑战

Challenges During Surgery for Hydrocephalus

Inger Aliason Jeffrey L. Koh 著

左 玮 译 张 砡 校

一、概述

脑积水是脑脊液（ventricular cerebrospinal fluid，CSF）过多的一种疾病，通常是由于 CSF 循环阻塞（非交通性脑积水）或者 CSF 吸收不足（交通性脑积水）引起的。罕见情况下，脉络丛乳头状瘤引起 CSF 生成过多，进而导致脑积水的发生。导致小儿脑积水最常见的原因是脊髓脊膜突出（阻塞），以及早产儿出血后脑积水（蛛网膜颗粒对脑脊液吸收不充分）。

脑积水流行病学数据显示，每 1000 个儿童就会出现 0.63～1.2 例脑积水（Garton 等，2004）。无论是成人脑积水还是小儿脑积水，都是神经外科最常见的问题。早产儿护理技术的发展和进步提高了颅内出血婴儿的存活率，同时也导致脑积水发病率的增加（表 56-1）。

小儿脑积水的症状可以为轻度的头痛，也可以为嗜睡，心动过缓，并最终形成威胁生命的脑疝。颅内的顺应性及脑积水进展的速度是决定上述症状的关键因素。开放的囟门和颅骨骨缝使得新生儿的颅内顺应性较高。因此脑积水的发生常伴有头围的增加，但颅内压（intracranial pressure，ICP）（表 56-2）可接近正常。

临床上通常借助脑室导管或者内镜下脑室造瘘的方法缓解脑积水患者 CSF 回流受阻。借助脑室导管分流，可以将 CSF 引流到多个位置，如腹腔（最常使用）、胸膜腔、右心房或者体外（临时措施）。内镜下脑室造瘘可以在脑室系统（通常为第三脑室）

和其他颅内腔之间建立一个新的路径。

本章节后续的内容将对放置分流装置（脑室腹腔、脑室心室、脑室胸膜腔）的术前和术中可能出现的并发症，以及与脑室造瘘相关的并发症进行讨论（表 56-3）。

（一）颅内高压儿童患者术前问题的预防

对于需要手术治疗的脑积水患者，术前阶段极其具有挑战性。潜在的术前的并发症包括以下方面。

- ICP 进一步增高。
- 脑室外引流（external ventricular drain，EVD）的问题。

由于意识水平的改变以及呼吸抑制风险增加，因此避免术前用药。术前需要密切观察，确保能够快速识别有症状的 ICP 升高，并对其进行治疗。确保现有静脉通路的安全并对其进行评估，对于实施急性干预或者快速序贯诱导（rapid sequence induction，RSI）十分重要（表 56-4）。

有些儿童会带着 EVD 进入手术室。在转运之前，一定要关闭 EDV，避免 CSF 过度引流。外科医师会判断 EVD 关闭时间的安全范围，通常关闭 15min 没有问题。如果 EVD 开放，转运过程中引流袋位置突然下降，会引起 CSF 快速引流，最终导致脑室的塌陷及皮质桥静脉破裂，进而导致硬膜下出血（subdural hematoma，SDH），甚至"致死性的上疝"形成。患者在转运过程中，必须密切监测 EVD 的情况，避免引流管从患者头部脱出（表 56-5）。

表 56-1　脑积水病因学

脑积水先天性病因
• 脊髓脊膜突出
• Dandy-Walker 畸形
• Arnold-Chiari 畸形
• 中脑导水管硬化
• 囊肿（蛛网膜，大脑半球间）
• 肿瘤
• 脑膨出
• 血管畸形
• 黏多糖贮积症
• X 染色体相关脑积水
• Maroteaux-Lamy 综合征
• 影响头颅的先天因素（Crouzon 综合征、Pfeiffer 综合征、软骨发育不全）
脑积水获得性病因
• 早产（出血后脑积水）
• 蛛网膜下腔出血（创伤、动脉瘤）
• 肿瘤
• 脑膜炎
• 脑炎

表 56-2　脑积水症状

新生儿缓慢进展性脑积水的症状
• 头围增加
• 囟门闭合
• 颅骨骨缝部位的分离
• 易怒
• 呕吐
所有年龄的急性颅内压升高的患者的体征和症状
• 头疼
• 嗜睡
• 呕吐
• 脑神经功能障碍
• 视盘水肿
• 去皮质或去大脑姿势
• 高血压
• 心动过缓
• 脑干压迫导致的心电图改变
• 不规则呼吸
• 最终脑疝形成和死亡

表 56-3　围术期的注意事项

术前
• ICP 进一步升高
• 无静脉通路
• 脑室外引流（EVD）装置的移位或高度的急性改变
术中
• 误吸
• 乳胶过敏
• 手术创伤
－ 硬膜下血肿
－ 胸内创伤
• 静脉空气栓塞
脑室造瘘
• 心律失常、心脏停搏
• 出血
• 下丘脑或脑神经损伤

（二）颅内高压儿童术中问题的预防

尽管置入分流装置（VP、VA、V-Pleural）和内镜下脑室造瘘术是常见的神经外科手术，麻醉医师还应对罕见却致命的并发症保持警惕，如误吸、乳胶过敏、胸腔内的创伤及静脉空气栓塞（venous air embolism，VAE）。

二、误吸的风险

一般情况下，如果患者处于饱腹状态或曾出现过呕吐，就存在误吸的风险。此时，可以考虑采用改良的 RSI 方法进行气管插管。为了避免 ICP 进一步升高，有必要降低喉镜和气管插管的刺激。合理地使用阿片类药、利多卡因和（或）静脉麻醉药都可以达到目的。然而，这些药物过量时会引起血压下降，导致脑灌注压不足。氯胺酮可导致 ICP 急性升高，应避免使用。氯琥珀胆碱可以引起轻度 ICP 升高；但给予合适剂量的静脉麻醉药联合过度通气，可以将其抵消（表 56-6）。

表 56-4　无静脉通道的儿童和急性脑积水

危机情况	处理措施
无静脉通路的急性症状性脑积水婴幼儿需要紧急置入 VP 分流装置	• 尝试在术前建立静脉通路 • 如果 PT 延长考虑骨髓通路 • 如果不能建立静脉通路，考虑按压环状软骨同时进行吸入麻醉诱导；建立静脉通路后要尽快启动机械通气并过度通气（以减少潴留的 CO_2）

表 56-5　EVD 术前危机和管理

危机情况	管理措施
患者转运过程中脑室外引流装置的移位	• 轻微抬高患者的头部 • 评估患者是否出现 ICP 增加 • 告知外科医师
脑室外引流装置从静脉输液架掉落到地面	• 关闭之前未关闭的 EVD • 调整到适当的高度 • 评估患者的神经功能状态，鉴别是否出现硬膜下血肿

表 56-6　误吸

误吸的原因	患者评估	治疗 / 干预
• 饱胃 • ICP 升高——呕吐、意识改变 • 环状软骨加压效果不佳	• 口咽部或气管内吸引存在胃内容物 • 低氧血症 • 支气管痉挛 /PIP 增加 • CXR 有浸润影	• 插管时看见发生误吸 • 在正压通气之前进行气管内吸引 • 使用 100% FiO_2 通气；必要时使用 PEEP • 支持性治疗 　– 必要时术后转入 ICU 　– 必要时给予支气管扩张药物 　– 没有证据支持急性期使用激素和抗生素治疗可以获益

有脊髓脊膜突出病史的儿童出现乳胶过敏的风险极高。许多脊髓脊膜突出的儿童还同时患有脑积水。文献报道合并脊柱裂的儿童乳胶过敏的发生率高达 64%（Rendeli 等，2006）。乳胶过敏属于 IgE 介导的 I 型变态反应，临床表现为荨麻疹、血管性水肿、支气管痉挛及过敏性休克。预防乳胶过敏最好的方法就是避免乳胶暴露（治疗措施见表 56-7）。

三、手术创伤

脑积水手术常见的另一个问题是术中直接或者间接造成的手术创伤。尽快识别并开始急性期的治疗非常重要。

1. 脑积水的快速减压术可以导致皮质桥静脉的破裂和 SDH，或者脑干上疝的形成，造成心动过缓、呼吸不规律或 ECG 改变（Fleisher，2012）（表 56-8）。

2. 胸部创伤（心脏、肺及大血管）通常发生在 VP 分流术中导管鞘引导分流管从胸部进入腹部的过程中。

3. 由于手术本身的原因，VA 和 V-Pleural 分流置入过程中出现胸部创伤的风险更高，如出血（VA）

和气胸（V-Pleural）（表 56-9）。

四、静脉空气栓塞

静脉空气栓塞可能发生在任何时间，但在脑室分流装置置入的过程中更容易发生。为了防止发生静脉空气栓塞，麻醉医师应当①保持手术部位低于心脏的水平（尽可能）；②对患者进行机械通气，谨慎增加 PEEP；③维持较高的静脉压；④排出静脉注射管路和溶液中的气体（表 56-10）。

五、内镜下脑室造瘘术相关的并发症

内镜下脑室造瘘通过在透明中隔（使侧脑室流通）或第三脑室底部打孔，缓解非交通性脑积水。脑室造瘘术的优点是不需要置入外物（如 VPS）。此外，脑室造瘘术是微创的，通过钻孔即可完成。然而，内镜下脑室造瘘术同样存在风险，主要是对周围结构的破坏。内镜下脑室造瘘术可能突发心律失常、心搏骤停、高血压，以及出血等并发症。接受脑室造瘘术的患者有 40% 发生心动过缓（El-Dawlatly 等，2000）。这类手术还会导致血流动力学不稳定，可能与第三脑室底部（下丘脑、脑桥和髓

表 56-7　乳胶过敏

变态反应的诱因	评　估	治疗 / 干预
• 乳胶暴露 　– 乳胶手套 　– 胶带 　– 药物安瓿 　– 血压袖带 　– 止血带 　– 其他含有乳胶的制品	• 低血压 • 心动过速 • 支气管痉挛 • 潮红 / 荨麻疹	• 移除所有的乳胶制品和其他触发剂 • 告知外科医师 • 保护气道，FiO₂ 100% • 必要时给予肾上腺素 • 根据血流动力学的变化减少或者中止吸入或静脉麻醉药 • 糖皮质激素 • 抗组胺药

表 56-8　硬脑膜下血肿 / 上疝

原　因	患者评估	治疗 / 干预
快速手术减压	评估生命体征如心动过缓和（或）ECG 改变（脑疝形成）	告知外科医师
开放的 EVD 位置突然降低	评估神经功能相关的体征 /SDH 的症状	• 评估神经功能相关的体征 /SDH 症状 • 根据临床表现启动血流动力学支持

表 56-9　胸部创伤

原　因	患者评估	治疗 / 干预
导管鞘引导分流管时误入胸腔	评估患者血流动力学不稳定的指征	取决于受损的靶器官类型，麻醉师要随时准备应对出血，填塞和气胸
血管损伤导致的出血	评估患者氧合 / 通气的情况	

质）的局部操作有关（Baykan 等，2005）。应根据临床的实际情况进行密切的监测（有创动脉监测），进而规避这些潜在的风险（表 56-11 和表 56-12）。

六、出血

有报道称第三脑室造瘘可引起脑出血（Drake，1993）。由于无法预测哪些患者会出现这类并发症，麻醉医师应该总是做好应对此事的准备。为了应对出血和紧急开颅手术，接受脑室造瘘术的患者应建立合适的静脉通路、有创动脉监测及预先准备好的血制品（表 56-13）。

内镜下脑室造瘘术中可能受到损伤的其他结构如下所示。

(1) 下丘脑：损伤后术后可能出现以下病症。

① SAIDH 或 DI（评估血钠水平，液体状况）。

② 体温调节异常——可能被误认为是恶性高热。

③ 术后恍惚的状态（鉴别术后的激惹 / 谵妄状态）。

(2) 脑神经：有报道可出现第Ⅲ对和第Ⅵ对脑神经的麻痹。

七、裂隙脑室综合征

脑脊液过度引流时会引起裂隙脑室综合征，侧脑室会变得非常狭小，影像学表现为塌陷。这与脑组织顺应性下降及颅内压间歇性升高有关。其症状

表 56-10　静脉空气栓塞

原　因	患者评估	治疗 / 干预
• 手术部位高于心脏 • 静脉注射管路中有气体	• 呼气末 CO_2 的急剧下降 • 低血压 • 心动过缓 / 心律失常 • 低氧 • 听诊有车轮样杂音 • 心前区多普勒	• 告知主管的外科医师，他会用液体封闭术野或覆盖伤口 / 骨瓣 • FiO_2 100% • 根据患者的血流动力学情况减少或者中止使用挥发性或静脉麻醉药 • 如中央静脉位置良好，将气体抽出 • IVF/ 血管升压药维持血压 • Valsalva 手法 • 可能条件下，保证手术部位低于心脏和 LLD • 心搏骤停则进行心肺复苏

表 56-11　脑室造瘘术中的心律失常或心动过缓 / 心搏骤停

原　因	患者评估	治疗 / 干预
• 内镜对三脑室底部的刺激 • 冲洗液速度过快 • 颅内压快速增高 • 手术或其他操作引起的迷走神经反射（如压迫眼球） • 静脉空气栓塞	• 评估心排血量（EtCO$_2$、BP） • 评估缺氧和（或）高碳酸血症的情况	• 告知外科医师，停止对第三脑室底部的刺激并停止灌洗 • 如果停止刺激后心律失常仍未改善，则根据心律失常的情况给予支持性治疗 • FiO_2 100% • 根据血流动力学的情况减少或中止挥发性或静脉麻醉药

表 56-12　脑室造瘘术中的高血压

原　因	患者评估	治疗 / 干预
• 手术刺激引起的儿茶酚胺的释放 • 手术对第三脑室底部的刺激 • 颅内压增高	• 评估是否存在麻醉过浅（心动过速、出汗、流泪、瞳孔散大） • 评估缺氧和（或）高碳酸血症的情况 • 评估是存在膀胱过度膨胀	• 重复测量血压以确保其准确性 • 需要时加深麻醉 • 告知外科医师，停止对第三脑室底部的刺激及灌洗 • 颅内压增高可以通过给予甘露醇、呋塞米和（或）过度通气来解决 • 膀胱过度膨胀时可插入导尿管 • 果断使用抗高血压药治疗

表现为头痛、恶心 / 呕吐及嗜睡。裂隙脑室综合征在儿童脑脊液分流术后的发生率为 5%～10%。脑脊液的减少和脑顺应性的下降使得患者不能代偿脑组织或者颅内血容量的改变。过量的和（或）低渗的静脉液体输注，使患者容易出现脑水肿（Eldredge 等，1997；Dasari 等，2015；Agarwal 等，2013）。裂隙脑室综合征的手术治疗包括：用可调节的脑脊液分流装置（流量控制 vs. 传统压力控制）替换脑脊液分流器，或者内镜下行脑室造瘘术（表 56-14）。

虽然与脑积水儿童的手术处理并没有直接关系，但 MRI 越来越多地被用于评估分流装置故障（Boyle 等，2015）。在某些情况下，需要麻醉医师为此类需要进行 MRI 的患者提供镇静。与本章前面提到的麻醉注意事项一致，体内装有可调节 VP 分流装置的患者在接受 MRI 时，电动阀门的调控作用

表 56-13 出 血

原 因	患者评估	处理措施
损伤基底动脉或其分支	内镜下可见的出血	与外科医师沟通
	血流动力学不稳定	• 寻求帮助 • FiO$_2$ 100% • 根据血流动力学的情况减少或者中止挥发性或静脉麻醉药 • 必要时给予 IVF 和血管升压药 • 必要时输注血制品 • 开颅术前控制升高的颅内压

表 56-14 裂隙脑室综合征

原 因	患者评估	处理措施
脑脊液过度引流	• 脑顺应性下降的症状 － 头痛 － 恶心 － 嗜睡 • MRI/CT － 狭窄塌陷的裂隙样侧脑室	避免过量和（或）低渗液体的静脉输注

存在意外中断的风险，这会导致患者出现颅高压或者颅低压的症状。这种风险取决于调节阀的类型及磁场的强度（Lavinio 等，2008）。应在接受 MRI 检查之前咨询 MRI 技师和（或）神经外科医师，评估风险并在 MRI 扫描后重新启动分流程序。

要 点

• 对每一位患者进行详细的评估，确定其颅内压增高的程度。这对于术前用药、麻醉诱导方式的确定及紧急干预措施的制订十分重要。
• 静脉通路的建立对于颅内压显著增高患者 RSI 和快速干预十分重要。
• 如果有 EVD 的话，在患者转运前应将其关闭。
• 对脊髓脊膜突出及其他易感患者人群，采取预防措施避免乳胶暴露。
• 对手术创伤和静脉空气栓塞时刻保持警惕，特别是在 VPS 置入过程中导管鞘引导分流

管进入的阶段。
• 接受内镜下脑室造瘘术的患者应建立合适的静脉通路及有创动脉监测，以防术中出血或心律失常。
• 裂隙脑室综合征的患者要避免过量和（或）低渗液体的静脉输注。

推荐阅读

[1] Agarwal N, et al. Slit ventricle syndrome: a case report of intermittent intracranial hypertension. J Child Neurol. 2013;28(6):784.
[2] Baykan N, et al. Ten years experience with pediatric neuroendoscopic third ventriculostomy. J Neurosurg Anesthesiol. 2005;17:33–7.
[3] Boyle TP, et al. Radiographic evaluation of pediatric cerebrospinal fluid shunt malfunction in the emergency setting. Pediatr Emerg Care. 2015;31:435–43.
[4] Dasari R, et al. Unusual vision improvement in a case of slit ventricle syndrome after endoscopic third ventriculostomy. J Evid Based Med Healthc. 2015;13:2134–9.
[5] Drake J. Ventriculostomy for treatment of hydrocephalus.

Neurosurg Clin N Am. 1993;4:657–66.

[6] El-Dawlatly A, et al. The incidence of bradycardia during endoscopic third ventriculostomy. Anesth Analg. 2000;91:1142–4.

[7] Eldredge EA, et al. Postoperative cerebral edema occurring in children with slit ventricles. Pediatrics. 1997;99:625–30.

[8] Fleisher LA. Anesthesia and uncommon disease. 6th ed. Philadelphia, PA: Elsevier; 2012.

[9] Gaba DM, et al. Crisis management in anesthesiology, vol. 2e.Philadelphia: Elsevier Saunders; 2015.

[10] Garton H, et al. Hydrocephalus. Pediatr Clin N Am. 2004; 51:305–25.

[11] Hamid R, Newfield P. Pediatric neuroanesthesia: hydrocephalus. Anesthesiol Clin N Am. 2001;19(2):207–18.

[12] Lavinio A, et al. Magnetic field interactions in adjustable hydrocephalus shunts. J Neurosurg Pediatr. 2008;2:222–8.

[13] Meier PM, et al. Endoscopic pediatric neurosurgery: implications for anesthesia. Pediatr Anesth. 2014;24:668–77.

[14] Rendeli C, et al. Latex sensitization and allergy in children with myelomeningocele.Childs Nerv Syst. 2006;22:28–32.

儿童和成人颅脑损伤手术面临的挑战

Challenges During Surgery for Traumatic Brain Injury in Children and Adults

Giuliana Geng-Ramos　Dolores B. Njoku　著

左　玮　译　张　砼　校

第 57 章

一、概述

颅脑损伤（traumatic brain injury，TBI）仍然是45 岁以下人群发生昏迷和死亡的主要原因，且男性发生率为女性的两倍。除了性别上的差异，在 5—9 岁的儿童和 80 岁以上的老年人中 TBI 发生率最高且易造成严重伤害。然而在 TBI 患者中，15—24 岁的人数最多。因此，TBI 是 1 岁以上儿童死亡的主要原因，且 10%～15% 的 TBI 患儿病情十分严重。

自 2008 年以来，国家神经疾病和卒中研究所（National Institute of Neurological Disorders and Stroke，NINDS）将 TBI 定义为由突然的创伤导致的脑损伤，小儿 TBI 定义为发生在 18 岁以下人群中的 TBI。TBI 可由如下两种机制之一引起：①由外界物体突然而猛烈的袭击或者物体在加速 / 减速过程中撞击导致的闭合性颅脑损伤（closed-head injury，CHI）；②物体穿透颅骨进入脑组织导致的穿透性脑损伤。

尽管我们有能力定义 TBI，但已有的统计数据仍然令人震惊。TBI 可以独立发生，但 75%～85% 的多发伤儿童患者会出现 TBI。这非常明显，因为80% 的小儿外伤性死亡都与 TBI 有关。机动车之间，以及机动车和行人之间的交通事故仍然是导致儿童TBI（40%～50%）的主要原因。跌倒仍然是导致低龄和高龄患者 TBI 的第二大原因。在 <4 岁的儿童TBI 患者中，30%～50% 病例是跌倒和虐待导致的。因此，非意外导致的外伤（nonaccidental trauma，NAT）总应在拟诊考虑中，且它是婴儿死亡的主要

原因。包括枪械在内的袭击是导致 TBI 的第三大原因，占 5%～10%。娱乐如运动相关的损伤是导致TBI 的第四大原因，约占 10%。

临床意义 / 预期的问题

头骨是一个坚硬的结构，内部包含组织、血液和 CSF。任何一个组成部分的体积增加，都会导致颅内压升高。TBI 后的数小时之内就会出现脑水肿，进而导致颅内压升高。增高的颅内压会显著的降低脑灌注，导致缺血、水肿，甚至可能出现脑疝，以及神经功能的损伤。由此导致的神经功能损伤，如觉醒、警戒和（或）反应的改变，会损害气道保护性反射，并增加患者口腔分泌物或胃容物误吸的风险。

小儿具有某些特定的解剖学特征，使他们更容易发生 TBI：①较大的头身比导致身体重心位置改变，②颅骨较薄，以及③神经组织的髓鞘化程度低。具备上述一个或多个特点，都会增加小儿发生弥漫性轴索损伤（diffuse axonal injury，DAI）和脑水肿的风险。此外，婴儿因为可以扩张颅缝能够耐受 ICP 的缓慢增加，但颅内压快速改变时，由于适应时间短，机体则无法耐受。

二、预防

机动车辆之间，以及机动车和行人之间的交通事故是导致 TBI 最常见的原因，而这其中酒精、毒品及非处方情况下使用处方药物又是最常见的影响因素。因此，TBI 的一级预防措施就是基本的安全

驾驶，使用儿童和婴儿的安全座椅，以及通过立法来支持上述措施。

三、危机管理

（一）病理生理和临床表现

TBI 的病理生理表现包括原发和继发改变。然而，目前有关儿童 TBI 病理生理的随机对照试验研究还很欠缺。因此，小儿群体的大量数据是从成人研究中外推而来的。

1. 原发损伤——由撕裂、挤压及牵拉血管和组织直接导致的脑实质损伤。其可能机制如下。

(1) 压力——脑部结构变形。

(2) 牵张力——牵拉导致脑沿中线向对侧位移。

(3) 剪切力——推拉导致脑在垂直于轴线的方向上向对侧位移，导致脑干的损伤。

(4) 加速 / 减速——当外力冲击颅骨时，由着力点产生急剧加速 / 减速的冲击波。由于婴幼儿的头身比相对较大，加速 / 减速带来的损伤在儿童群体中最为常见，进而导致弥漫性的脑部和脊柱上段部位损伤。

(5) 创击力和后坐力——损伤可以发生在撞击同侧的脑部（创击力），也可以发生在撞击对侧的脑部（后坐力）。

2. 继发性损伤——在最初创伤出现后的几分钟到几天内，由缺氧、低血压或生化和代谢等因素对脑实质造成的间接损伤。继发性损伤可能的机制如下。

(1) 低灌注。

(2) 代谢需求增加。

(3) 血脑屏障破坏。

(4) 自由基形成。

(5) 线粒体功能障碍。

(6) 神经递质的释放，包括乙酰胆碱、谷氨酸和天冬氨酸。

TBI 患儿可能会出现弥漫性或局灶性损伤。弥漫性损伤是遍布大脑多个区域的微小损伤导致的。脑实质弥漫性损伤的类型如下。

1. DAI——其特点是脑内大神经纤维受到剪切及脑血管牵拉。最常见的临床表现是认知功能障碍，以及由此而产生的记忆、注意力及组织能力的

受损。在儿童人群中，DAI 定义为影像学和检查无明确局灶损伤的情况下，患儿出现意识丧失的时间超过 6min。儿童 DAI 最常见的部位是头颈连接处，而成人 DAI 常见的部位是额颞叶。

2. 缺氧 – 缺血损伤——脑水肿及继发脑血流下降，氧气、葡萄糖及关键的营养物质向大脑输送受限的结果。在新生儿中，这是 NAT 最常见的异常情况。

局灶性损伤是局限在大脑某个特定区域的损伤。局灶损伤的类型如下（图 57-1）。

1. 挫伤——脑实质瘀伤导致水肿、出血和（或）脑组织损伤。这类损伤通常发生在支配记忆和行为能力的额叶和颞叶。因此脑挫伤的症状包括感觉、协调能力、记忆或行为的异常。

2. 出血——血液经由血管受损处进入脑组织。其等级和症状取决于出血的部位。

3. 卒中——较大脑血管或组织的损伤导致局部脑组织的血供受阻。脑水肿进一步降低氧气和营养物质的输送。TBI 相关的卒中主要影响大脑后动脉循环；然而症状依赖于受累血管分布的区域。小儿卒中通常发生在颈部损伤。

4. 硬脑膜下血肿——脑表面的桥接血管损伤导致。患者可能表现为意识丧失、意识混乱、嗜睡、瞳孔不等大，局部神经缺陷、头痛及呼吸改变。在儿童人群中，血肿直径 > 5mm 常需要手术干预。

5. 硬膜外血肿——脑膜中动脉或硬膜外静脉损伤会导致。因此，颅内压可以在几分钟内升高，并表现出和硬脑膜下血肿相似的症状。如能及时诊断和治疗，硬膜外血肿的患儿通常预后良好。

6. 蛛网膜下腔出血——出血进入蛛网膜下腔导致。后续查体会发现瞳孔、神经功能和呼吸的改变。儿童蛛网膜下腔出血的主要原因是加速 / 减速伤，但也可能继发于 NAT。即使患儿接受了合适的治疗，蛛网膜下腔出血的发病率和死亡率仍然很高。

7. 颅骨骨折——在小儿人群中更常见，除非发生颅骨下陷或颅骨开放，一般不需要手术干预。塌陷的开放性颅骨骨折通常应立即进行清创和修补，从而降低发展为脑膜炎、脑脊液漏和（或）癫痫的风险。需要牢记的是，颅骨骨折常提示存在潜在的

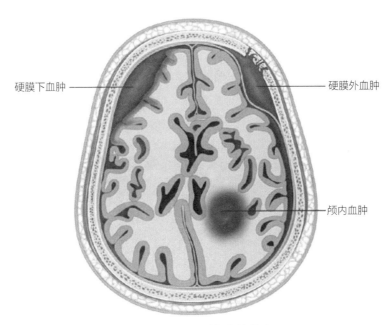

硬膜下血肿

硬膜外血肿

颅内血肿

▲ 图 57-1　脑损伤的类型

脑损伤。

格拉斯哥昏迷量表（Glasgow coma scale，GCS）评分常用来初步评估 TBI 的严重性。

① 轻度（GSC 评分 13～15）。

② 中度（GSC 评分 9～12）。

③ 重度（GSC 评分＜8）。

轻度 TBI 很少甚至不会产生持久的影响。严重的 TBI 可以引起重大伤残，甚至死亡。大多数 GSC＜5 的患儿预后较差。

（二）患者评估 / 诊断方法

严重的 TBI 患儿应该立即识别并稳定病情，以争取更好的预后。

1. 初步评估——识别并对可能威胁生命的状况展开治疗，如气道狭窄和失血性休克。应考虑到可能有潜在的颈椎损伤，使用颈托来固定颈椎。大约一半的颈椎损伤的患者会合并 TBI。

2. 进一步评估——识别次要的可能威胁生命的情况，并进行彻底的神经功能评估。TBI 患儿通常同时伴有闭合性腹部创伤及长骨骨折（如股骨骨折），这可能是失血的主要原因。

3. 病史——向患者、家属和（或）目击者询问病史，包括如何发生的创伤、意识丧失的时间、精神状态的变化、头痛、恶心、呕吐，以及这些症状

进展的情况。既往史应该包括出生时的状况及任何先天畸形的记录。此外，还应确定既往是否出现过外伤、癫痫、学习障碍、药物滥用、心理或精神异常及食物药物过敏史。

4. TBI 患儿需要进行的体格检查如下。

(1) ABC 评估，如果有指征或 GCS 评分＜8 应立即进行气道管理。及时处理低血压和低氧。

(2) 生命体征：体温、血压、心率、脉搏血氧饱和度及体重（实际或估计）。

(3) 评估是否出现库欣三联征，即高血压、心动过缓及呼吸节律不规则，可能预示即将发生脑疝。这是一个迟发的体征。

(4) 立即固定颈部，并对颈椎进行检查。

(5) 关注神经系统体检，包括以下方面。

① 意识水平。

② 瞳孔检查。

③ 眼底检查。

④ 脑干反射。

⑤ 深部腱反射。

⑥ 对疼痛的反应。

(6) 注意 ICP 升高和脑疝形成的指标。

① 库欣三联征（晚期信号）。

② 沟回疝的体征：动眼神经麻痹（静息情况下，眼睛倾向于向下和向一边看，但不能向上、向下或

向内侧移动；此外还有上眼睑无力，如下垂），随后出现偏瘫。

(7) GCS 评分（表 57-1）——评估患者定向能力、四肢活动能力和语言能力，分制为 15 分。

（三）实验室检查

测定血细胞比容、电解质、血糖、血型筛查、凝血功能（PT/PTT、INR）和尿液分析（包含尿毒物分析）。

说明

(1) 对于严重 TBI 患者，高血糖常预示预后不佳。

(2) 头部损伤的患儿，脑组织促凝血酶原激酶释放增加，因此凝血功能障碍的风险增高，因此纠正凝血障碍是当务之急。

（四）诊断性检查

1. 头部计算机断层扫描（computed tomography，CT）——可以检测到大多数需要紧急手术的病变，如局部脑损伤和颅骨骨折。重复 CT 通常可以发现脑水肿导致的继发性损伤。

2. 头颅 MRI——可以为长期预后提供线索。MRI 不适用于急诊。

3. 血管造影——用于评估脑血管的情况。CT/MRI 联合血管造影通常可以检测和明确血管的病理。

4. 脑电图（electroencephalography，EEG）——可用来检测癫痫样的活动或脑电活动消失。

5. ICP 监测——可用于测定颅内压。

6. 单光子发射计算机体层摄影（single-photon

表 57-1 格拉斯哥昏迷量表评分

	婴儿＜ 1 岁	儿童 1-4 岁	4 岁至成人
睁眼动作			
4	自发睁眼	自发睁眼	自发睁眼
3	言语刺激睁眼	言语刺激睁眼	言语刺激睁眼
2	疼痛刺激睁眼	疼痛刺激睁眼	疼痛刺激睁眼
1	任何刺激不睁眼	任何刺激不睁眼	任何刺激不睁眼
言语反应			
5	咕咕发声，咿呀学语	对答切题，可以交流	灵敏且对答切题
4	易怒，但可安抚	言语错乱，定向障碍，但可安抚	定向错乱
3	易怒且不能安抚	言语错乱，且不能安抚	言语错乱
2	对疼痛呻吟	发出声音但不能被理解，焦虑不安	呻吟，莫名其妙地讲话
1	对疼痛不发声	不能言语	不能言语
运动反应			
6	正常的自发运动	正常的自发运动	按指令运动
5	对触碰有逃避反应	疼痛刺激能定位	疼痛刺激能定位
4	对疼痛刺激有逃避反应	对疼痛刺激有逃避反应	疼痛刺激有逃避反应
3	疼痛刺激时成去皮质强直（屈曲）	疼痛刺激时成去皮质强直（屈曲）	疼痛刺激时成去皮质强直（屈曲）
2	疼痛刺激时成去大脑强直（伸直）	疼痛刺激时成去大脑强直（伸直）	疼痛刺激时成去大脑强直（伸直）
1	对疼痛刺激无反应	对疼痛刺激无反应	对疼痛刺激无反应

emission computed tomography，SPECT）——该成像技术可以测定脑细胞代谢，并检测到标准成像模式不能检测到的改变或者损伤。

（五）手术干预

TBI 的治疗包括一系列的药物和手术方法。总的来说，手术干预适用于任何引起显著的或进展的神经功能障碍、局部神经症状和（或）颅内高压的颅内损伤。因为快速减压可以改善有明确占位性颅内病变患者的整体预后，因此建议这类患者尽快接受手术治疗（表 57-2）。

（六）术中干预与治疗

1. 气道

(1) 优化氧合和通气。缺氧和高碳酸血症都可以引起强烈的脑血管舒张，增加 CBF 和 ICP。低氧血症增加患儿发病率。

(2) 口腔通气道可以缓解患儿的气道梗阻，即便是可疑颈椎损伤昏迷的患儿。

(3) 用正确的手法提拉下巴和下颌，可以在尽量不移动颈椎的情况下缓解气道梗阻。

(4) 通常需要进行气管插管。应使用快速续惯诱导技术。

① 颅底骨折和面中部骨折的患者应避免经鼻气管插管。

② 对于合并未确诊肌肉疾病的健康患儿，避免使用琥珀酰胆碱，以防发生高血钾性心搏骤停。因此，仅在需要紧急插管的情况下，如喉痉挛、困难气道、饱腹或不具备静脉通道需要肌内注射时，才推荐使用氯琥珀胆碱。

③ 氯琥珀胆碱可以短暂的增加颅内压，因此在

表 57-2　手术干预

损　伤	手术指征	手术方法
急性硬膜外血肿	不考虑 GCS 评分，出血量＞30ml	颅骨切开术 ± 硬脑膜成形术
	出血量＜30ml 且 GCS＜8，厚度＞15mm 或中线偏移＞5mm	
急性硬膜下血肿	不管 GCS 评分，只要厚度＞10mm 和（或）中线偏移＞5mm	颅骨切开术 ± 骨瓣切除和硬脑膜成形术
	GCS 下降 2 分或更多，瞳孔功能异常，ICP＞20mmHg	钻孔
		颞下颅骨切开减压术
		偏侧颅骨切除减压 ± 硬脑膜形成术
局灶性外伤性脑实质损伤	相关的神经功能恶化	颅骨切开术
	难治性颅内高压	
	影像表现为占位效应信号	
	任何超过 50cm³ 的损伤	
	GCS ≤ 8，额部或颞部损伤体积＞20cm³，中线偏倚＞5mm 和（或）脑池压缩	
外伤性颅后窝占位性病变	CT 显示占位效应，神经功能障碍和（或）相关的神经功能恶化	枕骨下颅骨切除术
凹陷性颅骨骨折	开放性（复合的）骨折，颅骨塌陷程度大于颅骨本身的厚度	抬高并清创 ± 自身骨碎片置换
	硬脑膜穿透，明显的颅内血肿，凹陷＞1cm，额窦受累，颅腔积气	

CT 的占位效应＝第四脑室变性，脑池基底部凹陷或梗阻性脑积水

改编自 Bullock et al，2006.

使用前需要仔细考量。

④ 谨慎使用呼气末正压（positive end expiratory pressure，PEEP），因为当其大于 $10cmH_2O$ 时，可损伤脑静脉回流或增加 ICP。

2. 呼吸

(1) 如果患者出现急性 ICP 升高症状以及存在脑疝形成的风险时，需要进行过度通气。

在非紧急状况下，如果脑灌注已经出现下降，那么过度通气可以通过诱导血管收缩来增加脑灌注。

(2) 在非紧急状况下，利用正常通气将呼气末 CO_2 的压力维持在 30mmHg。

3. 循环

(1) 必要时使用等渗液体、血液或血制品进行液体复苏。

(2) 如果经血型鉴定、筛查或交叉配型都不能找到合适的血源，应紧急提供 O 型阴性血。

(3) 根据患者的年龄，将收缩压的水平维持在正常或稍高水平。

(4) 在 72h 内使用高渗生理盐水进行液体复苏，将使儿童患者获益。

在使用高渗盐水时需要密切监测血清钠的水平，控制在 155mmol/L 以下。

(5) 24 个月以内的小儿，TBI 后脑灌注不足的风险比较高。

(6) 为密切监测血流动力学和快速给予血管活性药，应放置有创动脉和中心静脉。

小儿外伤患者要对其颈椎进行固定，直到放射学检查和临床检查排除颈椎的损伤。

（七）颅内动力学

1. 颅内压的高低随年龄而变化。成人颅内压的正常值在 10～15mmHg 以下。

2. 目前还没有明确小儿患者的 ICP 值。大龄儿童的正常值在 10～15mmHg，幼儿的正常值在 3～7mmHg，婴儿在 1.5～6mmHg。

3. ICP ＞ 20mmHg 时需要治疗。

4. 当血压发生改变的时候，脑血流自身调节机制可以维持脑血流在正常范围。在健康的大脑中，脑灌注压的改变可以通过诱导脑血管的收缩或舒张来调控脑血流，维持脑灌注压在 50～150mmHg。

反之后者也可影响 ICP。

5. 脑损伤后，大脑的自我调节能力损害或丧失，ICP 随着 CPP 的变化增加或降低。

（八）CPP 的维持

1. CPP 的定义是 MAP 值减去 ICP 值或者颈静脉压力值，按较高者计算。

2. 成人 CPP 的目标值是 ＞ 70mmHg。考虑到儿童数据的缺乏，儿童患者的 CCP 目标值也设定为 ＞ 70mmHg。

（九）降低 ICP

1. 将头部抬高到最大 30° 角，通过促进静脉回流可降低 ICP。

2. 高渗透性治疗，如甘露醇和高渗生理盐水，可以形成一个渗透压的梯度，辅助降低 ICP。

更确切地说，3% 盐水对于 TBI 患儿颅内高压的急性期治疗有效。

3. 对 ICP 急性增高的患者，进行吸痰、移动及喉镜检查时，可以静脉给予利多卡因。

4. 静脉镇静催眠药是强效脑血管收缩药，可以降低 CBF 和 ICP。

氯胺酮可以增加 CBF 和 ICP，因此要谨慎使用。

5. 当 ICP 患者合并颤抖、咳嗽或不耐受机械通气时，可考虑使用神经肌肉阻断药。

6. 难治性高 ICP 患儿常使用戊巴比妥。其不良反应包括低血压。

7. 在 ICP 增高的情况下，还可以考虑脑室切开对脑室进行引流。

8. 抗癫痫药可以降低创伤后早期癫痫发作。癫痫可以增加脑的代谢需求和 ICP，进而导致继发性损伤。

（十）避免高热和高血糖

1. 高热状态会增加脑代谢的氧需求。

2. 高血糖会加重脑组织的乳酸酸中毒。当血糖 ＞ 2000g/L 时，应在密切监测下使用胰岛素治疗。

（十一）电解质紊乱

TBI 后常伴发糖尿病性尿崩症、抗利尿激素分泌失常综合征及脑耗盐综合征，需要对电解质紊乱程度进行评估。

要　点

- 小儿外伤所致的死亡中，80% 与 TBI 相关。
- 特殊年龄的人群（5—9 岁及 80 岁以上），TBI 风险增加。
- 机动车之间，以及机动车行人之间的事故是儿童 TBI 最常见的原因。然而，NAT 是新生儿 TBI 的主要原因。
- 弥漫性的脑损伤包括 DAI 和缺血缺氧损伤。局灶性损伤包括挫伤、血肿和出血。
- 初级筛查应迅速识别危及生命的损伤。
- 还需要完成 GCS 评分和最开始的影像学检查，常常是头颅 CT。如果 GCS 评分＜8，则需要立即进行气管插管。
- TBI 患者的管理应严格遵守 ABC 原则。床头需要抬高 30°。同时还要请神经外科医师会诊。
- 还应考虑脱水治疗。
- 抗惊厥药可以预防创伤后早期癫痫的发生。
- 有脑疝征兆的患者要立即接受治疗。

推荐阅读

[1] Bullock MR, Chesnut R, Ghajar J, Surgical Management of Traumatic Brain Injury Author Group, et al. Guidelines for the surgical management of traumatic brain injury. Neurosurgery. 2006;58(3 Suppl):S2-56–60, S2-47-S2-55, S2-25-S2-46, S2-16-S2-24, S2-7-S2-15.

[2] Comper P, Bisschop SM, Carnide N, et al. A systemic review of treatments for mild traumatic brain injury. Brain Inj. 2005;19(11):863–80.

[3] Ghajar J. Traumatic brain injury. Lancet. 2000;356(9233):923–9.

[4] Graham DI. Paediatric head injury. Brain. 2001;124(7):1261–2.

[5] Langlois JA, Rutland-Brown W, Thomas KE. Traumatic brain injury in the United States: emergency department visits, hospitalizations, and death. Atlanta: Centers for Disease Control and Prevention, National Center for Injury Prevention and Control; 2006.

[6] White JR, Farukhi Z, Bull C, Christensen J, Gordon T, Paidas C, Nichols DG. Predictors of outcome in severely head-injured children. Crit Care Med. 2001;29(3):534–40.

第58章

脊髓脊膜膨出和脑膨出手术面临的挑战
Challenges During Surgery for Myelomeningocele and Encephalocele

Brad M. Taicher　Allison Kinder Ross　著

左　玮　译　张　砥　校

一、脊髓脊膜膨出

（一）神经基板的损伤

1. 概述

婴儿脊髓脊膜膨出修复术面临的首要问题是术前麻醉诱导和气管插管的体位问题。患有脊髓脊膜膨出的婴儿有神经基板损伤的风险。在没有保护的情况下，任何压力和重量都可能导致损伤。

2. 预防

为了保护新生儿的神经板，通常会让其保持俯卧位，并用无菌裹布对易损伤的部位进行包裹。但是俯卧位无法完成修补手术前的麻醉诱导和气管插管，因此应该在这个关键时刻前对神经基板采取保护措施。当婴儿转成仰卧位时，需准备一个平台，抬高婴儿并高于床的高度，从而使缺陷部位悬空，避免神经基板受到任何压力和重量。很多方法都提到了，目标是在使神经管缺损免受压力的同时，还应避免污染。脑积水患儿头围相对较大，进一步增加了气道管理过程中摆放最佳体位的难度。

缺损较小的话，可以将一块无菌毛巾扭成一个圆圈缠绕在缺损部位周围，使周围的皮肤垫在毛巾上。为了保持稳定，头部和腿部也需要用毛巾或者泡沫板对其进行支撑。

如缺损部位较大，则需要一个较高的平台。泡沫头圈可以使缺损部位置于中间的圆圈中，而周围的皮肤垫在泡沫板上。另一个头圈可以在另一头固定头部和上半身位置。如果患儿神经管缺损特别大，难以在仰卧位对其进行保护，可以选择左侧卧

位进行气管插管。

与诱导麻醉和气管插管类似，患儿术毕复苏后，如果决定即刻拔管，应采取俯卧或侧卧位。同时需要备好可升高的平台，以防患儿需要紧急采取仰卧位，处理气道问题。

在诱导麻醉、气管插管及麻醉复苏的过程中需要额外帮手，来确保患儿保持合适的体位。

要　点

- 合适的体位可以完全避免风险发生。
- 手术修复后患儿应该继续保持俯卧位或侧卧位。

（二）脑积水

1. 概述

发生脑积水，要么是 CSF 生成过多，要么是 CSF 吸收障碍，或最常见的是 CSF 流动受阻。15%～25% 的脊髓脊膜膨出患者首要表现为脑积水，90% 患者最终会进展成脑积水。脊髓脊膜膨出婴儿出现脑积水的原因主要是 Chiari 畸形（Ⅱ型）。Ⅱ型 Chiari 畸形会导致 CSF 从小脑蚓部、脑干及第四脑室突出部向上颈部椎管的流动部分或完全梗阻。事实上，Ⅱ型 Chiari 畸形的并发症是导致 2 岁以下脊髓脊膜膨出患儿死亡的主要原因，其中多数是由脑积水导致的。

2. 预防

预防脊髓脊膜膨出患儿脑积水的方法尚不明

确。但是可以通过 CSF 分流来预防脑积水并发症，通常采用脑室腹腔分流的方法。并不是所有的脊髓脊膜膨出患儿都需要 CSF 分流，特别是那些尾部缺损为主的患儿。严格遵守分流装置置入指南，可以将使用的分流装置数目降低 51%，但不能降低脑积水的实际发生风险。一个更有前景的方法是在宫内就修复脊髓脊膜膨出，可以降低患儿出生 12 个月内脑积水的发病率。尽管宫内胎儿手术可能会降低分流 - 依赖性脑积水的发病率，但仍有一定的母体和胎儿风险，且长期预后尚未得到证实。

3. 危机管理

(1) 病理和临床表现。

脑积水本身并不导致危机。实际上，缓慢进展的脑积水通常不需要紧急处理。固定的脑内物质存在于空间有限且受限的颅骨内，形成颅内压。颅内压增高却往往会导致危机（Monro-Kellie 假说）。脑积水的潜在并发症包括动眼神经麻痹、吞咽困难、长期呕吐及颅骨缝合部位无法正常闭合。当颅骨缝合部位闭合后，颅内空间有限，颅内压增高就会产生风险。Chiari 畸形导致的脑积水，使 20% 的脊髓脊膜膨出患儿出现喘鸣。患儿还会因为发生危及生命的通气不足或呼吸暂停，导致神经功能障碍，甚至在一些已经通过分流降低脑干压力的病例中也会发生。

脊髓脊膜膨出患儿出现睡眠呼吸紊乱的比率高达 20%。对于阻塞性睡眠呼吸暂停的患儿，经鼻 CAPA 比腺样体和扁桃体切除术更为有效。中枢性呼吸暂停需要接受甲基黄嘌呤和吸氧治疗，但这些措施并不是 100% 有效，患儿最终可能需要进行正压通气。

(2) 患者评估。

尽管多数的患儿会进行 CT 扫描来监测脑积水的情况，症状和体格检查仍然是更普遍使用的评估扩张脑室损伤程度的方法（表 58-1）。对于缝合部位未闭合的新生儿，可能会表现为头颅增大并伴有巨大开放的囟门。ICP 增高的症状出现较晚，因为头部会随着 CSF 体积的增加而逐渐扩张。缝合部位开始闭合或者已经闭合的儿童，会表现出 ICP 增加的症状，如头痛、呕吐、嗜睡、共济失调、视觉障碍，以及在某些极端病例还会出现心动过缓或心跳呼吸骤停。评估患者时，首先要根据脑积水造成的颅内压增高情况，来确定降颅压的程度，以便及时采取适当的措施。

(3) 干预和治疗。

有症状脑积水的治疗方法是置入分流装置或行脑室造瘘术；然而这些手术也都伴随着风险（见表 58-1）。首先对于颅内压升高的儿童，其麻醉方案需考虑避免 ICP 的进一步升高。使用巴比妥类药诱导，很少或者不会引起呼吸暂停（因此可以避免 PCO_2 升高），有必要进行快速气管插管。反复出现呕吐的新生儿或儿童，在麻醉诱导过程中存在

表 58-1　脑积水的症状和治疗

	体征 / 症状	治　疗
ICP 增高——轻度或慢性	• 恶心 / 呕吐 • 头痛 • 嗜睡	• 分流装置 • 轻度过度通气
ICP 增高——严重或急性	• 在上述基础上，还可能 • 心动过缓和（或）呼吸不规律	• 紧急分流或脑室减压 • 甘露醇 0.25～0.5g/kg（最多 30g） • 呋塞米 0.5～1mg/kg（最多 10mg） • 中等程度的过度通气
呼吸不规律	• 呼吸急促 • 呼吸暂停 • 喘鸣	• 根据严重性 / 时机进行气道保护或 CPAP
误吸	• 呕吐 • 麻醉诱导前	• 快速序贯诱导（改良的） • 环状软骨加压

误吸的风险。医生需衡量其误吸和快速序贯诱导引发脑疝的风险，并在整个诱导过程中维持血流动力学平稳以保护神经系统功能。这种情况下，采取改良的快速序贯诱导可能更为合适。在麻醉诱导过程中，联合使用药物维持血流动力学平稳，可以降低颅内压增高的风险。应采取环状软骨加压手法，且气管插管前正压通气应维持较小压力。这种条件下适合使用利多卡因 1mg/kg、降低机体对喉镜检查反应性的镇静药（诱导可使用丙泊酚或硫喷妥钠）及非去极化肌松药。进行气管插管时应动作轻柔，随后进行适度过度通气，使患者在进行分流术术前准备期间呼气末 CO_2 水平维持在 30 出头。Chiari 畸形的患者要避免过度的头部后仰，这会导致脑干受压。在分流手术过程中，可能会伤到基底动脉或其分支，导致严重的颅内出血并需要行紧急开颅手术。

值得指出的是，对于带有脑室造瘘外引流管并连接引流袋的脑积水新生儿或儿童，要保持引流袋的高度与头部持平（最佳高度为耳屏的位置），这样可以避免 CSF 流量和压力的突然改变。在转运途中或者换床的过程中要夹闭或关闭引流管。

要 点

- Ⅱ 型 Chiari 畸形可导致脊髓脊膜膨出的新生儿出现脑积水。
- 急性脑积水导致颅内压增高需要及时处理。
- 有症状的急性脑积水婴儿或者儿童，麻醉方法既要降低 ICP 升高带来的影响，又要避免可能发生的误吸损伤肺部。

（三）CSF 漏

1. 概述

脊髓脊膜膨出修复后存在 CSF 漏的风险，特别是那些脑积水进展或颅内压增高的婴儿。对于这些婴儿患者，阻力最小、脑脊液最容易漏出的部位是修复后新鲜的缝合部位。

2. 预防

预防脑积水的主要方法是修复时的外科操作，

避免会导致 CSF 漏的脑水肿和颅压增高。在神经管修复的同时置入脑室腹腔分流装置，可以避免脑室扩张进展，降低 CSF 对缝合部位的压力，进而避免 CSF 漏的发生。从麻醉的角度来看，还要避免其他可能增加脑或脊髓压力的情况，如气道压力高、咳嗽或复苏时挣扎。

3. 危机管理

出现 CSF 漏的婴儿或儿童，通常手术部位曾有液体流出，或柔软起伏的膨出。患儿可能出现或不出现其他 CSF 漏相关并发症的症状或体征；但是，CSF 丢失会导致低血压和（或）电解质紊乱。在患者入手术室接受脑脊液漏修复手术之前，要进行适当的液体复苏，还需要在术前核实近期电解质水平变化并努力纠正其异常。潜在的电解质紊乱，会导致术后窒息风险增加，应根据患儿术前的情况决定术后是否保留气管插管。

脑脊液漏患儿还面临的风险是 CSF 感染，有可能发展为致命的败血症。为避免感染 CSF 导致脑膜炎或脑室炎，需要在整个围术期进行抗感染治疗。脊髓脊膜膨出修复术围术期最常见的感染是革兰阴性菌和金黄色葡萄球菌的混合感染。为有效避免粪便对伤口的污染，可以使用敷料或保护盖严密覆盖接近骶尾部的手术切口。

（四）乳胶过敏

1. 概述

需要进行脊髓脊膜膨出修复的婴儿在手术时不一定全都存在乳胶过敏的风险。但是，随着年龄的增长，脊柱裂的儿童，甚至并没有多次手术史的情况下，也可逐渐对乳胶产生过敏。多次接受泌尿外科及整形外科手术的脊髓脊膜膨出患儿较未接受上述手术的患儿，更容易出现乳胶过敏。乳胶过敏是 Ⅰ 型 IgE 介导的超敏反应，可能表现为局部的荨麻疹，也可能发展为致命的全身变态反应。

2. 预防

避免乳胶过敏的最佳方式是保障患儿处于无乳胶的环境之中。对于有风险的患儿，无乳胶环境不仅包括围术期区域，还包括所有的导尿管、注射器、敷贴、止血带及任何操作过程中使用的手套。

1998 年 FDA 就强制要求所有含乳胶的制品都应有警示标签。此外，乳胶过敏的患儿还应该避免接触一些可能导致交叉过敏的抗菌药和食品（香蕉、牛油果和猕猴桃等）。ASA 推荐乳胶过敏患者的手术应安排在早晨第一台，那是乳胶致敏原水平最低的时间。此外，手术间应标明"无乳胶暴露环境"并配备抢救车。如果可能的话，应该使用玻璃的或者不含乳胶的注射器从玻璃小瓶中抽取药品。静脉注射装置的调速阀可能会含乳胶材料，但加药口部分不得含有乳胶材料。

不推荐预防性给予抗组胺药、激素或者 H_2 受体拮抗药，因为这些药物会掩盖过敏的早期症状，如荨麻疹或轻度的支气管痉挛，直到发生循环系统崩溃才发现发生了变态反应。

3. 危机管理

(1) 病理和临床表现。

先天性脊髓发育不良的患儿，如果在手术期间发生变态反应，在排除其他致敏原的情况下，需要马上怀疑发生了乳胶过敏，并立即进行治疗。乳胶过敏的病理机制是致敏作用及 IgE 抗体的生成。IgE 与肥大细胞及嗜碱性粒细胞结合，当再次暴露于致敏原时，致敏的肥大细胞和嗜碱性粒细胞出现脱颗粒，导致患者出现变态反应。在麻醉状态下，术中最常见的临床表现是支气管痉挛和循环不稳定。术中当手术铺巾遮盖患儿时，很难观察到皮肤过敏或者全身过敏的症状。

(2) 患者评估。

在怀疑发生变态反应时，应迅速查看是否存在皮肤荨麻疹（如果可能的话），检查生命体征是否发生低血压和心动过速，听诊肺部明确是否发生支气管痉挛。患者病情稳定后应立即测定血清类胰蛋白酶的水平。4～6 周后通过皮试证实和确诊，但需要十分谨慎，因为皮试本身可能会诱发过敏。

(3) 干预和治疗。

当怀疑乳胶过敏时，应立即移除任何含有乳胶的物品，并清洗暴露部位。且该手术室门上应该贴有标识，提示该术间发生了乳胶过敏，避免其他工作人员进入该术间，及避免手套润滑剂或其他场合的乳胶以气溶胶形式播散至该术间。术中的全身性变态反应还可能由其他物质引起，当出现相关症状时同样需要立即启动治疗（表 58-2）。应当吸入纯氧并给予充足的容量复苏。肾上腺素可同时兴奋 α 受体和 β 受体，对过敏的儿童具有好的治疗效果。

辅助治疗还包括静脉给予抗组胺药、H_2 受体拮抗药和激素。剂量如下所示。

苯海拉明：1mg/kg（不超过 50mg）。

雷尼替丁：1mg/kg（不超过 50mg）。

氢化可的松：5mg/kg，维持剂量 2.5mg/kg 每 4～6 小时 1 次。

甲泼尼龙：1mg/kg，维持剂量 0.8mg/kg 每 4～6 小时 1 次。

表 58-2　术中乳胶变态反应的症状和治疗

症　状	治　疗	潜在的不良反应
支气管痉挛	100% 氧供	
	肾上腺素 0.1～10μg/kg	心律失常
	通过麻醉回路给予沙丁胺醇或左旋沙丁胺醇气雾剂	心动过速（沙丁胺醇）
轻度血压降低	肾上腺素 0.1～1μg/kg	心律失常
	生理盐水或者乳酸林格液 10～20ml/kg	肺水肿
严重血压降低	肾上腺素 10μg/kg	心律失常
	必要时输注肾上腺素 0.01～0.1μg/(kg·min)	
	生理盐水或乳酸林格液 20～50ml/kg	肺水肿
心动过速	生理盐水或乳酸林格液 10ml/kg，不超过 50ml/kg	肺水肿

要　点

- 将存在风险的儿童置于无乳胶暴露的环境。
- 如果术中出现局部或全身性过敏的症状/体征，则高度怀疑是乳胶引起的反应。
- 发生过敏后，迅速给予肾上腺素、补液及辅助药物治疗。

（五）其他并发症

1. 失血

单纯的脊髓脊膜膨出修复术通常不会发生大量失血，但是如果大面积的皮瓣或受损皮肤需要修复时可能会出血较多。术前需要测定血红蛋白和血细胞比容，此外万一术中需要输注血制品，有必要进行血型鉴定和交叉配血。

2. 体温过低

由于新生儿的体表面积较大，且在正常情况下不能产热，因此体温调节能力很差。脊髓脊膜膨出的婴儿和儿童，受损部位以下的自主调节能力很差，在手术室出现低体温的风险很大。因此，在患者进入手术室之前对手术室进行预热很有必要，用辐射加热器在静脉穿刺、气管插管及体位摆放时进行加热，并在术中使用暖风机。

3. 尿潴留

尿潴留是脊髓发育不良患儿晚期会出现的并发症，只有12%的新生儿在脊髓脊膜膨出修复后能保留正常的膀胱排空功能。其余88%的患儿都会发生尿潴留，平均体积为20ml，与脊髓休克的情况类似。尽管大多数婴儿在手术2周之后可以恢复至接近完全排空，但仍有相当比例的患儿需要保留尿管到术后6周左右。

长期的脊髓脊膜膨出是导致儿童神经源性膀胱功能障碍最常见的原因。通常需要常规放置导尿管，且这些儿童通常需要接受一系列尿道的手术。尽管会定期对导尿管进行清洁或更换，但由于膀胱输尿管反流，30%～40%的患者仍会出现肾功能不全或肾衰竭。此外，接受腹膜内泌尿系手术的患儿，脑室分流装置相关感染的风险更高。

4. 其他注意事项

隐性脊柱裂由于皮肤的遮盖，可能呈现正常的外观。皮毛窦引起的骶骨凹陷，伴局部毛发及脂肪肿块，都提示患者可能有神经结构的异常。针对这些患者，应避免进行骶管阻滞，直到相关检查提示可以避免意外的神经损伤。

脊髓脊膜膨出继发的其他需要手术干预的并发症如下所示。

- ① 脊髓栓系。
- ② 行走困难或无法行走。
- ③ 压疮。
- ④ 脊髓侧凸。

二、脑膨出

脑膨出是由于颅骨缺陷导致的颅内容物突出，既可发生在枕后部，也可发生在额叶部。脑膨出的发生率为1/5000，其中枕叶脑膨出更为常见。枕部或基底部的脑膨出，一般在新生儿时期接受外科手术治疗。脑膨出，虽然在胚胎学起源上与脊髓脊膜膨出相似，但其表现及围术期管理有其自身的特点，带来了更多的挑战。脑膨出的并发症与脊髓脊膜膨出相似，如下所示。

1. 神经基板损伤的风险

为保护枕部较大缺损，推荐采用侧卧位进行气道管理。

2. 脑脊液漏

由于缺乏正常组织及脑膨出本身导致的筋膜破裂，患者存在较大的脑脊液漏风险。

3. 失血

4. 颅内压增高

相较于脊髓脊膜膨出患儿，失血和颅内压增高的问题在脑膨出患儿中更加严重。

（一）失血

1. 概述

脑膨出可发生在多个部位，但由于枕部脑膨出更接近横窦，因此术中大出血的风险更高。

2. 干预和治疗

在脑膨出修复过程中如果没有较大的静脉窦破裂，不会发生严重失血。术前通常进行MRI检查，可以定位与脑膨出相关的血管，指导外科医师进行解剖。手术室提前备血，建立合适的血管通路，以及麻醉医师对这类手术失血风险的认知，都有助于预防失血导致的血流动力学不稳定。如果正在出血或者失血量较大，大量输血会导致凝血功能障碍，应根据实验室检查结果或临床证据及时输注 FFP 和血小板。当发生大量输血时，婴儿存在 DIC 风险。

（二）颅内压升高

在脑膨出修复的操作过程中，手术会导致颅内压升高，需要对此进行处理（参见前文"脑积水"的治疗）。为了关闭脑膨出，需要维持脑松弛状态，以及维持正常的颅内压水平。然而不幸的是，随着颅内压的升高，失血量也随之增加，需要补充额外的液体进行复苏，因此要维持降低颅内压与补充血容量之间微妙的平衡。

推荐阅读

[1] Adzick NS, Walsh DS. Myelomeningocele: prenatal diagnosis, pathophysiology and management. Semin Pediatr Surg. 2003;12:168–74.

[2] Chakraborty A, Crimmins D, Hayward R, Thompson D. Toward reducing shunt placement rates in patients with myelomeningocele. J Neurosurg. 2008;1:361–5.

[3] Fichter MA, et al. Fetal spina bifida repair-current trends and prospects of intrauterine neurosurgery. Fetal Diagn Ther. 2008;23:271–86.

[4] Hamid RK, Newfield P. Pediatric neuroanesthesia. Hydrocephalus. Anesthesiol Clin N Am. 2001;19: 207–18.

[5] Hepner DL, Castells MC. Latex allergy: an update. Anesth Analg. 2003;96:1219–29. http://www.asahq.org/publicationsAndServices/latexallergy.pdf.

[6] Hunt JA, Hobar PC. Common craniofacial anomalies: facial clefts and encephaloceles. Plast Reconstr Surg. 2003;112:606–16.

[7] Kaufman BA. Neural tube defects. Pediatr Clin N Am. 2004;51:389–419.

[8] Muller T, Arbeiter K, Aufricht C. Renal function in myelomeningocele: risk factors, chronic renal failure, renal replacement therapy and transplantation. Curr Opin Urol. 2002;12:479–84.

[9] Shaer CM, Chescheir N, Schulkin J. Myelomeningocele: a review of the epidemiology, genetics, risk factors for conception, prenatal diagnosis, and prognosis for affected individuals. Obstet Gynecol Surv. 2007;62:471–9.

颅脑减压手术面临的挑战
Challenges During Cranial Decompression

Benjamin B. Bruins Todd J. Kilbaugh 著

左玮 译 张砟 校

一、概述

去骨瓣减压术包括部分颅骨的切除，及根据适应证切除部分硬脑膜并进行重建。早在 20 世纪之初，Kocher 和 Cushing 医生在 100 年前就对其进行了描述。尽管一直以来去骨瓣减压的手术指征、方法及时机都存在争议，但其作为一种改善 ICP 增高的手术方法还是沿用至今。在本章中，我们将关注创伤性脑损伤、非创伤性脑损伤及 Chiari 畸形引起的难治性高颅压患者接受去骨瓣减压术的麻醉方法。

（一）颅后窝去骨瓣减压治疗 Chiari 畸形

Chiari 畸形是以髓质、小脑和第四脑室疝入枕骨大孔平面以下为特征的一组疾病。这种下疝的形成继发于脑发育异常及颅后窝狭小畸形。根据病变的部位，可将 Chiari 畸形（Chiari malformations, CM）分为Ⅰ-Ⅳ型。其临床症状相差甚远，主要包括：头痛、颈痛、脊髓病变（与脊髓相关的神经功能缺陷）及脑干功能障碍（库欣三联征：心动过缓、高血压和呼吸异常），都与脑干、小脑、低位脑神经和脊髓的受压和牵拉有关。最常见的 CM 类型是Ⅰ型和Ⅱ型。Chiari 畸形Ⅰ型（Chiari Ⅰ）是小脑扁桃体通过枕骨大孔向下疝入颈部椎管内，距离<6mm。这个移位通常伴有 CSF 循环障碍，导致 CSF 进入脊髓形成一个充满液体的腔，称为空洞。空洞的慢性扩张会导致脊髓周围神经纤维的受压，表现出一系列的临床症状，称为脊髓空洞

症。脊髓空洞症可发生在脊髓的任何一个部分，但与 Chiari Ⅰ和其他颅后窝急性相关的病变有关的脊髓空洞常出现在颈部到第四脑室之间。无论是否合并脊髓空洞，Chiari 畸形的患者还会因为第四脑室 CSF 外流障碍或者中脑导水管硬化等导致梗阻性脑积水的发生，需要进行 CSF 分流。通常，可以通过置入脑室腹腔分流装置来分流 CSF，第三脑室造瘘也可达到良好的治疗效果。Chiari 畸形Ⅱ型（Chiari Ⅱ）与脊髓脊膜膨出有关，常伴有小脑脑疝和脑干畸形。Chiari 畸形Ⅲ型和Ⅳ型很少见，通常表现为严重的小脑脑疝和脑干畸形。鉴于 Chiari 畸形分型的复杂性和患者之间的异质性，手术治疗方法也有所不同，但基本的原则是要对颅颈交界区进行减压并维持其稳定，恢复 CSF 循环，必要时还可切除脊髓空洞。最常见的术式是颅后窝的枕骨下减压术，行或者不行硬膜重建，使用自体骨移植融合枕颈联合或后路螺钉固定及碎骨片移植。

（二）去骨瓣减压术治疗难治性颅高压

颅内高压是多种原因引起的颅内压力病理性升高。临床上有些疾病通过解决原发问题就可以改善颅高压，如孤立的轴外出血、占位性病变伴病变周围血管性水肿及梗阻性脑积水。去骨瓣减压术更适用于治疗 TBI、脑血管意外（cerebrovascular accidents，CVA）及脑膜脑炎相关的胞质水肿。一些病例报道显示，对于病毒和细菌性脑膜脑炎导致 ICH 的患者，去骨瓣减压术可以很好地改善神经功能，但尚缺乏随机临床试验验证。此外，合并

脑膜脑炎 ICH 患者的手术时机和具体术式依然是争论的焦点。对于 <60 岁的缺血性卒中患者，去骨瓣减压术可以降低死亡率。儿童患者的病例报道数量有限，但是目前的研究支持手术减压治疗用于降低儿童缺血性卒中患者的死亡率并改善其神经功能。因此，我们认为对于有持续性临床症状颅内压升高的儿童缺血性卒中患者，有必要进行去骨瓣减压术。

在美国，TBI 是儿童和青少年死亡和伤残的主要原因。在 2012 年"婴儿、儿童和青少年严重 TBI 急性期治疗管理指南"中，首要关注点是控制 ICP 及降低其对脑实质的继发性损伤。ICP 持续增高且超过 20mmHg，可增加儿童患者的发病率和死亡率。当一线治疗（表 59-1）不能控制 ICP 时，可通过去骨瓣减压术降低 ICP，维持脑灌注压（cerebral perfusion pressure，CPP），并预防脑疝形成。目前有两种术式：偏侧颅骨切除或双侧额部颅骨切除。偏侧颅骨切除通常用于治疗局部或单侧的损伤；而双侧额部颅骨切除适用于弥散性损伤。移除部分颅骨，切除硬脑膜并进行重建，可以缓解 ICP 并允许脑组织的扩张。移除的颅骨通常保存在骨冰箱，或者通过手术置于腹部的皮下组织中，直到 ICP 的问题解除。去骨瓣减压可以降低 ICP，有些报道还表明其可改善脑的氧合。和成年人群的研究不同，

表 59-1　控制颅内压的治疗手段

降低脑血容量	• 镇静（降低脑代谢率） • 低温治疗 • 过度通气 • 头中立位上抬 30° 角 • 利尿 • 控制癫痫
减少脑脊液	• 脑脊液引流（脑室造瘘术，腰大池引流）
减少脑实质体积	• 切除坏死 / 损伤的脑组织 • 切除肿瘤或异物 • 硬膜外 / 硬膜下血肿清除 • 输注高渗盐水 • 输注甘露醇
去骨瓣减压术	• 偏侧颅骨切除术 • 双侧额叶颅骨切除术 • 颅后窝颅骨切除术

Taylor 等开展的随机临床试验发现，与单纯药物治疗组相比，在 ICP 升高 24h 之内接受双侧额部颅骨减压同时进行药物治疗可以更好地改善预后评分。当然，目前正在进行的研究或许可以在将来为最佳治疗时机的选择，减压的方法及患者的选择等临床决策提供更多的答案（图 59-1 和表 59-1）。

二、Chiari 畸形的围术期管理

（一）Chiari 畸形患者的评估

患者需要接受详细的术前评估，关注病史、确定颅颈部异常的体格检查和诊断证据、自主神经系统稳定性、寰枕稳定性及小脑 / 低位脑神经受累的情况。Chiari Ⅰ 可能伴发中枢睡眠呼吸暂停综合征，一些个案报道借助多导睡眠监测证实睡眠呼吸暂停是 Chiari Ⅰ 的症状之一。Chiari Ⅰ 还常常伴有脊髓栓系和 Klippel-Feil 综合征。Klippel-Feil 是一种罕见的疾病，主要表现为颈椎融合，后发际线低及短颈。其他 Klippel-Feil 相关的畸形包括肋骨和脊椎异常、心功能及肾功能不全、腭裂、脊柱侧凸、斜颈、耳聋和寰枕关节不稳定。

Chiari 和伴有 Klippel-Feil 综合征的患者的麻醉方案必须考虑到颈椎融合、寰枕关节不稳定、脊柱侧凸和上腭异常可能导致面罩通气和气管插管困难。对于疑似或已确诊的寰枕关节不稳定患者，在气管插管和体位摆放时，特别要注意让颈椎在轴线上保持稳定。最后，在实施枕下减压术前，要确保麻醉方案不会进一步增加 ICP，避免脑疝形成以及

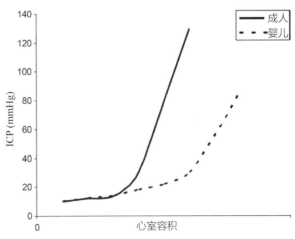

▲ 图 59-1　颅内容量递增导致颅内压（ICP）指数增长

呼吸困难。

（二）Chiari 畸形的干预和治疗

当颅内压增高危及生命时，应立即进行采取治疗措施，包括：紧急过度通气，使用甘露醇（0.25g/kg，可重复给药，并逐渐调整至起效）或高渗盐水（3%：5ml/kg，可重复给药，并逐渐调整至起效）进行脱水治疗，并与神经外科医师讨论是否需要立即进行脑室造瘘术。这种情况在经过全面术前评估的患者中极少发生。许多患有 Chiari 畸形并准备接受去骨瓣减压术以外其他手术的患儿，尤其是接受神经外科或颅面部外科手术的患儿，围术期存在颅高压的风险，因此需要在围术期进行密切的监测。

三、难治性颅高压的围术期管理

（一）TBI 合并难治性颅高压患者的评估

难治性 ICP 患者需要接受详细的围术期评估，重点是要明确神经损伤的机制和颅脑损伤的严重程度。通常需要神经外科医师、创伤外科医师及重症科医师详细讨论，明确目前 CPP 的目标值及所需的治疗。此外，麻醉诱导之前还需要明确胸腔内、腹腔内和其他部位损伤的情况。查体应重点关注是否有脑疝综合征的征兆：瞳孔检查、脑神经异常、姿势反射及库欣反射（脑血流灌注不足继发的下丘脑对缺血的反应，通过交感神经放电引起动脉血压升高，并伴发心动过缓）。神经损伤后组织因子释放，常常引起凝血障碍，围术期应积极予以治疗。应明确术前贫血的严重程度，以免携氧能力降低造成脆弱的神经组织损伤。

（二）去骨瓣减压术治疗合并难治性颅高压的 TBI

对于不稳定的多发伤患者，术中反复进行评估非常重要。理想状态下，应通过有创动脉监测管理血压和优化 CPP，放置中心静脉导管监测中心静脉压并给予血管活性药和高渗药。但是建立这些监护不应延误神经外科医师的治疗：紧急实施去骨瓣减压术。此外，还应该和神经外科医师讨论是否进行多模式的颅内监测，如监测 ICP（压力监测或通过脑室造瘘对颅内压进行监测及实现 CSF 引流）。其他的多模式颅内监测包括脑组织氧供（PbtO$_2$）的

监测和脑微透析。尚缺乏有关麻醉对颅高压患者预后影响的数据。所有的挥发性麻醉药，特别是在超过 1MAC 的情况下，都会导致脑血管舒张和 CBF 的增加。在没有颅脑损伤的患者中，上述影响可以通过轻度过度通气引起脑血管收缩所抵消。但是颅脑外伤患者，脑血管反应性下降，且对血管收缩和舒张刺激的反应也难以预测。此外，目前一直有争论的是，麻醉药是否具有神经保护作用，以及其是否可通过促凋亡产生神经损害。在动物模型中，氧化亚氮可以增加神经毒性 / 神经兴奋性介质的释放，增加 ICP 和 CBF，因此应避免用于脑外伤患者。其他的麻醉药（巴比妥、丙泊酚、苯二氮䓬类和依托咪酯）可以降低脑组织代谢率，降低 CBF 和 ICP。阿片类药可用于镇痛，进而避免有害刺激导致的 ICP 剧烈升高。儿童颅高压术中的治疗目标为 ICP<20mmHg，PbtO$_2$ > 10～15mmHg，根据年龄对 CPP 进行调整，应至少高于 40～50mmHg。成人指南中的治疗目标为 ICP<20mmHg，PbtO$_2$ > 15mmHg，以及 CPP 50～70mmHg。降低 ICP 和改善 PbtO$_2$ 的初步治疗方法包括短暂的过度通气，通过脑室造瘘实现 CSF 引流，镇静和肌松，以及输注高渗溶液。术中高渗治疗的最佳方案尚不明确，然而理论上高渗盐水（hypertonic saline，HTS）要优于甘露醇。甘露醇（0.25g/kg，可重复给药，总量不超过 1g/kg，逐渐给药至起效）可以引起显著的渗透性利尿，导致前负荷降低及血细胞比容增高（降低血液流变状态），最终引起低血压（降低 CPP）。甘露醇可能会引起 ICP 反跳性增加。需要对血清渗透压进行监测并维持其低于 320mmol。甘露醇可通过两种机制导致薄壁组织反射系数增加和继发脑水肿。一方面甘露醇可以透过受损的血脑屏障，另一方面甘露醇可以诱导脑实质产生离子渗透作用。高渗盐水（3%：5ml/kg，可重复给药，逐渐给药至起效）用于降低 ICP 十分有效，可以避免上述甘露醇的不良反应，还可以作为外周容量扩张药维持前负荷，进一步维持 CPP。但高渗盐水比甘露醇昂贵，且难以获得。此外，高渗盐水引起的容量扩张会引起中心静脉压升高，进而达到预防脑循环静脉回流，降低 CPP 的目的。鉴于高渗盐水为高渗液体，应尽可能通过中心静脉给药。同样，反复

给予高渗盐水时应监测血清渗透压并保证其不超过360mmol。特别需要注意的是，为了预防低钠血症的出现，要密切监测血清钠水平，因为血清钠水平的快速改变会引起中央髓鞘溶解。此外还要监测酸碱状态，因为氯超载会引起代谢性酸中毒。

任何原因（如去骨瓣减压术）引起的血脑屏障破坏，都可导致感染经血流播散。监测并及时纠正PT、PTT、纤维蛋白原和血小板水平的异常，可以预防围术期出血。

（三）非 TBI 引起的难治性颅高压患者评估

脑水肿或者非颅脑损伤引起的 ICH 患者需要接受全面的临床评估，重点关注并存疾病。与首诊医疗团队、神经重症专家及神经外科医师进行讨论，围绕癫痫、感染、血液系统紊乱及血压管理目标等问题的目前治疗方案。很多 CVA 和脑膜脑炎患者不会进行颅内压测定，但是会出现难治性高血压的临床表现 [如库欣反射和（或）瞳孔异常]。如果可能的话，需要进行术前查体并详细记录，方便与术后的神经查体进行对比。此外，如果出现心源性休克的体征（如奔马律和外周灌注不足）还需要进行心脏检查。心律失常和心脏杂音可能与血栓栓塞有关，如果时间允许则应进行心脏超声检查。

（四）去骨瓣减压术治疗非 TBI 引起的难治性颅高压

手术方式取决于引起颅高压的原发病因。不考虑潜在病理的情况下，应注意避免体温过高、低血糖、缺氧及低血压。麻醉医师应备好血管活性药，因为脑膜脑炎或其他感染非常容易引起感染性休克。挥发性麻醉药引起的血管舒张可能进一步加重低血压，增加额外的神经损伤风险。同样，缺血性脑卒中的患者如果出现低血压，会增加神经功能损伤恶化的风险，需要强心药和（或）血管升压药来维持正常的血压。许多缺血性脑卒中的患者需要接受抗凝血和（或）溶栓治疗。治疗团队应充分讨论手术的时机及其风险和获益。如果患者在血液系统紊乱的情况下仍需要进行手术，则需要密切监护，避免术中出血过多和血容量过低，会引起低血压及神经功能损伤。

要　点

- 去骨瓣减压术包括部分颅骨的切除，及根据适应证切除部分硬脑膜并进行重建。
- Chiari 畸形患者可能会因为第四脑室脑脊液外流受阻或者中脑导水管狭窄而出现梗阻性脑积水，需要接受 CSF 分流手术。
- 小儿颅高压术中的治疗目标为 ICP<20mmHg，PbO_2>10～15mmHg，并根据年龄调整 CPP。新生儿 CPP 应大于 40mmHg，成人的目标则在 50～70mmHg。
- 维持包括凝血功能在内的各项生理参数在正常范围，对于围术期治疗十分重要。
- 对于严重 TBI 和难治性颅高压的婴儿和儿童患者，应尽早进行去骨瓣减压术（24h 之内）。

推荐阅读

[1] Cakmakkaya OS, Kaya G, Altintas F, Bakan M, Yildirim A. Anesthetic management of a child with Arnold-Chiari malformation and Klippel-Feil syndrome. Paediatr Anaesth. 2006;16(3):355–6.

[2] Cruz-Flores S, Berge E, Whittle IR. Surgical decompression for cerebral oedema in acute ischaemic stroke. Cochrane Database Syst Rev. 2012;1:CD003435.

[3] Friess SH, Helfaer MH, Raghupathi R, Huh JH. An evidence-based approach to severe traumatic brain injury in children. Pediatr Emerg Med Pract. 2007;4(12):1–27.

[4] Kochanek PM, et al. Guidelines for the acute medical management of severe traumatic brain injury in infants, children, and adolescents— second edition. Pediatr Crit Care Med. 2012;13(Suppl 1):S1–82.

[5] Kofke W, Stiefel M. Monitoring and intraoperative management of elevated intracranial pressure and decompressive craniectomy. Anesthesiol Clin. 2007;25(3):579–603.

[6] Pompucci A, De Bonis P, Pettorini B, Petrella G, Di Chirico A, Anile C. Decompressive craniectomy for traumatic brain injury: patient age and outcome. J Neurotrauma. 2007;24(7):1182–8.

[7] Sahuquillo J, Arikan F. Decompressive craniectomy for the treatment of refractory high intracranial pressure in traumatic brain injury. Cochrane Database Syst Rev. 2006;1:CD003983.

[8] Soriano SG, Eldredge EA, Rockoff MA. Pediatric neuroanesthesia.Anesthesiol Clin N Am. 2002;20(2):389–404.

[9] Taylor A, Butt W, Rosenfeld J, Shann F, Ditchfield M, Lewis E, Klug G, Wallace D, Henning R, Tibballs J. A randomized trial of very early decompressive craniectomy in children with traumatic brain injury and sustained intracranial hypertension. Childs Nerv Syst. 2001;17(3):154–62.

第60章 狭颅征和颅颌面手术面临的挑战

Challenges During Surgery for Craniosynostosis and Craniofacial Surgery

Heike Gries　Jeffrey L. Koh　著

左　玮　译　张　砥　校

一、困难气道

（一）概述

大约 20% 的颅缝早闭的患者可归类于颅缝早闭综合征。颅缝早闭最常见的综合征是 Apert 综合征及 Crouzon 综合征。在这些患者中，颅缝早闭修复术通常都会涉及困难气道。颅面部外科手术，如因面部比例失调和其他先天畸形（如 Crouzon、Pierre Robin 和 Treacher Collins 综合征）而需要接受的下颌截骨手术和颏成形术的患者，都可能存在困难气道问题。

（二）预防

成功的气道管理第一步就是能识别出有困难气道的患者。详细地询问病史（包括所有的手术史和气管插管史），全面的体格检查，细致地设计麻醉方案，包括合适的后备方案，都很重要。这有助于最大限度地降低出现意外的风险。当确定存在困难气道后，下一步要进行充分的准备。应保证所有气道设备的可及性，检查并保证其在麻醉诱导前都到位。此外除了常规的气管插管设备，困难气道设备应包括纤维支气管镜、合适大小的喉罩、硬质支气管镜，以及气管切开和复苏相关的设备。

术前用药方案要根据患者的实际需求给予。如果预计患者存在困难气道，应在术前建立静脉通路（考虑局部麻醉）。静脉注射格隆溴铵（0.005～0.01mg/kg）或静脉注射阿托品（0.01～0.02mg/kg）可以减少分泌物并预防有害的迷走神经反射。静脉给予皮质醇（地塞米松 0.4mg/kg）可以预防气道水肿。如果患者需要进行经鼻插管，在诱导麻醉前应给予局部血管收缩药如经鼻给予 0.05% 羟甲唑啉，预防鼻出血。要根据气道狭窄的程度决定是否给予静脉或口服镇静药。

当与外科医师讨论过方案之后，可以开始吸入或静脉诱导。如果预计存在困难气道，且患者的治疗团队中没有耳鼻咽喉（ENT）外科医师，则需要在术前进行会诊，并确保在诱导时应有 ENT 医师在场，进行紧急的气道处理。如果 ENT 外科医师不能到位，建议有两位麻醉师同时在场参与诱导。

在维持自主呼吸的情况下，可以采用 100% 氧气和七氟烷进行麻醉诱导。当上气道肌肉开始松弛时，常常需要提起下颌置入口咽 / 鼻咽通气道。也可以选择缓慢滴定给予丙泊酚、右美托咪定或氯胺酮进行静脉诱导（表 60-1）。和吸入诱导一样，静脉诱导也应维持患者自主呼吸，直到确定患者可以通过面罩通气。确定患者可以用球囊 - 面罩通气后才能给予肌肉松弛药。

对于可能存在困难气道的患者，可以在患者能够自主呼吸时尝试进行直接喉镜检查；然而任何直接喉镜下的插管操作都可能造成创伤，并且使纤维支气管镜引导插管变得更加困难。

如果患者在麻醉状态下难以维持自主呼吸，此时可考虑使用喉罩（laryngeal mask airway，LMA）。然而多数情况下，术前必须换成气管插管，替代 LMA。在拔除 LMA 之前，置入气管导管换管器（Cook Airway Exchange Catheter、Cook Critical

表 60-1　静脉诱导

	单次给药	持续输注
丙泊酚	1～2mg/kg	150～200μg/(kg·min)
右美托咪定	0.5～1μg/kg	0.5～1μg/(kg·h)
氯胺酮	0.5～1mg/kg	

Care、Bloomington、IN），然后用其引导进行气管插管。另一种方法是联合应用 LMA 和纤维支气管镜引导下气管插管。如果选择后者，那么在不影响 ETT 位置的情况下拔出 LMA 很有难度。一种方式是将两个型号一样的气管导管连接起来，一起套在纤维支气管镜上。将远端的 ETT 留在气管内，近端的 ETT 主要作用是在拔出 LMA 时确保远端 ETT 的位置。随后近端的 ETT 也被撤出，连接合适的 ETT 接头。在开始麻醉诱导之前，需要测试 ETT 的连接情况，确保连接部位可以通过 LMA，尤其是使用了带套囊的 ETT 时。润滑 ETT 同样有助于其顺利通过 LMA。

（三）危机管理

图 60-1 展示了小儿患者出现意外困难气道的管理路径。

要　点

● 预防困难气道的第一步就是评估患者是否存在潜在的气道发育异常。

● 在与手术团队充分讨论后，设计细致的麻醉计划及其后备方案，并对其进行仔细的准备和检查，对于安全成功地完成插管至关重要。

● 遇到紧急情况要尽早寻求帮助，并严格根据管理路径进行处理。

二、失血和输血

（一）概述

颅缝早闭修复术中常常会出现失血。儿童患者全身血容量较小，而颅缝早闭修复术术中失血相对较多，不可避免需要输注红细胞。在矢状面和单侧冠状面缝合修复术中，失血量约为估计血容量的 25%，常不需要输注其他的血液制品如血小板和新鲜冷冻血浆（fresh frozen plasma，FFP）。但是，在双侧冠状面缝合修复术中，失血量可达估计血容量的 65%，有时需要补充 FFP 和血小板。

准确评估颅穹窿修复手术的失血量并对其进行纠正十分困难，但是大量失血一般出现在骨膜血管抬高时，随后在整个截骨过程中都会有缓慢持续的出血。失血程度不仅取决于颅缝早闭的类型，还取决于手术方法，如果需要多次进行骨分离（如颅穹窿修复手术），就会面临更多的出血风险。为了最大限度的降低输血相关并发症（输血后肝炎、获得性免疫缺陷、溶血性输血反应和变态反应、输血相关肺损伤及白细胞 - 血小板之间的排异反应）的风险，使用合适的措施降低异体输血的需求，包括抗纤溶药的使用。

（二）预防

外科术式会决定预期失血程度。麻醉医师必须在术前为应对失血做好准备。

1. 术前评估红细胞压积、血小板计数及凝血功能。

2. 血型鉴定并获取配型成功的浓缩红细胞，使用。

(1) 去除白细胞的成分。

(2) 1 岁以下的儿童使用巨细胞病毒血清反应阴性的血液制品。

(3) 红细胞存储时间＜3 周。

3. 留置两个大口径的静脉留置针（对于 6 个月以下的婴儿，留置针规格为 22～20G）。

4. 放置动脉导管。

5. 监测中心静脉血压，特别是在预期会发生大

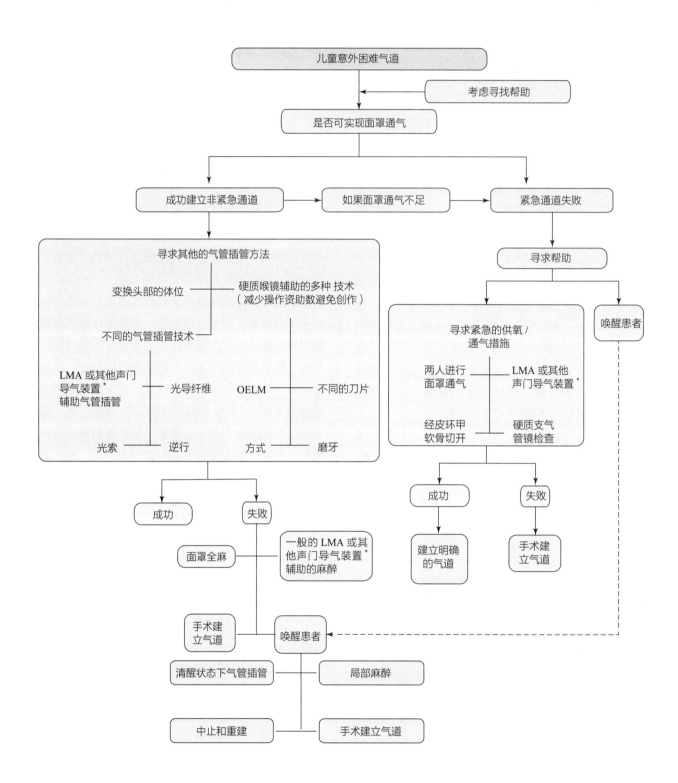

▲ 图 60-1　儿童意外困难气道的管理流程

* 如果患儿存在误吸风险或通气压力过高，考虑使用 PLMA

LMA. 喉罩；OELM. 外部推喉以获得最佳视野；PLMA. ProSeal LMA；（经 Elsevier 允许引自 Wheeler M, Cote CJ, Todres ID. The pediatric airway. In: Cote CJ, Lerman J, editors. A practice of anesthesia for infants and children. 5th ed. Saunders Elsevier; 2013. p.263. ）

量失血的情况下。

6. 术前评估最大允许失血量（maximal allowable blood loss，MABL）（图 60-2）。

下面的方法有助于避免输血。

(1) 抗纤溶药，如氨甲环酸，其负荷剂量尚未明确，但临床病例报道建议负荷剂量在 10～50mg/kg 静脉注射，输注时间不少于 20min，维持剂量为 5～10mg/(kg·h)。

(2) 术前接受重组人促红细胞生成素治疗（300U/kg，皮下注射，隔天 1 次，共 3 周，同时口服补铁 2mg/kg 每日 3 次）。

(3) 围术期血液回收。

(4) 急性等容血液稀释，特别是较大的儿童。

（三）危机管理

1. 大量失血的表现

(1) 心动过速。

(2) 低血压。

(3) 低 CO_2 水平是心排血量减少的标志。

(4) 动脉线压力波形受呼吸影响。

2. 输血指南

(1) 一般来说：当血红蛋白浓度＞100g/L 时，不需要输注红细胞。当血红蛋白浓度＜60g/L 时，需要输注红细胞。有时候，在达到 MABL 前就应输注红细胞，如快速失血或者当纠正血容量后血流动力学仍不稳定的情况下。要意识到由于库血中钾离子浓度较高，给婴儿快速输血可以引起高血钾和心搏骤停。

(2) 当血小板计数＜50×10^9/L 时，需要输注血小板。治疗剂量为每 10 千克体重给 1U 的浓缩血小板或者 5～10ml/kg 体重。

(3) 当凝血酶原和部分促凝血酶原时间大于正常值的 1.5 倍时，或者在大规模输血但不能及时进行凝血功能检测的情况下，可用新鲜冷冻血浆来纠正微血管出血。为了让血浆因子浓度增加到 30%，给予 10～15ml/kg 新鲜冷冻血浆。

(4) 当出现微血管出血且纤维蛋白原水平＜800～1000mg/L 时，可以考虑冷沉淀。每 10 千克体重给予 1U 的冷沉淀可以将血浆纤维蛋白原浓度上调约 50%。

(5) 当大量输注含有枸橼酸盐的血液制品时，可以使用葡萄糖酸钙（30～45mg/kg）或氯化钙（中心静脉导管给予 10～20mg/kg）稳定心肌功能及治疗低钙血症。

要　点

- 颅缝早闭修复术中的失血十分常见，常需要输血。
- 对预计可能的失血做好准备，使用策略减少异体输血，对于改善患者预后十分重要。

三、静脉空气栓塞

（一）概述

83% 的颅缝早闭修复术患者会出现静脉气栓，但大多数不会影响血流动力学。开颅时的血管暴露，头位高于心脏，加之快速失血引起中心静脉压下降，都会导致梯度压力的形成，更容易形成气栓。此外，50% 的 5 岁以下儿童同时伴有卵圆孔未闭，这会增加空气栓塞的风险，且可能会导致冠脉或脑栓塞。

（二）预防

1. 手术允许的情况下尽量避免头部位置高于心脏。

2. 由于血 / 气分配系数较低，避免使用笑气，以防气栓的体积增加。

3. 借助心前区多普勒超声探头尽早发现静脉气栓。

4. 维持合适的血管内容量，避免中心静脉压的突然下降。

5. 控制通气，并避免胸腔内负压。

（三）危机管理

1. 使用 100% 氧气通气。

$$MABL = EBV \frac{Ho - HI}{Ho}$$

EBV= 估计血容量

Ho = 基线（术前）血细胞比容（%）

HI= 可接受的最低血细胞比容（%）

▲ 图 60-2　最大允许失血量

2. 与外科医师讨论，及时处理（用液体封闭术野），避免后续气体进入。

3. 如果有中心静脉通道，尝试从中心静脉测压管路抽吸气体。

4. 在外科医师阻断气体进入前，压迫颈静脉。

5. 发生严重静脉空气栓塞时，要将头部放低，降低气体进入的速度。

6. 不要使用 PEEP。PEEP 通过增加右心房压力，开放卵圆孔，导致双向气栓的形成。

要 点

- 静脉空气栓塞在颅缝早闭修复术患者中十分常见，但一般没有症状。
- 在心前区放置的多普勒超声探头可以快速检测静脉空气栓塞的情况，因此可以尽早开始治疗。
- 与外科医师讨论是早期治疗的关键。

四、颅内压升高

（一）概述

30%～40% 的综合征患者及复杂颅缝早闭的患者会出现颅内高压。15%～20% 的单条颅缝缝合的颅缝早闭患者会出现 ICP。有限的颅骨内容积是导致压力增高、颅内静脉引流异常、脑积水和上呼吸道梗阻的原因，特别是合并颅面综合征的患者。

（二）预防

每一位患者在术前都要评估其 ICP 增高的体征和症状。此外，术前检查如 CT 或者 MRI 都可以用来评估 ICP 增高的情况。避免 ICP 进一步增高的措施如下所示。

1. 建立并仔细地保护气道，控制通气，降低出现低氧和高碳酸血症的风险。

2. 避免动脉高压。

3. 小心地放置头部，避免头低脚高位。

（三）危机管理

1. 检查患者氧合和通气的情况。

2. 评估镇静的程度，必要的话可增加麻醉深度。

3. 检查头部的摆放位置，避免静脉流出受阻。

4. 可以进行中等程度的过度通气，维持正常动脉压。

5. 使用甘露醇和（或）呋塞米。

要 点

- 大部分的颅缝早闭患者会伴发 ICP 增高。
- 建立有效的气道是避免低氧和高碳酸血症的关键，可预防 ICP 的进一步升高。
- 中等程度的过度通气、使用甘露醇和呋塞米及合理的体位，都是重要的治疗方法。

推荐阅读

困难气道

[1] Butler MG, Hayes BG, Hathaway MM, et al. Specific genetic diseases at risk for sedation/anesthesia complications. Anesth Analg. 2000;91:837–55.

[2] Sunder RA, Haile DT, Farrell PT, et al. Pediatric airway management: current practices and future directions. Pediatr Anesth. 2012;22:1008–15.

失血和输血

[3] British Committee for Standards in Hematology Transfusion. Transfusion guidelines for neonates and older children. Br J Haematol. 2004;124:433–53.

[4] Goobie SM, Haas T. Bleeding management for pediatric craniotomies and craniofacial surgery. Pediatr Anesth. 2014;24:678–89.

[5] Koh JL, Gries H. Perioperative management of pediatric patients with craniosynostosis. Anesthesiol Clin. 2007;25:465–81.

静脉空气栓塞

[6] Faberowski LW, Black S, Mickle JP. Incidence of venous air embolism during craniectomy for craniosynostosis repair. Anesthesiology. 2000;92:20–3.

颅内压增高

[7] Tamburrini G, Caldarelli M, Massimi L, et al. Intracranial pressure monitoring in children with single suture and complex craniosynostosis: a review. Childs Nerv Syst. 2005;21:913–21.

儿童和婴儿肿瘤手术面临的挑战

Challenges During Tumor Surgery in Children and Infants

Jonida Zeqo　Gregory W. Albert　Jayant Deshpande　著

陈亦豪　译　张　砡　校

第61章

一、神经功能监测失败

（一）概述

诱发电位技术可以监测特定感觉或运动通路的完整性，被越来越多地运用于神经外科。监测哪个特定通路取决于肿瘤的位置。感觉诱发电位（sensory evoked potential，SEP）可监测躯体感觉诱发电位（SSEP）、脑干听觉诱发电位（BAEP）或视觉诱发电位（VEP）。运动诱发电位（MEP）可监测背外侧和腹侧脊髓，以及部分脑神经功能。其他的脑神经监测技术还包括触发肌电图和自由肌电图（EMG）。

诱发电位（SSEP、BAEP、VEP、MEP）通过施加电刺激，使电极在相应的位置检测到沿神经通路传递的瞬时电位差。电位差的潜伏期和振幅可以与手术前的基线值进行比较。潜伏期的显著延长和（或）振幅的减低表明监测的神经通路可能受损。目标肌肉的活动可以由电刺激（触发肌电图）或机械刺激（自由肌电图）诱发并监测。

（二）预防

麻醉、生理和环境因素都能够使诱发电位发生变化，从而让人误以为是神经通路损伤。因此，当神经功能监测指标发生改变时，不应轻易认为这种变化是手术或病理损伤造成的，而是应与神经监测小组密切沟通，是否是麻醉药剂量和生命体征导致该变化。

目前研究表明，几乎所有的麻醉药都在一定

程度上影响诱发电位，其中，挥发性麻醉药的影响最为显著，常避免应用于该类手术，全凭静脉麻醉（total intravenous anesthesia，TIVA）技术是更好的选择。静脉药物给药方案（例如单次给药）如有较大的改变，可能会影响神经功能监测。因此，当麻醉用药剂量发生任何改变时，应及时告知神经监测小组。此外，当运动诱发电位或肌电图用于监测肌肉活动时，应避免使用产生麻痹作用的药物。

大多数生理指标的显著变化，如体温、血压、PaO_2和$PaCO_2$等，均可以使诱发电位发生与基线信号不同的改变。与麻醉期间用药原则一致，保持相关指标处于稳定水平，避免对信号传导的潜伏期和振幅产生影响。

（三）危机管理

当诱发电位发生显著变化时，神经监测小组应立即同外科医师和麻醉医师沟通。同时，麻醉小组应评估可能的影响因素，包括①麻醉用药改变（如打开了挥发罐、单次给药药物、给予肌松药等）或②脑/脊髓供氧显著减少（如低血压、低氧）。如果进行了控制性降血压，需与外科医师商量，可能的话将血压恢复到基线水平。外科医师应评估任何最近可能会造成神经结构损伤或刺激的手术操作（如组织回缩、植入物放置、冲洗、肿瘤切除等）。

要　点

- 诱发电位监测可以指导神经外科医师，帮助维持皮质和脊髓传导通路的完整性。

- 记录诱发电位的潜伏期和振幅被用于监测运动和感觉传导通路的损伤；肌肉活动可用于监测某些脑神经的完整性（如第 Ⅶ 对脑神经）。
- 麻醉用药和生理参数的变化可引起诱发电位发生改变，类似于模拟神经通路损伤。
- 神经通路功能出现损伤迹象时，维持全身灌注和氧气输送至关重要。

二、大量失血

（一）概述

与成人相比，儿童的全身循环血容量较小（表 61-1）。对成人影响不严重的失血就可能导致儿童循环衰竭。

密切监测出血量很重要，包括吸引筒中的血量，以及手术单、纱布、纱垫上的血液。由于术野的限制或难以处理破损血管，可能会严重低估失血量或失血难以控制。此外，一些儿童脑肿瘤（如髓母细胞瘤）血供异常丰富，外周包裹薄壁血管。除非完全切除肿瘤，否则这些异常的血管会使得出血难以控制。

（二）预防

预防大量失血的第一步是做好术前计划。麻醉医师和神经外科医师应事先讨论患者病情。外科医师应对肿瘤的预期性质（血供丰富或血供不丰富）和其他可能导致失血的情况（例如肿瘤靠近动脉、静脉或静脉窦）做出评估。团队还应考虑是否需要提前进行血型测定、交叉配血，以及让血液制品处于立即可用状态（放在手术间 / 手术间冰箱内）。患者应该有近期全血细胞分析和凝血功能检查的结果。还应考虑到患者可能正在服用影响凝血功能的药物，包括某些抗癫痫药可能抑制血小板功能。所有参与手术的人员还应该明白随时可能发生意外情况，并时刻准备好应对这些意外状况。

合适的手术入路、适当的体位和手术显露对预

表 61-1　全身循环血容量（儿童）

年　龄	总血容量（ml/kg）
新生儿	80～85
6 周—2 岁	75
2 岁—青春期	72

防和控制出血也至关重要。手术视野越好，就越容易避免血管损伤，同时，也能够对出血做出及时的反应。维持 $PaCO_2$ 在正常低值水平（35～40mmHg）能够减少脑血容量，为手术操作提供便利。控制性降血压也可以用于减少手术出血。

建立合适的静脉通路非常重要。对于接受颅内肿瘤切除手术的患者而言，至少应该有两个大口径的静脉通路，以便快速输液和给予复苏药物。有创动脉置管对于术中监测血压和获取血气结果也很重要。必要的话，麻醉医师还应该有预案，来处理术中静脉输液通道意外脱出或需再开放额外静脉通路的情况。

（三）危机管理

大量失血势必导致低血容量，并出现颅内和全身器官低灌注。会出现血压剧烈下降，心率明显增快的情况。但婴儿往往能很好地代偿，直到较晚才会出现低血压或心动过速的情况。快速失血可能会很快导致急性低血压和心动过缓的发生。如果此时正在监测诱发电位，由于脑或脊髓灌注减少，将表现出潜伏期延长和振幅降低。治疗目标是维持重要器官和系统的氧供。

1. 将 FiO_2 增加到 100%，可以改善氧供。

2. 快速输注一定量的等渗晶体液（0.9% 生理盐水）或胶体液，输入量控制在 10～20ml/kg。

3. 当患者血流动力学无法维持稳定时，应输注温热的浓缩红细胞（packed red blood cells，PRBC）（从 10ml/kg 开始）。必要时，应按照大量输血的预案输注浓缩红细胞，血小板和凝血因子。

4. 患者的凝血功能和血细胞比容可以指导浓缩红细胞和其他血液成分（例如新鲜冷冻血浆或血小板）的使用；使用血液制品后应测定血钙水平。

要　点

- 肿瘤切除术中任何时间都可能发生大出血。
- 合适的静脉通路和血液制品供应对治疗至关重要。
- 对病情不稳定的患者，应及时输血补充丢失的血容量。
- 一些实验室检查将有助于指导急性出血处理后的进一步治疗。

三、抗利尿激素分泌失常综合征

（一）概述

抗利尿激素（antidiuretic hormone，ADH）由神经垂体产生，通过促进肾集合管中游离水的重吸收，从而降低血浆渗透压并增加循环血容量。ADH 的释放受多种刺激因素的调节，其中最主要的两个因素是下丘脑感受到的渗透压变化及左心房的牵张感受器被激活。

当体内存在过量的抗利尿激素时，就会发生抗利尿激素分泌失常综合征（syndrome of inappropriate antidiuretic hormone，SIADH）。SIADH 导致血浆渗透压异常降低（＜ 280mOsm/kg）、血容量过多、尿量减少及高渗性尿（＞300～400mOsm/kg；尿钠＞30mmol/L）。SIADH 在大脑半球或颅后窝肿瘤患儿中较为常见。

（二）预防

虽然预防手段有限，但是早期识别 SIADH 对避免发生 SIADH 相关低钠血症等并发症有重要意义。低钠血症可引起意识水平改变、脑水肿、昏迷和癫痫发作。手术前应测定电解质水平。术中还应监测尿量，必要时复查电解质。术中应避免输注低渗性液体，以减少相应症状的发生。

（三）危机管理

低钠血症的治疗取决于病因、发病速度、血浆渗透压水平和全身总钠水平（total body sodium，TBS）的评估。由于 TBS 在 SIADH 患者中通常处于正常水平，因此需计算全身过剩总水量，如下所示。

全身总水量（kg）=0.611（kg 体重）+0.251

正常全身总水量 = 全身总水量 ×（血清钠 /140）

全身过剩总水量 = 全身总水量 - 正常全身总水量

低钠血症的严重程度与血钠水平下降的速度有关。通常在术后随着血钠水平的降低而开始出现症状。在手术室中，相关症状可能被麻醉药的作用所掩盖。血钠浓度和血浆渗透压水平可指导低钠血症的治疗。对发生轻度低钠血症的患者可能仅需停止静脉输注低渗溶液。对血钠浓度＜ 115～120mmol/L 的患者则需要更积极的干预。

1. 术后轻度低钠血症的患者可用通过限制自由水得以治疗。

2. 输注 3% 高渗盐水 [1～2ml/(kg·h)]，以提升血钠水平 1～2mmol/(L·h)，但不超过 10mmol/(L·d)。

3. 0.9% 生理盐水联合 0.5～1mg/kg 呋塞米静脉注射可作为替代治疗方案。

4. 对年龄＞ 8 岁的持续性 SIADH 患儿，术后可能需要使用地美环素 6～12mg/(kg·d)，分 2～4 次口服治疗。

快速纠正低钠血症可能会导致永久性神经后遗症的发生，继发于渗透性脱髓鞘综合征。这种情况通常发生在脑桥（中央脑桥髓鞘溶解），但也可能发生在其他的中枢神经系统结构。渗透性脱髓鞘综合征的危险因素包括低钠血症的纠正速度、低钠血症的持续时间、患者的营养状况和其他潜在的病理因素。

要　点

- SIADH 常导致高血容量性低钠血症。
- SIADH 是一种排除性诊断，表现为尿量减少、尿钠＞30mmol/L、尿渗透压＞300～400mOsm/kg 及血浆渗透压＜ 285mOsm/kg。
- SIADH 的症状与低钠血症的发病速度及其慢性化病程有关。
- 轻度低钠血症的治疗包括避免自由水和低渗液体的使用，以及限制液体量。
- 重度低钠血症应谨慎地纠正血钠水平，增加评估频率，以免发生渗透性脱髓鞘。

四、中枢性尿崩症

（一）概述

当 ADH 分泌不足或 ADH 无法作用于肾脏可引起尿崩症（diabetes insipidus，DI）的发生，表现为多饮、高钠血症和大量稀释性尿。高钠血症会加重神经系统症状（如精神状态改变、昏迷和癫痫发作），并可导致肾功能不全，进而发展为肾衰竭。脑血容量的减少可能会损伤微小血管，导致硬膜下、蛛网膜下腔甚至皮质下出血。

鞍区和鞍上肿瘤（如颅咽管瘤、垂体腺瘤）的患者最有可能在肿瘤切除术后发生尿崩症。神经外科颅内手术本身也可能导致尿崩症的发生。尿崩症的临床特点和过程因肿瘤的位置、类型及手术次数而异。多尿的症状可能仅发生于术后几天，可能是永久性的，也可能因 ADH 功能的短暂恢复及尿崩症的复发而表现为三相反应。

（二）预防

与 SIADH 类似，尿崩症暂无有效的预防措施。但是可以有效预防电解质失衡导致的后果。急性高钠血症最可怕的并发症是脑桥中央髓鞘溶解症（central pontine myelinolysis，CPM）。CPM 是覆盖脑干的神经细胞其髓鞘被破坏而引起的神经损伤。术中和术后应监测尿量。对接受神经外科手术治疗的多尿患者，需频繁测定尿液和血清电解质水平，以便于及时发现高钠血症的发生。

对已经确诊为 DI 的患者常服用去氨加压素（DDAVP）。去氨加压素是一种类似 ADH 的合成药物，可以通过多种途径给药。当经鼻腔用药时，其抗利尿活性时间延长（12～24h），并加压效果相对较弱。

（三）危机管理

与尿崩症相关的严重高钠血症和低血容量血症的临床特征，往往会被全身麻醉所掩盖。当发现血钠水平增高并出现多尿时，应该想到尿崩症的可能。典型的尿崩症表现为尿钠＜10～15mmol/L，尿渗透压＜400mOsm/kg。如果尿崩症进一步加重，还会出现由于低血容量导致的血压降低和心动过速。计算全身总缺水量（total body water deficit，TBWD）有利于进行液体管理：全身总缺水量 = 全

身总水量（TBW）× [（[Na]–140）/140]。

1. 输液方案替换为等渗溶液静脉输注。

2. 0.3μg/kg 去氨加压素（Desmopressi，DDAVP）静脉缓慢注射可作为替代疗法。术后，去氨加压素可以通过静脉、口服或鼻腔给药。

3. 如果患者正在接受鼻内常规剂量的去氨加压素，可额外静脉注射 1/10 的去氨加压素鼻腔用药剂量。

4. 严密监测血清电解质水平，确保血钠浓度下降不超过 1～2mmol/(L·h)。

围术期很少使用低渗溶液。然而，如果患者出现活动性抽搐或发生严重的神经系统症状，可以谨慎地使用低渗溶液。过于积极地纠正高钠血症可能会导致急性脑肿胀的发生。

要　点

- 垂体后叶 ADH 分泌不足是导致中枢性尿崩症发生的主要原因。

- 中枢性尿崩的诊断标准包括：多尿且尿钠＜10～15mmol/L；尿渗透压＜400mOsm/kg；血清钠＞150mmol/L。

- 中枢性尿崩的症状与高钠血症（精神状态变化、昏迷和癫痫发作）和低血容量（低血压，心动过速，脏器灌注不足）有关。

- 治疗包括纠正低血容量（使用等渗溶液）和高钠血症（使用去氨加压素）。

- 建议严密监测电解质水平，以避免高钠血症纠正过快。

推荐阅读

[1] Barash PF, Cullen BF, Stoelting RK. Clinical anesthesia. 5th ed. Philadelphia: Lippincott Williams & Wilkins; 2006. p. 760–3, 1149–50.

[2] Cote CJ, Lerman J, Todres ID. A practice of anesthesia for infants and children. 4th ed. Philadelphia: Saunders Elsevier; 2008.

[3] Jaffe RA, Samuels SI. Anesthesiologist's manual of surgical procedures. 3rd ed. Philadelphia: Lippincott Williams & Wilkins; 2004.

[4] Matta BF, Menon DK, Turner JM. Textbook of neuroanesthesia and critical care. 1st ed. London: Greenwich Medical Media; 2000.

[5] Steward DJ, Lerman J. Manual of pediatric anesthesia. 5th ed. Philadelphia: Churchill Livingstone; 2001. p. 29–30, 207.

儿童血管畸形手术面临的挑战

Challenges During Surgery for Vascular Anomalies in Pediatrics

Edward R. Smith　Craig D. McClain　Sulpicio G. Soriano　著

陈亦豪　译　张　砡　校

第 **62** 章

一、概述

脑血管疾病（cerebrovascular disease，CVD）在儿童患者中很少见，通常表现为出血性或缺血性卒中。导致卒中发生的潜在脑血管异常可分为以下几类。

1. 原位血管结构异常（动脉瘤或动脉夹层）

2. 病理性血管结构 [动静脉畸形（arteriovenous malformations，AVM）、Galen 静脉畸形（vein of Galen malformations，VOGM）、动静脉瘘（arteriovenous fistulas，AVF）和海绵状血管畸形（cavernous malformations，CM）]

3. 进行性动脉病变（Moyamoya 综合征或遗传性动脉病变）

二、预防

小儿血管畸形的围术期管理应以优化脑灌注为重点。手术操作可能造成大量出血，因此有必要对这些患者建立可靠的大口径静脉通路和有创性血流动力学监测。颅内手术术中血流动力学的稳定依赖于精细维持血管内容量。应能做到提前预测大量失血的发生，并通过血液替代疗法进行治疗。在液体复苏期间，可以单次给药或静脉持续输注的方式给予血管升压药（如多巴胺、肾上腺素、去甲肾上腺素）以暂时治疗低血压。缺血可能是由于失血或外科医师术中无意间夹闭了上级动脉而造成的。在这两种情况下，避免低血压的发生对于维持受累神经组织的侧支灌注至关重要。表 62-1 列出了特定情况下的管理技巧。

三、危机管理

（一）病理生理学和临床表现

1. 动脉瘤

小儿动脉瘤的发病机制包括创伤、感染和易感性遗传因素。临床上表现为蛛网膜下腔出血（subarachnoid hemorrhage，SAH）、快速进展的颅内压（intracranial pressure，ICP）升高和（或）占位效应。显微外科和血管内介入手术是治疗小儿颅内动脉瘤的有效技术手段。然而，儿童动脉瘤与成人动脉瘤有明显的病理学差异。

表 62-1　小儿血管异常

动脉瘤	夹闭前使用血管扩张药（拉贝洛尔和硝普钠）预防高血压
	按照夹闭后相对高血压处理计划，尝试暂时性夹闭动脉瘤
动静脉畸形 /Galen 静脉畸形	术前通过介入放射技术栓塞畸形动静脉
	术后高血压可能导致充血性脑水肿（应考虑使用降血压药）
烟雾病	维持正常的血碳酸水平、正常血压及正常血容量

术后并发症如下所示。

① 脑积水——可由蛛网膜下腔出血引起，早期可通过外引流以降低脑脊液容量并监测颅内压。大约 1/3 的 SAH 患者最终需要接受脑室分流术。

② 血管痉挛——在儿童中极为罕见，但有相关报道。通常发生在出血后第 4~14 天。经颅多普勒（transcranial Doppler，TCD）和血管造影技术可以有效诊断血管痉挛。其需要积极干预以预防脑卒中的发生，治疗包括尼莫地平（在儿童中有争议）、维持相对较高的血压水平、维持血容量和血管成形术或动脉内使用血管扩张药（由成人患者的治疗证据外推而来，尚无临床研究证明这些治疗方案对儿童有效）。

③ 低钠血症——可由脑耗盐综合征（低血容量性低钠血症——可行替代治疗）或 SIADH（高血容量性低钠血症——可限制水量摄入）引起；根据实验室结果进行准确的鉴别诊断对于避免病情进一步恶化非常重要，尤其是在发生脑血管痉挛时。

④ 再出血或脑卒中——可因夹闭位置错误引起（非常罕见）。必要时，应抽吸血栓或重新夹闭动脉瘤。

2. 颅内动静脉畸形

颅内动静脉畸形是动脉和静脉直接连接，没有中间毛细血管沟通。它们可以发生在大脑半球、脑干和脊髓，病变中无功能性神经组织。病理上，80%~85% 的小儿动静脉畸形伴发出血。临床上，动静脉畸形可表现为癫痫发作、头痛或局灶性神经功能缺损。出血性动静脉畸形的死亡率高达 25%。6 个月内的再出血率约为 6%，之后每年约为 3%。AVM 通过占位效应或由于血液从正常脑循环分流到 AVM（盗血）引起脑缺血进而导致神经功能缺陷。最近，一种由术前血管造影下栓塞技术与术中显微手术切除相结合的治疗方案（对条件合适的患者），已被证实取得了显著的效果（栓塞有效率为 100%）。

围术期并发症如下所示。

① 脑积水（见上文）。

② 再出血或脑卒中——可能是由于夹闭位置错误或 AVM 残留造成的。如果可能的话，动静脉畸形切除术后应立即进行血管成像以评估残留病灶。治疗如上所述。

③ 正常灌注压突破综合征（normal perfusion pressure breakthrough，NPPB）——少数高流量动静脉畸形患者在接受完全栓塞或手术切除畸形血管后，由于脑血管血流明显增加，进而出现脑实质出血和脑水肿。应能够预测高流量动静脉畸形治疗后会发生 NPPB 现象。有时，在手术切除前行分步介入栓塞和术后维持正常或偏低的血压可以避免 NPPB 的发生。

3. 动静脉瘘 / Galen 静脉畸形

动静脉瘘和 Galen 静脉畸形是脑动脉和已有静脉之间直接连接。与动静脉畸形不同，他们通常没有起源病灶。某些动静脉瘘常常就是一个动脉和静脉之间的病理性连接。在 Galen 静脉畸形中，单个或多个小动脉直接流入 Galen 静脉。这种类型直接连接的结果会显著增加脑静脉压，导致 ICP 增高和潜在出血，甚至静脉卒中的发生。一些高血流量 Galen 静脉畸形患儿甚至发展为高排血量性心力衰竭。颈内动脉海绵窦瘘（carotid cavernous fistula，CCF）是 AVF 的一种亚型，表现为颈内动脉和海绵窦之间的病理性连接，它们可能由创伤、感染或医源性事故引起。患者可能会出现突眼、球结膜水肿、疼痛和视觉问题（视力丧失和眼肌麻痹）中一种或全部症状。一般来说，动静脉瘘要么是先天性的，要么是后天形成的：它们可能发生在创伤后或静脉血液淤滞的条件下，如严重乳突炎后横窦血栓形成。而这种情况，推测是由于窦壁中的硬膜动脉连接到部分再通的硬脑膜窦腔而发生的。

围术期并发症：与 AVM 相同。此外，高流量 Galen 静脉畸形的患者可能伴发高排血量性心力衰竭。可能需要正性肌力药支持心功能。介入栓塞后机体逐渐耐受，可停止药物支持。高流量 Galen 静脉畸形的患者可能需要多次的栓塞治疗和麻醉。对此，医务人员应做好能够迅速调整正性肌力药的使用。

4. 烟雾病

烟雾病是一种以颈内动脉颅内段起始部慢性进行性狭窄至闭塞为特征的动脉性疾病，包括大脑前动脉近端和大脑中动脉，进而导致缺血性脑卒中。Moyamoya 病是烟雾病的特发性形式，而烟雾综合征被定义为与另一种疾病相关的动脉病变，例如接受过头颈部放射治疗的视神经胶质瘤、颅咽管瘤和垂体肿瘤；遗传性疾病如唐氏综合征、神经纤维瘤病 I 型（NF1）（伴有或不伴有下丘脑 – 视觉通路肿瘤）、面部大血管瘤、镰状细胞贫血和其他血红蛋白病；以及自身免疫性疾病如格雷夫斯病、先天性心脏病或肾动脉狭窄。

围术期并发症如下所示。

① 卒中和短暂性脑缺血发作（transient ischemic attack，TIA）。

② 保持脑血流灌注是最重要的。医务人员须保持警惕，维持患者的血压正常、血 CO_2 水平正常和血容量正常。这些患者似乎具有一定程度的自我调节能力，但具体界限并不清楚（可能因患者而异），调节范围也可能更窄。轻微的过度换气或低血压可能就会导致调节功能丧失。

（二）患者评估

许多颅内血管异常的患者在检查时没有前驱病史或异常发现。然而，临床医师应注意病史或体格检查中可能存在预示与心血管疾病相关紧急情况的危险信号（表 62-2）。

1. 系统性回顾

(1) 查找。

① 头痛、癫痫发作、局灶性神经功能障碍——运动（无力、麻木、视野受损）或认知功能。

② TIA 或脑卒中既往史。

③ 系统性疾病如红斑狼疮（lupus erythematosus，SLE）、先天性心脏病、高排血量性心力衰竭和使用违禁药品，如可卡因。

(2) 检查。

① 大部分患者在一般体格检查中可能没有任何明显的阳性发现。

② 沿皮质分布的局灶性无力或麻木和视野缺损。

表 62-2　体格检查或病史中的"危险信号"

- 心动过缓、高血压、呼吸频率下降（库欣反应）
- 瞳孔扩张、偏瘫（颞叶钩回疝）
- 眼神向下固定凝视（Parinaud 综合征）
- 昏睡，婴儿前囟紧张、开放
- 共济失调伴恶心、呕吐
- 动眼神经麻痹突然发作，瞳孔扩张
- 突然发作的剧烈头痛
- 重要事件记忆的退化或丧失

③ 15%～40% 的动静脉畸形或颈动脉夹层患者存在眼部、头部或颈部收缩期杂音。

④ 颅内动静脉分流可能与心动过速、心脏扩大和心力衰竭有关；尤其是婴儿患者，应考虑 VOGM。

2. 影像学评估

(1) 颅内超声检查。适应证：婴儿开放的囟门可作为早期的非紧急筛查；可检查出血、脑积水、大面积梗死或其他病变（如 AVM，VOGM）。

(2) 若考虑诊断颅外颈动脉夹层，双侧颈动脉超声适用于任何年龄段的儿童。

(3) 计算机断层扫描（CT）/ 计算机断层血管造影（CTA）。适应证：CT 通常是出血、延迟性卒中或大血管病变的初始筛查手段。CTA 特别适用于 AVM 和动脉瘤的急诊评估，并且有助于解剖定位。

(4) 磁共振成像（MRI）和磁共振血管造影（MRA）。适应证：弥散加权成像（DWI）适用于急性脑卒中、海绵状血管畸形（磁敏感成像）和几乎所有的血管病变评估。如果手术需要，可考虑无框架立体定向技术。

(5) 数字减影血管造影（DSA）。适应证：除 CM 外所有血管病变的金标准。

（三）干预和治疗

动脉瘤、动静脉畸形和动静脉瘘的外科治疗旨在消除脑循环中的畸形结构，以避免颅内出血的发生。这需要夹闭或填塞（动脉瘤）、栓塞或切除（AVM/AVF）相应病变。另外，如果动静脉畸形或动静脉瘘的位置不佳，没有合适的手术入路，可考虑在数月内接受伽马刀治疗。

1. 动脉瘤

(1) 诊断（CT/CTA）：病情稳定后进行血管造影。对可疑动脉瘤患者，只有在 CT 阴性的情况下，才考虑行腰椎穿刺；应使用细针穿刺，并限制放取脑脊液；脑脊液黄变有助于 SAH 的诊断。

(2) 控制血压（拉贝洛尔、尼卡地平或硝普钠）：尼莫地平预防血管痉挛在儿童中存在争议。

(3) 控制 ICP：发生脑积水时应进行脑室外引流（external ventricular drain，EVD）（避免脑脊液过度引流以防止动脉瘤再破裂；通常一次不超过 5ml）。抬高床头。

（4）使用抗癫痫药（苯妥英、左乙拉西坦）。

2. 动静脉畸形 /Galen 静脉畸形

（1）大多数 VOGM 和 AVF 可通过血管内介入技术治疗。积极使用抗高血压药，如血管扩张药，以治疗介入栓塞后高血压和脑充血。大多数高流量病变可以通过分期栓塞进行治疗，以降低相关并发症的风险。

（2）脑积水：瘘管内高静脉压会影响脑脊液引流，导致脑积水。这种脑积水通常随着病变治疗好转，无须行分流手术。脑肿胀伴高静脉压时，脑室导管穿刺存在较高的出血风险。因此，临时性措施（如抬高头部和其他医疗措施）用于处理导致脑积水的主要原因是有效的。

3. 烟雾病

对有症状的烟雾病或 Moyamoya 综合征患者，手术治疗旨在改善病灶远端的脑血流灌注，预防脑梗死的发生。这需要创建一个或多个脑血管旁路。

（1）术前。

正如术前章节中所讨论的，烟雾病患者在进入手术室之前，细致的围术期管理对避免并发症的发生具有重大作用；理想情况下，患者在术前神经功能应处于稳定状态，并且距离最后一次显著缺血性脑卒中发作应超过 1 个月。患者需为手术进行治疗上的优化，包括手术前夜通过静脉输液预水化。术前影像学检查对术中目标血管的选择至关重要 [颞浅动脉（superficial temporal artery，STA）的顶支可能很小或缺失，需要利用额支或耳后支进行旁路再造]。开颅术中，应保留由颈外动脉系统发出的自发性侧支血管（可通过术前血管造影确定）。

（2）术中。

① 维持脑灌注十分重要。任何时候都要避免过度通气和低血压的发生。需要严格控制血压和通气参数。目标是将血压和血碳酸水平维持在术前的正常水平。这些患者似乎具有一定程度的自动调节能力，但调节界限尚不明确，调节范围可能窄于正常人群。

② 严格止血。

③ 术中使用脑电图（EEG）可识别脑血流减慢，提示脑血流灌注不足，以便麻醉团队能立即采取补救措施。EEG 技术人员是手术室团队的一部分，他们应及时交流脑电变化，以便麻醉医师立即做出反应，对血压、PCO_2 和麻醉药进行适当的调整。

（3）术后。

① 持续 1.5 倍静脉补液至术后 48～72h，直至可以经口饮水。

② 频繁、严谨的神经学检查，以早期识别脑缺血。

③ 积极控制疼痛，尽量减少血压波动和过度换气。

④ 出于与上述相同的原因，积极预防和治疗术后恶心和呕吐。

要 点

- 在严重病变发作之前，颅内血管异常在临床表现上可能是不明显的——临床医师在评估患者时应注意"危险信号"（表 62-2）。
- 术前影像学检查对正确诊断、制订手术计划和安全治疗至关重要。
- 麻醉管理的关键是了解每种病变类型相关的脑血流动力学的术前和术后变化，严密监测血流动力学和设定呼吸参数，对失血量进行预估。围术期管理的首要目标是维持脑灌注压。

推荐阅读

[1] Awad IA, Robinson JR Jr, et al. Mixed vascular malformations of the brain: clinical and pathogenetic considerations. Neurosurgery. 1993;33(2):179–88. discussion 188

[2] Friedlander RM. Clinical practice. Arteriovenous malformations of the brain. N Engl J Med. 2007;356(26): 2704–12.

[3] Gross BA, Storey A, Orbach DA, Scott RM, Smith ER. Microsurgical treatment of arteriovenous malformations in pediatric patients: the Boston Children's Hospital experience. J Neurosurg Pediatr. 2015a;15:71–7.

[4] Gross BA, Smith ER, Scott RM, Orbach DA. Intracranial aneurysms in the youngest patients: characteristics and treatment challenges. Pediatr Neurosurg. 2015b;50:18–25.

[5] Millar C, Bissonnette B, et al. Cerebral arteriovenous malformations in children. Can J Anesth. 1994;41(4):321–31.

[6] Sato K, Shirane R, et al. Effect of inhalational anesthesia on cerebral circulation in Moyamoya disease. J Neurosurg Anesthesiol. 1999;11(1):25–30.

[7] Smith ER, Scott RM. Surgical management of moyamoya syndrome. Skull Base. 2005;15(1):15–26.

[8] Soriano SG, Sethna NF, Scott RM. Anesthetic management of children with moyamoya syndrome. Anesth Analg. 1993;77(5):1066–70.

儿童癫痫手术面临的挑战
Challenges During Epilepsy Surgery in Pediatric Patients

R. Ryan Field　Abraham Rosenbaum　Zeev N. Kain　著

陈亦豪　译　张　砝　校

第63章

一、概述

美国 2014 年人口普查结果显示，美国全国至少有 220 万人患有癫痫，达到总人口的 0.7%。癫痫患者通常在 10 岁前首次发生症状，高达 50% 的病例发生在 5 岁之前。在这些患者中，60% 出现局灶性癫痫症状，约 20% 出现耐药或进展为难治性癫痫。早期发作的顽固性癫痫，特别是发生在 <3 岁儿童中的癫痫，往往预后极差。对具有良好依从性的患者持续使用 2~3 种有效的抗癫痫药 2 年，仍有癫痫持续发作，则可认为是难治性癫痫。在这种情况下，癫痫发作的频率或严重程度会影响患者正常的神经功能和发育。此外，难治性癫痫患者常因服用大剂量抗癫痫药而出现不良反应和并发症。事实上，即使在合理的治疗范围内使用抗癫痫药，也可能显著影响大脑的发育。

除了认知功能障碍，难治性癫痫发作还容易导致躯体损伤。在所有癫痫患者的致死原因中，难治性癫痫患者意外死亡或猝死比例可达到 2%~18%。其中只有一半的耐药或难治性癫痫患者能够在成年后独立完成日常生活和工作。因此，早期手术干预可能减少或消除癫痫发作，提高生活质量；降低患者认知、行为和运动发育障碍的风险；降低婴儿和幼儿永久性脑损伤的风险。

小儿难治性癫痫需要手术治疗的病因包括肿瘤、皮质畸形、颅内血管异常和某些癫痫综合征。因此，只有约 1/3 患有难治性癫痫的儿童适合手术治疗。其中，难治性单灶性癫痫儿童是手术干预的最佳对象。虽然癫痫发作终止是定义患儿手术成功的重要标志，但预防认知和神经发育功能衰退或停滞，也同样具有重要意义，标志着手术的成功。

二、神经外科手术指征

过去认为，手术是治疗难治性癫痫的一种极端手段，只有当病情威胁到生命或出现神经病变进展时，手术治疗才作为最后的手段得以实施。然而，最新的研究显示，灾难性癫痫儿童接受手术后获得了令人欣喜的结果。对于这些患者而言，手术时机是决定是否手术的决定性因素。一些学者认为，年轻的大脑具有高度的神经可塑性，使得创伤或手术后的大脑在行为和认知功能方面能获得更好的发展。

为了明确哪些患儿能通过手术得到最大的获益，需要回答如下四个问题：①最初的抽搐是否真的是癫痫发作？②是否存在一致的解剖病灶？③是否存在多个癫痫发作病灶？④病变是否可以切除？术前需排除包括急性精神障碍、神经退行性疾病，以及其他医学禁忌在内的一般禁忌证。

癫痫的初步评估应包括癫痫发作的特征和最优化药物治疗方案。详细的病史记录应包括既往中枢神经系统感染、创伤、家族史、既往用药和患者依从性的评估。神经心理学评估对明确大脑优势半球，以及语言和记忆中枢是必要的，以便将来进行随访。进一步的评估则包括癫痫发作病灶的定位。

10 年来，多通道脑电图（EEG）和视频监控、高分辨率磁共振成像（MRI）、正电子发射断层扫描（PET）和单光子发射计算机体层摄影（SPECT）等多种诊断技术已能够对患者进行无创性的初步评估。某些侵入性技术，如深部电极和表面电极、栅格电极、条状电极和立体脑电图（SEEG）等，也被证明是安全的，并且在一些特定情况下较无创诊断技术更加有效。

放射影像学评估的经典定义基于结构和功能；例如，MRI 结合 CT 或脑血管造影可以发现结构性病变。另外，功能磁共振成像（fMRI）技术可以显示简单任务中功能皮层的活跃区域。癫痫发作时，PET 可见局灶脑组织代谢减少，而 SPECT 可显示局灶性血流增加。头皮脑电图可以识别病灶部位或多灶性的癫痫发作活动。大多数患者是通过无创诊断技术筛查出癫痫发作，其后才决定是行手术切除病灶或进一步完善侵入性诊断检查，以明确癫痫病灶的靶点。此外，患者还可以接受 WADA 测试，即通过一侧颈内动脉注射镇静药 / 催眠药来"麻醉"半个大脑。当大脑部分被麻醉时，对语言和记忆功能进行测试，以验证这些关键的认知功能在手术后是否能够维持正常。功能磁共振成像技术或可以代替 WADA 测试。

当癫痫病灶泛化时，神经外科医师通常建议植入迷走神经刺激器（vagal nerve stimulator，VNS）。对局限于一侧大脑半球的多发病灶，可选择胼胝体切开或功能性 / 真性大脑半球切除术。颞叶切除术通常能改善颞叶病灶癫痫发作。有时，外科医师和患者可能会选择不进行任何手术干预来控制癫痫发作。

三、手术技术

见图 63-1。

（一）颞叶切除术

颞叶癫痫并非儿童癫痫最常见的类型。然而，因其症状的局灶性和病灶的可及性，颞叶癫痫成为最常见的接受外科治疗的癫痫类型。事实上，56% 的小儿癫痫手术是颞叶切除术。

（二）大脑半球切除术

难治性癫痫最具侵入性和根治性的外科治疗技

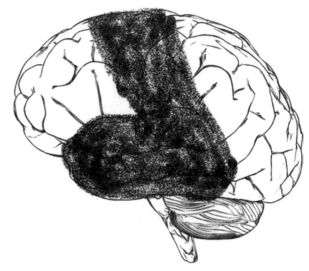

▲ 图 63-1　常见的难治性癫痫外科干预措施总结
参考 Elger 和 Schmidt 的部分研究结果（2008）

术是真性大脑半球切除术。通常情况下，大脑半球广泛损伤的儿童，如 Sturge-Weber 综合征患者，需要进行大脑半球切除。可能的话，优先进行功能性半球切除术。这是因为，与真性半球切除相比，切断致痫半球与皮质下中心和其他半球的连接通常会产生更少的并发症，并可获得相同的结局。大约 80% 接受大脑半球切除术的儿童癫痫发作消失，另有 15% 的儿童病情得到改善。

接受胼胝体离断术的患者大多没有可识别的致痫病灶，尽管许多难治性癫痫病例也能通过这种手术得到一定的改善。手术目的是阻断癫痫放电从一侧大脑半球传播至对侧大脑半球，其使得全身性癫痫发作减少了 56%～100%。30% 接受胼胝体离断术的患者术后癫痫发作消失。

（三）其他的干预措施

多处软膜下横切术（multiple subpial transections，MST）适用于在控制重要功能的皮层区域存在一个明确致痫病灶的癫痫发作。这项技术是在确定致痫部位后，在仔细标记的皮质区域进行多次切割。此过程将小的皮质截面彼此隔离，同时仍允许其他有用的传出信号存在。但是这项技术相当耗时。

伽马刀手术（立体定向放射外科）通过使用高能光子束辐射大脑中的单一靶点，使得致痫病灶组织坏死或发生神经性病变，而不损伤周围正常组织。一般来说，从治疗起至癫痫症状消失之间有12～36 个月的滞后时间。

迷走神经刺激术（VNS）是控制难治性癫痫创伤性最低的手术。神经外科医师通常在全身麻醉下植入迷走神经刺激器，而有些医学中心则在局部麻醉下完成手术。VNS 的作用机制有待进一步确证，其中孤束核的神经信号通路似乎与 VNS 存在部分关联。与成人相比，儿童接受 VNS 治疗较少；然而，目前有两项研究显示，80% 接受 VNS 的患者癫痫活动减少了 60%，38% 接受 VNS 的儿童癫痫活动减少了 50%。VNS 患者需携带一块磁铁回家，在癫痫先兆发作和实际发作期间，通过将磁铁放在发电机上方 1～2s 来增加迷走神经刺激。将磁铁保持在发电机上方也可以抑制刺激。目前，FDA 对 VNS 的适应证规定涵盖了 18 岁及以上的患者。VNS 在 12 岁及以上儿童中属于超适应证应用，但有研究证明了它对年轻患儿的临床有效性。

四、关注点和风险

目前至少有两项研究报道了手术治疗癫痫的并发症发生率在 3% 左右，因此，术前需向患者充分交代手术风险。手术风险可进一步分为一过性（感染、血肿、深静脉血栓形成、脑积水、脑脊液漏）和永久性并发症（偏瘫、偏盲、脑神经损伤和语言障碍）。

（一）颞叶切除术

颞叶切除手术并发症的发病率很低，平均年死亡率接近 1/600。手术风险主要与病灶同侧支血管、环池内血管，以及视束的毗邻程度有关。由于视束中断而产生同向性上象限偏盲是最常见的神经不良反应。优势半球切除术后则可能发生言语功能障碍。即便如此，这些并发症通常很快缓解，而且很少发生在 9 岁以下的儿童中。侧支血管痉挛、骨瓣或伤口感染、短暂性脑神经麻痹、术后精神错乱、术后抑郁也可能导致其他神经功能障碍的发生。一项研究发现，颞叶切除死亡率为 5.1% 主要归因于术后癫痫的持续发作。癫痫发作的意外事件和自杀也是死亡的原因之一。

（二）大脑半球切除术

大脑半球切除术中和术后可能会因大量失血需要成分输血，最常见于皮质发育畸形、Rasmussen 脑炎和 Sturge–Weber 综合征的患者。因此，对于儿童患者而言，自体血回输和分期手术等策略可能会改善预后。其他并发症诸如脑积水、反复癫痫发作需手术处理（通常是由于离断不全导致的）及抗利尿激素分泌不当综合征（SIADH）等均有报道。术后可能会出现运动功能障碍，并加重术前的偏瘫状态。此外还可能出现同向偏盲和手功能的障碍。也有术后严重头痛和慢性颅内高压伴新发偏头痛并发症的相关报道。

术后认知和适应功能不良与癫痫发作持续时间直接相关，也可能与影响了非手术半球有关。因此，正如一些学者所建议的，患者年龄是决定手术结果的重要因素，应优先早期进行手术治疗。术后语言功能与患侧半球切除及损伤、手术时年龄、癫痫控制和病因有关。大多数患者在认知能力方面只有中度的变化，而智力水平则存在不同程度的改变。

（三）胼胝体离断术

目前有报道的急性并发症包括伤口感染和脑脊液漏、需手术分流的脑积水和化学性脑膜炎 / 脑室炎。半球长时间、剧烈的回缩可能造成半球水肿。胼胝体离断的急性术后神经综合征，包括缄默症、非优势肢体失用、双侧巴宾斯基征阳性和尿失禁。这些并发症多是暂时的，缄默症通常在几周内就会消失。胼胝体离断合并穹窿损伤，可导致记忆功能受损，是更为长期的并发症。放射冠受损可能导致运动无力。术中过度操作造成的胼胝体周围动脉损伤可能导致血管痉挛，并出现继发于缺血的下肢无力。胼胝体离断术后永久性并发症相对少见，8%～12% 的病例会出现无力和失用症，以及语言和行为功能障碍。混合性或交叉性优势半球患者可出现言语障碍和书写困难。一些患者在学习新的双手配合任务时会遇到障碍，但之前掌握过的双手配合任务仍能良好完成。胼胝体离断的多数持续性缺陷是跨大脑半球信息处理整合不完全，通常被称为离断综合征。这些变化十分微妙，需通过神经心理测试才能被发现。

（四）迷走神经刺激

迷走神经刺激术相对安全、耐受性好，并发症发生率低。在刺激迷走神经时，最常见的不良反应包括声音嘶哑、嗓音改变、咳嗽、不适、呼吸困难、呕吐和颈部 / 喉部局部感觉异常，这些症状一般都会很快消失。手术并发症包括设备故障、左侧声带麻痹、下面部肌肉瘫痪、发电机周围积液和设备周围感染。胸壁发电机侵蚀十分罕见，皮下脂肪菲薄的小儿患者有可能发生这种情况。有时，术中测试装置时可能会出现一过性心动过缓和心脏停搏，常见的处理方法是中止测试。目前尚无长期影响心血管的并发症报道。

（五）颅内电极置入

作为难治性癫痫诊疗方法的一部分，颅内电极置入的并发症发生率低至 3%，这些并发症主要包括颅内出血、感染（脑膜炎）、癫痫持续状态、无菌性脑膜炎和一过性神经功能障碍。年龄、性别、电极数量和电极使用时间不影响并发症的发生率。

要 点

- 1/3 的癫痫患儿药物治疗效果不佳。
- 难治性癫痫的治疗目标远不只是控制癫痫，而是促进颅脑发育和增强认知功能，治疗心理和行为问题，避免 / 减少脑损伤。
- 确定治疗疗程时，必须考虑到其他复杂因素，如诱发癫痫的原因及药物对大脑发育和可塑性的影响。
- 目前，癫痫手术被广泛接受，成功率很高。手术成功的标准不是以癫痫发作完全缓解来衡量的。
- 颞叶切除术是儿童最常见的癫痫治疗手术，其次是颞外病灶切除、胼胝体离断术、多叶切除、大脑半球切除 / 大脑半球切开术和多处软膜下横切术。
- 癫痫手术并发症发生率较低，可分为一过性并发症（感染、血肿形成、深静脉血栓形成、脑积水、脑脊液漏）和永久性并发症（偏瘫、偏盲、脑神经损伤和语言障碍）。
- 迷走神经刺激是控制成人和儿童癫痫发作的一种有效、微创的手术方式。

附录　难治性癫痫的常见手术方法

手术方法		临床应用	百分比[a]	并发症[b]
颞叶切除术		颞叶孤立性病变	55%	• 视野缺损 • 偏瘫 • 精神症状 • 同向性上象限偏盲 • 语言 / 言语功能障碍 • 卒中 / 内囊或皮质脊髓束缺血
额叶皮质局部切除术		额叶外病变	26%	• 偏瘫（一过性 / 永久性） • 视野缺损 • 一过性言语障碍 • 硬膜外腔积液

（续表）

手术方法		临床应用	百分比 [a]	并发症 [b]
大脑半球切除 / 大脑半球切开术		• 半球病变 • 脑炎 • 皮质发育不良 • Sturge–Weber 综合征	2.8%	• 大量失血 • 脑积水 • 术后早期癫痫发作 • 离断不全 • 抗利尿激素分泌失调综合征（SIADH） • 运动功能障碍 • 重度头痛 • 一过性偏瘫加重 • 一过性言语功能障碍
多处软膜下横切术（MST）		• 大脑功能活跃区病变 • Landau–Kleffner 综合征	0.2%	• 一过性偏瘫 • 长期的癫痫复发 • 取决于横切平面的神经功能障碍
多叶切除		• 病灶扩大 • Sturge–Weber 综合征	4.6%	• 切除部位和范围决定了神经功能结局 • 控制癫痫发作的效果劣于单叶切除
部分 / 完全胼胝体离断		无张力性 / 猝然跌倒的癫痫发作	14.6%	• 术后离断综合征 • 下肢无力 • 性格和记忆改变 • 半球水肿 • 脑脊液泄漏 / 脑积水 / 化学性脑膜炎

a. 每项手术技术占所有癫痫手术治疗的百分比

b. 文献报道的常见的副作用，不包括所有手术共有的一般并发症，如伤口感染、脑膜炎或残留血肿、新发血肿形成

推荐阅读

[1] Albright AL, Pollack IF, Adelson PD. Principles and practice of pediatric neurosurgery. New York: Thieme; 2008. p. 1056–68, 1078–86, 1115–8.

[2] Basheer SN, et al. Hemispheric surgery in children with refractory epilepsy: seizure outcome, complications, and adaptive function. Epilepsia. 2007;1:133–40.

[3] Boon P, et al. Vagus nerve stimulation for refractory epilepsy. Seizure. 2001;10:448–55.

[4] Elger CE, Schmidt D. Modern management of epilepsy: a practical approach. Epilepsy Behav. 2008;12:501–39.

[5] Gonzalez-Martinez JA, et al. Hemispherectomy for catastrophic epilepsy in infants. Epilepsia. 2005;9:1518–25.

[6] Jea A, et al. Corpus callosotomy in children with intractable epilepsy using frameless stereotactic neuronavigation: 12-year experience at the Hospital for Sick Children in Totronto. Neurosurg Focus. 2008;3:E7.

[7] Kemeny AA. Surgery for epilepsy. Seizure. 2001;10:461–5.

[8] Rydenhag B, Silander HC. Complications of epilepsy surgery after 654 procedures in Swede, September 1990–1995: a multicenter study based on the Swedish national epilepsy surgery register. Neurosurgery. 2001;49:51–7.

儿童神经内镜手术面临的挑战

Challenges During Pediatric Endoscopic Neurosurgery

Nina Deutsch 著

陈亦豪 译 张 砥 校

一、概述

神经外科内镜技术日益成为多种小儿神经疾病的重要治疗方式。随着成像技术、光纤技术和手术设备的改进，使得这项微创技术在传统神经外科手术难以涉及的区域能够安全地进行可视化操作。表64-1总结了神经内镜技术治疗的常见儿科疾病和首选的无创性治疗措施。

第三脑室造瘘是最常见的小儿神经内镜手术。内镜由颅骨钻孔引入，并通过额叶皮质进入侧脑室。其后，沿室间孔进入第三脑室，打开通向漏斗隐窝的前基底部，以允许脑脊液（cerebrospinal fluid，CSF）流出。为了充分显示这些结构，外科医师可使用温盐水或乳酸林格液连续冲洗镜头，并通过镜头或钻孔引流脑脊液。

脑室外内镜手术包括神经内镜辅助下带状颅骨切除术治疗颅缝早闭。这种方式日益流行，其疗效不仅与创伤更大的开放手术相似，还降低了出血的发生率和输血概率。为了获得最好的效果，这项手术适用于体重超过5kg的婴幼儿（出生后3~4个月内）。患儿处于俯卧位，外科医师沿中线钻孔置入内镜，以便在分离和切开融合颅缝两侧的骨骼时更好地显露导静脉和硬膜结构。

神经内镜手术的重大并发症非常少见，根据不同的手术方式和患者的身体状况和解剖结构的差异，其发生率也有所不同。与传统的开放手术相比，神经内镜技术已被证明可以提高患者的安全性，缩短住院时间，并且死亡率几乎为零（0%~1%）。部分研究中心报道的数据显示，术中和术后并发症的发生率差异较大，为5%~30%。内镜下第三脑室造瘘已成为非交通性脑积水的标准外科治疗方法（成功率为60%~95%），并且大多数患

表64-1 小儿神经内镜使用指征

诊 断	治疗方式
脑积水	• 第三脑室造瘘治疗导水管狭窄 • 隔膜造口术治疗第四脑室流出道阻塞
蛛网膜囊肿	• 开窗引流术
胶样囊肿	• 内镜下切除
脑室周围肿瘤	• 活检术
垂体瘤	• 经鼻神经内镜垂体切除术
颅缝早闭	• 神经内镜辅助下带状颅骨切除术
颅内血肿或脑脓肿	• 内镜下引流

者无须在体内留置分流装置，从而降低了该患者群体整体并发症的发生率（内镜下手术风险为 5%）。神经内镜手术常见的相关并发症见表 64-2。

二、预防方法

选择合适的患者（解剖结构利于手术操作），以及神经外科医师熟练掌握手术技术，能够明显提升手术成功的概率。麻醉医师可以根据预期的步骤来调整麻醉方法和药物剂量，从而降低手术并发症的发生概率。重点强调如下方面。

（一）麻醉技术

1. 尽管神经内镜手术的创伤较小，但麻醉的关注点与常规神经外科手术并无太大不同。

2. 术前患者可能出现颅内压增高症状，如呕吐、头痛、意识不清或精神状态改变，有必要详细记录完整的神经学检查结果。因为患者术前的神经功能状态可能存在异常，以及为避免术后苏醒延迟，术前需谨慎使用抗焦虑药。

3. 术中采取全身麻醉可避免整个手术过程中患者有体动反应。心律失常或血流动力学不稳定可以在没有任何预警的情况下发生，麻醉医师应时刻保持警惕，在适当的时机进行干预，调节全身血流动力学，以达到最佳的手术状态。手术过程中颅内压也可能升高，且需要处理，可以过度通气和调整血压以维持脑灌注压。外科医师也可进行脑脊液引流。为避免内镜带入的气泡在脑室内膨胀，应避免

表 64-2　神经内镜手术并发症

- 心血管系统
  - 心律失常
  - 高血压
- 神经系统
  - 颅内压增高
  - 苏醒延迟
  - 癫痫发作
  - 神经麻痹
  - 静脉 / 动脉出血
  - 脑脊液漏
  - 脑膜炎
- 尿崩症或抗利尿激素分泌失调综合征（SIADH）
- 体温调节失衡
- 电解质紊乱

使用笑气。短效阿片类药适用于简短的急诊手术和早期神经学检查。

4. 除非患者有严重的并发症，否则很少需要进行有创性动脉血压监测（大多数情况下，无创性袖带压已经足够）。但是，合适的大口径静脉通路对于静脉采血和输液输血都很重要，尤其是对术中出血风险更大的内镜辅助下带状颅骨切除术患儿。

5. 与开放手术相比，由于内镜手术时间较短，预期出血量少，因此不常规放置 Foley 尿管。然而，对预期需要利尿治疗，或可疑尿崩症和 SIADH 发生时，应放置尿管监测尿量。

6. 持续的神经功能检查和血清电解质水平监测对于早期发现术后出血、颅内压增高、尿崩症或下丘脑功能障碍非常重要。

（二）沟通

应该重视麻醉医师和手术团队之间沟通的重要性，沟通应持续进行。一些特定于神经内镜手术的例子，如

1. 在第三脑室造口术期间，当外科医师用内镜尖端刺激第三脑室底部时，很有可能发生心血管事件。提前通知麻醉医师，有助于他们为此类事件做好准备并尽快给予治疗。同样，麻醉医师需要告知外科医师心律失常的发生情况，以便于术者及时退回内镜，停止刺激后心律失常往往就会消失，无须其他处理。

2. 发生出血时应及时沟通，以便控制血压并在合适时机输血。

3. 如需转为开放手术或中止当前操作，需及时与团队成员沟通商榷。

三、危机管理

（一）心血管系统不稳定

心血管不稳定（在 28%～32% 的患者中报道）最常表现为心律失常（心动过缓最为常见）和高血压。脑室应激和心搏骤停虽然罕见，但均有报道。表 64-3 总结了常见的心血管不稳的情况。

（二）静脉 / 动脉出血

在神经内镜术中或者术后，可能会出现多种

神经并发症，包括颅内压升高、苏醒延迟、癫痫发作、神经麻痹和脑脊液漏。治疗方面首先是要意识到可能发生了这些并发症，并调整麻醉方案，以便快速苏醒并尽快进行全面的神经功能检查。出血是最严重的并发症之一，详见表 64-4。

（三）尿崩症或 SIADH

尿崩症（DI）或抗利尿激素分泌失调综合征（SIADH）可在术中或术后发生。两者都被认为是由于内镜的直接损伤或灌洗液产生的高压导致了下丘脑功能障碍。尿崩症通常是自限性的。表 64-5

总结了这两种并发症的表现、患者评估和治疗。

（四）电解质紊乱

神经内镜术后患者常出现电解质失衡。血钠失衡可以归因于 DI 或 SIADH 合并下丘脑损伤，此外，术后高钾血症也不少见。表 64-6 总结了电解质紊乱的情况。

（五）苏醒延迟

苏醒延迟可能与手术操作或患者的麻醉管理有关，需要立即查找原因，以便及时处理。表 64-7 总结了苏醒延迟的特点。

表 64-3 心血管系统不稳定

病理生理学及表现	患者评估	治疗 / 干预措施
• 心律失常继发于脑室系统压力升高（与脑室内灌洗增多和脑脊液引流相关）和内镜直接刺激第三脑室底部 • 最常见的是心动过缓 • 高血压常继发于颅内压升高	• 是否有颅内压升高的证据？ • 是否与疼痛刺激有关？ • 镇痛是否充足？ • 脉搏、心律和血压是多少？ • 患者是否缺氧？	• 让术者将内镜从第三脑室底退回 • 检查内镜是否能正常引流液体 • 可能需要药物治疗（阿托品处理未缓解的心动过缓，降血压药和镇痛药） • 处理颅内压的变化

表 64-4 静脉 / 动脉出血

病理生理学及表现	患者评估	治疗 / 干预措施
• 基底动脉破裂最为严重，但很少见 • 内镜导致的室管膜下血管或脉络丛破裂引起静脉出血 • 内镜插入点或钻孔部位出血 • 出血可能会影响内镜视野，从而使术者不得不放弃内镜下操作，转而采用开放手术	• 镜下可以见到出血点吗？ • 脉搏、心律、血压（颅内压升高的迹象）是多少？ • 是否出现苏醒延迟？ • 术后神经功能检查是否有显著改变？	• 输血和控制血压，是动脉出血的支持性治疗 • 持续冲洗出血静脉足以起到有效的止血作用 • 对难以控制的出血应迅速转开放手术 • 处理 ICP 的改变 • 有必要放置术后脑室置管引流

表 64-5 尿崩症和 SIADH

病理生理学及表现	患者评估	治疗 / 干预措施
• 尿崩症：高钠血症与术中或术后稀释性尿量增多相关，如果未能识别和治疗，可能会导致脱水和低血压 • SIADH：低钠血症、尿液浓缩、水潴留而无高血压；术后可能出现头痛、恶心、呕吐、意识改变或癫痫发作	• 血清电解质水平如何？ • 尿渗透压是多少？ • 脉搏和血压是多少？ • 是否出现苏醒延迟？ • 神经功能检查是否有显著改变？	• 尿崩症：通过输注平衡盐溶液持续水化，监测电解质水平，尿崩症通常是自限性的；可能需要短期使用去氨加压素 • 抗利尿激素分泌失调综合征（SIADH）：监测血钠水平；必要时进行置换；限制水分输入；监测癫痫发作

表 64-6　电解质紊乱

病理生理学及表现	患者评估	治疗/干预措施
• 使用乳酸林格液冲洗手术野，似乎会增加高钾血症的发生率 • 使用生理盐水冲洗术野可能导致低钾血症，但通常没有临床意义 • 血钠紊乱讨论如上	• 脉搏和心律怎么样？ • 术后血清电解质水平如何？ • 是否出现苏醒延迟？ • 神经功能检查是否有显著改变？	• 密切监测电解质水平 • 如果出现心律失常，应治疗血钾水平异常 • 乳酸林格液在生理上更接近脑脊液，但会升高血钾水平 • 生理盐水对血钾的影响较小

表 64-7　苏醒延迟

病理生理学及表现	患者评估	治疗/干预措施
• 残留麻醉药作用，包括吸入麻醉药、阿片类药、肌松药或术前镇静药 • 神经病学原因，包括脑室出血、水肿、颅内压增高、脑结构损伤和缺血 • 电解质异常 • 低血糖 • 缺氧 • 低血压/心律失常 • 存在局灶性神经功能障碍或全身反应迟缓的表现	• SpO_2 和 $EtCO_2$ 是多少？ • 脉搏、心律和血压是多少？ • 电解质/血糖水平如何？ • 术中是否有出血或高灌注压力的迹象？ • 神经学检查出局灶性神经功能缺陷的征象？是否有高 ICP 的表现？ • 是否已完全逆转残余肌松作用？是否有吸入麻醉药残留？阿片类药或术前镇静药过量？	• 密切监测生命体征，处理低血压、高血压和缺氧 • 纠正电解质和血糖水平异常 • 拮抗所有麻醉药 • 影像学方法评估神经功能障碍的原因（出血/缺血） • 颅内压监测？

要　点

- 神经内镜手术能够治疗很多类型的小儿神经疾病，安全性高，创伤较小。
- 完整的术前评估，包括翔实的病史、体格检查和神经学检查，以及实验室检查，都应该有详细的记录，以帮助指导患者的麻醉管理。
- 麻醉医师与外科医师保持良好的沟通，以及持续的警惕性，有助于确保患者安全。
- 了解神经内镜手术最常见的并发症及如何处理。
- 时刻准备在紧急情况下转为开放手术。
- 术后持续对患者进行评估有助于避免发生易被忽视的灾难性并发症。

推荐阅读

[1] Baykan N, Isbir O, Gercek A, et al. Ten years experience with pediatric neuroendoscopic third ventriculostomy. J Neurosurg Anesthesiol. 2005;17:33–7.

[2] Chowdhry SA, Cohen AR. Intraventricular neuroendoscopy: complication avoidance and management. World Neurosurg. 2013;79(2 Suppl):S15.e1–10.

[3] El-Dawlatly AA. Endoscopic third ventriculostomy: anesthetic implications. Minim Invasive Neurosurg. 2004;47:151–3.

[4] Johnson JO. Anesthesia for minimally invasive neurosurgery. Anesthesiol Clin N Am. 2002;20:361–75.

[5] Meier PM, Guzman R, Erb TO. Endoscopic pediatric neurosurgery: implications for anesthesia. Pediatr Anesth. 2014;24:668–77.

[6] Schubert A, Deogaonkar A, Lotto M, et al. Anesthesia for minimally invasive cranial and spinal surgery. J Neurosurg Anesthesiol. 2006;18:47–56.

儿童脑病理学诊断及围术期影像学检查中的挑战

Challenges During Diagnostic and Perioperative Imaging in Children with Brain Pathology

James Peyton Mary Landrigan–Ossar Craig D. McClain 著

陈亦豪 译 张 砥 校

一、概述

随着各种神经成像技术精细度的提高，神经外科和神经病学医生越来越依赖于从使用这些技术中获取有效的信息，并以此协助诊断、计划和指导治疗中枢神经系统的各类疾病。磁共振成像（MRI）、计算机断层扫描（CT）、正电子发射断层扫描（PET）、单光子发射计算机体层成像（SPECT）、血管造影、术中磁共振等技术，使外科医师和神经介入医师诊断和治疗中枢神经系统疾病的能力不断提高。复杂的神经成像技术原理超出了本章的讨论范围。我们将试图集中讨论神经成像技术对患有中枢神经系统疾病的成人和儿童在诊断和治疗上一些共同的、相关的知识点。本章将重点介绍在特殊的临床环境中如何为患者提供麻醉。

二、神经放射诊断学

CT 和 MRI 是最常见的神经影像诊断技术。对于成人患者而言，通常不需要进行全身麻醉或者深度镇静来完成检查。小儿患者恰恰相反，特别是年幼的儿童，常需要在全身麻醉或镇静下完成影像学检查。CT 虽存在电离辐射，但因为其软件和扫描仪可以在很短的时间内捕获图像，故小儿患者通常也不需要镇静或麻醉辅助检查。近年来，有研究表明频繁暴露于医学电离辐射环境（如 CT）会增加患者罹患各种癌症的风险。正因为如此，曾经作为首选神经成像技术的 CT，在很多情况下已被 MRI 所替代。

MRI 扫描不会使患者暴露于电离辐射中，但完成检查需要更长时间（根据成像序列和操作规范，常需超过 1h），并要求患者在图像采集期间保持不动。小儿往往难以保持不动，成像会受到影响。因此，常需要在镇静或全身麻醉状态下才能顺利完成检查。影像技术的选择取决于决策小组和放射科医师所怀疑的病理类型和相关信息。但需要注意的是，在决定检查方式时，必须衡量患者的风险（包括麻醉或镇静的风险）和完成检查患者的获益。此外，CT 和 MRI 作为不同类型的成像技术均非常有效，在许多情况下并不能简单地互相替代。

磁共振成像（MRI）技术给麻醉科医师带来了一系列特有的挑战，大致可分为环境相关和医疗相关的挑战。

（一）与环境相关的困难

1. 强大的磁场限制了扫描区域内设备的使用。

2. 高强度的磁场可能会使含铁物体飞向磁体，可对患者和医护人员造成严重伤害甚至死亡。

3. 机器运转时，扫描间内的强烈噪音可损伤患者和医务人员的听力。

4. 为了维持高强度的磁场，磁体需要被冷却，室内必须保持较低温度。这可能会给年幼的患儿（婴儿）或者需要长时间在麻醉状态下扫描成像的患者带来困难。

5. 患者在接受检查时，医护人员常远离患者，在磁共振室外。

6. 快速振荡磁场的射频干扰可能会导致监护仪和麻醉给药系统（机器和输液泵）等电子设备出现问题。因此，需要使用专门为在这种环境中而设计的监护仪、输液泵和麻醉机。

7. 同样，来自麻醉设备的电子干扰可能会导致图像上出现伪影。除非使用特殊设备，并遵循制造商建议的保持设备与磁铁之间有安全距离。对于不同强度的磁体，这些安全距离可能不同。

（二）与医疗相关的困难

● 镇静 / 全身麻醉的固有风险。

● 患者潜在的病理生理状态相关的额外风险。

1. 镇静 / 麻醉的风险

大多数成人患者基本上不需要通过麻醉医生的帮助就能完成常规的 CT 或 MRI 检查。通常，这些患者在完全清醒的情况下完成检查，或者在其他医务人员提供的轻度镇静下完成。但也有个别情况需要深度镇静或全身麻醉。除了不是常规手术室内麻醉以外，麻醉科医师还不应忘记神经系统异常患者麻醉的一般原则。对于紧急的神经影像学检查，患者可能存在各种并存疾病，且没有充分的麻醉前准备。例如，患者可能没有严格禁食水，同时又存在明确的颅内病变（如脑积水、蛛网膜下腔出血等）。

对于年龄较大的小儿患者而言，可能只需要使用轻度抗焦虑药和分散注意力（如看电影或听音乐）即能完成检查。但对于年龄较小的儿童和难以保持静止的患者，为完成检查常需要更强效药物的干预。人们常分不清楚持续镇静和麻醉，尤其是在听到"中度和深度镇静""麻醉下监护"和"麻醉"等术语时。美国麻醉学会在 2013 年关于麻醉下监护的声明中提到：如果患者失去意识和应答能力，无论是否使用气道设备，麻醉监护就已经变成了全身麻醉。（ASA 关于 2013 年关于麻醉下监护的声明）

从患者安全的角度，必须要强调这一点。对无法配合保持安静的儿童，需要通过麻醉使患者失去意识，避免自主运动，才能获得理想的成像。影像检查本身没有痛苦，所以有可能（可能更为理想）保留患者的自主呼吸，而不使用气道辅助设备；许多文章和论文将其称为"镇静"或"麻醉下监护"。

更准确的说法是"保留自主呼吸的全身麻醉"，但是考虑到在各类研究文献中用词较为复杂，本文将交替使用镇静、麻醉下监护和麻醉这三个术语。当然，具体到特定患者，会根据其情况决定是否需要麻醉。

有复杂并发症的患者，如困难气道，最好是在检查室外进行镇静或全身麻醉诱导。通过这样做，可以选择最合适的设备、人员和监测手段，让患者安全地达到所需的镇静或麻醉水平。等患者平稳后，再转运至检查室。这种方法特别适用于需要在麻醉下进行 MRI 引导下操作的患者。在进入核磁室之前，必须去除所有患者、病床和医护人员身上影响 MRI 安全运作的物体。当患者完成检查后，将患者转运回原先的"诱导室"安全等待患者复苏。一条重要的原则是永远不要将病情不稳定的患者送进 CT 或 MRI 扫描仪内进行检查。受限于空间和体位等问题，如果是 MRI 还会受到磁体安全性问题影响，在这种环境下进行复苏十分困难。如果在 MRI 扫描过程中，麻醉下的患者变得不稳定或处于临界点，正确的做法第一步就是在开始复苏前将患者从扫描室中移出。这将确保患者的安全，也能保证实施复苏的医务工作者安全。

当我们关注手术室外实施麻醉的安全性时，那些最有价值的信息来自于多个机构的数据汇集。其中一个最好的例子就是儿童镇静研究协会（Pediatric Sedation Research Consortium，PSRC）。该组织由美国和加拿大的 30 家机构组成，他们从每个成员机构的检查点收集关于每例镇静或麻醉的相关信息，包括人口统计数据、操作步骤、并发症、提供镇静的人员、使用的药物和监护设备、镇静的结果等。数据库中有超过 300 000 条记录存档。

PRSC 的第一篇论文于 2006 年 9 月发表在《儿科》杂志上（见"推荐阅读"），描述了数据库中最初 30 000 个麻醉病例中发生的不良事件。表 65-1 对此进行了总结。

从气道相关并发症的发生率可以明显看出，为儿童提供镇静或麻醉的人员需要具备及时识别呼吸暂停、建立气道和提供正压通气的关键能力。这些技能对于麻醉医师来说是必不可少的，但是很多情况下，许多患儿可能并没有麻醉医师给他们提供保障。

随后在 2009 年，PRSC 发表了第二篇论文，专

表 65-1　不良事件及其发生率（以每 10 000 例镇静中发生的数值表示）

不良事件	发生率（每 10 000 例镇静）	N	95%CI
死　亡	0.0	0	（0.0～0.0）
心搏骤停	0.3	1	（0.0～1.9）
误　吸	0.3	1	（0.0～1.9）
体温过低	1.3	4	（0.4～3.4）
镇静过程中癫痫发作（意外发生的）	2.7	8	（1.1～5.2）
喘　鸣	4.3	11	（1.8～6.6）
喉痉挛	4.3	13	（2.3～7.4）
喘息（镇静中新发的症状）	4.7	14	（2.5～7.8）
变态反应（皮疹）	5.7	17	（3.3～9.1）
静脉输液相关问题 / 并发症	11.0	33	（7.6～15.4）
镇静延长	13.6	41	（9.8～18.5）
复苏延迟	22.3	67	（17.3～28.3）
窒息（意外发生的）	24.3	73	（19.1～30.5）
气道分泌物增多（需气道吸引）	41.6	125	（34.7～49.6）
检查过程中呕吐（非胃肠道原因）	47.2	142	（39.8～55.7）
氧饱和度低于 90%	156.5	470	（142.7～171.2）
总不良事件需计划外治疗	339.6（1/29 例）	1020	（308.1～371.5）
需要使用拮抗药（非计划的）	1.7	5	（0.6～3.9）
需要麻醉医师处理的紧急气道	2.0	6	（0.7～4.3）
意外需要住院治疗（与镇静相关）	7.0	21	（4.3～10.7）
需要气管插管（意外发生的）	9.7	29	（6.5～13.9）
口咽通气支持（意外发生的）	27.6	83	（22.0～34.2）
球面罩通气（意外发生的）	63.9	192	（55.2～73.6）
操作中总的非计划处理情况	111.9（1/89 例）	336	（85.3～130.2）
镇静程度不恰当无法完成检查	88.9（1/338 例）	267	（78.6～100.2）

门研究了在手术室外使用丙泊酚的相关不良事件。这篇文章报道了 49 836 例主要使用丙泊酚的临床数据，且最初都是打算保留这些患者经天然气道的自主呼吸。表 65-2 总结了与气道相关的不良事件。

显然，气道问题是一个重要的不良事件，需要迅速处理。但对于患有神经病变的儿童来说，还存在其他的潜在风险，必须加以考虑。

2. 潜在神经病变带来的风险

此类风险一般与脑血流量（cerebral blood flow，CBF）和脑代谢率（cerebral metabolic rate，CMR）的控制有关。

应记住"脑灌注压（CPP）＝平均动脉压（MAP）-颅内压（ICP）"，因此，任何影响这些变量的因素都可能导致问题发生。CMR 描述的是大脑耗氧量，在出现急性疾病、创伤和癫痫活动时 CMR 增加。

(1) 在麻醉状态下，尤其是患者自主呼吸且通气不足时，高碳酸血症会加重患者的颅内压升高。

(2) 麻醉药可能会对血流动力学产生显著影响，导致心排血量和平均动脉压的下降。应该通过调整麻醉和静脉输液，及使用血管升压药/正性肌力药维持脑灌注压力。有时需要动脉置管监测实时血压。

(3) 体温升高会增加大脑耗氧量。全身麻醉状态下，身体丧失自主调控体温的能力。因此，当成像检查时间过长时，应评估体温并采取措施维持体温在正常范围内。但是在 MRI 检查的环境中很难做到，因为体表体温探头和中心体温监测导线在 MRI 环境中是禁忌。采取预防热量散失的措施，如将患者裹在温暖的毛毯里，可能有效。

(4) 应避免输注低张溶液，以免导致严重的低钠血症和脑水肿。诸如脑盐耗综合征、抗利尿激素分泌不当综合征或尿崩症等问题都可能导致严重的电解质紊乱。这些紊乱在神经外科患者中更为常见。

（三）介入放射学

在介入放射（IR）手术间里为患者提供服务给麻醉医师带来了不少挑战。在手术室外进行麻醉可能会增加患者受到伤害的风险，相关因素包括在不熟悉的环境中工作、患者病情急剧变化（可能因病情加重而无法转运至手术室治疗）、难以获得其他麻醉医师的援助。通过标准化患者评估、制订抢救方案和建立团队安全培训或许能解决一部分问题，当然，其中最好包括麻醉医生。除了以系统为基础的患者

表 65-2　丙泊酚镇静患者相关的气道干预

计划外气道干预	N	发生率	95%CI
气管插管	53	11.4	（8.6～15.0）
托下颌	525	113.2	（103.8～123.3）
置入喉罩	50	10.8	（8.0～14.2）
放置鼻咽通气道	211	45.5	（39.6～52.1）
需要持续吸氧	1899	409.6	（391.7～428.0）
置入口咽通气道	300	64.7	（57.6～72.4）
皮球面罩通气	531	110.6	（101.3～120.6）
调整头位	721	155.5	（144.4～167.2）
气道吸引	341	73.6	（66.0～81.8）
无数据	17	3.7	（2.1～5.9）

安全问题外，介入手术间里的辐射问题也威胁到了身体安全。因为介入室中完成神经成像会产生大剂量的辐射，患者和工作人员都需要针对此进行保护。

一般来说，中枢神经系统病变患者接受的操作可分为诊断性成像和治疗性操作。诊断成像包括血管造影，最常见的是脑血管造影。此外，神经介入手术被越来越多地运用于神经系统病变的治疗，其中包括经导管颅内动脉瘤栓塞和颅内血管畸形栓塞术。

三、神经介入室的诊断性操作

神经介入室内最常见的神经诊断性操作是脑血管造影术。虽然近期 CT 和 MRI 在血管造影的精密程度方面得到了提高，但脑血管造影仍然是颅脑血管病变的金标准。成人和年龄较大的青少年通常在没有镇静或轻度镇静的情况下就能耐受血管造影。然而，过度镇静有可能导致患者不受控制或陷入沉睡而无法配合憋气。因此，年幼的患者可能需要气管插管进行全身麻醉。并且，结合患者并发症的情况，气管内插管全身麻醉也是可取的。

简单的脑血管造影通常需要 1h 或更短的时间，它本身没有太多需要交代的事项，仅需要看一次外科门诊。但是需要仔细评估可能增加患者麻醉风险的并存疾病，并交代操作前后的注意事项。标准一致的病例回顾表和与专家的交流，将确保患者在神经介入室接收操作前得到恰当的评估和优化。

当给有潜在脑血管疾病患者实施麻醉时，必须细致管理血压和输液。特别是在麻醉诱导时，要避免低血压的发生。这是因为低血压会增加某些血管病变（如烟雾病）和大脑低灌注的风险。减少禁食时间对这些患者可能有益。另一方面，严重高血压会引起不稳定动脉瘤或动静脉畸形（AVM）发生灾难性出血，必须避免其发生。如果从无创血压测量可以获得可靠的读数，就无须在这种短时间操作中进行有创性动脉监测。患者的血碳酸水平应维持正常。发现急性低碳酸血症时应与神经放射科医师进行交流。虽然大出血的风险很低，但仍需要合适的静脉通路补液。患者将在术中通过静脉通路接受大量的对比剂，因此，麻醉医师必须意识到对比剂导致肾功能损伤的风险。正常血容量至轻度高血容量可抵消非离子型对比剂的利尿作用，从而降低对比

剂导致肾功能损伤的风险。

实施诊断性脑血管造影后需要特别关注的是股动脉穿刺部位的止血操作。患者必须平卧数个小时，这在年幼的小儿患者中较难实现。通过分散注意力的方法和药物辅助，如使用苯二氮䓬类、阿片类药或 α₂ 受体激动药可以提高患儿在术后的配合度。

四、神经介入室内的治疗性操作

越来越多患有各种不同中枢神经系统病变的患者在神经介入手术间接受了治疗或姑息性治疗。开颅夹闭术曾是颅内动脉瘤的主要治疗方式，但现在神经介入栓塞或放置弹簧圈更为普遍，并迅速取代开放手术，成为许多患者的首选治疗方式。同样，作为主要治疗方法或与开放手术切除相结合的分阶段疗法的一部分，中枢神经系统血管畸形的介入栓塞治疗也越来越普遍。介入室内诊断性操作的时间相对较短，发生明显的生理变化的概率也比较小，但治疗性操作往往需要更多的时间来完成。因此，许多没有麻醉或仅在轻度镇静下完成诊断性操作的患者，无法在相同的镇静/麻醉方案下完成长时间的治疗性操作。即使是那些单次给予咪达唑仑就能完成诊断性操作的患者，也无法在治疗性操作中保持数个小时仰卧不动的状态。这对于儿童患者来说就更为困难，几乎所有儿童在神经介入治疗性操作过程中都需要气管内插管全身麻醉。

与诊断性操作一样，治疗性操作往往也需要患者屏气，在进行血管造影时暂停呼吸。治疗过程中发生灾难性事件（如动脉瘤破裂）及大出血的风险较诊断性操作时更大。出血很难进行评估，因为基本上大部分血液都会通过导管鞘流失。出血通常不是急性大量的。但是，这种出血可能会随着频繁的更换导管、撤回和冲洗而难以被察觉。患者也可能因使用大量的对比剂，发生对比剂相关肾功能损伤的风险增加。对于小儿患者，应注意对比剂的使用剂量，麻醉医师应在对比剂使用至极量时提醒外科医师。在这种情况下，应积极进行水化，并且留置尿管以准确监测尿量。

在儿童中，采用分阶段或联合治疗颅内血管畸形（如动静脉畸形）的方法越来越普遍。神经介

入部分以栓塞为主，以减少开放手术切除时大出血情况的发生。这些手术可以分阶段进行，如第 1 天栓塞治疗，第 2 天开放切除，也可以在麻醉下同期完成。治疗性操作同样需要注意动脉穿刺后出血的问题。在最后拔除动脉导管鞘后，患者需要保持静止、伸直并仰卧数小时。因此，往往需要药物辅助，尤其是对小儿患者。

五、影像技术引导下的神经外科手术

传统手术室和神经成像设备正在迅速融合。影像学引导下开展神经外科手术的想法已经流行了几十年。包括 CT、超声和 PET 等各种各样的成像方法已经被用来帮助神经外科医师完成复杂的手术操作。虽然这些设备为神经外科医师提供了支持，但这些特定环境并没有从根本上改变麻醉医师处理患者的方式。除了关注患者的体位改变、可能的移动或转运外，麻醉医师可以继续使用相同的设备来管理患者。然而，目前出现了一种更受欢迎的方式，即将 MRI 技术与手术室相互结合的技术。

术中 MRI（iMRI）是影像引导下手术和术中导航技术的一次重大飞跃。为了更详细地讨论 iMRI 的麻醉注意事项，读者应该参考已发表文献中的几篇综述文章。简而言之，为接受 iMRI 的患者提供麻醉可能充满了挑战。其中包括设备问题、iMRI 的类型（可移动磁铁固定患者或可移动患者固定磁铁）、维护术中 MRI 扫描时的无菌状态，以及在联合成像和手术过程中 MRI 安全标准的维护。这些都不是可以草率处理的问题。相反，需要仔细规划和设计安全体系。考虑到多项操作（手术、麻醉、护理和成像扫描）将在一个设备间里同时工作，因此，相关人员应该聚在一起进行最初的规划和设计。实际操作过程中，在几个不同的时间点停止或暂停操作进行核对，待确认每一个步骤安全后，再进行下一步操作。例如，肿物切除之后，在患者移入核磁扫描仪之前，应确保已清点和移除所有患者手术台上和在 iMRI 期间会成为Ⅳ区的非 MRI 安全设备。所有这些设备必须保持在距离扫描设备 5G 线之外的安全区域。为促进这些流程顺利进行，人们已经制订了各种策略。这些方法的细节将根据磁共振室的特性和手术室患者的差别而有所不同。底线是随着这些设备变得越来越普遍，参与神经外科手术的麻醉医师必须熟悉和适应在这种特殊环境下进行麻醉。

要　点

- 神经影像技术包括诊断成像和治疗操作。辐射剂量增加会影响患者和术者的健康，尤其是在神经介入室内。为避免这种损伤，患者和工作人员都应该进行辐射防护。
- CT 和 MRI 是最常用的神经成像手段。在成人中，很少需要进行全身麻醉或深度镇静来完成检查。
- 风险包括检查环境相关、患者个体条件和潜在的神经病变进展。
- 患者接受神经介入操作通常需要在手术室外实施麻醉，其继发的风险与不熟悉工作环境、患者病情急剧变化和无法获得其他麻醉医师的援助相关。为了尽量减少并发症和伤害，需要制订相应的治疗方案和指南。
- 术中神经影像技术包括 CT、超声和 PET 等，通常不会改变麻醉管理原则。相比之下，术中 MRI（iMRI）可能会带来比较多的问题，需要多学科协助规划和设计安全准则。

推荐阅读

[1] ASA position on monitored anesthesia care. 2013. https://www. google.com/url?sa=t&rct=j&q=&esrc=s&source=web&cd=1&v ed=2ahUKEwjduJflt6DiAhWBtVkKHf8XAi IQFjAAegQIARA C&url=https%3A%2F%2Fwww.asahq. org%2F-%2Fmedia%2F sites%2Fasahq%2Ffiles%2Fpublic%2Fresources%2Fstandardsguidelines% 2Fposition-on-monitored-anesthesiacare.pdf%3Fla%3 Den%26hash%3D65 679C53CDDE5ACD2C7448B52C2D9D0340 F8F78E&usg =AOvVaw31wa8H5XAE3x79Oj6PRtjy.

[2] Bergese SD, Puente EG. Anesthesia in the intraoperative MRI environment. Neurosurg Clin N Am. 2009;20(2):155–62.

[3] Chang B, Kaye AD, Diaz JH, Westlake B, Dutton RP, Urman RD. Interventional Procedures Outside of the Operating Room: Results From the National Anesthesia Clinical Outcomes Registry. J Patient Saf. 2018;14(1):9–16.

[4] Cravero JP, Blike GT. Pediatric anesthesia in the nonoperating room setting. Curr Opin Anaesthesiol. 2006;19(4):443–9.

[5] Cravero JP, Blike GT, Beach M, Gallagher SM, Hertzog JH, Havidich JE, et al. Incidence and nature of adverse events during pediatric sedation/anesthesia for procedures outside the operating room: report from the Pediatric Sedation Research Consortium. Pediatrics. 2006;118(3):1087–96.

[6] Cravero JP, Beach ML, Blike GT, Gallagher SM, Hertzog JH, Pediatric Sedation Research C. The incidence and nature of adverse events during pediatric sedation/anesthesia with propofol for procedures outside the operating room: a report from the Pediatric Sedation Research Consortium. Anesth Analg. 2009;108(3):795–804.

[7] Dagal A. Radiation safety for anesthesiologists. Curr Opin Anaesthesiol. 2011;24(4):445–50.

[8] Landrigan-Ossar M, McClain CD. Anesthesia for interventional radiology. Paediatr Anaesth. 2014;24(7):698–702.

[9] McClain CD, Rockoff MA, Soriano SG. Anesthetic concerns for pediatric patients in an intraoperative MRI suite. Curr Opin Anaesthesiol. 2011;24(5):480–6.

[10] Orbach DB, Stamoulis C, Strauss KJ, Manchester J, Smith ER, Scott RM, et al. Neurointerventions in children: radiation exposure and its import. AJNR. 2014;35(4):650–6.

[11] Practice Advisory for Anesthetic Care for Magnetic Resonance Imaging: an updated report by the American Society of Anesthesiologists task force on anesthetic care for magnetic resonance imaging. Anesthesiology. 2015;122(3):495–520.

[12] Smith ER. Structural causes of ischemic and hemorrhagic stroke in children: moyamoya and arteriovenous malformations. Curr Opin Pediatr. 2015;27(6):706–11.

第十篇 儿童神经外科麻醉术后注意事项

Postoperative Concerns in Pediatric Neuroanesthesia

儿童神经外科手术麻醉后的苏醒

Emergence from Anesthesia Following Pediatric Neurosurgery

Kirk Lalwani 著

陈绍辉 译 江荣才 校

一、概述

全麻苏醒和气管拔管可引起患者较大的生理和代谢应激。这些应激引起的生理参数改变可使疾病恶化或导致恢复期内外科并发症。因此，在麻醉苏醒期采取措施尽量减少应激引起的改变非常重要，特别是那些高危患者或并发症可导致发病率甚至死亡率显著增高的术后患者。

二、对神经外科患者的影响

（一）儿科注意事项

新生儿脑血流自主调节功能的血压范围和成人相似，自主调节能力无年龄相关差异。在此调节范围两端，陡峭的调节曲线使新生儿在低血压和高血压时易发生脑缺血和脑室内出血。婴儿囟门未闭，当颅内压逐渐升高时通常颅内顺应性更好。而稍大一些的幼儿，脑组织含水量高、脑脊液量少且有更高的脑容量与颅内容积比，因此当囟门和缝线闭合时，与成人相比，颅内顺应性降低，如果此时颅内压相对增加，儿童可能面临更高的缺血和疝风险。大量有关开颅术后麻醉苏醒的文献并未关注儿童。因此，为更好地理解这些生理机制，并尽可能将技术应用于儿童和成人。本章将讨论儿童和成人相关的研究。

（二）代谢改变

全麻恢复和苏醒过程中交感神经刺激增强、儿茶酚胺释放增加、氧耗增加、心动过速且循环血压增高（可导致颅内压增高）。研究表明，无论全麻时使用丙泊酚还是异氟醚，拔管时脑血流速率和清醒状态相比均可增加 60%。血压的显著升高在拔管后仍将持续 30min 以上，且和平均动脉压或二氧化碳分压无关，可能源于麻醉苏醒期中枢肾上腺素能的刺激。诸多其他应激因素如气管导管的刺激、呛咳、咽喉或气管内分泌物吸引、苏醒、听觉刺激、寒战、苏醒期躁动、伤口疼痛等可显著放大苏醒期的血流动力学反应（图 66-1）。

（三）早期苏醒和延迟苏醒

1. 早期苏醒

神经外科手术如果影响了颅内组织结构，术后患者特别容易因为外科出血或脑水肿导致严重后果，这主要由于刚性颅骨所限引起颅内压力改变导致。因此，早期发现诊断，避免永久性损伤或死亡尤为关键。这通常靠术后早期反复神经功能检查，明确是否存在神经功能的缺失来判定。高危患者可行早期脑 CT 辅助诊断，这通常在麻醉苏醒拔管前后进行。

由此可见，开颅术后的快速复苏和尽早清醒是术后早期神经功能检查的前提。然而，在实际临床工作中，快速复苏和清醒通常伴随着生命体征的剧烈波动，这是由苏醒期和气管拔管应激反应导致的。降低这些血流动力学参数波动的麻醉技术，却会影响早期复苏和意识恢复。因此，需要从麻醉技术上对开颅术后患者做一个详细的方案，以期在早期清醒和精细的血流动力学调控间取得平衡。

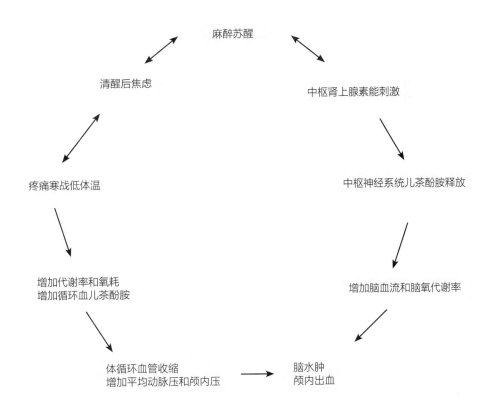

▲ 图 66-1　麻醉苏醒期应激导致的改变

2. 苏醒延迟

部分患者可能需要术后呼吸支持，早期苏醒拔管将给他们带来较大风险。在围术期应尽早识别这些高危患者，优化术中麻醉管理，术后尽早进行影像学检查，继续呼吸支持和镇静，并在 ICU 拔管前纠正酸碱失衡，维持电解质、体温和凝血功能的正常。

必须引起重视的是，和术后早期（即刻）拔管相比，延迟拔管（如术后用丙泊酚镇静 2h）将加重应激反应，因此是否实施应权衡利弊。然而，延迟拔管的患者可能是那些具有术前意识改变、手术时间长（＞6h）、肿瘤体积大、术前已有中线移位、脑神经受损（尤其第Ⅸ、Ⅹ、Ⅺ对脑神经）、术中并发症、术中脑水肿、低体温、凝血功能障碍及严重的水电解质酸碱失衡的患者。为便于早期评估延迟拔管患者的颅内并发症，很多外科医师常规要求离开手术室去 ICU 之前或到达 ICU 后立即做 CT 检查，以此来替代术后早期（苏醒后）神经功能检查。最近一个关于儿童幕上肿瘤切除术的随机前瞻性研究表明，与异氟醚相比，用七氟醚或地氟醚维持麻醉苏醒更快，而术中和术后不良反应类似。本研究中各组的拔管时间具有临床意义，尤其是地氟醚组。但达到预定 Aldrete 评分，虽然有统计学差异，却无显著临床意义。

三、关注点和风险

（一）神经并发症

在一个纳入 162 例成人患者的前瞻性研究中，开颅术后 6h 内并发症的发生率高达 57%，其中 3% 为神经并发症，如癫痫、神经功能缺失及苏醒延迟。其他并发症包括呼吸系统相关的低氧、高碳酸血症、低血压、高血压、疼痛、寒战及恶心呕吐。在有并发症的患者中，45% 有多个并发症。一个关于儿童开颅术后并发症的回顾性研究表明：和幕上肿瘤相比，颅后窝肿瘤手术后新发神经功能损伤的发病率增高（23.6% vs. 6.7%）。术后出血需再次手术的发病率为 1.7%，其他严重系统性并发症（脓毒症、肺炎等）发生率为 3.8%。

颅内出血和术中高血压相关。术后颅内高

压患者发生高血压的概率是配对对照病例的3.6倍。术中血压正常但术后高血压的患者，颅内出血风险高，这可能是由于术中血压相对较低时止血未彻底。开颅术后颅内高压比较常见（发生率12%～18%），会导致52%的成人患者临床恶化，并在CT检查时发现脑水肿和脑出血。早产儿及新生儿高血压会破坏脑血流自主调节功能，造成脑血流和颅内压发生剧烈变化，导致脑室内出血。另外，因颅内顺应性比成人低，儿童发生脑疝的风险更高。另一方面，新生儿和婴儿因囟门未闭合，相比大龄儿童更能耐受颅内压力和容积的变化。

麻醉技术对术中和术后并发症也有一定影响。一项系统性回顾研究分析了14个临床病例，比较使用丙泊酚和吸入麻醉药维持麻醉，对脑松弛度评分、脑血流动力学参数、患者恢复情况、术后并发症及临床结局等指标的影响。结果表明：丙泊酚维持麻醉时ICP更低，CPP更高，恶心呕吐发生率降低。其他结局指标无统计学差异，神经并发症比较证据不足。

（二）寒战

婴儿和儿童术后低体温比成人常见，主要原因有：新生儿的体表面积大，与体重比接近1（成人约0.4）；新生儿皮下脂肪薄，更容易丢失体热；新生儿的体温调节要求周围环境温度的下限是22℃，而成人为0℃。除体热容易丧失，其体温调节能力也不如成人，这就需要在术中仔细监测以预防低体温。低体温或吸入麻醉药引起的寒战可使氧耗增加200%～400%，平均动脉压增加约35%或以上。和体温正常的患者相比，即便是术中轻度低体温也可使体内去甲肾上腺素浓度大幅升高、血管显著收缩、术后早期血压升高。而充气温毯可降低寒战的发生率和严重程度。谨记，虽然新生儿麻醉苏醒时可能发生寒战，但寒战并非该年龄段儿童产热的主要方式，寒战多见于6岁以上儿童。

（三）疼痛

疼痛是一项重要的应激因素，可增加术后氧耗和儿茶酚胺的释放。术中镇痛可减轻术后这些代谢改变。一项研究证明，吗啡镇痛可降低重症患者氧耗的20%。由于阿片类镇痛药同时具有镇静作用，对于烦躁不安的患者来说，镇痛药降低氧耗的作用更大。头皮神经阻滞可有效减轻开颅术后疼痛，即便是术毕时进行阻滞，镇痛效果也可持续48h。头皮神经阻滞还可减少术后阿片类药的用量，减少术后恶心呕吐的发生。手术切口用局麻药浸润也可减轻疼痛，其作用可持续至患者回PACU后近1h。由于人的头皮血运丰富，实施头皮神经阻滞或切口浸润阻滞时需十分小心，需警惕血肿，并计算局麻药最大允许剂量以预防局麻药中毒（尤其对于儿童患者）。

儿童的术后疼痛，需要与分离焦虑症、饥饿、陌生环境、定向力障碍、膀胱过度充盈及苏醒期谵妄等引起的情绪反应相鉴别。儿童在术后通常需要进行一些简单的抚慰；如果是疼痛所致，应给予阿片类药达到有效镇痛。对乙酰氨基酚口服或直肠给药都有效，但酮咯酸通常不在术后早期使用，以防止因血小板功能改变导致出血。最近一个关于儿童大型神经外科手术后镇痛的多中心前瞻性研究表明，虽然镇痛给药方式和途径千差万别，但平均疼痛评分、住院时间及父母满意度都无显著差异。总的来说，疼痛评分越低、不良反应越少，父母满意度越高。

（四）苏醒期烦躁

儿童及成人都可能出现苏醒期烦躁，原因包括疼痛、膀胱过度充盈、缺氧、气道梗阻、环境陌生、定向力障碍、饥饿、电解质失衡、药物如咪达唑仑或苯海拉明对中枢神经系统的影响，及儿童多见的吸入麻醉药尤其是七氟醚麻醉后的苏醒期谵妄。近期研究表明，儿童维持相对较浅的麻醉深度（根据BIS监测）时，苏醒期烦躁发生率下降。排除和治疗引起烦躁的原因，如疼痛；对既往有麻醉后烦躁谵妄病史的患者，避免使用可能加重病情的药物；以及采取措施降低敏感患者的发生率，如阿片类预防用药、丙泊酚、可乐定及右美托咪定等都非常重要。可疑发生苏醒期烦躁时，0.5～1mg/kg的丙泊酚可快速起效。这既避免了过量阿片类药的潜在危害，又可减少颅内并发症、引流管脱出、手术部位出血，以及造成患者自身或医护人员伤害等相关事件的发生率。

四、麻醉技术和药物

（一）应激反应

1. 技术

Bhagat 等开展的前瞻性随机研究，比较了三种不同的麻醉技术减轻从麻醉早期苏醒到拔管后 1h 的应激反应的效果，研究表明：如果从缝合硬脑膜开始给药至开始缝皮时停止，在早期清醒和苏醒期高血压发生率方面，小剂量芬太尼 [1.5μg/(kg·h)] 持续输注优于小剂量丙泊酚 [3mg/(kg·h)] 持续输注或低浓度异氟醚（呼气末浓度 0.2%）维持。此外，丙泊酚组在缝合硬脑膜时低血压的发生率较高，三组间术后恶心呕吐发生率、恢复到 GCS 评分 15 分、术后并发症及 ICU 住院时间均无显著性差异。本研究发现，苏醒期高血压发生的一个重要预测因子是术前脑影像学发现中线移位 > 5mm。对于儿童，调整静脉芬太尼用量通常足以保证苏醒后较少呛咳的平顺拔管，必要时还可在芬太尼基础上加用利多卡因（1mg/kg）静脉注射以减轻呛咳反应。神经血管术后，较早拔管是避免呛咳的最好方法，但如果对气道或呼吸道有任何担忧，应该让患者保留气管插管返回ICU，并继续予以镇静从而尽可能降低颅内高压。

2. 药物

β 受体拮抗药，如拉贝洛尔和艾司洛尔，可有效预防神经外科手术患者麻醉苏醒期和拔管的应激反应，但其疗效不可预测，还可能引起心率减慢及传导延时。钙通道阻滞药，如尼卡地平，在有效抑制应激反应的同时可引起剂量相关的脑血管扩张，抑制脑血流自主调节功能，常诱发低血压。α_2 受体激动药右美托咪定因其可产生镇静、交感阻滞和镇痛效应，被广泛用于抑制应激反应。在一项前瞻性、随机双盲、安慰剂对照研究中，成人开颅手术患者由麻醉医师采用七氟醚、阿片类药及降血压药实施麻醉，辅以右美托咪定或安慰剂静脉输注。右美托咪定给药组患者血流动力学更稳定，无低血压和心动过缓发生，需要用降血压药处理的病例数更少（42% vs. 86%），在 PACU 的时间更短（91min vs. 130min）。虽然有很多文献报道右美托咪定已被广泛应用于儿童，但该人群的适应证尚未得到批准，且在儿童开颅术的应用也尚无文献资料。

（二）呼吸并发症

减轻呛咳和气管导管刺激的技术可在麻醉苏醒和拔管过程中有效防止 ICP 的急剧增高。利多卡因静脉或气管内给药（加或不加用短效阿片类药，如阿芬太尼或瑞芬太尼）可减少呛咳、烦躁、心血管刺激及苏醒期高血压的发生。此外，需注意确保拔管前充分氧合、充分拮抗肌松及拔管后保持气道通畅以减少缺氧、高碳酸血症的发生。需要强调的是，预防和治疗气道或周围软组织水肿、喉痉挛、喘鸣、负压性肺水肿、肺内误吸、支气管痉挛等是根本，拔管前必须先做好临床评估，确保达到安全拔管的最佳条件。拔管后必须观察儿童是否存在呼吸道梗阻，尤其是婴儿、小儿及头面部有明显水肿的患者。颅后窝肿瘤切除术后因脑神经受损致声带麻痹是术后呼吸道梗阻的一个重要原因，通常需要立即再插管。

（三）术后恶心呕吐

据报道开颅术后儿童和成人 PONV 的发生率高达 50%～60%。PONV 给患者带来不适，可造成血压和颅内压升高，引起脱水和碱中毒，这些都可使术后并发症的发生率增加。应该常规使用一种或多种止吐药来预防开颅术后的恶心呕吐。尤其是颅后窝肿瘤切除术后可能伴有严重的恶心。一项纳入 448 例患者的关于 5-HT$_3$ 受体拮抗药的 Meta 分析表明，该药物能够使开颅术后 24h（RR=0.50，95%CI 0.38～0.66）和 48h（RR= 0.52，95%CI 0.36～0.75）呕吐的风险显著下降，但对恶心发生率无显著影响。而和安慰剂相比，昂丹司琼单独预防性给药对儿童开颅术后呕吐无效。和青少年相比，学龄儿童（4—12 岁）在术后 24h 更容易发生呕吐。还有一些证据显示，其他药物如地塞米松、小剂量氟哌利多、加巴喷丁术前给药及丙泊酚等，都可降低开颅术后的恶心呕吐。

要　点

- 麻醉苏醒和气管拔管可引起生理应激反应、血压升高、氧耗增加及中枢和外周的肾上腺素能反应。

- 代谢应激反应可引起致命并发症，如颅内出血和（或）危及生命的颅内压增高。早产儿因脑血流自主调节机制尚未完善，脑室内出血风险较高。

- 麻醉医师应尽早决定患儿是否适合早期苏醒和拔管、患者是否能从术后呼吸支持中受益。麻醉管理应参照预定方案，根据患者个体情况，尽最大可能减轻麻醉苏醒和拔管时的代谢应激反应。

- 对于儿童，预防或减少发热、寒战、焦虑、疼痛、呛咳、气道梗阻、苏醒期躁动及术后恶心呕吐，能够降低但非消除苏醒和拔管时的应激反应。

- 头皮神经阻滞、拔管时静脉予利多卡因及缝合时小剂量芬太尼，均可有效减轻儿童麻醉苏醒和拔管时的应激反应。

- 5-HT₃受体拮抗药预防性给药对儿童术后恶心呕吐无效。因此，可考虑选择其他替代药物如地塞米松、加巴喷丁、丙泊酚等预防术后恶心呕吐。

推荐阅读

[1] Basali A, Mascha EJ, Kalfas I, Schubert A. Relation between perioperative hypertension and intracranial hemorrhage after craniotomy. Anesthesiology. 2000;93(1):48–54.

[2] Bekker A, Sturaitis M, Bloom M, et al. The effect of dexmedetomidine on perioperative hemodynamics in patients undergoing craniotomy. Anesth Analg. 2008;107(4):1340–7.

[3] Bhagat H, Dash HH, Bithal PK, Chouhan RS, Pandia MP. Planning for early emergence in neurosurgical patients: a randomized prospective trial of low-dose anesthetics. Anesth Analg. 2008;107(4):1348–55.

[4] Bruder NJ. Awakening management after neurosurgery for intracranial tumours. Curr Opin Anaesthesiol. 2002;15(5):477–82.

[5] Bruder N, Ravussin P. Recovery from anesthesia and postoperative extubation of neurosurgical patients: a review. J Neurosurg Anesthesiol. 1999;11(4):282–93.

[6] Chui J, Mariappan R, Mehta J, Manninen P, Venkatraghavan L. Comparison of propofol and volatile agents for maintenance of anesthesia during elective craniotomy procedures: systematic review and meta-analysis. Can J Anaesth. 2014;61(4):347–56. https://doi.org/10.1007/s12630-014-0118-9. Epub 2014 Jan 31.

[7] Eldredge EA, Soriano SG, Rockoff MA. Pediatric neurosurgical anesthesia. In: Cote CJ, Todres DI, Ryan JF, Goudsouzian NG, editors. A practice of anesthesia for infants and children. 3rd ed. Philadelphia: W. B. Saunders; 2001. p. 493–521.

[8] Ghoneim AA, Azer MS, Ghobrial HZ, El Beltagy MA. Awakening properties of isoflurane, sevoflurane, and desflurane in pediatric patients after craniotomy for supratentorial tumours. J Neurosurg Anesthesiol. 2015;27(1):1–6. https://doi.org/10.1097/ANA.0000000000000058.

[9] Magni G, La Rosa I, Gimignani S, Melillo G, Imperiale C, Rosa G. Early postoperative complications after intracranial surgery: comparison between total intravenous and balanced anesthesia. J Neurosurg Anesthesiol. 2007;19(4):229–34.

[10] Maxwell LG, Buckley GM, Kudchadkar SR, Ely E, Stebbins EL, Dube C, Morad A, Jastaniah EA, Sethna NF, Yaster M. Pain management following major intracranial surgery in pediatric patients: a prospective cohort study in three academic children's hospitals. Paediatr Anaesth. 2014;24(11):1132–40. https://doi.org/10.1111/pan.12489. Epub 2014 Jul 29.

[11] Udomphorn Y, Armstead WM, Vavilala MS. Cerebral blood flow and autoregulation after pediatric traumatic brain injury. Pediatr Neurol. 2008;38(4):225–34.

[12] Vlajkovic GP, Sindjelic RP. Emergence delirium in children: many questions, few answers. Anesth Analg. 2007;104(1):84–91.

儿童神经外科术后麻醉监护室的风险

Postanesthesia Care Unit Risks Following Pediatric Neurosurgery

第67章

Balvindar Kaur　Andrew Davidson　著

陈绍辉　译　江荣才　校

一、概述

本章将回顾神经外科手术患儿在术后恢复早期的相关问题。儿科麻醉医师有能力控制好影响脑血流的诸多因素，如脑氧代谢率（$CMRO_2$）及颅内压。当术后出现异常，如苏醒延迟或新发神经系统症状时，麻醉医师应立即采取治疗措施。术后何时做CT或MRI扫描？是在麻醉苏醒前，还是推后或在需要时进行？本章将就上述问题进行讨论。小儿神经外科麻醉医师的目标是维持血流动力学、呼吸、体温、代谢及内分泌各系统的平稳直至术后，确保患儿神经功能的最佳恢复。

二、对神经外科患者的影响

（一）血压调控

正常新生儿脑血流自动调节范围为平均动脉压$20\sim60mmHg$，位于调节范围两端的曲线上升下降都非常陡峭（斜率大）。相较于成人，婴儿和儿童的脑血流量占心排血量的比重更大。脑外伤后，幼儿（<4岁）是脑血流自主调节功能受损的独立危险因素。以上因素使儿童神经外科手术患者在低血压时易发生脑缺血，在高血压时易发生脑出血。在PACU中可能需要短效药物，如静脉艾司洛尔或拉贝洛尔，来控制急性血压升高，给予足够的液体或血液替代品来防治低血压。

（二）疼痛管理

完善的镇痛治疗非常重要，可以避免小儿哭闹

和过度通气。在获得满意的镇痛效果和避免过度镇静（可能掩盖神经功能改变）之间取得良好的平衡并非易事。麻醉苏醒期镇痛常使用短效静脉阿片类药，如芬太尼或瑞芬太尼。但如果使用长效药物，则需要静脉滴注。瑞芬太尼的使用可能导致急性阿片类药耐受，使PACU的阿片类药用量远超预期（尽管尚未能得到文献普遍证实）。应采用和年龄相符的疼痛评分量表来准确评估患儿疼痛水平，以达到满意的镇痛效果。可考虑选择的量表包括改良婴儿疼痛量表、行为量表、面部表情量表及Oucher量表。对于大一点的儿童，可以采用$0\sim10$分的VAS视觉模拟评分量表。如需要使用阿片类药，患者自控镇痛（patient-controlled analgesia，PCA）可能是一个较好的选择。大孩子可以通过自己给药逐渐达到满意的镇痛水平，且自控镇痛还可以避免持续输注给药或护士帮助给药时可能发生的镇静过度，而镇静过度会影响医生进行神经功能检查。此外，阿片类药过量能够引起呼吸抑制，使动脉血二氧化碳分压升高，导致嗜睡。手术部位靠近脑干的患者，如Chiari畸形减压术，可能对二氧化碳分压的轻微升高特别敏感。因此需要在达到满意镇痛和药物过量出现嗜睡（影响神经功能评估）之间取得平衡。静脉给予纳洛酮来拮抗缓解阿片类镇痛药引起的嗜睡或呼吸抑制可引起血压显著增高，故阿片类药给药时应逐渐加量，谨慎滴定，尽可能避免使用纳洛酮拮抗。

和非甾体抗炎药相比，COX-2抑制药无抗血小板功能，在减少阿片类用药的同时，不增加出血的风险。研究表明，帕瑞昔布单次给药可使开颅术后

6～12h 的疼痛减轻，但其对术后总的镇痛效果并无影响。此外，COX-2 在儿童中的使用效果尚不清楚，麻醉医师需要与外科团队讨论，权衡风险收益来决定是否用药。

（三）体温管理

寒战显著增加机体氧耗和代谢，故应尽力维持体温正常。寒战发生时立即给予温毯或药物处理，如氯胺酮及小剂量哌替啶。体温过高时，无论有无感染性疾病，无论何种原因，都必须立即处理。联合疗法（对乙酰氨基酚、布洛芬和物理降温）可有效维持体温正常。

（四）术后恶心呕吐

治疗术后恶心呕吐（PONV），能够避免呕吐时 Valsalva 动作潜在的有害影响，即暂时性颅内压升高及增加颅内出血的风险。可使用 $5-HT_3$ 抑制药和地塞米松联合给药方案进行治疗。地塞米松能通过调节周围伤害性感受器产生额外抗炎作用，并减少血管源性水肿。在多模式给药方案中和其他镇痛药物联用时，可减轻疼痛。

（五）内分泌问题

少数在垂体窝或附近组织进行的手术，需要密切监测患者术后尿崩症的早期症状，即异常大量的稀释尿和高钠血症。对这些患者尽早开始液体治疗非常必要，通常需要补充高渗液体，同时反复进行电解质监测。其他内分泌紊乱，如高糖及低糖血症也可能发生。有研究表明，当血糖水平升高超过 250mg/100ml 时，儿童脑损伤的预后较差。

（六）呼吸管理

神经源性肺水肿（NPE）是颅内手术或脑损伤后，神经外科患者特有的并发症。它可能危及生命，其确切病因及病理生理机制尚未明了。麻醉医师必须准备好提供呼吸支持，包括再次插管及通气。如果发生这种情况，维持氧合和正常二氧化碳分压是治疗的目标。

三、关注点和风险

（一）颅内压升高

神经外科患者在全身麻醉苏醒期出现脑血流增加和所用麻醉技术无关。延迟拔管并不能降低心率、平均动脉压和氧耗的增加。拔管时，儿茶酚胺会急剧增加。对于颅内压升高并未通过手术得到缓解、手术时间长、失血量大或可能有脑神经损伤而损害气道保护反射的患者，术后可能仍然需要在充分镇静下进行控制通气。当此类患者需要拔除气管插管时，颅内压升高会导致胃排空延迟。因此应准备好吸引器，患者也应完全处于清醒状态及最佳体位，以减少误吸发生的可能。

（二）癫痫

癫痫可以显著增加大脑的氧代谢率。术后早期癫痫一般是指术后第一周内发生的癫痫。有 15%～20% 的幕上肿瘤切除的患者会出现术后早期癫痫。对术后癫痫进行密切监测十分必要。如何预防癫痫仍然是神经外科医师感兴趣的问题，目前尚缺乏前瞻性的研究。围术期常使用的预防癫痫的药物是苯妥英。一旦出现术后癫痫，需要和手术团队沟通并立即进行治疗，同时建立气道和呼吸支持。

（三）术后神经影像学检查

术后何时做 CT 或 MRI 扫描仍存在争议。有些医院仅在需要时才进行扫描（即出现神经功能状态的变化或癫痫等指征时），而有些医院则在术后第 1 天常规进行扫描。有强力证据支持这些患者需要术后尽快清醒，以便及早进行神经功能评估和早期诊断术后神经功能预后不良。PACU 的麻醉医师必须能够对不利的血流动力学和呼吸事件做出及时反应。如反应处置不及时，理论上会导致脑缺血、颅内压升高、意识水平改变及远期不良预后。

（四）未能苏醒

以下参数值是儿童神经外科患者的临床期望目标，对于术后未能苏醒的患者，其中的一个或多个参数指标需要纠正（表 67-1）。

如果上述所有参数均纳入考虑并予以纠正后，患者仍未能苏醒，则可能需要紧急影像学检查和神经外科会诊，以排除术后脑出血或水肿。

（五）新发神经症状

PACU 中一个令人担忧的事情就是出现新发神

经症状和体征。一旦发生需要神经外科医师和麻醉医师立即共同进行评估病情（图 67-1）。

表 67-1　未能苏醒

代谢
- 体温——> 36℃，避免体温过高
- 血糖——> 60mg/100ml 和 < 200mg/100ml
- 渗透压——> 275mOsm/kg，<300mOsm/kg

呼吸
- 自主呼吸——PCO_2<50mmHg，$SpO_2\%$ > 94%

循环
- 容量合适，正常血压
- 凝血和血细胞比容在正常范围

神经功能
- 脑神经功能完好
- 接近正常或基础神经功能状态
- 无显著脑水肿
- 无新发癫痫活动

药物
- 肌松完全拮抗

要　点

- 当在 PACU 中照护一名儿童神经外科患者时，核心内容就是要让患儿获得充分镇痛的同时保持其能够互动合作，以确认未出现新的神经功能损伤。
- 任何干预（或缺乏干预）对颅内压、癫痫活动阈值或意识水平的影响必须始终被视为术后神经功能障碍的病因。
- 精心控制疼痛、防治术后恶心呕吐、精准的液体管理以维持正常血容量，以及维持正常体温、正常渗透压和正常血糖都是必要的。
- 在儿童神经外科患者中，避免低氧血症、高碳酸血症和高 / 低血压尤为重要，因为动脉血气或血压的紊乱会对脑血管系统产生巨大的影响，造成颅内出血、颅内压升高或血管痉挛，最终导致新的神经功能损伤。

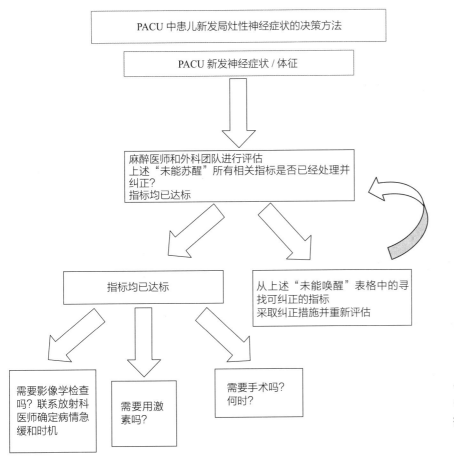

◀ 图 67-1　术后麻醉监护室（PACU）中新发局灶性神经症状患儿的决策工具

推荐阅读

[1] Brown JM, Udomphorn Y, Suz P, Vavilala M. Antipyretic treatment of noninfectious fever in children with severe traumatic brain injury. Childs Nerv Syst. 2008;24:477–83.

[2] Bruder N, Stordeur J-M, Ravussin P, et al. Metabolic and hemodynamic changes during recovery and tracheal extubation in neurosurgical patients: immediate versus delayed recovery. Anesth Analg. 1999;89:674–8.

[3] Bruder N, Pellissier D, Grillot P, Gouin F. Cerebral hyperemia during recovery from general anesthesia in neurosurgical patients. Anesth Analg. 2002;94:650–4.

[4] Fàbregas N, Bruder N. Recovery and neurological evaluation. Best Pract Res Clin Anaesthesiol. 2007;21(4):431–47.

[5] Freeman SS, Udomphorn Y, Armstead WM, et al. Young age as a risk factor for impaired cerebral autoregulation after moderate to severe pediatric traumatic brain injury. Anesthesiology. 2008;108(4):588–95.

[6] Michaud LJ, Rivara FP, Longstreth WT Jr, et al. Elevated initial blood glucose levels and poor outcome following brain injuries in children. J Trauma. 1999;31:1356–62.

[7] Pryds O. Control of cerebral circulation in the high-risk neonate. Ann Neurol. 1991;30:321–9.

[8] Šedý J, Zicha J, Kunes J, et al. Mechanisms of neurogenic pulmonary edema development. Physiol Res. 2008;57:499–506.

[9] Sulpicio GS, Eldredge EA, Rockoff MA. Pediatric neuroanesthesia. Anesthesiol Clin North Am. 2002;20:389–404.

[10] Vadivelu N, Kai AM, et al. Options for perioperative pain management in neurosurgery. J Pain Res. 2016;9:37–47.

儿童神经外科重症管理的风险
Intensive Care Risks of Pediatric Neurosurgery

Craig D. McClain　　Michael L. McManus　著

陈绍辉　译　江荣才　校

第

68

章

一、概述

接受过颅内神经外科手术的患儿，通常在重症监护病房给予治疗。这些患者术后可能会出现血流动力学、呼吸系统及神经系统的变化，因此需要经常评估以确保病情的稳定恢复。

现已证明，在拥有神经危重症专科医护团队的医疗中心，无论成人患者还是儿童患者的预后都能得到改善。从手术室准备将患者转运至 ICU 时，应与 ICU 充分沟通，告之患者病史、术中情况（包括相关风险，如气道问题、出血情况及脑水肿）和预期术后恢复情况（包括局灶性神经功能缺失的可能）。所有新入 ICU 的患者都需要立即进行全面的生理和神经功能评估，且需要反复进行监测，因为神经系统检查变化是潜在术后并发症的敏感指标。

二、呼吸支持

1. 尽管在通常情况下希望能尽早拔除气管插管，但并非所有神经外科手术后的患者在进入 ICU 前都能达到拔管标准。

2. 术后机械通气旨在支持气体交换、保证氧合，同时允许进行神经功能评估。

3. 呼吸机的触发模式（即压力支持）既能支持呼吸，又能保持呼吸驱动力，减轻呼吸肌的失调；而呼吸驱动力可视为神经功能未受损的标志之一。

4. 加用 PEEP 时需谨慎，尤其是对小儿患者。即使很小的 PEEP 也可能影响静脉回流，减少心排血量，导致脑灌注减少。因此，应在心排血量和

氧合之间取得平衡，以保证足够的脑灌注。除非 PEEP 相对较高，否则不会有增加 ICP 的风险。

5. 在囟门开放的婴儿中，平均气道压和颅内压（ICP）之间无相关性。

三、血流动力学支持

（一）概述

1. 目标——防止低血压和保持足够的脑灌注压（CPP）。

2. 在患病的新生儿中，存在间歇性的压力被动性脑循环，其容易导致颅内出血。

3. 即使是极低出生体重儿，多巴胺和肾上腺素都能有效地支持体循环血压和促进脑血流恢复。

4. 调节脑灌注相关因素不应局限于教材上的经典概念。对脑血流的自主调节监测，不能仅仅满足于血气分析和动脉血压值测量。事实上这些因素间存在相互协同和相互依赖的关系，同时还有神经源性机制的参与。现已明确大脑的自动调节功能在一定压力范围内无法保持恒定的脑灌注，也并非仅仅通过软脑膜小动脉平滑肌来调控。此外，自主神经系统在大脑自动调节功能中起着至关重要的作用，并在灌注压力激增时起缓冲作用。最近的研究表明，在平均动脉压较低的情况下，大脑的自动调节以一种较被动的方式进行；而在血压较高的情况下，自动调节机制对脑血流具有更严格的控制作用。

（二）对神经外科患者的影响

1. 当颅内压增加时，学龄前儿童（2—6 岁）的

临界 CPP 约为 50mmHg，而年龄较大的儿童则为 55～60mmHg。

2. 婴儿和早产儿的压力自动调节下限为 30～35mmHg，其取决于婴儿的调整后胎龄。最近有研究表明：在七氟醚麻醉下，婴儿维持足够脑血流所需要的平均动脉压更低。但必须谨记，七氟醚可以降低 $CMRO_2$。因此，该结论不一定适用于非七氟醚麻醉的患者。

四、液体管理

（一）概述

精细的液体管理对神经外科患者至关重要。因体积小、肾功能未成熟、摄入量不一，导致液体和电解质失衡在儿科非常常见。对于儿童神经外科患者，由于正常的稳态被破坏，上述情况的发生率更为升高。

1. 超过 10% 的儿童术后出现低钠血症，神经外科术后这一比例可能更高。

2. 手术操作、术后疼痛和恶心、液体转移和血管内低血容量等多种刺激使 ADH 水平升高。

3. 由于血清钠的突然下降会引起癫痫发作，在围术期密切关注电解质是非常必要的。

（二）关注点和风险

1. 尽管术中所用液体钠含量高且等渗，或相对血浆轻微高渗（乳酸林格液，272mOsm/L；勃脉力复方电解质注射液，295mOsm/L；生理盐水，308mOsm/L），但非渗透刺激引起的 ADH 分泌使低钠血症在神经外科手术后非常常见。

2. 当出现明显的低钠血症时，可用高渗盐水进行治疗，同时限制液体输入并使用利尿药去除过量的游离水。

3. 低体重早产儿糖原储备有限，糖异生作用受限，需要以 5～6mg/(kg·min) 的速度持续输注葡萄糖以维持血糖水平。

4. 对危重症的应激会产生胰岛素抵抗，导致高血糖，而高血糖又与成人的神经损伤、感染和不良预后有关。以前普遍认为成人的血糖应予以严格控制，但最近的研究表明严格或标准控制血糖存在争议。脑损伤患者的高血糖与感染率增加、ICU 住院时间延长和神经功能预后较差相关。

(1) 脑损伤患者血糖过低也是有害的。

(2) 在儿科，高血糖与预后不良有关，但目前尚不清楚严格的血糖控制能给儿童带来显著益处。

(3) 目前有限的证据表明，严格控制血糖可能带来不应有的低血糖风险。

(4) 比较保守的治疗方案是将随机血糖水平维持在 1800mg/L 以下。

要　点

- 在整个围术期避免使用低张溶液。
- 婴儿极容易发生低血糖，其围术期血糖监测至关重要。

五、ICU 的液体和电解质失衡

（一）脑耗盐综合征

1. 儿童常见，可见于脑外伤和很多神经外科手术后。

2. 临床确诊病例数逐渐增加，据报道和以下因素相关。

(1) 脑膜炎。

(2) 颅骨重建。

(3) 肿瘤切除。

(4) 脑积水。

3. 发生率约 11.3‰，症状持续时间平均为 6d。

4. 特点为多尿症，尿钠增多会导致低钠血症和低血容量。

5. 过高的心房钠尿肽或脑钠肽会阻断皮质激素的合成——盐皮质激素缺乏为脑耗盐综合征（syndrome of cerebral salt wasting，CSW）的特点之一。

6. 其经典治疗方案为输注生理盐水，氟氢可的松可加快起效。

（二）尿崩症

1. 垂体和下丘脑手术并发症。

2. 颅咽管瘤手术最常见，40% 的患者有症状。

3. 特点为血钠水平升高（＞1500mg/L) 和多尿症 [＞4ml/(kg·h)]。

4. 严重脱水和血容量不足。

5. 术后多学科合作，按标准方案治疗显著有效。

(1) 术后未醒、不能口服补液或正常口渴机制受损的患者，最佳治疗方案为静脉持续输注垂体后叶素，并调节给药速度使尿量减少至 1~0.5ml/(kg·min)。同时，结合其他临床容量指标进行综合治疗。

(2) 清醒和口渴机制正常后，可过渡为口服补液和应用去氨加压素。

六、镇静

（一）概述

疼痛控制和镇静是儿科重症监护病房面临的独特挑战。术后神经外科患者保持舒适、清醒、合作是理想状况。在儿科，为确保患者安全恢复，一定程度的镇静通常是必要的。推荐使用短效或可逆的药物进行镇静，这些药物可以间歇性停用以便进行神经功能评估。目前，仍需要开发一种适用于儿童的镇静药。

（二）对神经外科患者的影响

1. 丙泊酚

(1) 丙泊酚是一种强效、超短效镇静催眠药，在成人神经危重症治疗中非常有效。但其在儿童重症监护病房应用有限，因为小儿长时间使用可出现心动过缓、横纹肌溶解、代谢性酸中毒和多器官衰竭等致命综合征。

(2) 相关机制尚不清楚，可能与治疗持续时间和累积剂量有关。这些问题在成人中并不常见。

(3) 如果使用丙泊酚，建议在有限时间内持续输注。

2. 阿片类 / 苯二氮䓬类

(1) 儿科重症监护室的主要镇静药是持续输注阿片类和苯二氮䓬类联合用药。

(2) 建议逐渐调整用量及给药速度达到有效的镇静评分，定期进行"间歇给药"以避免过度镇静。

(3) 接受阿片类和（或）苯二氮䓬类超过 3~5d 的婴幼儿，在停止给药后会出现耐药和戒断症状。

3. 右美托咪定

(1) 可单独用于术后镇静的短效镇静药。该药不影响自主呼吸的维持，使用后无须担心呼吸暂停。

(2) 尽管在儿科的研究有限，但给药持续时间在 24h 以内似乎是安全、有效的。

(3) 右美托咪定在儿童患者中的药动学与已知的成人值相似。

(4) 由于阿片类存在交叉耐受性，右美托咪定可有效治疗芬太尼或吗啡的戒断反应。

(5) 单次注射给药时，随着剂量的增加和镇静作用的加深，血压会先短暂升高，随后出现低血压和心动过缓。有证据提示，长时间输注该药偶尔可诱发低血压或高血压，且当停止长期输注后会出现戒断综合征。

七、癫痫

（一）概述

癫痫发作是儿科神经系统疾病的常见表现。在精神状态不明原因改变的儿童中，非惊厥性癫痫持续状态是一个需要着重考虑的因素。围术期预防和积极治疗新发的癫痫非常重要。

（二）药物

1. 虽然苯妥英钠是最常用的预防药物，但维持其血清水平有一定难度。其替代药物包括苯巴比妥、卡马西平和丙戊酸。

2. 尽管苯巴比妥可能加重呼吸抑制，但其仍是有效的一线抗癫痫药（20mg/kg）。

3. 对癫痫持续状态，必要时劳拉西泮 0.1mg/kg 或地西泮 0.5mg/kg 静脉注射有效。

4. 若初始剂量无效，10min 后可重复使用劳拉西泮及磷苯妥英 20mg/kg 静脉或肌内注射。

5. 左乙拉西坦越来越多地被用于癫痫预防和治疗。与苯妥英钠相比，其优势如下所示。

(1) 无须监测药物浓度。

(2) 无明显药物相互作用。

(3) 口服和静脉注射给药的生物利用度相似。

(4) 广谱抗癫痫作用。

（三）癫痫持续状态

1. 难治性癫痫持续状态仍然是临床上的巨大挑战。

2. 药物诱导使患者意识消失，然后使用抗癫痫药滴定到脑电图出现爆发性抑制是其主要治疗方法。

3. 戊巴比妥、咪达唑仑及苯巴比妥可采用静脉单次注射加持续输注法，根据连续脑电图监测调整其剂量。

4. 由于治疗给药经常导致低血压和心肌抑制，机械通气和有创监测都是必要的。此外，巴比妥类的使用与免疫功能低下及医院感染率增加有关。

5. 丙泊酚可有效抑制癫痫发作，诱导患者入睡，但丙泊酚输注综合征限制了其在儿科的应用。

6. 当患者被诱导进入睡眠状态后，可能需要血管活性药和（或）正性肌力药的支持。

（四）脑外伤后癫痫的预防

1. 儿童头部外伤后癫痫的预防仍然存在争议。

2. 尽管一些研究表明儿童比成人更容易从预防性治疗中获益，但头部钝性损伤后癫痫发作的总体风险较低。

八、颅内压

概述

1. 脑外伤和神经外科患者可能出现脑肿胀或占位病变的突然加重，对这些患者行颅内压监测非常有必要。

2. 儿童的症状无特异性，初期症状可能表现为间歇性呼吸暂停。

3. 对无意识的患者应积极行有创监测，因为和意识状态的改变相比，生理参数的变化可能并不敏感。

4. 在婴儿，伤口裂开和囟门鼓起是颅内压增加的临床证据，但对其进行无创定量测量并不可靠。

5. 婴儿和儿童颅内压增高的治疗方法与成人基本一致。需要注意的一个例外是平均动脉压和 CPP 的目标阈值随年龄而变化。

6. 静脉推注或输注 3%（高渗）生理盐水的渗透疗法被广泛用于控制颅内压，和成人相比，它可能更快地导致儿童出现严重的高钠血症。

7. 其他一些从成人数据推断而来的处理方法包括：避免使用激素、晶体补液优于胶体复苏液，以

及尽可能不用过度通气治疗。

需要特别强调的是，儿童非常容易发生意外过度通气，进而导致过度通气相关性脑缺血。因此，建议对血气、每分通气量及呼气末二氧化碳浓度进行充分监测。

8. 当 CPP 较低、ICP 较高时，无论内科治疗方案如何，早期开颅减压术对儿童的疗效都优于成人。

九、脑死亡

概述

1. 大龄儿童脑死亡的诊断与成人相似，但在婴儿期诊断困难。《统一死亡判定法》将死亡定义为"循环和呼吸功能的不可逆停止或包括脑干在内的整个大脑所有功能的不可逆停止"。

2. 诊断条件

(1) 体温正常。

(2) 血压正常。

(3) 机体氧合正常。

(4) 非中毒或药物作用。

最后采用呼吸暂停试验（二氧化碳分压 > 60mmHg 仍无呼吸动作），因为二氧化碳升高会加重神经损伤。

3. 为明确脑功能是否真的"不可逆"，观察期间必须考虑年龄因素。

(1) 对于早产儿和 7d 以下的婴儿，尚未确定这一时间段。

(2) 对于 1—8 周的婴儿，作者所在单位采用间隔 48h 的两次检查和两次等电位脑电图进行确认。

(3) 2—12 月龄的婴儿需要进行两次临床检查，其间隔为 24h。

(4) 1 岁以上的患儿需要间隔 6～12h 进行检查，如果死亡的直接原因是缺氧缺血，则需要间隔 24h 进行检查。

4. 检查旨在确认大脑皮质和脑干功能完全缺失。

5. 脑 ^{99}Tc-ECD 单光子发射计算机体层摄影（SPECT）用于记录由于混杂因素使临床诊断复杂时的脑灌注缺失。

要　点

- 推荐在手术间内完成拔管和最初的神经功能评估。
- 术后机械通气的目的是保证气体交换的同时，能够反复进行神经功能评估。
- 血流动力学管理目标是避免低血压和维持足够的脑灌注压。
- 突发不明原因的血钠水平下降可诱发癫痫，危及生命。
- 整个围术期避免低张液体。
- 神经外科术后患者的理想状态是舒适、清醒、合作。
- 围术期预防和积极治疗癫痫是重要的治疗措施。
- 脑外伤和神经外科患者有可能出现脑肿胀或占位病变的突然加重，对这些患者行颅内压监测非常有必要。对于婴儿，伤口裂开和囟门鼓起是颅内压增加的临床证据，但对其进行无创定量测量并不可靠。
- 统一死亡判定法将死亡定义为"循环和呼吸功能的不可逆停止或包括脑干在内的整个大脑所有功能的不可逆停止"。

推荐阅读

[1] Abend NS, Dlugos DJ. Nonconvulsive status epilepticus in a pediatric intensive care unit. Pediatr Neurol. 2007;37:165–70.

[2] Bell MJ, Carpenter J, Au AK, et al. Development of a pediatric neurocritical care service. Neurocrit Care. 2009;10(1):4–10.

[3] Caricato A, Conti G, Della Corte F, et al. Effects of PEEP on the intracranial system of patients with head injury and subarachnoid hemorrhage: the role of respiratory system compliance. J Trauma. 2005;58:571–6.

[4] Huang SJ, Hong WC, Han YY, et al. Clinical outcome of severe head injury using three different ICP and CPP protocol-driven therapies. J Clin Neurosci. 2006;13:818–22.

[5] Jauch-Chara K, Oltmanns KM. Glycemic control after brain injury: boon and bane for the brain. Neuroscience. 2014;283:202–9.

[6] Liu J, Zhu YS, Hill C, Armstrong K, Tarumi T, Hodics T, et al. Cerebral autoregulation of blood velocity and volumetric flow during steady-state changes in arterial pressure. Hypertension. 2013;62:973–9.

[7] Mathur M, Petersen L, Stadtler M, Rose C, et al. Variability in pediatric brain death determination and documentation in southern California. Pediatrics. 2008;121(5):988–93.

[8] Nemer SN, Caldeira JB, Santos RG, Guimaraes BL, Garcia JM, Prado D, et al. Effects of positive end-expiratory pressure on brain tissue oxygen pressure of severe traumatic brain injury patients with acute respiratory distress syndrome: a pilot study. J Crit Care. 2015;30:1263–6.

[9] Rhondali O, Pouyau A, Mahr A, et al. Sevoflurane anesthesia and brain perfusion. Pediatr Anesth. 2015;25:180–5.

[10] Skippen P, Seear M, Poskitt K, et al. Effect of hyperventilation on regional cerebral blood flow in head-injured children. Crit Care Med. 1997;25:1402–9.

[11] Willie CK, Tzeng YC, Fisher JA, Ainslie PN. Integrative regulation of human brain blood flow. J Physiol. 2014;592(5):841–59.

[12] Wise-Faberowski L, Soriano SG, Ferrari L, et al. Perioperative management of diabetes insipidus in children [corrected]. J NeurosurgAnesthesiol. 2004;16:14–9.

第十一篇　介入神经放射学基本原理

Fundamentals of Interventional Neuroradiology

第69章

神经介入放射治疗中的辐射安全
Radiation Safety in Interventional Neuroradiology

Justin P. Dodge　Neil E. Roundy　Kenneth C. Liu　著
葛歆瞳　译　左　玮　校

一、概述

通过放射检查获得的诊断信息具有其他影像学检查无法获得的临床价值。由于放射诊疗的临床获益通常超过潜在风险，因此有必要对患者进行放射诊疗。同时，由于医护人员并未从放射诊疗中获益，其辐射暴露时间应尽可能保持在低水平。医护人员最常暴露于医用 X 线的原因是使用荧光透视仪。需要注意的是，还有许多其他自然产生的辐射源和人造辐射源（包括其他医学辐射源）存在。与医用 X 线相关的辐射安全本质上涉及三个基本概念：时间、距离和屏蔽。现代放射设备具有多种功能，旨在减少患者和医护人员的暴露剂量。本章主要介绍了辐射暴露控制方法的基础知识。一个良好的辐射安全计划需利用健康物理办公室，它包括安全信息和培训、设备检查，以及辐射暴露监测（剂量测定）管理等重要作用。

（一）背景

许多科学单位被用于测量辐射强度。对于医护人员而言，最常用的单位是 rad（辐射吸收剂量）和 rem（辐射当量）。系统国际单位（SI）的转换法是 100 rad=1 Gray（Gy），100 rem=1 Sievert（Sv）。

（二）透视

荧光透视仪或 C 臂是手术室和血管造影室中最常见的 X 线设备。对于医护人员而言，最主要的辐射效应由散射辐射产生。在理想情况下，散射辐射能量相当于距患者 1m 处辐射暴露的 0.1%。减少散

射的关键措施是将图像增强器（X 线检测器）尽可能靠近患者。

多种检查设备有助于减少检查者的辐射暴露，学习如何有效利用它们对于医护人员至关重要。脉冲氟间歇性激活 X 线管可以大大降低辐射剂量，脉冲频率（每秒脉冲数）越低，辐射暴露越少。对于大多数没有关键时间敏感组件的检查程序，可以使用最低的脉冲设置，从而大大减少暴露时间。减少暴露时间的另一个方法是使用"保持最后一张图像"功能，这允许该图像用于下一步的检查程序。将 X 线束聚焦到尽可能小的区域，能够减少辐射暴露，并改善图像质量。网格能够滤除内部的散射辐射，这有助于改善图像质量，但往往会导致辐射剂量增加。放大有助于特别小的解剖结构的成像，但其也会使辐射剂量增加。

（三）时间

放射设备产生 X 线的实际时间与曝光时间直接相关。也就是说，如果 X 线发生器的激活时间是原来的两倍，则辐射暴露也会增加两倍。在手术过程中牢记这一原则意味着要了解 X 线机开启的时间，并将 X 线机开启的时间限制到最短，同时学会在放射治疗方面尽可能提高 X 线的使用效率。

（四）距离

与辐射源保持距离是非常重要的原则。对于未参与患者护理的人员而言，这一点最为重要。辐射强度与距辐射源的距离呈平方反比，即到辐射源的距离加倍，则辐射暴露减少 4 倍；与 X 线源的

距离增加 3 倍（或 4 倍），辐射暴露就会减少 9 倍（或 16 倍）。在手术过程中牢记这一原则，就能够在大部分时间里尽可能远离 X 线源，同时又能够有效地照顾患者。除非绝对必要，请务必将身体保持在直射光束之外。

（五）屏蔽

医护人员是最直接的辐射控制人员。屏蔽是一种可以有效"吸收"辐射能量从而保护医护人员的措施。屏蔽的有效性非常复杂，本章将不进行讨论。

房间、设备、隔离装置从设计上，都存在多种形式的屏蔽。需要牢记的是，未使用的安全装置不会提供任何保护。常用的安全设备包括铅皮围裙、甲状腺防护罩和铅玻璃。这些设备可有效吸收 90%～99.5% 的辐射，具体吸收量取决于几个变量，例如屏蔽设备的厚度和基本设计以及放射量。铅皮圈可提供正面屏蔽或"环绕式"360°屏蔽。当佩戴仅提供正面屏蔽的铅围裙时，医护人员必须始终保持面对 X 线源。此外，医护人员可以使用由特殊塑料制成的铅玻璃，并将其放置在医护人员和放射源之间。

当医护人员直接暴露于 X 线光束中时，其接受的放射量会大大增加（约 1000 倍）。放射人员最好的选择是借助其他工具或设备执行相同的操作，避免将身体暴露于射线之中。如果必须处于放射线中，则建议使用专用的屏蔽器具，如含铅手套。

二、对患者的影响

在放射检查过程中，患者直接暴露于 X 线之中。换句话说，患者接受的辐射量是医护人员的近1000 倍。鉴于操作过程以及放射设备本身的特点，要对与患者安全相关的条目进行审查。

关于放射时间，放射源开启的时间越长，患者接受的放射量就越多。使用有效的准直装置（使 X 线束变窄），将电子管电流保持在尽可能低的水平获取诊断图像，以及有效利用上文描述的放射设备的设计特征，能够有效降低患者的辐射量。

在很多放射系统中，X 线发生器到患者的距离（源物体距离）是固定的。即当使用 C 臂时，X 线

发生器到图像增强器的距离是固定的。因此，应尽可能通过延长这个距离来减少患者的辐射暴露。最理想的状态是，使图像检测器尽可能接近患者，并使 X 线发生器远离患者（图 69-1）。这既能够减少患者的辐射暴露（距离分量），改善透视图像，同时也可以减少医疗辐射的暴露（散射效应）。

对于屏蔽，通常只能对患者治疗范围以外的身体部位进行防护。常用的防护装置包括乳房、性腺和甲状腺防护罩，以保护大多数放射敏感性器官。

三、关注点和风险

医学成像中使用的辐射是电离辐射。这意味着辐射会在分子水平上造成生物伤害。辐射暴露有四个主要的负面影响（风险），包括组织损伤、诱发癌症、遗传影响和胎儿暴露。通常情况下，处于快速分裂的细胞对辐射最为敏感。

在医学 X 线的实际使用中，脱发、皮肤红斑和脱屑是最常见的组织损伤，通常在辐射暴露后 3 周左右发生。当辐射剂量达到阈值之后会导致损伤，即放射人员在组织损伤发生前，受到的辐射暴露已达到一定程度。误用放射设备是最主要的原因。

辐射的致癌作用尚未完全清楚。通常认为，辐射暴露量越高，风险越大。放射线暴露与癌症发展

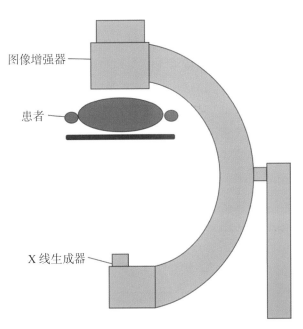

▲ 图 69-1　C 臂的理想配置，其中图像增强器放置在靠近患者的位置，而 X 线生成器则远离患者

之间通常会有一到几十年的延迟。儿童的辐射诱发癌症风险最高。最常见的辐射诱发的癌症有乳腺癌、甲状腺癌、肺癌、白血病及胃肠道癌。医学成像中使用的辐射剂量通常不会引起遗传效应，且其发生率远低于致癌效应。

快速成长的胎儿对放射线极为敏感。因此，限制孕妇对辐射的暴露非常重要。胎儿妊娠分为三个主要时期：着床前、器官发生和胎儿生长。在着床前阶段，胎儿对辐射特别敏感，过度的辐射往往导致胎儿死亡；器官发生过程中的辐射暴露更有可能引起器官畸形；胎儿生长阶段的辐射暴露常会导致神经系统和感觉器官异常，以及儿童癌症。

四、剂量学

对从事放射工作的医务人员的暴露情况进行监护，对于保障从业者的健康状况十分重要，在很多地方也是出于法律保护的目的。生命物理办公室主要负责这项工作，会根据从业人员医疗放射暴露的情况，评估每一个人的监护需求。最常用的监测设备是胶片徽章（剂量计不常用）。这些设备可以使医护人员监测他们的辐射暴露情况，并将其暴露量与既定限值进行比较。剂量学中最重要的原则是适当佩戴必需的监控设备。单个辐射剂量计通常佩戴在身体正面的铅屏蔽层外部。双重辐射剂量计系

统也常被使用，其中一个剂量计放置在铅屏蔽层外部，另一个剂量计放置在屏蔽层内部。应特别注意的是，辐射剂量设备应存放在能够避免辐射暴露的地方。

要　点

- 在使用或暴露于医疗辐射前，医护人员应充分了解辐射安全的基本原理。大多数医护人员还应该熟悉 ALARA 概念，即将辐射暴露尽可能控制在最低水平。
- 尽可能缩短手术时间和 X 线源的辐射暴露时间。
- 尽可能增加医护人员与 X 线源的距离。
- 尽可能使用屏蔽装置。
- 熟悉放射设备的正确使用方法，以及降低医护人员和患者受到辐射的特定技术。

推荐阅读

[1] Bushberg JT, et al. The essential physics of medical imaging. 3rd ed. Philadelphia: Lippincott Williams & Wilkins; 2011.
[2] Dagal A. Radiation safety for anesthesiologists. Curr Opin Anesthesiol. 2011;24:445–50.

了解神经介入放射治疗的基本技术与方法

Understanding Basic Techniques and Procedures in Interventional Neuroradiology

Daniel M. S. Raper　Kenneth C. Liu　著

葛歆瞳　译　左　玮　校

第 70 章

一、神经血管治疗室

神经血管治疗室以双平面血管造影单元为基础，该单元使用两个 C 臂 X 线管来同时捕获正交图像。这些射线管可以被移动并 360° 旋转，故能在颅内动脉瘤栓塞时捕获 3D 图像。神经血管治疗室还包括血管造影桌、监视器架、设备移动台、麻醉监测仪及血管造影设备的存储区。因此，手术室可能容易变得很混乱，静脉输液管、静脉输液架、患者取暖设备及药物推车等设备均有可能干扰放射设备的正常使用。为避免设备的意外碰撞和管路的意外牵拉，麻醉医师、外科医师，以及放射技术人员必须仔细规划设备的放置方式，以使麻醉医师和外科医师能够无障碍地工作。这通常需要布置好静脉输液架，并延伸气管插管和静脉输液管的管路。

二、放射检查和辐射安全

放射检查是一个动态过程，该过程中使用的对比剂在循环系统中的流量通常会被记录下来。数字图像增强器可以提高信噪比，同时使辐射保持在较低水平。麻醉师通常位于患者的气道附近，需充分认识其处在与 X 线管十分接近的位置。

辐射暴露取决于辐射源的强度、辐射量、辐射源的性质 / 能量，以及辐射暴露的区域。有效剂量（HE）是标准化单位，用于比较各种操作和暴露类型的辐射剂量。辐射可能导致皮肤红斑及坏死、白内障、不育、癌症等，但辐射剂量 < 2Gy 的情况十分罕见。透视检查产生的皮肤吸收量在 10～100mGy/min。较小的辐射剂量可能导致遗传损伤，从而影响细胞功能，尤其是影响快速分裂的组织，如骨髓、肺、胃、结肠和淋巴管等，严重时可能导致实体瘤的形成。

对于任何在神经血管治疗室中定期工作的医护人员，限制辐射暴露都非常重要。减少辐射暴露的原则包括增加距离、减少曝光时间和屏蔽。医护人员应使用铅服、铅衬眼镜和防辐射罩进行防护，并鼓励使用由辐射安全员监控的热辐射剂量计（TLD）徽章。放射装置操作员还应使用共限幅器、高帧速和滤波器来减少辐射，并在操作时将辐射源尽可能地靠近患者。

三、神经介入手术基础

（一）患者体位

患者通常取仰卧位（除一些例外，如椎骨成形术或后凸成形术）。头部应处于中立位置，并进行适当固定。对于某些可能需要将图像增强器放置在脑膜下 – 顶点位置的动脉瘤，操作员可能会要求患者伸出头部。在某些情况下，可以随时调整患者头部位置，以辅助困难解剖变异下的导管插入。

（二）血管通路

任何神经介入手术均始于建立血管通路。右股动脉穿刺最为常用，同时也可进行左股总动脉或左 / 右桡动脉穿刺。对于静脉手术，通常进行右 / 左股总静脉穿刺。超声可辅助血管穿刺，而解剖学标记可用于最大限度地降低腹膜后血肿发生的风险。使用 Seldinger 经皮股动脉穿刺法进行动脉插管，通常会在整个手术过程中留置导管鞘。鞘管附着在滴头上，滴头持续滴入肝素化盐水，以防止血凝块在动脉系统的任何位置形成。需要注意的是，必须冲洗并检查置入患者体内的全部导管、导丝，以及其他装置，确保不存在气泡。因为即使是动脉系统中的小气泡也可能阻塞脑血液循环，导致脑卒中。此外，通过血管切开术进入肱动脉或颈动脉，也可以通过眶上入路进入眼上静脉。

动脉切开术后可以通过手动按压或使用动脉闭合装置来促进血管闭合。这些设备的优点是通常不需要患者平躺 2h 以上（手动按压需让患者平卧 6h）。患者从镇静或麻醉状态恢复至正常的过程中应尽量保持平稳，避免剧烈咳嗽或拉伤，后者可导致动脉壁上的血块脱落。腹股沟部位的血液渗出是比较常见的，但正常情况下出血量不会持续增加。应在病历中详细记录神经介入手术后观察到的任何血肿问题。此外，股动脉超声检查有助于假性动脉瘤的诊断。

护套是短导管，可为大多数神经介入手术中使用的设备提供通路。尽管在理论上最好选择满足手术所需的最小尺寸的护套，但有时插入较大的护套可以为麻醉团队提供动脉通路（替代专用的桡动脉通路），并为患者节省额外的费用。

四、神经介入手术患者麻醉后监护

大多数神经介入手术应用于颅内血管病的治疗，包括急性脑卒中、脑动脉瘤、动静脉畸形（AVM）、动静脉瘘及硬脑膜窦疾病。

神经介入手术患者遵循的麻醉原则与在手术室接受颅内手术的患者一致，但对神经介入手术患者的麻醉后监护应予特别注意。这是因为该过程常涉及微导线的操作和微导管通过颅内循环，从而引起导丝穿孔或血管破裂的风险。与能够直接观察到颅内血管的开颅手术不同，介入手术过程中发生的出血或其他不良事件有时可能不易引起注意。部分患者仅有生命体征的改变，即在颅内出血后表现为短暂的心动过缓或库欣反应过度敏感。

动脉导管常用于颅内动脉瘤栓塞、AVM 栓塞、颈动脉支架置入及急性脑卒中的介入治疗。介入医

师可以根据手术需要，通过升级管鞘的尺寸，实现从腹股沟血管置入动脉导管或静脉导管。

连续使用肝素化盐水进行冲洗可能会使血管内容积及容量状态的监控变得复杂。尽管冲洗速度通常约为每秒 1 滴，但在某些复杂的情况下，可能会使其积累到很大的体积。

神经介入工作站会在术中对图像进行实时处理。这通常包括将经过数字处理的图像覆盖在实时图像上。路线图技术的使用涉及以特定视角获取图像、反转图像并将其叠加在活动图像上。患者在术中需要被完全固定，因为任何小的移动都会破坏路线图叠加的准确性。数字减影血管造影术可以从图像中减去诸如骨骼或其他人工植入物等非透光结构的伪影，从而更准确地获取图像细节。尽管重新掩盖或"像素移动"技术可以校正患者微小的移动，但其往往过于敏感。因此，通常建议对全麻下颅内血管内手术的患者使用神经肌肉阻滞药。此外，在麻醉诱导之前，麻醉师应与介入医师进行讨论，明确采用间歇通气呼吸暂停麻醉法，以避免呼吸机的胸部运动影响造影图像质量。

即使大多数颅内介入手术都是在全身麻醉下进行，但颅内血管中的导丝、导管和球囊的运动均具有较强的刺激性。术中常能够观察到血压和心率的变化，颅内动脉牵拉还可诱发短暂性心动过缓。

五、破裂和未破裂的颅内动脉瘤

所有破裂和未破裂的颅内动脉瘤均需在全身麻醉下进行手术干预，大部分情况下应放置动脉导管治疗。麻醉师需在术前准备好鱼精蛋白，并建立血管通路以便于必要时可静脉输注尼卡地平。颅内动脉瘤能单独使用弹簧圈进行治疗，也可使用颅内支架或球囊扩张等辅助装置进行治疗。插入多个导管或辅助装置会增加血栓形成的风险，其导致的栓塞可能需要使用糖蛋白（GP）Ⅱb/Ⅲa 抑制药（一类抗血小板药）或行机械血栓清除术进行急性干预。分流是一种新的动脉瘤治疗方式，其原理是放置专门的支架，将血液从动脉瘤穹顶引至别处。

肝素化通常在手术开始时放置动脉鞘管后进行，肝素的常规静脉给药量为 3000～6000U 或每公斤体重 70U。如果在治疗过程中，因使用导丝或

弹簧圈导致动脉瘤破裂，操作人员应立即给予鱼精蛋白。鱼精蛋白的静脉给药量为每 1.0~1.5mg 鱼精蛋白可逆转 100U 肝素产生的抗凝血作用，最大剂量为 50mg。此外，应立即降低患者收缩压至 140mmHg 以下。有时还需使用球囊压迫出血点。急性动脉瘤破裂后，还可以通过床旁脑室外引流来降低颅内压。

六、动静脉畸形和动静脉瘘

动静脉畸形（AVM）和动静脉瘘的栓塞通常需要通过微型导管在远端颅内血管中注入凝胶或 Onyx 栓塞液进行治疗。由于通过导管进行栓塞的 AVM 或动静脉瘘血管非常脆弱，血管破裂的风险较高。该手术在全身麻醉下完成。此外，使用液体栓塞剂具有引起颅内静脉窦栓塞、窦血栓形成、颅内高压及静脉出血的风险（尽管通常不引起严重问题）。

对于已经完全栓塞的 AVM，通常可使用 β 受体拮抗药（例如美托洛尔）建立严格的血压控制机制，来防止正常的灌注压突破。在栓塞后的 24~48h 内，将继续严格控制血压，同时在神经重症监护室密切观察患者病情。

七、颈动脉狭窄

治疗颈动脉狭窄的经皮球囊血管成形术和支架置入术通常在患者有意识的镇静状态下进行。考虑到连续进行神经功能评估的益处，患者在术中有微小的运动是可以接受的。需要注意的是，颈动脉血管成形术中的球囊血管成形术会在颈动脉球上施加压力，从而破坏心血管系统的迷走神经张力。在扩张颈动脉之前，外科医师通常会要求麻醉师使用抗胆碱能药（如阿托品）。即便如此，颈动脉血管成形术仍会造成严重的低血压状态，因此需要使用血管加压药。该类药物还可帮助合并冠状动脉粥样硬化的患者预防心脏局部缺血。

颈动脉支架置入术的高风险因素主要包括：患者年龄＞80 岁、肾衰竭、栓塞防护装置放置时间长、主动脉弓和大血管弯曲或钙化。术中常使用一种远端保护装置，它具有一个篮子结构，能捕获引起栓塞的血块或斑块。支架通常被放置在血管狭窄区域（常为颈动脉分叉）。此外，支架前和（或）

支架后血管成形术也可以使用球囊进行。需要注意的是，与颈动脉血管成形术后压力感受器放电相关的肾上腺素抑制，可能需要长时间的加压支持。该情况通常会在 24h 内好转，但在颈动脉分叉处有严重钙化的老年患者中可能持续存在。

八、急性缺血性脑卒中

最新的 I 级临床证据支持应用血管内介入技术治疗颅内大血管（ICA、MCA 的第一段、ACA）的急性缺血性脑卒中。随机临床试验支持在症状发作 8h 内可采取手术治疗。在某些情况下，血栓清除术在更晚的时间点进行，这通常基于灌注成像显示出充分的侧支循环（提示神经功能有望恢复）。脑卒中中心和提供神经介入治疗的医疗机构应建立完善的紧急评估和急救制度，这需要 CTA、CT 灌注或 MR 灌注技术的支持，但制度的核心仍是快速评估及有效的神经干预治疗。

接受血栓清除术的急性缺血性脑卒中患者，通常需要麻醉师来管理气道，并监测生命体征及血流动力学参数。临床证据支持（如患者条件允许），患者可以在清醒镇静麻醉状态下进行手术，但对于情绪激动或无法配合检查的患者仍可能需要气管内插管麻醉。

血管造影术后可以应用组织型纤溶酶原激活物（tPA）治疗。如果患者接受了静脉内组织型纤溶酶原激活物治疗，该治疗应持续至整个围术期结束。目前开展的急性血栓清除术主要包括血栓抽吸（手动或通过抽吸装置）和机械血栓清除术。该手术涉及放置和移除支架。Stentriever 支架可以在 5min 内将自身整合到血凝块中，并在引导导管抽吸的作用下将血凝块拉出。在手术过程中，刺激颅内血管可能会导致严重的血管痉挛，通常采用动脉内输注维拉帕米进行治疗。

急性缺血性脑卒中干预后的血压管理非常复杂，需要神经介入医师和神经内科 / 脑卒中医师开展多学科协作治疗。在手术开始时应建立一条专用的动脉管路，用以在接下来的 24h 进行连续血压监测。预防再灌注损伤需要控制好血压，尽管轻度血压升高可能有助于维持神经系统的灌注，但必须避免血压突然升高，这非常容易诱发脑出血。

九、头部和颈部的血管损伤

需要神经外科紧急干预的最常见的头部和颈部血管损伤是鼻出血。也有多种其他损伤，需要进行血管栓塞或牺牲载瘤血管。这类手术通常需要全身麻醉，麻醉师应重点关注患者的急性失血情况，因此要密切监测其体液状态及血红蛋白水平。此外，吸入血凝块可能导致急性肺萎陷或呼吸停止。手术治疗通常是对受损血管进行弹簧圈或凝胶栓塞。耳鼻咽喉科医师可能希望在麻醉状态下取出鼻腔填充物，这需要将患者转移至外科手术室进行治疗。

十、椎体成形术和后凸成形术

在神经介入治疗室中开展的最常见的非血管手术是椎骨成形术、后凸成形术和椎骨活检。在以上手术中，患者均取平卧位。由于这类手术的患者疼痛感很强烈（压缩性骨折、病理性骨折或椎体转移性疾病），通常需要麻醉以提供镇静和缓解疼痛的作用。此外，在透视引导下，由后路经皮穿刺将一根针穿过椎弓根，进入椎体，然后注入骨水泥，可以稳定骨折并明显减轻患者的疼痛。后凸成形术涉及在注射水泥前使用球囊形成空腔，因此需要在围术期使用抗生素。

十一、其他手术

在神经介入治疗室中开展的很多其他诊疗项目需要神经麻醉护理，主要包括：脊柱血管造影、静脉造影、静脉测压和静脉支架置入、儿科血管畸形的栓塞、颈动脉海绵窦瘘的栓塞、术前肿瘤栓塞术

等。尽管患者的病情各不相同，但神经介入治疗室中开展的手术和技术基本一致。与神经介入团队（包括放射技术人员和护理人员）的密切合作，对于神经血管治疗室的高效运行以及患者的安全保障至关重要。

要 点

- 患者在检查时的移动会严重降低成像质量，从而影响外科医师进行诊疗的效果；术前应与外科医师讨论神经肌肉阻滞药的使用。
- 神经血管结构对金属丝和导管的腔内运动，以及腔外牵引非常敏感；在操作过程中可能会发生心率和血压的意外变化。
- 患者生命体征的细微变化可能提示存在金属丝穿破血管壁或出血。
- 始终保持足够的铅屏蔽，并始终遵守辐射安全准则。

推荐阅读

[1] Deshaies EM, Eddleman CS, Boulos AS, editors. Handbook of neuroendovascular surgery. New York: Thieme; 2012.

[2] Hurst RW, Rosenwasser RH, editors. Interventional neuroradiology. New York: Informa Healthcare; 2008.

[3] Morris P. Practical neuroangiography. Philadelphia: Lippincott Williams & Wilkins; 2007.

[4] Osborn AG, editor. Diagnostic cerebral angiography. 2nd ed. Philadelphia: Lippincott Williams & Wilkins; 1999.

神经介入放射治疗中影像判读的基础

Basics of Image Interpretation in Interventional Neuroradiology

Wibke S. Müller-Forell 著

葛歆瞳 译 左 玮 校

第 **71** 章

一、概述

大多数需要进行神经放射治疗的脑血管疾病患者患有可能危及生命的自发性脑出血，其病因包括脑动脉瘤、动静脉畸形（AVM）、脑动脉血栓形成导致的脑梗死等。神经放射学手术（介入手术）可分为闭塞性和开放性两类。

闭塞性手术主要包括脑动脉瘤（使用铂金弹簧圈，或与血管内支架联合使用）、AVM 和硬脑膜瘘（弹簧圈、胶黏剂联合使用）的血管内栓塞治疗。最常用的血管胶是氰基丙烯酸正丁酯（Histoacryl®）和乙烯醇 – 二甲基亚砜（DMSO）– 钽的混合物（Onyx®）。该类手术应由经验丰富的神经放射医师进行，以尽可能减少严重并发症（如脑出血、缺血性脑卒中）的发生（表 71-1）。

开放性手术旨在重建脑血管通路，包括通过局部溶解或机械方法（支架 / 抽吸）清除颅内大血管的血栓（缺血性脑卒中的血管内治疗）、在脑动脉瘤蛛网膜下腔出血（SAH）后受血管痉挛影响的脑血管中应用血管扩张药。

二、对神经外科手术患者的影响

计算机断层扫描（CT）是紧急情况下采用的影像学检查方法。结合 CT 血管造影（CTA：CT+碘对比剂注射 + 血管 3D 重建，能够识别脑血管疾病及脑肿瘤），可以实现快速、准确的脑结构概览，确定动脉瘤的部位和大小，明确占位性脑出血、急性脑脊液紊乱及脑灌注不足的诊断。

数字减影血管造影（DSA）是神经介入放射学检查的主要工具，是脑血管疾病诊断的金标准。与3D 血管造影术相结合，DSA 可以明确脑动脉瘤颈部及穹顶的确切大小、宽度和形态。

磁共振成像（MRI）/MR 血管造影术（MRA）在急救初期并不十分重要，但在 AVM 的治疗前成像及动脉瘤栓塞后的随访中有着广泛应用。

专业的神经放射科医师应及时对影像报告结果进行解读，这对于确保最佳、最快速的治疗至关重要。

（一）脑动脉瘤

自发性、非创伤性 SAH 的潜在病因是脑动脉瘤的破裂。脑动脉瘤最常见的位置是大脑动脉环（血流动力学因素）。因此，动脉瘤破裂后，血液常聚积于基底池。在动脉瘤内部应用多个铂金弹簧圈进行神经放射学干预是开颅动脉瘤钳夹的替代手术方式（表 71-2）。

在 CT 上，如果基底池中有 SAH，则急性出血表现为高密度影。SAH 的分布和出血量可能提示动脉瘤的大致位置，而 CTA 和 DSA（包括 3D 旋转血管造影）可以明确动脉瘤颈部及穹顶的确切大小、宽度和形态。这些信息对临床医师做出最佳的医疗决策（开颅手术或神经介入手术）至关重要。如果医生决定行神经介入手术，CTA 和 DSA提供的信息对是否应放置支架以确保弹簧圈在动脉瘤内部的稳定递送和安全放置也具有重要意义（图 71-1）。

表 71–1　脑血管疾病的诊断、治疗（替代疗法）及神经放射学治疗后并发症的概述

疾　病	影像学诊断	治　疗		并发症
1. 动脉瘤	1. CT/CTA	• 介入治疗		急性：动脉瘤破裂
	2. DSA	– 弹簧圈		随访：血管痉挛→介入治疗（见下文）
		– 弹簧圈 + 支架		
		• 手术夹闭		
医源性动脉瘤		介入治疗：支架		血管闭塞
2. 动静脉畸形	1. MRI/MRA	介入治疗：支架（或弹簧圈）		血管破裂伴随脑出血和（或）脑脊液紊乱
	2. DSA	手术切除		
	3.（CT/CTA）	（放射治疗）		
3. 硬脑膜瘘	1. CT/CTA	介入治疗：凝胶 / 弹簧圈（静脉＞动脉通路）		破裂
	2. MRI/MRA			颅内出血
	3. DSA			脑脊液紊乱
4. 动脉血栓 / 狭窄	1. CT/CTA	介入治疗：局部溶解、血栓抽吸、支架（球囊扩张）		再通失败、远处动脉栓塞、动脉破裂
	2. DSA	广泛破裂（保守治疗）		
5. 血管痉挛	CT/CTA，灌注图	局部破裂（罂粟碱、尼莫地平）		动脉破裂
		球囊扩张		

表 71–2　脑血管疾病 CT/CTA 的特征性表现

	原始 CT	CTA	其他发现
蛛网膜下腔出血	基底池高密度	动脉瘤的部位 / 宽度 / 形态	脑脊液紊乱引起的脑积水
动静脉畸形	• 颅内出血 • 密度不均一（由血管扩张，脑实质缺损引起）	• 急性血管团 • 滋养动脉扩张 • 引流静脉扩张	脑室内出血引起的脑积水
硬脑膜瘘	• 颅内出血 • 普通脑水肿 • 罕见血管	罕见的、扩大的（主要是）颅外血管	静脉充血引起的脑积水
动脉栓塞	高密度血管征（基底动脉、大脑中动脉）	血栓部位的血管闭塞	恶性脑水肿
血管痉挛	低密度区（梗死）	血管狭窄	灌注不足

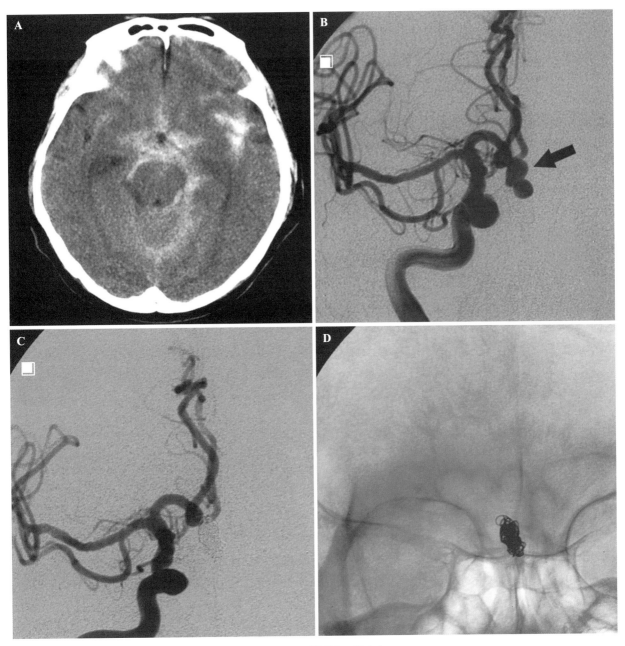

▲ 图 71-1　蛛网膜下腔出血

患者男性，43 岁，患有剧烈头痛、脑膜炎及进展性警惕性缺陷；A. 首次 CT：急性蛛网膜下腔出血导致的基底池高密度影；B. 右颈内动脉 DSA 正面观：前交通动脉的动脉瘤（箭）；C. 动脉瘤栓塞后的相应视图；D. 相应的未减除视图，显示弹簧圈

医源性动脉瘤比较少见，通常为神经外科手术或耳鼻咽喉科手术的并发症，使用覆膜支架可实现渗漏的闭塞（图 71-2）。

（二）脑血管痉挛

脑血管痉挛的发生与迟发性脑缺血相关。它是 SAH 解除后，在术后早期（前 2 周）出现的严重的（但是常见的）并发症，是 SAH 患者死亡的主要原因。反复的神经系统查体、经颅多普勒超声、CT 灌注和 CTA 检查，对明确患者是否需要进一步行 DSA 检查及介入治疗有很大帮助。神经介入手术治疗的重点是通过动脉内给药（如罂粟碱、维拉帕米和尼莫地平）或局部血管（球囊）扩张改善脑灌注（血管造影显示血管扩张、经颅多普勒提示血流速度降低、神经系统查体有所改善）（图 71-3）。

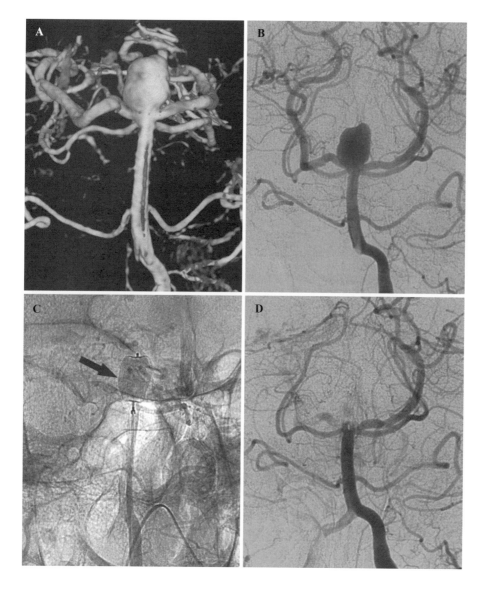

◀ 图 71-2　巨大基底尖端动脉瘤

患者女性，50 岁，因基底尖端的宽颈动脉瘤而患有 SAH；A. 3D 血管造影：包含两个 P_1 段的宽颈；B. 放置支架前进行的 DSA 检查；C. 未缩小视图中，WEB 设备（箭）覆盖了整个动脉瘤；D. 介入治疗后，整个动脉瘤被栓塞；由于流量变化，右侧大脑后动脉（PCA）血流量减少；半年后，DSA 显示 PCA 完全再通

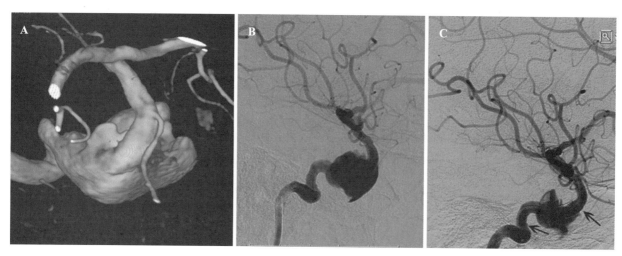

▲ 图 71-3　巨大 ACI 海绵窦段动脉瘤

A. 3D 血管造影：硬膜外 ACI 形态复杂；B. 相应的 DSA 及右侧 ACI 视图；C. 放置分流器（箭头）后，进入动脉瘤的血流量明显减少

（三）动静脉畸形

大部分脑 AVM 是先天性的。其主要表现为脑出血、癫痫发作、慢性头痛或局灶性神经功能障碍。AVM 的病理学改变是毛细血管缺乏，导致供血动脉和引流静脉之间形成紧密或疏松的通道网络，即畸形血管团。它是胶黏剂阻塞的目标，也是之后需要手术切除的病灶。病灶区在 MRI 中表现为脑实质中异常的血管团，在 DSA 上则表现为大动脉和引流静脉的缠绕（图 71-4）。对于复杂的 AVM，神经放射学干预主要应用于术前治疗，其目的是通过动脉内凝胶栓塞尽可能地缩小畸形血管团的体积。

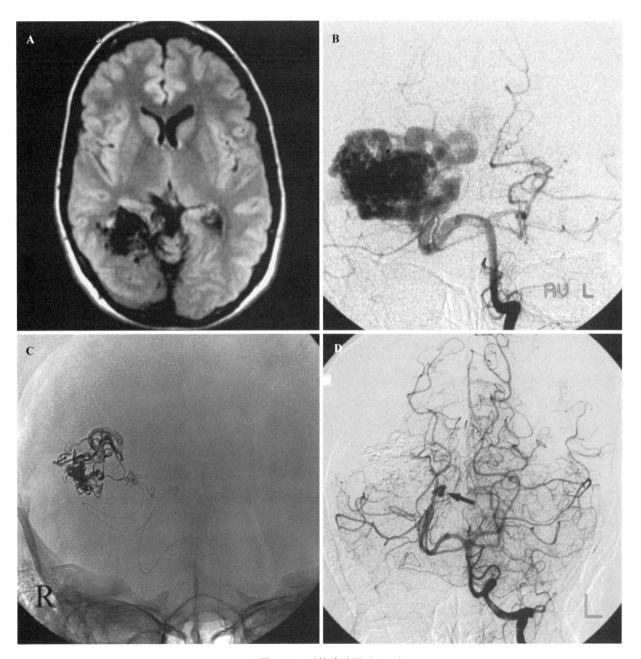

▲ 图 71-4　动静脉畸形（AVM）

患者女性，30 岁，患有急性左侧同向偏盲；A. MRI T₂ 加权相（T₂W）显示右枕叶 AVM 病灶；B. 左椎动脉 DSA 正面观：由于动静脉分流量大，右侧大脑后动脉的直径比左侧要大；C. 相应的未减除视图：微导管通向病灶的途径清晰可见，注意畸形血管团中的带有放射标记的凝胶；D. 神经介入干预（动脉凝胶栓塞）后的正面观：大脑后动脉（PCA）远端中脑段（P₃）的小动脉瘤（箭），这是唯一的病理残留物

　　硬脑膜动静脉瘘（DAVF）[硬脑膜动静脉畸形（DAVM）] 主要位于颅底，是一种罕见疾病，其特征是硬脑膜内动脉和静脉血管间的异常连接（分流），其临床表现则取决于静脉引流的方式。对于良性 DAVM，非侵入性成像（CT、MRI 和 MRA）诊断敏感性较低。因此，病变识别和分类的金标准仍是 DSA。应用弹簧圈 / 经血管打胶的方法可以实现闭塞分流区的治疗目的，这种神经介入治疗的手术指征取决于疾病的预后（图 71-5）。神经介入治疗的主要目标是将病灶区域的静脉引流至大脑浅静脉，从而降低因静脉充血引起脑出血的风险。

（四）脑动脉血栓形成（缺血性脑卒中）

　　脑动脉血栓形成，可能引起脑血管主干的阻

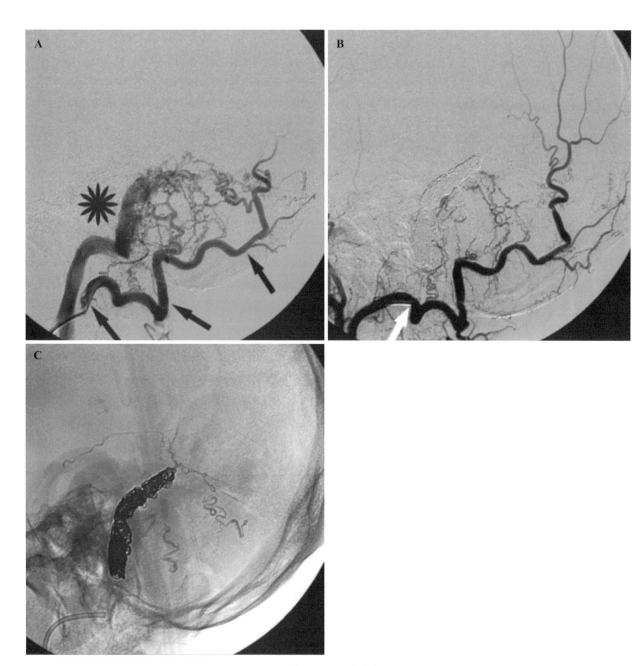

▲ 图 71-5　硬脑膜瘘

患者男性，64 岁，患有左耳搏动性耳鸣；A. 左侧枕动脉的 DSA 侧视图（箭）：乙状窦受累的部分及硬脑膜内动脉的范围，其分流同侧乙状窦（星号）及颈静脉球；B. 介入治疗后的相应视图（乙状窦弹簧圈栓塞 + 动脉内打胶）：尽管仍可见一些扩大的侧支，但 AV 分流已不可见（白箭标注了枕动脉中导管的末端）；C. 相应的未减除视图：整个乙状窦中的弹簧圈和部分滋养动脉中的凝胶塞，从而导致局灶性脑梗死。在 CT 上，血栓可能呈高密度影（阳性血管征）（图 71-6），也可能呈轻微的低密度影（受邻近脑血管影响）。未经治疗的基底动脉血栓形成能够导致缺血性脑卒中高发和患者死亡。此外，大脑中动脉（MCA）主干的血栓闭塞，会因脑水肿的进展引起脑疝，甚至死亡（恶性脑梗死）。神经介入治疗的目标是通过支架辅助血块清除，或直接抽吸血栓进行血管再通（图 71-7）。

目前，越来越多的手术已不进行全身麻醉，而是清醒镇静麻醉状态下进行。

神经介入手术已被越来越多地用于基底动脉或大脑中动脉狭窄的支架治疗（图 71-8），以避免其完全闭塞后可能导致的致命性梗死。

三、关注点和风险

作为神经放射学干预措施的重要组成部分，神

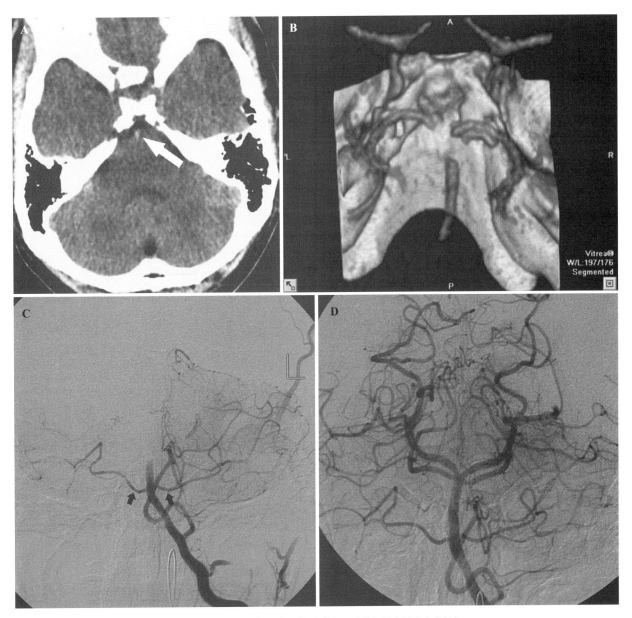

▲ 图 71-6　基底动脉血栓形成（此图彩色版本见书末彩插）

患者男性，36 岁，患有严重的警觉缺陷和水平眼球震颤；A. 首次 CT：基底动脉血栓（阳性血管征）呈高密度（箭）；B. 3D-CTA（pa 视图）：基底动脉远端的闭塞部分；C. 左椎动脉 DSA：基底动脉的 KM-stop[位于双侧小脑下动脉（AICA）分支远端（小箭）]；D. 介入治疗（血栓抽吸）后相应的视图：基底动脉（小脑上动脉和大脑后动脉）血流充盈

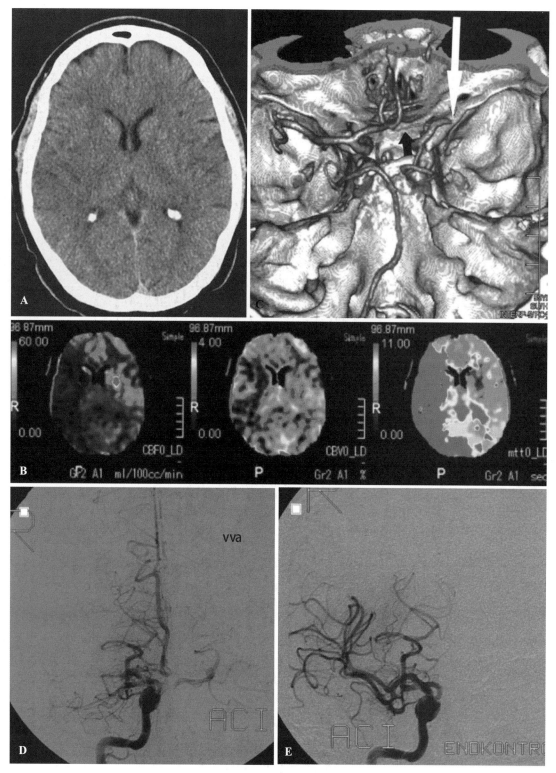

▲ **图 71-7　MCA 的血栓形成**（此图彩色版本见书末彩插）

患者男性，60 岁，患有急性左侧偏瘫（时间窗：1.5h）；A. 首次 CT：大脑中动脉（MCA）右侧区域稍低密度影。与左侧半球相比：岛叶、基底节和额颞区的灰白色质分离、皮质沟稍狭窄（梗死的早期征兆）；B. CT 灌注图：不同脑区灌注参数不匹配：延长的平均通过时间（MTT）（右），脑血流量（CBF）减少（左），脑血流体积（CBV）减少相对较小（中）；C. 3D-CTA：左侧 MCA 完全闭塞（白箭），左侧大脑前动脉（ACA）发育不全（黑箭）；D. 右侧小脑下动脉（ICA）DSA：中间区域血管化完全丧失，但后交通动脉（Pcom）血流充盈了小的、发育不良的 ACA 和同侧大脑后动脉（PCA）；E. 介入后 DSA（动脉内应用重组人组织型凝血酶原激活物和血栓抽吸）：狭窄血管再通（血管内压力正常化）；ACA 对比缺失，对侧 ICA 充盈可见（图中未展示）

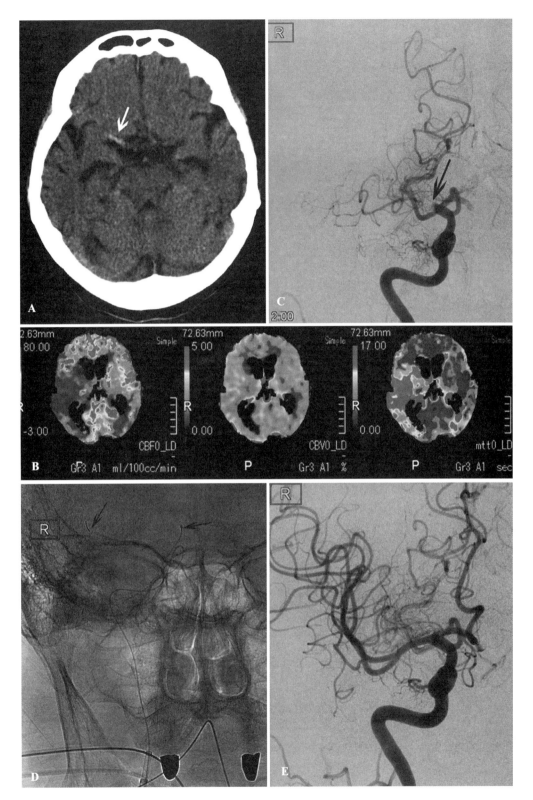

▲ 图 71-8　ACI T 分叉的急性闭塞（此图彩色版本见书末彩插）

患者女性，78 岁，患有急性完全性左侧偏瘫；A. 脑卒中发作后 1.5h 进行首次 CT 检查：M_1 段有高密度血栓（高密度介质征象）；B. 相应的 CT 灌注图：不同脑区灌注参数不匹配：延长的平均通过时间（MTT）（右），减少的脑血流量（CBF）（左），没有减少的脑血流体积（CBV）（中）；C. 右侧小脑下动脉（ICA）DSA（ap 视图）：ACI 远端部分已闭塞（箭），大脑前动脉（ACA）和大脑中动脉（ACM）对比缺失，仅同侧后交通动脉（Pcom）和脑后动脉（PCA）形成对比；D. 未减除视图：支架取回器的位置（箭）；E. 介入治疗后 DSA：ACM 和 ACA 完全再通；手术时间：30min

经介入手术是救治威胁生命的脑血管病（尤其是脑动脉血栓形成或有症状的血管痉挛）的重要急症手术方式。尽管神经介入手术可以提供挽救生命的机会，但该类手术有很高的诱发并发症的风险，主要包括大动脉破裂及凝胶/颗粒/弹簧圈引起的血管栓塞。

要 点

- 神经放射学干预常应用于危及生命的疾病，通常属于急症操作。

- 可以接受神经放射学干预的患者包括脑血管动脉瘤（弹簧圈/支架）、动静脉畸形（胶合/弹簧圈）、脑动脉血栓形成（清除血块）、血管狭窄（血管成形术，支架植入）及脑血管痉挛（动脉血管扩张药）。

- 尽管可以用来挽救生命，但许多神经放射学干预手段都具有高风险。其可能导致的并发症包括因血管损伤引起的颅内出血，以及因弹簧圈或凝胶移位导致的继发性缺血性脑卒中。

- 神经介入手术基本上可以分为闭塞性（弹簧圈/胶合）和开放性（血栓抽吸/动脉血管扩张剂）手术。

- 尽管 CT/CTA、MRI/MRA 结合计算机 3D 重建技术蓬勃发展，DSA 仍然是脑血管疾病的主要诊断工具和金标准。

- 专业的神经放射医师应及时对影像报告进行解读，这对于确保最佳、最快速的治疗至关重要。

推荐阅读

[1] Cognard C, Spelle L, Pierot L. Pial arteriovenous malformations. In: Forsting M, editor. Intracranial malformations and aneurysms. From diagnostic work-up to endovascular therapy. New York: Springer; 2004. p. 39–100.

[2] Gnanalingham KK, Apostolopoulos V, Barazi S, O'Neill K. The impact of the international subarachnoid aneurysm trial (ISAT) on the management of aneurismal subarachnoid hemorrhage in a neurosurgical unit in the UK. Clin Neurol Neurosurg. 2006;108:117–23.

[3] Molyneux A, Kerr R, Stratton I, Sandercock P, Clarke M, Shrimpton J, et al. International Subarachnoid Aneurysm Trial (ISAT) of neurosurgical clipping versus endovascular coiling of 2143 patients with ruptured intracranial aneurysms: a randomised trial. Lancet. 2002;360:1267–74.

[4] Müller Forell W, Engelhard K. Neuroimaging for the anaesthesiologist. Anesthesiol Clin. 2007;25:413–39.

[5] Sayama CM, Liu JK, Couldwell WT. Update on endovascular therapy for cerebral vasospasm induced by aneurismal subarachnoid hemorrhage. Neurosurg Focus. 2006;21:E12.

[6] Szikora I. Dural arteriovenous malformations. In: Forsting M, editor. Intracranial malformations and aneurysms. From diagnostic work-up to endovascular therapy. New York: Springer; 2004. p. 101–42.

[7] Wanke I, Dörfler A, Forsting M. Intracranial aneurysms. In: Forsting M, editor. Intracranial malformations and aneurysms. From diagnostic workup to endovascular therapy. New York: Springer; 2004. p. 143–247.

[8] Pan X, Liu G, Wu B, Liu X, Fang Y. Comparative efficacy and safety of bridging strategies with direct mechanical thrombectomy in large vessel occlusion. Medicine. 98(14):e14956.

[9] Nordmeyer H, Chapot R, Haage P. Endovascular treatment of intracranial atherosclerotic stenosis. RöFo - Fortschritte auf dem Gebiet der Röntgenstrahlen und der bildgebenden Verfahren.

[10] Powers CJ, Dornbos D, Mlynash M, Gulati D, Torbey M, Nimjee SM, Lansberg MG, Albers GW, Marks MP. Thrombectomy with Conscious Sedation Compared with General Anesthesia: A DEFUSE 3 Analysis. Am J Neuroradiol.

第十二篇 神经介入放射治疗中的麻醉特殊注意事项

Specific Concerns Regarding Anesthesia for Interventional Neuroradiology

第 72 章

神经介入放射治疗的流程挑战
Procedural Challenges in Interventional Neuroradiology

Huong G. Nguyen　Catherine B. Barden　David L. McDonagh　著
成文聪　译　田　野　校

一、概述

近年来，介入神经放射学或血管内神经外科蓬勃发展，工程技术的进步使医生能够以新的、令人兴奋的方式治疗神经血管疾病。因此，介入神经放射治疗已成为现代神经麻醉实践的重要组成部分。择期手术包括动脉瘤、动静脉畸形、动静脉瘘和闭塞性脑血管疾病的血管造影诊断和治疗干预。急诊手术包括急性缺血性卒中的干预，在蛛网膜下腔出血时栓塞动脉瘤，血管内血管痉挛治疗，以及治疗难治性静脉窦血栓形成。这些患者的麻醉管理可能相当复杂，需要严密的血流动力学控制，以避免因低灌注或高灌注损伤中枢神经系统，快速和平稳的苏醒有利于神经系统评估，并且急诊病例对时间要求严格。使用全麻或不同程度的镇静带来的风险和利益，必须考虑到优化个体患者的管理。

二、物理环境

介入神经放射治疗套件使用双平面 X 线透视，典型的方法是将一个 C 臂置于前 – 后位，另一个 C 臂置于侧面（图 72-1）。这对麻醉医师提出了重大的人体工程学挑战，因为成像设备、显示器和超声设备围绕在患者的床周，而床是固定的。由于双平面透视设备必须在患者头部周围自由旋转，因此气道通路受到一定的限制。麻醉设备必须放置在远离患者的地方，通常在患者的臀部或脚的部位，并与患者的头部保持较远的距离。特别是在预期或紧

急麻醉、血管活性药物和（或）抗凝血药使用期间，呼吸管路和静脉导管的延长需要仔细的计划和经验。为神经介入治疗提供高质量的麻醉管理的关键是有经验的团队成员。这需要仔细的计划，这在某种程度上是独一无二的，必须在每个机构优化。

三、辐射安全

在神经介入套间中，辐射是一个重要的职业危害。防辐射的两种主要方法是距离和屏蔽。辐射强度与到放射源距离的平方成反比（https://en.wikipedia.org/wiki/Radiation_protection）。保护设备应包括一个裹身式的铅围裙，覆盖在胸部 / 腹部 / 骨盆，甲状腺遮蔽，以及眼睛保护。应配有并放置含铅有机玻璃屏蔽（图 72-2），以减少直接暴露于透

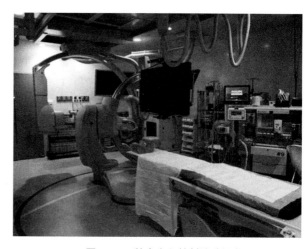

▲ 图 72-1　整套介入放射治疗设备

视设备。一项研究得出结论，当在前额测量辐射剂量时，麻醉医师实际上比介入医师受到的辐射更多（https://www.ncbi.nlm.nih.gov/pubmed/21285864）。此外，麻醉医师进行药物处置的次数与暴露直接相关。脑动脉瘤和动静脉畸形的栓塞被认为是高剂量的放射治疗，因为数字减影血管造影（DSA）比标准的透视需要更多的电离辐射。对累积辐射暴露保持警惕是非常重要的。剂量计应被使用，麻醉医师的暴露时间应保持低于医疗工作者的年度限额。（https://www.osha.gov/dte/library/radiation/ion_rad_20021007/index.html;https://www.osha.gov/SLTC/etools/hospital/clinical/radiology/radiology.html）

四、麻醉目标

总的来说，进行任何神经放射治疗的患者的麻

醉目标包括抗焦虑、镇痛、镇静、血流动力学控制和快速苏醒。

五、患者舒适度

与患者不适相关的因素包括腹股沟插管、注射对比剂（可能在动脉分布区域产生灼烧感）、血管成形术、血管内血栓清除，以及在造影台上相对较长时间仰卧不动（尽量少垫衬垫以获得舒适）。因此，对于复杂的手术或长时间的手术，常规使用深度镇静或全身麻醉，以确保最佳的患者舒适度，并防止患者活动。在决定 CS 和 GA 时，重要的考虑因素是外科医师的偏好、经验 / 熟练程度、神经功能缺失程度（患者配合指令和与团队成员沟通的能力），以及患者的并发症。

六、固定不动

运动伪影是影响图像质量的一个重要问题。在数字减影血管造影（DSA）"路径图"过程中，对比增强血管解剖图显示为白色（图 72-3），只要患者没有移动，它就可以作为血管内导丝和小脑血管内导管的准确指南。精确成像的需要，加上血管损伤的风险，使得 GA 在许多手术中更受欢迎。通过

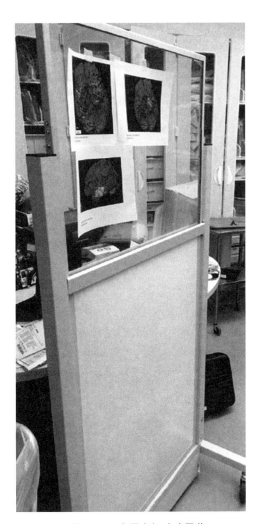

▲ 图 72-2　金属有机玻璃屏蔽

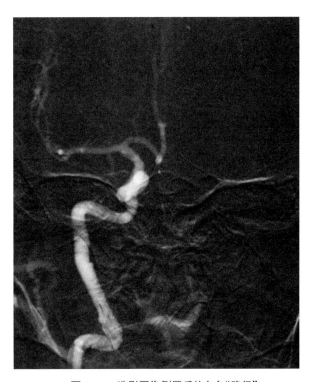

▲ 图 72-3　造影图像倒置后的白色"路径"

433

使用低剂量吸入麻醉药联合静脉注射阿片类药（如瑞芬太尼或舒芬太尼），通常不必再次给予肌松药以确保不动。注意，为了抵消麻醉药的降血压作用，经常需要加压输液。

七、血流动力学控制

血流动力学目标的选择是基于患者对低血压或高血压损伤的易感性。这是主观的，所以神经麻醉学家、神经学家（如果涉及）和介入神经放射学家必须就目标血流动力学参数进行沟通，达成一致。基础血压的评估至关重要，同时评估由低血压或高血压引起的潜在的伤害。例如，在急性动脉瘤破裂和蛛网膜下腔出血的患者行弹簧圈栓塞治疗时，高血压可能会有致命的后果。1周后，同样的患者患有严重血管痉挛来做血管内扩张或血管成形术，另外，血压下降可能出现缺血性脑卒中。

连续动脉血压监测对于早期发现并发症，以及谨慎地将血管活性药滴注使血压达到一个狭窄的目标范围是至关重要的。一般情况下，在预期对大脑或脊髓血管进行干预时，应放置动脉导管。如果时间紧迫不允许麻醉团队进行动脉导管置入术，例如急性卒中病例，神经介入医师放置的股鞘可以用来转换动脉压力，直到能够放置桡动脉导管。

八、选择理想的麻醉方案

轻度至中度镇静的一个明显好处是能够在手术的不同阶段监测神经功能。事实上，一些研究（下文讨论）表明，在急性卒中干预中，镇静可能优于GA。由于神经介入套间的物理环境，气道的通路明显受阻。因此，有困难气道的患者（由于肥胖、后循环卒中、脑神经功能障碍等）是不可能容忍无全麻的手术。误吸风险是急诊非禁食患者另一个需要考虑的。非全麻清醒镇静的麻醉药选择必须避免明显的呼吸抑制和随后的低氧血症和高碳酸血症。虽然在手术室中，镇静的患者常使用鼻咽通气道，但大多数神经介入手术需要大量的抗凝血，使气道出血成为一个问题。喉罩可以有效地用于择期全麻的病例（表 72-1）。

九、介入神经放射学的特殊注意事项：急诊病例

（一）脑动脉瘤破裂（即动脉瘤性蛛网膜下腔出血）

动脉瘤破裂合并蛛网膜下腔出血的死亡率很高。即使在幸存者中，也只有 1/3 的人能够在事件后独立生活。因此，早期治疗已知脑内动脉瘤的主要目的是预防破裂——通过择期开颅手术或血管内介入治疗。对于合适的患者，血管内介入治疗，如标准线圈栓塞和分流支架装置正越来越多地替代手术。手术的选择很大程度上取决于动脉瘤的位置和形态。虽然这些血管内手术可以在 CS 下进行，但 GA 可以更精确地控制血压和保持静止，因此更受欢迎。

对于自发性动脉瘤破裂、蛛网膜下腔出血的患者，应避免高血压激增，避免再次出血。最脆弱的时间通常是气管插管期间。因此，在诱导前需要先放置动脉导管。然而，在一些患者中，放置动脉导管可能是困难的，放置过程中高血压的危险（和潜在的动脉瘤破裂）必须与气管插管时严密控制血压的优点相平衡。在合适的患者中，一种有效的方法是诱导麻醉，面罩通气，在气管插管前放置动脉导管。与其他血管内治疗病例一样，术前应就血流动力学目标达成一致。目标收缩压一般选择低于140mmHg。抗高血压药如拉贝洛尔或尼卡地平可在诱导过程中使用，同时血管收缩药也需使用，因为术中低血压是一种相对常见的现象。给予瑞芬太尼或舒芬太尼对消除有害刺激的反应非常有效。局部使用利多卡因进行喉气管表麻也很有效。

最后，脑积水在蛛网膜下腔出血后很常见，需要脑室外引流术（如脑室造瘘术）。对于脑室造瘘术的患者，在整个手术过程中应监测颅内压，并采用间歇脑脊液引流治疗颅内压升高（通常 > 20mmHg）。过度引流会使患者处于动脉瘤再次破裂的风险中，而不充分引流则会使患者面临高颅内压损伤的风险。

（二）药物治疗无效的脑血管痉挛

脑血管痉挛是一种常见的蛛网膜下腔出血并发

表 72-1　介入神经放射学常用麻醉及血流动力学药物；"注意事项"的清单包括在内

麻醉药	用　途	优　势	劣　势
咪达唑仑	抗焦虑药（术前用药）或操作时镇静	遗忘，抗焦虑	可能导致术后精神错乱/谵妄
丙泊酚	诱导剂，操作时镇静；镇静/遗忘作为维持全麻的一部分	无大脑血管舒张；在不增加脑血流量的情况下抑制脑代谢	低血压，需与去氧肾上腺素合用；难以确定药物积累（除非使用靶控注射泵）
氧化亚氮	避免		动脉内气栓损伤加重
卤代类吸入麻醉药	镇静/遗忘作为维持全麻的一部分（一般约 0.6MAC）	易于使用，能够监测呼气末浓度	脑血管扩张，突发性问题（咳嗽/痉挛/等）
瑞芬太尼	强效镇痛药 [一般 0.1～0.3μg/（kg·min），作为维持全身麻醉的一部分]	有助于平稳苏醒（即"瑞芬太尼唤醒"）；无持续注射敏感	瑞芬太尼导致的僵化/呼吸停止；术后无镇痛，费用高
舒芬太尼	强效镇痛药一般 [0.1～0.3μg/（kg·h），作为维持全身麻醉的一部分]	比瑞芬太尼便宜	持续输注敏感特性
右美托咪啶	辅助镇静或 GA	有利于血流动力学控制；减少急性高血压和躁动	心动过缓（可通过格隆溴铵治疗）、低血压
血流动力学药物	用　途	优　势	劣　势
氯维地平	抗高血压（二氢吡啶 CCB）	滴定；超短选择性动脉血管扩张药（无静脉扩张，对 ICP 影响极小）	外观与丙泊酚相似（白色液体）；比拉贝洛尔还贵
尼卡地平	抗高血压（二氢吡啶 CCB）	滴定；选择性动脉血管扩张药（无静脉扩张——对 ICP 影响极小）	比拉贝洛尔还贵
拉贝洛尔	抗高血压（α 和 β 受体拮抗药）	易用性，熟悉性	通常不足以提供必要的血流动力学控制
去氧肾上腺素	升血压（α 受体激动药）静脉单次给药和（或）输注以抵消麻醉作用	易用性，熟悉性	没有收缩变力性
去甲肾上腺素	升压（α 受体激动药）静脉单次给药和（或）输注以抵消麻醉作用	易用性，熟悉性	收缩变力作用小
注意事项	用　途	剂　量	
瑞芬太尼静推	减少气管插管的反应	1～2μg/kg 静脉单次给药	
利多卡因凝胶	覆盖气管导管	2%～5% 的凝胶广泛应用于气管插管	
喉气管镇痛（LTA）	减少气管插管的反应	局部 4ml（4% 利多卡因）	
丙泊酚+氯胺酮	非全麻镇静	氯胺酮（1～2mg/ml）与丙泊酚混合，例如，50mg 氯胺酮加入丙泊酚 50ml（500mg）	
瑞芬太尼唤醒	全麻平稳苏醒/拔管；在瑞芬太尼停用前，通过关闭吸入麻醉来避免出现苏醒期咳嗽和躁动	增加瑞芬太尼输注剂量，关闭吸入麻醉；当呼气末吸入麻醉药量足够低时，关闭瑞芬太尼（拔管前一定要冲洗静脉管路内残留的瑞芬太尼）	
选择麻醉深度	手术刺激是短暂的，如脑血管操作；浅麻醉对于大多数的介入神经放射手术是足够的；然而，手术中的某些部分需要深度麻醉/镇痛	与使用低剂量瑞芬太尼、不给予升血压药相比（即接近治疗窗口的下限），高剂量瑞芬太尼输注联合升血压药输注更安全	

症，可造成严重的后果。血管痉挛在初次出血后的5d（可早可晚）发病，可引起缺血性卒中（图72-4）。筛查包括一系列经颅多普勒超声及临床神经学检查。连续脑电图也可用于检测由于血管痉挛引起的早期半球缺血。对有症状的血管痉挛（如引起偏瘫或失语症）的治疗是通过诱发高血压（如等容高血压）。"HHH疗法"不再作为一个单独的章节详细使用。当升高血压不能缓解症状时（例如，去甲肾上腺素滴定到收缩压＞160mmHg），紧急血管内干预可能有效甚至挽救生命。血管内治疗的选择包括动脉内血管扩张药和（或）机械介入腔内球囊血管成形术。主要目的是增加局部脑血流量，预防脑梗死。

虽然不是唯一，但通常使用全麻。神经麻醉医师必须在整个病例中保持脑灌注。大多数患者将有一条预先放置的动脉导管和中心静脉导管，以方便高血压治疗。球囊血管成形术或动脉内血管扩张药的选择取决于脑血管造影所确定的血管痉挛的位置，而近端大血管可采用腔内球囊血管成形术。在

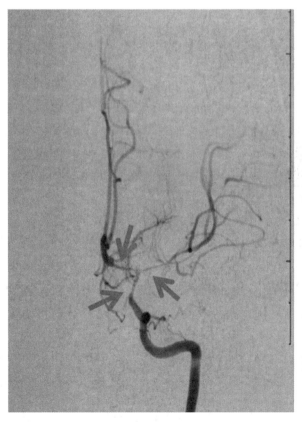

▲ 图72-4　严重的血管痉挛累及颈内动脉远端、大脑中动脉近端和大脑前动脉近端

这些病例中，麻醉医师应密切监测血管破裂引起的颅内出血——表现为颅内压升高（如有颅内压监护仪）、突然的高血压发作（如库欣反应；特别是伴有心动过缓），以及（或）意识水平下降/神经学检查。

较小的血管不太适合球囊血管成形术，只能用动脉内血管扩张药治疗。这种情况下，在血管痉挛的血管区域放置导管，并使用血管扩张药。最常用的血管扩张药是小剂量静脉单次给药或输注维拉帕米、罂粟碱、尼卡地平和米力农。在这些过程中，低血压是常见的，为了维持治疗前神经介入医师制订的血压参数（一般收缩压的范围150～200mmHg），输注一个或多个升血压药可能是必要的。谨慎的做法是准备好注射用的大剂量加压注射泵（去氧肾上腺素、血管加压素、稀释的肾上腺素）。动脉内使用尼卡地平可以出现血压大幅度下降。动脉内血管扩张药的作用是暂时的，经常需要在数天内反复治疗。

（三）急性缺血性脑卒中

在美国，脑卒中是第三大致死原因，其中急性缺血性脑卒中约占4/5。在2015年之前，没有高水平的证据支持在急性脑卒中患者中使用血管内血栓切除术而非静脉溶栓。2015年发表了5项前瞻性随机试验，均显示对于急性前循环大血管阻塞（LVO）卒中患者，血管内血栓切除术优于静脉溶栓（即组织型纤溶酶原激活物）。目前的治疗标准是静脉溶栓（脑卒中后4.5h内；除个别病例外），之后对大脑血管阻塞患者行急诊血管内血栓切除术。对于治疗窗口外或静脉溶栓禁忌者（如心脏术后），血管内血栓切除术仍然是脑卒中后6h内的一种选择。最近的两项试验DAWN和DEFUSE-3表明，利用CT或MR灌注成像可以延长治疗窗口，以区分核心梗死区和缺血性半暗带，现在一些患者可以在脑卒中发作后24h内得到治疗。尽管如此，"时间就是大脑"，而且数据清楚表明，脑卒中发作和再灌注之间每分钟的延迟都与长期神经功能障碍的增加相关。换句话说，在脑卒中发作后16h内得到成功治疗的患者，如果在10h内得到治疗，情况会更好。

血管内血运重建的选择包括溶栓、血栓吸除

术、血管成形术和支架血运重建，以及结合血栓栓塞切除术的机械血运重建。目前，血栓回收支架（图 72-5）是首选的，并被认为是五项介入性卒中试验成功的原因。在最近的试验中，新型吸力装置也取得了类似的成功。

从脑卒中开始到再灌注的时间是关键问题（图 72-6）。据估计，患者在一次大血管脑卒中中每分钟失去 190 万个神经元（https://www.ncbi.nlm.nih.gov/pubmed/16339467）。"进医院门到腹股沟穿刺时间"应该是 90min 或更少。为了实现这些目标，麻醉医师必须在患者到达介入术间之前尽可能多地获得临床病史，并与神经介入医师一起提前确定麻醉的最佳选择。使用最少镇静的监护麻醉（即"MAC"），有利于进行性评估患者的神经状态并降低诱导性低血压的发生风险。回顾性资料提示镇静的临床结果优于全麻；然而，在欧洲已经进行了三个前瞻性随机试验来证实这个问题（ANSTROKE、GOLIATH 和 SIESTA；www.clinicaltrials.gov）。德国 SIESTA 试验发表于 2016 年 10 月（JAMA；PMID 27785516）。150 例前循环急性缺血性脑卒中患者被随机分为 GA 组和 CS 组。使用静脉麻醉药。注意维持脑灌注压（两组平均收缩压为 145mmHg）。脑卒中后 24h（主要终点）和脑卒中后 3 个月神经结

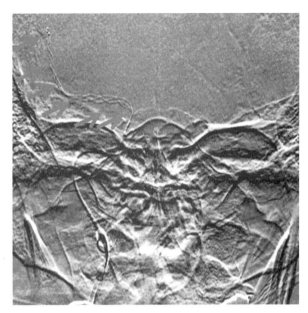

▲ 图 72-5　支架放置于急性脑卒中患者大脑中动脉

局无差异。瑞典 ANSTROKE 试验发表于 2017 年 5 月（stroke；PMID 28522637）。将 90 例前循环急性缺血性脑卒中患者随机分为 GA 组和 CS 组。GA 组使用吸入麻醉药加瑞芬太尼，CS 组单独使用瑞芬太尼。再次注意脑灌注压的维持（两组平均 MAP 为 91mmHg）。脑卒中后 24h 和 3 个月（主要终点）的神经结局无差异。有趣的是，在这两项试验中都存

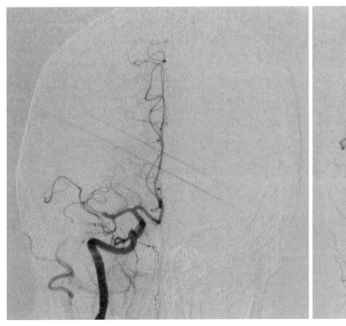

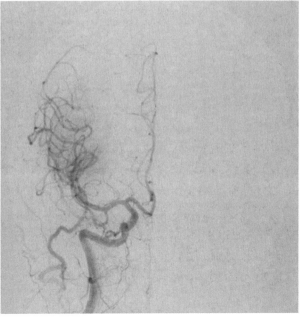

▲ 图 72-6　血管内血栓切除术前后急性大脑中动脉（远端 M_1 段闭塞）

在与全身麻醉诱导相关的手术延迟，但 GA 组的手术时间较短，因此总体上没有延迟。最后，2018 年 4 月发表了纳入 128 例患者的 GOLIATH 试验（JAMA Neurol;PMID 29340574）。与 SIESTA 相似，两组均使用丙泊酚和瑞芬太尼 / 芬太尼。主要终点指标：急性梗死面积中位数的改变,GA 和 CS 组没有区别。3 个月时，GA 组的神经结局甚至更好。目前，只要注意避免时间延迟和维持脑灌注压（目标收缩压 140～180mmHg），麻醉医师应该确信全麻用于急性脑卒中干预 / 血栓切除术是安全的。

在血凝块被排出之前（如再通），允许或诱发高血压是合适的。在这一点上，血压应该降至一个与神经介入医师达成一致的目标。一般来说，血块清除前收缩压在 140～185mmHg，清除之后收缩压在 130～150mmHg 是可以接受的。通常需要升血压药来维持这些血流动力学目标，虽然最好放置动脉导管，但它不应该延迟手术。GA 的诱导和维持（如果选择）应该使用最适合血流动力学目标的药物来完成，并且最小干扰术后即刻的神经学检查。为了避免过度通气引起的脑供血不足，应保持正常的血碳酸水平。

目前美国心脏协会（https://www.ahajournals. org/doi/full/10.1161/STR.0000000000000158）建议采用个体化方法选择麻醉类型，同时避免手术时间延迟（每延迟 30 分钟可使 3 个月的预后恶化 10%）；http://journals.lww.com/jnsa/Fulltext/2014/04000/Society_for_Neuroscience_in_Anesthesiology_and.1.aspx）和低血压 / 低灌注。正常血碳酸、正常体温和正常血糖应予以维持。如果选择 GA，术后尽早拔管是最理想的。最后，要记住后循环卒中患者经常有脑神经功能障碍、昏迷、难以维持气道通畅，因此通常需要 GA（表 72-2）。

十、小结

介入神经放射学是神经麻醉实践的重要组成部分。每个医院都应该优化提供紧急和非紧急麻醉管理的系统。熟悉介入套间是必要的，同样重要的是在急性卒中和其他急性血管疾病病例中了解其紧迫性（即延迟 = 损伤）。关于麻醉类型和血流动力学目标的选择应在术前与神经介入医师共同确定。关于 CS 与 GA 在急性脑卒中干预的疗效比较的进一步试验，以及治疗脑血管疾病的新技术，有望使介入神经放射学成为神经麻醉学家不断发展的领域。目前麻醉医师应该放心，对于急性脑卒中干预 GA

表 72-2 抗血栓治疗在介入神经放射学中的应用

抗血小板药	目 的	监 测	逆 转
阿司匹林	术前使用以避免血栓并发症	用血小板功能测定法监测抗血小板作用	输血小板
噻吩吡啶类 P2Y12 抑制药（氯吡格雷、噻氯匹定、替格瑞洛）	与阿司匹林联合使用可避免动脉内支架置入术患者的血栓并发症	用血小板功能测定法监测抗血小板作用	输血小板
糖蛋白 Ⅱ B/ Ⅲ A 抑制药（替罗非班、阿昔单抗、依替巴肽）	如果术前未开始双抗血小板治疗，则在术中使用；也用于治疗术中医源性血栓	用血小板功能测定法监测抗血小板作用	停止输液；考虑输血小板
抗凝血药	目 的	监 测	逆 转
肝素	用于术中避免导管引起的微血栓（大多数手术中使用）	激活凝血时间；术中目标 2～3 倍基线值；根据 ACT，每小时重新给一次肝素	鱼精蛋白
直接凝血酶抑制药（比伐卢定，重组水蛭素，阿加曲班）	肝素禁忌证患者的抗凝血治疗（如肝素引起的血小板减少症）	ACT	停止输液；重组凝血因子 Ⅶ a、4 因子凝血酶原复合物

是可以接受的，保证手术时间延迟最小化，收缩压
维持在 140～180mmHg。

推荐阅读

[1] English JD, Yavapai DR, Gupta R, Janardhan V, Zaidat OO, Xavier AR, Nogueira RG, Kirmani JF, Jovin TG. Mechanical Thrombectomy-Ready Comprehensive Stroke Center requirements and endovascular stroke systems of care: recommendations from the endovascular stroke standards Committee of the Society of Vascular and Interventional Neurology (SVIN). Interv Neurol. 2016;4(3–4):138–50. https://doi.org/10.1159/000442715. Epub 2016 Feb 19

[2] Goyal M, Menon BK, van Zwam WH, Dippel DW, Mitchell PJ, Demchuk AM, Dávalos A, Majoie CB, van der Lugt A, de Miquel MA, Donnan GA, Roos YB, Bonafe A, Jahan R, Diener HC, van den Berg LA, Levy EI, Berkhemer OA, Pereira VM, Rempel J, Millán M, Davis SM, Roy D, Thornton J, Román LS, Ribó M, Beumer D, Stouch B, Brown S, Campbell BC, van Oostenbrugge RJ, Saver JL, Hill MD, Jovin TG, HERMES collaborators. Endovascular thrombectomy after large-vessel ischaemic stroke: a meta-analysis of individual patient data from five randomised trials. Lancet. 2016;387(10029):1723–31. https://doi.org/10.1016/S0140- 6736(16)00163-X. Epub 2016 Feb 18

[3] Löwhagen Hendén P, Rentzos A, Karlsson JE, Rosengren L, Leiram B, Sundeman H, Dunker D, Schnabel K, Wikholm G, Hellström M, Rickstén SE. General anesthesia versus conscious sedation for endovascular treatment of acute ischemic stroke: the AnStroke Trial (anesthesia during stroke). Stroke. 2017;48(6):1601–7. https://doi.org/10.1161/STROKEAHA.117.016554.

[4] Saver JL, Jahan R, Levy EI, Jovin TG, Baxter B, Nogueira RG, Clark W, Budzik R, Zaidat OO, SWIFT Trialists. Solitaire flow restoration device versus the Merci Retriever in patients with acute ischaemic stroke (SWIFT): a randomised, parallel-group, non-inferiority trial. Lancet. 2012;380(9849):1241–9. https://doi.org/10.1016/S0140—6736(12)61384-1. Epub 2012 Aug 26

[5] Sayama CM, Liu J, Couldwell W. Update on endovascular therapies for cerebral vasospasm induced by aneurysmal subarachnoid hemorrhage. Neurosurg Focus. 2006;21:3.

[6] Talke PO, Sharma D, Heyer EJ, Bergese SD, Blackham KA, Stevens RD. Republished: Society for Neuroscience in Anesthesiology and Critical Care expert consensus statement: anesthetic management of endovascular treatment for acute ischemic stroke. Stroke. 2014;45(8):e138–50. https://doi.org/10.1161/STROKEAHA.113.003412.

[7] Powers WJ, Rabinstein AA, Ackerson T, Adeoye OM, Bambakidis NC, Becker K, Biller J, Brown M, Demaerschalk BM, Hoh B, Jauch EC, Kidwell CS, Leslie-Mazwi TM, Ovbiagele B, Scott PA, Sheth KN, Southerland AM, Summers DV, Tirschwell DL. 2018 guidelines for the early management of patients with acute ischemic stroke: a guideline for healthcare professionals from the American Heart Association/American Stroke Association. Stroke. 2018;49(3):e46–99.

[8] Schönenberger S, Uhlmann L, Hacke W, Schieber S, Mundiyanapurath S, Purrucker JC, Nagel S, Klose C, Pfaff J, Bendszus M, Ringleb PA, Kieser M, Möhlenbruch MA, Bösel J. Effect of conscious sedation vs general anesthesia on early neurological improvement among patients with ischemic stroke undergoing endovascular thrombectomy. JAMA. 2016;316(19):1986.

[9] Simonsen CZ, Yoo AJ, Sørensen LH, Juul N, Johnsen SP, Andersen G, Rasmussen M. Effect of general anesthesia and conscious sedation during endovascular therapy on infarct growth and clinical outcomes in acute ischemic stroke. JAMA Neurol. 2018;75(4):470.

[10] Nogueira RG, Jadhav AP, Haussen DC, Bonafe A, Budzik RF, Bhuva P, Yavagal DR, Ribo M, Cognard C, Hanel RA, Sila CA, Hassan AE, Millan M, Levy EI, Mitchell P, Chen M, English JD, Shah QA, Silver FL, Pereira VM, Mehta BP, Baxter BW, Abraham MG, Cardona P, Veznedaroglu E, Hellinger FR, Feng L, Kirmani JF, Lopes DK, Jankowitz BT, Frankel MR, Costalat V, Vora NA, Yoo AJ, Malik AM, Furlan AJ, Rubiera M, Aghaebrahim A, Olivot J-M, Tekle WG, Shields R, Graves T, Lewis RJ, Smith WS, Liebeskind DS, Saver JL, Jovin TG. Thrombectomy 6 to 24 hours after stroke with a mismatch between deficit and infarct. N Engl J Med.2018;378(1):11–21.

[11] Albers GW, Marks MP, Kemp S, Christensen S, Tsai JP, Ortega-Gutierrez S, McTaggart RA, Torbey MT, Kim-Tenser M, Leslie-Mazwi T, Sarraj A, Kasner SE, Ansari SA, Yeatts SD, Hamilton S, Mlynash M, Heit JJ, Zaharchuk G, Kim S, Carrozzella J, Palesch YY, Demchuk AM, Bammer R, Lavori PW, Broderick JP, Lansberg MG. Thrombectomy for Stroke at 6 to 16 Hours with Selection by Perfusion Imaging. N Engl J Med. 2018;378(8):708–18.

第73章 神经介入放射治疗中的麻醉挑战
Anesthesiological Challenges During Neuroradiological Interventions

Michael Aziz　Ansgar M. Brambrink　著

成文聪 译 田 野 校

一、对比剂反应

（一）概述

血管内对比剂有助于神经血管结构的可视化。使用对比剂会引起严重的并发症。对于所有人群检查，估计对比剂反应的发生率高达15%。在1000～2000次检查中会有1例危及生命的反应发生，并且有致命反应的报道。

对对比剂的反应可分为过敏性反应和化学毒性反应。过敏性反应发生在一定的阈值水平，并不依赖于剂量。对比剂可使肥大细胞直接释放组胺或激活补体，但其确切的反应机制尚不清楚。过敏性反应表现为恶心、荨麻疹、支气管痉挛、血管性水肿、喉痉挛、低血压或癫痫。过敏性反应高危的患者是那些有多重过敏史、哮喘史或以前对对比剂有反应的患者。

化学毒性反应是由对比剂对灌注血管或器官的化学作用引起的。这些反应是剂量依赖性的。（例如增加剂量、重复给药＝增加发生率）。化学毒性反应的类型包括由于介质的高渗性而引起的液体转移和肾脏毒性反应（下文将进一步讨论）。有发生这些化学毒性反应高危的患者是那些有严重医学并发症的患者。肾脏和心血管疾病的患者由于液体转移和肾病的影响而特别危险。

（二）预防

术前准备对预防和适当治疗对比剂反应至关重要。仅在配备心肺复苏设备的情况下，由了解患者

病史的熟练医护人员进行造影。

有过敏性反应风险的患者应预先给予足量的扩容、皮质激素和抗组胺药进行治疗。

有化学毒性反应危险的患者应在整个过程中，特别是给药后充分补液。尽可能使用低渗透压，非离子对比剂。应使用最少的对比剂。有肾脏并发症危险的患者在下面讨论。

（三）危机管理

表73-1对比剂反应关键治疗策略的总结。

要 点

- 对比剂反应可分为过敏性反应和化学毒性反应。

- 有过敏性反应风险的患者包括那些有多重过敏、哮喘或以前对对比剂有反应的患者。患有并发症的患者有发生化学毒性反应的危险。

- 在准备过程中，仔细评估患者并确保具备复苏的设施条件，以及有熟练的医护人员随时待命。

- 反应可表现为恶心、支气管痉挛、低血压或癫痫，或出现大量液体转移（过敏性）和肾毒性反应（化学毒性）。

- 严重的反应应该根据症状迅速和积极地治疗，因为一些反应可能是致命的。

表 73-1　对比剂反应的关键处理策略

反　　应	治　　疗	潜在不良反应
恶心 / 呕吐	昂丹司琼或其他 5-HT₃ 制剂	偏头痛
荨麻疹	苯海拉明	嗜睡
	西咪替丁或雷尼替丁	
支气管痉挛——轻度	辅助供氧	
	沙丁胺醇	心动过速
	皮下肾上腺素	心动过速、高血压、心律失常
支气管痉挛——重度	辅助供氧	
	糖皮质激素	
	沙丁胺醇或特布他林	心动过速
	静脉注射肾上腺素	心动过速、高血压、潜在的恶性心律失常
血管神经性水肿	保障气道开放	
	糖皮质激素	
	肾上腺素	心动过速、高血压、潜在的恶性心律失常
喉痉挛	正压机械通气	
	氯琥珀胆碱	喉麻痹可能需要气管插管（有气道管理经验的医师应随时待命）
迷走神经反应	静脉输液	液体过量
	抬高患者下肢 / 头低脚高位	
	阿托品	心动过速、心律失常
低血压——轻度	静脉输液	液体过量
低血压——重度	静脉输液	液体过量
	肾上腺素	心动过速、高血压、心律失常
癫痫	地西泮或其他苯二氮䓬类	呼吸抑制、镇静

二、对比剂导致的肾病

（一）概述

对比剂导致的肾病是引起住院患者肾衰竭最常见的原因之一。这种肾病增加了原发疾病的发病率和死亡率，延长了住院时间，增加了费用，并可能导致需要长期的血液透析。在所有接受侵入性血管造影术的患者中有 1%～15% 发生这种情况，在有肾功能障碍或糖尿病病史的患者中有 50% 发生这种情况。肾病的定义通常是测定的血清肌酐高于基础值 ≥ 25% 或高于基础值 ≥ 5mg/L。

对比剂可通过多种机制引起肾功能障碍。起初对比剂引起肾血管的扩张，然后是长期的肾血管收缩，从而减少肾血流量。血流量的减少及直接的渗透毒性可导致髓质上皮细胞坏死。随后的氧化自由基的形成损伤肾小管。肾病的其他机制是在动脉插管和导管操作期间的血栓栓塞事件。

表 73-2 总结了对比剂肾病对患者的特殊风险。

（二）预防

已有多种干预措施来预防对比剂引起的肾病，既可用于高危患者，也可作为全部人群预防措施。虽然许多药物在不同的实验模型中显示出了一些益处，但很少有药物在人体随机对照试验中被证明有益处。最好的预防措施可能是围术期充分的水化。表 73-3 总结了已报道的干预措施、它们的机制、潜在的不良反应，以及迄今为止相关人体试验的结果。

（三）危机管理

有对比剂肾病风险的患者术后 24～48h 应随访患者的血清肌酐。低风险患者需随访肾功能障碍的症状，并评估随后的问题。任何心律失常、呼吸困难、神经状态改变、体重增加或其他液体超负荷的症状都应及时评估。血清肌酐的轻微升高可能会导致住院时间延长和重复肌酐测量。血清肌酐显著升高，应立即由肾病学家进行评估，并严格监测酸碱

表 73-2 对比剂肾病的特殊风险

患者的危险因素	• 慢性肾病 • 左心室射血分数<40% • 急诊造影 • 充血性心力衰竭 • 高龄 • 低血压或休克 • 低血细胞比容 • 糖尿病 • 低血容量
接触特殊药物史	• 非甾体抗炎药 • 血管紧张素受体拮抗药（ACEI） • 氨基糖苷类抗生素
对比剂相关因素	• 对比剂容量 • 离子型对比剂 • 黏度 • 对比剂渗透性

状态、血清电解质和容量状态。治疗应侧重于电解质和液体紊乱，但也可能涉及一些持续血液透析，甚至在某些情况下需要肾移植手术。

要 点

• 必须识别有肾脏疾病风险的患者，并且强烈建议在使用对比剂之前进行预防。

• 如有可能，应使用低剂量、非离子型、低渗透压的对比剂。

• 最有效的预防策略是在对比剂暴露前保持足够的静脉补液。风险较高的患者也可能受益于预先静脉注射乙酰半胱氨酸和碳酸氢钠（见表 73-3）。

• 其他预防措施在人体随机对照试验或 Meta 分析中没有产生一致的结果或证明有害。

• 治疗应注重监测，液体治疗、电解质和酸碱紊乱的治疗，可能需要血液透析。

三、动脉高血压

（一）概述

动脉血压升高在 INR 中是个问题。血压的急剧升高会导致动脉瘤破裂和脑水肿。而术中任何时候出现动脉血压的急性升高，可能提示急性颅内压升高，需要立即注意。麻醉管理成功的关键是保证在充足的脑血流和防止动脉瘤破裂或高血压脑病 / 脑水肿形成之间取得平衡。未处理的动脉瘤患者需要精确控制血压，以避免血压升高而导致动脉瘤破裂。相反，如果怀疑动脉瘤破裂，患者的神经功能状态下降，平均动脉压可能需要升高以克服高颅内压。

（二）预防

准备工作从详细的患者病史和术前评估开始。由于需在脑血管内操作，导致血压会发生剧烈变化，大多数医生主张使用有创动脉监测。由于神经放射学家会置入动脉导管作为介入通道，有些人不需单独置入动脉导管。然而术前的动脉导管有助于保证麻醉诱导时血流动力学的稳定，以及在股动脉压力未转换期间的持续监测。

表 73-3　报道的干预措施、机制、效果和临床研究

干预措施	机　制	潜在不良反应	临床研究结果
水化	增加肾血流量	容量超负荷	研究结果强烈支持这种干预
乙酰半胱氨酸 [150mEq 溶于 850ml 的 5% 右旋糖酐溶液；以 3ml/(kg·h) 注入 1h，然后以 1ml/(kg·h) 注入 6h]	清除氧自由基	潮红、发痒、皮疹、充血性心力衰竭、胃肠道不良反应	多数支持；静脉注射可能更有保护作用
碳酸氢钠（600mg 静脉注射每日 2 次，3 剂）	限制氧自由基的产生	代谢性碱中毒	多数支持
钙通道阻滞药	增加肾血流量	血管过度舒张	结果不同，但好处可能大于风险
茶碱	增加肾血流量	心律失常、胃肠道不良反应、头痛、震颤、躁动、癫痫	结果不同
非诺多泮	增加肾血流量	头痛、头晕、低血压、潮红、心动过速	研究结果不支持这种干预
多巴胺	增加肾血流量	心动过速、高血压	不支持
心房钠尿肽	增加肾血流量	容量超负荷	不支持
别嘌醇	减少氧自由基的影响	皮疹、胃肠道不良反应、疲劳	不支持
围术期血液透析	去除对比剂	低血压、电解质紊乱、出血	结果不同
呋塞米	利尿	低血压、低钾血症	不支持
前列腺素 E_1	增加肾血流量	潮红、外周水肿、低血压	不支持
HMG-CoA 还原酶抑制药（他汀类）	抗氧化、抗炎的机制	肌肉疼痛、横纹肌溶解、肝功能试验升高	多数支持

（三）危机管理

支持特定降血压药方案的证据不足。钙通道阻滞药可能是动脉瘤性蛛网膜下腔出血患者的首选药物，因为这些药物已被证明可以改善脑血管痉挛的远期预后。另外，可以用各种降血压药和（或）吸入或静脉麻醉药来控制血压。表 73-4 总结了一些可能需要立即干预以控制血流动力学的事件或问题。

要　点

- 精确控制血压对于防止动脉瘤破裂和脑水肿至关重要。
- 有创动脉监测有助于精确控制。
- 对于破裂的动脉瘤或脑水肿，MAP 需要升高以获得足够的 CBF；考虑用 ICP 监测实施 CPP 导向疗法。
- 为了控制高血压反应，可以使用多种降血压药或麻醉药。

443

表 73-4　需要控制血流动力学的事件 / 问题

事件 / 问题	患者表现	治疗 / 诊断干预
喉镜检查 / 气管插管	心动过速，高血压	静脉使用艾司洛尔、利多卡因、阿片类、降血压药或加深麻醉
股动脉插管	短暂的刺激反应	阿片类或短效降血压药
颈动脉闭塞试验	确认颈动脉闭塞患者的脑血管储备情况	可能需要诱发低血压
在宽颈动脉瘤中放置弹簧圈	多次尝试失败	控制性低血压或短暂的心脏停搏（腺苷）有助于弹簧圈的放置
脑动静脉畸形栓塞术	防止由于黏合剂脱落到回流静脉导致的栓塞或急性出血	控制性低血压可能有助于黏合剂的放置
颅内压急性升高	可能表现为高血压和心动过缓（潜在原因包括动脉瘤破裂、脑水肿、脑实质内出血）	通过过度换气、渗透疗法、脑室引流或紧急外科干预来缓解颅内压升高；维持高 MAP 以保证足够的 CBF- 脑灌注压导向治疗
动脉瘤破裂	可以表现为动脉血压的急性升高	评估对比剂外溢；逆转抗凝血；考虑紧急手术
脑水肿	颅内高压的迹象	考虑 ICP 监测来指导治疗；利尿药，加深麻醉，保持足够的灌注压
脑血管痉挛	蛛网膜下腔出血后神经功能下降	控制性高血压，高血容量，血液稀释；连续钙通道阻滞药；他汀类；考虑球囊血管成形术和动脉内给予血管扩张药

推荐阅读

对比剂反应

[1] Bush WH, Swanson DP. Acute reactions to intravascular contrast media: types, risk factors, recognition, and specific treatment. AJR Am J Roentgenol. 1991;157:1153–61.

对比剂导致的肾病

[2] Merten GJ, Burgess WP, Gray LV, Holleman JH, Roush TS, Kowalchuk GJ, et al. Prevention of contrast–induced nephropathy with sodium bicarbonate: a randomized controlled trial. JAMA. 2004;291:2328–34.

[3] Pannu N, Wiebe N, Tonelli M, Alberta Kidney Disease Network. Prophylaxis strategies for contrast–induced nephropathy. JAMA. 2006;295:2765–79.

[4] Stenstrom DA, Muldoon LL, Armijo–Medina H, Watnick S, Doolittle ND, Kaufman JA, et al. N–acetylcysteine use to prevent contrast medium–induced nephropathy: premature phase III trials. J Vasc Interv Radiol. 2008;19:309–18.

[5] Tepel M, van der Giet M, Schwarzfeld C, Laufer U, Liermann D, Zidek W. Prevention of radiographic–contrast–agent–induced reductions in renal function by acetylcysteine. N Engl J Med. 2000;343:180–4.

动脉高血压

[6] Lee CZ, Young WL. Anesthesia for endovascular neurosurgery and interventional neuroradiology. Anesthesiol Clin. 2012;30(2):127–47.

[7] Osborn IP. Anesthetic considerations for interventional neuroradiology. Int Anesthesiol Clin. 2003;41:69–77.

儿童神经介入治疗面临的特殊挑战

Specific Challenges During Neuroradiologic Interventions in Pediatric Patients

F. Cole Dooley   Timothy W. Martin   著

成文聪 译 田 野 校

第74章

一、概述

对儿童的大脑和脊髓进行的介入性放射治疗可用于诊断、治疗或姑息性治疗，并可在"独立"基础上或与开放外科手术联合进行。大多数手术都是通过高速透视和数字减影血管造影成像，以及使用微导管进行超选择性血管置管来进行的。

虽然可以采用经动脉或经静脉途径，包括新生儿的脐血管，但最常选择经股动脉途径。在儿童中，由于手术持续时间和需要静止状态，这些手术通常在全身麻醉气管插管下进行。通过气管插管，可以控制气道和通气以优化脑灌注并处理可能的围术期并发症。喉罩通气在某些情况下是合适的。表74-1列出了儿童常见的神经放射学诊断和治疗手术，表74-2列出了这些手术期间或之后可能发生的并发症。

在这些病例中，由于患者或放射设备的频繁移动，以及麻醉医师与患者之间距离的增加，气道或静脉通路的完整性的丧失所引起的麻醉并发症，虽然不是神经放射治疗手术所特有的，但可能更容易发生。本章不单独讨论这些并发症，为了引起注意，表74-2列出了这些并发症。

二、预防

大部分在儿科神经介入治疗过程中可能发生的并发症是可以预防的，通过彻底评估患者的共存疾病（特别注意心脏、肺和肾脏功能）和过敏状态，对患者计划的手术、可预期的运动和成像设备有一

表 74-1　儿童常见的神经放射学检查

诊断程序	
脑血管造影术	以导管为基础的脑血管造影有助于明确颅内和颅外的血管解剖学和病理学
腰椎穿刺（LP）	为 LP 失败的脊柱畸形或异常患者进行引导
脊髓造影	先天性脊柱异常、椎间盘疾病和神经根病变的评估
影像引导的穿刺或活检	活检或颅内肿物的穿刺
治疗操作	
血管栓塞术	颅内动脉瘤、脑动静脉畸形、脊髓动静脉瘘和畸形
肿瘤栓塞	脑膜瘤、血管球瘤、鼻咽血管纤维瘤
溶栓	局部动脉内溶栓治疗脑卒中

个清晰的了解，精心准备所有药品（麻醉和手术相关）。具体的预防措施将在讨论每一个潜在的并发症时描述。

三、危机管理：颅内出血

动脉瘤或动静脉畸形破裂引起的颅内出血可能是由于血管本身的病理变化、血压的急性升高或术中血管损伤、穿孔或术中血管解剖分离操作直接造成。这可能导致永久性的神经功能障碍或死亡（表74-3 和表 74-4）。

要　点
<ul><li>颅内出血可能危及生命或导致破坏性的神经功能损害。</li><li>用 100% O_2 通气，保持二氧化碳分压在 26～30mmHg，以诱导脑血管收缩。</li><li>用鱼精蛋白逆转任何活性肝素。</li><li>降低全身动脉压，同时保持足够的脑灌注。</li><li>可能需要输血时应准备好血液。</li><li>采取措施降低 ICP（如甘露醇；脑室引流术）。</li><li>避免使用可能升高 ICP 的麻醉药。</li></ul>

四、危机管理：栓塞并发症

栓塞并发症可由血栓性动脉瘤的血栓脱落、术中血栓形成、栓塞物意外栓塞到非预期的靶部位或血管操作引起的血管痉挛引起。这些事件可能发生在术中或术后，可能影响脑灌注，导致脑缺血损伤和梗死，并引发新的神经功能缺损。

氰基丙烯酸酯黏合剂是一种用于治疗动静脉畸形的栓塞剂，这种黏合剂可导致动脉缺血和微导管"胶合"，从而影响血液供应。氰基丙烯酸盐也可导致无症状和有症状的肺栓塞和可能的呼吸衰竭。

这些并发症大多是在患者从麻醉中恢复时诊断出来的（表 74-5）。

诊断

通过血管造影可以看到和确认栓塞的部位（表74-6）。

表 74-2　小儿患者介入神经放射治疗过程中可能出现的并发症

手术并发症 • 颅内出血 • 闭塞的并发症 / 血栓栓塞卒中 • 对比剂反应 • 对比剂肾病 • 血肿及血管穿刺部位出血
麻醉并发症 • 低体温 • 气道或呼吸回路完整性的丧失或中断 • 静脉通路完整性的丧失 • 鱼精蛋白过敏 • 肝素过量

表 74-3　颅内出血的体征及症状

• 清醒的患者可能会出现突然的头痛、恶心、呕吐、进行性神经功能障碍、神志不清、癫痫和（或）意识丧失 • 麻醉下的患者可能会出现癫痫、心动过缓和（或）平均动脉压突然升高 • 术中可见对比剂的血管外渗

表 74-4　颅内出血的处理

• 与介入放射科医生沟通；打电话求助 • 如果患者在手术中没有插管，则保护好气道 • 用 100% 氧气进行过度换气使 $PaCO_2$ 在 26～30mmHg，这将引起脑血管收缩，减少出血 • 立即停止肝素滴注 • 立即用鱼精蛋白逆转肝素；一般情况下，每 100 单位肝素使用 1mg 鱼精蛋白；这可以在检查活化凝血时间（ACT）后完成；治疗严重高血压时要谨慎，避免将脑灌注降低到安全值以下 • 采取措施降低颅内压，包括优化头部位置、利尿和脑室引流 • 考虑抗癫痫药 • 为可能需要输血的患者安排血液交叉配型 • 动脉瘤穿孔可以由介入放射科医师在血管内放置线圈进行治疗，也可以急诊开颅手术行动脉瘤夹闭，尽管效果通常较差

表 74-5　栓塞危象的体征及症状

• 清醒患者术前或术后精神状态的变化 • 出现新的神经系统缺陷 • 可能的呼吸衰竭或损害

表 74-6　栓塞危象的处理

- 与介入放射科医师沟通以确定栓塞的程度；必要时寻求帮助
- 保证气道维持氧合和通气
- 用 100% 氧气通气
- 减少麻醉深度
- 维持高碳酸血症，增加脑血流量
- 升高血压可增加脑血流量，使平均动脉压高于基础值 30%～40%，以促进足够的侧支血流
- 介入放射科医师有可能重新取回危及脑灌注的栓塞材料
- 如果不能取回，可能需要神经外科医师开颅
- 嵌入黏合剂的微导管可通过圈套器或手术移除
- 血管造影发现的血栓可用动脉内组织型纤溶酶原激活物治疗

要　点

- 应该用 100% 的氧气给患者进行通气。
- 增加动脉血压可以增加侧支血流量。
- 术中应持续输注肝素盐水，以防止血栓形成并保持导管通畅。
- 放射科医师可以尝试去除栓塞材料，也可能需要外科手术。

五、危机管理：对比剂反应

对比剂使得通常不容易看到的解剖结构可视化。可以通过静脉、动脉或鞘内途径给予。最常用的静脉对比剂是碘离子和非离子化合物。

儿童的对比剂反应通常为过敏性反应，低渗透压对比剂的比率为 0.18%～3%，高渗透压对比剂为 3%～13%。大多数对比剂反应发生在注射后 3～5min 内。严重的过敏性反应很可能发生在有过敏史、特异反应或哮喘史的患者身上。之前有反应的患者再次暴露时有更高的复发机会（表 74-7 至表 74-9）。

（一）对比剂反应的预防

通常对那些以前有非免疫介导的放射对比剂反应的患者在使用同类对比剂时在给对比剂前进行预处理。这些患者根据当地建立的共识通常使用抗组胺药（H_1 和多数 H_2 受体拮抗药）和皮质类固醇进行预处理，通常需要几个小时实施。然而，尽管进行了药物预处理，仍有大量的反应发生，而预处理在很大程度上只显示出降低轻度反应的频率。

（二）对比剂反应的处理

过敏性反应可以是轻微的，也可以是危及生命的，可以是过敏性反应，也可以是类过敏性反应，这在临床上可能无法区分。

短时间的轻微反应可以用抗组胺药和静脉输液治疗，而危及生命的反应则应立即积极治疗（表 74-10 和表 74-11）。加用 H_2 受体拮抗药已被证明比单独使用 H_1 受体拮抗药能更好地改善皮肤症状。

要　点

- 对比剂反应可以是过敏性的、类过敏性的或化学毒性的，通常在临床上无法鉴别。
- 可能发生危及生命的反应；因此所有的设备、药物和工作人员都应该能够获得来积极地治疗患者。
- 在出现血管性水肿之前，应立即保护气道。
- 肾上腺素应用于治疗严重低血压

表 74-7　对比剂反应的种类

反应类型	机　制	备　注
过敏性	IgE 介导	罕见，但有致命性
类过敏反应 / 特异反应	非 IgE 介导的组胺和血清素的释放 / 激活补体系统	反应可能是轻微到严重
非类过敏反应 / 物理化学毒性 / 非特异反应	非免疫学的；取决于离子性和渗透压、容积和给药途径	反应通常是轻微到中度的

> • 抗组胺药和类固醇用于防止组胺、血清素和补体的释放。

六、危机管理：对比剂肾病

对比剂肾病是指应用血管内对比剂后 3d 内发生的肾功能损害，给予造影后 72h 内肌酐较基础值增加 25% 或 5mg/L。在大多数情况下，这种紊乱是自限性的；然而在一些患者中，肾病可持续数周，导致肾衰竭而需要透析。

如前所述，常用的对比剂有离子对比剂和非离子对比剂。离子对比剂具有很高的渗透压

[$1400 \sim 2400$ Osm/(kg · H_2O)]。非离子对比剂的渗透压较低 [$411 \sim 796$ mOsm/(kg · H_2O)]。这些药物通常更安全，毒性更小，不良事件发生率更低，耐受性更好。

其发病机制可能与肾内内皮素和腺苷诱导的血管收缩有关，导致肾小球滤过率降低和肾缺血、一氧化氮生成受损、直接的细胞毒性和氧自由基的形成。存在肾病风险的患者包括：已存在肾病、糖尿病、心力衰竭、容量不足、使用高剂量对比剂、使用高渗透压离子对比剂和使用其他肾毒性药物的患者（表 74–12 和表 74–13）。

表 74-8　对比剂反应的临床表现

瘙痒、潮红、红斑、荨麻疹、血管性水肿、恶心、呕吐、腹痛、喉头水肿、声音嘶哑、胸闷、咳嗽、呼吸困难、气喘、轻度头晕、晕厥、心动过速、心律失常、低血压

表 74-9　全身麻醉下严重反应的体征

皮肤	• 潮红 • 荨麻疹 • 红斑 • 血管性水肿
呼吸	• 气喘 • 发绀 • 气道压力峰值升高
心血管	• 心动过速 • 低血压 • 心律失常 • 心血管衰竭

表 74-10　轻度对比剂反应处理

• 停止使用对比剂 • 保证充足的氧气和通气 • 静脉输液用于扩容治疗低血压 • 抗组胺药（苯海拉明 0.5～1mg/kg）治疗瘙痒、潮红、红斑、荨麻疹 • 支气管痉挛可用沙丁胺醇或特布他林治疗。如难治性可用肾上腺素治疗 • 肾上腺素可用于治疗对扩容无反应的低血压 • 氢化可的松 1～2mg/kg，4～6h 后重复

表 74-11　严重对比剂反应的处理

• 停止使用对比剂 • 保证气道并用 100% 的氧气通气 • 停止所有麻醉药，因为它们有心血管抑制作用 • 如果患者有心血管衰竭，肾上腺素应控制在 10μg/kg；剂量可根据需要反复使用；如患者有低血压，可给予肾上腺素 1～2μg/kg，每 30～60 秒逐渐增加，直至血压改善 • 穿刺大静脉 • 静脉液体快速扩容 • 如果需要进行心肺复苏术 • 苯海拉明 0.5～1mg/kg 静脉注射 • 氢化可的松 1～2mg/kg，4～6h 后重复 • 对于持续性低血压，可开始使用肾上腺素 0.05～0.1μg/(kg · min)，或根据临床情况需要给予去甲肾上腺素或多巴胺输注 • 有创动脉导管和静脉导管用于监测和输注血管活性药 • 对于持续性低血压，考虑抗利尿激素 • 安排 PICU 24h 监护，注意警惕气道 / 低血压相关效应的双峰分布，可能在最初损伤后 12h 再次达到峰值 • 拔管前评估气道水肿

表 74-12　对比剂肾病的预防

• 使用低渗透压对比剂介质 • 使用尽可能最低剂量的对比剂 • 只要可行，再次造影应间隔 3d 以上 • 如果可能，在术前停用肾毒性药 • 术前应纠正低血容量，围术期应优化患者的血管内容量状态 • 目前没有证据支持使用乙酰半胱氨酸优于适当的静脉补液来预防对比剂肾病

表 74-13　对比剂肾病的处理和治疗

- 有发展为肾病风险的患者应在术前监测血清肌酐水平，术后 5d 每天监测 1 次
- 在此期间应避免使用任何肾毒性药，并避免进行再次造影
- 应优化患者的容量状态，仔细监测液体输入 – 输出和体重增加
- 患者需要住院监测血清电解质、酸碱平衡和容量状态
- 一旦确诊为对比剂肾病，处理方法与肾衰竭相同
- 有些患者需要血液透析

要 点

- 应识别存在对比剂肾病风险的患者。
- 如可能，应纠正已存在的肾功能不全。
- 应避免或停用肾毒性药。
- 应纠正脱水或低血容量。
- 应使用低渗透压对比剂介质。
- 再次造影应尽可能间隔 3d。
- 出现肾功能障碍的患者需要仔细监测和治疗。

七、危机管理：血管穿刺部位出血 / 血肿

在放置导管时、术中或拔管后，导管周围可能会发生出血。即使是少量的失血在婴儿中也可能是严重的（表 74-14 和表 74-15）。

要 点

- 应避免多次尝试放置导管。
- 定期检查导管部位。
- 拔除导管后，手动加压 10～15min，然后使用加压敷料。

八、危机管理：神经放射治疗期间体温过低

体温过低是指核心体温低于 35℃。全身麻醉会抑制体温调节，手术室内的低温会导致更多的热量流失。热量通过传导、对流、蒸发和辐射等方式散失到环境中，同时麻醉过程中还会抑制代谢热的产生（表 74-16 至表 74-19）。

表 74-14　预防血管穿刺部位出血 / 血肿

- 避免多次尝试放置导管
- 应检查导管位置术中和术后是否有出血
- 导管应该连接紧密，最好使用鲁尔接口连接
- 患者的苏醒应平稳；应避免咳嗽、用力或苏醒期躁动

表 74-15　血管穿刺部位出血 / 血肿处理

- 拔除导管后在局部进行临时加压包扎，直接加压 10～15min 可限制血肿的形成
- 可使用麻醉药或丙泊酚以确保顺利苏醒
- 应服用止吐药以免出现恶心呕吐
- 应该排除肝素残留的影响

表 74-16　儿童体温过低的病因

- 与成人相比，较大的体表面积与体重之比会导致更多的热量流失
- 传导性比成人高，皮下脂肪少
- 由于皮肤中角蛋白含量较低，蒸发作用较强
- 产热能力低
- 头部几乎占新生儿和婴儿体表面积的 20%，热量流失显著；在手术过程中头部可能一直暴露在外
- 放射介入治疗可能会持续很长时间
- 寒冷的放射介入手术间
- 使用室温液体

表 74-17　体温过低的诊断

- 无论是在术前还是术后，体温低于正常
- 温度应根据 ASA 标准进行监控
- 合适的温度监测位置取决于临床情况，所有的位置都要根据侵入性和准确性进行权衡
- 年长的孩子可能会发抖，但婴儿不会
- 皮肤的血管收缩，毛发直立
- 苏醒延迟，意识水平降低

表 74-18　体温过低的临床意义

- 血液黏度增加，血小板功能受损，门脉循环血小板隔离，凝血级联异常，失血量增加
- 氧血红蛋白解离曲线左移，肺血管阻力增加，耗氧量下降，CO_2 产量下降，VQ 失调
- 当核心体温低于 30℃ 时发生心律失常、心动过缓、P-R 间期延长、QRS 增宽、Q-T 间期延长、心室颤动、心脏停搏
- 麻醉后恢复延迟

表 74-19　低温治疗

- 提高室温，减少辐射热损失
- 使用强力空气加热毯
- 尽可能覆盖患者暴露的部分；头部可以用一个透明的塑料袋覆盖
- 使用温暖的静脉液体
- 使用低流量的吸入气体和加湿器
- 术后暖光灯可用于新生儿和婴儿

表 74-20　预防肝素过量

- 使用前请重新检查肝素瓶的浓度
- 使用注射泵调节注射量
- 记录肝素的总量
- 检查活化凝血时间（ACT）基础值，对长时间手术每小时检查 1 次 ACT

表 74-21　肝素过量的处理

- 如怀疑肝素输注浓度错误或出现意外出血并发症，应立即停用肝素
- 应该检查 ACT，可以用鱼精蛋白逆转肝素
- 如果发生出血，可能需要输血和支持治疗

要 点

- 婴儿，尤其是新生儿在接受神经放射治疗时容易体温过低。
- 如果手术时间短，轻度低温可能不会影响麻醉后的恢复。
- 中度低温会导致药物作用时间延长、凝血功能受损和影响血流动力学。
- 低体温的预防或减少可以通过增加手术室的温度，使用强力空气加热装置，对幼儿或那些可能需要大量液体量复苏的手术或患者通过静脉液体加温。

九、危机管理：超剂量肝素

手术中含有肝素的冲洗液用于保持导管的通畅，并预防血栓栓塞并发症。这是通过使用加压输液袋或注射泵完成的。对于体重不足 10kg 的婴儿，肝素浓度通常为 10U/ml；对于体重超过 10kg 的患者，肝素浓度通常为 100U/ml。由于使用错误浓度肝素量来准备冲洗液，可能导致给予大剂量的肝素。重要的是要调节冲洗溶液的容量，以防止液体超负荷，并提供准确剂量的肝素。

因为肝素分布体积增大，新陈代谢加快，新生儿肝素清除率增高。普通肝素的半衰期为 25min，成人为 70min（表 74-20 和表 74-21）。

要 点

- 足月新生儿肝素需求量增加，而早产儿肝素需求量减少。

- 在注射前必须重新检查肝素的浓度。
- 必须通过注射泵来调节肝素的容量和准确剂量。
- 肝素可用鱼精蛋白拮抗，这取决于活化凝血时间（ACT）。

十、危机管理：鱼精蛋白反应

鱼精蛋白是一种特殊的肝素拮抗药，用于中和在手术结束或意外颅内出血时肝素的作用。肝素 – 鱼精蛋白复合物没有任何抗凝血活性。100U 肝素被 1mg 的鱼精蛋白拮抗。因为肝素的剂量小，很少需要中和，所以在介入神经放射治疗中很少出现并发症。应用鱼精蛋白最常见的并发症是低血压，肺动脉高压和变态反应很少见（表 74-22 和表 74-23）。

要 点

- 鱼精蛋白是在手术结束时给予的，目的是逆转肝素的作用。
- 鱼精蛋白反应可导致轻度低血压，甚至严重的心血管衰竭。
- 应该缓慢地静脉注射。
- 最常见的反应是低血压，可以用液体容量、麻黄碱、去氧肾上腺素和抗组胺药来治疗。

表 74-22　鱼精蛋白反应的临床表现

- 低血压：这通常与快速给药有关，并伴有心动过速和潮红；这是由于组胺释放和一氧化氮相关物质的释放；这可以通过缓慢静脉注射来避免
- 肺动脉高压：鱼精蛋白与肝素反应可导致补体活化和凝血酶释放，最终导致肺血管收缩、肺动脉高压、右心衰竭和全身低血压
- 变态反应：变态反应范围从过敏性反应到类过敏性反应；真正的变态反应是由一种特殊的抗鱼精蛋白 IgE 抗体引起的，这种抗体可以在使用鱼精蛋白锌胰岛素的患者或曾经接触到鱼精蛋白的患者身上发现；变态反应是肝素 - 鱼精蛋白复合物的结果

表 74-23　鱼精蛋白反应的处理

- 鱼精蛋白应缓慢静脉注射
- 低血压可以通过增加静脉输液量、麻黄碱、去氧肾上腺素和抗组胺药来治疗
- 如果出现严重的反应或心血管衰竭，应停止使用鱼精蛋白，并按严重变态反应进行治疗

十一、危机管理：Galen 静脉畸形

Galen 静脉动脉瘤性畸形（VGAM）是颅内最罕见的动静脉畸形之一，是由负责脑组织引流的胚胎远端静脉结构持续扩张所造成。最终的结果是循环容量的不均匀分布，导致由于容量负荷而引起的充血性心力衰竭，一般以心力衰竭的程度反映分流的大小。开放性手术修复和经导管栓塞是治疗难治性病例的两种选择，后者比开放性修复具有明显的生存优势。栓塞术通常是分阶段进行的，对麻醉医师来说是一个独特的挑战，主要涉及在可能存在肺动脉高压的情况下如何处理心力衰竭的婴儿。在此过程中可能会遇到额外的困难，栓塞线圈向其他器官系统（如肺循环）的移动。心力衰竭几乎是在静脉回流和心功减少的同时发生的，这种局部栓塞的目的是改善心力衰竭的症状。

Galen 静脉畸形的临床表现如下所示。

1. 通常发生在新生儿期伴有明显的心力衰竭和颅侧杂音，或在儿童后期伴有持续性头痛。

2. 心力衰竭的严重程度与分流程度成正比。难以治疗的症状是经导管栓塞技术的主要适应证。药物治疗一般包括利尿药、多巴胺和（或）多巴酚

丁胺。

3. 随着循环容量和心脏工作的改善，局部栓塞可改善衰竭症状。

> **要　点**
>
> - Galen 静脉畸形多见于新生儿期合并心力衰竭。
> - 经导管栓塞技术与开放手术修复相比，在内科难治性病例中提供了相当大的生存优势，通常发生在分阶段的手术中。
> - 在麻醉管理期间必须注意，重点是适当的治疗心力衰竭和常见肺动脉高压的婴儿。管理的重点是维持正常的体温，正常的通气或过度通气以控制颅内压，避免缺氧。
> - 在栓塞线圈展开过程中，麻醉医师必须保持警惕防止线圈移位到意想不到的区域，如肺循环。

推荐阅读

[1] Ashida Y, Miyahara H, Sawada H, Mitani Y, Maruyama K. Anesthetic management of a neonate with vein of Galen aneurysmal malformations and severe pulmonary hypertension. Paediatr Anaesth. 2005;15(6):525–8.

[2] Bochner BS, Lichtenstein LM. Anaphylaxis. N Engl J Med. 1991;324:1785.

[3] Dillman R, Strouse PJ, Ellis JH, et al. Incidence and severity of acute allergic-like reactions to IV nonionic iodinated contrast material in children. AJR Am J Roentgenol. 2007;188:1643–7.

[4] Lasser EC, Berry CC, Talner LB, et al. Pretreatment with corticosteroids to alleviate reactions to intravenous contrast material. N Engl J Med. 1987;317(14):845–9.

[5] Levy JH. Anaphylactic and anaphylactoid reactions. In: Lobato EB, Gravenstein N, Kirby RR, editors. Complications in anesthesiology. Philadelphia: Lippincott Williams & Wilkins; 2008. p. 701–11.

[6] Singh J, Daftary A. Iodinated contrast media and their adverse reactions. J Nucl Med Technol. 2008;36(2):69–74.

[7] Varma MK, Price K, Jayakrishnan V, et al. Anaesthetic considerations for interventional radiology. Br J Anaesth. 2007;99(10):75–85.

第十三篇 神经外科术后麻醉管理面临的挑战

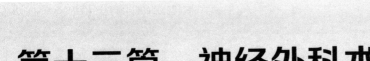

Challenges During Postoperative Anesthesia Care After Neurosurgery

第75章 神经外科术后的外科急症
Surgical Emergencies After Neurosurgery

Jason D. Walls R. Alexander Schlichter 著

姜维卫 译 葛歆瞳 谭 刚 校

一、脑出血

（一）概述

尽管神经外科手术中会严密止血，但术后仍可发生严重的继发性脑出血，有时甚至危及生命。由于颅腔是骨性结构，且总体积一定，因此脑出血可能引起颅内压增高。颅内压的增高不仅会造成患者意识障碍，甚至可以导致血肿形成。此外，血红素还能刺激脑实质，导致癫痫和血管痉挛的发生。

尽管绝大多数术后出血发生在手术部位，但颅内出血也可能发生在其他部位。幕上或幕下手术后继发幕上或小脑出血的病例均有报道。术中大量脑脊液（cerebrospinal fluid，CSF）的快速丢失和颅内低压可能是术后继发出血的主要机制。另外，与非颅脑神经外科手术相关的出血也偶有所见，如颈动脉内膜切除术（carotid endarterectomy，CEA）后出血会导致血肿形成，影响气道和脑血流；脊柱手术后出血可导致大量失血、脊柱压力过高和脊髓缺血。表 75-1 总结了术后出血的常见病因。

（二）预防

对患者进行充分的术前评估可以发现术后出血的潜在危险因素（表 75-2）。围术期的准备工作具有重要意义：优化设备和术中药物管理，（使用有创动脉血压监测和抗高血压药）保持血压稳定和积极止吐的情况下平稳的苏醒和拔管；如果在动脉瘤夹闭术中患者出现低温状态则需要复温治疗，因为低温会加重凝血障碍；大量输注红细胞后，应考虑输注血浆和血小板预防稀释性凝血障碍（见下文）；

在转运患者过程中防止损伤手术部位或造成伤口受压。

（三）危机管理

处理术后出血潜在病因的危机管理策略见表 75-3。

如果神经外科手术后的患者疑似出现术后出血，应进行全面的神经系统检查，并立即通知神经外科医师。其干预手段和影像学的检查取决于体格检查的严重程度。如患者仅有轻度体征，则密切观

表 75-1 术后出血的常见病因

术中止血不足	拔管时咳嗽或挣扎
凝血障碍	呕吐或干呕
不受控的高血压	移动患者时发生头部外伤
脑脊液引流过多	术中脑移位

表 75-2 术后出血的危险因素

出血性疾病（血友病）	肝硬化
抗血小板治疗（阿司匹林、氯吡格雷）	
全身抗凝血	术后恶心呕吐（PONV）
慢性高血压	饮酒
呼吸系统疾病（咳嗽）	吸烟
血管病变	非法使用毒品（可卡因、五氯苯酚和阿片类）

表 75-3　出血危机管理

危险因素	治　疗	潜在不良影响
高血压	阿片类	镇静过度
	拉贝洛尔	心动过缓 / 低血压
	艾司洛尔	心动过缓
	尼卡地平	低血压
呕吐	昂丹司琼	偏头痛
	氟哌啶醇	镇静过度
		锥体外系反应
		昏睡
	甲哌氯丙嗪	镇静 / 呼吸困难
	异丙嗪	
	丙泊酚	
精神状态改变	反向镇静	疼痛、谵妄
	全面的神经系统检查	
	CT	
	手术	手术及麻醉风险
低体温	保温毯	灼伤风险低
	液体加温	高血容量
	热灯	
凝血障碍	见表 75-5	
血肿形成	见表 75-5	

察即可；如有更为严重的症状，则需进行影像学检查，首选 CT；如果怀疑大出血（意识丧失、迟钝、四肢功能丧失等），则可能需要立即进行手术再探查。早期发现、快速控制、限制术后出血量直接关系到患者预后。

要　点

- 术后出血是神经外科的严重并发症，有时会危及生命。
- 虽然大多数病例发生在手术部位，但幕上和幕下手术后发生远端颅内出血的案例亦有报导。
- 应进行术前评估，判断可能导致术后出血的危险因素。
- 围术期应提供必要的设备和药物治疗高血压、预防咳嗽、确保平稳拔管、保持体温、纠正凝血障碍，治疗并预防术后的恶心呕吐。
- 手术后对患者进行规律、充分的神经系统检查，检测可能的出血变化。与神经外科团队的沟通也很重要，以对患者进行进一步评估并在必要时重新手术探查。

二、凝血障碍

（一）概述

凝血障碍是一种严重术后并发症，可导致脑出血和血肿形成。尽管术中充分止血，但仍可能发生凝血障碍。如果治疗不及时，凝血障碍可能导致严重的出血或血肿，甚至造成脑和脊髓缺血。凝血障碍有许多潜在的原因，包括血浆凝血因子或血小板水平偏低，确保凝血和血小板功能正常的酶系统的破坏及纤溶亢进等。其风险因素汇总见表 75-4。

（二）预防

病史、体格检查和实验室检查对于预防术后凝血障碍非常重要。术前需询问患者是否患有血液系统疾病，如易出现瘀痕、异常出血（鼻出血），是否服用某些抗凝血药（氯吡格雷、阿司匹林、华法林、非维生素 K 拮抗药、肝素）、是否存在营养不良（维生素 K 缺乏症）和酗酒等。适当的术前实验室检查包括血小板、凝血酶原时间（prothrombin time, PT）及部分凝血活酶时间（partial thromboplastin time, PTT）。通常不需要常规检查出血时间、活化凝血时间（activated clotting time, ACT）、纤维蛋白原水平及血栓弹力图，但这些检查可能有助于追踪患者术中和术后的凝血曲线。对于患有复杂遗传性出血性疾病的患者，可能需要进行血液学会诊，以协助围术期凝血管理。

表 75-4 术后凝血障碍的常见危险因素

遗传（血友病、von Willebrand 病）	血液稀释（大量出血）
维生素 K 缺乏（营养不良）	低体温
抗血小板	消耗过度（ITP）
肝素治疗	肝硬化
华法林治疗	硝普钠
非维生素 K 拮抗药口服抗凝血药	
弥散性血管内凝血	羟乙基淀粉
急性颅脑损伤	纤溶亢进

如果患者术中或术后出血的风险较高，则必须在手术前建立充足的静脉通路，包括中心静脉置管。如果输注大量胶体或进行频繁的实验室检查以追踪患者的凝血状况，则需要进行有创动脉压监测。术前应交叉配血以确保手术过程中有足够的红细胞和新鲜冷冻血浆（fresh frozen plasma，FFP）。

（三）危机管理

术后凝血障碍的发病率和死亡率较高，因此，一旦出现需立即进行快速干预。治疗的重点是使用适当的药物和凝血因子，并纠正引起凝血障碍的其他任何可逆的因素。如果患者 PT/INR 升高，静脉注射维生素 K 应视为首选。虽然维生素 K 可以在 24h 内纠正升高的 INR，但其起效时间较长，导致它不能成为有出血风险的凝血障碍患者的最优疗法。此外，如果患者体温过低，应使用保温毯或热灯主动加温，所有液体和血液制品应在使用前加温。

当需要使用血液制品纠正术后凝血障碍时，治疗方案包括输注 FFP、血小板、冷沉淀、未激活的凝血酶原复合物浓缩物（prothrombin complex concentrate，PCC）及重组凝血因子Ⅶa（recombinant factor Ⅶa，rFⅦa）。使用 FFP 纠正出血具有悠久的历史及明确的治疗流程和使用指南。然而，这种疗法可能导致止血时间延长、需要充足的外源性凝血因子及潜在的输血相关性急性肺损伤（transfusion related acute lung injury，TRALI）等并发症。如果输入了大量的血液制品，需要监测患者的体液状态，以防止液体超载，并视情况使用利尿药。

最近有报道显示，对于服用维生素 K 拮抗药（vitamin K antagonist，VKA）的患者及患有与 TBI 相关的凝血障碍患者，与传统的 FFP 相比，使用 PCC 特别是 4PCC，可以有效改善出血，并更快地矫正 INR。此外，最近的美国指南推荐对于大出血的患者使用 4PCC 而非 FFP 逆转 VKA。在既往使用过 VKA 和持续凝血障碍的术后患者中，4PCC 应被视为一种有效的治疗方案。虽然既往 PCC 与血栓形成的风险增加相关，但现有的制剂和适当的给药方案已降低血栓栓塞的总体风险。与血浆相比，PCC 的优点包括给药时间短、不需要交叉配型、病毒灭活、没有液体超载的风险。但是，对于血栓风险较高的患者，不推荐使用 PCC。同样地，由于凝血酶原的累积，重复给药可能会导致血栓形成风险增加。建议 PCC 与维生素 K 联合治疗，以减少 PCC 重复给药的需要。在发生急性凝血障碍和出血可能导致脑或脊髓缺血的情况下，必须权衡使用 PCC 的风险与获益。

术后凝血障碍的其他治疗药物包括重组凝血因子Ⅶa、去氨加压素和抗纤溶药。已发现重组凝血因子Ⅶa 在对 FFP 或冷沉淀无反应的急性脑损伤和脑出血患者中效果显著。重组凝血因子Ⅶa 在使用时必须对潜在的血栓栓塞风险进行权衡。在重组凝血因子Ⅶa 的适应证和安全性被进一步研究证实之前，该药物的超适应证用药应仅限于常规治疗无效且危及生命的出血患者的术后凝血障碍的治疗。如果出血与血小板功能障碍有关，可给予去氨加压素 0.3mg/kg。抗纤溶药在预防再出血方面已有很多研究，但在治疗凝血障碍方面却少有报道。

随着靶向口服抗凝血药，特别是非维生素 K 拮抗药达比加群酯（直接凝血酶抑制药）、阿比沙班、利伐沙班（因子Ⅹa 直接抑制药）和阿昔单抗（糖蛋白Ⅱb/Ⅲa 受体拮抗药）的使用，术后出现的凝血障碍可能涉及新机制。术前遵循指南适时停药可以避免这些药物引发潜在的出血并发症。然而，对于神经外科急症，如脑创伤患者，必须使用其他可选择的药物进行替代。与传统的 VKA（华法林）不同，非维生素 K 拮抗药抗凝血药没有特异性拮抗药。FFP 和 PCC 逆转这些药物效果的能力有限。此外，抵消这些药物的药效以预防或纠正凝血障碍的方法在急性术后环境中往往并不适用。例如，将近

60% 的达比加群可以通过血液透析去除，但这种治疗需要近 2h 才能起效。最近的报道提示这一临床难题取得了新突破。依达鲁西珠单抗是一种抗体片段，具有逆转达比加坦的特效，在应用其治疗后的几分钟内，达比加群的作用可以被完全逆转。未来的研究需要特别关注服用达比加坦的神经外科患者，围术期应用依达鲁西单抗后围术期凝血障碍和出血风险的变化。治疗方案概述见下表 75-5。

> ## 要　点
>
> - 术后凝血障碍的原因包括血浆凝血因子或血小板水平低，确保凝血和血小板正常功能的凝血酶系统的破坏及纤溶亢进。
> - 术前应评估出血风险，是否容易出现瘀伤，是否口服抗凝血药，是否存在营养不良和酗酒。实验室检查包括血小板计数、PT、PTT 和 INR。

- 需要根据实验室检查、用药史和临床表现选择恰当的输血成分。
- 积极纠正并避免低体温。
- 需要进一步研究新的治疗药物（如靶向口服抗凝血药，达比加群、利伐沙班等）用以预防围术期出血。伊达鲁西珠单抗（一种抗体逆转剂），有希望成为围术期凝血障碍的新药。

三、血肿

（一）概述

凝血障碍合并出血可导致血肿形成。硬膜下血肿发生在大脑和硬脑膜之间，通常是由窦或桥接静脉破裂引起。硬膜下血肿扩大压迫大脑其他部位，可使颅内压增高，引起脑缺血，导致精神状态改变、高血压及心动过缓。硬膜外血肿由脑膜动脉破裂引起，能够对邻近的脊髓（或脑组织）产生压

表 75-5　矫正凝血障碍的治疗方案

血制品	存在凝血因子	临床应用
新鲜冷冻血浆	Ⅱ、Ⅴ、Ⅶ、Ⅸ、Ⅹ、Ⅺ、抗凝血酶Ⅲ、蛋白 C+ 蛋白 S	升高 PT、PTT 治疗凝血障碍
	纤维蛋白原不足、血管性假血友病因子	• DIC • 拮抗肝素 • 除纤维蛋白原和血管性假血友病因子外，凝血因子替代治疗
凝血酶原复合物浓缩物（PCC）	3PCC（Ⅱ、Ⅸ、Ⅹ）	治疗先天性缺陷因素
	4PCC（Ⅱ、Ⅶ、Ⅸ、Ⅹ）	逆转维生素 K 拮抗药
冷沉淀	Ⅷ、ⅩⅢ、血管性假血友病因子、纤维蛋白原	• 替代因子 • DIC • FFP 无效时
血小板	血小板	• 血小板减少（症） • 血小板功能障碍 • ITP、TTP • 代替抗血小板药
重组因子Ⅶ	Ⅶ	• DIC • 急性脑损伤出血 • FFP、冷冻沉淀无效时
达比加群	达比加群抗体片段	拮抗达比加群作用

DIC. 弥散性血管内凝血；FFP. 新鲜冷冻血浆；PT. 凝血酶原时间；PTT. 部分凝血活酶时间；ITP. 消耗过度；TTP. 血栓性血小板减少性紫癜

力，导致脊髓缺血和神经系统查体的变化。术后症状性脊髓硬膜外血肿较为罕见，发病率不足 0.5%。尽管目前其确切危险因素还无定论，但多项研究表明，多节段的脊柱手术是该病的重要危险因素。其他可能的危险因素包括每日饮酒量增加、BMI 升高、拔管后血压过于升高、术前凝血障碍、术中失血量的增加、术前使用非甾体抗炎药及高龄。不涉及中枢神经系统的神经外科手术引起的血肿，特别是 CEA 术后，也可能导致术后并发症，如因气管直接受压或喉返神经受压导致气道损伤。此外，CEA 后的局部血肿可能造成脑血流量减少。患者常出现颈部肿胀，伴有声音改变、吞咽困难及精神状态改变。

（二）预防

预防血肿形成有赖于预防可能存在的出血来源。其危机管理策略详见表 75-3 和表 75-5。

（三）危机管理

见表 75-6。

所有血肿应视为严重的紧急情况进行处理。如果怀疑有血肿形成，应立即进行快速充分的神经系统检查。通知神经外科团队并准备手术探查，如果患者的神经检查稳定，可进行进一步影像学检查，包括 CT 或 MRI 扫描。迅速发现血肿并进行手术清创可以降低发病率改善预后。

要 点

- 所有血肿应视为严重的紧急情况处理，需要

迅速进行评估，及时手术清除血肿。
- 凝血障碍合并术后出血会增加血肿形成的风险。
- CEA 后的血肿会损伤气道，导致脑血流减少。

推荐阅读

出血

[1] Baeesa SS. Remote cerebellar hemorrhage in neurosurgery. Neurosciences. 2012;17(4):305–8.

[2] Borkar SA, Lakshmiprasad G, Sharma BS, Mahapatra AK. Remote site intracranial haemorrhage: a clinical series of five patients with review of literature. Br J Neuro surg. 2013;27(6):735–8.

[3] Friedman M, Piepgras PG, Duke DA, et al. Remote cerebellar hemorrhage after supratentorial surgery. Neurosurgery. 2001;49:1327–40.

[4] Garg K, Tandon V, Sinha S, Suri A, Mahapatra AK, Sharma BS. Remote site intracranial hemorrhage: our experience and review of literature. Neurol India. 2014;62:296–302.

[5] Manninen PH, et al. Early postoperative complications following neurosurgical procedures. Can J Anaesth. 1999;46(1):7–14.

凝血病

[6] Ageno W, Gallus AS, Wittkowsky A, Crowther M, Hylek EM, Palareti G. Oral anticoagulant therapy – antithrombotic therapy and prevention of thrombosis, 9th ed. American College of Chest Physicians evidence–based clinical practice guidelines. Chest. 2012;141(2):44–88s.

[7] Fugate JE, Rabinstein AA, McBane RD, Lanzino G. Dabigatran: a primer for neurosurgeons. World Neurosurg. 2013;79(1):154–8.

[8] Goldstein JN, Refani MA, Milling TJ, Lewis B, Goldberg–Alberts R, Hug BA, Sarode R. Four–factor prothrombin complex concentrate versus plasma for rapid vitamin K antagonist reversal in patients needing urgent surgical or invasive interventions: a phase 3b, open–label, non–inferiority, randomised trial. Lancet. 2015;385:2077–87.

[9] Hartmann M, Sucker C. Pharmacology and clinical use of recombinant activated factor seven in neurosciences. Neurocrit Care. 2007;6:149–57.

[10] Holbrook A, Schulman S, Witt DM, Vandvik PO, Fish J, Kovacs MJ, et al. Evidence–based management of anticoagulation therapy – antithrombotic therapy and prevention of thrombosis, 9th ed. American College of Chest Physicians evidence–based clinical practice guidelines. Chest. 2012;141(2):152–184s.

[11] Joseph B, Pandit V, Khalil M, Kulvatunyou N, Aziz H,

表 75-6 血肿形成的危机处理

血肿位置	诊 断	治 疗
颅内	• 神经检查 • 神经影像学检查	• 观察 • 手术干预
颈总动脉	• 神经检查 • 物理检查 • 气道检查	• 保护气道 • 手术再探查
硬膜外的	• 神经检查 • 神经影像学检查	• 观察 • 手术再探查

Tang A, et al. Use of prothrombin complex concentrate as an adjunct to fresh frozen plasma shortens time to craniotomy in traumatic brain injury patients. Neurosurgery. 2015;76(5):601–7.

[12] Le Roux P, Pollack CV, Milan M, Schaefer A. Race against the clock: overcoming challenges in the management of anticoagulant–associated intracerebral hemorrhage. J Neurosurg. 2014;121:1–20s.

[13] Pollack CV, Reilly PA, Eikelboom J, Glund S, Verhamme P, Berstein RA, et al. Idarucizumab for dabigatran reversal. N Engl J Med. 2015;373(6):511–20.

[14] Roitberg B, et al. Human recombinant factor VII for emergency reversal of coagulopathy in neurosurgical patients: a retrospective comparative study. Neurosurgery. 2005;57(5):832–6.

[15] Sorenson B, Spahn DR, Innerhofer P, Spannagl M, Rossaint R. Clinical review: prothrombin complex concentrates – evaluation of safety and thrombogenicity. Crit Care. 2011;15(201):1–9.

[16] Yuan ZH, Jiang JK, Huang WD, Pan J, Zhu JY, Wang JZ. A meta–analysis of the efficacy and safety recombinant activated factor VII for patients with acute intracerebral hemorrhage without hemophilia. J Clin Neurosci. 2010;17:685–93.

血肿

[17] Amiri AR, Fouyas IP, Cro S, Casey ATH. Postoperative spinal epidural hematoma (SHE): incidence, risk factors, onset, and management. Spine J. 2013;13:134–40.

[18] Hou J, et al. Risk factors for spinal epidural hematoma after spinal surgery. Spine. 2002;27(15):1670–3.

[19] Palmer JD, et al. Postoperative hematoma: a 5 year survey and identification of avoidable risk factors. Neurosurgery. 1994;35(6):1061–5.

[20] Self D, et al. Risk factors for post–carotid endarterectomy hematoma formation. Can J Anaesth. 1999;46(7):635–40.

[21] Yamada K, Abe Y, Satoh S, Yanagibashi Y, Hyakumachi T, Masuda T. Large increase in blood pressure after extubation and high body mass index elevate the risk of spinal epidural hematoma after spinal surgery. Spine. 2015;40(13):1046–52.

第76章

术后呼吸系统并发症
Postoperative Respiratory Complications

Yulia Obelez Karen B. Domino 著

姜维卫 译 葛歆瞳 谭 刚 校

一、病因学及分类

术后呼吸并发症包括各种各样病理生理变化导致的疾病。除了与缺氧及高碳酸血症相关的分类外，还可分为阻塞性和限制性疾病。

（一）上呼吸道梗阻（声门及声门上）

上呼吸道梗阻是一种相对常见的早期呼吸道并发症，如果治疗不及时会危及生命。其主要危险因素是睡眠呼吸暂停、麻醉药残留（包括神经肌肉阻滞药的不完全拮抗作用）和上呼吸道损伤。因喉痉挛引起的气道梗阻可能是由浅麻醉下的拔管、气道分泌物或疼痛刺激引起。颈椎手术可能与咽水肿的发生相关。此外，儿童枕颈融合术后，由于颅颈交界处过度屈曲，易导致长时间上呼吸道梗阻。

（二）下呼吸道梗阻（声门下；阻塞性肺疾病）

阻塞性肺部疾病包括哮喘、肺气肿、慢性支气管炎和支气管扩张。慢性阻塞性肺疾病，尤其是慢性支气管炎的恶化会增加肺部感染的风险，严重时可能导致呼吸支持延长及呼吸机相关性肺炎等。

（三）限制性肺疾病

限制性肺疾病包括间质性肺疾病、胸壁疾病和神经肌肉疾病，可能的病因包括气道创伤（气胸）或肺实质异常伴通气 – 灌注损伤 [肺不张、肺水肿、急性呼吸窘迫综合征（acute respiratory distress syndrome，ARDS）及肺炎等]。任何影响气体交换中肺组织解剖或功能性分流的状况都会导致 V_A/

Q 异常，其病因见表 76-1。诱发因素因人而异。肺不张可能由低容量通气、肥胖、支气管内插管和长期纯氧治疗引起。胃胀、反流或呕吐可能会造成误吸。颅内高压是神经源性肺水肿发生的危险因素。表 76-2 和表 76-3 概述了动脉低氧血症和高碳酸血症（低通气）的病理生理机制及原因。

二、病理生理学、临床表现及治疗

（一）上呼吸道梗阻

当咽喉肿胀或通过主动收缩限制气道时，空气流动受到阻碍。黏液、血液、呕吐物或异物（如牙齿）也会阻塞气道。完全性梗阻不仅会导致通气不足和动脉血氧饱和度下降，而且用力呼吸时封闭的声门可能导致负压肺水肿的迅速发展。上呼吸道阻塞的临床表现通常非常明显，如果忽视初始症状，呼吸窘迫进展可能导致呼吸暂停。呼吸费力常伴有低沉或高亢的鼾声，鼻翼煽动和胸骨或肋间肌收缩代表辅助肌肉的参与。完全性呼吸阻塞可能不伴有鼾声，因为此时已不存在有效呼吸。气道或软化的气管中有异物时，能够观察到使用辅助呼吸肌进行的强迫呼气。有意识的患者可能会出现大汗、烦躁。随着低氧血症的持续，患者可能出现昏迷。最初的低氧血症和高碳酸血症会引起神经自主放电，导致心动过速和高血压；严重的低氧血症最终会造成心力衰竭及循环停止。

当出现上呼吸道梗阻时，应在任何其他干预开始前进行吸氧治疗并对相关指标进行监测，包括氧

表 76-1　V_A/Q 失衡原因

通气 – 灌注比例失衡	
无效腔相对或绝对增加	**通气不良肺泡灌注相对或绝对增加**
低血容量（失血、利尿）	• 低碳酸血症 　– 过度机械通气（治疗 ICP 升高），可能引起支气管痉挛，抑制低氧性肺血管收缩 　– 自发的疼痛反应或呼吸窘迫信号
心排血量减少（CHF，药物引起的血管扩张）	
药物对呼吸道的影响（阿托品）	• 肺泡间隙丧失
	• 肺水肿 　– 梗阻性（负压） 　– 神经源性 　– 心源性 　– 输血相关急性肺损伤（TRALI）
肺动脉收缩（肺栓塞）	• 急性肺损伤 / 急性呼吸窘迫综合征（ARDS） • 吸入性肺炎 • 肺炎
仰卧位	• 肺不张 • 气胸
腹型肥胖	• 挥发性药可以适度减少低氧性肺血管收缩，增加肺内分流

表 76-2　动脉低氧血症的病理生理机制

动脉低氧血症				
氧分压下降	肺泡通气不足	肺泡 – 毛细血管扩散受损	通气灌注不匹配	肺（血管）分流
监测时不会发生	见表 76-3	临床上非常罕见，常伴有限制性肺病	见表 76-1	V_A/Q 不匹配，其中 $V_A = 0$

表 76-3　肺泡通气不足的原因

肺泡通气不足的机制		
阻塞机制	**监管机制受损**	**限制性机制**
• 声门上：舌组织 / 软组织 • 声门：喉痉挛 • 声门下：支气管痉挛 • COPD	• 创伤 / 肿胀抑制中枢神经系统 • 残留麻醉药 / 阿片类药抑制中枢神经系统	• 肺实质异常（肺炎、ARDS） • 胸膜异常（渗出、气胸） • 肌肉无力（颈椎损伤、肌松残余） • 胸廓异常（肥胖、连枷胸）

饱和度、呼吸频率和呼吸末 CO_2。有关气道梗阻的鉴别诊断见图 76-1。当阻塞持续或考虑再次插管时，动脉血气检查非常有意义。如果不能简单识别上呼吸道梗阻的原因，可通过纤维支气管镜检查排除声带麻痹或气道异物。

头颈部手术可以彻底改变插管条件，并将"容易气道"转化为"困难气道"。颈椎融合、牵引装置和软组织水肿可阻碍面罩通气和气管插管。因此，当遇到"无法通气，不能插管"的情况，需要启动美国麻醉医师学会困难气道处理流程，立即获取帮助和额外资源（如喉罩，可视喉镜和紧急环甲膜切开）至关重要。

（二）下呼吸道梗阻

气道平滑肌收缩受下列因素的调节：①迷走神经释放乙酰胆碱，②肾上腺释放儿茶酚胺，③肥大细胞释放组胺。故选择合适的阿片类药物进行充分

的麻醉可防止插管及手术对迷走神经的过度刺激。乙酰胆碱通过释放细胞内 Ca^{2+} 导致平滑肌收缩，而 β_2 受体激动药可以有效阻断这一机制。如果可能的话，应避免使用具有组胺释放特性的麻醉药。

术后临床表现包括呼吸困难、呼吸急促、呼气性喘息、呼气时间延长和高碳酸血症。插管患者可能出现气道峰值压力增加，导致呼气曲线急剧下降。呼吸困难相关疾病的鉴别诊断见图 76-2。

支气管痉挛治疗的一线治疗包括吸入纯氧、吸入 β_2 受体激动药和抗胆碱能药。若上述治疗无效，可尝试使用静脉注射氯胺酮、镁剂或吸入氧氦混合气。类固醇激素可用于减少炎症反应。

COPD 的恶化可表现为呼吸道症状的加重、呼吸困难、咳嗽、痰多及氧饱和度下降。临床表现能为诊断提供重要线索，然而类似的症状可能伴随其他临床情况，因此常需要进行其他检查，如胸部 X

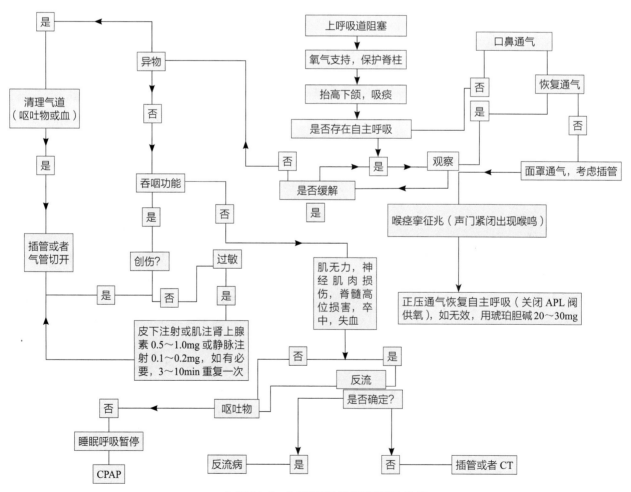

▲ 图 76-1 上气道阻塞的鉴别诊断与治疗

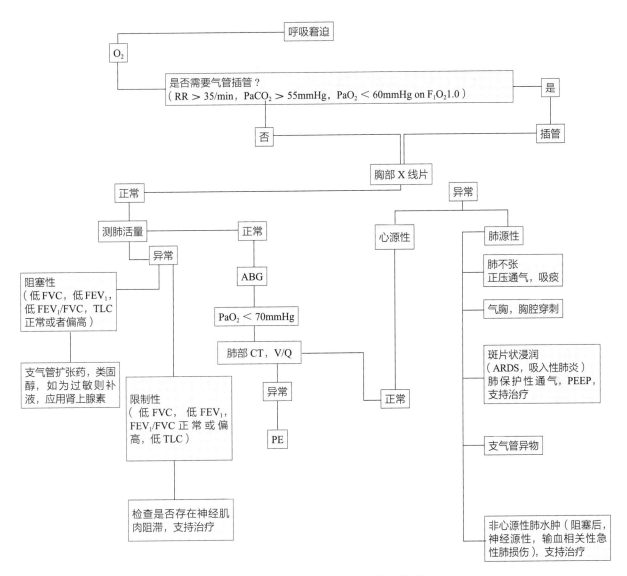

▲ 图 76-2　呼吸困难相关疾病的鉴别诊断

线和动脉血气分析。

确诊后，应使用短效支气管扩张药和全身皮质类固醇进行治疗。短期无创正压通气可以作为一种呼吸机戒断策略以降低呼吸机相关肺炎的发生率和死亡率。

由于任何正压通气模式都会增加气压伤和气胸的风险，因此预防措施很有必要。这包括使用压力控制通气、最大限度地减少吸气峰值压力、优化呼气时间以防止空气滞留和自动 PEEP。持续监测对于及时发现和治疗正压相关的并发症是非常必要的。

三、术后肺部并发症的限制性机制

虽然特发性限制性肺疾病，如肺纤维化并不

常见，但许多严重的术后呼吸并发症也属于限制性肺疾病，如肺炎、肺水肿和 ARDS。其发病率在创伤患者中特别高。据报道，创伤性颅脑损伤患者中 ARDS 发病率高达 20%。呼吸衰竭导致的缺氧可加重继发性脑损伤，显著增加死亡或发展为永久性植物状态的风险。

麻醉和手术相关事件，如由于意识改变或肌肉无力而导致的低通气，仰卧位和肌肉松弛造成的功能残气量（FRC）降低，以及肺泡内氧气的重吸收，这些因素引起的肺不张是术后低氧血症最常见的诱因，也是导致急性肺损伤发生的主要机制之一。

大多数严重的肺并发症与通气 / 灌注失调有关。V_A/Q 失调的程度可以通过患者对吸氧治疗的反应进行判断：轻中度的失调，吸氧后 PaO_2 会增加；重度失调时，部分肺组织完全无通气（真性分流），则吸氧对 PaO_2 改善不大，分流率越高，对吸氧的反应就越小。

分流的大小可由公式进行估算：$\dot{Q}s/\dot{Q}t=$（CcO_2-CaO_2）/（CcO_2-CvO_2），其中 Qs/Qt 为分流率，CcO_2 为毛细血管内血液，理想情况下等于 P_AO_2，而 CaO_2 为动脉血氧含量。

P_AO_2 采用肺泡气体方程计算:$[P_AO_2=FiO_2 \times (P_B - P_{H2O}) - P_ACO_2]$。

CaO_2 的计算公式如下所示。

$CaO_2=Hb（g/dl）\times 1.34ml\ O_2/g\ Hb \times SaO_2+ PaO_2 \times [0.003ml\ O_2/(mmHg \cdot dl)]$

CvO_2 表示静脉血氧含量，$CvO_2=Hb（g/dl）\times 1.34ml\ O_2/g\ Hb \times SvO_2 +PvO_2 [0.003ml\ O_2/(mmHg \cdot dl)]$。可通过肺动脉导管远端端口采血进行测定。

下丘脑调节区的灌注再分配、肺微栓塞事件及肺表面活物质耗竭可能加剧 V_A/Q 失调。炎症介质的释放和感染会加重肺实质病变的进展。

缺氧是患者的基本特征，临床表现取决于主要的病理改变。咳嗽和喘息可能引起误吸。在严重情况下，肺水肿表现为呼吸窘迫、发绀、呼吸急促、大量泡沫分泌物或咯血。肺炎的诊断条件包括：胸部 X 线有新的或正在进展的浸润表现，合并有超过 38℃ 的发热或白细胞增多或白细胞减少或检测到病原微生物。阻塞性和限制性肺部疾病的区别见表 76-4。

治疗从给氧开始。15%～30% 的分流需要不同程度的氧气支持，超过 30% 的分流会导致严重的低氧血症，此时通常需要进行呼气末正压机械通气。如果存在肺不张，胸部理疗应作为一线治疗方案（如肺活量测定、胸部叩诊等）。治疗无效时，可考虑应用无创正压通气（noninvasive positive pressure ventilation，NPPV），即持续气道正压通气（continuous positive airway pressure，CPAP）和双水平气道正压通气（bilevel positive airway pressure，BiPAP）。与传统的气管内插管通气相比，NPPV 的优点包括能够避免插管相关的压力和创伤、降低呼吸机相关性肺炎的发生率、缩短住院时间及降低费用。在能够合作的患者中，NPPV 疗效更佳。NPPV 禁用于呼吸停止、血流动力学不稳定、吸入风险增加、面部骨折、严重低氧血症或精神状态异常的患者。若 NPPV 失败或不能使用，应进行插管和有创正压通气。ARDS 患者施行压力和容量限制可避免进一步肺损伤。> $5cmH_2O$ 的呼气末正压和俯卧位通气可用于严重病例。当怀疑感染时，应进行呼吸道和血液培养，制订广谱抗生素治疗方案。

四、预防

既往存在肺部疾病、高龄和长时间手术是术后肺部并发症和拔管失败的主要独立危险因素。因此，术前治疗慢性疾病及尽量减少手术和麻醉的时间非常重要。充分的术前评估尤为重要：病史问询应包括活动耐受性、感染时的症状、用药史、并发症。既往接受过治疗的患有肺部疾病的患者术后发生 COPD 的风险增加。对于这些患者，可应用肺活量测定来评估气流受损的严重程度，但不推荐常规进行肺功能检查。

吸入皮质类固醇激素与短效 β_2 受体激动药联合用药对哮喘患者有益。术前 6 个月接受过系统性激

表 76-4 阻塞性肺疾病与限制性肺疾病

	阻塞性肺疾病	限制性肺疾病
风险、发病率、流行病学	既往存在的肺部疾病和长时间手术会增加风险	危险因素：肥胖、高位脊髓损伤、胸壁畸形、内在限制性肺病、长时间手术、肌松药残余
病因、病理生理学	导致气道阻力增加的原因：①气道变窄，伴有炎症、分泌物、平滑肌受压或收缩；②胸膜压超过气道压力时，随着用力呼气，气道动态受压	导致肺扩张减少和呼吸功增加的原因：①肺弹性回缩增加或②胸部扩张的外在障碍（胸腔积液、肥胖、胸壁畸形、肌无力）
临床表现	呼吸困难、咳嗽、喘息、呼气时间延长、疼痛	神经肌肉疾病患者浅快呼吸、呼吸窘迫、干咳、肌无力

素治疗的患者应在术中接受负荷剂量的系统性激素治疗，并在术后减量。对于 COPD 患者，术前 2～4 周戒烟是通过减少分泌物和气道高反应性预防病情加重的最有效方法之一。药物治疗包括支气管扩张药、抗胆碱能药和吸入皮质类固醇的组合。预防性抗生素给药（通常为二代头孢）可能有助于预防肺炎。预防和积极治疗术后肺不张能够最显著地降低感染风险。此外，尤其对于创伤性脑损伤患者，可通过改变体位和口咽卫生来预防呼吸机相关性肺炎。

预防通气灌注比例失调主要包括保持最佳通气和灌注、保持适当血容量、治疗低血压和预防深静脉血栓／肺栓塞，适度的 PEEP 有利于预防肺不张。术后肺复张与肺活量测定、胸部理疗、体位引流及持续气道正压相关，其有助于预防通气不均。与仰卧位相比，俯卧位的 V_A/Q 值较高。应避免肺容积伤导致的肺损伤。对于高危患者，潮气量应限制在 6～7ml/kg，气道平台压力不应超过 20cmH_2O。

术后上呼吸道阻塞的最佳预防方法是拔管前进行彻底评估。清醒的患者如果没有呼吸抑制或气道过度肿胀的表现，几乎不会发生气道阻塞。对于易感患者及接受大量晶体补液的患者，应该在拔管前进行"泄漏"试验。

肌力是拔管前要测试的重要参数之一。对于能够配合的患者，用力肺活量 10ml/kg 为理想指标，抬头 5s 和握手也是常用的临床评估手段。对于不能配合的患者，主动吸气压是可靠的指标。对于大多数患者来说，30cmH_2O 的压力已经足够。

恢复的最准确评估是通过四组比值（train-of-four，TOF）测定的神经肌肉监测。TOF > 0.9 表明咽功能完全恢复。定量 TOF 测量法较定性法更客观。

要 点

- 手术前主要根据病史和体格检查评估肺功能。胸部 X 线检查、肺活量测定和动脉血气检查不是常规检查项目，仅在必要时进行。
- 慢性肺部疾病，特别是慢性支气管炎，是术

后感染的危险因素。术前存在的限制性肺部疾病合并阿片类药和麻醉药导致的术后呼吸抑制。可能造成严重的高碳酸血症和呼吸衰竭。

- 提前制订拔管计划，符合所有拔管标准的患者才能拔管。
- 气道阻塞病情发展迅速。一旦发现应立即给氧，并尽快恢复辅助通气。如果抬下巴、推下颌或者利用声门上气道仍不能缓解，应毫不犹豫的置入 LMA 或者再插入气管插管，气管内导管可以在解除梗阻后拔除。
- 预防性使用沙丁胺醇和异丙托溴铵可能有助于减少与气管插管相关的反射性支气管痉挛。
- V_A/Q 失调和分流是 PaO_2 下降最常见的原因（如肺不张）。给氧治疗可以改善 V_A/Q。但对于真正的分流疾病患者，吸氧治疗并不能改善其症状。

推荐阅读

[1] Barbosa FT, Castro AA, de Sousa-Rodrigues CF. Positive end-expiratory pressure (PEEP) during anaesthesia for prevention of mortality and postoperative pulmonary complications. Cochrane Database Syst Rev. 2014;6:CD007922.

[2] Bratton SL, Davis RL. Acute lung injury in isolated traumatic brain injury. Neurosurgery. 1997;40(4):707–12; discussion 12.

[3] Burns KE, Meade MO, Premji A, Adhikari NK. Noninvasive positive-pressure ventilation as a weaning strategy for intubated adults with respiratory failure. Cochrane Database Syst Rev. 2013;12:CD004127.

[4] Canet J, Gallart L. Postoperative respiratory failure: pathogenesis, prediction, and prevention. Curr Opin Crit Care. 2014;20(1):56–62.

[5] Claesson J, Freundlich M, Gunnarsson I, Laake JH, Vandvik PO, Varpula T, et al. Scandinavian clinical practice guideline on mechanical ventilation in adults with the acute respiratory distress syndrome. Acta Anaesthesiol Scand. 2015;59(3):286–97.

[6] Ferreyra G, Long Y, Ranieri VM. Respiratory complications after major surgery. Curr Opin Crit Care. 2009;15(4):342–8.

[7] Hans GA, Sottiaux TM, Lamy ML, Joris JL. Ventilatory management during routine general anaesthesia. Eur J Anaesthesiol. 2009;26(1):1–8.

[8] Huang M, Gonda DD, Briceno V, Lam SK, Luerssen TG, Jea A. Dyspnea and dysphagia from upper airway obstruction after occipitocervical fusion in the pediatric age group. Neurosurg Focus. 2015;38(4):E13.

[9] Laffey JG, Kavanagh BP. Hypocapnia. N Engl J Med. 2002;347(1):43–53.

[10] Manninen PH, Raman SK, Boyle K, el-Beheiry H. Early postoperative complications following neurosurgical procedures. Can J Anaesth. 1999;46(1):7–14.

[11] Missios S, Kalakoti P, Nanda A, Bekelis K. Craniotomy for glioma resection: a predictive model. World Neurosurg. 2015;83(6):957–64.

[12] Muscedere J, Dodek P, Keenan S, Fowler R, Cook D, Heyland D, et al. Comprehensive evidence-based clinical practice guidelines for ventilator-associated pneumonia: prevention. J Crit Care. 2008;23(1):126–37.

[13] Pelosi P, Severgnini P, Chiaranda M. An integrated approach to prevent and treat respiratory failure in brain-injured patients. Curr Opin Crit Care. 2005;11(1):37–42.

[14] Reddel HK, Bateman ED, Becker A, Boulet LP, Cruz AA, Drazen JM, et al. A summary of the new GINA strategy: a roadmap to asthma control. Eur Respir J. 2015;46(3):622–39.

[15] Schoenfeld AJ, Carey PA, Cleveland AW 3rd, Bader JO, Bono CM. Patient factors, comorbidities, and surgical characteristics that increase mortality and complication risk after spinal arthrodesis: a prognostic study based on 5,887 patients. Spine J. 2013;13(10):1171–9.

[16] Shalev D, Kamel H. Risk of reintubation in neurosurgical patients. Neurocrit Care. 2015;22(1):15–9.

[17] Shi Z, Xie H, Wang P, Zhang Q, Wu Y, Chen E, et al. Oral hygiene care for critically ill patients to prevent ventilator-associated pneumonia. Cochrane Database Syst Rev. 2013;8:CD008367.

[18] Vestbo J, Hurd SS, Agusti AG, Jones PW, Vogelmeier C, Anzueto A, et al. Global strategy for the diagnosis, management, and prevention of chronic obstructive pulmonary disease: GOLD executive summary. Am J Respir Crit Care Med. 2013;187(4):347–65.

[19] Wong JJ, Lee JH, Turner DA, Rehder KJ. A review of the use of adjunctive therapies in severe acute asthma exacerbation in critically ill children. Expert Rev Respir Med. 2014;8(4):423–41.

[20] Yamakage M, Iwasaki S, Namiki A. Guideline-oriented perioperative management of patients with bronchial asthma and chronic obstructive pulmonary disease. J Anesth. 2008;22(4):412–28.

神经外科术后神经系统急症
Neurologic Emergencies After Neurosurgery

GS Umamaheswara Rao　Radhakrishnan Muthuchellappan　著

聂　孟　译　张　笑　校

第
77
章

神经外科手术常合并意想不到的术后并发症，这些并发症有可能是紧急发生的。神经外科手术的并发症总发病率约为 14%，但通常是全身并发症（如：大出血需要输血，需要机械通气）。而脑水肿、颅内压升高、癫痫发作、颅内出血、缺血性梗死和脑神经麻痹是更常见的神经并发症。

在本章中，作者试图总结神经麻醉医师和重症科医师面临的术后急性神经问题。这些并发症是在以下标题下讨论的：①一般并发症，②特定并发症，③与特定手术程序有关的并发症。

一、一般并发症

（一）低血压

神经外科手术后的低血压可能是由于失血，下丘脑或脑干等重要结构的损伤，或类固醇的急性停药所致。纠正低血压包含评估失血量和补充合适的血液制品两部分。如果患者因控制脑水肿而使用了皮质激素，那么在长时间的手术过程中造成不经意的剂量丢失也是有可能的。急性静脉注射氢化可的松可迅速纠正低血压，但纠正相关电解质紊乱可能需要数个小时。对下丘脑或者脑干损伤造成的低血压则必须通过使用强心药和血管升压素类药物来纠正。

（二）气道阻塞

引起气道阻塞最常见的原因是持续的麻醉效应（镇痛药、止痛药、神经肌肉阻滞药）。其他神经系统方面的原因可能有术后 ICP 升高导致的无意识、脑组织损伤、经蝶窦手术后鼻腔填塞、后窝手术后舌头肿胀（尤其是使用口咽气道通气时）、经口手术治疗颅颈连接处畸形后的咽和喉水肿。应该立即实施气管插管术以防止缺氧和避免与呼吸困难有关的颅内问题。

（三）通气不足

术后通气不足的原因是持续的麻醉作用和对重要大脑中枢的损伤，这种情况需要机械通气，直到患者的自主呼吸恢复为止。

（四）多尿

多尿可能是由于手术期间给予液体过多所致。还有一种可能，是由于垂体手术后所致尿崩症（DI）。尿崩症可能是短暂的，也可能是永久的。通过测定血清钠、血浆渗透压、尿钠、尿渗透压和尿比重来明确诊断。高血清钠，低尿钠水平和低尿比重可诊断为尿崩症。给予垂体后叶素和去氨加压素鼻腔喷雾剂是维持水电解质平衡的一种恰当的治疗方法。这种情况必须与以尿钠过多和低钠血症为特征的脑性耗盐区分开来。

（五）低体温

术后低体温通常是由于术中温度维持不当造成的。术中和术后体温过低与心脏风险增加、凝血问题、术后感染和伤口愈合不良有关。这也是麻醉延迟苏醒和药物代谢普遍降低的一个原因。术中或术后使用空气加热毯可以解决这个问题。下丘脑损伤是术后低体温的一个罕见的原因。

（六）体温过高

脑室镜手术后的儿童经常出现发热。蛛网膜下腔出血术后早期发热与迟发性脑缺血（DCI）的发生及预后不良有关。神经外科患者术后癫痫发作和发热时，必须考虑到单纯疱疹病毒性脑炎的活动。丘脑或下丘脑切除术和半球切除术可导致体温过高。

二、特定并发症

（一）术后癫痫发作

术后癫痫发作可能是由于皮层损伤、脑实质内血肿、急性脑积水、颅腔积气，以及有癫痫史、癫痫手术史和脑缺血病史。

术后癫痫的发生率和预测因素在不同作者中仍不一致。一般来说脑实质内原发性和转移性肿瘤，年龄 ≥ 60 岁，肿瘤 / 水肿总体积 ≤ 64cm³，完全切除，位于间脑，以及高级别肿瘤对术后癫痫发作有显著的预测价值。在脑膜瘤患者中，术前癫痫发作风险为 40%，术后癫痫发作的危险因素包括术前癫痫发作、肿瘤位置和切除肿瘤的程度。在接受胶质瘤手术的患者中，DNA 修复蛋白 O^6- 甲基鸟嘌呤 –DNA 甲基转移酶（MGMT）表达（$P=0.05$）、表皮生长因子受体（EGFR）表达（$P=0.001$）和间变性少突胶质细胞瘤 / 间变性少星形细胞瘤（AO/AOA）（$P=0.038$）是预测术后癫痫发作的独立因素。较低 MGMT 和 EGFR 表达及较高 AO/AOA 的患者术后癫痫发作频率较高。术后癫痫发作与生存期和无进展生存期无统计学相关性。

颅后窝手术后，接受抗癫痫治疗的患者的癫痫发生率为 5.9%。通常在术后两周内发生而且为强直性阵挛。诱发癫痫发作的危险因素包括神经鞘瘤、髓母细胞瘤和星形细胞瘤、术中静脉空气栓塞、气颅和坐位，以及术前脑室腹腔分流。

术中及术后药物可能导致术后癫痫发作。用来控制术中疼痛的奈福泮可引起局灶性、全身性、肌阵挛性发作或癫痫持续状态，而症状的发生与剂量无关。术中给予 2g 头孢唑林冲洗，癫痫发作率为 32.9%。

很少有证据表明预防性使用抗癫痫药（AED）治疗对预防开颅术后癫痫发作有效。

非惊厥状态癫痫（NCSE）是一种细微或无明显临床表现的癫痫发作状态。是导致术后长期昏迷的重要原因。它可以通过脑电图（EEG）诊断，早期治疗有较好的预后。

（二）血肿

术后颅内血肿可导致永久性神经功能恶化，颅内手术后记录了各种类型的血肿——硬膜外血肿（EDH）、硬膜下血肿（SDH）、手术部位血肿和远端部位血肿。

1. 硬膜外血肿

在一个外科医师的经历中，硬膜外血肿的发生率是 0.8%。当血肿容积＞ 40ml 且有症状时，需要干预。幕上手术和经蝶窦手术后脑室 / 腰池脑脊液（CSF）出现突然大量引流时，发生远端的 EDH。大部分 EDH 发生在原手术后 6h 内。

术后 EDH 也在急性创伤性 SDH 手术后被描述。SDH 的手术减压可导致 ICP 的突然下降，从而促进对侧 EDH 的形成。术后 EDH 也在慢性硬膜下血肿的钻孔引流术和封闭系统引流术后被描述。当颅骨变薄，像长期存在的脑膜瘤中所见一样，即使只是用头颅钉固定也会导致急性 EDH。

2. 硬膜下血肿

幕上硬膜下血肿在微血管减压术后有报道，作者主张反对过度的脑脊液抽吸，以避免这种并发症。据报道，在 500 例脑深部刺激（DBS）植入手术中，有 4 例发生 SDH，2 例患者有临床症状，另外 2 例是在常规术后影像学检查中发现的。有报道说 SDH 是术后认知功能障碍或头痛的原因，特别是在脊柱手术中硬脑膜意外撕裂时。在经蝶窦垂体腺瘤减压后使用腰池引流控制脑脊液鼻漏后会发生急性 SDH。

3. 脑内血肿

术后颅内血肿的危险因素包括既往存在的医学共病，如高血压、凝血病和血液学异常、术中高血压和失血、肿瘤床出血、静脉阻塞、静脉断裂所致的硬膜下出血（由于大脑过度松弛）和止血不彻底。

颅内表皮样囊肿似乎更易引起术后血肿。在 428 例接受手术治疗的颅内表皮囊肿中，术后出血和延迟性术后出血的发生率分别为 5.61% 和 4.91%，明显高于所有颅内肿瘤的术后出血率，即 0.91%。

4. 远端颅内出血

在一份 2500 例颅内手术的报道中，5 例发生了脑出血（0.002%）。这种并发症已经在接受经蝶窦手术、神经内镜手术和慢性硬膜下血肿钻孔引流术的患者中得到了描述。假设的机制是过度的脑脊液引流导致了静脉的牵拉。患者表现为头痛、神经功能缺损和恶化的症状。

（三）术后脑肿胀

术后可能因脑水肿或充血而出现脑肿胀。脑肿胀可使 ICP 升高并导致疝。患者可能出现进行性认知减低或意识丧失，以及偏侧症状，如偏瘫和瞳孔扩张。术后 ICP 监测可能有助于鉴别病情。当甘露醇或高渗盐水应用无效时，去骨瓣减压术是最合适的治疗选项。

（四）术后长期昏迷

麻醉后长期昏迷在排除麻醉和代谢的原因后，必须寻找常见的神经原因，如术后血肿和癫痫/非惊厥状态癫痫发作。急查 CT 有助于排除血肿。脑电图可排除非惊厥状态癫痫。大脑重要区域如脑干和下丘脑的损伤也是一个原因。其他导致术后长期昏迷的原因如下。

1. 颅内压降低

由于脑脊液过度漏出引起的颅内低压已被认为是神经外科手术后长期昏迷的原因之一。

腰椎引流辅助颅底手术后发生的颅内低血压在蝶眶脑膜瘤和眼眶骨肉瘤手术中有报道。术后早期可观察到严重的体位性头痛和不断恶化的意识水平。神经影像显示硬膜外积液，严重中线移位，扁桃体下垂与颅内压下降相一致。硬膜外血液补片可完全逆转临床和影像学表现。

颈椎手术后颅内血肿是由于颅内低压引起的。有报道显示 C_4 硬膜下神经鞘瘤术后出现双侧颅内硬膜外血肿及在 $C_2 \sim C_5$ 硬膜下神经鞘瘤切除后出现小脑血肿。在这两种情况下，脊柱硬脑膜连同肿瘤一起被部分切除，硬脑膜囊无法被修复，导致在术中脑脊液的大量丢失。同样，有报道称，一位因动脉瘤接受选择性开颅手术的患者在腰椎穿刺术后 3

周出现颅内低血压。在这种情况下，腰椎血液补片导致患者的状况有了显著的改善。

2. 假缺氧性脑肿胀

假性缺氧性脑肿胀（PHBS）的特点是术后早期临床恶化，伴有典型的 CT 或 MRI 改变 [基底节和（或）丘脑的低度或强度改变]。这些变化是由手术伤口的吸引引流引起的。

3. 张力性气颅

颅骨穿刺和腰椎脑脊液引流可导致颅腔内空气过多积聚，导致张力性气颅和术后长期昏迷。这也可见于坐位手术后。

4. 药物

在接受鞘内巴氯芬泵的儿童中可出现术后昏迷。病因很可能是无意中将巴氯芬注射到蛛网膜下腔。丙戊酸钠不耐受可导致术后立即昏迷。1～5d 内恢复。

大脑状态指数在 6h 内的持续增加预示着昏迷的觉醒。

（五）术后视力丧失

术后视力丧失是一种多见于脊柱俯卧位手术后的并发症。一项针对这一问题的回顾性研究包含 1993—2002 年接受脊柱手术并患有缺血性视神经病变（ION）、视网膜中央动脉阻塞（CRAO）或非缺血性视神经病变（non-ION）和非视网膜中央动脉阻塞（non-CRAO）围术期视力障碍的患者。视觉障碍总发生率为 0.094%。脊柱侧凸矫正手术和后腰椎融合术的视力丧失率分别为 0.28% 和 0.14%。儿科患者（<18 岁）和老年患者（＞84 岁）分别是 18—44 岁的患者出现非缺血性视神经病变和非视网膜中央动脉阻塞视力缺失的 5.8 倍和 3.2 倍。周围血管疾病和高血压患者及接受输血的患者更有可能出现非缺血性视神经病变和非视网膜中央动脉阻塞视力丧失。ION 存在于 0.006% 的患者中。低血压、外周血管疾病和贫血是 ION 发生的最大危险因素。

（六）术后自主功能障碍

急性术后自主神经功能障碍罕见。然而，据报道，1 名小脑血肿和急性脑积水患者接受了蚓部和部分右小脑半球切除术，并于术后出现直立性高血压。站位时，患者的收缩压上升超过 60mmHg，血浆去甲肾上腺素增加了 5 倍。病情在 8 周后好转。小脑自主神经调节的短暂性损伤或压力反射脊髓回路功能障碍可能导致直立性高血压。有颅咽管瘤手术后因下丘脑损伤引起的自主神经紊乱导致术后的死亡的报道。

三、与特定手术程序有关的并发症

（一）癫痫手术

需要进行麻醉和选择性通气的难治性癫痫发作是癫痫手术后一个常见的紧急问题。在颞叶和颞叶以外的儿科癫痫手术中都已经发现急性术后癫痫发作与预后不良存在相关性。

（二）颅后窝手术

靠近脑干的手术有时会导致病情的迅速恶化，其原因包括急性脑积水、小脑血肿、损伤主要的静脉系统、出血性梗死、脑干卒中和瘤床血肿。一项 500 例患者的回顾性研究发现，总体并发症发生率达 31.8%。但只有接受桥小脑角肿瘤手术的患者会发生像小脑水肿和血肿等严重的并发症。在这个队列中死亡率为 2.6%。

据报道，一位俯卧位行颅后窝肿瘤切除术的患者，髓外出血蔓延到了除马尾神经外的整个脊柱区域。

（三）经蝶窦手术

脑脊液漏和尿崩症是经鼻内镜下垂体手术后常见的并发症。缺血性并发症据报道涉及前交通动脉和基底动脉。出现血管并发症的患者预后较差，并且一直处于昏迷状态。有一个案例报道，由于手术部位出现巨大血肿，压迫双侧颈内动脉导致卒中，患者在术后立即出现进行性意识丧失。内镜下突然出现的大量出血是难以控制的。一个安全的选择是将手术部位包裹并在 24～48h 后重新探查。

有两例有明显的鞍上扩大和侵犯第三脑室的垂体瘤患者在经蝶窦减压后出现神经功能恶化和昏迷。紧急脑室分流可促进神经功能改善。

有文献报道，负压性肺水肿可在经鼻蝶窦手术拔管后立即出现，这需要行插管和机械通气治疗。

（四）神经内镜手术

回顾了近期进行内镜下第三脑室造瘘术的 250 例患者，其总并发症率为 3.6%，严重并发症率为 2%。当外科医师处理第三脑室底部并试图建立交通时，可能会损伤基底动脉或造成大脑动脉环的穿孔。这可能会导致严重出血，引起血流动力学不稳定、脑神经麻痹和脑实质梗死。有时这可能还会导致在术后几个小时内出现致命的蛛网膜下腔出血。出血还可导致脑室内积血，需要行脑室外引流术和后期行分流手术。患者的受伤血管可能出现假性动脉瘤，较少见。内镜颅底手术后非致死性颈内动脉损伤的发生率为 0.3%。脑室肿瘤内镜活检后的主要并发症发生率为 2.2%。

（五）去骨瓣减压术

一项研究分析了 5 年内 89 名接受去骨瓣减压术患者的并发症发生率。神经功能恶化发生的时间不同具有病因特异性——对侧硬膜外 / 硬膜下血肿（1.5 ± 0.9）d，挫伤加重（2.2 ± 1.2）d，癫痫（2.7 ± 1.5）d，外疝（5.5 ± 3.3）d，脑脊液漏（7 ± 4.3）d。GCS 评分差的患者和老年患者容易受到这些并发症的影响。

（六）脑室 - 腹腔分流术

分流管阻塞和故障可导致 ICP 升高症状的复发。在结核性脑膜炎中，由于脑脊液中的蛋白质含量高，该并发症是非常常见的。比较少见的是患者在手术结束时因手术部位血肿而出现神经功能恶化。脑脊液漏可导致脑膜炎和脑室炎，预后不良。通过腰椎突然引流脑脊液可能由于脑疝而导致心血管系统不稳定。即使立即进行复苏和夹紧引流后，可能也需要 48h 才能逆转疝。

（七）颅骨修补术

随着越来越多的头部损伤和恶性脑卒中患者接受去骨瓣减压术，需行颅骨修补术的患者也在增加。两个病例队列分别分析了 348 例和 108 例接受去骨瓣减压术的患者，常见的并发症有癫痫、二次手术清除血肿、脑积水和感染。

（八）血管手术

1. 烟雾病

颅内至颅外吻合术预防脑卒中本身可导致脑卒中和延迟苏醒。术前梗死和脑血管功能储备不足的患者更容易出现缺血性并发症。在 79 例接受直接旁路移植术超过 6 年的成人烟雾病患者中，有 4 例（5.1%）发生缺血性并发症。在患有晚期烟雾病和大脑后动脉受累的患者中，顽固低血压可导致大脑半球手术对侧的缺血性脑卒中。

在 165 例经手术治疗的成人烟雾病患者中，19 例（7.7%）有围术期缺血并发症（4 例有神经后遗症的梗死和 15 例有新的病变的可逆性缺血性神经功能缺损）。术前多次缺血发作、CT 呈低密度、弥散加权磁共振成像呈高信号强度与围术期缺血并发症显著相关。

2. 颅内动脉瘤

动脉瘤夹闭后的主要并发症之一是缺血导致的神经功能缺损，不良的 SAH 分级和脑疝是其危险因素。术中通过微血管多普勒监测、吲哚菁绿血管造影和术中神经监测可以预防这种并发症。

动脉瘤性蛛网膜下腔出血的其他并发症包括由于癫痫发作、脑积水和血管痉挛引起的意识下降。

3. 动脉瘤术后神经功能恶化的预测因素

"动脉瘤术中低体温治疗"试验（IHAST）是一项多中心随机临床试验，纳入了 1001 名患者，旨在分析术后神经功能恶化的原因。42.6% 的患者发生术后神经功能急剧恶化。新的局灶性运动功能缺陷占术后神经功能恶化的 65%，而 60% 的患者表现为国家卫生研究院卒中量表（national institutes of health stroke scale，NIHSS）评分下降，51% 表现为格拉斯哥昏迷（Glasgow coma scale score，GCS）评分下降。与术后神经功能恶化有关的因素包括年龄、入院时的 Fisher 分级、动脉瘤手术前的脑室造瘘术、手术时机、术中的收缩压、术中的 ST 段下移、心脏瓣膜功能异常史、术中控制性低血压、大脑前动脉闭塞持续时间、术中失血和动脉瘤暴露困难。在 426 例术后神经功能恶化的患者中，3 个月时只有 46.2% 的患者有良好的预后（GOS 评分为 1 分），而无术后神经功能恶化的患者中，77.7% 有良好的预后。

（九）帕金森病的外科手术

回顾性研究 796 例帕金森病患者的结果如下：884 次手术操作的总并发症率为 15.3%。3.6% 患者发生永久性并发症。24 例手术出现颅内出血（2.7%）。其中 7 例患者需要开颅血肿清除术并遗留永久的运动缺陷（0.8%）。在接受微电极记录并有慢性高血压病史的患者中，颅内出血发生率较高。12 例（1.4%）出现无颅内血肿的轻偏瘫；微电极记录是危险因素。55 例（6.2%）患者出现术后意识模糊。这种情况更多发生在老年患者和患有晚期疾病的人身上。有 17 例手术（1.9%），由于术后低血压，患者需要在重症监护病房观察。

（十）脊柱外科手术

气道阻塞常发生在颈椎手术后。原因是上气道塌陷，咽后血肿，甚至止血海绵膨胀。在颈椎手术中会发生食道和咽部穿孔。

脊柱手术后出现颅内并发症已有报道。一项研究包含了 1113 例患者，其中 59 例（4.2%）患者出现神经功能变化，需行 CT 或 MRI 检查。6 例（0.4%）患者有硬膜下囊肿（4 例）、远端小脑出血（1 例）或硬膜下血肿（1 例）。血肿可能是由脑脊液丢失和低颅压引起的硬膜动态变化导致的。另一组 1077 例腰椎手术患者中 4 有例发生颅内血肿。

综上所述，神经外科手术术后有时会发生危及生命的并发症。临床医师必须能够及时诊断，并采取适当的步骤，以便尽量减少对患者造成的损害。

要　点

- 患者在神经外科术后全身性并发症比神经并发症更常见。
- 全身并发症会加重神经损伤，例如阿片类药引起的术后肺换气不足会加重脑水肿。
- 一些神经系统并发症是致命的，需要重新排查，如颅内出血。
- 需要诊断性影像学检查以诊断危及生命的颅内并发症。

推荐阅读

[1] Bahuleyan B, Menon G, Nair S. Immediate postoperative death due to hypothalamic injury following surgery for craniopharyngioma. J Clin Neurosci. 2009;16:850–1.

[2] Borkar SA, Lakshmiprasad G, Sharma BS, Mahapatra AK. Remote site intracranial haemorrhage: a clinical series of five patients with review of literature. Br J Neurosurg. 2013;27:735–8.

[3] Dubey A, Sung WS, Shaya M, Patwardhan R, Willis B, Smith D, Nanda A. Complications of posterior cranial fossa surgery – an institutional experience of 500 patients. Surg Neurol. 2009;72:369–75.

[4] Fugate JE. Complications of neurosurgery. Continuum (Minneap Minn). 2015;21(5 Neurocritical Care):1425–44.

[5] Hirono S, Kawauchi D, Higuchi Y, Setoguchi T, Kihara K, Horiguchi K, Kado K, Sato M, Fukuda K, Nakamura T, Saeki N, Yamakami I. Life-threatening intracranial hypotension after skull base surgery with lumbar drainage. J Neurol Surg Rep. 2015;76:e83–6.

[6] Magro E, Graillon T, Lassave J, Castinetti F, Boissonneau S, Tabouret E, Fuentes S, Velly L, Gras R, Dufour H. Complications related to endoscopic endonasal transsphenoidal approach for nonfunctioning pituitary macroadenomas in 300 consecutive patients. World Neurosurg. 2016;89:442–53.

[7] Mahaney KB, Todd MM, Bayman EO, Torner JC, IHAST Investigators. Acute postoperative neurological deterioration associated with surgery for ruptured intracranial aneurysm: incidence, predictors, and outcomes. J Neurosurg. 2012; 116:1267–78.

[8] Patil CG, Lad EM, Lad SP, Ho C, Boakye M. Visual loss after spine surgery: a population-based study. Spine (Phila Pa 1976). 2008;33:1491–6.

[9] Pham MH, Tuchman A, Platt A, Hsieh PC. Intracranial complications associated with spinal surgery. Eur Spine J. 2016;25:888–94.

[10] Sayegh ET, Fakurnejad S, Oh T, Bloch O, Parsa AT. Anticonvulsant prophylaxis for brain tumor surgery: determining the current best available evidence. J Neurosurg. 2014;121:1139–47.

[11] Skardelly M, Brendle E, Noell S, Behling F, Wuttke TV, Schittenhelm J, Bisdas S, Meisner C, Rona S, Tatagiba MS, Tabatabai G. Predictors of preoperative and early postoperative seizures in patients with intra-axial primary and metastatic brain tumors: a retrospective observational single center study. Ann Neurol. 2015;78:917–28.

[12] Zanaty M, Chalouhi N, Starke RM, Clark SW, Bovenzi CD, Saigh M, Schwartz E, Kunkel ES, Efthimiadis-Budike AS, Jabbour P, Dalyai R, Rosenwasser RH, Tjoumakaris SI. Complications following cranioplasty: incidence and predictors in 348 cases. J Neurosurg. 2015;123:182–8.

神经外科术后血流动力学并发症
Hemodynamic Complications After Neurosurgery

Jeffrey Yoder　Umeshkumar Athiraman　René Tempelhof　著

骆宏亮 译 张笑 校

第78章

一、神经源性肺水肿

（一）概述

多种不同类型的神经系统损伤可能导致神经源性肺水肿（NPE），并在受影响的患者中导致明显的发病率和死亡率。诸如脑外伤或脊髓损伤、颅内出血、颅内高压、癫痫发作和 SAH 等损伤都与 NPE 的发展有关。典型表现包括呼吸急促，心动过速，低氧血症和弥漫性双侧肺浸润。肺血管淤血，富含蛋白质的肺泡液积聚和肺泡内出血通常会导致严重的低氧血症。治疗主要是支持性的。

NPE 通常发生在受伤后的最初 24~48h 内，通常是一种自限性现象。尽管尚未完全理解该过程，但已提出多种病理生理机制。在脑干和下丘脑中已经确定了由特定的血管舒缩中心组成的触发区。这些区域的损伤和 ICP 的增加使得肺部自主神经系统不稳定，大量儿茶酚胺激增和其他血管活性物质释放，从而引起 NPE。快速的交感神经激活及增加的肺毛细血管通透性导致肺泡内渗出。在部分患者中，神经源性心肌抑制和心力衰竭也可能促进了肺水肿的形成。

（二）预防

尚无证实有效的预防措施可预防人的 NPE。在实验动物中，当用高浓度的挥发性麻醉药麻醉动物时，产生 NPE 的损伤要小得多。严格的血流动力学控制和对儿茶酚胺反应的钝化可能会限制 NPE 的产生。对基础疾病的治疗（例如外科手术夹闭动脉瘤）也可以改善 NPE 结局。

（三）危机管理

见表 78-1。

要　点

- NPE 可由多种不同的中枢神经损伤引起。
- 可能出现严重的低氧血症，发病率很高。
- 治疗是支持性的。

表 78-1　表现 / 评估 / 干预

表现
- 心动过速
- 呼吸急促 / 呼吸困难
- 低氧血症
- 呼吸衰竭

评估
- 检查生命体征
- 血气分析常见低氧血症
- 胸平片可见双肺典型的渗出性改变
- 与其他原因引起的肺水肿相鉴别；考虑使用 TTE 评估心功能
- 可予机械通气的需要

干预
- 支持性治疗
- 支持性的给氧治疗，如需要可行机械通气
- 需要时血流动力学支持治疗
- 自限性病情，预计 24~48h 内可以缓解；如果水肿持续 48h，排除其他可能的病因；NPE 主要用作排除诊断

二、肺栓塞

（一）概述

接受开颅手术或大型脊柱手术的患者发生深静脉血栓形成（DVT）和静脉血栓栓塞（VTE）的风险增加。具体的危险因素包括继发于神经功能缺损和（或）长时间手术后的活动不便，恶性肿瘤，高龄，静脉淤滞，以及由于担心增加出血风险而避免使用药物 DVT 预防。在许多神经系统事件之后，已经描述了相对高凝血状态。

报道的下肢 DVT 和 VTE 发生率根据患者人群、危险因素、筛查类型，以及预防措施的存在和类型而异。不幸的是，DVT 在神经外科患者群体中非常普遍，据报道其住院期间的发生率高达 20%～40%。具有临床意义的 VTE 却少得多，在大多数研究中，其发生率均低于 5%，尽管人们认为大多数 VTE 是"沉默的"。在实践中，PICC 导管的常规使用也增加了上肢 DVT 和 VTE 发生率。

（二）预防

住院患者可采取多种预防 DVT 的措施。常用的技术包括弹力袜、间歇性气压压缩（IPC）装置、皮下肝素和低分子肝素。由于担心肝素会增加出血的风险，弹力袜和 IPC 通常是围术期唯一采取的预防措施。在对各种神经外科患者进行的 Meta 分析中，IPC 在围术期即刻预防 VTE 方面具有与低分子肝素相似的功效。但是，存在多种危险因素的患者可能会从联合治疗方案中受益。在手术过程中，患者应放置在不妨碍静脉回流的位置上（避免俯卧患者的髋 / 膝过度屈曲）。一旦手术团队认为安全，应尽快进行术后的药物预防治疗。对于颅内出血后的患者来说，由于其再出血和血栓形成的风险都很高，因此进行血栓药物预防的适当时机仍备受关注。当前，因为缺乏可靠的数据，所以在临床实践中，预防患者 DVT 主要根据个人经验而不是科学证据来指导。在不使用药物进行预防的情况下，避免使用 PICC 可能是降低上肢 DVT 发生率的一个重要考虑因素。

（三）危机管理

见表 78-2。

要　点

- 神经外科患者是 DVT 的高危人群。
- IPC 和（或）弹力袜是围术期最常用的预防措施。
- 临床意义重大的静脉血栓栓塞表现为低氧血症和心动过速。
- 考虑到早期抗凝血治疗的出血风险，静脉血栓栓塞和深静脉血栓患者应考虑放置静脉血栓滤器。

三、血压异常

（一）概述

血压不平稳在神经外科术后患者较为常见，这可能由神经源性、心源性或全身性等多种原因引起。最常见的表现有高血压、疼痛和躁动。ICP 升

表 78-2　表现 / 评估 / 干预

表现
·心动过速
·呼吸急促 / 呼吸困难
·低氧血症
·EtCO$_2$ 与 PaCO$_2$ 梯度增加
·焦虑
·血流动力学不稳定
评估
·检查生命体征
·评估氧合与通气，检查插管患者的 EtCO$_2$ 变化
·血气分析——通常显示低氧血症；PaCO$_2$ 可能明显高于 EtCO$_2$
·区别于其他低氧血症原因，包括肺水肿、肺不张等
·胸部 X 线检查——通常查体阴性
·PE 方案 CT（或严重肾功能不全患者的 V/Q 扫描）
·考虑下肢多普勒检查（如果为阳性，可能会影响早期 IVC 滤波器的决策）
干预
·支持治疗
·吸氧和（或）必要时机械通气
·需要血流动力学支持
·考虑 IVC 滤器的放置（特别是如果 LE 静脉多普勒检查显示血块）
·根据手术的类型和持续时间考虑抗凝血（肝素化）
·考虑由熟练的介入放射科医师进行血管内血凝块恢复

高或脑缺血引起的库欣反应可能导致血压显著升高。脊髓损伤的患者，无论是急性（脊髓休克）还是慢性（自主神经反射亢进），在围术期均可能会出现血压不平稳。癫痫发作可能导致血压的不稳定。颈动脉内膜剥脱术（CEA）之后，许多患者由于压力感受器功能障碍而出现血压失调。由于会增加再灌注损伤的风险，高血压是 CEA 术后的可怕并发症。

血流动力学不稳定的系统性原因很多，包括血容量不足、贫血和肺栓塞。心肌梗死、心律失常和心力衰竭也可表现为明显的血流动力学不稳定。

为了确保对诸如大脑和心肌等重要器官的足够的灌注压力，需要格外注意血压，但血压也不能过高。麻醉苏醒常伴有术后高血压和脑充血。而术后高血压与颅内出血之间存在显著关联。因此，必须通过 β 受体拮抗药和其他降血压药控制这种反应。

（二）预防

通过对术中血压、血容量状态和血细胞比容的仔细管理可能会限制术后血压的不平稳性。出现高血压的征象应早期使用 β 受体拮抗药（其优点是不影响 ICP）和其他抗高血压药进行治疗，以及有效治疗疼痛和躁动。在开颅手术患者围术期高血压事件的初步研究中，右美托咪定已显示出治疗效果。

（三）危机管理

见表 78-3。

要　点

- 术后血压不稳定可继发于神经或心脏等多种原因。
- 术后应仔细调节血压，确保器官的有效灌注和减少出血的风险。

四、心动过缓

（一）概述

在围术期的神经外科患者中经常会出现心动过缓。查明原因对有效治疗很重要。这种反应可能是

表 78-3　病因 / 评估 / 干预

表现
• 疼痛
• 躁动
• 高血压
• 颅内高压
• 脑缺血
• 癫痫
• 脊髓损伤
• 压力感受器功能障碍
• 原发性高血压
• 药物作用
• 低血容量 / 贫血
• 心肌梗死 / 心力衰竭
• 心律失常
• 肺栓塞

评估
• 检查生命体征，神经学评估，疼痛评分
• 容量状态评估，近期用药，血细胞比容
• 考虑潜在的病因，神经源性、心源性、代谢性

干预
• 支持治疗
• 识别和治疗潜在的病因（如果可能的话）
• 抗高血压治疗
– β 受体拮抗药（静脉输液艾司洛尔 10～50mg，美托洛尔 1～5mg，拉贝洛尔 5～20mg）
– 肼屈嗪（5～15mg 静脉注射）
– 尼卡地平 [0.25～2 μg/(kg·min) 静脉滴注]
• 抗低血压治疗
– 用抗胆碱能药治疗明显的心动过缓
– 麻黄碱（5～10mg 静脉注射）
– 去氧肾上腺素 [0.25～2μg/(kg·min) 静脉滴注]
• 在心动过缓的情况下要注意
– 去甲肾上腺素 [0.02～0.2μg/(kg·min) 静脉滴注]

神经源性、心脏性或代谢性多种因素引起的。

诸如肿瘤、水肿、颅内出血或急性脑积水等颅内压升高的状况可能导致脑疝，这可能导致心动过缓，高血压和呼吸不规则的库欣三联征。心动过缓也可能与脊髓损伤（SCI）相关，例如继发于交感神经通路横断或慢性 SCI 患者自主神经反射异常的急性脊髓休克。心动过缓也可见于癫痫发作，可通过反射途径例如压力感受器或三叉神经反射触发。

心动过缓的心脏病因包括起搏节点或传导束缺损，以及其他心律失常。心肌缺血和心力衰竭也可

导致心动过缓。代谢原因很多。许多药物可能通过直接或间接作用产生心动过缓。利尿药或高渗疗法可能引起电解质紊乱。内分泌失调，例如甲状腺功能减退也可能导致心动过缓。

（二）预防

由于神经外科患者发生明显的心动过缓并不少见，所以应该随时准备可使用的复苏药物，特别是阿托品。发生此类并发症的风险较高的患者包括在脑干、脑桥角或脑干周围进行手术的患者，以及在颈动脉内支架置入术后的患者。在高危情况下或经常观察到心动过缓时，预防性给予抗胆碱能药如格隆溴铵对患者是有益的。

（三）危机管理

见表 78-4。

表 78-4　病因 / 评估 / 干预

表现
• 颅压增高
– 脑水肿
– 脑出血
– 脑积水
– 颅腔积气（张力型）
• 迷走神经
• 脊髓损伤
• 心脏、节 / 传导障碍
• 药物作用
• 新陈代谢
评估
• 检查生命体征，包括血压和氧合，以及神经学评估
• 检查节奏条（p 波，窄 / 宽复合）
• 评估原因
– 药物管理
– 反应
– 心脏的
– 颅压升高
• 考虑影像学检查（头 CT）
干预
• 抗胆碱能药（例如，甘氨膦酸酯 0.2～1.0mg 静脉滴注或口服；阿托品 1mg 静脉注射用于明显的心动过缓）——避免低剂量的成人患者由于危险的似是而非的心动过缓
• 血流动力学及氧合支持
• 识别 / 治疗潜在原因（如可能）
• 在难治性病例中考虑临时起搏（经静脉）

五、心肌梗死

（一）概述

幸运的是，术后心肌梗死（MI）是罕见事件。通常，受影响的患者先前存在并发症，例如冠状动脉疾病或其他危险因素，例如吸烟、糖尿病或其他。当叠加手术压力时，冠状动脉供血不足会导致梗死。与手术无关，严重的脑损伤状态也可能导致儿茶酚胺的明显升高，从而加剧缺血和梗死。蛛网膜下腔出血后多达 80% 的患者出现心电图改变提示心肌损伤或应激。尽管这些患者经常表现出心肌酶升高和局部室壁运动异常，但这种类型的心肌损伤相比传统的心肌梗死更常见于神经性应激性心肌病。心肌功能障碍将在 2～4 周内恢复。神经源性心肌病与非冠状动脉分布室壁运动异常，EKG 广泛 ST 改变，以及左心室的应激表现有关。

在有危险因素或已知冠状动脉疾病的患者中，术前优化通常仅限于药物治疗。冠状动脉介入治疗通常需要抗凝血和等待时间来稳定支架。鉴于神经外科手术通常具有紧急性质，并且存在发生手术出血的重大并发症的风险，因此冠状动脉介入治疗可能不可行或无法有效降低风险。这些局限性使脑部或脊柱手术术后的患者的心肌缺血的处理复杂化。此外，在已有冠状动脉支架的患者中，围术期停用阿司匹林和（或）氯吡格雷可能会导致支架内血栓形成而导致急性冠状动脉综合征。

（二）预防

术前心脏评估指南由美国心脏协会发布并更新。当前，仅在高风险患者并且结果会显著影响手术决策或围术期管理时才建议进行诊断性测试（例如负荷测试）。对于患有活动性心脏疾病（如心肌缺血、代偿性心力衰竭或严重心律失常）的患者，通常应推迟紧急手术以进行医学优化。有冠心病病史的患者应接受评估，以确保他们在医学上得到优化，例如有效的 β 受体拮抗和心律控制。围术期，应对有严重心脏缺血风险的患者进行仔细监测，并积极控制其血流动力学。预防心动过速和维持有效血压是主要目标。

（三）危机管理

见表 78-5。

血容量不足

显然，这是在手术过程中故意限制液体的结果，加上使用渗透性利尿药（例如甘露醇），通常会在术后表现出相对低血压和心动过速。这也可能是由于其他病因，例如术中失血补偿不足和其他罕见疾病，但需要引起注意的是尿崩症和脑盐消耗综合征的发生。通常，术后应给予足够量的静脉输液以防止血容量过低、维持足够的心排血量和最佳的脑血流量。但是，对于大脑的弹性曲线已经不堪重负的患者，任何液体疗法只会使情况恶化。这在治疗蛛网膜下腔出血后尤为正确，因为其往往伴随一段血管痉挛的危险时期，可能是载瘤血管也可能是另一段血管。这种并发症最好的处理是同时增加血管内容积和脑灌注压力来"推动"CBF。

表 78-5　病因 / 评估 / 干预

表现
• 胸痛和（或）呼吸困难
• 心电图异常（ST 段压低或者抬高）
• 血流动力学不稳定
• 心律失常或心力衰竭
评估
• 监测生命体征，心率、血压、氧合状态
• 检查 12 导联心电图
• 实验室检查血清肌钙蛋白 I、血红蛋白 / 血细胞比容和电解质
干预
• 减少心动过速——止痛，可耐受 β 受体拮抗药（美托洛尔）
• 保证充分的氧合
• 确保足够的血压（用于冠状动脉和脑灌注）
• 考虑硝酸盐（但是，这些硝酸盐可能会增加高危者的 CBF 和 ICP）
• 早期心脏病咨询，以讨论抗凝血和（或）介入性干预

六、尿崩症

（一）概述

中枢性或神经源性尿崩症（DI）是一种在血浆渗透压正常或偏高情况下，以稀释尿液过多排泄为特征的疾病。它是由精氨酸加压素（AVP）（也称为抗利尿激素，ADH）的分泌或活性减少引起的。ADH 在下丘脑的视上和脑室旁核中产生，并储存在神经垂体中，以在需要时释放。神经外科手术后的 DI 可能是短暂的或永久的，可能是由影响下丘脑和神经垂体单位的各种情况引起的。DI 的早期诊断和管理至关重要，因为如果不及时治疗可能会导致严重的脱水，血容量不足和低血压。

（二）预防

没有已经证实的防止 DI 的方法。在处理高危患者时要有高度的警惕性，并及时进行治疗，这对预防血流动力学并发症是很重要的。

（三）危机管理

见表 78-6。

表 78-6　病因 / 评估 / 干预

表现
• 大量稀释尿

评估
• 监测围术期每小时尿量；收集 24h 尿液是监测尿量的金标准
• 血清电解质钠浓度升高
• 尿比重：1.005 以下
• 血浆 / 尿渗透压：> 287mOsm/kg/ < 200mOsm/kg

干预
• 等渗液（如生理盐水）早期干预，直至补足血容量，然后用低渗液体（5% 葡萄糖 / 半生理盐水）纠正血浆渗透压
• 应以每小时 0.5mmol/L 的速度缓慢纠正钠盐
• 去氨加压素是选择的药物，替代品包括合成加压素；去氨加压素（DDAVP）可以通过不同途径给药，即通过鼻吸入、静脉注射、皮下注射或口服片剂；注射剂量通常为 1～2μg 每日 1 或 2 次，鼻腔喷雾 10～20μg 每日 2 或 3 次，或口服 100～400μg 每日 2 或 3 次

表 78-7　病因 / 评估 / 干预

表现
• 多尿、脱水和低血压
• 低钠血症的体征：嗜睡、麻木、定向障碍、肌肉痉挛、食欲减退、烦躁不安

评估
• 尿钠水平 > 40mmol/L
• 尿渗透压：高
• 血清渗透压：低
• 中心静脉压：低
• 细胞外液量：低
• 脑钠肽水平：高

干预
• 根据低钠血症的敏感度和症状程度给予等渗液或高渗液治疗
• 应避免血清钠 > 12mmol/d 的快速校正
• 一种盐皮质激素氟氢化可的松（0.1～1mg/d），用于恢复细胞外液容量状态

七、脑耗盐综合征

（一）概述

脑耗盐综合征（CSW）是指在肾功能正常的情况下，由脑部疾病引起的钠和水的体内稳态障碍。它可能由多种情况引起，例如蛛网膜下腔出血、头部创伤、颅内或转移性肿瘤、癌性或感染性脑膜炎、脑炎和中枢神经系统手术。它的特点是低血钠和血容量不足。该病必须与抗利尿激素分泌失调综合征（SIADH）区分开，因为这两种病有许多相似的临床表现和实验室检查结果，但治疗方法完全不同。CSW 以外的机制尚不清楚，但推测如下：①肾交感神经传入的破坏；②利尿肽诱导的尿钠排泄。及时诊断和治疗 CSW 是必不可少的，因为它可能导致严重的血流动力学并发症。

（二）预防

没有已证实的方法可以预防 CSW。对有风险的患者进行及时诊断和治疗对于预防血流动力学并发症极为重要。

（三）危机管理

见表 78-7。

要　点

• 多次神经干预后可能发生 CSW。

• 必须区分 CSW 和 SIADH，因为治疗是不同的。

• 及时诊断和治疗 CSW 对于避免明显的血流动力学改变至关重要。

推荐阅读

[1] Adamczyk P, He S, Amar AP, Mack WJ. Medical management of cerebral vasospasm following aneurysmal subarachnoid hemorrhage: a review of current and emerging therapeutic interventions. Neurol Res Int. 2013;2013:462491.

[2] Agrawal A, Timothy J, Cincu R, Agarwal T, Waghmare LB. Bradycardia in neurosurgery. Clin Neurol Neurosurg. 2008;110:321–7.

[3] Bekker A, Sturaitis M, Bloom M, Moric M, Golfinos J, Parker E, et al. The effect of dexmedetomidine on perioperative hemodynamics in patients undergoing craniotomy. Anesth Analg. 2008;107:1340–7.

[4] Busl KM, Bleck TP. Neurogenic pulmonary edema. Crit Care Med. 2015;43(8):1710–5.

[5] Collen JF, Jackson JL, Shorr AF, Moores LK. Prevention of venous thromboembolism in neurosurgery. Chest.

2008;134:237–49.

[6] Fleisher LA, Beckman JA, Brown KA, Calkins H, Chaikof E, Fleischmann KE, et al. ACC/AHA 2007 guidelines on perioperative cardiovascular evaluation and care for noncardiac surgery: a report of the American College of Cardiology/American Heart Association task force on practice guidelines. Circulation. 2007;116:e418–99.

[7] Goma HM, Ali MZ. Control of emergence hypertension after craniotomy for brain tumor surgery. Neurosciences (Riyadh). 2009;14(2):167–71.

[8] Jeraq M, Cote DJ, Smith TR. Venous thromboembolism in brain tumor patients. Adv Exp Med Biol. 2017;906:215–28.

[9] Loscalzo J, Kasper D, Jameson J, Hauser S, Fauci A, Longo D. Harrison's principles of internal medicine 19/E (vol 1 & vol 2). Part 16: Endocrinology and Metabolism: McGraw-Hill Professional Publishing; 2015.

[10] Momi J, Tang CM, Abcar AC, Kujubu DA, Sim JJ. Hyponatremia-what is cerebral salt wasting? Perm J. 2010;14(2):62–5.

[11] Schubert A. Cardiovascular therapy of neurosurgical patients. Best Pract Res Clin Anaesthesiol. 2007;21:483–96.

[12] Sedy J, Zicha J, Kunes J, Jendelova P, Sykova E. Mechanisms of neurogenic pulmonary edema development. Physiol Res. 2008;57:499–506.

[13] Stoneham MD, Thompson JP. Arterial pressure management and carotid endarterectomy. Br J Anaesth. 2009;102:453–62.

第79章　神经外科术后内分泌系统急症

Endocrinologic Emergencies After Neurosurgery

Ola Harrskog　Robert E. Shangraw　著

骆宏亮　译　张　笑　校

一、概述

在神经外科患者中，严重和潜在危及生命的内分泌疾病常常是继发于下丘脑 – 垂体 – 肾上腺轴功能障碍。垂体，通常被称为"主内分泌腺"，被限制在一个骨质空间内——蝶鞍——在解剖学和功能上，被细分为腺垂体（垂体前叶）和神经垂体（垂体后叶）。腺垂体有脆弱的门静脉血供。神经垂体通过长的感觉神经末梢与下丘脑相连。这种解剖结构使垂体特别容易受到创伤性脑损伤、脑水肿、颅内占位性病变和手术的影响。

垂体分泌的激素调节体内代谢平衡、液体和电解质平衡，以及循环的稳定性。腺垂体分泌六种激素：生长激素、促肾上腺皮质激素（ACTH）、促甲状腺激素（TSH）、促卵泡激素（FSH）、黄体生成激素和促黄体生成激素。下丘脑通过释放进入下丘脑 – 垂体 – 门系统的因子来控制腺垂体。腺垂体活动的终产物通过负反馈控制系统抑制相应的垂体刺激性激素分泌和下丘脑上游释放因子分泌，进而维持体内激素的动态平衡。腺垂体释放的 ACTH 刺激肾上腺皮质释放皮质醇，在较小程度上刺激类皮质醇（醛固酮）和雄激素脱氢表雄酮（DHEA）。循环中的皮质醇反馈到垂体和下丘脑以减少刺激活性。皮质醇对细胞内稳态和新陈代谢至关重要，是儿茶酚胺和血管紧张素介导维持血管张力所必需的，而血管紧张素介导的血管张力对血流动力学稳定至关重要。

神经垂体分泌抗利尿激素（ADH），也被称为加压素和催产素。由下丘脑通过神经连接更直接地调节其功能。神经垂体通过 ADH 的分泌，调节血容量及血清渗透压。ADH 是一种作用于肾集合管水通道蛋白 2 的九肽，它可以增加水的通透性，反过来说，可保留尿液中的水（抗利尿作用）。ADH 分泌的生理控制是通过位于下丘脑的渗透感受器来维持的，在高渗透压（通常是高钠血症）的情况下增加 ADH 分泌。ADH 在维持水钠平衡中起着至关重要的作用。ADH 还具有直接的血管收缩活性，在给予药理学剂量的情况下，是一种有效的非儿茶酚胺加压剂。但它在生理条件下维持正常血管张力的作用尚不清楚。

二、腺垂体功能不全

严重的疾病、创伤或其他侵犯会引发新陈代谢的"应激"反应，这一反应主要由神经内分泌系统介导。在某些情况下，机体的应激反应可能是不适合的，需要进行抑制。在麻醉过程中，如果不加以预防，应激反应可能会发生变动。

肾上腺功能不全，即不能分泌适当水平的皮质醇，这种不适当水平可以是相对的，也可以是绝对的。以皮质醇为中心，完整的下丘脑 – 垂体 – 肾上腺轴，是维持应激过程中稳定的血流动力学所必需的。接受糖皮质激素治疗的患者有可能存在因为肾上腺萎缩而发生绝对肾上腺功能不全的风险。像大多数情况一样，如果糖皮质激素的补充量很低，它就不能在应激状态下提供所需的较高的糖皮质激素浓度。另外引起绝对肾上腺功能不全的较少见的原因还包括先天性肾上腺发育不全、继发于感染（如艾迪生病）或手术的肾上腺破坏。这些情况的共同终点是无法在应激状态下反应性的增加皮质醇。

相对肾上腺功能不全与危重疾病，特别是败血症，以及头部外伤、全身炎症反应、高龄和某些药物有关。在与相对肾上腺功能不全相关的药物中，镇静催眠药依托咪酯值得特别提及。自 1972 年在美国上市以来，依托咪酯一直被认为能减轻手术后的高皮质醇反应。尽管依托咪酯最初被认为能产生"无应激"手术，但它直接抑制肾上腺合成皮质醇。依托咪酯在重症监护室的输注与继发于肾上腺抑制的死亡率增加相关，甚至一次诱导剂量的依托咪酯也能抑制皮质醇分泌 4～12h。依托咪酯的使用是重症脓毒症患者相对肾上腺功能不全的重要危险因素，除非补充类固醇，否则与这些患者的高死亡率相关。生理剂量的糖皮质激素改善脓毒症患者的预后，但超生理剂量并没有提供明确的优势。对于非感染性高危患者，任何糖皮质激素治疗对预后的价值尚不清楚。

1. 发病率

以皮质醇反应为指标的肾上腺功能不全，在一般危重患者中的发病率为 30%～40%，在创伤性脑损伤后的发病率为 25%。潜在的医疗条件和应激刺激的程度对于定义相对风险很重要。

2. 预防

有当前或近期（2 个月内）糖皮质激素治疗史的患者，即使没有症状或体征，也应考虑相对肾上腺功能不全的风险。每天 7.5mg 泼尼松龙或其等效物的剂量持续 2 周或更长时间足以抑制肾上腺应激反应；在停止类固醇治疗后，低反应性可能持续 2 个月。根据预期的应激事件，应考虑补充预防性糖皮质激素（"应激类固醇"）。术前合理选择氢化可的松 100mg 每 8 小时 1 次 ×3 剂量或地塞米松 8～10mg 相同剂量方案。

3. 临床表现

患有潜在肾上腺功能不全的患者在非应激状态时可能是无症状或无明显症状的。如果存在临床症状，是原发性的或不明确的：如乏力，肌肉无力，厌食、腹痛，或其他涉及的胃肠道主诉。更明显的皮质醇不足可导致低血糖、低钠血症和（或）高钾血症。电解质异常可引起严重的肌无力。

如果患者的症状和体征不明确，需要高度怀疑相对肾上腺功能不全的诊断。生理压力的叠加（如创伤、感染、手术）或慢性类固醇摄入的突然停止可引发急性危机。在急性肾上腺危象中，患者除了肌肉无力和低血糖外，还经常出现严重而难治性的低血压。在这种情况下，低血压是由于儿茶酚胺合成受损，β 肾上腺素受体反应低下，以及血管平滑肌不能对循环儿茶酚胺或血管紧张素做出反应而收缩。无明显原因的难治性动脉低血压的鉴别诊断应包括急性肾上腺皮质功能不全。

4. 患者评估

随机的皮质醇浓度水平是最佳的诊断测试。血清标本应在经验性类固醇治疗开始前采集，否则，时机就不重要了。危重患者没有可预测的皮质醇节律。一般来说，肾上腺功能正常的危重患者皮质醇值 > 350µg/L 是正常的，而 <150µg/L 与肾上腺功能不全相符。介于两者之间的结果可能预示着进一步的检查。如果结果是临界值，促肾上腺皮质激素刺激试验可能有助于确定那些可能会在长期补充糖皮质激素中获益的患者。连续测量血清电解质和葡萄糖浓度可检测低钠血症、高钾血症和（或）低血糖。尿电解质浓度也很有用，因为尽管功能性低血容量，但尿钠排泄量可能较高。动脉血气将显示是否伴有代谢性或呼吸性酸中毒。

5. 危机管理

急性艾迪生病危象的治疗通常是经验性的，因为血清皮质醇分析的周转时间通常在 24h 左右。氢化可的松 100mg 静脉注射每 8 小时 1 次或地塞米松 10mg 静脉注射每 8 小时 1 次都是不错的选择。必要时还可给予血流动力学支持、液体给药和血管加压素。其他可能引起低血压的原因，如心肌功能不全（缺血、梗死）或败血症，应加以评估并排除。事实上，如果低血压是由肾上腺功能不全引起的，患者在补充类固醇后 1h 内就会对麻黄碱或肾上腺素等强心药迅速产生反应。

如果危重者出现肾上腺功能不全，应给予应激剂量的氢化可的松治疗。疑似相对肾上腺功能不全的患者应使用滴定剂量进行治疗，如在大多数非败血症患者中，相当于地塞米松 2～10mg 的剂量应足够。由于皮质醇作为糖皮质激素比作为盐皮质激素更有效，肾上腺危象患者的容量不足很少超过全身水分的 10%。生理盐水是扩张血容量的常用液体。低血糖，通常是轻微的，可以通过 5% 葡萄糖加入生理盐水进行输液滴定治疗。

6. 监测

经常测量电解质、葡萄糖和动脉血气是很重要的。通过动脉和中心静脉进行有创血流动力学监测对指导不稳定患者的治疗是必要的。

三、神经垂体功能障碍

神经垂体功能障碍最常表现为水盐平衡紊乱。这在外伤性脑损伤或下丘脑和垂体区域疾病患者中很常见。神经垂体功能紊乱可导致 ADH 的过度分泌或分泌不足。一些颅外疾病，如肺病（如燕麦细胞癌）或神经外肿瘤，与异位产生 ADH 有关。三种情况对脑疾病过程中的水钠稳态有重要意义：尿崩症（DI）、ADH 分泌失调综合征（SIADH）和脑耗盐综合征（CSW）。认识这些情况和它们的病理生理学，以早期最大化恢复的可能性是非常重要的。

（一）尿崩症

尿崩症（DI）是一种以多尿、多饮和过度口渴为特征的综合征。DI 患者尿液中游离水的过量流失导致全身溶质浓度增加，低血容量导致血流动力学不稳定。DI 分为两个亚型：肾性和中枢性（或神经性）。

肾性 DI 是由于肾脏对循环中的 ADH 生理水平未能做出适当反应，并涉及水通道蛋白 2 的功能障碍，水通道蛋白 2 是增加肾集合管对水的通透性的内在受体。在神经外科患者中，中枢性 DI 是更为常见的类型，是由于垂体后叶分泌 ADH 不足所致。

正常情况下，高达 12% 的肾小球滤液在 ADH 的影响下被重新吸收。完全缺乏 ADH 会导致大量游离水（约 20L/24h）流失到尿液中，导致尿渗透压极低的多尿。ADH 缺乏通常是不完全的，低张尿量为 5～10L/24h。DI 通常是暂时的，但也可以是永久的。

1. 发病率

外伤性脑损伤后暂时性 DI 发生率高达 50%，永久性 DI 发生率高达 10%。经蝶垂体切除术后，至少 18% 的患者受到短暂影响，2% 需要长期治疗。

一般来说，任何长时间发生的颅内压升高，如颅内出血或肿瘤，都会损害神经垂体的 ADH 分泌，与病因无关。

2. 临床表现

多尿通常是在外伤、局部手术或鞍区放射治疗后突然出现的。如果患者醒着并且警觉，这将表现为多饮。然而，如果患者意识不完全清除，液体摄入不足可能导致低血容量和高钠血症。用平衡的静脉盐溶液补充失水会导致明显的钠累积和高钠血症的恶化。严重高钠血症导致中枢神经系统功能障碍，表现为谵妄、精神错乱、嗜睡，最后昏迷。中枢神经系统对高钠血症反应的显著个体差异性妨碍了特定症状发生时的触发钠浓度的确定。在纠正高钠血症时要小心，因为过快纠正高渗压会导致脑水肿。

3. 患者评估

暴发性 DI 产生大量且非常低渗（50～200mOsm/kg）尿液。不完全性 DI 仍以多尿为特征，但尿钠浓度可以是高的（高达 700mOsm/kg），特别是当患者低血容量和（或）静脉注射生理盐水时。最重要的表现是尿渗透压与血浆渗透压（比值小于 2）相比过低。如果血浆 Na^+ 浓度 > 145mmol/L，血浆渗透压 > 300mOsm/kg，同时有稀释性多尿（> 3.5L/24h），最有可能诊断为 DI。水分亏缺可由以下方程式估算：水分亏缺 =0.6 × 病前体重（kg）× (1–140/[Na]mEq/L)。

鉴别中枢性 DI 和肾性 DI 的确切方法是测定血清 ADH 浓度。ADH 在中枢性 DI 较低，但在肾性 DI 正常（表 79-1）。

4. 危机管理

干预目标是①纠正血管内容量和全身水分不足，②补充持续的水损失，③减少持续的水损失，④防止高渗压。根据这些指南，按照功能障碍的严重程度和预期持续时间进行个体化治疗。对于一个清醒的患者，有完整的口渴机制（自由获得水），观察和监测可能就足够了。

如果 DI 延长或利尿超过实际的口服水摄入量，修饰性的 ADH（去氨加压素，DDAVP）是恢复正

表 79-1　总结：神经外科术后患者的液体状态和实验室检查

功能紊乱	体液(液体状态，中心静脉压)	尿量	血钠	尿钠	血 ADH
脑耗盐综合征	↓	↑	↓	↑	↑或→
抗利尿激素分泌失调综合征	↑或→	↓或→	↓	↑	↑
中枢性尿崩症	↓	↑↑	↑	↓或→	↓
肾性尿崩症	↓	↑↑	↑	↓或→	↑或→

常肾水再吸收的首选药物。去氨加压素可以通过口服、鼻腔或静脉途径给药。对于急性病患者，首选肠外给药，建议剂量为 1～4μg 每 8～12 小时 1 次。或者，可以使用未经修饰的加压素来帮助保留游离水，但其短暂的半衰期限制了其效用。

静脉补液应尽量补水和限制钠浓度，因为目标是补偿水的损失。对于不能摄入足够的口服液以补充损失的患者，水合葡萄糖（D5%W）通常是首选。必须进行谨慎的血糖管理，以避免医源性高血糖带来的脑损伤风险。

（二）抗利尿激素分泌失调综合征

SIADH 是 ADH 分泌过多的状态。血浆中高浓度的 ADH 在病理上增加了肾脏对水的重吸收，进而导致高血容量和低钠血症。同时肾脏的钠排泄可能正常甚至增加的。在颅内感染、外伤、出血或感染等疾病状态下，神经垂体是 ADH 分泌过多的来源。另外，神经外起源的肿瘤，如燕麦细胞肺癌，也可能是病理性的异位 ADH 来源。

1. 发病率

在外伤性脑损伤患者中，SIADH 的发生率为 2.3%～37%。单一病例组经蝶窦垂体切除术后 SIADH 发生率为 12.8%，脊柱大手术后 SIADH 发生率为 6.9%。

2. 临床表现

如果血浆 Na^+ 浓度＞125mmol/L，SIADH 引起的低钠血症的中枢神经系统表现通常是轻微的。血浆 Na^+ 浓度＜120mmol/L 与中枢神经系统明显症状和体征的风险增加有关。最轻微的症状是头痛，可能会发展为恶心、混乱、昏迷和癫痫。

患者对低钠血症的敏感性在很大程度上取决于它的发展速度。低钠血症的快速发展增加了脑水

肿的风险和后果。如果发病是渐进性的，例如超过几个月，有些人可能会耐受慢性血清 Na^+ 浓度＜115mmol/L 而无临床症状。

3. 患者评估

SIADH 患者在尿渗透压大于血浆渗透压情况下，表现为低渗性低钠血症。尿钠排泄量＞20mmol/L，血清渗透压＜280mOsm/kg。循环不稳定不太会发生，除非患者有充血性心力衰竭的病史，其可能因高血容量而加重。症状性低钠血症通常由水化过度（阳性 6～8 升）和钠缺乏 200～400mmol 同时产生。

4. 危机管理

治疗策略取决于是否有临床表现。如果患者无症状，则通过限制液体和确定沉淀因子来治疗。如果存在 CNS 表现，目标血清钠浓度必须增加至约 130mmol/L，但速率≤ 1～2mmol/（L·h）。用生理盐水（0.9%）或高渗盐水（3%）纠正低钠血症，纠正速率不超过尿路丢失。过快纠正低钠血症会导致脑脱髓鞘（脑桥中央髓鞘溶解）。另一方面，如果患者有癫痫发作，不仅要治疗癫痫发作，而且要开始迅速治疗脑水肿和更快速纠正低钠血症，通常快速输注 3% 的高渗盐水。甘露醇（500ml，20%）是癫痫发作时增加血清渗透压的合理替代品。最近除了考虑治疗设备外，还需要考虑使用血管加压素受体拮抗药（如考尼伐坦、Conivaptan）来增加血浆水含量，尽管迄今为止这类药物的临床经验有限。

（三）脑盐耗综合征

CSW 还会导致神经系统疾病患者的低钠血症。CSW 和 SIADH 有许多相似的实验室特征。然而，它们的不同之处在于，SIADH 患者是正常血容量

或轻度高血容量，而 CSW 患者是低血容量。CSW 引起颅内疾病患者尿钠丢失过多的分子机制尚不清楚。一种假设是，受损或功能失调的大脑释放了尚未确定的促进尿钠排泄的因子。可能包括心房钠尿肽（ANP）和脑钠肽（BNP）。此外，不同之处还在于循环 ADH 浓度在 CSW 患者表现为正常，而 SIADH 患者则升高。

1. 发病率

创伤性脑损伤后 CSW 的发生率为 0.8%～34.6%，但在其他临床状态下尚不清楚。

2. 临床表现

CSW 通常出现在脑损伤后的第 1 周，无论是外伤、肿瘤、感染还是手术。它通常会持续几个星期，并且是自限性的。临床表现为多尿、尿钠流失增加、低钠血症和低血容量。区分 SIADH 和 CSW 虽然有一定困难，但在开始临床治疗前必须进行确认。

3. 患者评估

临床上的主要挑战是区分 CSW 和 SIADH。CSW 中的血浆 ADH 浓度要么在正常范围内，要么作为低血容量生理反应的一部分而升高。表 79-1 总结了影响水钠平衡的综合征的鉴别要点。

4. 危机管理

一旦确诊为 CSW，治疗目标是保持足够的水化和补充钠流失。这一方案与另一种低钠血症的主要病因 SIADH 治疗形成对照，它需要限制液体的摄入，可能同时需要使用血管加压素拮抗药（抗利尿激素受体拮抗药）治疗来促进水的排出。但在 CSW 中禁止使用抗利尿激素受体拮抗药。无论是限制液体摄入还是药物引起的水丢失，都会加剧 CSW 的本来就存在的低血容量症状，从而带来受损大脑的低灌注风险。低血容量导致中枢神经系统状态恶化的机制是脑血管痉挛、缺血性脑梗死或心肌缺血和继发性心排血量减少导致系统性低灌注。由于 CSW 治疗的一个主要终点是维持或扩大血管内容量，因此即使患者看起来血流动力学稳定，也可能需要进行有创的血流动力学监测，包括动脉压和中心静脉压（CVP）监测。同时，低钠血症必须纠正，无论是等渗还是高渗（3%）盐水输液。输液时应经常测量血浆电解质浓度。严重的 CSW 可能需要在治疗计划中添加盐皮质激素。

要 点

- 下丘脑 – 垂体 – 肾上腺轴是神经外科患者最重要的内分泌条件。
- 应激增加了对皮质醇的需求，有皮质醇反应不足风险的患者应接受糖皮质激素补充。
- 短期类固醇治疗几乎没有负面影响，可能在神经外科人群中挽救生命。
- 有肾上腺功能不全伴循环不稳定风险的患者应经验性地使用类固醇治疗。
- 颅内损伤患者应经常监测血清电解质、尿液电解质、血糖、体重和水平衡，以便及早发现术后内分泌问题。

推荐阅读

[1] Aditya S, Rattan A. Vaptans: a new option in the management of hyponatremia. Int J Appl Basic Med Res. 2012;2(2):77–83.

[2] Bloomfield R, Noble DW. Etomidate, pharmacological adrenalectomy and the critically ill: a matter of vital importance. Crit Care. 2006;10(4):16. https://doi.org/10.1186/cc5020.

[3] Capatina C, Paluzzi A, et al. Diabetes insipidus after traumatic brain injury. J Clin Med. 2015;4(7):1448–62.

[4] Cardoso AP, Dragosavac D, et al. Syndromes related to sodium and arginine vasopressin alterations in post-operative neurosurgery. Arq Neuropsiquiatr. 2007;65(3B):745–51.

[5] Clapper A, Nashelsky M, et al. Evaluation of serum cortisol in the postmortem diagnosis of acute adrenal insufficiency. Am J Forensic Med Pathol. 2008;29(2):181–4.

[6] Cooper MS, Stewart PM. Corticosteroid insufficiency in acutely ill patients. N Engl J Med. 2003;348(8):727–34.

[7] Cotton BA, Guillamondegui OD, et al. Increased risk of adrenal insufficiency following etomidate exposure in critically injured patients. Arch Surg. 2008;143(1):62–7; discussion 67.

[8] Dumont AS, Nemergut EC 2nd, et al. Postoperative care following pituitary surgery. J Intensive Care Med. 2005;20(3):127–40.

[9] Gibson SC, Hartman DA, et al. The endocrine response to critical illness: update and implications for emergency medicine. Emerg Med Clin N Am. 2005;23(3):909–29, xi.

[10] Jackson WL Jr. Should we use etomidate as an induction agent for endotracheal intubation in patients with septic shock?: a critical appraisal. Chest. 2005;127(3):1031–8.

[11] Leonard J, Garrett RE, et al. Cerebral salt wasting after

traumatic brain injury: a review of the literature. Scand J Trauma Resusc Emerg Med. 2015;23:98. https://doi.org/10.1186/s13049-015-0180-5.

[12]]Mohammad Z, Afessa B, et al. The incidence of relative adrenal insufficiency in patients with septic shock after the administration of etomidate. Crit Care. 2006;10(4):R105. https://doi.org/10.1186/cc5020.

[13] Nemergut EC, Dumont AS, et al. Perioperative management of patients undergoing transsphenoidal pituitary surgery. Anesth Analg. 2005;101(4):1170–81.

[14] Nielsen S, Chou C-L, et al. Vasopressin increases water permeability of kidney collecting duct by inducing translocation of aquaporin-CD water channels to plasma membrane. Proc Natl Acad Sci U S A. 1995;92(2):1013–7.

[15] Powner DJ, Boccalandro C. Adrenal insufficiency following traumatic brain injury in adults. Curr Opin Crit Care. 2008;14(2):163–6.

[16] Schneider HJ, Kreitchmann-Andermahr I, et al. Hypopituitary dysfunction following traumatic brain injury and aneurismal subarachnoidhemorrhage: a systematic review. JAMA. 2007;298(12):1429–38.

[17] Tanriverdi F, Schneider HJ, et al. Pituitary dysfunction after traumatic brain injury: a clinical and pathological approach. Endocr Rev. 2015;36(3):305–42.

[18] Ullian ME. The role of corticosteroids in the regulation of vascular tone. Cardiovasc Res. 1999;41(1):55–64.

[19]]Venkataraman S, Munoz R, et al. The hypothalamic-pituitary-adrenal axis in critical illness. Rev Endocr Metab Disord. 2007;8(4):365–73.

[20] Verbalis JG. Management of disorders of water metabolism in patients with pituitary tumors. Pituitary. 2002;5(2):119–32.

[21] Zaloga GP, Marik P. Hypothalamic-pituitary-adrenal insufficiency. Crit Care Clin. 2001;17(1):25–41.

第 80 章

神经外科术后瘫痪、皮肤损伤和角膜损伤

Postoperative Paralysis, Skin Lesions, and Corneal Abrasions After Neurosurgery

Martin H. Dauber　Steven Roth　著

骆宏亮　译　张　笑　校

一、术后瘫痪

（一）概述

瘫痪是由于电脉冲的神经传导失败而丧失对骨骼肌功能的控制。这可以是中枢性质的也可以是外周的，术后鉴别诊断至关重要。颅内手术后瘫痪可能是由于切除了接近运动皮层的肿瘤。同样，在切除周围神经后，可能会出现局部瘫痪。

先前存在的轻瘫或瘫痪是在麻醉后监护治疗室（PACU）中出现瘫痪的最大危险因素。这些患者中有很多确实是在手术后会变得虚弱或瘫痪。麻醉记录和体格检查应详细记录患者的神经功能缺损程度。这在神经外科脊柱和颅内手术中尤其如此，因为这类手术持续时间很长，出现紧急状况时在场的麻醉团队通常与开始麻醉的团队不同。

一般来说，PACU 患者很少出现瘫痪，但神经外科术后患者的发生率可能会更高。这种风险的增加主要有三个原因。

1. 手术部位的位置和性质。

2. 手术中患者的体位（完全或部分俯卧、坐姿、侧卧等）。

3. 持续时间长。

手术部位可能会增加中枢性瘫痪的风险，而其他因素可能会增加周围神经病变的风险。而正是这些周围神经病变是麻醉师可以控制。

（二）预防

术中注意头部和脊柱出现瘫痪的可能性，是预防 PACU 中与手术部位相关瘫痪的关键。除了从最广泛的意义上讲以外，这方面的内容超出了麻醉的范围。因而，引起瘫痪的周围神经病变才是麻醉学家非常关心的问题。尽管研究未能科学地明确定位与周围神经病变的关系，但美国麻醉医师协会为预防围术期神经病变发布了实践建议。

（三）危机管理

对突发瘫痪的迅速诊断是 PACU 护理团队、神经外科和麻醉团队三方的共同责任。需要将中枢性与周围性区分开来。在某些情况下，及时诊断至关重要，因为某些原因表明需要立即进行手术干预。一旦发现轻瘫或瘫痪，应同时告知外科医师和麻醉师。以便外科医师可以进行进一步诊断或探查；而麻醉科医师则可以帮助他们进行急诊麻醉。

周围神经病变不太可能是外科急症，除非是由动脉栓塞所致。因此，必须检查患肢的脉搏、痛觉和肤色苍白。

在 PACU 中，血流动力学稳定性和氧合状态始终很重要，对于可能需要返回手术室的患者而言，尤为重要。将全身动脉血压升高至正常高限可能会增加灌注，从而保护处于缺血风险的神经细胞并最大限度地减少永久性损伤。假如脊髓损伤是新的瘫痪 / 轻瘫的原因，则许多人主张使用大剂量的皮质激素，尽管没有什么证据可以证明这一点。建议的剂量是在 15min 内静脉单次给药 30mg/kg 的甲泼尼龙，然后 23h 输注 5.4mg/(kg·h)。

必须积极解决贫血和电解质紊乱，以排除这些原因或促进因素。尽管尚未确定该类患者的临界血细胞比容，但应进行积极的输红细胞以使血红蛋白浓度升高至 100g/L 以上。根据神经外科的经验，可能需要进行紧急成像，如磁共振成像，如果患者恢复不佳，则可能需要麻醉师陪同。

要　点

- 术后瘫痪是神经外科手术潜在的可怕并发症，它可能在 PACU 中被首先发现。最有可能的病因是中枢性或与手术区域相关的，而周围神经病变更多引起局部性瘫痪。麻醉师必须积极维护血流动力学和载氧能力，以防止轻瘫或瘫痪进一步恶化。出现问题时，进行手术室干预和早期 PACU 诊断可以改善预后。

二、皮肤损伤

（一）概述

与其他系统手术相比，神经外科手术后的皮肤并发症的发生频率似乎更高。但是，很少有文献支持这种印象。由于皮肤损伤可能会很痛苦，患者和其他人看到后会感到惊恐，并可能成为潜在的感染源，因此会很麻烦。尽管如此，这些情况下的皮肤问题可以分为三大类。

1. 轻微的擦伤。
2. 深皮肤损害。
3. 完整的皮肤破坏。

这些伤害大多是由于长时间的过度压力造成的。在移除电极或胶带时也可能发生医源性皮肤损伤。本节将讨论这些不同类型的损伤及其诊断和治疗。

（二）表现和治疗

在基本恢复问题得到解决后，护士将在 PACU 中对患者进行第二次完整的调查，识别任何可能的皮肤损伤。另外，患者可能存在患处疼痛或灼痛感的主诉。可能出现红斑、出血和压痛表现。如果由

于皮肤黏附于胶带或类似物上而导致皮肤完整性破坏，那么立即诊断就变得很重要，因为可以进行自体皮肤修复。如果可以找到被去除的皮肤，那么应迅速清洁皮肤，然后原地贴附并用钉书钉和缝合线固定。再使用疏松的凡士林敷料覆盖。感染极为罕见，因此无须预防性使用抗生素。

（三）预防

神经外科手术的体位常使患者容易处于皮肤损伤危险中，而较长的持续时间进一步加剧了这个问题。注意术中体位可能是应对围术期皮肤损伤的最有效地保护机制。在患者和床，支撑架或其他设备接触的任何区域均应提供柔软的表面。骨头突出处的压力应尽可能小。可在接触压力高的地方使用凝胶填充垫，例如俯卧患者的髂嵴和膝盖下方。除了其他声称的益处外，还有许多软质的枕头和其他装置可用来固定俯卧位的头部。女性乳房的灌注主要来源于胸廓内动脉和乳腺内动脉，为保证灌注，应放置在中线位置并朝向头部。

麻醉师经常使用胶带和胶黏剂，在去除这些时可能会导致皮肤破坏。此外，神经外科患者因为常需要进行外周神经监测，所以神经电生理医师也需要注意这种风险。一些患者，如老年人或皮肤"白皙"的患者可能更容易受到影响。

要　点

- 皮肤损伤可能是任何手术后的一种恼人的并发症，神经外科患者似乎面临更高的风险。适当的设备辅助定位，仔细注意麻醉患者的舒适性，以及保护皮肤可能会降低发病率。可见的皮肤损伤不会威胁生命，但会导致毁容，这对有这种问题的患者来说是永久性的困扰。

三、角膜磨损

（一）概述

角膜磨损是眼睛透明部分表面（角膜）的伴有疼痛的擦伤或划伤。这个透明部分覆盖了虹膜，也

就是眼睛的圆形部分。角膜表面以下有许多神经末梢，因此表面的任何损伤都可能是痛苦的。任何时候异物接触眼睛，都有可能产生磨损，特别是在全身麻醉下，眼睛没有保护性反射时更是如此。麻醉期间也可能发生角膜磨损，因为麻醉期间患者不会眨眼，当眼睛没有保持适当的闭合，角膜将变得干燥。神经外科患者角膜磨损的真实发生率没有很好的记录，但由于面部和眼睛暴露在潜在的接触中，因此被认为比非神经外科患者的角膜磨损发生率更高。此外，在开颅手术或俯卧位情况下，麻醉师无法在整个病例期间监测眼睛，以确保眼睛在整个过程期间保持完全闭合。有些患者醒来时还会感到眼睛发痒。为了缓解不适，仍然昏昏欲睡的患者可能会尝试揉眼睛，这很容易导致角膜损伤。神经麻醉师应该关注到任何先前存在的与视力相关的问题。

（二）危机管理

1. 表现

神经外科术后，患者可能的主诉有以下方面。

(1) 眼睛里的异物感。

(2) 流泪。

(3) 视物模糊或视觉扭曲。

(4) 畏光，尤其是对强光。

(5) 眼球周围肌肉痉挛，引起斜视。

任何或所有以上这些发现都应考虑角膜磨损的可能性。虽然许多人主张立即进行眼科检查，但在某些情况下，尤其是在晚间当许多神经外科病例纷纷到达 PACU 时，检查可能会很困难。

2. 评估

角膜磨损的诊断有两个主要部分。

(1) 排除异物存在的可能性。

(2) 角膜荧光检查。

角膜磨损患者会感到疼痛，这可能会使检查变得困难。尽管如此，临床医生必须坚持不懈地寻求诊断。建议检查前在眼睛局部使用 1% 丁卡因，虽然可能会导致愈合变差。将上下眼睑反转进行检查。然后，将一滴眼用荧光素（0.25%）或荧光素胶条涂在眼睛上，可以在钴蓝滤光下进行角膜检查。如有磨损将表现为角膜正常光滑表面的破坏。

3. 处理

如果眼睛上有异物，可以通过冲洗去除。如果不容易进行，应寻求眼科急会诊。如果是角膜擦伤

(1) 可以使用抗生素滴眼液或药膏（例如红霉素、妥布霉素或环丙沙星）。一些眼科医师主张添加类固醇来减少炎症并避免潜在的瘢痕。

(2) 眼睛不应被修补。最近的证据表明，修补眼睛没有帮助，实际上可能对愈合过程产生负面影响。

(3) 不再提倡散瞳。

(4) 依据患者总体术后状况适当予以镇痛药。

(5) 24h 后由眼科医师进行随访检查，以评估其愈合程度并预测可能的长期后遗症。

（三）预防

预防角膜磨损可能比许多其他医源性损伤更为重要，对潜在性的关注是预防的基石。这些年来，人们一直在倡导许多技术，但至今仍未得到证明。在诱导期，及早对眼睛进行胶带闭合可能会减少眼睛与异物的接触，例如 ID 标签、气管插管导引球或喉镜。

对于开颅手术，许多人使用润滑剂（基于羊毛脂）来保护角膜，以及稀释可能进入胶带下的任何外科手术准备溶液。俯卧位患者，容易发生大剂量变化，有些人使用高渗的 3% 盐水软膏（例如 Muro 128）来保护角膜。有时将透明的黏性医用敷料（例如 Tegaderms）放在眼睛上以保护角膜，但已经注意到存在皮肤擦伤的情况。目前没有万无一失的能完全预防的护理方法。

要 点

- 角膜磨损可能会使神经外科手术后的患者感到困扰。尽管发病率很低，但是对于采用非面部朝上的姿势的患者，风险可能升高。大多数与麻醉有关的角膜磨损在 24h 内即可治愈，但极少数损伤在眼底镜下能持续 3～4 个月。注意预防，快速治疗和镇痛可以改善这些患者的护理。

- 虽然很多全麻手术的麻醉相关并发症在手术室就被发现，但也有部分是直到后来才被发现。在 PACU 中从麻醉中复苏的过程中，可能会出现的主要并发症，如轻偏瘫或麻痹，以及次要并发症，如角膜磨损和皮肤损伤。尽早重视这些并发症可以防止进一步恶化，甚至可能取得良好的效果。

推荐阅读

[1] Cheney FW, Domino KB, Caplan RA, Posner KL. Nerve injury associated with anesthesia. Anesthesiology. 1999;90:1062–9.

[2] Roth S, Thistead RA, Erickson JP, Black S, Schreider BD. Eye injuries after nonocular surgery; a study of 60,965 anesthetics from 1988–1992. Anesthesiology. 1996;85:1020–7.

神经外科术后患者的疼痛管理
Postoperative Pain Management in Patients After Neurosurgical Operations

Mary Newton Tacson Fernandez 著

聂 孟 译 张 笑 校

一、概述

尽管神经外科手术方式多种多样，患者的疼痛也表现出多样性，但对绝大多数患者来说，是可以安全有效的缓解疼痛的。

掌握特定神经外科情况的本质的病理生理学知识和理解相关并发症对优化安全的术后镇痛方案至关重要。

许多神经外科疾病是高度动态的。必须仔细研究格拉斯哥昏迷量表（GCS）降低的原因，因为许多神经外科并发症可能需要紧急手术和（或）治疗干预（表 81-1）。在排除其他原因之前，一定不能将 GCS 降低的原因归结为阿片类药"过量"。

大型脊柱手术的镇痛尤其具有挑战性。其中许多患者患有慢性疼痛，并可能表现为伤害性疼痛合并神经性疼痛。这些患者中大部分可能在术前服用阿片类药和（或）联合药物，这可能对麻醉后的认知功能、灵敏性和苏醒时间产生影响。慢性疼痛的急性发作通常比单独的急性疼痛更难处理。

神经轴突类阿片药，单独或联合使用局部麻醉药，在脊柱手术后镇痛是非常有效的。然而，这种方法需要仔细考虑。如果术中硬膜撕裂的风险很高，那么神经轴突局部麻醉药 / 阿片类药是禁忌的，因为硬膜撕裂可能导致不可预测数量的局部麻醉药 / 阿片类药到达脑脊液（CSF）。在一些中心，阿片类药（特别是长效和水溶性类阿片）被注射到脑脊液中，将使患者术后处于高度依赖（HDU）护理的状态。此外，局部麻醉所致的运动阻滞可能掩盖脊髓压迫所致的神经功能恶化，例如血肿或组织肿胀。如果使用这种镇痛技术，必须由熟悉其在这一特殊人群中的使用的护理人员对患者进行监测。一旦发现肢体力量下降时，必须有一个严格的应对预案。

若术后疼痛增加或不受控制，则需要重新评估和考虑其他原因（表 81-2），例如手术并发症或神经性疼痛。

二、预防

疼痛是第五个生命体征，需要定期评估，并结合适当的干预措施，以最大限度地减轻疼痛。有效治疗急性术后疼痛，可降低慢性疼痛的发生率；此外，它有助于早期活动，并可能降低与不活动有关疾病的发病率（如静脉血栓及肺不张）。对患者和

表 81-1 术后 / 操作后 GCS 下降的常见原因

常见的神经外科疾病	GCS 减少的潜在原因
蛛网膜下腔出血（SAH）（夹闭后 / 栓塞后）	• 再次出血 • 急性脑积水 • 脑血管痉挛 • 癫痫发作
外伤性脑损伤（TBI）	• 血肿再积聚 • 出血导致挫伤 • 脑水肿 • 癫痫发作
开颅术	• 血肿（硬膜下 / 脑内等） • 脑水肿 • 癫痫发作 • 气颅 • 感染，如脑膜炎等

表 81-2　术后可能增加疼痛的并发症

并发症	疼痛原因
蛛网膜下腔出血（SAH）（浸后 / 卷后）	• 再次出血 • 脑积水 • 感染
颅脑损伤（TBI）	• 伤口感染 • 血肿再积聚
开颅术	• 血肿（硬膜下 / 脑内等） • 低 ICP 的头痛 /CSF 泄漏 • 气颅 • 感染，例如：脑膜炎
脊髓减压 / 灌注	• 椎间盘残余 / 血肿 / 水肿压迫神经根 • 神经失用症（尤其常见的 C_2 根） • 感染 • 器械位置不正 • 肌肉痉挛
硬膜内 / 髓内脊髓手术	• 伤口感染 • 血肿形成 • 脑膜炎 • 低 ICP 的头痛 /CSF 泄漏

临床工作人员的教育对优化急性术后疼痛的管理至关重要。

（一）疼痛评分

疼痛是一种主观体验，大多数疼痛的测量方法都是基于自述的。有许多疼痛评分存在。描述性量表是很容易使用的，其中疼痛被描述为"无、轻度、中度或重度"。数字评分不太容易使用，但能更准确地评估对干预的反应。最受欢迎的数字评分是视觉模拟评分（VAS）。它由一条 100mm 的线组成，其中 0mm 代表无疼痛，100mm 代表"最严重的疼痛"。患者标线来对自己的疼痛评分。> 70mm 的 VAS 评分表示"剧烈疼痛"。由于疼痛量表的主观属性，大多数临床医师可能观察到患者报告的疼痛评分非常高，却没有表现出疼痛的典型生理证据（例如：心动过速，高血压）。

（二）教育

术前宣教有助于减少焦虑、术后疼痛和其他相关症状。理想情况下，术前应了解手术计划、相关

预期可能发生的疼痛、医院疼痛评分系统（见下），以及有效镇痛对早期活动的重要性，以减少与不活动相关的临床风险。患者应了解他们可用的镇痛方式，这一信息将需要在术前和术后早期阶段反复强调。

所有参与神经外科患者术后治疗的临床医师都需要接受急性疼痛管理和特殊注意事项的教育。熟悉手术过程和相关并发症尤其重要。临床工作人员必须熟悉医院的疼痛评分系统，并应用该系统优化镇痛方案。标准化的镇痛方法结合频繁的疼痛评估可以优化术后疼痛管理。

（三）推荐镇痛方案

世界卫生组织（WHO）疼痛阶梯（图 81-1）描述了一个简单的优化止痛药使用的指南。对于剧烈疼痛的患者，需要采取紧急行动，这种疼痛往往需要同时启动疼痛阶梯的三个步骤中的所有措施，联合药物辅助（表 81-3 和表 81-4）和非药物辅助措施（肯定并解释疼痛的原因，并做好处理疼痛的计划，合适的体位，冰 / 暖袋，和眼罩）。及时采取行动，使疼痛缓解以减少患者焦虑。众所周知，焦虑会加剧疼痛。

表 81-5 是作者所在科室术后多模态镇痛的方

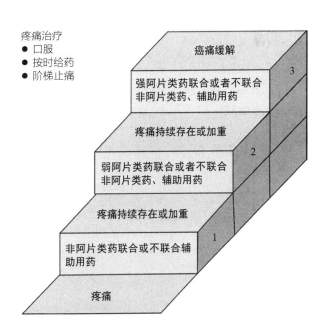

▲ 图 81-1　WHO 阶梯止痛原则
引自 www.who.int/cancer/palliative/painladder/en

案，根据预测的术后疼痛程度（VAS），作者对常见的神经外科手术进行了分类。表81-3和表81-4分别详细介绍了颅内手术和非颅内手术特定时间段内的多模态镇痛药的应用。

（四）预防性镇痛

预防性镇痛是指使用一种药物后减轻了术后疼痛，且这种药物的作用时间比预期长。没有证据支持这种药物在围术期应用的最佳时机。在腹部、妇科、骨科和牙科手术中，NMDA受体拮抗药的使用已被提倡作为预防镇痛的方案。然而，由于氯胺酮对颅内压的影响，它在神经外科患者中的应用仍然受到普遍担忧。研究表明，加巴喷丁的使用也有类似的好处，更适合神经外科手术。同样，普瑞巴林也被发现是有益的。头皮神经阻滞可提供长期有效的开颅术后镇痛，而且实施起来既安全又简便。如上所述，在脊柱外科手术中，使用阿片类药和局部麻醉药时需要非常小心。对于预期为"重度"和"复杂的重度疼痛"患者，可选用的预防性镇痛治疗见表81-6。

（五）神经外科人群中常用镇痛药的相对禁忌证

1. 非甾体抗炎药

神经外科患者使用非甾体抗炎药是有争议的。目前还没有关于它们在这一人群中应用的研究发表。从理论上讲，它们由于抑制血小板功能而增加了术后出血的风险。因此，神经外科医师对它们的使用非常谨慎，尤其是涉及开颅手术和脊柱手术。对于择期幕上手术的患者，如果术后6h恢复至术前状态，出现颅内血肿是非常罕见的。在作者所在科室中，他们已经将这一发现应用于整个神经外科患者，任何类型的择期手术，只要术后过程简单而且没有任何凝血障碍的迹象，即可在6h后引入非甾体抗炎药。在高危情况下（如脊髓肿瘤、大脑膜瘤切除和"脑深部"手术），可能会延迟使用非甾体抗炎药。

表81-3　颅内手术后多模式镇痛的指南——时间和镇痛的评价

术后时间	推荐镇痛（针对疼痛评分≤3分）	镇痛方面的考虑	镇痛评价
即刻 （1～60min）	• 静脉注射（静脉注射）对乙酰氨基酚 ± 静脉注射吗啡 • 辅助治疗（如体位、冰袋）	• 颅内手术后出现的对乙酰氨基酚和静脉小剂量吗啡难治性剧烈疼痛应及时排除其他并发症	• 经常重新评估 – 疼痛评分 – 对干预的反应 – 重新评估镇痛剂量
早期 （60min～6h）	• 静脉注射对乙酰氨基酚 1g/6h • 口服或PCA泵吗啡 • 辅助治疗（如体位、冰袋）	• 术后第1个48h内每6小时静脉注射对乙酰氨基酚 • 持续性严重疼痛 – 排除并发症	• 反复重新评估 – 疼痛评分 – 对干预的反应 – 重新评估镇痛剂量
中期（> 6～24h）	• 静脉注射对乙酰氨基酚 1g/6h • 口服或PCA泵吗啡 • 辅助治疗（如体位、冰袋） • 考虑定时口服/直肠/静脉注射非甾体抗炎药	• 术后第1个48h内每6小时静脉注射对乙酰氨基酚 • 非甾体抗炎药参见神经外科患者使用的特别注意事项 • 持续性严重疼痛 – 排除并发症	• 反复重新评估 – 疼痛评分 – 对干预的反应 – 重新评估镇痛剂量
晚期 （>24h）	• 静脉注射对乙酰氨基酚 1g/6h • 口服或PCA泵吗啡 • 辅助治疗（如体位、冰袋） • 考虑定时口服/直肠/静脉注射非甾体抗炎药 • ± 加巴喷丁	• 术后第1个48h内静脉注射对乙酰氨基酚 • * 非甾体抗炎药参见神经外科患者使用的特别注意事项 • 持续性严重疼痛——排除并发症 • 考虑使用加巴喷丁每日3次，每次100mg，或普瑞巴林25mg，每日2次，根据反应滴定	• 反复重新评估 – 疼痛评分 – 对干预的反应 – 重新评估镇痛剂量 • 疼痛缓解时镇痛药减量（先减阿片类）

使用非甾体抗炎药的另一个问题是对骨融合的损害（通过干扰包括前列腺素在内的复杂的骨形成调节系统），这在脊柱融合后可能更为显著。虽然在人类身上尚无证据支持这一点。

2. 阿片类

如果剂量仅够缓解疼痛，则不会显著影响呼吸动力，从而避免动脉二氧化碳分压增加，从而导致 ICP 增加。

谨慎静脉滴注是安全使用阿片类的关键。在开颅手术后，非常小的剂量也是非常有效的（例如：如有必要，在术后 5min 重复注射 $1\sim2$mg 吗啡，随后在后期口服 $5\sim10$mg）。这与"重度"和"复杂的重度疼痛"类型的患者相反，他们往往需要更高的剂量。

患者自主控制的镇痛设备已被成功用于颅内出血和蛛网膜下腔出血后镇痛治疗，并未出现并发症。对于使用吗啡–PCA，一些医生建议 4h 低剂量的限制（如 15mg），并在进一步增加剂量前重新评估患者。脊柱外科大手术后，由于疼痛程度加重，患者常通过口服缓释吗啡制剂来作为 PCA 治疗的补充。然而，这需要对患者进行高水平的监护，如 HDU 环境。当患者需要自我服用阿片类时，应用呼气末二氧化碳–反馈–控制 PCA 装置可以提高患者的安全性。

表 81-4　非颅内手术后多模式镇痛的指南——时间和镇痛的评价

术后时期及推荐镇痛 （以疼痛评分 ≤ 3 分为目标）	镇痛推荐	镇痛评价
• 立即（1～60min） 　– 静脉注射对乙酰氨基酚 　± 静脉注射吗啡 • 如果剧烈疼痛持续，考虑 　– 低剂量咪达唑仑 　– 可乐定 　– 低剂量氯胺酮 • 对于急性神经性疼痛考虑 　– 地塞米松	• 咪达唑仑——脊柱术后有效，如果其他镇痛不成功；使用非常低的剂量（0.5mg），并注意与阿片类药的强烈协同作用 • 可乐定——缓慢静脉输注（15μg），最大使用量 150μg；密切监测血压 • 氯胺酮——极低剂量（0.1mg/kg）不太可能出现烦躁不安 • 地塞米松（4～8mg）——可能有助于急性神经性疼痛；每天 4 次，每次 4mg，持续 48h；糖尿病患者慎用	• 反复重新评估 　– 疼痛评分 　– 干预反应 　– 重新评估镇痛剂量 • 剧烈疼痛? • 考虑术后并发症
• 早期（60min～6h） 　– 如上所述，用普通口服吗啡或 PCA 吗啡代替静脉注射吗啡	• 同上 　– 疼痛手术后 48h 每小时注射一次对乙酰氨基酚	• 同上
• 中期（6～24h） 　– 同上 • 常规 　– 口服 / 直肠 / 静脉注射非甾体抗炎药 * • 如果持续剧烈疼痛考虑 　– 加巴喷丁 　– 可乐定	• 同上 　– * 非甾体类抗炎药参见神经外科患者使用的特别注意事项（以上） 　– 加巴喷丁——根据年龄，100～300mg，每日 3 次，或普瑞巴林 75～150mg，每日 2 次 　– 可乐定——从 50～100μg 每天口服 2 次	• 同上
• 后期（24h） 　– 同上 　– 如果需要大剂量阿片类药，考虑改用缓释制剂 • 常规 　– 口服苯二氮䓬类治疗肌肉伤口疼痛可改善疼痛	• 同上 　– 苯二氮䓬类——低剂量，48～72h，如口服地西泮 2mg，每日 3 次	• 同上 　– 剧烈疼痛? 　– 考虑术后并发症 　– 疼痛缓解时镇痛药减量（首先减阿片类药）

表 81-5　根据术后疼痛预测，列出一些常见的神经外科手术方法，以指导术后多模态镇痛的方案

无镇痛条件下预测疼痛评分	该分类下的手术举例	常规对乙酰氨基酚（乙基甲苯）	常规非甾体抗炎药[a]	常规口服 / PCA 吗啡	是否需要"解救"阿片类药	考虑药物辅助（表 81-4）
轻微疼痛（VAS 1~3）	腕管	是	是	否	是	否
中度疼痛（VAS 3~6）	开颅手术 / 腰椎间盘切除	是（术后第 1 个 24h 静脉注射）	术后 ≥ 6h[a]	是	是	否
重度疼痛（VAS 7~10）	腰椎、颈椎椎板切除术	是（术后第 1 个 48h 静脉注射）	术后 ≥ 6h[a]	是（如无 PCA，可考虑吗啡缓释制剂）	是（不用 PCA）	否
复杂重度疼痛（VAS 7~10）	后路脊柱融合术，胸椎间盘切除术	是（术后第 1 个 48h 静脉注射）	术后 ≥ 6h[a]	是（如无 PCA，可考虑吗啡缓释制剂）	是（不用 PCA）	是

a. 如无神经外科或医学禁忌证

表 81-6　预防性镇痛治疗可考虑用于预期的"重度"和"复杂的重度疼痛"患者群体

佐剂使用时间	剂量指南	预防措施
术　前	• 术前 2h 加巴喷丁 200~600mg 单剂量 / 普瑞巴林 75~150mg 单剂量 •（根据年龄、体重确定滴定药量） • 氯胺酮——不适用于颅内手术 • 皮肤切开前 5min——（0.1~0.5mg/kg） • 局部麻醉阻滞（LA）	• 高剂量加巴喷丁 / 普瑞巴林可引起嗜睡；肾功能不全患者相应减少剂量 • 氯胺酮——不适用于颅内手术 • 精神疾病通常不是低剂量的氯胺酮引起的 • LA——参见"概述"中的注释
术　中	• 氯胺酮——不适用于颅内手术 •（每隔 1 小时重复 0.1~0.25mg/kg） • 局部麻醉阻滞（LA）	• 氯胺酮——不适用于颅内手术 • 精神疾病通常不是低剂量的氯胺酮引起的 • LA——参见"概述"中的注释
术　后	• 加巴喷丁分 3 次服用，每日 200~1800mg；普瑞巴林分 2 次服用，每日 25~150mg；（根据年龄、体重确定滴定药量） • 肾衰竭注意事项 • 氯胺酮——不适用于颅内手术 • 尽可能避免所有患者术后 •（每日 3 次，每次 10~50mg）	• 加巴喷丁 / 普瑞巴林——肾衰竭时减少剂量；术后持续 2 周~1 个月；停药 2 周以上 • 氯胺酮——不适用于颅内手术 • 精神疾病通常不是低剂量胺碘酮引起

三、危机管理

（一）伤害性疼痛

严重的伤害性疼痛比严重的神经性疼痛更容易治疗。当出现严重疼痛时，应积极寻找疼痛的原因。如果症状持续存在或难以控制，应该降低进一步调查的标准。在手术后期，伤害性疼痛可能需要通过静脉注射阿片类药和其他辅助药物来快速控制疼痛。

（二）神经性疼痛

神经性疼痛通常被描述为剧烈、灼烧样、枪击

样或针刺样。它可能是阵发性或自发性的，无诱因的，可能与痛觉过敏或痛觉异常有关。这可能是一种新的术后症状，也可能是先前存在的神经性疼痛的加剧。神经性疼痛很难缓解。虽然神经性疼痛对阿片类药具有典型的耐药性，但应该尝试评估阿片类药是否有益处。如果是由于神经根水肿，地塞米松（4mg，每日4次，持续48h）在术后早期可能有效。如果是严重的持续神经性疼痛，应该放宽加巴喷丁/普瑞巴林或阿米替林的适应证范围。卡马西平是三叉神经痛最有效的治疗药物（有时微血管减压后会加重），且不良反应不明显。已有案例报道鼻内使用舒马曲坦可有效控制难治性三叉神经痛（缺血性心脏病患者应慎用）。

脊髓损伤和臂丛神经撕裂引起的神经性疼痛是非常常见的，并且可以非常严重。有证据支持阿片类药、氯胺酮输注和利多卡因静脉注射有助于神经性疼痛的缓解。但后两者必须在 HDU 环境中使用。苯二氮䓬类有助于治疗顽固性疼痛，应严格控制在短期和严格镇静的范围内应用，避免可能发生的不良后果。

四、治疗的不良反应

便秘、恶心等在术后很常见。应该提前考虑到这些问题，并采取积极措施加以预防。几种镇痛药对患者有镇静作用，尤其是阿片类药。镇痛治疗对精神状态和神经症状体征的影响可能混淆疾病本身的严重程度，认识到这一点是神经外科患者围术期管理的重中之重。过度使用止痛药可能导致难以进行鉴别诊断，这时应立即进行神经学评估，经常需要急查头 CT。

要 点

- 对患者/临床工作人员进行急性期疼痛管理教育，可减少严重的术后疼痛发生率。
- 术后疼痛管理应在术前进行计划。
- 在相关的患者中应考虑使用预防性镇痛。

- 多模态镇痛可提高镇痛质量，减少不良反应的发生
- PCA 具有较高的患者满意度。
- 应根据疼痛部位及可能的疼痛原因进行具体分析。
- 经常评估疼痛程度和干预效果。
- 疼痛加重或严重时应进一步调查。
- 在 HDU 环境中进行监测对于及时、安全地处理严重疼痛是必要的。
- 当疼痛减轻时，镇痛药应适当减量以防止依赖。

推荐阅读

[1] Acute Pain Management. Scientific evidence – Australian and New Zealand College of Anaesthetists and Faculty of Pain Medicine. 2nd ed. 2005. https://www.ncbi.nlm.nih.gov/pubmed/27125806.
[2] de Gray LC, Matta BF. Acute and chronic pain following craniotomy: a review. Anaesthesia. 2005;60:693–704.
[3] Zeiler FA, AlSubaie F, Zeiler K, Bernard F, Skrobik Y. Analgesia in neurocritical care: an international survey and practice audit. Crit Care Med. 2016;44(5):973–80.
[4] Harmer M, Davies KA. The effect of education, assessment and a standardised prescription on postoperative pain management. Anaesthesia. 1998;53:424–30.
[5] Kehlet H, Jensen TS, Woolf CJ. Persistent postsurgical pain: risk factors and prevention. Lancet. 2006;367:1618–25.
[6] Pandey CK, Navkar DV, Giri PJ, et al. Evaluation of the optimal preemptive dose of gabapentin for postoperative pain relief after lumbar diskectomy: a randomized, double-blind, placebo-controlled study. J Neurosurg Anesthesiol. 2005;17:65–8.
[7] Shimony N, Amit U, Minz B, Grossman R, Dany MA, Gonen L, Kandov K, Ram Z, Weinbroum AA. Perioperative pregabalin for reducing pain, analgesic consumption, and anxiety and enhancing sleep quality in elective neurosurgical patients: a prospective, randomized, double-blind, and controlled clinical study. J Neurosurg. 2016;12:1–10.
[8] Taylor WA, Thomas WM, Wellings JA, Bell BA. Timing of postoperative intracranial hematoma development and implications for the best use of neurosurgical intensive care. J Neurosurg. 1995;82:48–50.

第82章

神经外科术后恶心呕吐的管理
Management of Postoperative Nausea and Vomiting After Neurosurgery

Concezione Tommasino 著

聂孟译 张笑校

一、概述

术后恶心呕吐（PONV）是麻醉和手术后引起的主要不适症状。目前所有手术中PONV的总发生率估计为25%～30%，而开颅手术后PONV的总发生率超过50%。回顾性分析发现，在没有预防性止吐药的情况下，呕吐发生率高达39%，恶心发生率高达67%，而在前瞻性研究中，PONV的发生率从55%上升到70%。PONV在神经外科患者中发生率高的原因可能与手术靠近脑干的呕吐中枢或维持平衡的结构有关。

PONV的确切病因尚不清楚，但研究表明其发生受多因素影响，并且危险因素已经被确定（表82-1）。其他可能的危险因素包括偏头痛病史、更好的ASA身体状况、焦虑、肥胖、围术期液体摄入减少、全身麻醉和局部麻醉或镇静、复合麻醉vs.全静脉麻醉，以及使用长效vs.短效阿片类药。

尽管PONV几乎总是自限和非致命的，但它可以导致显著的症状。

除了引起患者不适外，长期的恶心和呕吐还可能引起脱水、酸碱紊乱和电解质失衡。尽管缺乏关于开颅后PONV危害的文献报道，但呕吐行为可能导致动脉、静脉和颅内压升高，从而可能增加颅内出血和神经功能障碍的风险。在术后早期气道反射被抑制的患者，呕吐可引起吸入性肺炎。神经外科术后呕吐的最常发生于术后最初几小时内，这使得该并发症成为该患者群体在麻醉后监护治疗室（PACU）中最常见的并发症之一，而且每一次呕吐

都会使患者从复苏室转出延迟约20min。

最新的PONV指南建议，预防和治疗恶心呕吐可以提高患者的舒适度和满意度，缩短出院时间，因此应该有选择地进行。在控制PONV方面，没有一种药物或一类药物是完全有效的，这可能是因为没有一种药物能阻断通向呕吐中枢的所有通路。然而，由于PONV的多受体起源，联合治疗正得到越

表82-1 术后恶心、呕吐的危险因素

患者本身的危险因素	• 年龄 • 女性 • 非抽烟状态 • 术后恶心和呕吐史/晕动病
麻醉相关的独立预测因子	• 面罩通气 • 挥发性麻醉药 • 氧化亚氮 • 术中或术后使用阿片类药 • 大剂量新斯的明 • 长时间麻醉 • 清醒时开颅手术的风险低于全身麻醉
神经外科危险因素	• 幕下＞幕上＞蝶窦入路 • 第四脑室底的高风险手术（呕吐中枢位于附近） • 脑神经减压 • 长时间手术
突发事件	• 快速苏醒 • 移动
其他原因	• 低血压 • 疼痛

来越广泛的应用。

有效处理恶心呕吐是神经外科围术期麻醉处理的基础部分，需要以下几个步骤。

1. 识别 PONV 高危患者。

2. 尽可能避免导致 PONV 的因素。

3. 预防。

4. 治疗。

二、预防

识别具有中至重度 PONV 风险的患者，针对那些会从中获益最多的患者进行预防性干预。表 82-1 描述了患者、麻醉及手术相关的风险因素，并开发了一些 PONV 风险评分系统。非常简单的风险评分系统只考虑很少的预测因子，表 82-2 和表 82-3 根据这些预测因子中的 4 或 5 个预测 PONV 发生率。

与更复杂的公式相比，这两个评分系统使用起来相对简单，并且它们显示出了同等或更强的辨别能力。Koivuranta 等简化后的系统（表 82-3）具有较高的预测价值。

在儿童中，恶心和呕吐的风险与手术类型高度相关。已有的 PONV 评分系统不适用于儿童，但手术时间超过 30min、3 岁及以上、有个人病史、甚至近亲有 PONV 病史都是危险因素。这四种因素的存在使 PONV 风险增加了 70%。

简化的评分系统避免了烦琐的计算，并可能减少所需的详细的病史采集。然而，没有一个风险模型能够准确地预测个体发生 PONV 的可能性。风险模型只允许临床医师评估患者 PONV 的风险。

从降低基线风险的策略出发，这些风险评分的逻辑结果是"风险越高，就应该采取更积极的预防措施"表 82-4。

使用丙泊酚（诱导和维持）和避免使用氧化亚氮的患者 PONV 较少。低血压会导致脑干缺氧（呕吐中枢），并减少血液流向化学感受器触发区（CTZ），这两种情况都会诱发呕吐。已有文献证明保持充分的水化可以降低 PONV 的发生率。疼痛本身会引起恶心和呕吐，适当的疼痛控制至关重要：在不能明确止痛药是 PONV 的唯一原因的情况下，

表 82-2 基于 4 个预测因素的成人 PONV 简化风险评分：可能得分范围 0～4

预测因素（$n=4$）	预测因子数	PONV 风险评分（%）
	0	10
女性	1	21
晕动病或 PONV 史	2	39
非吸烟状态	3	61
术后使用阿片类药	4	79

表 82-3 基于 5 个预测因子的成人 PONV 简化风险评分：可能得分范围 0～5

预测因素（$n=5$）	预测因子数	按评分划分的恶心风险（%）	按评分划分的呕吐风险（%）
	0	17	7
女性	1	18	7
晕动病史	2	42	17
PONV 史	3	54	25
非吸烟状态	4	47	38
手术持续时间＞ 60min	5	87	61

表 82-4 降低基线风险的方案

危险因素	对策
麻醉相关	• 条件允许时首选清醒开颅手术 • 条件允许时首选局部麻醉 • 使用丙泊酚进行麻醉诱导和（或）维持 • 避免大剂量挥发性麻醉药 • 避免氧化亚氮 • 减少术中和术后的阿片类药 [a] • 最小化的新斯的明 • 缩短麻醉时间
手术相关	• 缩短手术时间
苏醒相关	• 进行胃抽吸术 / 减压 • 设计一个平缓的苏醒 • 避免突然的移动
其他原因	• 维持血流动力学稳定 • 充分的氧合 • 充足的水化 • 足够的止痛治疗

a. 吸入麻醉药和阿片类药的催吐效应似乎与剂量有关

禁止停用止痛药。然而，预防阿片类药引起的呕吐是强制性的。有经验的 PACU 护士很清楚，突然变换体位和运动，包括用担架运送，可能会引发呕吐。低血压患者的直立姿势也会引起恶心。控制运动和周围活动，降低噪音和亮度，也会减少对前庭器官的刺激。

（一）非药物治疗

至少在成人中，针灸、按摩和电刺激 P6 点已被证明可有效减少恶心，机制为激活血清素激活的和去甲肾上腺素激活的纤维，促进脑脊液中内源性 β- 内啡肽释放和血清素的转化的改变。这种方法不太可能成为减少 PONV 的主要方法，但作为多模式方法中的一部分使用时，它可能会产生效果。

（二）药物预防

只有当患者的个体风险足够高时（见表 82-2 和表 82-3），才应预防性使用止吐药。这可以通过预期发病率（基线风险）乘以预防用药减少的相对风险来估计。根据经验，每一种有效的止吐干预将导致相对风险降低大约 30%。

更积极的预防措施适用于那些呕吐可能导致特殊医疗风险的患者，包括那些有颅内压升高风险或有颅内压升高的患者，以及当麻醉医师确定需要或患者强烈希望避免 PONV 的患者。许多患者愿意自费来避免 PONV，或者宁愿忍受疼痛而不是恶心和呕吐。

现有的止吐药作用于 PONV 病因学的不同类型受体（表 82-5）。然而，临床医师必须谨慎地为开颅手术患者选择一种止吐药。由于需要持续的神经认知监测，使用镇静止吐药（如抗胆碱能药、抗组胺药、苯酰胺类和丁罗芬类）是不可取的（表 82-5）。

一些研究表明，在高危患者中，由于通常涉及多种受体刺激，与单药治疗相比，使用两种或两种以上的止吐药可以提供更好的预防作用。对于成人和儿童建议采用联合治疗，以预防和管理 PONV（表 82-6）。

在成人中，5-HT$_3$ 受体拮抗药、地塞米松和氟哌啶醇同样有效，每种药物可将恶心和呕吐的风险降低约 25%。在儿童中，5-HT$_3$ 受体拮抗药是首选药物（昂丹司琼，儿童体重＜40kg 时用 0.1mg/kg，静脉注射；＞40kg 时用 4mg，静脉注射）。

地塞米松是一种有效的止吐药。它降低了 PONV 的发病率，虽然起效延迟但疗效持久。止吐作用可归因于其强大的抗炎作用，从而减少了向呕吐中枢的冲动上传。其他可能的机制包括减少前列腺素，拮抗孤束核皮质受体释放内啡肽，以及降低大脑和肠道中血清素浓度。它应该在诱导前给药。氟哌啶醇已被广泛应用于神经外科。然而，在 2001 年，出现了使用"大剂量"氟哌啶醇后出现心律变化的报道，导致食品药物监督管理局在包装说明书中插入了一个黑盒子警告，尽管用于治疗 PONV 的剂量从未并发致命的心律失常。

5- 羟色胺（5-HT$_3$）受体拮抗药在神经外科患者中的广泛应用是基于其对呕吐的疗效，以及无镇静和锥体外系反应的不良反应。没有证据表明任何一种 5-HT$_3$ 拮抗药有比这类药物更大或更小的不良反应。证据表明应在手术结束时而不是诱导前使用 5-HT$_3$ 拮抗药（表 82-5）。

其他止吐药也可以使用，尽管支持使用的证据不那么可靠。

（三）多模态方法

多模态方法在降低高危组的早期 PONV 方面非

表 82-5　止吐药的受体位点活性及文献对其在神经外科应用的建议

药物组	多巴胺受体	毒蕈碱的胆碱能受体	组胺受体	5- 羟色胺受体	文献建议
• 丁酰苯类					
－ 氟哌利多	++++	－	+	+	• ≤ 1.25mg 无镇静
－ 氟哌多	++++		+		
• 酚噻嗪系					
－ 氯丙嗪	++++	++	++++	+	• 未证实
－ 氟奋乃静	++++	+	++		
• 抗组胺药					
－ 苯海拉明	+	++	++++		• 未证实
－ 异丙嗪	++	++	++++		
• 抗胆碱能类					
－ 东莨菪碱	+	++++	+	－	• 未证实
－ 苯酰胺类	+++	－	+	++	• 支持
－ 甲氧氯普胺					• ≤ 10mg 无镇静
• 抗 5- 羟色胺药					• 支持
－ 昂丹司琼	－	－	－	++++	• 4mg 的方案
－ 格雷司琼	－	－	－	++++	• 1mg 的方案
－ 托烷司琼	－	－	－	++++	• 2mg 的方案
－ 雷莫司琼	－	－	－	++++	• 0.3mg 的方案

+. 数量表示受体类型的活性；－. 表示无活性

表 82-6　PONV 的识别和管理指南

风　险	管　理
低（无危险因素）	不推荐预防
中（1～2 个危险因素）	使用单药物预防治疗，如地塞米松、昂丹司琼或氟哌啶醇
高（3～4 个危险因素）	治疗包括地塞米松 + 昂丹司琼或氟哌啶醇 + 昂丹司琼
非常高（4 个危险因素）	治疗包括联合止吐药和丙泊酚静脉全麻

常有效（PONV 发生率从无治疗的 41% 降至多模态治疗的 2%）。这种方法是基于避免所有已知增加 PONV 的因素和联合应用减少 PONV 的药物（丙泊酚、类固醇、5-HT$_3$ 拮抗药、适量静脉输液）（见表 82-4 和表 82-6）。图 82-1 描述了 PONV 多模态方法的建议方案。

三、危机管理

（一）病理生理学和临床表现

恶心和呕吐是由刺激大脑和胃肠道的神经机制引起的。复杂的呕吐行为包括呼吸、胃肠和腹部肌肉的协调。它由呕吐中枢控制，呕吐中枢不是一个孤立的解剖部位，而是代表相互关联的神经元网络。孤束核、迷走神经背核和疑核是构成呕吐中枢的 3 个核。到呕吐中枢的传入通路包括来自胃肠道（GIT）的迷走神经感觉通路和来自迷路的神经元通路、皮质的更高的中枢、颅内压力受体和 CTZ，它们位于第四脑室尾端延髓背侧的后部。呕吐中枢受到组胺、多巴胺、血清素和乙酰胆碱的刺激。

呕吐反射有两个主要的呕吐感受器：GIT 感受

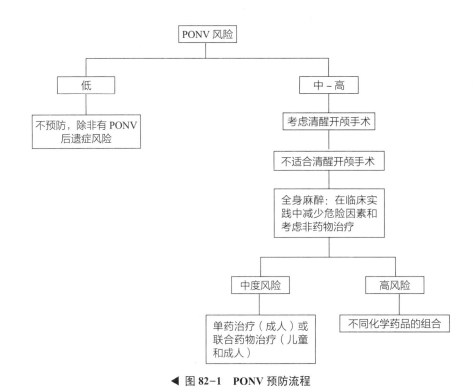

▲ 图 82-1　PONV 预防流程

器和 CTZ。迷走神经是从 GIT 感受器接受催吐刺激的主要神经，有两种类型的传入纤维参与催吐反应：机械感受器，位于肠道肌壁，通过肠道的收缩和扩张而激活；化学感受器，位于上肠黏膜，对有毒化学物质敏感。迷走神经传入的刺激导致最后区的 CTZ 的激活。CTZ 可以启动呕吐而不依赖于呕吐中枢，不受血脑屏障保护，因此可以被血液和脑脊液中的化学刺激激活。CTZ 是由多巴胺、血清素、阿片类药和某些麻醉药刺激的。胃肠对肠壁机械感受器的刺激是由扩张和操作引起的，其结果是血清素的释放。

其他几种刺激也可以影响呕吐中心，包括口咽、纵隔、腹膜和生殖器的传入，以及中枢神经系统（大脑皮质、迷路、视觉和前庭器械）的传入。迷路前庭中心向呕吐中枢发送输入信号以响应运动和压力的突然变化或氧化亚氮的使用。低血压导致脑干缺氧，触发呕吐中心，并可减少血流到 CTZ，这也会引起恶心和呕吐。

术后可能单独或合并出现的 3 种主要症状，即恶心、干呕和呕吐。

1. 恶心是在没有排斥性肌肉运动的情况下，想要呕吐的主观感觉；严重时，它与唾液分泌增加、血管运动障碍和出汗有关。胃张力减退、十二指肠收缩、肠内容物反流到胃内常伴有恶心。在恶心时发生的动脉性高血压使把血压维持在安全范围内变得复杂化。

2. 干呕之后出现呕吐，包括声门闭合、费力的痉挛性呼吸运动，腹肌、胸壁和膈肌的收缩，而不排出任何胃内容物。干呕可以在没有呕吐的情况下发生，但它通常会产生导致呕吐的压力梯度。

3. 呕吐是由于腹部和胸壁肌肉力量持续收缩所致，伴有膈肌下降和胃贲门打开。这是一种不受自主控制的反射活动。它导致胃内容物迅速而有力地从嘴里往上和流出。在活动性干呕和呕吐期间，腹内和胸内压力增加并转化为颅内压升高。尽管无病例表明干呕和呕吐导致颅内出血，但这是合理的假设，也是一个现实的威胁。

（二）患者评估

在恶心和呕吐出现和恢复期间，应定期进行评估，并应将其作为神经外科患者"标准"评估的一部分（表 82-7）。

（三）干预和治疗

与预防这一并发症的大量试验相比，只有少数

表 82-7　恶心呕吐评分

得　分	管　理
0	无恶心或呕吐
1	恶心但不呕吐
2	恶心、干呕
3	恶心、呕吐

表 82-8　术后 ≤ 6h 的 PONV 治疗

预防：是	预防：否
不同于预防性用药的止吐药	低剂量 5-HT$_3$ 拮抗药： • 昂丹司琼 1.0mg • 多利司琼 12.5mg • 格雷司琼 0.1mg • 托烷司琼 0.5mg
地塞米松 2～4mg	
氟哌啶醇 0.625mg[a]	
丙泊酚 20mg[a]	

a. 在神经外科患者中避免镇静作用的单次剂量

几项临床试验研究药物对 PACU 成人患者的 PONV 的有效，儿童则更少。由于缺乏神经外科手术背景下的数据，所以，必须依靠从其他疾病患者试验中获取的信息（表 82-8）。

当术后 6h 内发生 PONV 时，应从不同的治疗级别中选择止吐药，而不是选择用于预防的药物。如果没有给予预防性用药，推荐使用低剂量 5-HT$_3$ 拮抗药，这是唯一已被充分研究用于治疗已有 PONV 的药物：昂丹司琼 1.0mg，多拉司琼 12.5mg（尚未研究较小剂量），格雷司琼 0.1mg，托烷司琼 0.5mg。关于成人的研究表明，在控制已有的 PONV 方面，昂丹司琼比甲氧氯普胺具有更强的疗效。

已发生的 PONV 的替代治疗方法包括地塞米松，2～4mg 静脉注射，或氟哌啶醇，0.625mg 静脉注射。对于仍在 PACU 进行苏醒治疗的患者，可以考虑给予 20mg 丙泊酚，该方法与昂丹司琼一样有效，尽管它的止吐作用可能是短暂的。然而，在神经外科患者中，丙泊酚只能在与神经外科团队沟通后使用，因为镇静药不良反应可以影响神经系统检查。

超过 6h 后，除了地塞米松（地塞米松作用时间更长）外，PONV 可以用任何用于预防的药物治疗。

• 考虑按摩。

• 对于无呕吐后遗症及低风险患者，不必预防性使用止吐药。

• 对于中度至高风险 PONV 的患者，预防性用药。

• 对于 PONV 高危患者，使用联合用药止吐。

• 避免使用同一组的两种药物（如甲氧氯普胺和多潘立酮）。

• 不要使用有拮抗作用的组合（例如，赛克力嗪和甲氧氯普胺，因为赛克力嗪拮抗甲氧氯普胺的促肠动力作用）。

• 中度或高度风险 PONV 的儿童应接受 5-HT$_3$ 拮抗药和第二种药物（如地塞米松）的联合治疗。

• 术后 6h 以内的抢救治疗：选用不同于预防用药类别的止吐药。

• 术后 6h 的抢救治疗：任何用于预防的药物。

• 降低基线风险的策略和采用多模式方法将最有可能确保有效管理 PONV。

要　点

• PONV 的主要决定因素：患者相关危险因素、麻醉时间和麻醉类型、术后阿片类药。

• 应首先使用已建立的评分系统来确定患者的 PONV 风险。

推荐阅读

[1] Apfel CC, Laara E, Koivuranta M, et al. A simplified risk score for predicting postoperative nausea and vomiting. Anesthesiology. 1999;91:693–700.

[2] Arnberger M, Stadelmann K, Alischer P, et al. Monitoring of neuromuscular blockade at the P6 acupuncture point reduces the incidence of postoperative nausea and vomiting.

Anesthesiology. 2007;107:903–8.

[3] Eberhart LH, Morin AM, Kranke P, et al. Prevention and control of postoperative nausea and vomiting in post-craniotomy patients. Best Pract Res Clin Anaesthesiol. 2007;21:575–93.

[4] Fabling JM, Gan TJ, EI-Moalem HE, et al. A randomized, doubleblinded comparison of ondansetron, droperidol, and placebo for prevention of postoperative nausea and vomiting after supratentorial craniotomy. Anesth Analg. 2000;91:358–61.

[5] Gan TJ, Meyer T, Apfel CC, et al. Consensus guidelines for managing postoperative nausea and vomiting. Anesth Analg.

2003;97:62–7.

[6] Neufeld SM, Newburn-Cook CV. The efficacy of 5-HT3 receptor antagonists for the prevention of postoperative nausea and vomiting after craniotomy: a meta-analysis. J Neurosurg Anesthesiol. 2007;19:10–7.

[7] Ryu JH, Lee JE, Lim YJ, Hong DM, Park HP, Han JI, Baik HJ, Kim HZ, Min KT, Do SH. A prospective, randomized, double-blind, and multicenter trial of prophylactic effects of ramosetron on postoperative nausea and vomiting (PONV) after craniotomy: comparison with ondansetron. BMC Anesthesiol. 2014;14:63.

神经外科患者的院内转运

The Intrahospital Transport of Neurosurgical Patients

Amy S. Odefey Laurel E. Moore 著

姜维卫 译 葛歆瞳 谭 刚 校

第 83 章

一、概述

危重患者在转运过程中的发病率和死亡率升高，高达的 70% 患者会出现并发症。这些并发症包括严重低血压、意外拔管及颅内压（intracranial pressure，ICP）增高和中线移位，影响正性肌力药的使用。已知的患者在转运过程中发生不良事件的危险因素包括预先存在的 PEEP 需求、儿茶酚胺支持、紧急转运、离开 ICU 的时间和转运之前的治疗方案变更。

在危重患者的转运过程中发生设备故障很常见，发生率可多达 45%。其中有些造成的影响很小（如心电图或脉搏氧饱和度监测断开），然而另一些可能造成严重后果（如监护仪电源丢失）。

在危重患者的转运过程中，呼吸系统的并发症极其危险。转运过程中的缺氧在那些需要 PEEP 的患者中显然更常见。在一项对内科和外科 ICU 患者的研究中，低血压和心律失常的发生被证实与低通气或过度通气相关。个别患者的 $PaCO_2$ 变化可达 27mmHg，这一发现对 ICP 增加的患者有显著影响。有证据表明，由护理人员进行人工通气的插管患者，呼气末的二氧化碳维持更稳定。但是，个体患者之间的变异性仍大于颅内顺应性异常患者可接受的变异性。最近的一项研究表明，在插管后到达医院的严重颅脑损伤患者中，$PaCO_2$ 值 < 30mmHg 或 > 36mmHg 的患者死亡率明显增加，而严重高碳酸血症（$PaCO_2$ > 45mmHg）的患者预后最差。这些发现表明，对脑部受伤的患者需要高度重视通气策略。最后，最新的证据表明，插管患者的院内转运与各种并发症的发生有关，包括呼吸机相关性肺炎、气胸、肺不张和 ICU 治疗时间延长。

对于颅脑损伤（traumatic brain injury，TBI）患者来说，与低血压和缺氧有关的院前继发性损伤一直被认为与死亡率和致残率升高有关。对于脑损伤的患者来说，即使一过性的低血压（舒张压 < 90mmHg）也与并发症发生率增加和死亡率加倍相关。此外，低血压或颅内高压的持续时间与患者的不良预后显著相关。据推断，脑损伤患者很容易受到转运事故的影响，即使是短暂的缺氧、低血压和颅内压升高，也必须特别注意。

在针对神经外科患者院内转运过程的研究中，继发性损伤很常见。一项研究表明，51% 的转运过程出现了继发性损伤，其中最常见的是动脉高压（28%）和颅内高压（44%），低氧（17%）和低血压（17%）也是转运的常见并发症。在另一项研究中，尽管二氧化碳水平呈下降趋势，但转运过程中 ICP 平均升高 27%。即便进入 ICU 之后，颅内压升高的情况仍可能持续出现，这可能会造成病情恶化。一项仅纳入 4 例患者的使用微透析导管连续监测颅脑损伤患者转运过程中脑的糖酵解活动的研究，发现了氧气输送受损和代谢需求增加的证据，而同时进行的常规监测设备却并未发现明显异常。此外，一项对昏迷患者脑组织氧分压（$PbtO_2$）的研究发现，在患者反复进行头部 CT 检查转运过程中及转运后 3h 内，80% 昏迷患者的 $PbtO_2$ 分压下降。从 ICU 转运至 CT 检查之前 PbtO$_2$ 受损患者中，PbtO$_2$ 下降的最多。

二、权衡神经外科患者转运的风险

在进行神经外科患者的转运前，医生必须权衡"潜在的获益是否值得冒险"，保持警惕以避免患者接受不必要的转运。一项关于 ICU 患者转运的风险 / 获益比较的研究表明，从各种研究中获取信息并对转运过程进行改进后，仅有 24% 的患者受益，仍有 68% 的患者在转运过程中出现严重并发症。最近的一篇文献综述了 TBI 患者进行颈椎 MRI 的风险和获益，发现从转运开始到开始 MRI 检查造成的继发性损伤及 MRI 长时间仰卧位的风险远大于 CT 和临床查体无法识别的颈椎损伤的发生率。值得一提的是，应该考虑这项检查是否可以在不转运的情况下进行。一项研究对神经外科患者使用便携式头部 CT 检查前后与 CT 相关的并发症情况进行了比较，他们发现在神经科重症监护病房（NICU）内进行 CT 且无须转运患者时，能够增加患者的安全性并减少医护的工作量。具体而言，25% 的高风险患者在 CT 转运过程中出现并发症，而在接受无转运 CT 的同类患者中，只有 4.3% 的患者在扫描过程中出现并发症。甚至对于中度风险的患者，在 NICU 进行便携式 CT 检查使并发症发生率由 20% 降为 0%。因此，NICU 的床旁 CT 检查已越来越受到临床工作人员的认可。

三、预防

NICU 患者比任何其他危重患者都更需要院内转运。考虑到转运相关风险，迫切需要为神经外科患者的安全转运制订转运规范，从而允许工作人员在非常规的患者转运过程中平稳的开展工作，尤其是在紧急转运或者严重不稳定的转运。2004 年，美国危重症医学会制订了危重患者院际和院内转运指南。在本章中，相关内容已被调整为可以满足神经外科患者的特定需求。"清单"是安全指南的简单摘要，已被证实可显著减少医疗错误并改善结果。表 83-1 列出了转运清单的摘要。在本章中，已尝试使推荐的转运用品切实可行。以下是在运送重症患者之前要考虑的事项。

（一）设备

1. 监护仪

所有 ICU 患者在转运过程中应继续接受与 ICU 内相同的监测（肺动脉或中心静脉压力监测除外），转运中的所有心电图、血压（有创或无创）、呼吸频率和脉搏血氧饱和度均应被连续监测并记录在案。连续的呼气末二氧化碳（EtCO$_2$）监测是理想的选择，尽管并非所有的转运监护仪都具有这种功能。如果没有持续的 EtCO$_2$ 监测，则应提供一次性检测 EtCO$_2$ 设备。颅内顺应性异常的患者在整个转运和诊断过程中，应持续监测 ICP，尤其考虑到转运期间 ICP 升高的频率。与此相关的是，需要 ICP 监测的患者应保持床头抬高 30°，并尽可能保持头部在中立位。尽管某些检查，如 CT 或血管造影，要求患者仰卧，但仰卧（和平躺）的时间应尽量缩短。如果在 ICU 中使用了脑组织氧合监测，则应继续进行监测。最后，具有储存能力的监护仪是连续收集和恢复数据的理想选择。在启动转运之前，监护仪的电池应确认已完全充电（或有备用）。许多

表 83-1 转运清单

• 不稳定的患者需要医生陪同
• 患者签署同意书
• 检查氧气瓶并确认有充足的氧气供应（考虑为长时间转运备用）
• 监护仪充满电，并能监测 ECG、脉搏血氧饱和度及无创血压，至少有 2 个压力通道（如有创动脉血压和 ICP）
• 气道套件，包括各种尺寸的喉镜、LMA、气管插管、管芯、探条和口咽 / 鼻咽通气道
• 包括镇静药在内的紧急药物（见表 83-2），以及适合临床情况的其他药物
• 面罩和简易呼吸器或带 PEEP 阀转运呼吸机（必要时）
• EtCO$_2$ 监测仪或 CO$_2$ 检测套件
• 良好的静脉通路，可以立即进行干预
• 已联系目的地并确认已准备好接收

监护仪具有联合监测 / 除颤的功能，但当监护仪没有除颤功能时，应确保目的地具有除颤仪。

2. 气道设备

(1) 氧气：确保转运过程中有足够的氧气至关重要。为了确定氧气罐是否能够支持转运全程，应计算其氧含量，计算方法非常简单。满罐时的压力为 2200psi，瓶内装有 660L 氧气。氧气的体积与压力表测量的 psi 成正比。因此，如果氧气罐压力为 1200psi，则该罐包含氧气如下所示。

$$1200/2000=X/660$$

$$剩余氧气 X=360L$$

如果给患者的氧气流量是 10L/min，那么就有 36min 的氧气可用。合理的做法是，为预期的转运提供足够的氧气，加上额外的 15～30min 氧流量避免转运时间延长。对于长时间的转运，建议使用两个氧气罐，在患者转运回 ICU 之前要确认有充足的氧气供应。应使用特定的罐架将氧气瓶固定在患者床上，以确保患者和随行人员的安全。

(2) 表 83-1（译者注：原文有误）列出了推荐转运时的气道设备清单。应定期检查喉镜和便携式 EtCO$_2$ 监视器的功能是否正常。需要指出的是，使用转运呼吸机或简易呼吸器较使用改良的 Jackson-Rees 或 Mapleson 回路具有显著优势，因为后者不能在氧气罐供应出现问题时，给予患者任何通气措施。

3. 药物

表 83-2 列出了转运 NICU 患者的推荐药物清单。这份清单是为神经外科患者量身定做的。对于合并其他疾病如严重心脏病的患者，应根据需要进行调整。镇静"套装"包括芬太尼、咪达唑仑和氯胺酮等特定的药物，可以提前备好与其他管制药物放在一起供紧急转运时使用。每次转运中都应保证携带丙泊酚、氯胺酮或依托咪酯等诱导药，以备紧急气道管理或治疗颅内压升高时使用。氯琥珀胆碱和非去极化肌松药也应准备好用于气道管理。

（二）陪同人员

转运并发症的发生率与陪同危重患者的人员经验相关。应有 2 名或 3 名工作人员陪同危重患者，其中至少 1 人接受重症监护训练 [RN 和（或）

表 83-2 推荐的成人紧急转运药物

紧急转运药物（在可能和可行的情况下预先装入注射器）
• 阿托品
• 肾上腺素
• 拉贝洛尔 / 艾司洛尔
• 去氧肾上腺素
• 丙泊酚
• 罗库溴铵
• 氯琥珀胆碱

MD]。由于患者转运的重大风险，越来越多的医院提倡由 ICU 护士陪同患者转运，并对护士进行患者转运和镇静的相关培训。虽然目前还没有数据可以明确，护士陪同是否能够降低成人 ICU 患者转运时并发症的发生率，但有研究表明，这一做法能够使儿科患者获益。整个转运过程中，患者的生命体征和临床治疗应当被详细的记录。

（三）患者准备

转运准备的最后一步是让患者做好被转运的准备，尽管准备工作的这一部分似乎是不言而喻的，但神经外科患者必须考虑一些注意事项。

1. 气道

PEEP 支持下的插管患者转运相关并发症的发生风险较高。高分级的蛛网膜下腔出血及重症 TBI 患者常因"神经源性肺水肿"导致肺泡 – 动脉氧分压差增大。这些患者在转运时，必须使用 PEEP 正压通气设备（如转运呼吸机或简易呼吸器）。对于转运前需要高水平 PEEP 及 FIO$_2$ 的患者，谨慎的做法是转运前应在 ICU 内使用球囊呼吸几分钟，以测定患者是否可以耐受脱离呼吸机。不同医院提供的转运呼吸机各不相同。简单的转运呼吸机使患者能够以一定的速度接受恒定（高）水平的 PEEP 和恒定潮气量的通气，而更先进的设备可以提供类似 ICU 呼吸机的呼吸模式。

对于恶化的神经外科患者来说，是否插管是在转运前一个重要的考虑因素。目前的 CT 在几秒内就能完成非对比扫描，也因此可以理解为什么有人争辩说可以在 CT 结束之后进行气道管理。但这样的假设是非常危险的。在 ICU 的可控环境下，插管与否必须根据患者的状况和恶化的速度来决定。昏迷患者显然需要插管，这不仅是为了保护气道，而且可以允许过度通气来治疗颅内高压。对于反应缓慢减退的患者，可能会出现进退两难的局面。如果 ICU 治疗小组认为患者需要镇静来辅助诊疗，那么控制气道以避免高碳酸血症和 ICP 升高就至关重要。在 ICU 可控条件下的气道管理始终优于转运过程中的紧急插管。

2. 循环容量

低血压（以及由此导致的 CPP 下降）是 ICU 患者院内转运的常见并发症。许多病情恶化的患者接受了急性利尿药（如甘露醇或呋塞米）及积极脱水治疗。然而，较低的脑灌注压对颅脑损伤患者不利，这类低血压患者转运之前和转运过程中，应考虑使用除升血压药以外的小剂量液体。神经外科患者的液体治疗超出了本章讨论的范围，但此时可以考虑使用高渗盐水或胶体进行治疗。

3. 镇静

由于神经系统状况恶化，需要转运进行诊断或介入的神经外科患者可能无法配合完成手术。此外，躁动的患者在转运过程中有发生并发症的风险，包括动脉高压、插管脱落或导致其他患者受伤。因此，建议在转运该类患者前给予镇静。如果患者的血流动力学反应允许，应予以相对短效的镇静药，如丙泊酚或右美托咪定。如果患者的血流动力学不稳定，小剂量阿片类药（芬太尼）和（或）苯二氮䓬类药（咪达唑仑）联用将有助于转运。

4. ICP 监测

经验表明，导管相关的并发症在转运过程中很常见。这既与患者转运时的导管移位有关，也与管理脑室外引流的经验不足有关。转运脑室外引流患者的医务人员应熟识如何打开及关闭引流管（关闭时，显示"监测"，无 CSF 引流；打开时，显示"引流"）。建议在转运过程中关闭引流管，但持续监测 ICP，这能够防止体位变化和意外的脑脊液过度引流。对于蛛网膜下腔出血的脑动脉瘤患者，上述情况可能是致命的。关闭引流会导致 ICP 升高，因此应在体位稳定后恢复引流。对于动脉瘤不稳定的患者也要特别小心，引流袋必须始终保持直立以避免内部污染和脑脊液的任何逆向流动。运送此类患者前应对 ICP 监测和压力安全阀水平的记录进行详述。

5. 一般准备

最后，在离开 ICU 之前，应检查所有管路和气管插管，以确保其安全可靠。此外，应保证良好的静脉通路以进行随时干预。确认使用足够数量的药物（如升压药或镇静剂）。对于不稳定的患者，应通知接诊方，以确保做好各项准备。

四、危机管理

本章的目的是预防神经外科患者在转运时出现紧急情况和发生继发性损伤。本书的其他章节也讨论了患者转运的条件和管理措施。转运不是进行临床干预的合适时机，在转运前应在 ICU 具备良好可控的条件下，处理好患者病情相关的任何问题（如气道管理）。话虽如此，建立转运途中的紧急救助机制非常重要，需要了解转运路线中应急设备的位置（如救援车）以防万一。

要 点

- 危重患者转运过程中的并发症很常见。
- 与其他 ICU 患者相比，NICU 患者需要的转运次数更多。
- 应仔细评估转运患者的风险和获益。
- 脑创伤患者的继发性损伤与死亡率增加有关。
- 规范化准备转运可降低并发症的发生风险。
- 所有需要 PEEP 或有 ICP 增加风险的 NICU 患者，应考虑使用适当的转运呼吸机进行机械通气；转运过程中 $EtCO_2$ 测量应持续进行。
- 并发症发生风险与陪同人员经验有关。
- 对于恶化的神经外科患者，应考虑在转运前确保气道安全。
- 在脑损伤患者的转运过程中，ICP 升高非常常见。

推荐阅读

[1] Andrews PJ, Piper IR, Dearden NM, Miller JD. Secondary

insults during intrahospital transport of head-injured patients. Lancet. 1990;335:327–30.

[2] Bekar A, Ipekoglu Z, Tureyen K, Bilgin H, Korfali G, Korfali E. Secondary insults during intrahospital transport of neurosurgical intensive care patients. Neurosurg Rev. 1998;21:98–101.

[3] Bercault N, Wolf M, Runge I, Fleury JC, Boulain T. Intrahospital transport of critically ill ventilated patients: a risk factor for ventilator-associated pneumonia – a matched cohort study. Crit Care Med. 2005;33:2471–8.

[4] Chesnut RM, Marshall LF, Klauber MR, et al. The role of secondary brain injury in determining outcome from severe head injury. J Trauma. 1993;34(2):216–22.

[5] Dunham CM, Brocker BP, Collier BD, Gemmel DJ. Risks associated with magnetic resonance imaging and cervical collar in comatose, blunt trauma patients with negative comprehensive cervical spine computed tomography and no apparent spinal deficit. Crit Care. 2008;12:R89.

[6] Gunnarsson T, Theodorsson A, Karlsson P, Fridriksson S, Boström S, Persliden J, Johansson I, Hillman J. Mobile computerized tomography scanning in the neurosurgery intensive care unit: increase in patient safety and reduction of staff workload. J Neurosurg. 2000;93:432–6.

[7] Papson J, Russel KL, Taylor DM. Unexpected events during the intrahospital transport of critically ill patients. Acad Emerg Med. 2007;14:574–7.

[8] Peerdeman SM, Girbes AR, Vandertop WP. Changes in cerebral glycolytic activity during transport of critically ill neurotrauma patients measured with microdialysis. J Neurol. 2002;249:676–9.

[9] Sarrafzadeh AS, Peltonen EE, Kaisers U, Küchler I, Lanksch WR, Unterberg AW. Secondary insults in severe head injury—do multiply injured patients do worse? Crit Care Med. 2001;29(6):1116–23.

[10] Schwebel C, Clec'h C, Magne S, Minet C, Garrouste-Orgeas M, Bonadona A. Safety of intrahospital transport in ventilated critically ill patients: a multicenter cohort study. Crit Care Med. 2013;41:1919–28.

[11] Swanson EW, Mascitelli J, Stiefel M, MacMurtrie E, Levine J, Kofke WA, Yang W, Le Roux PD. Patient transport and brain oxygen in comatose patients. Neurosurgery. 2010;66:925–32.

[12] Warner KJ, Cuschieri J, Copass MK, Jurkovich GJ, Bulger EM. The impact of prehospital ventilation on outcome after severe traumatic brain injury. J Trauma. 2007;62:1330–6.

[13] Warren J, Fromm RE Jr, Orr RA, Rotello LC, Horst HM. Guidelines for the inter- and intrahospital transport of critically ill patients. Crit Care Med. 2004;32:256–62.

第十四篇　神经外科患者重症管理面临的挑战

Challenges in Neurocritical Care of Neurosurgical Patients

神经外科重症患者的意识状态改变
Altered Mental Status in Neurosurgical Critical Care

Christoph S. Burkhart　Luzius A. Steiner　著

项唐镗　译　银　锐　校

一、概述

精神状态或意识水平发生改变是神经外科疾病众多并发症中的非特异性症状，该症状可能是由脑动脉瘤再出血、失代偿性脑水肿、术后血肿或癫痫等病症引起的。意识可以分为觉醒程度和意识内容。前者包括唤醒、警觉和警惕，后者则代表认知和情感功能的总和。表84-1展示了觉醒程度和意识内容两者依赖的解剖结构，以及功能发生障碍时表现出的体征。觉醒程度的紊乱总是伴随着意识内容受损。虽然了解觉醒程度和意识内容之间的区别对于理解意识水平改变的病理生理学很重要，但就作者的经验而言，对于意识水平改变的患者，两者区别的临床意义并没有临床评估的时机和方式重要。针对不同类型的意识改变，治疗方案可能大相径庭。

（一）发病率

据报道，总体而言，颅内手术后神经系统并发症的发病率为3%～7%，这取决于所调查的患者群体。在脑实质内脑瘤切除术后，超过25%的患者报道出现了神经并发症，其中通常包括运动感觉障碍和昏迷（2%）。颅内手术后约1%的患者会出现术后血肿，该类患者最常见的临床症状是意识水平降低（见于61%的术后血肿患者）。

老年患者神经外科手术后发生谵妄和认知功能障碍的风险特别高，对于那些原本有轻度认知功能受损或痴呆的患者更是如此。

（二）流行病学

某些患者术后发生神经系统并发症的风险更高（表84-2）。据报道，多达18%的患者术后发生持续性颅内压（intracranial pressure，ICP）升高。牵拉损伤的发生率因手术技术和牵拉时间的不同而有很大差异。

（三）病因学

见表84-3。

表84-1　解剖结构和意识改变的体征

	觉醒程度	意识内容
构成	唤醒、警觉、警惕	认知和情感功能的总和
解剖结构	上升网状激活系统（ARAS），下行皮质网状通路	两脑半球的大脑皮质、相关的白质束、皮质下核和下行皮质系统
功能障碍	•意识定量障碍 　－警觉过度 　－嗜睡 　－木僵 　－昏迷	•意识定性障碍 　－谵妄 　－持续性植物状态

表 84-2　特定患者最重要的并发症及其发生率（仅部分有相应数据）

手术干预	增加了如下风险
胶质瘤切除术	术后癫痫发作、术后 ICP 升高脑水肿
脑膜瘤切除术	术后血肿、术后癫痫发作、术后 ICP 升高、脑水肿
手术脓肿引流	术后癫痫发作、感染性休克、脑水肿
慢性硬膜下血肿剥离	术后癫痫发作、血肿复发、张力性气颅
颅内血肿清除术	术后癫痫发作、血肿复发
动静脉畸形手术	术后癫痫发作
	牵拉损伤
	穿支卒中
	正常灌注压突破性脑水肿
动脉瘤性蛛网膜下腔出血	术后癫痫发作
	牵拉损伤
	穿支卒中
症状性颅内血管狭窄的支架置入术	穿支卒中（3%）、再灌注损伤
颅底手术	牵拉损伤（10%）
颈动脉内膜切除术	高灌注综合征（3%），颈动脉夹层
反复手术	术后 ICP 升高
颅内手术持续时间＞ 6h	术后 ICP 升高
术中失血量大	术后血肿
凝血障碍，现服用抗血小板药或抗凝血药	术后血肿

表 84-3　意识水平改变的病因学

局灶性脑部病变	弥漫性或毒性 / 代谢性脑病
术后出血	低血糖 / 高血糖
ICP 升高	癫痫发作
缺血、栓塞、穿支卒中	电解质和渗透压异常
血管痉挛	高碳酸血症
牵拉损伤	缺氧
张力性气颅	药物 / 毒素和戒断反应
脑脊液压力降低	谵妄
高灌注综合征	低血压
迟发性缺血性神经功能缺损	肝肾衰竭
	黏液性水肿，艾迪生病（M.Addison）

（四）临床意义

意识水平异常患者的及时诊断和治疗至关重要。如果大脑皮质或其他脑区灌注不良，患者将在几分钟内迅速发展成不可逆的脑损伤。一般来说，入院时已经昏迷的患者（非神经外科术后的患者），如果在接下来的 6h 内不能自发地睁眼，其获得良好或中度水平恢复的可能性仅有 10%。昏迷 1 周后，良好或中度水平恢复的可能性为 3%。虽然这些数据不能确定神经外科手术后患者从昏迷中恢复的可能性，但我们可以合理推测，术后患者得到良好恢复的机会将随着昏迷时间的延长而减少。

（五）可能出现的问题

如果意识水平改变病因的诊断和治疗不及时，可能导致严重的后果甚至死亡，其中包括不可逆的神经后遗症、费用增加、重症监护病房住院时间的延长及住院总时间的延长。

二、预防

临床管理应旨在防止并发症的发展，并避免采取会导致意识状态改变的早期医疗策略，如使用短效麻醉药、早期拔管和预防性使用低温。医师可以更早、更详细地进行神经系统检查。患者的血流动力学应被控制稳定，因为血压过低或过高都是对患者不利的。事实上，术后颅内出血的高发生率与脑部手术过程中突发的动脉高压有相关。电解质、体液和代谢失衡还应迅速纠正。此外，患者在开颅手术后疼痛可能很严重，也应予以处理。在仔细滴定并且密切监测病人情况变化的前提下，可以使用阿片类药物。

为进一步降低谵妄的发生率，应充分考虑多种危险因素，如睡眠不足、卧床制动、脱水、视觉障碍、听觉障碍和认知障碍，并在必要时进行妥善处理。应避免使用抗胆碱药等危险因素。应该预料到停药后可能发生的戒断反应（如苯二氮䓬类），并在有条件的情况下使用替代药物来避免。目前不建议针对谵妄进行药物性预防，但应该避免让老年患者服用苯二氮䓬类，因为苯二氮䓬类本身就可能引起谵妄。

三、危机管理

当重症监护病房的患者出现意识水平改变时，有效的危机管理就是在其发生不可逆的脑损伤之前确定并治疗其可逆原因。因此，应该立即对此类患者采取措施以确保充分的氧合和稳定的血流动力学（ABC，即气道"airway"、呼吸"breathing"和循环"circulation"）。

（一）病理生理学和临床表现

目前认为有两组病理生理过程会导致意识水平下降：弥漫性或毒性脑病，以及局灶性病变。弥漫性或毒性 / 代谢性脑病通过缺氧、ATP 耗竭、葡萄糖利用受损或细胞毒性代谢物的积累来降低两个脑半球的功能。局灶性病变对维持意识的间脑或脑干的关键区域有直接或间接的影响。幕下局灶性病变直接损害上升网状激活系统（ascending reticular activating system，ARAS）。表 84-4 和表 84-5 概述了局灶性病变和毒性 / 代谢性脑病的临床表现。了解患者的病史和手术类型可以对潜在问题提供关键的提示。非特异的体征包括头痛、呕吐、躁动、嗜睡、昏迷和震颤。

作者建议，评估时机应该是标准化和预先制订的，这是获得早期诊断和快速干预的关键。必须尽早请神经外科医师和神经科医师会诊。

（二）患者评估

见图 84-1。对于没有局灶性体征的患者，必须基于患者的病史和临床表现及主治医师的判断来决定是否进行 CT。MRI 对可疑的颅后窝病变和早期缺血的诊断（弥散加权成像，diffusion-weighted imaging，DWI）有重要意义。在等待实验室结果过程中，不要延误影像学的检查。

对于某些影像学结果不明显但伴有昏迷，或其他原因无法解释的意识水平改变的患者，应该进行脑电图（electroencephalography，EEG）检查。临床上可能无法发现非惊厥性癫痫发作和非惊厥性癫痫持续状态。如果怀疑谵妄，请使用谵妄评估工具，如 ICU 意识模糊评估法（confusion assessment method for the ICU，CAM-ICU）或重症监护谵妄筛查检查表（intensive care delirium screening checklist，

表 84-4　意识水平改变的鉴别诊断（按局灶性病变的临床表现）

临床体征	鉴别诊断	考虑采取的进一步措施
偏侧体征	术后出血	CT/CT 血管造影、MRI、TCD、血管造影、手术干预、降低颅内压、处理血管痉挛
	缺血性卒中	
	穿支卒中	
	颅内压升高	
	血管痉挛	
	牵拉损伤	
	高灌注综合征	
瞳孔异常；单侧与双侧	术后出血	CT/CT 血管造影、MRI、TCD、血管造影、手术干预、降低颅内压、处理血管痉挛
	缺血性卒中	
	颅内压升高	
	血管痉挛	
	牵拉损伤	
	中枢性抗胆碱能综合征	
嗜睡	麻醉残留	CT、MRI、手术干预、EEG
	高碳酸血症	
	低血糖	
	谵妄	
	中枢性抗胆碱能综合征	
	术后颅内出血	
	缺血性（穿支）卒中	
视觉异常	术后出血	CT、MRI、TCD、血管造影、手术干预、降低颅内压、处理血管痉挛
	缺血性卒中	
	穿支卒中	
	颅内压升高	
	血管痉挛	
	牵拉损伤	
体位性头痛	脑脊液压力降低	补液、手术干预
癫痫发作、惊厥	术后出血	CT、MRI、手术干预、EEG、降低颅内压
	缺血性卒中	
	穿支卒中	
	颅内压升高	
	牵拉损伤	
	张力性气颅	
	高灌注综合征	

（续表）

临床体征	鉴别诊断	考虑采取的进一步措施
动脉高压	术后出血	CT、手术干预、降低颅内压、使用镇痛药和降血压药
	缺血性卒中	
	穿支卒中	
	颅内压升高	
	张力性气颅	
	高灌注综合征	
	疼痛	
潮式呼吸	颅内压升高，脑干受累	CT、降低颅内压、手术干预
呼吸抑制	颅内出血	CT、MRI
	卒中	
	弥漫性或局灶性脑水肿	

准确了解所执行的程序和相关的病理生理学，对于确定潜在的并发症并指导进一步的诊断和治疗至关重要

表 84-5　意识水平改变的鉴别诊断（按毒性 / 代谢性脑病的临床表现）

临床体征	鉴别诊断	考虑采取的进一步措施
持续昏迷	非惊厥性癫痫状态	EEG、抗惊厥药、纠正低血糖、实验室检查、纠正电解质
	低血糖	
	高碳酸血症	
	高 / 低钠血症	
	麻醉残留效果	
	低温	
瞳孔缩小，有对光反射	阿片类药过量	通气、阿片拮抗药
呼吸抑制	阿片类药过量	通气、阿片拮抗药
注意力不集中，思维混乱	谵妄	安抚、神经安定药、纠正低血糖、毒扁豆碱
	低血糖	
	中枢性抗胆碱能综合征	
嗜睡	低血糖	纠正低血糖、治疗谵妄、毒扁豆碱
	谵妄	
	中枢性抗胆碱能综合征	
	高碳酸血症	
	麻醉残留效果	

（续表）

临床体征	鉴别诊断	考虑采取的进一步措施
心动过速	低血糖	纠正低血糖或低血容量、镇痛药、毒扁豆碱
	疼痛	
	低血容量	
	大脑灌注不足（休克）	
	高碳酸血症	
	戒断症状	
	中枢性抗胆碱能综合征	
ECG 改变	电解质和渗透压异常	实验室检查、纠正电解质和缺血、CT
	心肌缺血 / 梗死	
	蛛网膜下腔出血	
呼吸急促	高碳酸血症	纠正高碳酸血症和缺氧、实验室检查
	缺氧	
	全身炎症反应综合征	
交感神经过度兴奋	高碳酸血症	纠正高碳酸血症、实验室检查
	全身炎症反应综合征	
	酒精戒断反应	

ICDSC）。谵妄筛查应作为常规护理的一部分定期进行。

（三）干预和治疗

1. 气道管理

(1) 保证充足的氧供应。

(2) 必要时插管和机械通气。

2. 治疗血流动力学不稳定

(1) 适当用晶体、胶体或输血纠正血容量不足。

(2) 低血压：血管加压药（例如去氧肾上腺素 50～100μg 静脉单次给药或者去甲肾上腺素输注）。

(3) 考虑治疗高血压（例如拉贝洛尔 5～15mg 静脉单次给药、艾司洛尔 10～50mg 静脉单次给药，或乌拉地尔 5～10mg 静脉单次给药）。

3. 如果有手术指征应该进行手术

(1) 尽早请神经外科医师会诊。

(2) 需要时进行 CT 检查。

4. 如果怀疑阿片或苯二氮䓬类过量，应考虑使用其拮抗药（分别为纳洛酮 40～200～400μg 静脉注射，氟马西尼 0.2～0.5mg 静脉注射）。

5. 如果怀疑中枢性抗胆碱能综合征，请考虑毒扁豆碱（毒扁豆碱开始剂量 0.01～0.03mg/kg）。

6. 定期使用特定的评估工具，如 CAM-ICU 或 ICDSC 进行谵妄筛查（建议每个人轮班一次）。如果怀疑谵妄，请考虑氟哌啶醇或非典型抗精神病药（超说明书使用）。老年患者可能非常容易受到这些药物的影响。因此，治疗通常从口服氟哌啶醇开始，每 8 小时 0.5～1.0mg，必要时可增加剂量或予以静脉注射。留意低血压和 Q-T 间期延长。使用非典型抗精神病药（超说明书使用），如口服喹硫平，通常以每 12 小时 12.5～25mg 起始。也可以考虑用奥氮平（每 12 小时 5mg）或利培酮（每 12 小时 0.5mg）来替代喹硫平。

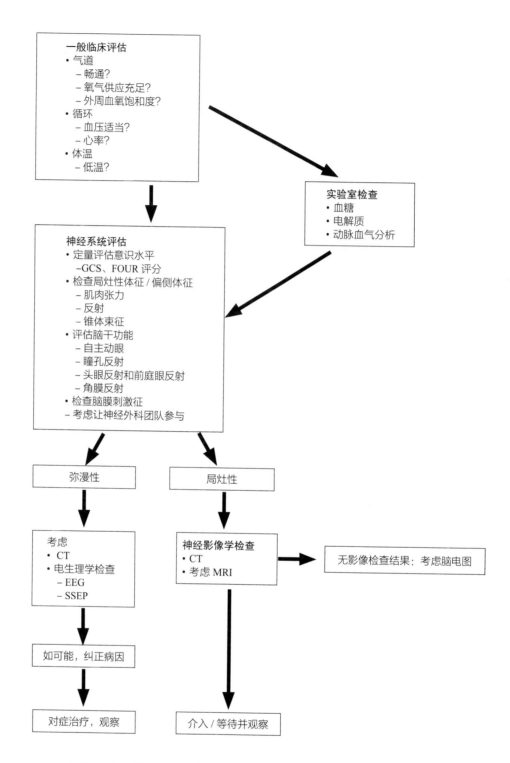

▲ **图 84-1** 对意识水平下降的患者进行评估的流程建议

EEG. 脑电图；SSEP. 躯体感觉诱发电位；体温过低会影响神经系统评估；评分系统：广泛使用的格拉斯哥昏迷量表评分可能无法检测到细微的神经系统变化，并且无法反映脑干反射；全面无反应性量表（FOUR）评分包括脑干反射和呼吸模式，因此，可以用来进一步评估 GCS 评分较低的患者（更多信息见 Wijdicks 等，2005）

要　点

任何程度的意识水平改变都可能是危及生命并发症的首发体征。

- 定期进行临床评估。
- 勤行神经系统评分。
- 仔细记录观察结果和评估得分至关重要。
- 如果分数在下降（例如，GCS 分数比上一次评估少 2 分），立即开始仔细查体。根据查体结果，开展进一步的诊断性检查（例如 CT ）。
- 为意识水平有改变或恶化的患者制订特制的标准处理流程。

推荐阅读

[1] Bassetti C, Aldrich MS. Consciousness, delirium, and coma. In: Albin MS, editor. Textbook of neuroanesthesia: with neurosurgical and neuroscience perspectives. New York: McGraw-Hill Professional; 1996. p. 369–408.

[2] Claassen J, et al. Recommendations on the use of EEG monitoring in critically ill patients: consensus statement from the neurointensive care section of the ESICM. Intensive Care Med. 2013;39:1337–51.

[3] Le Roux P, et al. Consensus summary statement of the International Multidisciplinary Consensus Conference on Multimodality Monitoring in Neurocritical Care: a statement for healthcare professionals from the Neurocritical Care Society and the European Society of Intensive Care Medicine. Intensive Care Med. 2014;40:1189–209.

[4] Pfister D, Strebel SP, Steiner LA. Postoperative management of adult central neurosurgical patients: systemic and neuro-monitoring. Best Pract Res Clin Anaesthesiol. 2007;21:449–63.

[5] Stevens RD, Shoykhet M, Cadena R. Emergency neurological life support: intracranial hypertension and herniation. Neurocrit Care. 2015;23(Suppl 2):S76–82.

[6] Wijdicks EF, Bamlet WR, Maramattom BV, Manno EM, McClelland RL. Validation of a new coma scale: the FOUR score. Ann Neurol. 2005;58:585–93.

第85章

神经外科重症的脑血管痉挛、正常灌注压突破性水肿及可逆性后部脑病综合征

Cerebrovascular Vasospasm, Normal Perfusion Pressure Breakthrough Edema, and Posterior Reversible Encephalopathy Syndrome (PRES) in Neurosurgical Critical Care

Sanjeev Sivakumar   José I Suarez   著

项唐镗 译 银 锐 校

缩略语

aSAH	aneurysmal subarachnoid hemorrhage	动脉瘤性蛛网膜下腔出血
AVM	arteriovenous malformation	动静脉畸形
CSF	cerebrospinal fluid	脑脊液
CTA	CT angiography	CT 血管造影
CTP	CT perfusion	CT 灌注
DCI	delayed cerebral ischemia	迟发性脑缺血
DSA	digital subtraction angiography	数字减影血管造影
EEG	electroencephalography	脑电图
EVD	external ventriculostomy drain	脑室外引流
HIT	heparin–induced thrombocytopenia	肝素诱导的血小板减少症
NPPB	normal perfusion pressure breakthrough	正常灌注压突破
PRES	posterior reversible encephalopathy syndrome	可逆性后部脑病综合征
RCT	randomized control trial	随机对照试验
SIADH	syndrome of inappropriate secretion of antidiuretic hormone	抗利尿激素分泌失调综合征
SIRS	systemic inflammatory response syndrome	全身炎症反应综合征
TCD	transcranial Doppler	经颅多普勒
WFNS	World Federal of Neurological Societies	世界神经外科学会联合会

一、脑血管痉挛

(一)概述

脑血管痉挛是迟发性脑缺血(DCI)的主要发病机制,是动脉瘤性蛛网膜下腔出血(aSAH)后最可怕的并发症之一,也是影响神经功能结局的最重要因素。血管痉挛可通过 X 线或超声显示的动脉狭窄来诊断,而 DCI 的诊断则需患者表现为局灶性神经功能障碍(偏瘫、失语、失用、偏盲等)、格拉斯哥昏迷量表评分至少减少 2 分并持续 1h 以上,

第 85 章　神经外科重症的脑血管痉挛、正常灌注压突破性水肿及可逆性后部脑病综合征

Cerebrovascular Vasospasm, Normal Perfusion Pressure Breakthrough Edema, and Posterior Reversible Encephalopathy Syndrome(PRES)in Neurosurgical Critical Care

且排除动脉瘤闭塞术后及其他原因。大约 30% 的 SAH 患者在 aSAH 后 2 周内发展为 DCI（Suarez，2015）。

aSAH 后发生血管痉挛和 DCI 的预测因素如下所示。

1. 蛛网膜下腔血液的厚度、密度、位置和持续时间。

2. 临床分级差。

3. 发作时意识丧失。

4. 吸烟。

5. 可卡因的使用。

6. 全身炎症反应综合征（SIRS）。

7. 高血糖。

8. 脑积水。

（二）预防

在预防 DCI 的众多干预措施中，钙通道阻滞药和血管内容积状态是研究最多的。

1. RCT 的 Meta 分析数据支持早期使用钙通道阻滞药尼莫地平，通过防止大血管以外的血管收缩来改善 SAH 后的神经功能预后（Dorhout 等，2007）。

2. 所有的 SAH 患者均应每 4 小时口服 60mg 尼莫地平（如果患者低血压，则为每 2 小时 30mg），连用 21d（Ⅰ类推荐，A 级证据）。

3. 维持正常体液容量（Ⅰ类推荐，B 级证据）。

4. 不建议在血管造影发现痉挛之前预防性提高血容量或行球囊血管成形术（Ⅲ类推荐，B 级证据）。

5. 一项有潜力的有关 SAH 中白蛋白（albumin in SAH，ALISAH）的二期研究表明，使用 1.25g/(kg·d) 的白蛋白治疗患者 7d 可以改善临床预后。

6. Meta 分析和三期临床试验未能证明硫酸镁和他汀类可以改善短期或长期预后。

表 85-1 总结了其他针对神经保护的 SAH 医疗管理策略。

（三）危机管理

在 SAH 发生后第 3~14 天，发生血管痉挛和 DCI 的风险最高。当患者出现新的局灶性神经功能缺损或意识水平下降时，需要立即进行临床诊断。仅有 50% 的病例中的缺血性神经症状是由血管造影可观察到的大动脉狭窄导致的。表 85-2 总结了血管痉挛和 DCI 的病理生理学、临床表现、监测策略和干预措施。可基于风险的分级来决定相关监测技术的使用时机和频率（Macdonald，2014）。

1. 所有 aSAH 患者应该在入院时、第 3~5 天和第 7~10 天，每天或每隔一天进行 TCD 和 CT/CTA/CTP 检查来确定是否发生血管痉挛和 DCI。

2. 可以使用 DSA 代替 CTA；高危患者应该接受额外的检查，如脑组织氧合度、CBF 监测和脑电图。

3. 低风险患者：年龄较大，WFNS 评分 1 分或 2 分，改良 Fisher 评分 <3 分。如果神经系统稳定，且 TCD 和 CTA/CTP 没有提示血管痉挛或低灌注，可以在发作 5d 后转移到较低护理水平的病房。

4. 高风险患者：神经状态差，WFNS 评分 3~5 分，改良 Fisher 评分 4 分。如果神经系统稳定，且诊断试验没有发生痉挛，考虑发作 7d 后转移。

5. 如果低风险或高风险患者出现血管痉挛临床表现或 X 线体征，神经监测的强度和频率应随着表 85-2 中概述的干预措施而升级。

要　点

- 脑血管痉挛和 DCI 是 aSAH 的主要并发症，并具有高发病率和高死亡率。

- 在 SAH 后第 3~14 天，血管痉挛的风险最高。

- 应每天或每隔一天进行 TCD 超声检查以监测痉挛；协同连续的神经系统检查，CTA/CTP 和 DSA 的结果可指导血管痉挛的干预措施。

- 对临床上或诊断中怀疑有血管痉挛的患者，应立即增强其血流动力学，并进行血管内治疗。

二、可逆性后部脑病综合征

（一）概述

PRES 是一种以通常可逆的脑病、头痛、癫痫发作和视觉障碍这一系列急性神经症状为特征表现的神经疾病，其影像学特点为双侧顶枕区的皮质下血管源性水肿。术语"PRES"的字面意思是不准

表 85-1　蛛网膜下腔出血患者治疗的主要建议总结

疗　法	建　议	证据等级
防止再出血	尽早修复动脉瘤 [a,b]	Ⅰ类推荐，B 级证据
	应考虑动脉瘤修复前的短程抗纤溶疗法（从诊断时开始，直到动脉瘤处理完毕或发作后 72h，以先到者为准）[a,b]	Ⅱa 类推荐，B 级证据
	避免延迟（发作后超过 48h）或过长（超过 3d）的抗纤溶疗法 [b]	
脑积水	急性症状性脑积水应采用脑脊液分流（EVD 或腰椎引流）治疗 [a]	Ⅰ类推荐，B 级证据
	逐步停止（24h 以上）EVD 似乎不能有效地满足脑室分流的需求 [a]	Ⅲ类推荐，B 级证据
	慢性症状性脑积水应采用永久性脑脊液分流术治疗 [a]	Ⅰ类推荐，C 级证据
癫痫发作	不推荐常规使用苯妥英预防惊厥 [a,b]	Ⅲ类推荐，B 级证据
	可考虑在出血后立即进行短期预防（3～7d）[a,b]	Ⅱb 类推荐，B 级证据
	应考虑对病因未明确、伴有神经功能恶化的低分级 SAH 患者使用持续 EEG 检测 [b]	
血压管理	应该以发病前的血压基线作为控制目标 [b]	Ⅱa 类推荐，C 级证据
	在动脉瘤处理前，将收缩压控制在 160mmHg 以下是合理的 [a]	
动脉瘤治疗	在可行的情况下尽早进行开颅夹闭术或血管内弹簧圈栓塞术，如果可以在两者间选择，应考虑血管内弹簧圈栓塞术 [a,b]	Ⅰ类推荐，B 级证据
	对于高龄（＞ 70 岁）、低分数的 SAH 和基底动脉尖动脉瘤患者，应考虑使用弹簧圈栓塞术 [a]	Ⅱb 类推荐，C 级证据
	如果伴有（超过 50ml 的）脑实质内血肿和大脑中动脉瘤，请考虑夹闭术 [a]	Ⅱb 类推荐，C 级证据
	建议彻底处理动脉瘤 [a]	Ⅰ类推荐，B 级证据
	支架置入术与发病率和死亡率增加有关 [a]	Ⅲ类推荐，C 级证据
心肺并发症	通过酶、ECG、ECHO 进行心脏基线评估，尤其是在存在心肌功能障碍情况下 [b]	
	血流动力学不稳定时应进行心排血量监测 [b]	
贫血症	有脑缺血危险的患者可以输血 [a]	Ⅱb 类推荐，B 级证据
	输血维持血红蛋白在 80～100g/L [b]	
血管内容积状态	维持正常体液容量，避免预防性高血容量 [a,b]	Ⅰ类推荐，B 级证据
低钠血症	SIADH 和盐耗是常见的原因	Ⅱa 类推荐，B 级证据
	低钠血症不应该用限制液体来治疗 [b]	
	氟氢可的松或氢化可的松和高渗盐水可用于纠正低钠血症 [a,b]	
血糖控制	应该避免低血糖（80mg/dl）[a,b]	Ⅱb 类推荐，B 级证据
	血清葡萄糖应维持在 200mg/dl 以下 [b]	
发热	积极控制发热，维持正常体温 [a,b]	Ⅱa 类推荐，B 级证据
	解热药降温失败时，使用体表降温或者血管内装置 [b]	
凝血障碍	对 HIT 和深静脉血栓（DVT）进行早期识别和针对性治疗 [a]	Ⅰ类推荐，B 级证据
	所有患者都应该采取措施预防 DVT，动脉瘤处理 24h 后开始使用肝素 [b]	

a. 美国心脏协会（AHA）/ 美国卒中协会（ASA）指南（引自 Connolly Jr. et al. 2012.）

b. 神经危重症监护学会（NCS）多学科专家共识（引自 Diringer et al. 2011.）

第 85 章　神经外科重症的脑血管痉挛、正常灌注压突破性水肿及可逆性后部脑病综合征

Cerebrovascular Vasospasm, Normal Perfusion Pressure Breakthrough Edema, and Posterior Reversible Encephalopathy Syndrome (PRES) in Neurosurgical Critical Care

表 85-2　脑血管痉挛和 DCI 的病理生理学、诊断和治疗

病理生理学	• 通过溶血，氧基血红素和红细胞成分的释放会刺激内皮素 1 的分泌，减少一氧化氮的产生，并产生活性氧；这些自由基被认为在脂质过氧化中起作用，并会介导血管壁的结构变化，促进血管收缩 • 与 DCI 发病原因有关的其他机制： 　– 微循环障碍 　– 微血栓形成 　– 皮质扩布性抑制 　– 延迟性细胞凋亡
临床表现	• 第 4～12 天出现症状，包括过度嗜睡、精神不振、昏迷和局灶性神经功能障碍，如偏瘫、失语、视野缺损、凝视障碍和脑神经麻痹 • 评估并排除脑积水、癫痫发作和电解质功能障碍
血管痉挛和 DCI 的监测和诊断试验	Ⅰ. 数字减影血管造影（DSA）是检测大动脉血管痉挛的金标准 Ⅱ. 经颅多普勒（TCD）：（Ⅱ a 类推荐，B 级证据） 　• 与 DSA 相比，TCD 具有足够的敏感性和特异性，可检测脑大动脉血管痉挛引起的迟发性脑缺血 　• 对于诊断血管痉挛，TCD 的阈值： 　　– 无血管痉挛：平均脑血流速度 < 120cm/s，或 Lindegaard 比值（大脑中动脉平均脑血流速度 / 颅外颈内动脉平均血流速度） < 3 　　– 有血管痉挛：平均脑血流速度 > 200cm/s 或 Lindegaard 比值 > 6 　　– 在 24～48h 内大脑平均血流速度增加超过 50cm/s 也提示 DCI Ⅲ. CT 血管造影和 CT 灌注（CTP）可以准确判断是否需要血管内介入；当 CTP 发现平均通过时间（MTT） > 6.4s，提示 DCI（Ⅱ a 类推荐，B 级证据） Ⅳ. 其他方法包括脑电图、脑组织氧合和脑血流量测定
治疗	• 非侵入性治疗 　– 高血容量似乎并不会比正常体液容量提供更多益处：目标应该是维持正常体液容量（Ⅰ类推荐，B 级证据） 　– 增强血流动力学：（Ⅰ类推荐，B 级证据）：静脉液体单次给药（1～2L 的 0.9% 生理盐水），随后循序渐进地使用去甲肾上腺素、去氧肾上腺素或多巴胺来升高血压，每当收缩压升高 10mmHg，评估一次神经功能（直至 200mmHg） • 侵入性治疗 　– 对于采用升血压疗法无效、症状性血管痉挛和 DCI 的患者，可以使用脑血管成形术和（或）动脉内血管扩张疗法（维拉帕米、罂粟碱、尼卡地平等）的血管内介入治疗（Ⅱ a 类推荐，B 级证据） 　– 经腔球囊血管成形术可持续改善动脉狭窄，但可能导致血管破裂、堵塞、夹层和出血性梗死，其发生率为 5% 　– 鞘内溶栓治疗可能会减少血管造影引起的血管痉挛；但这需要进一步验证

确的，因为脑水肿往往不是孤立的，而且并不总是可逆的。PRES 通常涉及的大脑区域将在下文概括。PRES 与表 85-3 中总结的疾病有关。

涉及的大脑区域（McKinney 等，2007；Fugate 和 Rabinstein，2015）如下所示。

1. 顶枕区（超过 90% 的病例）。

2. 后额叶（多达 75%）。

3. 颞叶（多达 75%）。

4. 小脑（多达 50%）。

5. 丘脑（1/3 的病例）。

6. 脑干（1/3 的病例）。

7. 基底节区（1/3 的病例）。

（二）病理生理学

较前沿的理论认为，当急性的严重高血压超过脑血管自主调节的上限时，会导致血脑屏障破裂，间质血浆和大分子外渗，从而引发脑水肿。后脑区缺乏交感神经支配，该部位对高血压的反应更敏感。除了高血压外，细胞因子过量也可以直接导致内皮功能障碍（Fugate 和 Rabinstein，2015）。

表 85-3　PRES 的原因

高血压综合征	高血压脑病、先兆子痫和子痫
高血压综合征	高血压脑病、先兆子痫、子痫
自身免疫性疾病	系统性红斑狼疮、干燥综合征、硬皮病、肉芽肿性多血管炎、克罗恩病、溃疡性结肠炎、类风湿关节炎、结节性多动脉炎等
免疫抑制	他克莫司、环孢素、干扰素 α、抗反转录病毒疗法
化学疗法	阿糖胞苷、顺铂、吉西他滨、抗血管内皮生长因子（贝伐珠单抗、舒尼替尼、索拉非尼）
肝脏和内分泌	肝衰竭、原发性醛固酮增多症、嗜铬细胞瘤、甲状旁腺功能亢进症
肾脏和电解质异常	肾衰竭、透析失衡综合征、低镁血症、高钙血症
血液系统和传染病	血栓性血小板减少性紫癜、溶血性尿毒症综合征、输血、促红细胞生成素疗法、全身炎症反应综合征
其他相关	对比剂暴露、静脉用免疫球蛋白治疗、麻黄过量、蝎毒、地高辛中毒、肿瘤溶解综合征

按发作频率降序排列的与 PRES 有关的症状如下。

1. 脑病。

2. 癫痫发作。

3. 头痛。

4. 视觉障碍。

5. 局灶性神经缺陷。

6. 癫痫持续状态。

（三）危机管理

辨别并处理与 PRES 影像学描述相似的疾病很重要，如下所述。

1. PRES 的鉴别诊断

(1) 感染性脑炎。

① 发热。

② 外周性白细胞增多。

③ 脑部影像为单侧或双侧异常。

④ CSF 中细胞数量增多。

⑤ CSF 革兰染色或培养阳性。

⑥ CSF 微生物 PCR 或血清学阳性。

(2) 中枢神经系统血管炎。

① 亚急性表现。

② CSF 中细胞数量增多。

③ 细胞毒性水肿。

④ 非 PRES 样表现。

(3) 脑卒中和血管紊乱。

① 缺血性脑卒中。

② 脑静脉血栓形成。

③ 脑常染色体显性动脉病伴皮质下梗死和白质脑病（cerebral autosomal dominant arteriopathy with subcortical infarcts and leukoencephalopathy，CADASIL）。

(4) 原发性恶性肿瘤（淋巴瘤、脑胶质瘤病）、副肿瘤性或自身免疫性脑炎和转移性疾病。

① 亚急性到慢性的临床表现。

② 全身恶性肿瘤病史。

③ 非人为的体重下降。

④ CSF 细胞学异常。

⑤ 血清或 CSF 中出现抗原特异的抗体。

⑥ 缺乏临床和放射学治疗方法。

⑦ 脑部影像为单侧或双侧异常。

(5) 脱髓鞘疾病。

① 急性播散性脑脊髓炎（acute disseminated encephalomyelitis，ADEM）。

- 通常发生于儿童。

- 发生在感染和发热之前。

- 不对称幕上病变，通过对比剂可增强。

② 进行性多灶性白质脑病（progressive multifocal leukoencephalopathy，PML），亚急性至慢性的临床表现。

③ 渗透性脱髓鞘综合征。

- 纠正钠或葡萄糖异常过快。

- 中枢脑桥特征性影像学信号改变。

(6) 中毒性白质脑病。

① 有吸毒史且毒品筛查阳性。

② 磁共振波谱检查结果显示乳酸异常升高而 N- 乙酰天冬氨酸（N-acetylaspartate，NAA）降低。

2. PRES 的治疗

(1) 尚无 RCT 对治疗方法进行评估。

(2) 尚无治疗 PRES 的具体方法，但当处理或消除其诱因时，该疾病是可逆的。

(3) 应监测气道通气和容积状态。

(4) 降血压治疗的目标是在最初数小时内降低 25% 的血压。静脉滴注可以更好地避免血压波动（如尼卡地平每小时 5～15mg）。

(5) 选用抗癫痫药治疗癫痫发作。

(6) 当已经确定某种特定的药物为 PRES 的病因时，应该立即停药，至少应该在其急性期暂停使用，以避免 PRES 持续发展。

(7) 发生子痫时应该分娩或进行剖宫产术。

(8) 对于潜在的疾病如脓毒症和自身免疫性疾病，应参考相应的推荐治疗方案。

要 点

- PRES 是一种公认的神经疾病。
- 虽然 PRES 通常是可逆的并且最常涉及顶枕区，但它也可以涉及其他脑区。诊断和治疗的延迟可能导致不可逆的神经后遗症。
- 及早识别和迅速控制血压或去除诱发因素对于阻止 PRES 进一步发展至关重要。

三、正常灌注压突破性脑水肿

（一）概述与病理生理学

血管内闭塞或神经外科切除动静脉，畸形（AVM）后，患者的病情会因同侧半球脑水肿或出血而复杂化。有证据表明，由于向 AVM 周边正常脑组织供血的动脉失去自我调节功能，从而产生相对低的灌注压。这些动脉只有保持最大限度的扩张，才能维持正常大脑部分的血供。在切除 AVM 后，流入到这些慢性扩张的低阻力血管的血流增加，且该血管无法通过自我调节机制增加对新灌注压力的抵抗，

毛细血管会受损并导致水肿或出血（Spetzler 等，1978）。不到 10% 的病例会发生这种现象，这被称作"正常灌注压突破"（NPPB）。解释这种现象的另一个理论是闭塞性充血（也称为"静脉超载"），即动脉以外的血液滞留于 AVM 的供给血管及其通向周围正常脑组织的分支中，并且引流静脉也会发生阻塞，这会导致血管充血、水肿和出血（Al-Rodhan 等，1993）。下面总结了 NPPB 的临床和放射学预测因素。

（二）NPPB 的临床和放射学预测因素

1. 术前存在缺血症状。

2. 预先存在"盗血综合征"（由于向邻近脑实质供血，局部脑血流量减少）。

3. Spetzler-Martin 评级为Ⅲ级或更高的 AVM。

4. 暂时夹闭供血后，术中病灶周围的局部脑血流量增加。

5. 术后提示半球缺血的进行性神经功能缺损。

6. 术后 CT 显示脑肿胀和对比剂渗漏。

（三）术中预防

目前没有针对术中预防 NPPB 的随机研究，但以下策略有所帮助。

1. 通过分期结扎 / 栓塞供血动脉来逐渐增加对缺血半球的灌注。

2. 病灶栓塞。

3. 术中出血控制。

（四）诊断

通过 TCD 超声技术结合乙酰唑胺来评估血管反应性，可用于术前确定患者是否存在血管舒缩麻痹和 NPPB 的风险。虽然术中吲哚菁绿血管造影可以快速、安全地映射浅表 AVM 的血管结构，但对于更深位置的 AVM 价值不大。因此，建议术中和（或）术后立即进行血管造影。

（五）危机管理

目前没有针对这一并发症特定的指南。当发生出血时，应该首先排除是否存在残留的 AVM。虽然证据有限，但建议停用会导致术中和术后低血压的药、巴比妥酸盐和类固醇等。建议控制术后高血压，使其维持在正常血压范围内（Ranger-Castilla

等，2015）。颅内压升高时可采用高渗疗法。使用高通气、高氧和 *L*- 精氨酸（一种一氧化氮前体，已被尝试用于恢复创伤性脑损伤患者的脑血管自主调节功能）对 AVM 患者的效果还需要进一步评估。

要 点

- 脑 AVM 的切除可并发 NPPB 引起的同侧大脑半球大面积水肿和出血。
- 先前存在盗血综合征和缺血性症状的高分级 AVM 是 NPPB 高危因素。
- 乙酰唑胺 TCD 可用于术前预测 NPPB 的风险。疾病的管理涉及分期结扎 / 栓塞供血动脉、维持正常血压并避免血压急剧升高。

推荐阅读

[1] Al-Rodhan NR, Sundt TM Jr, Piepgras DG, Nichols DA, Rufenacht D, Stevens LN. Occlusive hyperemia: a theory for the hemodynamic complications following resection of intracerebral arteriovenous malformations. J Neurosurg. 1993;78(2):167–75.

[2] Connolly ES Jr, Rabinstein AA, Carhuapoma JR, Derdeyn CP, Dion J, Higashida RT, et al. Guidelines for the management of aneurysmal subarachnoid hemorrhage: a guideline for healthcare professionals from the American Heart Association/American Stroke Association. Stroke. 2012;43(6):1711–37.

[3] Diringer MN, Bleck TP, Claude Hemphill J 3rd, Menon D, Shutter L, Vespa P, et al. Critical care management of patients following aneurysmal subarachnoid hemorrhage: recommendations from the Neurocritical Care Society's Multidisciplinary Consensus Conference. Neurocrit Care. 2011;15(2):211–40.

[4] Dorhout Mees SM, Rinkel GJ, Feigin VL, Algra A, van den Bergh WM, Vermeulen M, et al. Calcium antagonists for aneurysmal subarachnoid haemorrhage. Cochrane Database Syst Rev. 2007;3:CD000277.

[5] Fugate JE, Rabinstein AA. Posterior reversible encephalopathy syndrome: clinical and radiological manifestations, pathophysiology, and outstanding questions. Lancet Neurol. 2015;14(9):914–25.

[6] Macdonald RL. Delayed neurological deterioration after subarachnoid haemorrhage. Nat Rev Neurol. 2014;10(1):44–58.

[7] McKinney AM, Short J, Truwit CL, McKinney ZJ, Kozak OS, SantaCruz KS, et al. Posterior reversible encephalopathy syndrome: incidence of atypical regions of involvement and imaging findings. AJR Am J Roentgenol. 2007;189(4):904–12. PubMed PMID: 17885064.

[8] Rangel-Castilla L, Spetzler RF, Nakaji P. Normal perfusion pressure breakthrough theory: a reappraisal after 35 years. Neurosurg Rev. 2015;38(3):399–404; discussion -5. PubMed PMID: 25483235.

[9] Spetzler RF, Wilson CB, Weinstein P, Mehdorn M, Townsend J, Telles D. Normal perfusion pressure breakthrough theory. Clin Neurosurg. 1978;25:651–72.

[10] Suarez JI. Diagnosis and management of subarachnoid hemorrhage. Continuum. 2015;21(5 Neurocritical Care):1263–87.

神经外科重症的镇静镇痛及神经肌肉阻滞

Sedation, Analgesia, and Neuromuscular Blockade in Neurosurgical Critical Care

Travis Melin　Miko Enomoto　著

黄金浩　译　银锐　校

第 86 章

一、概述

本章的实质内容可归纳为：避免在 ICU 中出现谵妄。在神经外科重症监护室的治疗目标包括控制疼痛、减轻焦虑和强化必要的药物治疗。最好还要有进行精确神经系统检查的能力。镇静催眠药、镇痛药和偶尔使用的神经肌肉阻滞（neuromuscular-blocking，NMB）药通常用于实现这些目标，但用药时可能会遇到困难和并发症。表 86-1 列出了这些药物最常见和最严重的并发症。

神经外科患者和一般危重患者通常会因其疾病和（或）治疗而感到疼痛，并且常常伴有意识状态的改变。如果不缓解疼痛，可能会导致更严重的焦虑和肾上腺皮质功能亢进，从而引起血流动力学、免疫学和神经精神病学异常。

躁动可能对患者和工作人员产生重大危害。它可能引起跌倒、创伤性拔管、患者 - 呼吸机不同步和心血管不稳定等不良事件。同样，也可能对精神健康造成长期影响，据报道重症患者创伤后应激障碍（posttraumatic stress disorder，PTSD）的发生率在 15%～30%。

在过去，PTSD 一直是在 ICU 中使用镇静药的原因。频繁的抽血、侵入性操作、留置导管和机械通气均会引起患者焦虑。临床研究表明，在这种情况下，使用苯二氮䓬类对预防 PTSD 非但无用甚至有害。事实上，当患者入住 ICU 后，疼痛回忆和长期使用 GABA 能镇静药是与 PTSD 发生有关的唯一因素。轻度与深度镇静的临床试验并未显示两者的

PTSD 发生率有显著差异，反而有报道称使用较少的 GABA 镇静可减少记忆混乱。

在治疗疼痛、焦虑和躁动，或者诱发暂时性肌肉松弛时，关键是要记住此处讨论的三种主要药物之间的差异，根据情况进行用药。

1. 镇痛药应用于控制疼痛，镇静药应用于镇静，神经肌肉阻滞药应用于肌松。某些镇痛药，尤其是阿片类药确实具有镇静作用，但是对于没有疼痛的患者使用该药时则需要高剂量，并且可能因此引起

表 86-1　在神经重症监护患者中使用镇静、镇痛和神经肌肉阻滞相关的并发症

呼吸系统并发症
• 呼吸抑制，高碳酸血症，颅内压增加
• 机械通气时间延长
心血管系统并发症
• 低血压
• 高血压
神经系统并发症
• 过度镇静
• 检查不清晰导致的诊断延迟
• 可能由药物导致的病理生理恶化
• 谵妄
其他并发症
• 由于镇痛不足而导致的疼痛控制不佳
• 镇静不充分引起的焦虑和躁动
• 创伤后应激障碍（PTSD）
• 住院时间增加
• 器官衰竭的可能性增加
• 与谵妄有关的死亡率增加
• 机械通气时间延长会增加感染率
• 药物相关不良反应
• 不必要的影像学检查

呼吸抑制和认知功能障碍。另一方面，镇痛药可能比镇静药更有利于治疗疼痛性躁动。表 86-2 列出了对神经重症监护患者常用的镇痛药及其优缺点。

2. 大多数镇静催眠药（除了氯胺酮和 α_2 肾上腺素激动药外）完全没有镇痛作用，并且在用作单一疗法时需要高剂量，而这通常会使患者昏迷。将镇静催眠药与镇痛药联合使用，可以使疼痛患者感到舒适从而加强了镇静的效果，且剂量可低于单独使用任意一类药物时所需要的剂量。表 86-3 列出了对

神经重症监护患者常用的镇静催眠药及其优缺点。

3. 所有的神经肌肉阻滞药都没有镇静或镇痛作用。除了临终患者外，很少单一使用神经肌肉阻滞药治疗而不给予镇静催眠药。表 86-4 列出了对神经重症监护患者常用的神经肌肉阻滞药及其优缺点。

二、谵妄

谵妄在《精神疾病诊断和统计手册》（diagnostic

表 86-2　神经外科重症患者的镇痛药种类和其优缺点

镇痛药种类		优　点	缺　点
非甾体抗炎药	第一代（非甾体抗炎药）：布洛芬、萘普生、氟比洛芬、酮洛芬、吲哚美辛、依托度酸、双氯芬酸、酮咯酸、吡罗昔康和苯丁酮	• 无认知障碍，无呼吸抑制，无恶心感；减少对阿片类药的需要量	• 出血的风险（使用 COX-2 抑制药时较低） • 肾功能不全的风险（高龄和肾小球滤过率降低的患者中风险增加）
	COX-2：罗非考昔、塞来昔布、美洛昔康、尼美舒利	• COX-2 抑制药的出血风险较低，但尚未在术后神经外科患者中进行广泛研究	• 胃溃疡的风险（使用 COX-2 抑制药时较低） • 存在心血管事件的风险（仅长期使用 COX-2 抑制药时，短期使用风险不详）
	对乙酰氨基酚	• 有效控制轻微疼痛 • 减少对阿片类药的需要量 • 没有增加出血或胃溃疡的风险 • 没有认知功能障碍	• 单一药物不足以缓解中度至重度疼痛 • 高剂量时有肝毒性风险
阿片类药		• 对中度至重度疼痛有效	• 呼吸抑制 • 认知功能障碍 / 过度镇静 • 瘙痒 • 恶心 • 胃肠动力降低 • 谵妄 • 肌无力 • 肺阻力增加，胸壁顺应性降低
NMDA 拮抗药，如氯胺酮		• 对中度至重度疼痛有效；镇痛剂量明显低于遗忘剂量 • 抗伤害作用（不仅仅是镇痛），在预先镇痛中有效 • 减少对阿片类的需要量 • 提高血压，对血管加压药支持的需求减少 • 血流动力学刺激可能与改善脑灌注有关 • 呼吸抑制少 • 实验研究表明具有神经保护作用（外消旋氯胺酮）和再生作用（右旋氯胺酮）	• 自发通气患者的颅内压升高（在控制通气和正常呼吸的患者中未见） • 动物研究表明，高剂量对新生儿和老年人的大脑有神经毒性 • 高剂量可引起幻觉 / 夜惊 • 心血管兴奋药，导致心肌耗氧量增加（合用苯二氮䓬类可避免）

（续表）

镇痛药种类	优　点	缺　点
α_2 肾上腺素受体激动药，如可乐定、右美托咪定	• 对呼吸运动的影响小 • 减少对阿片类的需要量 • 提供镇痛、镇静和抗焦虑作用，同时有助于神经系统检查 • 对心脏有保护作用 • 与苯二氮䓬类相比，谵妄发生率更低	• 连续输注可导致低血压和心动过缓 • 负荷剂量可能与低血压或高血压相关
抗惊厥药，如加巴喷丁	• 有助于神经性疼痛的急性治疗 • 减少对阿片类的需要量 • 在戒酒方面有作用	• 通常不作为单独用药 • 潜在镇静作用

表 86-3　神经外科重症患者的镇静催眠药种类和其优缺点

镇静催眠药种类	优　点	缺　点
苯二氮䓬类，如地西泮、劳拉西泮、咪达唑仑等	• 具有抗焦虑、遗忘、镇静催眠和抗惊厥作用 • 同时降低 $CMRO_2$ 和 CBF，但无法实现暴发抑制 • 与丙泊酚或巴比妥类相比，具有较好的血流动力学稳定性 • 有可用的拮抗药（氟马西尼）	• 地西泮和劳拉西泮具有非常长的静脉输注即时半衰期 • 剂量依赖性呼吸抑制，与阿片类药有协同作用 • 劳拉西泮高渗性酸中毒（由于丙二醇稀释） • 通过肝代谢 • 清除率随年龄增长而显著降低 • 谵妄
丙泊酚	• 静脉输注即时半衰期相对较短；受肝或肾功能不全影响最小 • 均等降低 $CMRO_2$ 和 CBF，从而降低颅内压，公认的神经保护剂 • 不影响脑血管自动调节 • 有效抗惊厥 • 止吐作用	• 低血压会导致脑灌注压降低 • 剂量依赖性心肌抑制，全身血管阻力降低 • 高剂量呼吸抑制 • 高剂量时危及生命的丙泊酚输注综合征的风险（在神经重症监护患者中增加）
巴比妥类：硫喷妥钠、美索比妥、硫戊巴比妥	• 通过降低 $CMRO_2$ 和 CBF 从而降低颅内压来提供神经保护作用 • 高剂量的硫喷妥钠是一种有效的抗惊厥药，但是治疗剂量的美索比妥和低剂量的硫喷妥钠具有致痫性	• 具有非常长的消除半衰期和静输即时半衰期 • 靠肝肾代谢 • 降低 CO、血压和周围血管阻力 • 高剂量呼吸抑制
α_2 肾上腺素受体激动药，如可乐定，右美托咪定	• 提供镇静、抗焦虑和镇痛作用，而不会引起反应迟钝或昏迷 • 与苯二氮䓬类相比，谵妄的发生率更低 • 减轻酒精戒断症状 • 对呼吸运动的影响小 • 减少对阿片类药的需要量 • 协助神经系统检查 • 潜在的心脏保护作用	• 连续输注可导致低血压和心动过缓 • 负荷剂量可能与低血压或高血压相关 • 单独使用时无记忆影响

（续表）

镇静催眠药种类	优　点	缺　点
NMDA 拮抗药，如氯胺酮	• 对中度至重度疼痛有效；镇痛药剂量大大低于遗忘剂量 • 抗伤害作用（不止镇痛），对预先镇痛有效 • 减少对阿片类的需要量 • 升血压，对血管加压药的需求减少 • 血流动力学刺激可能可改善脑灌注 • 呼吸抑制小 • 实验研究表明具有神经保护作用（外消旋氯胺酮）和再生作用（右旋氯胺酮）	• 自发通气患者的颅内压升高（在控制通气和正常呼吸的患者中未见） • 动物研究表明，高剂量对新生儿和老年人的大脑有神经毒性 • 高剂量可引起幻觉 / 夜惊 • 心血管兴奋药，导致心肌耗氧量增加（合用苯二氮䓬类可避免）
吸入麻醉药	• 妄想记忆和幻觉程度较轻（与咪达唑仑等药相比）	• 在美国，手术室以外不常用 • 需要特殊设备 • 恶性高热的风险 • 恶心的风险

表 86-4　神经外科重症患者的神经肌肉阻滞剂种类和其优缺点

神经肌肉阻滞药种类	优　点	缺　点
去极化 NMB，如琥珀酰胆碱	• 短效 • 起效快 • 有助于气管插管	• 增加颅内压、眼内压 • 需要气道管理 • 输液可能引起二期阻滞 • 禁忌证：高钾血症；特别涉及肾衰竭患者、行动不便的患者、既往存在神经肌肉疾病或瘫痪的患者 • 可能引起恶性高热
非去极化 NMB：在 ICU 中最常用于维持 NMB 的中程药物，如阿曲库铵、顺式阿曲库铵、罗库溴铵、维库溴铵	• 有助于气管插管和机械通气，在难治性颅内压升高的情况下可能会有所帮助 • 顺式阿曲库铵清除与终末器官功能无关（霍夫曼降解） • 足够剂量的（1.2mg/kg）罗库溴铵可用于快速顺序诱导（RSI）	• 使用时必须进行气道管理和机械通气 • 长时间使用会导致严重肌病和多发性神经病 • 医院获得性肺炎的风险增加 • 伴随更长的机械通气、住院时间 • 多发性神经病的风险增加，以及在肾衰竭的情况下作用时间增加，故潘库溴铵是一种 ICU 中并不常用的神经肌肉阻滞药

and statistical manual of mental disorders，DSM）– Ⅳ 中的定义是意识和认知障碍，这种障碍会在短时间内（数小时至数天）发展并随时间波动。谵妄可分为活动亢进型、活动抑制型和混合型。在重症患者中最常见的是单纯的活动抑制型谵妄，也是最难诊断的一种。混合型谵妄也相对常见。在此人群中，单纯活动亢进型谵妄比较少见，通常是由于毒品或酒精戒断所致。

谵妄现在被认为是一种具有很高发病率和死亡率的不良事件。据估计，多达 80% 的 ICU 患者会发生这种情况。有充分的证据表明住院时间、ICU 住院时间和机械通气时间的延长，以及认知功能的下降和死亡率的增加均与谵妄有关。尽管谵妄的病理生理学很复杂，但通常认为与许多常用的药物和

ICU 环境常见的因素相关。

已确定的谵妄危险因素包括先前存在的痴呆、高血压、酗酒史或休闲毒品的使用、严重的基础疾病、昏迷和苯二氮䓬类的使用。其他促成因素包括睡眠不足、缺氧、无氧、高碳酸血症、代谢异常，以及包括阿片类药在内的多种药物（主要是具有抗胆碱能活性的药物）。美国老年医学会在 2015 年更新了 Beers 标准（最初由 Mark H. Beers，MD 创建的不适合老年患者使用的药物清单），其中包含被认为会导致谵妄的全部药物清单。

在 ICU 的术后患者中也经常出现谵妄。这些患者经常面临其他风险因素，包括手术时间长、术中镇静水平深、视力 / 听觉差、电解质紊乱及术后镇痛不佳。

（一）病理生理学

毫无疑问的是，重症监护环境中用于镇静和镇痛的药物对精神的不良反应在谵妄的病因学中起着重要作用。谵妄的发病机制有多种假设：神经递质失衡（最主要的原因是多巴胺过量和乙酰胆碱不足）、中枢神经系统炎症和氧化代谢受损。上述和其他机制都极有可能导致谵妄的发生。

由于后遗症严重（住院时间延长、发病率和死亡率增加），因此必须将谵妄视为类似于器官系统（如肾脏）衰竭的 ICU 危重症。

（二）患者评估

重症患者的谵妄诊断需要定期评估每个患者的意识水平。此评估有两个重要组成部分：觉醒（镇静）评估和程度（谵妄）评估。意识水平可以使用多种 ICU 镇静量表进行评估 [如：Ramsay 量表、SAS、RASS 和运动活动评估量表（motor activity assessment scale，MAAS）]。镇静状态或昏迷（RASS ≤ –4）的患者无法评估其谵妄程度。用于评估重症患者及机械通气患者的谵妄程度可用重症监护谵妄评估量表（intensive care delirium screening checklist, ICSDC）和 ICU 意识模糊评估法（ confusion assessment method for the ICU，CAM–ICU ）。

在神经重症监护患者中，必须首先排除可治疗的和危及生命的那些造成精神状态改变的原因 [例如：颅内出血、脑水肿、脑积水、脑血管痉挛、缺

血、癫痫发作、中毒、感染（例如尿路感染、脑膜炎）等]。必须慎重地识别谵妄的典型症状，然后对患者进行系统性评估以确定潜在的病因并予以对因治疗。除体格检查外，这些患者的初始诊断检查中还应包括适当的影像学检查、脑电图检查和感染筛查。

（三）干预和治疗

目前没有 FDA 批准的治疗谵妄的药物，最好的治疗方法还是预防。急性躁动 / 活动亢进型谵妄的治疗，则需要使用非药物和药物疗法来保证患者的生命安全。除了使用镇静催眠药（以减少患者对自己或他人造成直接危险）和镇痛药外，选择性使用抗精神病药也可作为一种重要治疗策略。

氟哌啶醇（哈力多）是一种 D_2 受体拮抗药，是典型的抗精神病药，在重症监护室中经常用于治疗急性躁动 / 活动亢进型谵妄。但是，需要考虑到即使中等剂量也可能发生的几个重大不良反应，包括锥体外系作用、Q–T 间期延长和神经阻滞药恶性综合征。此外，一些实验数据表明，多巴胺和去甲肾上腺素拮抗药可能会延迟神经元的恢复并损害神经元可塑性。在脑外伤患者中，典型的抗精神病药似乎加重了认知障碍，并可能延长创伤后遗忘的时间。

在重症监护室中越来越常见的非典型抗精神病有：喹硫平（思瑞康）、奥氮平（再普乐）和利培酮（理思必妥）等。喹硫平可有效减少重症患者（包括机械通气患者）的谵妄持续时间，但与氟哌啶醇相比，往往不会明显影响大脑的多巴胺能功能，且较少引起运动障碍。当用于治疗创伤后谵妄时，这些药物可改善认知功能且没有明显不良反应。

最常见但最不易诊断的活动抑制型谵妄很难治疗。当今治疗方法的观点主要认为活动抑制型谵妄是由于 5– 羟色胺分泌过多所致。非典型抗精神病药，尤其是具有较低镇静作用的利培酮，是迄今为止最热门的研究方向。

总的来说，要诊断神经外科患者谵妄仍然很困难，需要高度警惕，并且还要了解常规药物的不良反应。表 86–5 列出了用于谵妄治疗的抗精神病药。

（四）预防

在缺乏有效治疗手段的情况下，谵妄预防措施则显得更为重要。在过去，ICU 中机械通气患者的治疗往往涵盖了阿片类药和镇静药的输注，这可能也是当时机械通气技术下的必然。但是，现在这种方法已明确与谵妄发生率、死亡率、PTSD、插管时间延长，以及各种住院时间的增加有关。此外，现代呼吸机具有多种同步模式，可以减少患者对镇静药需求。目前理想的方法包括间断地使用多种镇痛药来镇痛，并且必须仅在非用镇静药不可时才使用镇静药。事实上，一项试验甚至发现不对机械通气患者使用镇静药物预后更佳。

神经外科重症监护病房的患者经常接受术后监测和治疗。在这一类特殊患者中，有几种策略被证明是有益的。术前使用非阿片类镇痛药（氯胺酮、对乙酰氨基酚等）和局部麻醉，以及术中维持较高的脑电双频谱指数（bispectral index，BIS）/ 轻度镇静，都是可行的谵妄预防策略。

其他预防措施包括确保有需要的患者配有助听器或视觉装置。应尽可能限制使用约束肢体的设备，例如 Foley 导管、胸管等，尤其是身体约束物。

只要有可能，患者应该有规律的昼夜周期。应避免为了让患者配合集中协调的护理而整夜不断叫醒患者。最近，一项药理学昼夜循环实验已成功证实褪黑激素受体拮抗药可用于预防谵妄。

其他措施（如下所示）可能会有所帮助

1. 经常定向训练。

2. 维持一个安静的环境。

3. 尽量减少分散注意力的刺激（电视）。

4. 暴露在自然光下。

5. 及时治疗感染和代谢紊乱，并经常筛查亚临床感染（尿路感染）。

6. 白天定期促进排尿。

（五）指南

包括重症监护医学学会在内的几个组织已经发布了 ICU 中疼痛、躁动和谵妄（pain、agitation、delirium，简称 PAD）的治疗和管理指南。有大量证据表明某些干预措施可使谵妄的影响和发生率降至最低。PAD 指南建议实施集束化护理和治疗，例如觉醒和呼吸协调、谵妄监测 / 管理、早期运动 / 活动和家庭参与（ABCDEF，即上述几项"awakening and breathing coordination、delirium monitoring and management、early exercise and mobility 和 family engagement"的首字母缩写）等。集束化治疗措施已被证明可以预防或尽可能减少通气和非通气患者中谵妄产生的不良影响。

1. 觉醒与呼吸协调

(1) 维持镇痛为先的策略，单次给药优先于滴注。

(2) 争取轻度镇静。

(3) 必要时使用非苯二氮䓬类镇静药。

(4) 尽可能使用非阿片类镇痛 / 局部麻醉，以减少阿片类药的使用。

2. 谵妄的监测与管理

(1) 使用经过验证的工具，例如 CAM-ICU，定期监控谵妄。

(2) 虽然少量的研究表明非典型的抗精神病药可能会减少谵妄的持续时间，但尚无公认的预防 /

表 86-5　神经外科重症患者可用的抗精神病药和其优缺点

抗精神病药种类	优　点	缺　点
典型的抗精神病药，如氟哌啶醇	• 在对他人或自我构成危险的患者中用作化学束缚剂 • 可能有利于预防术后谵妄	• 具有锥体外系作用、Q-T 间期延长、尖端扭转型室性心动过速和神经阻滞药恶性综合征的风险 • 机制不明，用于痴呆症相关的精神病会增加死亡率 • 镇静 • 没有证据表明对 ICU 环境中谵妄有效
非典型的抗精神病药，如奥氮平、喹硫平、利培酮	• 可能减少谵妄持续时间	• 镇静 • 与典型的抗精神病药相似的风险状况

治疗谵妄的药物。

(3) 通过将患者护理活动分组，减少噪音、光线和唤醒来维持正常的睡眠 – 觉醒和昼夜周期。

(4) 卡巴拉汀（乙酰胆碱酯酶抑制剂）是无效的。

3. 早期运动和活动

进行物理治疗并尽早活动。

4. 家庭参与

利用家庭成员提供一个平静和熟悉的环境。

要　点

- 重症患者的谵妄与发病率和死亡率增加有关，需要严格监控。
- 使用镇痛为先的方法将镇静作用降至最低，以减少呼吸机使用天数和 ICU 住院时间。
- 尽可能减少使用精神药物。
- 大多数镇静药（氯胺酮、右美托咪定和可乐定除外）均没有镇痛作用。
- 除戒酒治疗外，GABA 激动药，尤其是苯二氮䓬类，会增加发生谵妄和 PTSD 的风险。
- 长时间的神经肌肉阻滞会给患者带来重大风险，只有在治疗患者 – 呼吸机不同步或颅内压升高的其他方法失败或在其他罕见情况下才能使用。

推荐阅读

[1] American Geriatrics Society 2015 Updated Beers Criteria for Potentially Inappropriate Medication Use in Older Adults. J Am Geriatr Soc. 2015;63(11):2227–46.

[2] Arciniegas DB, McAllister TW. Neurobehavioral management of traumatic brain injury in the critical care setting. Crit Care Clin. 2008;24(4):737–65, viii.

[3] Balas MC, Vasilevskis EE, Olsen KM, Schmid KK, Shostrom V, Cohen MZ, et al. Effectiveness and safety of the awakening and breathing coordination, delirium monitoring/management, and early exercise/mobility bundle. Crit Care Med. 2014;42(5):1024–36.

[4] Baron R, Binder A, Biniek R, Braune S, Buerkle H, Dall P, et al. Evidence and consensus based guideline for the management of delirium, analgesia, and sedation in intensive care medicine. Revision 2015 (DAS-Guideline 2015) – short version. Ger Med Sci GMS e-J. 2015;13:Doc19.

[5] Barr J, Fraser GL, Puntillo K, Ely EW, Gelinas C, Dasta JF, et al. Clinical practice guidelines for the management of pain, agitation, and delirium in adult patients in the intensive care unit. Crit Care Med. 2013;41(1):263–306.

[6] Bergeron N, Dubois MJ, Dumont M, Dial S, Skrobik Y. Intensive Care Delirium Screening Checklist: evaluation of a new screening tool. Intensive Care Med. 2001;27(5):859–64.

[7] Chan MT, Cheng BC, Lee TM, Gin T. BIS-guided anesthesia decreases postoperative delirium and cognitive decline. J Neurosurg Anesthesiol. 2013;25(1):33–42.

[8] de Wit M, Gennings C, Jenvey WI, Epstein SK. Randomized trial comparing daily interruption of sedation and nursing-implemented sedation algorithm in medical intensive care unit patients. Crit Care (London, England). 2008;12(3):R70.

[9] Friedman JI, Soleimani L, McGonigle DP, Egol C, Silverstein JH. Pharmacological treatments of non-substance-withdrawal delirium: a systematic review of prospective trials. Am J Psychiatry. 2014;171(2):151–9.

[10] Girard TD, Pandharipande PP, Ely EW. Delirium in the intensive care unit. Crit Care (London, England). 2008;12(Suppl 3):S3.

[11] Hatta K, Kishi Y, Wada K, Takeuchi T, Odawara T, Usui C, et al. Preventive effects of ramelteon on delirium: a randomized placebo-controlled trial. JAMA Psychiat. 2014;71(4):397–403.

[12] Himmelseher S, Durieux ME. Revising a dogma: ketamine for patients with neurological injury? Anesth Analg. 2005;101(2):524–34, table of contents.

[13] Lai LT, Ortiz-Cardona JR, Bendo AA. Perioperative pain management in the neurosurgical patient. Anesthesiol Clin. 2012;30(2):347–67.

[14] Maldonado JR. Pathoetiological model of delirium: a comprehensive understanding of the neurobiology of delirium and an evidence-based approach to prevention and treatment. Crit Care Clin. 2008;24(4):789–856, ix.

[15] Riker RR, Shehabi Y, Bokesch PM, Ceraso D, Wisemandle W, Koura F, et al. Dexmedetomidine vs midazolam for sedation of critically ill patients: a randomized trial. JAMA. 2009;301(5):489–99.

[16] Sackey PV, Martling CR, Carlsward C, Sundin O, Radell PJ. Shortand long-term follow-up of intensive care unit patients after sedation with isoflurane and midazolam – a pilot study. Crit Care Med. 2008;36(3):801–6.

[17] Strom T, Martinussen T, Toft P. A protocol of no sedation for critically ill patients receiving mechanical ventilation: a randomised trial. Lancet (London, England). 2010;375(9713):475–80.

[18] The Confusion Assessment Method for the ICU (CAM-ICU) training manual. http://wwwicudelirium.org/delirium/CAM-ICU-Training. html. SCCM; 2013.

[19] Trogrlic Z, van der Jagt M, Bakker J, Balas MC, Ely EW, van der Voort PH, et al. A systematic review of implementation strategies for assessment, prevention, and management of ICU delirium and their effect on clinical outcomes. Crit Care. 2015;19:157.

神经外科重症的气道与肺部管理

Airway and Pulmonary Management in Neurosurgical Critical Care

Edward M. Manno　著

魏盈胜　译　魏俊吉　校

一、气道管理

(一) 概述

颅内高压继发于创伤、脑出血、蛛网膜下腔出血或其他占位性病变。患者的气道管理需要一整套特殊的知识和技能。处理危重患者急性气道紧急事件的医师需要熟悉脑血管生理学和颅内压增高的处理流程。

GCS 评分 ≤ 8 分的患者一般需要气管插管进行气道保护。由于患者意识水平下降，咽反射和肌张力将会丧失，在这种情况下，舌体后坠，咽部肌肉放松，导致上气道阻塞。选择插管的目的是保护气道，防止误吸，维持足够的氧合，防止高碳酸血症。全国创伤性昏迷数据库的回顾性分析研究支持对 GCS 评分 ≤ 8 的患者积极插管，该数据库报道：疾病状态下，那些未及时气管插管的昏迷患者，误吸率明显增加而且预后更差。

(二) 并发症防治

1. 吸入性肺炎

意识水平显著改变的患者发生误吸的风险较高。几乎所有的紧急气管插管都需要快速实施，在插管前几乎没有机会去进行胃排空。在气管插管过程中，一般采取压迫环状软骨来防止胃内容物反流和误吸。然而，颈部损伤可能会限制压迫环状软骨这一环节。环状软骨位于 $C_4 \sim C_5$。如果可能，在气管插管前，对气道稳定、氧合良好的患者进行神经系统重点检查和影像学颈部损伤程度评估（吸氧浓度小于 40% 情况下，指氧饱和度应大于 95%）。尽管远非理想，可以放置气管食管联合导管以保障通气（并有助于防止误吸），直到更专业的临床医师到来并实施气道保护措施（气管插管或气管切开）。

2. 缺氧

据报道，50% 的重型颅脑损伤患者没有立即插管。缺氧和高碳酸血症会引起脑血管扩张和颅内压升高。当 PaO_2 持续低于 60mmHg 时，患者死亡率可达 50%。需要立即获得功能性气道支持。

(1) 可快速实施：清理并吸除口腔异物，上抬下颌但应避免颈部受伤。

(2) 应尽快安全使用高流量氧气面罩通气。在缺氧和高碳酸血症的情况下，可能需要使用球囊面罩通气，甚至对有反流和误吸危险的患者也是如此。

(3) 所有意识水平低下和保护性气道反射丧失的患者都应插管。具体采取何种方法更安全有效取决于神经损伤的性质和类型。

一般情况下，如果不能除外颅底骨折，应尽量避免经鼻气管插管。经鼻气管插管可能与较高的鼻窦感染发生率有关。同时，患者的不适躁动可能导致头部和颈部过度活动，从而可能加重缺氧。

3. 颈椎损伤

在重型颅脑创伤中，约 10% 发生颈部损伤，因此不容忽视。预防性的脊髓制动和谨慎的气道管理可以预防继发性脊髓损伤。颈椎损伤好发于 $C_5 \sim C_6$ 和 $C_6 \sim C_7$，然而，高颈段也可能发生，如 C_3 以上损伤，膈神经对膈肌的支配能力丧失，需要立即气管插管。C₅以下病变的患者膈肌功能保留，但会失去胸肋间肌的功能，这会导致反常呼吸吸气时，胸廓塌陷，腹部突出。这类患者适合仰卧位，仰卧位时腹部内容物上移，则利于通气，从而最大限度地延长膈肌长度，并在随后的气流运动中优化肌肉收缩，这些患者可能大多数需要插管，因为随着肺不张的进展，患者的功能残气量将下降。在这种情况下，咳嗽无效，胸壁扩张不充分，肺部排空不完全，可导致分泌物清除不充分和气体交换不良。

气管插管应最大限度地保障首次成功和最大限度地减少颈椎活动。在紧急情况下应用直接喉镜时，保持线性稳定是关键的，如果可供选择，纤维支气管镜可能是更为适当。此时助手须保持头部和颈部从下往上对齐，一般无须从上面牵引，否则会干扰个人进行喉镜检查。也可以考虑经鼻插管，但其缺点与上述相同。

4. 颅内压增高

颅内压增高普遍见于各种形式的急性神经损伤。此时，气管插管的操作可能会加重颅内压升高，从而导致脑灌注减少。这种反应可以通过静脉注射利多卡因或局部应用局麻药物来减弱。使用氯琥珀胆碱（1～2mg/kg）作为麻痹药以促进快速气道管理是常见的做法。使用氯琥珀胆碱导致颅内压升高的风险不大。低氧状态下颅内压升高的风险远远大于氯琥珀胆碱导致颅内压升高的风险。除氯琥珀胆碱应用于这些患者的快速气道管理外，如果患者合并挤压损伤、癫痫、长时间卧床制动，或担心出现危及生命的高钾血症导致直接的肌肉损伤，则最好选择罗库溴铵作为麻痹药。但使用罗库溴铵或维库溴铵后，将在较长时间内限制对患者进行神经学评估，为迅速逆转这些药物的麻痹效应持续时间，可以适当使用新开发出的舒更葡糖作为转剂。

保证气道安全后，通过过度通气可以使脑小动脉和静脉的血管收缩，从而减少脑血容量来降低颅内高压。然而，这种效果是相对短暂的，大约几个小时。因此，其他降低颅内高压的方法一旦可用，就应该立即开始。

（三）危机管理

紧急情况下，涉及神经疾病患者的气道管理问题有很多。在建立气道管理之后，许多患者将需要紧急手术或转移到重症监护病房。

颅脑创伤患者会面临诸多问题。例如，严重面部创伤的患者可能无法安全地使用球囊面罩进行通气，在这种情况下，可能需要在气管插管前放置气管食管联合气道或喉罩，尽管这些患者存在明显的反流和误吸风险。如果可能的话，在放置口咽通气道后最好进行光纤辅助下插管。如果所有形式的气管内插管都不可行，可能需要进行环甲膜切开术。然而，这是最后的手段，因为在紧急情况下，并发症发生率高达30%。

需要急性气道管理的神经系统患者，多种医学问题也可能使情况复杂化。心脏或肺挫伤、张力性气胸、心脏压塞，以及其他胸壁损伤在创伤患者中很常见。许多患者会出现低血容量，需要积极的液体复苏。几种插管时使用的诱导剂可能会影响心排血量和血压。与丙泊酚或硫喷妥钠相比，依托咪酯可减少心血管抑制，且不影响脑血流。然而，经常在注射依托咪酯后观察到的肌阵挛可能会被误认为是癫痫发作，从而混淆了临床评估。此外，依托咪酯对于肾上腺全面的抑制作用尚不清楚。需要在诱导时使用血管升压药和阿托品，用于诱导/插管引起的血流动力学改变的快速治疗。神经系统患者最好避免使用长效麻痹药，以便进行一系列神经系统检查。

要　点

- 神经系统急症经常伴有困难气道管理问题。
- GCS 评分≤ 8 分的患者需要进行气道保护性气管插管。
- 颅脑外伤患者的预后与患者缺氧时间长短直接相关。
- 颈部和面部损伤的气道管理具有特殊的挑战。
- 颅内压增高存在于大多数神经系统急症患者中，需要在气道管理过程中加以处理。
- 如果需要快速评估神经状态，舒更葡糖可逆转深度神经肌肉阻滞。

二、肺部管理

（一）概述

肺部并发症在神经系统损伤后常见。误吸可发生在创伤、出血或癫痫发作后。在重症监护病房治疗的患者有患院内肺炎的危险。脊髓损伤患者的长期制动与肺栓塞和肺炎的高风险相关。一项关于脑出血患者肺部并发症的研究报道：肺炎发生率为20%，肺水肿发生率为 8%，还有罕见的肺栓塞和急性呼吸系统疾病。肺部并发症与 GCS 评分≤ 8 分和气管插管有关。肺部并发症患者住院时间较长，预后较差。需要机械通气的缺血性卒中患者死亡率为60%。

（二）并发症防治

1. 医院获得性肺炎

通过贯彻应用肺部卫生管控和呼吸疗法可预防医院获得性肺炎。采用集束化的通气管理策略，是可以显著减少这些医疗并发症的发生。显然，某些特殊患者（如颈椎损伤）可能不适合立即将床头抬高。旋转床有助于减少制动患者的肺炎。强制使用氯己定进行口腔护理已被证明可降低重症监护病房人群中院内肺部感染的发病率，但尚未单独在神经系统患者人群中进行研究。

如有可能，应尽快地撤除气管插管。神经重症监护病房的许多患者是因为气道管理（意识水平）问题而插管，而不是因为原发性肺部问题。传统观念认为患者在拔管前格拉斯哥昏迷评分要大于 8 分。然而，一项大型回顾性研究表明，基于意识状态来维持气管插管可导致院内肺感染发生率的增加和预后更差。最近一项安全性和可行性试验已完成，其验证了人工气道管控下昏迷患者可以拔管的假设。

2. 肺栓塞

在神经系统疾病患者人群中预防肺栓塞极具挑战性。神经损伤患者发生深静脉血栓形成的风险较高。脊髓损伤患者和神经外科患者人群尤其危险。

现有的证据表明，早期皮下应用肝素有助于预防深静脉血栓形成，可在神经外科患者人群中安全使用。尽管如此，许多神经外科医师仍持保留意见，不会对新近做过手术（或计划做手术）的患者

使用抗凝血药。所有患者都建议使用持续的序贯加压装置。如果使用得当，序贯加压装置可降低深静脉血栓形成的发生率。如有可能，对于高危人群（如神经外科患者）可以联合使用肝素（低剂量和低分子量）与序贯加压弹力袜。对于使用肝素风险较大的患者，应考虑间断筛查深静脉血栓（行多普勒超声），如确诊可考虑放置下腔静脉滤器，以预防致命性肺栓塞的发生。

（三）危机管理

神经源性肺水肿是严重神经损伤后常见的并发症。病理机制涉及大量交感神经直接向内皮细胞的收缩元件放电，从而导致肺内渗出增多。同时，交感神经介导的心肌顿抑和肺静脉收缩导致充血性心力衰竭。肺水肿发作突然、严重，并表现为明显的低氧血症，治疗以支持性治疗为主。利尿可以改善氧合，也经常采用强心或者血管活性药物治疗。Swan-Ganz 导管或经食管多普勒可用于评估和指导管理。大多数神经源性肺水肿会在数天到一周内消退或改善。

肺炎或急性呼吸系统疾病的标准诊断和治疗方法均适用于这些神经外科人群。体液管理可能比较复杂，因为大多数神经系统疾病应尽量避免体液耗竭。用高渗溶液维持血容量可能是一种可行的解决方案。

要　点

- 肺部并发症在神经损伤后常见，并且会增加住院时间且预后更差。
- 长时间制动，使许多患者处于深静脉血栓形成和肺栓塞的高危状态。处理措施包括使用弹力袜和序贯性加压装置。早期皮下应用肝素是有益的。
- 神经源性肺水肿的治疗需要积极的利尿和支持治疗。神经源性肺水肿通常是自限性的。

推荐阅读

气道参考

[1] Albin MS. Textbook of neuroanesthesia. New York: McGraw

Hill; 1997.

[2] Luce JM. Cardiopulmonary physiology and management in neurosurgical intensive care. In: Andrews BT, editor. Neurosurgical intensive care. New York: McGraw–Hill; 1993. p. 1–43.

肺部参考

[3] Coplin WP, Pierson DJ, Cooley KD, Newell DW, Rubenfeld GD. Implication of extubation delay in brain injured patients meeting extubation criteria. Am J Respir Crit Care Med. 2000;161:1530–6.

[4] Maramattom BV, Weigand S, Reinalda M, Manno EM, Wijdicks EFM. Pulmonary complications after acute intracerebral hemorrhage. Neurocrit Care. 2006;5:1–5.

[5] Smith WS, Matthay MA. Evidence for a hydrostatic mechanism for neurogenic pulmonary edema. Chest. 1997;111:1326–33.

第88章

神经外科重症的心脏与血管管理

Myocardial and Vascular Management in Neurosurgical Critical Care

Valerie Sera   E. Paige Gerbic   著

魏盈胜　译　魏俊吉　校

一、神经源性顿抑心肌

（一）概述

SAH 后心脏损伤最可能的病因是儿茶酚胺释放增加和再摄取减少，特别是循环中的去甲肾上腺素。SAH 后的神经源性心脏损伤以心电图（ECG）异常、心律失常、心肌梗死（非 ST 段抬高和 ST 段抬高）、左心室功能障碍、肌钙蛋白升高和心搏骤停为特征。应激性心肌病，也称为"神经性源性顿抑心肌""暂时性左心室心尖球囊化""Takotsubo 心肌病"和"心碎综合征"，是一种越来越多被报道的现象。这是一种短暂的状态，通常是由强烈的生理应激促成的，包括由脑损伤促成的，甚至在深刻的情感危机中也有描述。典型的应激性心肌病在几周后是可逆的。

（二）预防

通过避免生理压力本身来预防。所有颅内有病理基础病的患者入院时都应该进行 12 导联心电图和心肌酶（如肌钙蛋白）监测，一直监测到他们的神经状况稳定。全面的病史问诊和体格检查是确定患者有原发性心脏病危险的必要条件。在严重神经损伤患者中警惕潜在的神经源性顿抑心肌风险，将有助于早期快速筛查和诊断心肌顿抑。

（三）诊断

临床表现与急性心肌梗死相同。但是冠状动脉造影无严重病变，区分这两者很重要。顿抑心肌是一种可逆性疾病，80% 的患者大约将在初始启动事件后数天到数周内完全消退，而原发性缺血性损伤可导致不可逆的心功能障碍。神经源性顿抑心肌的其他诊断特征如下所示。

1. 心尖和心脏中部心壁异常运动，基底部相对稳定，称为"心尖球囊化"。

2. ST 段抬高或降低或 T 波改变、Q-T 间期延长。

3. 心肌酶升高。

4. 常见于老年人或绝经后女性。

5. 由剧烈的生理或情感应激引起。

区别于急性缺血性冠脉综合征（ACS），神经源性顿抑心肌的特征是没有心脏病史，新发左心室功能障碍，超声心动图显示与冠状动脉血管分布无关的心壁运动异常，心肌肌钙蛋白水平 $<2.8\text{ng/ml}$。如有疑问，条件允许可行冠状动脉造影，病理机制包括儿茶酚胺过量、冠状动脉痉挛和微循环功能障碍。

应激性心肌病的心脏尸检显示，大多数病例无明显的病理表现。然而，显微镜分析显示肌纤维变性、肌细胞溶解和整个心脏炎性细胞不均匀浸润分布（心尖和心室内膜下区域密度最大）。

（四）危机管理

治疗潜在的神经损伤有助于解决心肌顿抑。对于心力衰竭和血流动力学损害严重的患者，常常需要一段时间的强心治疗和抗利尿激素支持。建议及早请心脏病专家会诊。

- 继发于急性情感或生理应激，如脑损伤。
- 临床表现与急性心肌梗死相同，因此必须加以鉴别。
- 典型的超声心动图表现为心尖部球囊化，血管造影无严重病变。
- 强心治疗和抗利尿激素支持可能是必要的。
- 创伤后最初的 48h 内，如成功处理神经急诊，心尖壁运动异常和心功能下降可得到完全解决。

二、心律失常

无论既往有无基础心脏病史，神经系统损伤后都可以出现各种心律失常。一些心律失常是由于冠状动脉供血不足或缺血引起的，而另一些则是由于神经疾病本身引起的传导障碍引起的。脑损伤后最常见的心律失常是室性期前收缩、窦性心动失常和心房颤动。其他的心律失常包括心房扑动、室性心动过速、尖端扭转、心室颤动、心脏停搏也有文献报道。SAH 患者中，35%～85% 有心律失常。5%以下的 SAH 患者会发生危及生命的心律失常。与神经源性顿抑心肌一样，急性颅内病变得到解决后（如异常的颅内压），心律失常也会得到改善或解决。

（一）室上性心动过速 / 失常

1. 概述

在重症监护病房中，常见的心律失常是室上性心动过速（supraventricular tachycardia，SVT），如窦性心动过速、心房颤动和阵发性室上性心动过速（paroxysmal supraventricular tachycardia，PSVT）。

窦性心动过速（心率＞ 100/min）通常表现为对疼痛、压力、低血压、心力衰竭或过量儿茶酚胺驱动的生理反应。

在急性神经损伤患者尤其是老年患者中伴或不伴心室快速反应（RVR）的心房颤动（AF）最常见。相当数量的患者在卒中后的最初几天内表现出房性心律失常，主要是心房颤动。偶发情况下，心律失常实际上也会成为引发脑损伤的原发事件，例如心脏中形成的血栓会进入大脑造成脑梗死（缺血性脑卒中）。另外一些情况原发损伤在大脑，然后导致心律失常。RVR 是最常见的紧急情况，其会导致心肌缺血或可能损害心功能。PSVT 与房室结的折返或类似机制有关。相关管理见表 88-1。

2. 预防

对所有 ICU 患者进行心脏监测，充分镇痛镇静，评估容量状态和电解质平衡，预防的首要任务是治疗诱发心律失常的原因，见表 88-1。

（二）室性心律失常

1. 概述

在神经重症病房，室性心动过速、心室颤动和尖端扭转较房性心动过速少见。这些特殊的心律失常很可能是神经损伤患者猝死的原因。孤立性室性期前收缩是常见的，不需要治疗，但如果发生的频率增加，可能意味着 ICP 升高和严重室性心律失常的风险。心室颤动和纤颤在缺血性心脏病患者中更为常见。相关管理见表 88-2。

2. 预防

所有神经系统损伤的患者都需要心脏监护，直到疾病的急性期结束。对于室性心律失常，临床需要快速处置。监测 Q-T 间期很重要，因为 Q-T 间期延长会置患者于室性异博的危险境地。

表 88-1　室上性心律失常的应急处理

窦性心动过速	适当镇痛和镇静，补充液体和电解质，消除病因
心房颤动	明确是否慢性——如果新发病时间＜48h，则可以进行化学或电复律；如果起病超过 48h 或不能确定，延迟心脏复律，直到可以开始抗凝血治疗；超声心动图评估血栓形成后行心脏复律；β 受体拮抗药的一线药物，如拉贝洛尔或艾司洛尔
	可选地尔硫草，如果血压低，可选地高辛
阵发性室上性心动过速	迷走神经刺激动作——颈动脉窦按摩；腺苷、胺碘酮、地尔硫草和 β 受体拮抗药都可能有效

表 88-2　室性心律失常应急处理

室性心动过速（VT）	• 对于重要的血流动力学损害，根据心脏复律和 ACLS 指南 • 如果血流动力学稳定——胺碘酮，然后心脏复律 • 多态 VT：硫酸镁静脉注射和心脏复律
心室颤动（VF）	根据 ACLS 指南早期除颤
尖端扭转	停止所有延长 Q-T 间期的药物，硫酸镁静脉注射和心脏复律

（三）心动过缓

1. 概述

每分钟 60 次以下的心率通常是窦房结功能障碍或房室传导障碍的结果。急性脑损伤也能产生血管迷走性反应。颈动脉血管成形术和支架置入术后，直接和持续的颈动脉窦刺激均可导致心动过缓。神经重症患者心动过缓是颅内压升高的危险信号。心动过缓、血压升高和呼吸抑制三联征被称为"库欣反应"，是由颅内压急剧升高引起的。在神经损伤背景下，常将 ICP 升高作为心动过缓和血压升高的鉴别诊断之一，当有颅后窝病变需要处理的时候，要尤其关注。

2. 危机管理

心脏监测、仔细评估患者的神经功能和适当的 ICP 监测对确定诱发原因至关重要。如果存在显著的血流动力学损害，考虑应用抗胆碱能药（如阿托品和格隆溴铵）经皮或经静脉起搏。

要　点

- 心律失常可发生在伴或不伴固有心脏病的神经损伤者。
- 所有脑损伤患者都需要心脏监护，直到疾病的急性期结束。
- 35% 的 SAH 患者出现心律失常，5% 以下的 SAH 患者会发生危及生命的心律失常。
- 室性心律失常较室上性心律失常少见。
- 对于危及生命的心律失常，尽早进行心脏复律和 ACLS。
- 复律前应明确心房颤动是否为慢性，因其有可能形成附壁血栓和脑梗死的风险。

- 心动过缓可能是 ICP 升高、库欣综合征的表现。

三、神经重症病房的血压紊乱

中枢神经系统（central nervous system，CNS）对血压（blood pressure，BP）的极端波动很敏感。高血压会增加出血和脑水肿的风险。低血压可伴有脑梗死或局部缺血。在健康的大脑中，即使大幅度的血压波动，脑血流量（cerebral blood flow，CBF）也是相对恒定的。慢性高血压患者的自我调节曲线向右偏移，即 CBF 在较高的平均动脉血压（mean arterial blood pressures，MAP）下保持稳定，但在低于正常值的 MAP 下已经变为被动血流，易于缺血。

（一）SAH 患者的高血压

1. 概述

SAH 患者的血压管理因动脉瘤的处置情况不同而各异：如动脉瘤是否已经过手术处理？是否存在附加 / 残留动脉瘤？动脉瘤破裂后即刻出现高血压很常见，通常反映出高肾上腺素状态和（或）伴随库欣反应的颅内压增高。如果破裂和不安全动脉瘤患者血压升高，需将收缩压维持在足够的灌注范围内，同时避免血压的急剧变化，这对于避免作用于动脉瘤的剪应力加大至关重要。剪应力使患者有再出血的危险。一般来说，收缩压目标应该在 120～160mmHg，同时保持脑灌注压（cerebral perfusion pressure，CPP）> 70mmHg，避免脑缺血。CPP = MAP–ICP 或 CVP（两者取较大者），正常范围在 70～100mmHg。动脉瘤处理后，出血风险降低但是血管痉挛风险增加，血压目标应向上提高。容许性高血压是动脉瘤处理后获得更高灌注以防止进一步脑缺血的一种策略。动脉高血压常用来治疗脑血管痉挛。这项技术包括使用血管升压药和静脉输液来达到高于正常水平从而升高 CPP。这些疗法的目的是预防或改善因脑血管痉挛引起的脑缺血。

2. 预防

所有 SAH 患者除了心脏监护外，还应通过动脉监测血压。SAH 高血压的初始预防包括镇静、镇痛、抗癫痫治疗和尼莫地平（一种钙通道阻滞药，显示可改善 SAH 患者的结局），所有这些都能降低血压。

3. 危机管理

血压管理需联合（表 88-3）适当的颅内压控制（过度通气、床头＞ 30°、抗脑水肿治疗、脑脊液引流），甚至外科手术评估进行动脉瘤夹闭术或栓塞术，以避免进一步损伤。

（二）脑出血患者的高血压

1. 概述

脑出血（intracerebral hemorrhage，ICH）指非创伤性脑出血，包括硬膜外、硬膜下、蛛网膜下腔、脑室和脑实质内的出血。非创伤性脑出血有许多原因。高血压是脑出血的重要原因，控制高血压对预防进一步出血导致血肿扩大及预后不良至关重要。脑出血的原因不同，对血压的管理也不同。患者因素如慢性高血压（CBF 自动调节曲线向右平移）、出血后的年龄和时间都是需要考虑的重要因素。

2. 预防

所有 ICH 后有再出血危险的患者应继续接受重症监护，除心脏监护外，还应通过有创动脉血压计监测血压。适当的镇痛和镇静（兼顾密切监测神经功能）是血压管理的初始步骤。

根据美国心脏协会（AHA）的指导方针

(1) 收缩压＞ 230mmHg 或舒张压＞ 140mmHg，连续 2 次结果（间隔 5min）——应用硝普钠。

(2) 收缩压 180～230mmHg 或舒张压 105～140mmHg 或 MAP ＞ 130mmHg 连续 2 次结果（间隔 20min）——静脉输注拉贝洛尔、艾司洛尔、依那普利或尼卡地平。

3. 危机管理

ICP 监测的同时，CPP 目标为 70mmHg 以上。

血压管理需联合 ICP 控制（过度通气，床头超过 30° 升高，抗脑水肿治疗）及外科手术清除血肿。降血压药建议见表 88-4。

（三）脑出血患者的低血压

1. 概述

低血压的诊断取决于患者的病史和临床表现，是否存在 ICP 升高，以及 ICH 的原因。低血压相对少见。

2. 预防

密切监测血压和评估患者的容量状态对预防低

表 88-3 　SAH 合并血管痉挛的高血压治疗目标

处理后动脉瘤	滴定升血压药目标：收缩压 180～200mmHg，舒张压 100～120mmHg，平均动脉血压 120～140mmHg
未处理动脉瘤	滴定升血压药目标：收缩压 160～170mmHg，舒张压 90～100mmHg，平均动脉血压 100～120mmHg

表 88-4 　常用降血压药

药 物	剂 量
拉贝洛尔	5～10mg，静脉注射，必要时每 10 分钟 1 次
依那普利	
肼屈嗪	0.625～1.250mg，静脉注射，必要时每 6 小时 1 次
艾司洛尔	2.5～10mg（极量 40mg），静脉注射，必要时每 4～6 小时 1 次
尼卡地平	负荷量：0.25～0.5μg/kg；维持量 50～200μg/(kg·min)

血压至关重要，因为低血压会使患者面临或加重脑缺血的危险。

3. 危机管理

容量治疗通常是一线措施，避免低渗和含糖溶液；生理盐水和高渗盐水是合适的选择；可选血管升压药。

（四）脑缺血患者的高血压

1. 概述

缺血性脑卒中患者多在症状出现后表现为高血压。此外，许多患者都有高血压病史，这是该疾病的危险因素之一。

卒中后急性期高血压通常被认为是有益的，可通过侧支循环改善缺血半暗带的灌注。要充分考虑集平衡高血压的潜在益处和转化为出血的风险。

2. 预防

所有缺血性卒中的危重患者，除了心脏监护外，还应通过动脉血压监测血压。在不影响密切监测神经功能的前提下，适当镇静和镇痛。

3. 危机管理

美国心脏协会制订的具体血压指标是要考虑患者是否接受了静脉注射组织纤溶酶原激活剂（tPA），因为接受静脉组织型纤溶酶原激活物的患者并发出血的风险更高。未接受组织型纤溶酶原激活物治疗的缺血性脑卒中后患者，可将其血压控制在 220mmHg 以下。接受组织型纤溶酶原激活物或已经取栓的患者，仅当血压升高至 180mmHg 以上时要降血压。任何出现出血性脑卒中的患者，其血压应保持在 140mmHg 以下。

要 点

- 高血压在 SAH、ICH 和缺血性卒中后很常见，可继发于潜在的病理生理学、包括肾上腺素能增高、ICP 升高和对 CPP 升高的需要。
- 血压管理在 SAH 中至关重要，以防止再出血、ICP 升高和血管痉挛引起的进一步缺血性损伤。

- 高血压是 ICH 血压控制的重要原因，对防止血肿扩大和不良预后至关重要。
- 除非血压显著升高（收缩压 > 220mmHg 或 MAP > 130mmHg），或静脉注射组织型纤溶酶原激活物（严密控制 24h），否则应避免治疗缺血性脑卒中中的高血压。

推荐阅读

[1] Banki N. Acute neurocardiogenic injury after subarachnoid hemorrhage. Circulation. 2005;112:3314–9.

[2] Bhardwaj A, Mirski M, Ulatowski JA. Handbook of neurocritical care. Totowa: New Jersey: Humana Press Copyright; 2004.

[3] Bybee KA, et al. Systematic review: transient left ventricular apical ballooning: a syndrome that mimics ST–segment elevation myocardial infarction. Ann Intern Med. 2007;141(11):858–65.

[4] Chen S, Li Q, Wu H, Krafft PR, Wang Z, Zhang JH. The harmful effects of subarachnoid hemorrhageon extracerebral organs. Biomed Res Int. 2014;858496:2014.

[5] Grunsfeld A, Fletcher JJ, Branett RN. Cardiopulmonary complications of brain injury. Curr Neurol Neurosci Rep. 2005a;5:488–93.

[6] Grunsfeld A, Fletcher JJ, Barnett RN. Cardiopulmonary complications of brain injury. Curr Neurol Neurosci Rep. 2005b;5(6):488–93.

[7] Macmillan CSA, Grant IS, Andrews PJD. Pulmonary and cardiac sequelae of subarachnoid hemorrhage: time for active management? Intensive Care Med. 2002;28(8):1012–23.

[8] Naval NS, Stevens RD, Mirski MA, Bhardwaj S. Controversies in the management of aneurysmal subarachnoid hemorrhage. Crit Care Med. 2006;34(2):511–24.

[9] Ropper AH. Neurological and neurosurgical intensive care. 4th ed. Philadelphia: Lippincott Williams and Wilkins; 2004. Copyright.

[10] Virani SS, Khan AN, Mendoza CE, Ferreira AC, de Marchena E. Takotsubo cardiomyopathy, or broken heart syndrome. Houston: Division of Cardiology Texas Heart Institute at St. Lukes Episcopal Hospital, Baylor College of Medicine. Tex Heart Inst J. 2007;34(1):76–9.

[11] Wybraniec MT, Mizia-Stec K, Krzych L. Cardiol J. 2014;21(3):220–8.

[12] Wybraniec MT, Mizia-Stec K, Krzych L. Neurocardiogenic injury in subarachnoid hemorrhage: a wide spectrum of catecholamine-mediated brain-heart interactions. Cardiol J. 2014;21(3):220–8.

营养和血糖管理
Nutrition and Glucose Management

Michael J. Souter　Arthur M. Lam 著

高　闯 译　魏俊吉 校

第 89 章

一、概述

脑损伤后的恶心、厌食、呕吐和进食不耐受可显著损害营养状态，在认知和行为障碍时更加严重。超过 60% 脑损伤后需要康复的患者表现出吞咽困难，其中误吸发生率超过 40%。喂养不耐受可能因医源性胃潴留、肠梗阻、药物治疗引起的便秘，以及原发性创伤造成腹部损伤等因素而加重。毫不奇怪，从受伤到开始康复，急性脑损伤患者的体重显著下降（平均 13kg），其中 60% 的患者体重低于理想体重的 90%。尽管采用积极的肠内喂养方案来补偿，但仍有高达 55% 的脑损伤患者出现营养喂养不耐受。与大剂量顿服喂养相比，连续肠内喂养可降低发病率。表 89-1 列出了与脑损伤患者和普通 ICU 人群喂养不耐受相关的危险因素。随后的营养不足和低蛋白血症可能进一步影响体液和电解质平衡，以及愈合、蛋白结合和药动学。由此引起的肠水肿将导致吸收减少和营养不良性肠病。

应激性溃疡（库欣溃疡）是一种非常真实的风险，建议在确定喂养之前进行抑酸治疗。但预防性应用抑酸与胃 pH 值变化和细菌定植导致的吸入性肺炎频率增加有关。

任何基础的摄入不足都会使脑损伤患者存在的高代谢反应复杂化，即使无神经损伤，患者的静息代谢损耗仍高达 240%（表 89-2）。

这种高代谢导致了蛋白质、脂肪和储存糖原的分解代谢。蛋白质的分解可能反过来影响药物结合位点的可用性和血浆动力学，决定水分布的胶体渗透压，以及激素结合蛋白和随之产生的内分泌影响——所有这些都会因喂养不足而加重。

任何其他代谢需求的增加（如发热、癫痫）可能进一步加剧相对营养不足。

尽管研究数量有限，但系统回顾显示，创伤后 24h 内开始喂养能显著降低死亡率（OR 0.2）。

表 89-1　与喂养不耐受相关的危险因素

综合 ICU 患者	脑损伤患者
• 颅脑损伤（TBI）	• 颅脑损伤
• 糖尿病和高血糖	• 机械通气
• 脓毒症	• 瘫痪
• 麻醉药	• 年龄增加
• 镇静药	• 缺血性脑卒中
• 儿茶酚胺注入	• 脑内出血
• 胃残余量 > 100ml	
• 卧位	

表 89-2　脑损伤的代谢反应

代谢增加	代谢减少
• 皮质醇的增加	• 白蛋白
• 胰高血糖素	• 甲状腺素结合蛋白
• 儿茶酚胺	• 甲状腺素视黄醇结合前
• 氧气消耗量	白蛋白
• 二氧化碳生产	• 血清锌
• 急性期蛋白，包括纤维蛋白原和 CRP	
• 从骨骼中释放钙	
• 尿钙排泄	
• 尿锌排泄	

相反，如果 5d 内不能喂养，则死亡风险将增加 2～4 倍，而且即使在控制年龄、低血压和颅内高压的情况下，热量摄入与死亡率之间也存在剂量效应关系。

虽然一些研究表明肠内喂养比肠外喂养并发症更少，但系统回顾显示两者都优于延迟喂养。与胃管相比，空肠管与更少的肺部感染相关，并且在喂养质量和数量上提供更多的安全性，更少受到肠梗阻和（或）阻塞的影响。但是空肠管的放置需要更多的时间和专业知识——往往需要放射学的指导。

在任何一种情况下，面部损伤和（或）颅底骨折都可能危及安全置管的能力，在这种情况下可能需要经皮胃造瘘术（PEG）。

启动中期、长期喂养后，要求尽可能地降低喂养不耐受、鼻窦炎、口腔感染、误吸和肺炎等的发生率。然而，管路易位情况下并发症并不少见，包括出血和腹膜炎。所以，一旦管路就位，应认真地将其固定好。

所有导管放置的一个共同难点是患者在脑损伤后的去抑制和（或）不能理解和遵守指令，导致不能依从喂养策略。

在所有的脑损伤病因中，葡萄糖耐受不良和高血糖非常普遍，且与不良预后很强的相关性。然而，通过干预来恢复全身性常血糖的益处仍未得到证实，与之相关的脑代谢应激增加也令人担忧。

电解质紊乱可能是由于全身性创伤引起的损伤应激反应，如钠和水潴留，但钾的损失增加。

长期患有肝脂肪变性、向心性肥胖和由于膈肌活动障碍导致通气功能障碍的患者容易出现过量喂养。

二、预防

要避免营养不良，最好注意以上的危险因素。然而，脑损伤后伴随的分解代谢，是目前任何治疗方法都无法避免的。

多学科小组与研究人员一起制订了开始喂养和监测营养进展的方案，这些方案已被证明可以防止组织分解。定期监测摄食量和营养筛查结果是每日检查的必要组成部分，以限制和避免喂养不足、不匹配或过量的并发症。

三、危机管理

（一）病理生理学和临床表现

1. 高分解代谢和营养不良导致急性重症的可能性不大，但会使其他问题变得极为复杂。

2. 在脑损伤患者中，血糖＞ 170mg/dl 与预后较差相关，而在一系列重症术后患者中，血糖水平＞ 140mg/dl 具有更高的死亡率。

3. 相反，随着强化胰岛素疗法的引入，大脑葡萄糖减少症和全身血糖过低都有报道。然而，最近的几项研究表明，这些全身性低血糖事件可能与长期预后无显著相关性。然而，降低脑葡萄糖的意义仍然不确定。有证据表明脑葡萄糖与脑代谢应激相关，但关于预后的数据很少。目前 100～140mg/dl 的温和目标仍然合理。

4. 即使使用保守的胰岛素疗法，也必须特别注意维持能量供应的连续性，尤其是当出现喂养不耐受时。

5. 再喂养综合征——一些存在营养不良的人群更容易遭受脑损伤，例如，酗酒或吸毒之前，以及老年人和贫困人口。他们因营养不良，体内的钾、镁和磷的储存减少，但血清浓度尚保持正常。能量需求的供应来自于脂肪储备、相对蛋白质的节约及胰岛素分泌减少。突然恢复碳水化合物的供应补偿，导致正常细胞内合成代谢的恢复。随之而来的离子转移导致血清磷酸盐、镁和钙的急性减少，同时伴有腺苷三磷酸和 2,3– 二磷酸甘油酸的缺乏。维生素 B_1 经常被消耗，加重脑病。低磷血症也会抑制钠和水的排泄。最终结果是膈肌 / 呼吸肌、心肌收缩力、氧解离和神经肌肉功能受损，这些可能会导致致命性后果，但是我们可以通过仔细监测及对高危患者进行分阶段喂养来避免。

6. 腹部紊乱是脑损伤患者常见的并发症，由相关的自主神经调节功能障碍和相关的腹部损伤或合并麻醉药和镇静药的使用引起。更严重的表现可继发于进展性腹内高压、膈肌障碍、肾后梗阻，如果特别严重，还可出现腹腔间隔室综合征。注意胃肠动力药、通便药和开胃药的使用，以及护理过程中对症状和体征的早期识别。

7. 应激性胃糜烂通常发生在脑损伤 24h 内，与损伤的严重程度相关，病因上与下丘脑自主神经活动相关。17% 的病例出现出血，出血后死亡率为 50%。缺血性脑卒中的发生率相对较低（尽管服用阿司匹林会增加风险），而脊髓损伤的发生率高达 20%，这支持迷走神经介导的过高分泌。预防性使用 H_2 受体拮抗药、质子泵抑制药和硫糖铝可明显减少严重出血的发展。这是以胃 pH 值变化为代价的，会导致包括艰难梭菌感染等肠道菌群的定植风险增加，同时导致与吸入受感染胃内容物相关的肺炎发病率增加，50% 以上的 TBI 患者出现呼吸机相关性肺炎。开始进食食物以后可将预防性抑酸药停用，平时床头抬高至少 30°。

8. 腹泻是肠内营养的常见并发症。可能的病因包括梭状芽孢杆菌的重复感染、营养剂高渗和过量纤维素成分。通过定期评估营养剂渗透压和纤维素含量可相对容易地避免由此引发的腹泻。

16% 脑损伤后接受康复治疗的患者已经感染了艰难梭菌，主要与抗生素引起的肠道菌群变化有关。典型的临床症状包括腹泻、腹痛、低热和白细胞增多。严重病例尚包括结肠炎、肝脓肿、菌血症、败血症、脾脓肿和胰腺脓肿、腹膜炎、小肠肠炎、骨和关节假体感染。治疗方法为口服甲硝唑，然后静脉注射万古霉素。

（二）患者评估

入院时的营养筛查应包括体检和基础代谢率测定。虽然白蛋白和前白蛋白可以作为有用的趋势监测指标，但它们往往反映炎症的分解代谢活动，而不是营养储备和蛋白质消耗的指标。入院时应检测微量元素和磷元素，并规律检测，因为血清水平可能不能及时反映机体总含量。

间接测热法仍然是能量需求评估的黄金标准。

正常成人的需求量大约为 2500kCal/d。多年来，Harris-Benedict 方程一直被用来确定能量需求，但研究证明其低估了脑损伤患者的能量需求。乘以 1.4 的转换系数可提高计算的准确性。

美国饮食协会（American Dietetic Association）推荐使用 Mifflin St Jeor 方程为危重患者的护理提供最准确的能量计算，尽管它在脑损伤方面仍有待证实。

（三）干预和治疗

建议的营养目标列于表 89-3。与标准配方相比，"免疫增强型"配方（含精氨酸、谷氨酸、益生菌、ω-3 脂肪酸等）降低了感染风险，而且没有证据支持谷氨酰胺与谷氨酸转换引起的兴奋性不良反应相关。如果患者同时患有肾脏损害则需要使用低蛋白营养剂。目前，人们对维生素、黄酮类化合物和微量元素的多药综合应用非常感兴趣。

使用合成代谢药物如生长激素等已被证明可以减少氮的损失和分解代谢活动，但可增加危重患者的死亡率——故不推荐使用。

要　点

- 在脑损伤和损害后，由于摄入减少和分解代谢增强，营养往往不能达标。
- 营养功能障碍不利于患者预后。
- 医源性因素常可以加重喂养不耐受现象。
- 多学科参与、流程化护理和系统的评估是实现良好营养控制的基础。
- 虽然适度的血糖范围对大脑是合理的，但正常血糖预示着有更好的预后，血糖干预对大脑代谢和预后的影响尚不确定。

表 89-3　脑损伤患者的推荐营养指标

蛋白质	1.5～2.2g/（kg·d）
热量：Harris Benedict 公式	女性：BMR=655 +（4.35 × 体重磅数）+（4.7 × 身高英寸数）-（4.7 × 年龄） 男性：BMR=66 +（6.23 × 体重磅数）+（12.7 × 身高英寸数）-（6.8 × 年龄）
热量：Mifflin St Jeor	男性：BMR =（10 × 体重 kg）+（6.25 × 身高 cm）-（5 × 年龄）+ 5 女性：BMR =（10 × 体重 kg）+（6.25 × 身高 cm）-（5 × 年龄）- 161
脂质	所需热量的 30%～40%
ω3：6	1 :（2～4）

推荐阅读

[1] Chapple LS, Deane AM, Heyland DK, Lange K, Kranz AJ, Williams LT, Chapman MJ. Energy and protein deficits throughout hospitalization in patients admitted with a traumatic brain injury. Clin Nutr. 2016;35(6):1315–22. https://doi.org/10.1016/j.clnu.2016.02.009. [Epub ahead of print].

[2] Cook AM, Peppard A, Magnuson B. Nutrition considerations in traumatic brain injury. Nutr Clin Pract. 2008;23:608–20.

[3] Doig GS, Heighes PT, Simpson F, Sweetman EA. Early enteral nutrition reduces mortality in trauma patients requiring intensive care: a meta-analysis of randomised controlled trials. Injury. 2011;42(1):50–6.

[4] Finfer S, Chittock D, Li Y, Foster D, Dhingra V, Bellomo R, Cook D, Dodek P, Hebert P, Henderson W, Heyland D, Higgins A, McArthur C, Mitchell I, Myburgh J, Robinson B, Ronco J. Intensive versus conventional glucose control in critically ill patients with traumatic brain injury: long-term follow-up of a subgroup of patients from the NICE-SUGAR study. Intensive Care Med. 2015;41(6):1037–47.

[5] Horn SD, Kinikini M, Moore LW, Hammond FM, Brandstater ME, Smout RJ, Barrett RS. Enteral nutrition for TBI patients in the rehabilitation setting: associations with patient pre-injury and injury characteristics and outcomes. Arch Phys Med Rehabil. 2015;96(Supp):S245–55.

[6] Kerner A, Schlenk F, Sakowitz O, Haux D, Sarrafzadeh A. Impact of hyperglycemia on neurological deficits and extracellular glucose levels in aneurysmal subarachnoid hemorrhage patients. Neurol Res. 2007;29(7):647–53.

[7] Vespa P, McArthur DL, Stein N, Huang SC, Shao W, Filippou M, Etchepare M, Glenn T, Hovda DA. Tight glycemic control increases metabolic distress in traumatic brain injury: a randomized controlled within-subjects trial. Crit Care Med. 2012;40(6):1923–9.

[8] Vonder Haar C, Peterson TC, Martens KM, Hoane MR. Vitamins and nutrients as primary treatments in experimental brain injury: clinical implications for nutraceutical therapies. Brain Res. 2016;1640(Pt A):114–29.

[9] Wang X, Dong Y, Han X, Qi XQ, Huang CG, Hou LJ. Nutritional support for patients sustaining traumatic brain injury: a systemic review and meta-analysis of prospective studies. PLoS One. 2013;8(3):1–14.

[10] Wang D, Zheng SQ, Chen XC, Jiang SW, Chen HB. Comparisons between small intestinal and gastric feeding in severe traumatic brain injury: a systematic review and meta-analysis of randomized controlled trials. J Neurosurg. 2015;123(5):1194–201.

神经外科重症的液体与电解质管理

Fluid and Electrolyte Management in Neurosurgical Critical Care

第**90**章

Guillermo Bugedo Maria Magdalena Vera　著

高　闯　译　魏俊吉　校

一、概述

在中枢神经系统损伤患者中，液体和电解质的平衡失调和紊乱是常见且非常令人担心的。紊乱可能作为疾病发生发展过程的一部分发生，也可能是医源性的。液体和电解质紊乱的后果常危及生命，也是决定预后的因素，特别是在被忽视或持续恶化的情况下。

二、液体管理

（一）预防

1. 颅脑损伤

颅脑损伤（TBI）的预后取决于原发性损伤的严重程度及存活后可能发生的继发性损伤程度。系统性低血压是继发性脑损伤的主要原因，应积极预防和治疗。用等渗或高渗液体恢复正常血容量是治疗策略的重要组成部分，目的是恢复足够的血压，从而减轻缺血和进一步的脑损伤。

TBI 和脑水肿患者的液体管理面临许多挑战，包括保持足够的脑灌注压（CPP），避免高血容量和保持渗透压。

几十年前，普遍采用低血容量和脱水以减少脑水肿（"保持它们干燥"），却导致低血压和危及脑的灌注。

Rosner 等在 20 世纪 90 年代中期挑战了这一概念，他们通过保护 CPP 来指导诊疗。液体管理旨在维持等血容量或轻度高血容量。在最初的 24~48h，使用等渗晶体、白蛋白和红细胞（RBC）维持肺动脉楔压（PAWP）> 12mmHg 和中心静脉压（CVP）在 8mmhg 以上，使血管外的水进入血管间隙，达到减少脑水肿得目的。

同时期，瑞典科学家提出了隆德概念，专注于改善灌注和挫伤周围的氧合（以灌注为导向的目标），但也关注降低颅内压（ICP-targeted goal）。对于这个方法，维持正常血容量是必需的，这可以通过输注红细胞以维持正常血红蛋白（125~140g/L）和输注白蛋白以使血浆渗透压来实现。这种液体疗法的目的是减少脑水肿和改善微循环。使用利尿剂（除了甘露醇），以避免高血容量和促进高血钠。

Rosner 和 Lund 方法都建议维持正常血容量，以避免低血压和保证脑灌注。液体平衡对于减少细胞外基质中液体的逐渐积累是非常重要的，否则液体积聚会加重脑水肿并增加颅内压。

2. 蛛网膜下腔出血和血管痉挛

脑血管痉挛是导致动脉瘤性蛛网膜下腔出血（SAH）发病和死亡的主要原因。高血压、高血容量和稀释血液（"3H"）治疗在 20 多年前被引入，以改善这些患者的脑血流。几项研究描述了"3H"疗法对脑血管痉挛引起的神经功能缺失的疗效。然而，其疗效尚未在随机对照临床试验中得到证实。此外，"3H"疗法有严重的不良反应，如肺水肿或心律失常，对于老年患者或心血管疾病患者必须慎用。肺动脉导管、持续心排血量监测（如脉搏指数持续心排血量，PiCCO）或重复超声心动图检查可帮助确定这些患者的液体负荷。

（二）危机管理

1. 晶体还是胶体？

在 TBI 患者中，等渗晶体（乳酸林格液和 0.9% NaCl）和胶体均可用于正常血容量。然而，由于缺乏足够的随机对照试验，关于液体的最佳选择存在不确定性。尽管临床证据有限，以晶体为基础的液体技术在创伤复苏方案中受到青睐。在比较盐水与白蛋白用于液体复苏的安全性研究中，460 例 TBI 患者使用白蛋白的死亡率高于盐水复苏（33.2% vs. 20.4%，P=0.003）。乳酸林格液和 0.9% NaCl 用于 TBI 患者是安全的。高渗溶液也可用于提高血浆渗透压和减少脑水肿。这些液体负荷方案大多基于生理终点，假设迅速恢复血容量将预防低血压和改善脑损伤患者的预后。

在 SAH 后的患者中，建议胶体联合等渗晶体应用以提供充足的液体负荷（如上所述）。如果即使给予充足的液体负荷，患者仍然存在不能改善的低血压和（或）神经损害，可以使用去甲肾上腺素 [0.05～0.3μg/(kg·min)] 提供血压支持，维持目标平均动脉压（MAP）在 100～130mmHg。

2. 最佳的血红蛋白浓度？

贫血在神经危重症患者中很常见，许多专家认为贫血与病情恶化有关。虽然大多数危重症患者对血红蛋白（Hb）浓度低至 70g/L 耐受性良好，但动物和临床研究数据表明，如此严重的贫血可能危及脑灌注和系统灌注，对脑损伤患者有害。输血对严重创伤性脑损伤患者有良好的生理作用。然而，在最近的一项 200 例闭合性脑损伤患者的临床研究中发现，无论是否给予促红细胞生成素，还是维持高于 100g/L 的血红蛋白浓度，均未能改善神经功能。

在不同的神经重症护理条件下，缺血在引起继发性脑损害中的重要性似乎有所不同。例如，脑血管痉挛和迟发脑梗死是动脉瘤破裂后病情加重的主要原因。相比之下，脑缺血在 TBI 或脑出血（ICH）的病理生理学中的作用尚需进一步讨论。

三、电解质紊乱与管理

（一）低钠血症

低钠血症是神经危重症中最重要和最常见的电解质紊乱。血浆钠浓度是决定血浆渗透压的主要因素，它调节着水在细胞内外的运动。因此，低钠血症（Na$^+$<135mmol/L）在神经疾病患者中尤其有害，因为它会产生或增加脑水肿。

1. 危机管理

（1）病理生理学：TBI 过程中，下丘脑 - 垂体 - 肾上腺轴功能障碍可随时发生，在严重损伤中更为常见。在创伤性脑损伤中可能存在多种激素紊乱，但并非所有的紊乱都会导致严重后遗症。其中最重要的是抗利尿激素分泌失调综合征（syndrome of inappropriate antidiuretic hormone secretion，SIADH）和脑耗盐综合征（cerebral salt-wasting syndrome，CSWS）。然而，低钠血症也可能继发于其他多种情况（表 90-1 和图 90-1），例如，医源性输注过量自由水和低渗液。通常，低血容量可能导致或一直处于低钠状态。

① 抗利尿激素分泌失常综合征：抗利尿激素分泌失常综合征（SIADH）与许多临床症状有关：肿瘤、非恶性肺部疾病、药物、神经系统疾病，包括脑肿瘤、卒中、动脉瘤性蛛网膜下腔出血（SAH）、颅脑损伤（TBI）、脑膜炎和脑炎。卡马西平相关的低钠血症也可能与这些患者有关。临床特征是非特异性的，取决于血钠的绝对值和发展速度。

SIADH 诊断标准如下所示。

- 血清钠<135mmol/L。
- 血清渗透压<280mmol/kg。
- 尿钠＞40mmol/L。
- 尿渗透压＞血清渗透压（通常＞100mOsm/kg）。
- 甲状腺、肾上腺和肾功能正常。
- 无周围水肿或脱水。
- 无钾和酸碱异常。
- 未使用利尿药。

② 脑耗盐综合征：CSWS 的特点是多尿和明显的尿钠，导致低钠血症和低血容量。文献描述 SAH 和血管痉挛患者脑钠肽（BNP）含量升高。它通常发生在脑损伤后的前 2 周，并在 2～4 周后自行消退。

CSWS 的生化和临床标准如下所示。

- 血清钠<135mmol/L。
- 血清渗透压低或正常。

表 90-1　神经外科患者低钠血症常见原因

> **细胞外液体积减少**
> · 肾外性钠丢失
> 　– 腹泻
> 　– 呕吐
> 　– 失血
> 　– 过度出汗
> · 肾源性失钠
> 　– 脑耗盐综合征
> 　– 利尿药
> 　– 渗透性利尿
> 　– 肾上腺功能不全
> **正常细胞外液体积**
> · 抗利尿激素分泌失调综合征
> 　– 中枢神经系统疾病
> 　– 药物（卡马西平）
> 　– 肺部疾病
> · 噻嗪类利尿药
> · 肾上腺功能不全
> · 甲状腺功能减退
> · 原发性烦渴
> **细胞外液体积增加**
> · 充血性心力衰竭
> · 肾衰竭
> · 肝硬化

- 高尿钠（＞ 50～100mmol/L）。

- 临床低血容量。

CSWS 的关键临床诊断是出现血容量减少和低钠血症。然而，CSWS 和 SIADH 在临床环境中往往难以区分，对治疗的反应可能有助于诊断（表90-2）。

(2) 临床表现及评估：急性低钠血症的症状继发于其对大脑的影响，包括头痛、厌食、嗜睡、恶心和呕吐。如果不及时治疗，当血浆 Na^+ 降至115mmol/L 以下时，低钠血症可导致休克、昏迷、呼吸停止和死亡，也可发生非心源性肺水肿。

低钠血症是神经外科患者的一种重要并发症，可能会对预后产生不利影响。它可能是 TBI 患者出现难治性颅内高压的原因之一。在 SAH 和血管痉挛患者中，低钠血症可能增加脑梗死的发生率和病死率。

2. 低钠血症的治疗

纠正低钠血症有两个基本原则：以安全的速度将血浆 Na^+ 浓度升高到安全水平，寻找和治疗潜在

的病因。

在严重颅脑损伤和颅内压增高的患者中，为了降低脑水肿，达到 150～155mmol/L 的 Na^+ 浓度是常见的治疗目标。在这些患者中，轻度低钠血症（130～135mmol/L）可能是灾难性的，应积极治疗。

如果低钠血症与高血容量（提示 SIADH）或低血容量（提示 CSWS）有关，则必须进行鉴别，因为治疗方法是相反的：SIADH 最好通过限制液体治疗，而 CSWS 需要增加钠（和液体）负荷。如果诊断不明确，可以在限制液体之前尝试补钠，因为低血容量可能危及脑灌注和加重预后。对于 CSWS 患者，等渗液体可能是必要的，如生理盐水（通常超过 5L），以恢复正常的血钠浓度和促进容量扩张。

单纯的限制液体或等渗性液体在严重低钠血症性脑病的急性期治疗中没有作用，而高渗性溶液，如 3% 氯丁酰亚胺钠 / 醋酸盐，已被安全地用于 SAH 患者和严重低钠血症性脑病的急性期治疗中。

外源性的盐皮质激素，如氟氢化可的松（0.1～0.6mg/d），可以导致盐的正平衡，可以安全地用于 CSWS 患者。近年来，抗利尿激素受体拮抗药（排水利尿药）在 SIADH 中的作用已被测试和证实有效。

纠正低钠血症需要经常测量血清钠水平，纠正速度不应超过 0.5mmol/(L·h)，以避免与快速血清钠纠正相关的不良反应（如桥脑髓鞘溶解）。当高渗溶液用于脑水肿患者时，应密切监测钠水平，如每隔 6～8 小时监测。

（二）高钠血症和高渗综合征

高钠血症（Na^+＞145mmol/L）在重症监护室的神经危重症患者中的发生率没有那么高，但并不罕见，两者均可由于下丘脑功能障碍引起或继发于脑水肿患者高渗盐水治疗（诱导或治疗性高钠血症）。

1. 危机管理

(1) 病理生理学：高钠血症最常见的原因是失水、液体摄入不足和（或）外源性的钠摄入过多。非诱导性高钠血症通常意味着体内总水量的减少，是一种高渗状态，引起细胞脱水。

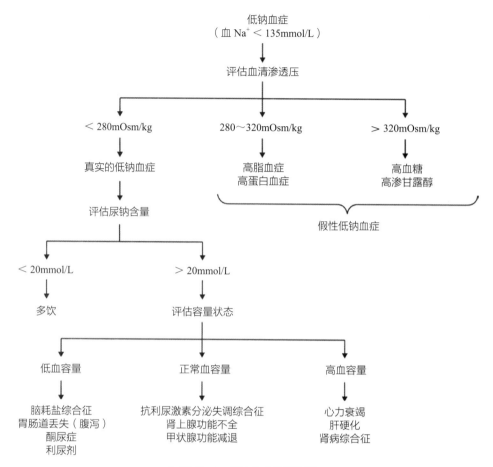

▲ 图 90-1　低钠血症诊断流程

表 90-2　抗利尿激素分泌失常综合征与脑耗盐综合征的临床特征

	SIADH	CSWS
细胞外液体积	增加	正常 / 下降
血浆体积	增加 / 正常	减少
盐平衡	正 / 平衡	负
水平衡	正 / 正常	负
前负荷	正常 / 增加	减少
血清钠	低	低
血清钾	正常	正常 / 增加
血尿酸	减少	正常 / 下降
血肌酐	减少	增加
血渗透压	减少	减少
尿钠	高	高 / 非常高
尿渗透压	高	正常 / 高
尿量	正常 / 多变	高

据报道，高钠血症相关的死亡率超过 50%，通常不是由疾病本身引起，而是由于治疗不当。用低渗液迅速纠正高钠血症可引起渗透性脑水肿。

口渴是预防高钠血症的主要防御手段。高渗状态只有在饮水障碍或口渴机制受损时才能维持，如精神状态改变的患者、插管患者和极端年龄的患者。

尿崩症（DI）的特征是 ADH 分泌完全或部分衰竭（中枢性 DI）或肾脏对 ADH 的反应缺失（肾性）。大多数 DI 患者不会发展成高钠血症，因为他们的口渴机制是完整的。

在脑损伤的背景下，当出现高钠血症伴高尿量的情况下应考虑 DI 的诊断。

① 高尿量（＞ 200ml/h）。

② 高血清钠（＞ 145mmol/L）。

③ 高血清渗透压（＞ 305mmol/kg）。

④ 低尿渗透压（＜350mmol/kg）。

机体对外源性抗利尿激素的反应可证实尿崩症的诊断。

在合并脑水肿的神经危重症患者中，高渗盐水（3%～7%）常被用来诱发高钠血症（Na^+ 145～155mmol/L）和高渗性，以降低颅内压。在这些患者中，高钠血症与过量的钠和水有关。甘露醇也可用于诱导高渗状态，但血钠浓度将向相反方向移动（见图 90-1）。

(2) 临床表现及评估：高钠血症相关的症状是非特异性的，继发于脑活动和心血管疾病。早期出现厌食、躁动、恶心和呕吐，并可能发展为精神状态改变、神志不清或昏迷。肌肉骨骼症状可能包括抽搐、反射亢进、共济失调或震颤。

2. 高钠血症治疗

正确治疗高钠血症需要双管齐下：解决根本原因和纠正高渗。对于数小时内发生的急性高钠血症患者，快速纠正血钠浓度 [± 1mmol/(L·h)] 可在不增加脑水肿风险的情况下改善病情，因为电解质可迅速从脑细胞中挤出。然而，快速纠正慢性高钠血症可能导致水进入细胞，引起水肿和脑水肿。

在纠正高钠血症时，对于危重患者，必须特别注意脑水肿形成或加重的危险。建议纠正速率不超过 0.5mmol/(L·h) 或 10～12mmol/(L·24h)。

口服或饲管给自由水是纠正高钠血症的首选途径。如果无效，低渗液体，如 5% 葡萄糖或 0.45% 氯化钠静脉滴注是安全的。

尿崩症的首选治疗是去氨加压素，特别是当尿量＞ 200～250ml/h 并持续 6h 或以上时。在急性重症监护情况下首选注射用去氨加压素（0.4～1μg 静脉或皮下注射），但尚没有关于最佳用法的共识，作用时间通常持续 12h，但在作用时间和幅度上存在显著的个体差异，增加剂量前应仔细评估体液和电解质平衡。

（三）高钾血症

钾是体内最丰富的阳离子，主要在细胞内。人体内 2% 的钾存于细胞外，血清中钾离子的浓度被严格控制在 3.5～5.0mmol/L。跨细胞膜的钾离子梯度有助于维持包括心肌在内的神经和肌肉细胞的兴奋性。因此，钾离子失调是引起危及生命的心律失常最常见原因之一。

1. 危机管理

(1) 病理生理学：钾主要由肾脏排出，因此高钾血症（K^+ ＞ 5.5mmol/L）最常见的原因是肾脏排泄功能受损，但也可由细胞内钾释放增加引起（表 90-3）。高钾血症是神经重症患者相对不常见的电解质异常；然而，它也可能发生于那些同时患有急性或慢性肾衰竭的患者。

(2) 临床表现及评估：高钾血症时最先出现的指标可能是心电图异常或心律失常。血钾水平升高导致的进行性心电图改变包括高尖 T 波、延长 P-R 间隔和 P 波变平。当钾水平高于 8.0mmol/L 时，QRS 波变宽，此时如果不立即治疗，患者心搏骤停的风险非常高。

2. 高钾血症的治疗

高钾血症没有标准的治疗方法，它取决于严重程度和心电图异常（表 90-4）。紧急治疗的目的是保护心脏免受恶性心律失常的侵害（钙、碳酸氢盐）或将钾移入细胞 [如过度通气（碱中毒）、胰岛素、β 受体激动药]。

从体内去除钾是高钾血症的最终治疗方法，它通常取决于肾功能。循环利尿药（如呋塞米）和 0.9% NaCl 溶液一起将增加利尿量和钾的排泄。如果患者少尿，可以透析治疗。也可以通过胃肠道给予阳离子交换树脂从体内移除钾。

（四）低钾血症

1. 危机管理

（1）病理生理学：低钾血症（$K^+ < 3.5mmol/L$）

表 90-3　高钾血症的常见原因

药物
ACEI（如卡托普利）
非甾体抗炎药（如布洛芬、双氯芬酸）
β 受体拮抗药（如阿替洛尔）
补钾药物（口服或静脉替代）
留钾利尿药（如螺内酯）
肾脏疾病
急性和慢性肾功能衰竭
4 型肾小管酸中毒
代谢性酸中毒
饮食
含钾量高的食物
内分泌失调
艾迪生病
低肾素
胰岛素缺乏 / 高血糖
血液病 / 大量细胞死亡
肿瘤溶解综合征
横纹肌溶解
大量输血
大量溶血——机械性细胞损伤
其他
高血钾周期性麻痹
假性高血钾
红细胞异常
血小板增多
白细胞增多

ACEI. 血管紧张素转化酶抑制药
修改自 Alfonzo et al., 2006.

是 ICU 患者最常见的电解质紊乱之一，最常见的原因是肾脏和胃肠道的丢失过多（表 90-5）。不幸的是，在神经危重症患者治疗中，一些常见的治疗方法可能导致低钾血症。例如，甘露醇常用于治疗 ICP 升高，它具有排钾特性。氟氢可的松可用于治疗 CSWS 导致的低钠血症，也可导致肾排钾增多。其他的治疗方法，如过度通气（碱中毒）、类固醇、胰岛素和沙丁胺醇，也可能由于它们将钾从血管内转移到细胞内而导致低钾血症。

（2）临床表现及评估：中度至重度低钾引起心电图改变，包括 U 波、t 波变平和 ST 段改变。当心律失常与其他促心律失常的情况如缺血、洋地黄中毒或镁元素缺乏相结合时，发生心律失常的频率更高。

对于有心律失常高风险的患者，如常合并有心脏疾病的 SAH 或脑梗死患者，应密切监测血钾水平，并根据需要予以补充。

2. 低钾血症治疗

静脉输注钾应以不超过 $10 \sim 40mmol/h$ 的速度连续输注。由于高钾血症的风险，患者应进行连续心电监测和系列取样监测血钾水平。

由于镁在钾跨膜运输中的作用，需要同时纠正低镁血症。在低镁血症的情况下，替代治疗难以纠正低钾血症和低钙血症。因此，经常同时补充镁盐（如硫酸镁）与钾。

（五）低镁血症

镁是细胞内第二丰富的阳离子，仅次于钾。镁作为辅助因子，参与多种涉及 ATP 的酶促反应，调节钙向平滑肌细胞内移，使之成为心肌收缩力和血管张力的重要影响因素。硫酸镁在不同脑卒中动物模型中具有神经保护作用。然而，在脑卒中患者的

表 90-4　高钾血症的治疗药物

疗　法	剂　量	起始（min）	持续时间（h）
氯化钙	10ml 10% IV	1～3	0.5～1
碳酸氢钠	1mmol/kg IV	15～30	数小时
50% 葡萄糖 / 胰岛素	10U/25g IV	15～30	4～6
沙丁胺醇	0.5mg IV/20mg Neb	15～30	4～6

IV. 静脉注射；Neb. 喷雾
修改自 Alfonzo et al., 2006.

表 90-5　低钾血症的常见原因

> **钾丢失增多**
> - 药物：利尿药、甘露醇、泻药滥用、甘草、类固醇、氟氢化可的松
> - 胃肠道损失：腹泻、呕吐、回肠造瘘、肠瘘、绒毛状腺瘤
> - 肾脏：肾小管疾病，Barther 综合征，Liddle 综合征，Gitelman 综合征，肾性尿崩症
> - 内分泌：醛固酮增多症，Gushing 综合征，Conn 综合征
> - 透析：血液透析对低钾透析液，腹膜透析
>
> **跨细胞迁移**
> - 胰岛素 / 葡萄糖治疗
> - β 受体肾上腺素能刺激（如沙丁胺醇）
> - 碱中毒
> - 低温
> - 低钾性周期性麻痹
>
> **减少钾的摄入量**
> - 食物摄取不足（每日少于 1g）
>
> **缺镁（增加肾钾流失）**
> - 摄入量不足
> - 镁丢失增加

修改自 Alfonzo et al., 2006.

临床试验中或在 SAH 患者中使用硫酸镁预防血管痉挛没有显示出任何益处。

其神经保护作用可以通过以下几种机制来实现。

① 作为内源性钙通道阻滞药。

② 抑制兴奋性神经递质释放（如谷氨酸）。

③ 作为 NMDA 受体拮抗药。

④ 直接调节血管平滑肌松弛。

镁作为一种药理学药物，常被用在各种条件下，通常为硫酸镁 0.5～1g/h 的速度连续静脉输注。镁也是治疗尖端扭转型室性心动过速及由洋地黄引起的其他心律失常的一线药物。

1. 危机管理

(1) 病理生理学：低镁血症（$Mg^{2+} < 0.65mmol/L$）的发生主要是由于肾脏损失（例如，给药后的循环利尿药）或 CSWS。临床上，低镁血症常伴有低钾血症和低钙血症。

(2) 临床表现及评估：低镁血症的症状包括神经肌肉应激性和无力，肌肉痉挛，癫痫和昏迷，以及心律失常。

大约 30% 的 SAH 患者在入院时同时存在低镁血症。低镁、SAH 和心律失常之间的关系尚不清楚。缺镁会导致心肌细胞复极延长和心电图 Q-T 间期延长。尖端扭转型室性心动过速常伴有低镁血症。

低镁水平会降低癫痫发作的阈值，而目前镁是预防癫痫发作的主要药物。

2. 低镁血症的治疗

通常以 10g/d 的速度缓慢静脉注射硫酸镁来纠正镁缺乏。在紧急情况下，可在 1～2min 内注入 8～12mmol（2～3g）硫酸镁，然后在接下来的 5h 内注入 40mmol（10g）。快速静脉注射硫酸镁常伴有明显的恶心和呕吐。高镁血症（$Mg^{2+} > 1.0mmol/L$）很少发生在治疗性镁输注后，通常发生在肾衰竭患者。高镁血症在 2mmol/L 水平以上时出现症状。症状从反射不足发展到完全的房室传导阻滞、呼吸衰竭和心搏停止。虽然在神经危重症患者中高镁血症不是一个常见的问题，但应该被纳入反射减弱患者的鉴别诊断。

（六）低钙血症

钙是细胞内重要的信使，并可调节细胞功能。中枢神经系统损伤后，钙在神经元死亡中起着重要的作用，因此在神经重症患者中起着至关重要的作用。细胞毒性细胞内钙超载是通过谷氨酸受体、电压门控钙通道和 pH 依赖性钙通道介导的。在重症监护患者的管理中，钙也是肌肉收缩的主要递质。

钙通道阻滞药尼莫地平已被证明可降低 SAH 后迟发性脑缺血的发生率，目前在 SAH 患者住院时常规使用，并持续使用 21d，尚未在缺血性脑卒中患者中观察到类似的益处。

1. 危机管理

(1) 病理生理学：低钙血症（$Ca^{2+} < 1.1mmol/L$）是重症监护治疗中最常见的电解质紊乱之一。常见的原因包括颈部手术后的甲状旁腺功能减退、苯妥英和苯巴比妥治疗、肾衰竭和输血（红细胞中柠檬酸盐抗凝血药与钙结合）。

由过度通气引起的呼吸性碱中毒（用于治疗 ICP 升高）导致蛋白结合钙增加。

(2) 临床表现及评估：临床表现与心脏、神经传导及心肌收缩功能减退有关。心脏表现包括延长 Q-T 和 S-T 间期，心排血量减少，低血压和心动过

缓，并可进展为室性心律失常。神经系统症状包括感觉异常、全身肌肉无力、手足抽搐及癫痫。

2. 低血钙症的治疗

对于有症状和低钙血症的患者，可以通过缓慢注射 1g 氯化钙来补钙。没有明确的证据表明肠内补钙对危重患者的预后有影响。

要 点

- 低血压是可预防的继发性脑损伤的主要原因之一，应积极预防和治疗。
- 用等渗或高渗液体维持正常血容量对恢复血压至关重要，从而防止缺血和其他脑损伤。
- 尽管临床证据有限，等渗晶体在液体复苏方案中更受欢迎。
- 对于 ICP 升高或有脑缺血风险的患者，当血红蛋白浓度＜80～90g/L 时，建议输注红细胞。
- 钠是血浆渗透压的主要决定因素，它调节着细胞内外水的流动。
- 钠离子紊乱在脑损伤患者中是常见的和高度有害的，应该避免，如果出现，应该及时治疗。
- 低钠血症与水分进入细胞有关，因此可能增加脑水肿和颅内压。
- 当低钠血症或高钠血症发生时，测量尿钠、血和尿渗透压，以及血管内容量状态，可能有助于确定病因和选择适当的治疗策略。
- 高钠血症可导致高张性渗透压升高，可能发生于使用高渗溶液治疗脑水肿和颅内高压时。
- 需要密切监测神经重症患者血钠浓度以满足所需的血钠水平和渗透压状态。
- 钾主要由肾脏排出，高钾血症通常与肾衰竭有关。

- 治疗性利尿或透析是治疗高钾血症的确定方案。
- 低钾血症是 ICU 患者最常见的电解质紊乱之一，经常由肾脏和胃肠道损伤引起，通常继发于其他治疗措施。
- 由于存在高钾血症的风险，静脉补钾时需要持续的心电监测和连续监测并控制血钾水平。

推荐阅读

[1] Alfonzo AV, Isles C, Geddes C, Deighan C. Potassium disorders – clinical spectrum and emergency management. Resuscitation. 2006;70(1):10–25.

[2] Ellison DH, Berl T. Clinical practice. The syndrome of inappropriate antidiuresis. N Engl J Med. 2007;356(20):2064–72.

[3] Fraser JF, Stieg PE. Hyponatremia in the neurosurgical patient: epidemiology, pathophysiology, diagnosis, and management. Neurosurgery. 2006;59(2):222–9; discussion 222–229

[4] Investigators SS, Australian, New Zealand Intensive Care Society Clinical Trials G, Australian Red Cross Blood S, George Institute for International H, Myburgh J, Cooper DJ, Finfer S, Bellomo R, Norton R, et al. Saline or albumin for fluid resuscitation in patients with traumatic brain injury. N Engl J Med. 2007;357(9):874–84.

[5] Kramer AH, Zygun DA. Anemia and red blood cell transfusion in neurocritical care. Crit Care. 2009;13(3):R89.

[6] Moritz ML, Ayus JC. Maintenance intravenous fluids in acutely ill patients. N Engl J Med. 2015;373(14):1350–60.

[7] Noronha JL, Matuschak GM. Magnesium in critical illness: metabolism, assessment, and treatment. Intensive Care Med. 2002;28(6):667–79.

[8] Robertson CS, Hannay HJ, Yamal JM, Gopinath S, Goodman JC, Tilley BC, Epo Severe TBITI, Baldwin A, Rivera Lara L, Saucedo-Crespo H, et al. Effect of erythropoietin and transfusion threshold on neurological recovery after traumatic brain injury: a randomized clinical trial. JAMA. 2014;312(1):36–47.

[9] Singh S, Bohn D, Carlotti AP, Cusimano M, Rutka JT, Halperin ML. Cerebral salt wasting: truths, fallacies, theories, and challenges. Crit Care Med. 2002;30(11):2575–9.

神经外科重症的体温管理
Temperature Management in Neurosurgical Critical Care

第
91
章

Martin H. Dauber　著

高　闯　译　魏俊吉　校

一、概述

实验证据和临床经验表明，神经损伤后细胞损伤存在多种机制。20 世纪 50 年代以来的实验室研究证明，亚低温有很多好处。从那时起，亚低温被认为对一些神经系统疾病有效。

基于实验和临床证据，本章探讨了当前的一些适应证，包括预防术后和脑出血患者颅内压升高，以及在卒中和中枢神经系统损伤（脑和脊髓）患者中的应用，同时简要介绍其在心搏骤停后的应用。

（一）实验证据

在拿破仑统治时期，Baron de Larrey 使用低温疗法来保存截肢的肢体，并在战场手术中提供麻醉效果。1950 年，研究表明在狗和灵长类动物模型中，在心搏骤停及之后，轻度大脑低温改善了神经功能。几年之后，Rosomoff 和 Gilbert 发现体温与颅内压和脑容量有直接的关系。几项研究表明，低温对脑组织有好处，因为它会降低大脑代谢率（cerebral metabolic rate，$CMRO_2$）和血流。这些发现很快被心血管专家采用，他们在体外循环中采用低温疗法来防止其对中枢神经系统的损害。

由于大脑的新陈代谢依赖于温度，低温降低了耗氧量、葡萄糖利用和乳酸的产生。从 37℃ 开始，每降低 1℃，$CMRO_2$ 降低 6%～7%。由于新陈代谢的减少，体温每降低 1℃，大脑 pH 升高 0.0161。兴奋性毒性是由神经递质谷氨酸、多巴胺和血清素介导的神经元受损和死亡的病理过程，低温可降低

这一毒性作用。钙依赖性蛋白激酶 C（PKC）在缺血时转移到神经细胞膜上，低温可抑制这一破坏过程。

低温引起的血管收缩也会减少脑血流。这种机制减少了颅内容量，从而降低了颅内压，尤其是在颅脑损伤（TBI）中。在显微镜水平上，低温可降低血脑屏障（BBB）的通透性，这一机制可能是由于低温减弱了破坏血脑屏障的细胞外酶的作用。因此，低温对脑血管的影响是一种重要的神经保护机制，可以抑制缺血性损伤中常见的血脑屏障通透性增加、血管源性水肿形成和循环炎症介质外渗。

（二）临床证据

虽然实验证据证明低温治疗是有益的，但在临床文献中，对于应用低温治疗的循证医学证据尚存在相当大的争议。

1. 颅脑损伤

对于颅脑损伤，许多随机对照研究证实低温治疗患者总体死亡率变化不一，在统计学上未显示有显著的益处。最近一项对 TBI 低温治疗的 Meta 分析（包括 8 个 800 名患者的临床试验）显示，与传统疗法相比，死亡率降低了 20%，"良好的神经功能预后"的患者增加了 25%，尽管这些效果在统计学上并不显著。低温超过 48h 的患者死亡率降低，神经功能预后更好。因此基于这篇综述，脑创伤基金会（BTF）/美国神经外科医师协会（AANS）指南工作组已经发布了一个（Ⅲ级）推荐，可选择性地和谨慎地对成人 TBI 患者使用低温疗法。

2. 脊髓损伤

尽管脊髓的生理和解剖学在很多方面被认为与大脑相似，但还是存在一些细微的差异，并对我们的研究产生了影响。虽然在脊柱和脊髓手术中，大脑很少直接暴露在医生面前以施加低体温，但对受损或有危险的脊髓直接施加低体温是可能的。脊髓损伤（SCI）是一种进展性损伤，多发生于青年男性。包括药物干预，如类固醇、NMDA 拮抗药、巴比妥酸盐，以及低体温在内的许多治疗方法，已被主张用于治疗 SCI。

20 世纪 60 年代进行的动物实验研究支持低温疗法。脊髓的局部降温是在手术减压时用冰盐水进行的，其机制在 20 世纪 90 年代被阐明，当时的研究表明，早期的降温措施（相对于损伤的时间）可以减少对微血管系统的有害影响，并减少局部肿胀。进一步的研究表明，在大鼠损伤后 30min 内诱导全身低体温并维持 4h，可以更好地保护灰质和白质，以及运动功能。组织学研究也证实了低温对动物运动功能的益处。

临床上脊髓缺血可能是由于外伤或医疗操作如主动脉夹闭造成的。最初的实验是在脊髓暴露期间局部使用冷灌，但结果不确定。由于副作用（主要是寒战），近来更多的全身低温治疗的尝试都失败了。由于这些副作用可以通过降低寒战阈值的药物来控制，因此，开展确定性的随机对照研究是可行的。文献报道了 2010 年一名国家橄榄球联盟球员的病例，他的 C_3/C_4 颈髓骨折错位，合并美国脊髓损伤协会（ASIA）A 型损伤（完全感觉缺失），最终他的感觉运动功能几乎完全恢复了。在球员被送往医院的过程中，立即施行亚低温治疗，文章认为他获得显著改善的原因是在最初的几天里，为了达到低温所采取的被动和主动措施。

3. 心搏骤停后

2002 年，国际复苏联络委员会高级生命支持工作组发表了一份关于治疗性低温的建议声明。对于在最初心律为心室颤动，且在院外心搏骤停后恢复自主循环（ROSC）的无意识成年患者，建议降温至 32～34℃ 12～24h。2 年后，专家小组指出，低温可能对其他心律失常和院内心搏骤停也有好处。（本文作者所在的芝加哥大学目前正在对住院心搏骤停且恢复自主心律的患者进行低温治疗研究。）最近的一篇临床实践文章强调了这些原则的应用和其中的临床困难。在临床医学中，院外心搏骤停是一个定义不清的问题，虽然低温治疗可以改善预后，但也会混淆预后。

目前正在对其他疾病的低温治疗进行研究，如溺水、创伤性心搏骤停、新生儿缺氧缺血性脑病、肝性脑病、ARDS 和各种儿科情况。在每一种情况下，都有证据支持不同程度和不同持续时间的低温治疗。由于人们对这种模式及其在许多疾病状态下的潜在益处非常感兴趣，在未来，它很可能成为一个非常有研究价值的领域。

4. 缺血性和出血性脑卒中

如前所述，在缺血性实验模型中观察到的低温的益处是许多生物效应综合作用的结果。低温对梗死的组织无实质性影响；相反，任何有益作用可能都发生在半暗带。尽管一些早期报道显示，低温对于有自主呼吸患者的死亡率有微小和统计学不显著的改善作用，但需要安全气道进行机械通气和控制寒战限制了低温疗法在卒中患者中的应用。将低温疗法与药物治疗（组织纤溶酶原激活剂）进行比较，也得到了类似的结果。在一项大范围缺血性脑梗死的前瞻性研究中（＞ 1/3 半球型脑梗死），与单纯大骨瓣减压相比，大骨瓣减压与亚低温联合有改善 6 个月预后的趋势。目前许多临床问题仍然没有答案，并且是正在进行的试验的重点。

在分级较差的蛛网膜下腔出血中，巴比妥类联合低温治疗没有积极的长期作用。对于低级别蛛网膜下腔出血且行动脉瘤手术治疗的患者，多中心动脉瘤术中低温治疗试验（IHAST）研究未能证实术中低温治疗的益处。支持低温治疗颅内出血的动物研究和临床研究较少。

（三）亚低温治疗的并发症

任何治疗措施，包括刻意的低温治疗，都可能导致潜在的并发症。临床医师需要知道如何及时预防、识别和治疗这些并发症。在开展低温治疗时需要保持患者舒适和干预的可耐受性，可以采取几种安全有效降低体温的方法，这可能有助于预防或降低发生重大并发症的风险。"预防"部分介绍了神经重症监护病房中使用的一些最常见技术。"危机管理"部分讨论了低温对心血管功能、凝血和代谢功能及感染风险的不良影响。本章最后提出了在神经重症监护病房开展低温治疗的初步建议。

二、预防

在 ICU 给患者降温有以下几种基本方法。

1. 传统的表面冷却和冷却液。

2. 商用表面冷却装置。

3. 血管内冷却设备。

4. 体腔灌洗，体外循环，全身浸冰，冷却头盔。

常规冷却可以在神经学评估、麻醉、镇静和放置核心温度监控器后开始。随后，为了保持低温，可以在腹股沟、颈部和腋下放置冰袋。水冷橡胶床垫可以放置在患者身上，因为放置在患者身下会造成皮肤破损。虽然这些相对简单的方法往往是有效的，但仍存在缺点，包括缺乏反馈回路，导致过度冷却发生率高和维持目标温度所需的护理警惕性。用这些传统的和广泛使用的方法，冷却速率是不可预测的。

商用表面冷却装置，如 Arctic Sun device（Medivance，Louisville，CO），通过患者 / 温度反馈回路控制通过 ArcticGel 垫循环水的温度。当覆盖约 40% 表面的垫子将热量从患者体内传递出去时，患者可以被冷却或保持常温。缺点是购买材料和一次性凝胶垫成本高。CoolBlue（Innercool Therapies，圣地亚哥，加州）和 ThermoWrap（ThermoWrap，MTRE，Rehovot，以色列）是最近推出的价格较低的材料，没有 Arctic Sun 的那种凝胶。与 Arctic Sun 一样，它们都有伺服单元，以提高使用方便性和安全性。其他类似的可以更快冷却的设备正在动物身上进行测试。

血管内冷却装置与放置大口径中央管相关的并发症包括放置风险、感染和血栓形成。然而，一旦放置，这些导管可以发挥中央导管的附加功能。摄氏度控制系统（内冷疗法）是一个伺服控制系统，其中水通过一个（10.7 Fr 或 14 Fr）金属导管循环，该导管表面有纹理，通过股静脉放置在下腔静脉。在使用期间，患者必须保持不动，以防导管移动。设备上没有输液口或监控口，因此可能需要额外的中心静脉通道。

目前还没有关于设备或技术的直接比较，所以每个机构都需要结合自身条件比较其有效性和安全性。

三、危机管理

（一）寒战

寒战会使患者惊醒。它还导致以下不利方面的增加。

1. 总代谢率。

2. 耗氧量。

3. 呼吸。

4. 心率。

5. 心肌需氧量和耗氧量。

在围术期患者中，低温可能增加心脏疾病的发病率，尤其是对于那些既往存在心脏疾病的患者。这些结果可能来自于血流动力学和中枢神经系统的反应，而不是来自于寒战本身。它们可以通过包括镇静药、阿片类药，以及抗交感神经在内的药理学手段加以控制。镁（2g 静脉注射超过 1h）和非去极化肌松药（在有控制通气的患者中）也可能有助于启动低温治疗，然后可根据需要添加咪达唑仑和哌替啶。

（二）心血管的影响

体温过低会导致复杂的心血管效应；对心肌和收缩力的相反作用取决于患者的容量状态和镇静程度。在接受预防寒战治疗的患者中，轻度低温会降低心率，增加收缩力，但随着血压的轻微升高，心排血量会下降。因此，将改善心肌氧的供需平衡。然而，深度低温（<30℃）会导致收缩力下降。此外，利尿往往导致体温过低，并通过增加静脉回流，增加心房钠尿肽，以及降低抗利尿激素，引起血容量降低。尽管如此，只要注意预防和治疗容量损失，就可以保持正常压力。

静脉回流的增加会引起轻微的窦性心动过速，尤其是对于未服用镇静药的患者。当体温降至 35.5℃ 以下时，窦性心动过缓是由于起搏细胞复极化速率降低，心电图发现 P-R 和 Q-T 间期延长，QRS 波群增宽。当温度降到 28～30℃ 以下时，可导致心房颤动、室性心动过速或心室颤动。因此，ICU 内应尽量避免温度低于 30℃。

（三）凝血障碍

众所周知，在手术室里，即使是轻微的低体温也会引起血小板数量减少和功能障碍，进而引起凝血障碍。当温度低于 33℃时，级联反应中的凝血因子合成和功能受到影响，至少在体外是这样的。在低温治疗颅脑损伤、心搏骤停或脑卒中患者中，这些尚未被临床证实。

（四）免疫抑制

低温通过抑制白细胞迁移和吞噬，以及减少细胞因子的产生来抑制促炎反应。低温患者发生院内感染的风险与治疗的持续时间（＞ 24h 为高风险）及治疗的适应证（心搏骤停风险低，卒中患者风险高）有关。体温过低可能会掩盖感染的迹象，如发热、C 反应蛋白和白细胞计数。增加冷却装置的工作负荷可能是唯一的线索。

（五）其他问题

体温过低的其他影响包括排便功能下降和胃排空延迟。血清淀粉酶可能增加，但胰腺炎是罕见的。低温治疗中其他实验室值的变化包括以下几个方面。

1. 高血糖。

2. 电解质水平低。

3. 血小板减少症。

4. 白细胞计数降低。

5. 肝功能试验升高（谷丙转氨酶和谷草转氨酶）。

6. 应激激素含量升高（皮质醇、肾上腺素和去甲肾上腺素）。

尽管在治疗性亚低温过程中有可能会破坏全身的许多系统，但对每个系统的关注会维持一个可控的临床状态，并且很少会导致治疗中断。

在确定治疗性低温的临床适应证后，必须进行完整的神经学检查（图 91-1），因为在开始治疗后，其结果将是可疑的。目标通常是将核心体温降到 33℃，持续 12～24h。

将 4℃等渗性液体以 30～40ml/kg 剂量注入静脉，可以迅速降低核心温度 3～4℃。在血流动力学允许的情况下使用镇静药。咪达唑仑和哌替啶对镇静和减少寒战特别有帮助。保持血清钾水平高于 38mmol/L。维库溴铵 0.1mg/kg 或罗库溴铵 1.0mg/kg 均可用于非去极化的神经肌肉阻滞，且均无心血管不良反应。对肾损伤患者可使用阿曲库铵 0.15mg/kg。必须给予充分的通气支持以维持氧和 pH 值正常化。在低血压期间，应使用 pH 值统计法来处理血气，因为这种方法可以使大脑对生理干扰做出更一致的正常反应。

应严格控制血糖水平在理想范围内（＜150mg/dl）。应维持血压以提供所需的脑灌注压（取决于亚低温的指征）。如怀疑感染（如在过程中或起始复苏期间吸入性肺炎），应考虑早期应用广谱抗生素。应关注皮肤以防止冷却装置损坏皮肤。

当决定开始恢复正常体温时，无论是由于假定的成功或失败，还是由于对程序的不耐受，都应该认识到，"升温"应该以 0.25～0.33℃/h 的速度进行，以防止出现问题。因为皮肤血管舒张，血流动力学不稳定是常见的，炎症反应可能随后发生。应停用神经肌肉阻滞对麻痹的控制，并使用周围神经刺激器监测其残余效应。在升温过程中应慢慢停止镇静。当患者准备好时，可以停止通气支持，并在适当时机拔管。可以用哌替啶或对乙酰氨基酚 650mg 治疗寒战。72h 内温度不能超过 37.5℃，此时可以重新进行神经预后评价。

要 点

- 实验和临床数据表明低温治疗在神经重症患者中具有潜在的价值，目的是保护中枢神经系统或防止某些情况下的恶化，包括以下几个方面。
  - 术后 ICP 升高。
  - 脑出血并发 ICP 升高。
  - 缺血性脑卒中。
  - 脑和脊髓损伤。
- 低温对 CNS 预后具有理论上的优势，这些优势在小型研究中得到了临床证实。通过扩展审慎性低温的应用可能加深我们的理

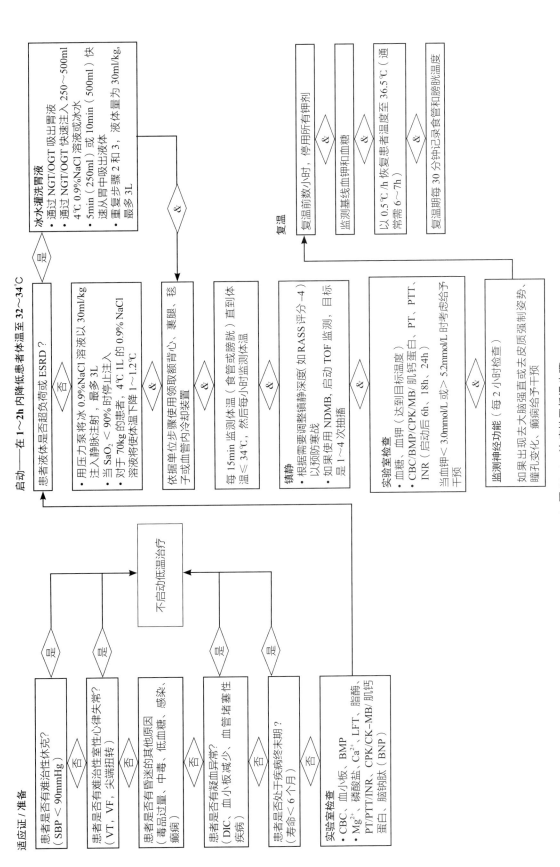

▲ 图 91-1　治疗性亚低温步骤

SBP. 收缩压; VT. 室性心动过速; VF. 心室颤动; DIC. 弥散性血管内凝血; CBC. 完整的血细胞计数; BMP. 基本代谢率; LFT. 肝功能试验; PT. 凝血酶原时间; PTT. 部分凝血活酶时间; INR. 国际规范化比率; ESRD. 终末期肾病; CPK. 肌酸激酶; CK-MB. 肌酸激酶（肌型和脑型）; RASS. RASS 镇静量表; NDMB. 非去极化肌松药; TOF. 四个成串刺激监测; NGT. 鼻胃管; OGT. 口胃管; T. 温度

557

解，减少患者潜在疾病导致的中枢神经系统损害。

- 有几种方法可用于冷却患者，包括表面冷却、静脉输液冷却、体腔冲洗和体外循环，也有一些专有设备可以使用。

- 全身降温的并发症主要与寒战有关，这很容易通过药物预防。心源性、感染性、代谢和其他系统可能受到影响，但很少是逆转低温治疗的原因。

致谢　感谢 OHSU 麻醉和围术期医学的 Amy Cissell 女士设计的低温治疗流程图。

推荐阅读

[1] Peterson K, Carson S, Carney N. Hypothermia treatment for traumatic brain injury: a systematic review and meta-analysis. J Neurotrauma. 2008;25:62–71.

[2] Seder DB, Van der Kloot TE. Methods of cooling: practical aspects of therapeutic temperature management. Crit Care Med. 2009;37(7):S211–22.

[3] Varon J, Pilar A. Therapeutic hypothermia: past present, and future. Chest. 2008;133(5):1267–74.

神经外科重症的凝血功能管理
Coagulation Management in Neurosurgical Critical Care

Irene Dehghan-Paz　Thomas P. Bleck　Sarice L. Bassin　著
田　野　译　左　玮　校

第 92 章

一、血栓栓塞性疾病

（一）概述

1. 发生率

(1) 深静脉血栓（DVT）形成的高危人群是脑肿瘤患者（28%～43%），其次是开颅手术后患者（25%），再次是颅脑外伤患者（20%）（Hamilton）。

(2) 肺栓塞（PE）的发生风险高达 5%，死亡率在 9%～50%（Hamilton）。

2. 风险因素

(1) 瘫痪。

(2) 长时间卧床。

(3) 手术时间长。

(4) 前路 / 后路联合脊柱手术。

(5) 脑肿瘤。

(6) 颅脑外伤。

(7) 中心静脉导管置入。

(8) 长骨骨折。

(9) 脊髓损伤。

3. 临床并发症

(1) 疼痛。

(2) 肢体肿胀。

(3) 慢性静脉淤滞。

(4) 肺栓塞。

(5) 血栓后综合征。

（二）预防

尽管药物预防的优势众所周知，但其导致的出血并发症和医源性神经损伤往往限制其在神经外科手术患者中的使用。手术前给予药物预防可能导致出血并发症的发生率升高。研究显示，对于大多数神经外科患者，在手术后 24～72h 开始给予药物预防是相对安全的（Norwood; Kim）。一个随机临床试验比较了低剂量肝素与低分子肝素（LMWH）的预防效果，结果显示低分子肝素比低剂量肝素在预防大创伤后的 VTE 更有效，并且两种疗法都是安全的（Geerts）。药物预防的时间必须是个体化的。机械预防 [分级加压弹性长袜（GCS）和连续加压装置] 应在手术前或进入手术室后立即给予，以减少 DVT 的发生率。GCS 与另一种 DVT 预防方法一起使用，比单独使用 GCS 预防更有效（Sachdeva）。一项多中心、随机、双盲试验表明，对于择期神经外科术后患者，依诺肝素联合加压袜比单纯加压袜预防静脉血栓更有效，且不会引起过多的出血（Agnelli）。导管相关 DVT 的发生率与导管的大小有关（大口径导管的发生率较高）（Grove）。因此，医生应放置最小口径的中心静脉导管。应特别关注硬膜外 / 脊髓麻醉或腰椎穿刺的患者。这些患者存在发生硬膜外或脊髓血肿的高风险，这可能导致永久性的神经功能损害。在这些患者中，应谨慎使用抗凝血药，其剂量应与硬膜外导管的放置和取出时间相适应。对于这些患者的预防治疗，必须充分考虑其风险与收益。预防血栓栓塞性疾病的选择总结如下（表 92-1）。

（三）危机管理

患者出现肢体疼痛和肿胀后可检测到 DVT。抗

表 92-1　血栓栓塞性疾病的预防

预防方法	机　制	剂　量	潜在不良反应 /CI
早期频繁走动	预防静脉淤血	—	不舒服
分级加压弹性长袜	预防静脉淤血	每日穿戴	不舒服
连续加压装置	预防静脉淤血；提出的几种理论	卧床可使用	不舒服
肝素	激活抗凝血酶；抑制凝血酶和其他凝血因子	5000U 皮下每 12 小时或每 8 小时 1 次	出血；肝素诱导血小板减少
低分子肝素	激活抗凝血酶；抑制大部分凝血因子 X a	依诺肝素 40mg 皮下每日 1 次或 30mg 每日 2 次　替地肝素 2500～5000U 皮下每日 1 次	肝素诱导血小板减少；肌酐清除率低、孕妇、肥胖、高龄需要调整剂量
磺达肝癸钠	结合抗凝血酶；抑制凝血因子 Xa	2.5mg 皮下每日 1 次	肝素诱导血小板减少时替代使用；肌酐清除率低、体重不足、高龄需要调整剂量
下腔静脉滤器	阻止血栓到肺血管	可取出（首选永久性）	血栓后遗症；血栓形成装置

凝血是预防血栓形成和 PE 的一线治疗方法。如果抗凝血有禁忌，可以考虑置入下腔静脉（IVC）滤器。然而，在药物治疗安全的情况下，IVC 滤器置入患者应恢复抗凝血治疗。

上肢 DVT 的治疗应与下肢 DVT 相同。上肢 DVT 与留置中心静脉导管（CVC）相关，在大多数患者中，如果 CVC 功能正常且持续需要导管，则不应拔除 CVC（ACCP 指南）。

PE 指来自身体其他部位的物质阻塞肺血管。本章中主要描述血栓引起的阻塞。未经治疗的 PE 患者的死亡率高达 30%，而准确的诊断和抗凝血治疗可显著降低 PE 的复发率，从而降低死亡率。

1. 临床表现（Stein）

(1) 呼吸困难。

(2) 胸膜型胸痛。

(3) 咳嗽。

(4) 咯血。

(5) 呼吸急促。

(6) 心动过速。

(7) 低氧血症。

(8) 急性右侧心力衰竭。

2. 患者评估（表 92-2）

3. 干预和治疗

(1) 液体复苏。

① 静脉补液——合并明确右侧心力衰竭的患者需谨慎。

② 吸氧和（或）气管插管。

③ 血管收缩药和（或）强心药。

(2) 抗凝血治疗。

① 应该在全面评估出血风险后给予。

② 防止血栓进一步形成，但不能溶解已经形成的血栓。

(3) 溶栓治疗。

① 持续性低血压是主要指征（Kearon）。

② 增加出血风险，特别是在术后或颅内出血患者中。

③ 最常用的是重组人组织型纤溶酶原激活剂

表 92-2　可疑肺栓塞患者的评估

评　估	发　现	注意事项
心电图	$S_1Q_3T_3$ 右心室劳损 房性心律失常 右束支传导阻滞	通常为非特异性改变 不能诊断
CT 肺血管造影（CTPA）	评估肺血管的充盈缺损；对肺栓塞诊断具有敏感性和特异性（van Belle）；如果肺栓塞阴性，CTPA 可检测到其他肺血管异常，可解释当前患者的临床表现异常	潜在的对比剂反应；肾损伤
肺通气 - 灌注系数扫描	通气和灌注不匹配；CTPA 禁忌患者的备选方案	对大多数高可疑肺栓塞患者是有用的；低特异性；孕妇的首选
血管造影	金标准；评价肺血管的充盈缺损或切断情况	侵入性操作；潜在的对比剂反应；肾损伤
D- 二聚体	<500ng/ml 可排除肺栓塞，除了原来数值就很高的情况（Stein）	基线可因急 / 慢性疾病、孕期、老年而有所升高（Crowther，Rathbun）；对于肺亚段栓塞敏感性不高（De Monyé）
超声	显示四肢血管存在充盈缺损	不能明确诊断肺栓塞；不适合用于肺栓塞的初始诊断；对于确诊性检测结果不确定或禁忌的患者，可以选择进行（van Rossum，Righini）

（rt-PA），缓慢静脉给予 100mg，时间 > 2h。

④ 在活化部分凝血活酶时间（APTT）低于正常上限的两倍时使用肝素，使用滴定方法使 APTT 维持在所需范围内。

(4) 栓子切除术。

手术指征包括持续性低血压，溶栓失败或溶栓禁忌（Aklog，Stein）。

(5) 下腔静脉滤器置入。

① 防止栓子从下肢转移至肺血管，对上肢 DVT 无效。

② 当抗凝血被禁用时（例如出血风险），用于 PE（Guyatt）。

③ 对于 IVC 置入患者，一旦出血风险可以接受，应该开始给予抗凝血治疗。

即使对于血流动力学显著异常的 PE 患者，抗凝血和溶栓治疗也应被禁止用于合并颅内出血的患者。各种医疗机构提供了抗凝血开始或重启时间的指南。欧洲卒中学会建议，有强烈抗凝血适应证的患者，如有心房颤动栓塞卒中史的患者，应在脑出血后 10～14d 重新服用华法林，这取决于血栓栓塞和脑出血复发的风险（Goldstein）。美国心脏协会认为，对于血栓栓塞风险极高的患者，可于脑出血后 7～10d 重启华法林治疗。美国胸科医师学会建议，ICH 后第二天即可开始使用预防剂量的肝素，但对于重启华法林的时间没有明确指导。

二、凝血功能障碍

（一）概述

抗凝血药和抗血小板药被越来越多地用于治疗各种疾病，包括心房颤动、血栓栓塞性疾病和卒中。此外，出血失调可见于原发性凝血功能障碍，如血友病，或继发于肝脏疾病、弥散性血管内凝血或败血症。对于出现出血并发症（如颅内出血或需要手术治疗）的凝血功能障碍患者可能需要紧急逆转凝血功能障碍。

1. 发生率

(1) 华法林的使用可将 ICH 的发病率增加 2～5 倍。

(2) 老年、高血压、脑血管疾病史和抗凝血药使用强度将增加华法林相关脑出血的发生风险。

(3) 阿司匹林联合氯吡格雷的双重抗血小板治疗与阿司匹林单独治疗相比，ICH 的发生风险增加了两倍（0.4% vs. 0.2%）（Connolly）。

(4) 急性缺血性脑卒中发生 3h 使用重组人组织型纤溶酶原激活剂的患者其有症状的 ICH 发生率为 6.4%，在 4.5h 使用重组人组织型纤溶酶原激活剂发生率将增加至 7.9%。

(5) 靶向特异性口服抗凝血药，包括利伐沙班、达比加群、阿哌沙班和依度沙班，其与华法林相比，ICH 发病率较低（Schaefer，Chatterjee）。

2. 风险因素

(1) 药物性血小板抑制。

(2) 抗凝血药。

(3) 弥散性血管内凝血。

(4) 尿毒症。

(5) 肝衰竭。

(6) 败血症。

(7) 大量失血。

(8) 出血异常。

（二）危机管理

输注血小板指征如下所示。

①神经外科手术和血小板计数＜100×10^9/L（Liumbruno）。

②血小板计数＞100×10^9/L，对去氨加压素或冷沉淀无反应的血小板功能障碍。

③大量输血（2 次血容量置换后血小板下降到 50×10^9/L 以下）（Stainsby）。

一份 6 袋装的混合浓缩血小板（来源于 6U 的全血）至少含有 3×10^{11}/L 的血小板，可使外周血血小板计数至少提高（20～30）$\times 10^9$/L（ASH-SAP）。输注血小板在抗血小板相关颅内出血患者中的作用

近年来已被进一步明确。在临床实践中常采用输注血小板治疗抗血小板相关脑出血，但最近一项前瞻性、随机对照试验结果显示，与未接受血小板输注的患者相比，血小板输注似乎增加了抗血小板相关自发性脑出血患者的死亡或重残风险（Baharoglu），见表 92-4。

为了纠正凝血功能障碍，可以考虑使用多种止血药。止血药的选择取决于临床情况。确定凝血功能障碍的病因对于确定合适的治疗方案至关重要。表 92-3 概述了可用于治疗凝血功能障碍的药物。表 92-4 概述了用于协助止血的血液制品和凝血因子浓缩物。达比加群相关严重出血的患者可考虑进行血液透析（Siegal）。

凝血酶原复合物浓缩物（PCC）和活化凝血酶原复合物浓缩物在纠正华法林和靶向口服抗凝血药相关的凝血功能障碍中的作用尚未直接进行比较。美国神经重症学会 2016 年华法林相关颅内出血的逆转治疗指南中指出，相比三因子 PCC，四因子 PCC 纠正 INR 的效果更可靠（Frontera）。与 PCC 相比，重组凝血因子Ⅶa 价格较贵，它只能替代一种凝血因子，且半衰期较短（De Oliviera Manoel）。因此，重组凝血因子Ⅶa 不推荐用于 VKA 或直接凝血酶抑制药的逆转治疗。PCC 比重组凝血因子Ⅶa 更适合于逆转治疗直接凝血因子Ⅹa 抑制药。

在成功逆转药物导致的凝血功能障碍并进一步稳定患者后，如有必要，从业者需要就抗凝血的需要、时机和剂量展开讨论。由于缺乏循证指南，目前临床医师对患者的治疗方法差异较大。

要 点

- 神经外科患者是血栓栓塞性疾病和出血事件的高危人群。
- 药物预防和治疗血栓栓塞性疾病必须权衡获益和颅内或椎管内出血的风险。
- 在出血或急症侵入性手术中，可使用多种止血药治疗凝血功能障碍。

表 92-3　治疗凝血功能障碍的药物

药物	机制	剂量	临床应用	注意事项
鱼精蛋白	中和肝素；破坏肝素–抗凝血酶复合物	1mg 鱼精蛋白中和 100U 肝素；中和肝素效果在 5min 起效；监测 APTT 确定逆转效果 1mg 鱼精蛋白中和 1mg 依诺肝素；1mg 鱼精蛋白中和 100U 替地肝素	逆转肝素效果	完全中和肝素；部分中和低分子肝素，因为只有 60% 的抗凝血因子 Ⅹa 活性被中和；如果使用低分子肝素导致大量出血仍可考虑使用
维生素 K	为维生素 K 依赖的凝血因子 Ⅱ、Ⅶ、Ⅸ 和 Ⅹ 提供底物	口服、静脉或皮下；12~18h 起效（Hoffman）	华法林导致的出血或 INR 超过治疗范围；维生素 K 缺乏	静脉注射导致的变态反应；皮下吸收不稳定（Raj）（Van Berkel）
醋酸去氨加压素	促进血管内皮释放凝血因子 Ⅷ 和血管性假血友病因子进入血浆（Mannucci desmopressin）	静脉、皮下或肌内注射；静脉注射 30~60min 后，以及皮下或肌内注射 60~90min 后达峰（基线的 2~4 倍）	低风险的甲型血友病和血管性血友病；先天性血小板异常；尿毒症；血小板功能缺失	可每 12~24 小时重复 1 次，但反复给药 3 或 4 次后可对药物产生快速耐受；可使心脏手术围术期发生急性心肌梗死的风险增加 2.4 倍（Levi）
抗纤溶药	可逆性结合纤溶酶原，阻断纤溶酶与纤维蛋白的结合，阻断纤溶酶原激活及转化为纤溶酶	氨基己酸、口服、静脉；氨甲环酸、口服、静脉	黏膜出血（鼻出血、口腔出血、月经过多、消化道出血）；外伤导致的出血（Shakur）	病例报道有血栓形成（Hoffman）；氨甲环酸在体外的效果比氨基己酸增强 10 倍（Siegal）
活性炭	减少达比加群在肠道的吸收（Van Ryn）	口服	距离服用达比加群 2h 内，可使用药物逆转前者引起的凝血功能障碍（Siegal）	
依达赛珠单抗	直接中和达比加群作用的抗体	立即起效；在大多数患者中逆转效果持续至少 24h	需要紧急手术/介入操作，或存在无法控制或危及生命的出血患者，可使用赛达赛珠单抗逆转达比加群的作用	血栓形成风险；超敏反应；山梨醇辅料（Praxbind®）致遗传性果糖不耐症患者的严重不良反应风险
Andexanet α	结合并隔离凝血因子 Ⅹa 抑制药利伐沙班和阿哌沙班；抑制组织因子途径抑制药的活性，增加组织因子导致的凝血酶生成	静脉；给药方案基于凝血因子 Ⅹa 抑制药的给药、剂量和最后一次服用的时间	说明书适应证：存在危及生命或无法控制的出血患者，可使用 Andexanet α 逆转阿哌沙班和利伐沙班的抗凝血作用；超说明书适应证：逆转直接和间接凝血因子 Ⅹa 抑制药的抗凝血作用	与动脉和静脉血栓栓塞、缺血性事件、心搏骤停和猝死相关

表 92-4　用于辅助止血的血液制品和凝血因子浓缩物

产品	临床应用	机制/剂量	起效时间/剂量	注意事项/风险
血小板	血小板减少症、尿毒症、抗血小板药导致的出血（颅内出血除外）	一份6袋装的混合浓缩血小板，可使外周血小板计数至少提高20 000~30 000/μl（ASH-SAP）	立即/可变的	输血反应；病毒传播
新鲜冷冻血浆	肝病、弥散性血管内凝血、华法林过量和（或）维生素K缺乏需要紧急逆转，大量输血引起的稀释性凝血功能障碍，血栓性血小板减少性紫癜	补充纤维蛋白原；凝血因子ⅩⅢ；血管性假血友病因子；凝血因子Ⅷ与主要载体蛋白血管性假血友病因子结合；维生素K依赖凝血因子Ⅱ、Ⅶ、Ⅸ和Ⅹ（Hoffman）	10~15ml/kg（1单位血浆为200~280ml）；INR降低的变化时间不固定，可能需要每4~6小时重复给予	容量过负荷；病毒传播
冷沉淀	先天性或获得性低纤维蛋白原血症、血管性血友病或甲型血友病（当特定凝血因子浓缩物不能获得时）、尿毒症、溶栓治疗后危及生命的出血（ASH-SAP）	替代纤维蛋白原、凝血因子Ⅶ、ⅩⅢ和血管性假血友病因子	成人剂量为每5千克体重1单位，总剂量最多10单位（袋）；将升高纤维蛋白原0.5g/L（Droubatchevskaia）；纤维蛋白原替代起效时间不固定	容量过负荷；病毒传播
活化凝血酶原复合物浓缩物（FEIBA®）	甲型和乙型血友病患者的出血、围术期出血或常规预防；超说明书用于非VKA抗凝血药相关的获得性血友病和颅内出血患者	替代凝血因子Ⅱ、Ⅶ、Ⅸ和Ⅹ	15~30min起效；半衰期4~7h；剂量不固定	血栓形成；感染传播（来源于人血）
重组凝血因子Ⅶa（NovoSeven®）	服用凝血因子Ⅷ或Ⅸ抑制药的血友病患者；获得性血友病；先天性凝血因子Ⅶ缺乏	通过增强凝血酶活化的血小板表面的凝血酶的生成，诱导组织损伤局部止血（Hoffman）	半衰期2~3h；静脉；剂量不固定	血栓形成；超说明书用于颅内出血证据（Mannucci）
非激活凝血酶原复合物浓缩物（Kcentra®）	在成人急性大出血或急症手术/侵入性手术情况下，可用于紧急逆转VKA治疗导致的获得性凝血因子缺乏	替代凝血因子Ⅱ、Ⅶ、Ⅸ和Ⅹ、蛋白C和S	30min内纠正INR	血栓形成；感染传播；肝素诱导血小板减少（含有肝素）；超敏反应

推荐阅读

[1] ACTIVE Investigators, Connolly SJ, Pogue J, Hart RG, et al. Effect of clopidogrel added to aspirin in patients with atrial fibrillation. N Engl J Med. 2009;360:2066–78.

[2] Agnelli G, Piovella F, Buoncristiani P, et al. Enoxaparin plus compression stockings compared with compression stockings alone in the prevention of venous thromboembolism after elective neurosurgery. N Engl J Med. 1998;339:80–5.

[3] Aklog L, Williams CS, Byrne JG, Goldhaber SZ. Acute pulmonary embolectomy: a contemporary approach. Circulation. 2002;105(12):1416–9.

[4] Ansell J, Hirsh J, Hylek E, et al. Pharmacology and management of the vitamin K antagonist. Chest. 2008;133:160S–98.

[5] Chatterjee S, Sardar P, Biondi-Zoccai G, Kumbhani DJ. New oral anticoagulants and the risk of intracranial hemorrhage: traditional and Bayesian meta-analysis and mixed treatment comparison of randomized trials of new oral anticoagulants in atrial fibrillation. JAMA Neurol. 2013;70:1486–90.

[6] Crowther MA, Cook DJ, Griffith LE, et al. Neither baseline tests of molecular hypercoagulability nor D-dimer levels predict deep venous thrombosis in critically ill medical-surgical patients. Intensive Care Med. 2005;31:48–55.

[7] De Manoel O, et al. The critical care management of spontaneous intracranial hemorrhage: a contemporary review. Crit Care. 2016;20:272.

[8] De Monyé W, Sanson BJ, Mac Gillavry MR, et al. Embolus location affects the sensitivity of a rapid quantitative D-dimer assay in the diagnosis of pulmonary embolism. Am J Respir Crit Care Med. 2002;165:345–8.

[9] Droubatchevskaia N, Wong WP, Chipperfield KM, Wadsworth LD, Ferguson DJ. Guidelines for cryoprecipitate transfusion.

[10] Frontera, et al. Guideline for reversal of antithrombotics in intracranial hemorrhage; a statement for healthcare professionals from the Neurocritical Care Society and Society of Critical Care Medicine. Neurocrit Care. 2016;24:6–46.

[11] Geerts WH, Jay RM, Code KI, et al. A comparison of low-dose heparin with low-molecular-weight heparin as prophylaxis against venous thromboembolism after major trauma. N Engl J Med. 1996;335:701–7.

[12] Goldstein JN, Greenberg SM. Should anticoagulation be resumed after intracerebral hemorrhage? Cleve Clin J Med. 2010;77(11):791–9.

[13] Grove JR, Pevec WC. Venous thrombosis related to peripherally inserted central catheters. J Vasc Interv Radiol. 2000;11:837–40.

[14] Guyatt GH, Akl EA, Crowther M, et al. Executive summary: antithrombotic therapy and prevention of thrombosis, 9th ed: American College of Chest Physicians Evidence-Based Clinical Practice Guidelines. Chest. 2012;141(2 Suppl):7S–47S.

[15] Hacke W, Kaste M, Bluhmki E, et al. Thrombolysis with alteplase 3 to 4.5 hours after acute ischemic stroke. N Engl J Med. 2008;359:1317–29.

[16] Hamilton MG, Hull RD, Pineo GF. Venous thromboembolism in neurosurgery and neurology patients: a review. Neurosurgery. 1994;34:280–96.

[17] Hart RG, Tonarelli SB, Pearce LA. Avoiding central nervous system bleeding during antithrombotic therapy: recent data and ideas. Stroke. 2005;36:1588–93.

[18] Irem Baharoglu M, Cordonnier C, Al-Shahi Salman R, de Gans K, Koopman MM, Brand A, Majoie CB, Beenen LF, Marquering HA, Vermeulen M, Nederkoorn PJ, de Haan RJ, Roos YB. Platelet transfusion versus standard care after acute stroke due to spontaneous cerebral haemorrhage associated with antiplatelet therapy (PATCH): a randomised, open-label, phase 3 trial. Lancet. 2016;387:2605–13.

[19] Joffe HV, Kucher N, Tapson V, et al. Upper-extremity deep vein thrombosis a prospective registry of 592 patients. Circulation. 2004;110:1605–11.

[20] Karafin MS, Hilyer CD, Shaz BH. Principles of plasma transfusion: plasma, cryoprecipitate, albumin, and immunoglobulins. In: Hoffman R, Benz EJ, Silberstein LE, Heslop H, Weltz J, Anstasi J, editors. Hematology: diagnosis and treatment. Philadelphia: Elsevier; 2012. p. 1683–94.

[21] Kearon C, Akl EA, Comerota AJ, et al. Antithrombotic therapy for VTE disease: antithrombotic therapy and prevention of thrombosis, 9th ed: American College of Chest Physicians Evidence-Based Clinical Practice Guidelines. Chest. 2012;141(2 Suppl):e419S–96S.

[22] Kim J, Gearhart MM, Zurick A, et al. Preliminary report on the safety of heparin for deep venous thrombosis prophylaxis after severe head injury. J Trauma. 2002;53:38–43.

[23] Levi M, Cromheecke ME, de Jonge E, et al. Pharmacological strategies to decrease excessive blood loss in cardiac surgery: a meta-analysis of clinically relevant endpoints. Lancet. 1999;354:1940–7.

[24] Liumbruno GM, Bennardello F, Lattanzio A, et al. Recommendations for the transfusion management of patients in the peri-operative period. I. The pre-operative period. Blood Transfus. 2011;9:19–40.

[25] Mahdy AM, Webster NR. Perioperative systemic haemostatic agents. Br J Anaesth. 2004;93:842–588.

[26] Mannucci PM. Hemostatic drugs. N Engl J Med. 1998;339:245–53.

[27] Mannucci PM. Intracerebral haemorrhage and recombinant factor VIIa: not so good news! Intern Emerg Med. 2007;2:235–6.

[28] Mannucci PM, Ghirardini A. Desmopressin: twenty years after. Thromb Haemost. 1997;78:958.

[29] Nelson MD, Maeder MA, Usner D, et al. Prevalence and incidence of intracranial hemorrhage in a population of children with haemophilia. The hemophilia growth and development study. Haemophilia. 1999;5:306–12.

[30] Norwood SH, McAuley CE, Berne JD, et al. Prospective

evaluation of the safety of enoxaparin prophylaxis for venous thromboembolism in patients with intracranial hemorrhagic injuries. Arch Surg. 2002;137:696–702.

[31] Pantanowitz L, Kruskall MS, Uhl L. Cryoprecipitate patterns of use. Am J Clin Pathol. 2003;119:874–81.

[32] Praxbind®. Ridgefield: Boehringer Ingelheim Pharmaceuticals; 2015. https://www.accessdata.fda.gov/drugsatfda_docs/label/2015/761025lbl.pdf.

[33] Qureshi AI, Suri MFK. Acute reversal of clopidogrel-related platelet inhibition using methyl prednisolone in a patient with intracranial hemorrhage. Am J Neuroradiol. 2008;29:e97.

[34] Raj G, Kumar R, McKinney WP. Time course of reversal of anticoagulant effect of warfarin by intravenous and subcutaneous phytonadione. Arch Intern Med. 1999;159:2721–4.

[35] Rathbun SW, Whitsett TL, Vesely SK, Raskob GE. Clinical utility of D-dimer in patients with suspected pulmonary embolism and nondiagnostic lung scans or negative CT findings. Chest. 2004;125:851–5.

[36] Righini M, Le Gal G, Aujesky D, et al. Diagnosis of pulmonary embolism by multidetector CT alone or combined with venous ultrasonography of the leg: a randomised non-inferiority trial. Lancet. 2008;371:1343–52.

[37] Sachdeva A1, Dalton M, Amaragiri SV, Lees T. Elastic compression stockings for prevention of deep vein thrombosis. Cochrane Database Syst Rev. 2010;7:CD001484.

[38] Schaefer JK, McBane RD, Wysokinski WE. How to choose appropriate direct oral anticoagulant for patient with nonvalvular atrial fibrillation. Ann Hematol. 2016;95:437–49.

[39] Schroder WS, Gandhi PJ. Emergency management of hemorrhagic complications in the era of glycoprotein IIb/IIIa receptor antagonist, clopidogrel, low molecular weight heparin, and third-generation fibrinolytic agents. Curr Cardiol Rep. 2003;5:310–7.

[40] Shakur H, Roberts I, Bautista R, et al. Effects of tranexamic acid on death, vascular occlusive events, and blood transfusion in trauma patients with significant haemorrhage (CRASH-2): a randomised, placebo-controlled trial. Lancet. 2010;376:23–32.

[41] Siegal D, Cuker A. Reversal of novel oral anticoagulants in patients with major bleeding. J Thromb Thrombolysis. 2013;35:391–8.

[42] Stainsby D, MacLennan S, Hamilton PJ. Management of massive blood loss: a template guideline. Br J Anaesth. 2000;85:487–91.

[43] Stein PD, Hull RD, Patel KC, et al. D-dimer for the exclusion of acute venous thrombosis and pulmonary embolism: a systematic review. Ann Intern Med. 2004;140:589–602.

[44] Stein PD, Beemath A, Matta F, et al. Clinical characteristics of patients with acute pulmonary embolism: data from PIOPED II. Am J Med. 2007a;120:871–9.

[45] Stein PD, Alnas M, Beemath A, Patel NR. Outcome of pulmonary embolectomy. Am J Cardiol. 2007b;99:421–3.

[46] The National Institute of Neurological Disorders and Stroke rt-PA Stroke Study Group. Tissue plasminogen activator for acute ischemic stroke. N Engl J Med. 1995;333:1581–7.

[47] van Belle A, Büller HR, Huisman MV, et al. Effectiveness of managing suspected pulmonary embolism using an algorithm combining clinical probability, D-dimer testing, and computed tomography. JAMA. 2006;295:172–9.

[48] Van Berkel MA, Crannage AJ, Murphy JA. Evaluation of education on the appropriate use of vitamin k in warfarin reversal in adult inpatients. Hosp Pharm. 2013;48(8):662–7.

[49] van Rossum AB, van Houwelingen HC, Kieft GJ, Pattynama PM. Prevalence of deep vein thrombosis in suspected and proven pulmonary embolism: a meta-analysis. Br J Radiol. 1998;71:1260–5.

[50] Van Ryn J, Stangier J, Haertter S, Liesenfeld KH, Wienen W, Feuring M, Clemens A. Dabigatran etexilate – a novel, reversible, oral direct thrombin inhibitor: interpretation of coagulation assays and reversal of anticoagulant activity. Thromb Haemost. 2010;103(6):1116–27.

神经外科重症的胃肠道出血管理

Gastrointestinal Hemorrhage in Neurosurgical Critical Care

Corey R. White　Kamila Vagnerova　著

安　硕　译　张　笑　校

第93章

一、概述

上消化道出血（upper gastrointestinal bleeding，UGIB）是一种发病率和死亡率都很高的常见疾病。消化性溃疡（peptic ulcer disease，PUD）是导致普通人群 UGIB 最常见的病因。

预防幽门螺杆菌（*H.pylori*）感染，避免使用非甾体抗炎药（NSAID），减少胃酸分泌及应激等来降低 PUD 的危险因素，有助于减少溃疡的发生和出血及再出血率。应激性溃疡是一种重症监护病房（intensive care unit，ICU）中导致急性 UGIB 的常见病因。由于神经外科及神经重症专科患者的数据较少，因此本章中提供的针对 ICU 患者信息多是来自一般 ICU 的患者人群。

应激性溃疡导致胃肠道出血的两个主要危险因素如下所示。

(1) 机械通气时间＞48h（比值比 15.6）。

(2) 凝血障碍——国际标准化比值（INR）＞1.5，血小板计数＜50×10^9/L，或活化部分凝血酶原时间超过上限两倍（比值比 4.3）。

伴有一个或两个危险因素的患者中，有 4% 出现有临床表现的 UGIB，而没有这些危险因素的患者发生概率只有 0.1%。

应激性溃疡的其他危险因素如下所示。

(1) 高龄。

(2) 休克。

(3) 脓毒症。

(4) 肝衰竭。

(5) 急性肾衰竭。

(6) 多发伤。

(7) 全身烧伤面积超过 35%。

(8) 高剂量糖皮质激素治疗。

(9) 颅脑损伤。

(10) 创伤性脊髓损伤。

(11) PUD 或 UGIB 既往史。

大多数危重病患者的 UGIB 是由胃或食管溃疡引起的。应激性溃疡也可导致穿孔（外科 ICU 患者中少于 1%）。然而，在严重烧伤或颅脑损伤的患者 72h 内进行内镜检查（EGD）显示，75% 以上的患者出现急性黏膜异常。在单纯头外伤的患者中，胃肠道功能障碍出现早，并有胃肠出血的风险（术后患者的风险因素见表 93-1）。

二、预防

所有 ICU 患者中显性 UGIB 的发病率为 1.5%～8.5%，但如果不予预防性治疗，这个概率可能高达 15%。对存在风险的 ICU 患者给予预防措施已被普遍接受。然而，是否给予应激性溃疡预防治疗尚未达成共识。组胺 H_2 受体拮抗药（H_2RA）或质子泵抑制药（PPI）等抑酸药能降低高危患者的应激性黏膜损伤及 UGIB。H_2RA 常被认为是一线药物，但是神经外科患者应用 H_2RA 后可能发生血小板减少症。高危患者中有 1/30 需要给予预防性治疗（H_2RA 或 PPI）来防止消化道出血。脓毒症生存活动指南建议有出血风险的严重脓毒症及脓毒症休克患者应该优先考虑应用 PPI 来预防应激性溃疡，而不是 H_2RA。

表 93-1　神经外科术后患者的一般及专科危险因素

术后患者危险因素	UGIB 发生率（%）
男性	6.64
女性	3.40
年龄＞ 50 岁	9.88
年龄＜50 岁	3.35
肾上腺皮质激素治疗	5.46
无肾上腺皮质激素治疗	2.13
GCS＜10	17.5
颅内血肿	15.7
脑室内出血	10.0
硬膜下血肿	6.00
硬膜外血肿	2.94
第四脑室肿瘤	15.79
脑干肿瘤	7.89
大脑半球肿瘤	5.71
鞍区及下丘脑肿瘤	3.74

其他研究也支持使用 PPI 而不是 H_2AR，因为消化道出血（GIB）的比率较低。

最近的一篇 Meta 分析总结了 8 项随机对照试验（RCT）来评价神经危重病患者使用应激性溃疡预防制剂的效果，发现相比安慰剂或不预防，预防性应用 PPI 和 H_2RA 都可以减少 UGIB 的发病率和全因死亡率，而且不会增加院内获得性肺炎的风险。

抗酸药和硫酸铝虽然不太常用，但是与不做预防相比，可以减少显性出血（表 93-2）。肠内喂养可以改善内脏血流，并且单独使用可以降低应激性溃疡引起的显性 GIB。

抑酸药可能增加艰难梭菌感染和院内获得性肺炎及术后肺炎的发生率。即便如此，危重症患者有指征时也应该预防应用。

预防制剂推荐用于以下 ICU 患者。

(1) 机械通气时间＞ 48h。

(2) 凝血功能障碍（INR＞1.5，血小板计数＜$50×10^9$/L，或部分凝血酶原时间超过上限 2 倍）。

(3) 1 年内有胃肠道溃疡或出血史。

(4) 创伤性颅脑损伤或脊髓损伤。

(5) 严重烧伤面积超过全身 35%。

(6) 以下情况存在两种或以上：脓毒症/脓毒症休克、ICU 时间＞ 1 周、消化道潜血阳性＞ 5d、大剂量类固醇用药。

Buendgens 2016 年发表的综述支持对已知有消化性溃疡、颅脑损伤、心源性休克、肝移植或肾移植、急性肾衰竭及使用非甾体抗炎药的患者应予药物预防。

三、危机管理

大多数急性 UGIB 患者可以通过液体及血液复苏、药物治疗和内镜干预进行治疗。所有的 UGIB 患者都需要消化科急会诊。

（一）病理生理学与临床表现

上消化道受黏膜保护。黏膜层的破坏或者 pH 值的显著变化可导致溃疡。溃疡通常发生在产酸的区域、胃底和胃体，但是也可在食道远端、胃窦或十二指肠形成。溃疡通常很浅，导致表层毛细血管床慢性出血，很少导致引起血流动力学变化的显著出血。较深的病损，通常发生在入 ICU 的第 3～7 天，可能侵蚀到黏膜下层，导致较大血管的损伤及大量出血，甚至器官穿孔。

UGIB 通常表现为黑粪或呕血。ICU 患者发生 UGIB 有以下常见原因。

1. **黏膜保护受损**　正常情况下糖蛋白黏膜层形成一个物理屏障进行氢离子弥散及捕获碳酸氢盐，但它的作用可能因重症患者回流胆汁的浓度增加或尿毒症毒性而受损。另外，黏膜完整性可能因休克、脓毒症和创伤导致的灌注不良而受累。

2. **泌酸过多**　胃泌素对顶叶细胞的刺激在头部外伤患者中被检测到，而在大多数其他重症监护病房患者中通常是正常或低于正常水平的。胃酸和胃蛋白酶是消化性溃疡发病的重要辅助因子。控制胃酸是活动性 UGIB 的重要治疗手段。

3. **幽门螺杆菌感染**　幽门螺旋菌是一种感染胃浅表黏膜的螺旋菌。它可能导致应激性溃疡，但证据有限。它扰乱黏膜层，释放胃蛋白酶和氢离子，使下层黏膜更易受损。对幽门螺杆菌的免疫反应会

表 93-2　应激相关黏膜疾病常规预防药物

药　物	给药方式	标准剂量	肾功能不全参考剂量
组胺 H₂ 受体拮抗药			
西咪替丁	静脉	50mg/h 持续输注	CrCl＜30ml/min: 25mg/h
	口服；鼻饲	300mg/6h	CrCl＜30ml/min: 300mg/12h
雷尼替丁	静脉	50mg/（6～8）h	CrCl＜30ml/min: 50mg/（18～24）h
	口服；鼻饲	300mg 负荷量，150mg/12h	CrCl＜30ml/min: 150mg/d
法莫替丁	静脉	1.7mg/h 持续输注	CrCl＜30ml/min: 0.85mg/h 持续输注
	口服；鼻饲；静脉	20mg/12h	CrCl＜30ml/min: 25mg/d
硫酸铝复合剂			
硫酸铝	口服；鼻饲	1g/6h	肾功能损伤患者慎用
质子泵抑制药			
艾司奥美拉唑	口服；鼻饲；静脉	40mg/d	—
兰索拉唑	口服；鼻饲；	30mg/d	—
奥美拉唑	口服；鼻饲；静脉	第 1 天 40mg，之后 20～40mg/d	—
泮托拉唑	口服；鼻饲；静脉	40mg/d	—

CrCl. 肌酐清除率

引发炎症反应，从而促进进一步的组织损伤。

4. 非甾体抗炎药诱导的损伤来自全身前列腺素抑制及局部反应。大多数非甾体抗炎药诱导溃疡临床表现简单，没有明显症状。非甾体抗炎药可能在顽固性溃疡中起重要作用。

5. 类固醇制剂　神经外科患者经常使用的全身性类固醇几乎可以使新发 UGIB 或穿孔的风险增加 2 倍。同时使用高剂量的非甾体抗炎药会使上消化道并发症的风险增加 12 倍。

6. 头外伤　胃肠功能障碍表现为胃轻瘫、肠梗阻、肠黏膜通透性增加，以及应激性溃疡及凝血障碍导致的 UGIB。血浆皮质醇水平和高龄是急性颅脑损伤后应激性溃疡的独立预测因子。头外伤的严重程度与胃瘫的发生率有关。严重的头外伤常发生胃黏膜内酸中毒。原发性中枢神经系统损伤可能导致继发与神经体液机制的内脏血流紊乱。

（二）患者评估

1. 临床评估

病史、查体及最初实验室检查值对于鉴别诊断、评估复苏目标，以及进一步的治疗、会诊及预后很重要（图 93-1）。

(1) 病史。

① 消化道出血、消化道症状及饮酒、酗酒史。

② 胃毒性药物，例如非甾体抗炎药、抗凝血药、抗血小板药。

③ 并发症（肾功能和冠状动脉及外周血管病）。

④ 头外伤。

(2) 查体及监护。

① 血流动力学稳定性。

- 心动过速、细脉。
- 收缩期血压变异（动脉线）超过 13mmHg。
- 低血压、直立性低血压。
- 低氧血症。

② 腹部查体：肠鸣音、腹肌紧张、腹水。

③ 慢性肝病或门静脉高压体征。

- 肝大、脾大。
- 肝掌、蜘蛛痣、海蛇头样改变。
- 周围水肿。

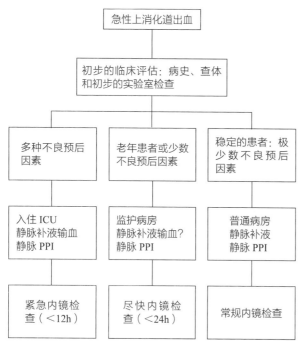

▲ 图 93-1　上消化道出血患者的早期管理和分类
修改自 Cappell & Friedel，2008.

④ 休克体征（生命体征同上）：四肢厥冷、神志异常。

⑤ 直肠检查：潜血或肉眼见血。

⑥ 实验室检查：全血细胞计数、生化常规、凝血障碍诊断、类型及筛查。

鼻胃管灌洗生理盐水有助于检测胃内出血。切忌使用比正常体温低的生理盐水，因为这可能导致体温过低、寒战和额外的心血管应激。

对于持续的活动性或复发性上消化道出血、大出血、伴有明显腹痛的出血、急性下消化道出血、静脉曲张出血和怀疑为急腹症的患者，建议进行外科会诊。有严重症状、休克体征、持续性便血和（或）严重并发症的患者病情危重，需要积极治疗及干预。

（三）干预和治疗

首先，稳定患者，建立两个大口径（16 号或更大）静脉通路，并通过加热开始液体复苏。先输晶体以维持血压，进行交叉配血，申请悬浮红细胞。评估患者气道，做好气道保护，必要时固定。根据需要给予心肺支持，并治疗相关疾病（例如脓毒症、心肌梗死、颅脑损伤）。开始一般支持措施，包括鼻导管吸氧和心电监护（例如 EKG、血压和脉搏血氧饱和度）。

大量出血、吐血、低氧血症、心动过速或精神改变的患者应该有气道保护（例如气管插管）。保持患者禁食水以备紧急内镜治疗和外科手术，并放置 Foley 导管监测尿量。即便有液体复苏，高危患者血红蛋白<90g/L，或低危患者血红蛋白<70g/L，当血流动力学不稳定时也要输注悬浮红细胞。并考虑新鲜冷冻血浆治疗凝血障碍，血小板计数<50×10^9/L 时给予血小板。对于大量输血方案，大多数权威机构提倡以 1∶1∶1 的比例输注红细胞、血浆和血小板。

对于大量出血，应立即请胃肠科包括外科和介入性放射科会诊。球囊填塞可作为静脉曲张破裂出血患者的暂时性治疗措施。

1. 经验性药物治疗

PPI 是最早启动的药物治疗。目前，泮托拉唑和艾司奥美拉唑是美国唯一的静脉制剂；从静脉单次给药 80mg 开始，之后以 8mg/h 的速度持续静脉注射 72h。另外，可以使用静脉注射泮托拉唑或埃索美拉唑，剂量为 40mg，每日 2 次，而不是大剂量持续输注。与间歇给药相比，高剂量连续静脉注射 PPI 的临床试验未能显示出更好的结果。间歇给药可以降低资源利用率和成本。24h 后没有再出血征象，转为口服 PPI。

奥曲肽用于食管胃静脉曲张出血和（或）肝硬化。从静脉注射 50μg 开始，以 25～50μg/h 的速度静脉注射 2～5d。

非选择性 β 受体拮抗药也有助于减少门静脉高血压。

对于有食管静脉曲张的患者，一旦出现消化道出血，就需要用抗生素如头孢曲松、阿莫西林克拉维酸盐或喹诺酮类。

2. 内镜治疗

EGD 是 UGIB 的主要诊断和治疗工具，它有助于确定病因，为患者诊断提供依据。控制出血最常用的方法是注射硬化剂及电灼治疗，以及包括夹闭和套扎在内的机械疗法。

要　点

- 应激性溃疡预防治疗适用于以下 ICU 患者：机械通气时间＞ 48h；凝血功能障碍；1 年内消化道溃疡或出血病史；颅脑损伤或创伤性脊髓损伤；严重烧伤面积超过全身 35%；以下情况存在两种或以上：脓毒症，ICU 时间＞ 1 周，消化道潜血＞ 5d，高剂量类固醇制剂。

- 应激性溃疡预防治疗包括抑酸药（如 PPI 及 H_2RA）、硫酸铝、抗酸药和肠内营养。PPI 和 H_2RA 是高风险患者最常用的药物，但是应激性溃疡预防治疗仍缺少共识。

- UGIB 的首次评估包括血流动力学稳定性和必要的液体及血液复苏。

- 连续输注或间断给予静脉 PPI 是急性 UGIB 一线治疗。

- 所有 UGIB 患者需要胃肠科急会诊。

推荐阅读

[1] Barkun AN, Bardou M, Pham CQ, Martel M. Proton pump inhibitors vs. histamine 2 receptor antagonists for stress-related mucosal bleeding prophylaxis in critically ill patients: a meta-analysis. Am J Gastroenterol. 2012;107:507–20.

[2] Buendgens L, Koch A, Tacke F. Prevention of stress-related ulcer bleeding at the intensive care unit: risks and benefits of stress ulcer prophylaxis. World J Crit Care Med. 2016;5(1):57–64.

[3] Cappell M, Friedel D. Initial management of acute upper gastrointestinal bleeding: from initial evaluation up to gastrointestinal endoscopy. Med Clin N Am. 2008;92:491–509.

[4] Cook DJ, Fuller HD, Guyatt GH, et al. Risk factors for gastrointestinal bleeding in critically ill patients. Canadian Critical Care Trials Group. N Engl J Med. 1994;330(6):377–81.

[5] Cook DJ, Griffith LE, Walter SD, et al. The attributable mortality and length of intensive care unit stay of clinically important gastrointestinal bleeding in critically ill patients. Crit Care. 2001;5(6):368–75.

[6] Dellinger RP, Levy MM, Rhodes A, et al. Surviving sepsis campaign: international guidelines for management of severe sepsis and septic shock, 2012. Intensive Care Med. 2013;39(2):165–228.

[7] Kwok CS, Arthur AK, Anibueze CI, et al. Risk of Clostridium difficile infection with acid suppressing drugs and antibiotics: meta-analysis. Am J Gastroenterol. 2012;107:1011–9.

[8] Liu B, Liu S, Yin A, et al. Risks and benefits of stress ulcer prophylaxis in adult neurocritical care patients: a systematic review and meta-analysis of randomized controlled trials. Crit Care. 2015;19:409.

[9] Lu WY, Rhoney DH, Boling WB, et al. A review of stress ulcer prophylaxis in the neurosurgical intensive care unit. Neurosurgery. 1997;41:416–25.

[10] MacLaren R, Reynolds PM, Allen RR. Histamine-2 receptor antagonists vs proton pump inhibitors on gastrointestinal tract hemorrhage and infectious complications in the intensive care unit. JAMA Intern Med. 2014;174:564–74.

[11] Sachar H, Vaidya K, Laine L. Intermittent vs continuous proton pump inhibitor therapy for high-risk bleeding ulcers: a systematic review and meta-analysis. JAMA Intern Med. 2014;174:1755–62.

[12] Sesler JM. Stress-related mucosal disease in the intensive care unit. AACN Adv Crit Care. 2007;18(2):119–28.

[13] Venkatesh B, Towsend S, Boots R. Does splanchnic ischemia occur in isolated neurotrauma? A prospective observational study. Crit Care Med. 1999;27(6):1175–80.

[14] Zheng K, Wu G, Cheng NN, Yao CJ, Zhou LF. High risk factors of upper gastrointestinal bleeding after neurosurgical procedures. Chung-Hua Hsueh Tsa Chih [Chin Med J]. 2005;85(48):3387–91.

第94章

神经外科重症的颅内监测
Intracranial Monitors in Neurosurgical Critical Care

Matthew A. Kirkman　著
安　硕　译　银　锐　校

一、概述

虽然临床神经检查是神经监测的基础，但对于气管插管或镇静麻醉的患者不可能进行完整的临床评估。有几种设备可用于监测一系列生理指标的变化，并指导危重患者的诊疗决策，这些已在第 5 章中详细讨论。最常用的设备包括脑室外引流（external ventricular drains，EVD）、脑实质内颅内压（intracranial pressure，ICP）监护器、脑组织氧监护器（$PbtO_2$）和脑微透析（cerebral microdialysis，CMD）探头。本章讨论与这四种设备相关的流行病学、预防、监测和常见并发症管理。首先，简要介绍这些监测装置及其应用指征。

（一）颅内压监测

ICP 是颅腔内部及脑组织的压力；它是侧脑室脑脊液（cerebrospinal fluid，CSF）压力的同义词。ICP 监测在神经危重症监护中被广泛应用，因为 ICP 水平是多种情况下的治疗目标（表 94-1），而且它也利于量化脑灌注压（cerebral perfusion pressure，CPP；另一个治疗目标，为平均动脉压和颅内压的差值）。通过 ICP 监测，还可以对病理 ICP 波形进行鉴别、分析和评估脑血管压力反应性。

健康成人卧位时正常 ICP 为 5～10mmHg。虽然治疗 ICP 升高的阈值在不同条件下有所不同，但作为颅脑损伤（traumatic brain injury，TBI）患者

表 94-1　颅内压监测指征

适应证	备　注
颅脑损伤	有证据基础的最重要指征；美国脑外伤基金会指南中推荐 ICP 监测用于特定的 TBI 患者，并且在 2013 年米兰 TBI 中 ICP 监测会议达成专家共识
动脉瘤性蛛网膜下腔出血	
脑出血	
脑积水	脑积水管理的标准治疗，包括正常压力脑积水长期监测
缺氧性脑损伤	
中枢神经系统感染	
暴发性肝衰竭	
有占位效应瘤性病损的围术期管理	这类病例的 ICP 监测越来越常规

中 ICP 监测的一个常见指标，一般建议颅内压大于 20~25mmHg 便需要治疗，因为这与死亡率增加有关；最新的美国脑外伤基金会（Brain Trauma Foundation，BTF）第 4 版重度 TBI 指南建议 ICP 值＞ 22mmHg 时需要治疗。

ICP 监测最常见的方法包括 EVD 和脑实质内 ICP 监测。EVD 通过以下方法测量侧脑室的 CSF 压力。

(1) 一个标准的脑室外引流管通过液体填充系统连接到外部压力转换器。

(2) 引流管上安装微应变计量器或者使用光纤技术。

当需要长期监测和治疗性引流 CSF 时，EVD 是 ICP 监测的首选方法，但其留置技术比脑实质内 ICP 监测风险更高。

脑实质内 ICP 监测系统有两种常见类型。

(1) 固态压电应变计装置（Codman），它包含压敏电阻，将电阻产生的压力变化持续转化为 ICP 值。

(2) 光纤装置（Camino，InnerSpace），其将光传输到导管尖端的镜面上，该镜面可因 ICP 的变化而扭曲；静脉扭曲引起反射光强度的差异被转换为 ICP 值。

脑实质内 ICP 监护通常通过颅骨进入装置放置在脑实质内约 2cm 深处，抑或在开颅手术时留置于硬膜下。虽然这些装置测量的是局部压力，但在大多数情况下相当于脑室外引流管的压力值。脑实质内 ICP 监护的主要局限性包括"零点漂移"，这可能在几天后导致测量误差，并且无法进行体内再校准。

（二）脑组织氧监测

证据显示，结合 $PbtO_2$ 和 ICP 监测比单独 ICP 监测能够更可靠地识别大脑低灌注，使得在有 ICP 监测指征时，联合 $PbtO_2$ 监测越来越多地被纳入神经监测策略（表 94-2）。$PbtO_2$ 是一个复杂的动态变量，它不仅仅是一个缺氧 / 缺血监测指标；$PbtO_2$ 的值是由影响脑氧输送和需求（氧代谢）、动脉或静脉血管在兴奋区域中的相对比例及组织氧扩散梯度等所有因素相互作用决定的。

正常脑内 $PbtO_2$ 为 20~35mmHg（2.66~4.66kPa）。$PbtO_2$ 监测目前最常用于 TBI 治疗，许多人建议在 $PbtO_2$＜20mmHg（2.66kPa）时积极采取治疗措施，因为这个值代表脑氧合受损。最新的 BTF 指南没有对严重 TBI 的 $PbtO_2$ 目标提出建议，因为评价 $PbtO_2$ 导向性治疗的研究结果不一致。尽管一项包含四项研究共计 491 名患者的系统性回顾研究发现，与单纯的 ICP/CPP 指导治疗相比，$PbtO_2$ 导向性治疗的总体疗效是有利的（有利结果的比值比为 2.1，95%CI 1.4~3.1），但所有四项研究都是非随机的，而且只有两项是真正的前瞻性研究。近期前瞻性 II 期随机试验即 BOOST-2 的初步结果被公布，该试验评估了基于 ICP（目标 ICP＜20mmHg）联合 $PbtO_2$ 监测（目标 $PbtO_2$ ＞ 20mmHg）的治疗

表 94-2　脑组织氧监测指征

适应证	备　注
颅脑损伤	证据最多的适应证，最新的前瞻性 II 期随机对照试验（BOOST-2）证实了 $PbtO_2$ 指导 TBI 患者治疗的安全性及有效性；规模更大的 III 期临床试验数据将证实其是否能改善预后，值得期待
蛛网膜下腔出血	尽管证据有冲突，神经重症协会指南推荐其作为经颅多普勒和影像监测血管痉挛的补充
脑出血	$PbtO_2$ 监测能为昏迷的脑出血患者确定 CPP 目标以优化脑氧合
神经重症患者——联合 ICP 监测可为个体化 CPP 目标、机械通气参数、输血及颅内高压治疗提供精确的管理	国际多学科共识会议推荐多模态监测
颅内动脉瘤及动静脉畸形手术中	目前支持的证据有限

与单纯 ICP 监测管理（同一目标 ICP）相比的安全性和有效性。110 例非穿通性重度 TBI 成人患者中，ICP/PbtO$_2$ 组 PbtO$_2$＜20mmHg 的时间明显短于另一组，两组不良事件无显著性差异。尽管两组的总死亡率和不良结局在统计学上没有显著性差异（分别为 P=0.229 和 P=0.221），ICP/PbtO$_2$ 组的数据有降低的趋势；由于这一研究并非针对预后情况，出现这样的结果也并不意外。现在需要更大规模的Ⅲ期临床试验来证明和扩展这些发现。

PbtO$_2$ 导管的大小与脑实质内 ICP 监测的相似，通过钻孔或开颅用一个或多个腔栓放置在皮质下白质中。市面上可买到的 PbtO$_2$ 监测探头包含一个带有可逆电化学电极的 Clark 型电池。从脑组织扩散出来的氧穿过一个半透膜，被一个金制的极谱阴极还原，产生一个与组织氧张力成正比的电流。在动脉瘤性蛛网膜下腔出血（subarachnoid hemorrhage，SAH）的病例中，探头通常被放置在紧邻血肿 / 挫伤的周围组织内或适当的血管区域内；然而，这种精确的放置在技术上是有难度的，有些人更喜欢将探头常规放置在非优势半球外表正常的额叶皮质下白质中。

（三）脑微透析

脑微透析是一种床旁脑组织生物化学监护器，监测细胞代谢和底物供应，因此能够识别缺血性及非缺血性原因导致的细胞能量功能障碍和随后的代谢危机。在临床检测的每种生化物质都是与葡萄糖代谢、缺氧 / 缺血或细胞能量衰竭相关的特定细胞内过程的标志物。在临床实践中，葡萄糖、乳酸、丙酮酸、甘油和谷氨酸是最常用的测量指标，尽管后两者对临床决策帮助不大。葡萄糖是脑代谢的主要底物，脑葡萄糖浓度的降低及乳酸与丙酮酸比值（lactate-to-pyruvate ratio，LPR）的升高与 TBI 后的不良预后有关。然而，缺血和非缺血因素都可以导致 LPR 的升高。在丙酮酸（和脑组织氧张力）水平低时，LPR 升高提示典型的缺血改变；而在丙酮酸水平正常或升高时，LPR 升高则提示非缺血原因，即线粒体功能障碍。CMD 已被广泛应用于 TBI 和 SAH 的危重管理（表 94-3），尽管其临床应用的大多数证据都与这两种疾病明确相关，可以考虑在所有可能发生脑缺氧 / 缺血、细胞能量衰竭和葡萄糖耗竭的患者中使用 CMD。

虽然一些人推荐设置较低的 LPR 阈值，但是通常被推荐用于指导临床干预的 CMD 衍生值是葡萄糖＜0.8mmol/L 和 LPR＞40。当 LPR 升高时，乳酸浓度＞4mmol/L 通常被认为是异常的。

CMD 是将微型微透析导管置入脑组织内，分子可弥散穿过其尖端的半透膜，从而收集从脑细胞外液进入透析液的物质。葡萄糖、乳酸、丙酮酸、

表 94-3 脑微透析指征

适应证	备 注
颅脑损伤	和 SAH 一起，是被研究最多的适应证；被 2014 年国际微透析论坛的共识声明推荐；有关结局和预后、二次损伤早期预警系统、低脑血糖监测和治疗 / 指导全身血糖管理和胰岛素使用、CPP 增强 / 降低期间的监测、神经唤醒试验期间的监测、体温对脑化学影响的评估及去骨瓣减压术后的监测等方面的研究证据均支持 CMD 在 TBI 中的应用
动脉瘤性蛛网膜下腔出血	和 TBI 一起，是被研究最多的适应证；2014 年国际微透析论坛共识声明中也推荐用于此病；上面提到的关于 TBI 的研究项目的证据，也同样支持用于 SAH，另外有关决定输血阈值的研究证据也证实可用
脑出血	
急性缺血性脑卒中	目前支持这些适应证的证据很有限
肝性脑病	
癫痫	
神经外科手术中	仅有有限的和低质量的证据支持在神经外科手术中以诊断为目的使用 CMD；此外，仅有的市售临床系统的时间分辨率（每小时采样率）不足以进行术中监测

甘油和谷氨酸的浓度可以在床旁的半自动分析仪上测量。一般提倡在"高危"组织中放置导管，以便于评估最易受继发损伤影响的区域的生化变化。对于弥漫性损伤患者，建议在右侧（非优势）额叶放置。

二、颅内监测相关并发症

在本章讨论的四种颅内监护器中，EVD 是预防和管理并发症时最具挑战的一个。3 个最重要的并发症是感染、出血和位置不良 / 功能故障。这些并发症的流行病学、预防、诊断和管理将在下面依次讨论。鉴于脑实质内 ICP 监护器、$PbtO_2$ 和 CMD 探头的置入技术和安全性相似，将在本章剩余部分一起讨论。

（一）感染

1. 脑室外引流

(1) 流行病学：CSF 感染是 EVD 术后的主要问题，因为它与死亡率和发病率的增加有关。存在特定危险因素（表 94-4）时，更可能发生脑室造瘘相关感染（ventriculostomy-related infection，VRI）。置入方法、管理方式、研究设计和方法上的差异，以及对具体诊断标准的普遍认同的缺乏，可能导致了文献中 VRI 率的广泛差异（0%～32%）。然而，报道中最常见的感染率为 10% 或更低。最近一项对 33 项研究（包括 9667 例 EVD 留置患者）的 Meta 分析发现感染的发病率为 7.9%（95%CI 6.3～9.4）。

(2) 预防：有一些措施可以减少 VRI 的发生（表 94-5）。最近一项对 7 项随机和 29 项非随机研究（包括 16 796 例脑室造瘘术）的 Meta 分析显示，与普通导管相比，使用抗微生物（抗生素或银）浸渍导管可降低 VRI 的总发生率 [相对风险（relative risk，RR）0.44，95%CI 0.35～0.56]，但是全因死亡率没有统计学差异。尽管只有一半的研究提供了关于特定细菌种类和革兰阳性 / 革兰阴性菌的数据，在亚组分析中，抗微生物浸渍导管似乎不能减少与革兰阳性细菌有关的感染，包括所有葡萄球菌、凝固酶阴性链球菌和金黄色葡萄球菌。有趣的是，抗微生物浸渍导管与耐甲氧西林金黄色葡萄球菌（RR=2.64，95%CI 1.26～5.51）、非葡萄球菌（RR=1.75，95%CI 1.22～2.52），以及革兰阴性菌（RR=2.13，95%CI 1.33～3.43）感染风险的增加有关。没有足够的证据来推荐某一种特定类型的抗微生物导管，或者来评估不同抗生素在抗生素浸渍导管中的相对有效性。

一些研究表明，将导管在皮下潜行可以降低 VRI 的风险，但是潜行的最佳长度尚不清楚，而且潜行至穿刺孔 10cm 以外似乎没有额外的好处。为了防止脑脊液漏，在置管时确保硬膜穿刺孔和导管宽度相等是很重要的，EVD 取出后皮肤的精细缝合也是如此。

使用集束化 EVD 管理规范护理被证实可降低CSF 感染率，重点在于无菌置管技术、避免调整EVD 收集系统（除非绝对必要）和使用无菌敷料覆盖。由于缺乏证据来证明不同类型的敷料在减少感染方面的相对有效性，因此无法对特定敷料做出推荐。若无临床指征，建议避免常规 CSF 采样；使用

表 94-4 脑室外引流管留置后脑脊液感染的部分危险因素

- 蛛网膜下腔出血
- 脑室内出血
- 全身性感染
- 开颅手术及其他神经外科操作
- 反复调整 EVD 系统进行冲洗和（或）CSF 采样
- 颅骨骨折合并脑脊液漏
- EVD 穿刺点附近脑脊液漏
- 留置时间

表 94-5 脑室外引流管理中减少感染风险的建议

围术期
- 遵守标准 EVD 集束化管理措施
- 围术期静脉给予一次抗生素
- 使用抗微生物浸渍导管
- 穿刺时应用抗微生物制剂清洁 EVD 导管穿刺点
- EVD 穿刺时使穿刺孔与导管宽度相匹配
- 使引流管进行皮下潜行
- 使用抗生素浸渍的缝线缝合伤口
- 使用标准的无菌敷料

置管后
- 遵守标准 EVD 集束化管理措施
- 避免常规 CSF 采集，除非有明确临床指征
- 避免常规更换引流管及引流管位置
- 临床情况允许时尽早移除 EVD
- EVD 移除后严密缝合皮肤

抗微生物浸渍导管意味着常规采样不太可能得到对临床有用的信息。目前没有强有力的证据表明，在 EVD 放置期间使用抗生素优于单纯围术期用药，事实上前者可能增加耐药菌和艰难梭菌性结肠炎的发病风险。因此，建议在置入 EVD 之前只用一次药。特定抗生素的选择应根据当地抗生素谱决定。如发生脑脊液漏，当不存在感染证据时，不推荐常规抗生素预防。

关于脑室外引流管需在原位保留多久的争议很大。导管放置时长与感染风险之间的关联已被广泛认可。然而，这种关系并不一定是线性的，迄今为止的研究表明，导管留置 1 周后，感染风险可以增加、减少或不变。此外，不建议常规更换导管和导管位置，因为没有令人信服的证据表明常规更换导管位置可降低 VRI 的风险，并且也有证据表明更换导管可增加感染风险。综上所述，很难对导管更换前可留置的最长时间给出建议，但是临床情况一旦允许，一定要尽早取出 EVD 装置。

(3) 诊断：尽管 EVD 在神经危重症治疗中很常用，对于 VRI 的具体诊断标准还没有达成共识。虽然诊断 VRI 的金标准是 CSF 革兰染色及培养阳性，但革兰染色假阴性也很常见（即使在培养阳性的 CSF 中），而且 CSF 培养可受抗生素治疗的影响。此外，微生物可以定植在导管上或污染 CSF 样本而不导致感染，感染也并不是 CSF 炎症的唯一原因。虽然及时使用适当的抗菌药物是成功治疗 VRI 的关键，但需要几天才能获得确切的 CSF 培养结果。由于 CSF 化验结果不特异、感染征象细微、微生物生长缓慢及生长要求复杂延迟了病原体的鉴定和适当的治疗，医院获得性脑室引流相关性感染往往难以确诊。

VRI 的临床体征包括发热、心动过速、呼吸急促、脑膜炎、意识水平下降和畏光，也可能有肌肉僵硬和癫痫发作。然而，临床症状可能不明显，特别是在早期。CSF 中的 3 个发现可以支持易感患者的脑室炎诊断，即多形核白细胞升高（100～5000）、葡萄糖降低（<400mg/L）和蛋白升高。血清白细胞计数和 C 反应蛋白似乎无助于诊断。CSF 细胞指数是 CSF 中白细胞与红细胞的比率除以外周血中白细胞与红细胞的比率，用来解释脑室出血（intraventricular hemorrhage，IVH）时，CSF 中血液对 CSF 中白细胞增加的稀释作用。在 IVH 发病时，细胞指数应等于 1，因为 CSF 中白细胞与红细胞的关系与外周血中相同。

在一项对 13 例 IVH 患者行 EVD 的前瞻性研究中，在常规诊断导管相关性脑室炎之前 3d，细胞指数出现了显著升高。然而最新的回顾性研究分析了 39 例行 EVD 且合并感染的患者数据，证明置管时的细胞指数与感染发生前 48h 及经培养证实感染时相比，并没有显著增加。尽管这些数据引起了对细胞指数敏感性的质疑，它仍然被广泛应用；细胞指数不高不能排除 VRI，但细胞指数增加确实支持 VRI 的诊断。

综上所述，这些发现支持的观点是诊断 VRI 主要依赖于患者的临床表现及 CSF 革兰染色和培养结果。CSF 细胞因子和其他炎性标志物有可能在将来对 CSF 感染做出更准确的生化诊断，但目前这些方面的数据还很有限。

(4) 危机管理：对于 VRI 的最佳治疗方法尚无共识。对留置 EVD 而怀疑 VRI 的发热患者的初步措施至少应包括获取 CSF 样本进行革兰染色和培养，以及外周血培养。没有确凿的证据支持使用特定的抗菌药或治疗持续时间，应根据当地的指南和微生物学建议来决定。引起脑室炎最常见的是革兰阳性菌；但是，如果 CSF 样本异常脓性，则应立即使用广谱抗菌药进行治疗，要同时覆盖耐药革兰阳性菌和革兰阴性菌。针对 VRI 的脑室内抗微生物治疗可加快 CSF 的灭菌和 CSF 显微镜检查恢复正常的速度。对于那些单纯静脉抗菌药效果不佳的患者，以及抗菌药最低抑制浓度（minimum inhibitory concentration，MIC）高而 CSF 中药物浓度不高（特别是多重耐药性感染）的微生物感染，脑室内抗微生物治疗也被推荐作为一种治疗方法。

为了让感染的治疗达到最佳效果，通常需要移除任何受感染的设备，必要时予以适当的更换或外置。一些临床医师根据病原菌来决定是否拔除导管，特别是有革兰阴性细菌感染时。因为此时如果保留导管，其感染复发率较高。

2. 脑实质内 ICP、$PbtO_2$ 及 CMD 探头

(1) 流行病学：脑实质内 ICP、$PbtO_2$ 和 CMD 探头的感染率低于 EVD。在一个单中心研究中，纳入了 61 例患有各种急性脑部疾病的患者，接受多种神经监测设备组合（包括 ICP、PbtO$_2$ 和 CMD）的多模态监测，排除使用 EVD 患者的情况下，感染率为 4%。然而，这些数据并没有确定这些设备或监测方法各自的风险。其他（主要是回顾性的）专门针对脑实质内 ICP 探头的数据表明，脑实质内 ICP 监护器置入后的感染率较低（0%～2.9%），包括浅表感染和颅内脓肿。没有可靠的数据表明特定的脑实质内 ICP 装置之间的感染率有任何显著的差异。大多数接受 PbtO$_2$ 监测的患者报告 PbtO$_2$ 探头相关感染率为 0%。但是相对于 ICP 监测而言，它是一种新的监测方式，数据量有限。同样，对 CMD 的相关研究也很有限。一篇单中心 174 名连续接受 CMD 患者的回顾性分析数据显示，其感染率为 0%。

(2) 预防：与 EVD 不同，即使在长期接受 ICP 监测的患者中，也没有有力的证据表明脑实质内探头的放置时长会影响感染风险。然而，通过严格的无菌穿刺技术，以及留置后避免调整监护器（除非绝对必要），可以将脑实质内监测的感染风险降到最低。不建议常规使用预防性抗生素。

(3) 诊断：脑实质内监护器感染的临床特征往往比 VRI 更不明显。然而，患者可能会出现感染的临床体征（如发热、心动过速、呼吸急促）和其他脑炎或脓肿的特征，如头痛、局灶性神经功能损害、癫痫发作、行为改变、脑膜炎及恶心 / 呕吐。皮肤受累通常表现为局部红斑和（或）渗脓。在疑似感染的病例中，应进行增强影像检查，以发现提示颅内脓肿的环状强化病变。然而，只有通过对样本（可能包括设备本身）的微生物分析才能最终确认感染。

(4) 危机管理：通常建议更换或移除设备，并根据当地指南和微生物学建议开始静脉抗感染治疗。应联系神经外科会诊，特别是在存在深层感染的情况下。

要　点

感染
- 颅内监护器的感染并发症可通过采用 EVD

标准化、集束化管理等几种方式来减少。
- 当需要 EVD 时，强烈推荐使用抗微生物浸渍导管。
- EVD 置管时推荐使用围术期抗生素，但是对于任何颅内监护器都不鼓励预防应用抗生素。
- 不推荐常规更换引流管及引流管位置。
- 颅内监测设备相关感染的临床体征可能不明显。
- CSF 分析及培养对 VRI 确诊及优化管理很重要。
- 颅内监测相关感染发生时应早期使用广谱抗生素治疗。
- 一旦临床状况允许，应尽早移除颅内监测设备，以降低感染风险。

（二）出血

1. 脑室外引流

(1) 流行病学：由于部分研究设计、方法和定义的不同，报道中与 EVD 置管相关的出血风险差异很大（0%～41%）。尽管必须认识到 CSF 引流过度可引起硬膜下血肿，以及出血也可能与脑室引流管的移除有关，评价 EVD 相关出血风险的研究往往集中于脑室置管时直接引起的出血，这也是本章剩余部分的重点。接受 EVD（和脑实质内监护器）患者的详细血栓预防治疗超出了本章的范围，读者可以参考本书第 83 章，以及神经危重症监护协会关于 EVD 置管和管理的指南（见下面的"推荐阅读"——Fried 等，2016）。

由于频繁或系统的影像监测并不常见，许多研究可能低估了 EVD 置管后出血的风险。值得注意的是，并非所有与置管相关的出血都是有症状的，而且危及生命的出血极为罕见。最近对 18 项研究（包括 2829 例 EVD 置管病例）的 Meta 分析发现，出血发生率为 8.4%（95%CI 5.7～11.1），有症状的出血发生率为 0.7%（95%CI 0.4～1.1）。

(2) 预防：迄今为止，还没有一项设计良好的研究涉及置管相关出血的潜在可变危险因素，如穿刺时的血压、凝血障碍和成功置管前的尝试次数。

除紧急情况外，在 EVD 置管前，所有病例都应根据当地的治疗策略纠正凝血功能障碍。因为凝血障碍患者的出血率更高。为了减少神经外科手术中出血的风险，建议将血小板计数 100×10^9/L 作为输血的阈值。

(3) 诊断：无论放置 EVD 的患者是否出现临床表现，置管相关出血取决于几个因素，包括患者是否完全清醒、镇静/麻醉，以及出血的大小和位置。出血可能发生在脑室系统和（或）沿脑室导管的任何位置，包括脑实质外。在无症状的患者中，EVD 置管相关出血常在术后影像上偶然发现。出血在临床上可能表现为癫痫发作或意识减退，如果影响到大脑重要的解剖结构，可能会导致患者出现神经功能缺损；在这种情况下，需要立即行头部 CT 检查。即使在已经有 SAH/IVH 的情况下，EVD 置管相关出血也可通过 EVD 引流系统中 CSF 颜色变暗来发现。

(4) 危机管理：很多 EVD 置管相关出血的病例中都可以采取保守方法管理，如果患者清醒、有反应，则可进行密切神经监护，如果患者不清醒，也可连续行 CT 成像。在某些情况下，例如有占位效应的大的浅表血肿，应采用血肿清除术。如果脑室系统内血肿量大，引起早期脑积水，可行对侧 EVD 置管。这种情况下，应与神经外科手术团队一起对手术治疗的适当性和时机做出决策。

2. 脑实质内 ICP、PbtO$_2$ 及 CMD 探头

(1) 流行病学：与脑实质内装置相关的出血通常位于毗邻监测装置的脑实质内，但也会出现脑实质外血肿。广泛认为，与脑实质内监测设备相关的出血风险低于 EVD，但没有可靠的数据表明任何特定设备之间存在显著差异。在 61 名接受不同多模态监测组合（包括本文讨论的三个脑实质内探头）的患者中，报道的出血率为 3%，但没有描述各个设备或监测方法各自的风险。报道中脑实质内 ICP 监测相关的出血率为 0%～10.7%，但已知有凝血障碍的患者出血率可能更高。一项前瞻性研究涵盖了 1000 名接受脑实质内 ICP 监测的患者，其数据指出，出血风险为 2.5%，症状性出血发生率为 0.6%。接受 PbtO$_2$ 监测患者的观察性研究报道出血率为 1.7%～2.9%，而症状性出血的病例报道很少。虽然一项针对 174 例使用 CMD 的患者的回顾性单中心

研究报道的出血风险为 0%，但 CMD 探头相关出血的数据依旧有限。

(2) 预防：和 EVD 置管类似，除最紧急的病例外，均应在脑实质内探头置入术前纠正患者凝血障碍，血小板计数应为 100×10^9/L 或更高，以减少置入相关出血的风险。

(3) 诊断：与脑实质内监护相关的出血大多数是无症状的，接受脑实质内 ICP 监测、PbtO$_2$ 监测或 CMD 的大多数患者是处于镇静、麻醉状态或神经功能受损的。因此，很多实质内监护器相关的出血是在术后影像学检查中被偶然发现的。然而，置管相关出血可能表现为癫痫发作、意识减退，或者在出血影响到关键脑解剖结构时，表现为神经功能缺损。任何怀疑置管相关出血的患者都应该接受头部 CT 检查。

(4) 危机管理：类似于 EVD，在许多情况下脑实质内置入探头引起的出血可以进行保守管理。如果患者清醒并有反应，可以进行密切的神经监测；如果患者不清醒，则可以进行连续 CT 检查。尽管应该始终与当地神经外科讨论有风险的病例，脑实质压力监护器引起的出血很少需要手术治疗。

要　点

出血

● 为减少出血风险，除紧急情况外，脑实质内探头置入术前应纠正患者凝血障碍，血小板计数应为 100×10^9/L 或更高。

● 小出血很常见，大多数出血是无症状性的，在置入术后影像学检查时才被偶然发现。

● 在清醒有反应的患者中，连续的神经查体可以辅助监测血肿的进展；其他患者则推荐连续行影像学检查。

● 有占位效应的大血肿可能需要神经外科手术介入。

（三）位置不良或功能故障

1. 脑室外引流

(1) 流行病学：EVD 导管位置不良会以多种方式增加发病率和死亡率，包括延长脑积水未治疗的

时间、穿过重要脑结构造成损伤，以及多次置管增加相关并发症（包括感染）的风险。文献中报道的 EVD 位置不良率差异很大。一项含两年内 183 例 EVD 置入术后扫描的单中心回顾性研究发现，超过 60% 的 EVD 没有到达预期的目标位置，其中 40% 需要修正或重新置管。脑室导管阻塞并不少见，特别是在长期使用后。

（2）预防：没有有力的证据支持医生年资或经验与并发症发生率之间的关系。同样，大多数证据表明，在神经重症监护病房（包括由危重症医师）行 EVD 置管与在手术室操作相比，发生位置不良或感染等并发症的风险并没有增加。尽管有一系列旨在提高 EVD 置管准确性的解决方案，包括术中神经导航的使用，评估这些干预措施效果的数据通常质量不高，且缺乏有意义的对照组。

置管成功之后，脑室导管可能因为护理或其他操作而脱出 / 无意间外移，因此置管时将外部引流管固定在患者头皮上很重要（如使用三点缝合技术），如果可能，尽量避免触碰 EVD。

（3）诊断：导管位置不良可通过多种方式检测（表 94-6），但是即使引流管位置不佳，其尖端位于蛛网膜下隙时仍可进行 CSF 引流，此类情况只能在置管后行影像学检查时被偶然发现。当一个先前功能良好的 EVD 的 CSF 引流量减少时，应怀疑 EVD 脱管 / 无意间外移，另外也需要排除引流管堵塞等原因（图 94-1）。

（4）危机管理：EVD 置管位置欠佳但是仍正常工作时，一般不予修正。然而，无功能的 EVD 需要进一步的评估（图 94-1），包括考虑是否依旧需要 EVD。

2. 脑实质内 ICP、PbtO₂ 及 CMD 探头

（1）流行病学：与 EVD 导管的位置不良相比，有关脑实质内 ICP、$PbtO_2$ 和 CMD 探头位置不良的研究较少。通常建议通过头颅 CT 确定 $PbtO_2$ 和 CMD 探头的放置是否正确。许多中心常规地将脑实质内 ICP 和 $PbtO_2$ 探头置入额叶皮质下白质，当选择更复杂的位点（如出血或挫伤周围区域）时，位置不良的探头尤其需要注意。探头和（或）螺钉错位或缺陷，以及传感器 / 电缆 / 光纤损坏都可能导致脑实质内探头出现故障。脑实质内 ICP 监护器

表 94-6　颅内监护设备位置不良或功能故障的潜在指征

脑室外引流
- CSF 引流量减少
- ICP 读数缺失或超出预期
- ICP 波形缺失或超出预期
- ICP 刺激增加时，ICP 缺乏相应的反应（例如施加腹部压力）
- 如果引流管穿过了重要脑部结构，出现神经体征 / 症状（特别是清醒患者）

脑实质内 ICP 监护器
- ICP 读数缺失或超出预期
- ICP 波形缺失或超出预期
- ICP 刺激增加时，ICP 缺乏相应的反应（例如施加腹部压力）
- 如果设备穿过了重要脑部结构，出现神经体征 / 症状（特别是清醒患者）

脑组织氧监护器
- $PbtO_2$ 读数缺失
- 超出预期的 $PbtO_2$ 读数（至少在置入 1h 后）
- 氧挑战时 $PbtO_2$ 读数反应不良
- 如果设备穿过了重要脑部结构，出现神经体征 / 症状（特别是清醒患者）

脑微透析
- 超出预期的结果
- 如果设备穿过了重要脑部结构，出现神经体征 / 症状（特别是清醒患者）

置入后技术故障的发生率为 0%～25.4%。报道的 $PbtO_2$ 探头留置的技术故障发生率为 5.9%～17%，而 CMD 探头的故障发生率为 0%～29%。

（2）预防：和 EVD 置管类似，没有有力的证据支持医生的年资或经验与脑实质内留置设备并发症发生率之间的关系。为防止探头脱出 / 无意间外移，置入时应将设备牢固地固定在患者的头皮上（例如通过三点缝合技术），并尽可能避免触碰探头及其连接管线。虽然很难防止脑实质内监护器出现故障，但为了改进对 $PbtO_2$ 探头技术故障的检测，普遍建议在留置后进行"氧挑战"，然后每天进行一次，以确认探头功能和反应性；正常探头的反应性应该表现为当 FiO_2 增加至 1.0 维持约 20min 时，$PbtO_2$ 较基线增加 200% 或更高，虽然肺功能受损可能会影响其反应性。

（3）诊断：可以通过多种方式检测到脑实质内监护器故障或位置不良（表 94-6），但是大多是在置入后行影像学检查时被偶然发现。怀疑脑实质内

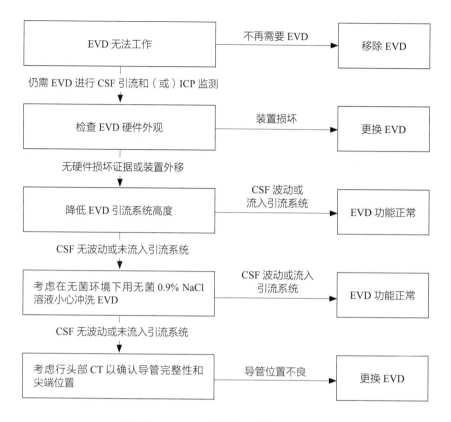

▲ 图 94-1　EVD 功能故障时处理流程示例

探头有故障或位置不良时，应通知临床医师对外部硬件进行外观检查，如果检查结果无异常，应进行头部 CT 检查，以检查探头位置及连接有无断开。必须记住，PbtO$_2$ 读数在置入后大约 1h 内是不可靠的，这是因为设备处于"磨合期"。

(4) 危机管理：如果脑实质内监测装置的位置不太理想，但仍能提供可靠的读数，则通常不需要修正。但是如果设备不再工作，且仍然需要持续监测，则应在严格的无菌条件下更换装置、重新置管。

要　点

位置不良或功能故障

- EVD 位置不良很常见，较之其他的颅内监护器需要调整的情况更普遍。
- 将颅内监护器固定在头皮上很重要，可以防止颅内监护器的脱离 / 无意间外移。
- 如果 EVD 停止运作，应遵循几个步骤（见图 94-1），包括：在无菌条件下用无菌 0.9% NaCl 溶液温和通管以排除导管堵塞。

推荐阅读

颅内压监测

[1] Carney N, Totten AM, O'Reilly C, et al. Guidelines for the management of severe traumatic brain injury, fourth edition. Neurosurgery. 2017;80:6–15. https://doi.org/10.1227/NEU.000 0000000001432.

脑组织氧监测

[2] Nangunoori R, Maloney-Wilensky E, Stiefel M, et al. Brain tissue oxygen-based therapy and outcome after severe traumatic brain injury: a systematic literature review. Neurocrit Care. 2012;17:131– 8. https://doi.org/10.1007/s12028-011-9621-9.

脑微透析

[3] Bossers SM, de Boer RD, Boer C, Peerdeman SM. The diagnostic accuracy of brain microdialysis during surgery: a qualitative systematic review. Acta Neurochir. 2013;155:345–53. https://doi.org/10.1007/s00701-012-1582-z.

[4] Hutchinson PJ, Jalloh I, Helmy A, et al. Consensus statement from the 2014 International Microdialysis Forum. Intensive Care Med. 2015;41:1517–28. https://doi. org/10.1007/s00134-015-3930-y.

感染

[5] Chen JW, Rogers SL, Gombart ZJ, Adler DE, Cecil S. Implementation of cerebral microdialysis at a community-based hospital: a 5-year retrospective analysis. Surg Neurol Int. 2012a;3:57. https://doi. org/10.4103/2152-7806.96868.

[6] Dey M, Stadnik A, Riad F, et al. Bleeding and infection with external ventricular drainage: a systematic review in comparison with adjudicated adverse events in the ongoing Clot Lysis Evaluating Accelerated Resolution of Intraventricular Hemorrhage Phase III (CLEAR-III IHV) trial. Neurosurgery. 2015a;76:291–300– discussion 301. https://doi.org/10.1227/NEU.000000 0000000624.

[7] Fried HI, Nathan BR, Rowe AS, et al. The insertion and management of external ventricular drains: an evidence-based consensus statement : a statement for healthcare professionals from the neurocritical care society. Neurocrit Care. 2016;24:61–81. https://doi.org/10.1007/s12028-015-0224-8.

[8] Gelabert-González M, Ginesta-Galan V, Sernamito-García R, et al. The Camino intracranial pressure device in clinical practice. Assessment in a 1000 cases. Acta Neurochir. 2006a;148:435–41. https://doi. org/10.1007/s00701-005-0683-3.

[9] Konstantelias AA, Vardakas KZ, Polyzos KA, et al. Antimicrobial-impregnated and –coated shunt catheters for prevention of infections in patients with hydrocephalus: a systematic review and meta-analysis. J Neurosurg. 2015;122:1096–112. https://doi.org/10.3171/2014.12.JNS14908.

[10] Lozier AP, Sciacca RR, Romagnoli MF, Connolly ESJ. Ventriculostomy-related infections: a critical review of the literature. Neurosurgery. 2002;51:170–81. discussion 181–2

[11] Stuart RM, Schmidt M, Kurtz P, et al. Intracranial multimodal monitoring for acute brain injury: a single institution review of current practices. Neurocrit Care. 2010a;12:188–98. https://doi.org/10.1007/s12028-010-9330-9.

出血

[12] Binz DD, Toussaint LG, Friedman JA. Hemorrhagic complications of ventriculostomy placement: a meta-analysis. Neurocrit Care. 2009;10:253–6. https://doi.org/10.1007/s12028-009-9193-0.

[13] Chen JW, Rogers SL, Gombart ZJ, Adler DE, Cecil S. Implementation of cerebral microdialysis at a community-based hospital: a 5-year retrospective analysis. Surg Neurol Int. 2012b;3:57. https://doi. org/10.4103/2152-7806.96868.

[14] Dey M, Stadnik A, Riad F, et al. Bleeding and infection with external ventricular drainage: a systematic review in comparison with adjudicated adverse events in the ongoing Clot Lysis Evaluating Accelerated Resolution of Intraventricular Hemorrhage Phase III (CLEAR-III IHV) trial. Neurosurgery. 2015b;76:291–300– discussion 301. https://doi.org/10.1227/NEU.0000000000000624.

[15] Fried HI, Nathan BR, Rowe AS, et al. The insertion and management of external ventricular drains: an evidence-based consensus statement : a statement for healthcare professionals from the neurocritical care society. Neurocrit Care. 2016;24:61–81. https://doi.org/10.1007/s12028-015-0224-8.

[16] Gelabert-González M, Ginesta-Galan V, Sernamito-García R, et al. The Camino intracranial pressure device in clinical practice. Assessment in a 1000 cases. Acta Neurochir. 2006b;148:435–41. https://doi. org/10.1007/s00701-005-0683-3.

[17] Stuart RM, Schmidt M, Kurtz P, et al. Intracranial multimodal monitoring for acute brain injury: a single institution review of current practices. Neurocrit Care. 2010b;12:188–98. https://doi.org/10.1007/s12028-010-9330-9.

位置不良 / 功能故障

[18] Chen JW, Rogers SL, Gombart ZJ, Adler DE, Cecil S. Implementation of cerebral microdialysis at a community-based hospital: a 5-year retrospective analysis. Surg Neurol Int. 2012c;3:57. https://doi. org/10.4103/2152-7806.96868.

[19] Fried HI, Nathan BR, Rowe AS, et al. The insertion and management of external ventricular drains: an evidence-based consensus statement: a statement for healthcare professionals from the neurocritical care society. Neurocrit Care. 2016;24:61–81. https://doi.org/10.1007/s12028-015-0224-8.

[20] Gelabert-González M, Ginesta-Galan V, Sernamito-García R, et al. The Camino intracranial pressure device in clinical practice. Assessment in a 1000 cases. Acta Neurochir. 2006c;148:435–41. https://doi.org/10.1007/s00701-005-0683-3.

[21] Stuart RM, Schmidt M, Kurtz P, et al. Intracranial multimodal monitoring for acute brain injury: a single institution review of current practices. Neurocrit Care. 2010c;12:188–98. https://doi.org/10.1007/s12028-010-9330-9.

[22] Toma AK, Camp S, Watkins LD, et al. External ventricular drain insertion accuracy: is there a need for change in practice? Neurosurgery. 2009;65:1197–200– discussion 1200–1. https://doi.org/10.1227/01.NEU.0000356973.39913.0B.

第95章 神经外科重症的中枢神经系统感染
Central Nervous System Infection in Neurosurgical Critical Care

David W. Van Wyck　Michael L. James　著
田　野　译　魏俊吉　校

一、概述

在采取围术期预防措施的前提下，神经外科术后中枢神经系统（CNS）感染的发生率为0.2%～6%。早期的研究显示：由于许多患者没有使用抗生素预防，感染发生率更高。中枢神经系统的感染直接导致住院时间延长、再入院率高、再手术率高，以及残疾或死亡风险增加等。CNS感染常见类型包括手术部位感染、脑膜炎、硬膜下积脓、硬膜外脓肿、脑脓肿或脊髓脓肿。因为感染症状往往与某些典型的术后症状重叠，感染有时很难在临床上早期发现。手术部位感染通常使用短疗程抗生素或伤口清创治疗，但如果感染转移到更深的组织，有时可能需要更复杂的治疗。颅内感染发病率不高，如怀疑脑膜炎、硬膜下积脓或脑脓肿，必须尽早确诊，通过积极的治疗方法防止不可逆的神经损伤。脊柱术后的感染可能包括椎间盘间隙感染（椎间盘炎）、骨髓炎或硬脊膜外脓肿，早期鉴别硬脊膜外脓肿至关重要，因为其预后与神经症状的严重程度有关。

脑血管造影和神经介入治疗被越来越多地应用于神经外科患者的治疗上。这些手术导致CNS感染风险的数据很少，这些手术导致的CNS感染的风险似乎很低，但是目前还没有预防这些术后感染的成熟建议。

不同的研究中，有关神经外科术后感染危险因素的论述各有差别，这与不同的研究设计相关。文献报道，导致感染的危险因素包括脑脊液（CSF）漏、颅脑外伤、较长手术时间、二次手术、鼻旁窦开放、使用脑室外引流（EVD）装置、硬脑膜替代物和开颅手术。在脊柱手术中，腰椎和骶椎区域的手术比颈椎或胸椎区域的手术更容易感染。文献中报道的其他危险因素包括男性、高龄、既往神经外科手术史、手术医生、糖尿病史、围术期激素的使用、免疫低下状态、恶性肿瘤、脑膜瘤，以及使用吻合器缝合伤口，尽管其中许多还不太确定。但预防性抗生素的使用已被证明能降低神经外科患者术后感染并发症的风险，现在大多数机构已成为标准疗法。

二、预防

围术期预防性使用抗生素能降低神经外科术后患者头皮和骨瓣感染、硬膜下积脓和脑脓肿的发生率，但不能降低术后脑膜炎的发生率。回顾性、前瞻性和Meta分析结果显示，常规预防性使用抗生素可以降低患者术后感染的发生率。术后使用抗生素预防超过24h与耐药菌感染的发生率及感染患者高死亡率显著相关。因此，围术期预防建议使用广谱抗生素。对于常规的神经外科手术，第一代头孢菌素如头孢唑啉2～3g静脉注射（取决于患者体重）于切皮前60min给予；如果手术时间超过4h，则重复一次，主要针对皮肤定植的常见细菌，如革兰阳性球菌（金黄色葡萄球菌和表皮葡萄球菌）。神经外科患者术前住院时间延长，感染耐甲氧西林金黄色葡萄球菌、耐万古霉素肠球菌或革兰阴性菌的风险更高。因此，此类情况下常用的治疗方案为万古霉素静脉滴注1g，每12小时1次，联合头孢他啶静脉滴注2g，每8小时1次，持续72h。此外，创伤患者特别是存在贯通伤的可能需要广谱覆盖厌氧菌，如给予甲硝唑 500mg，每 6 小时 1 次。对于非皮肤常见细菌及罕见病原体的高风险感染患者，建议咨询感染科专家。

据报道，放置 EVD 装置后感染率在 0%～22%。为了减少导管相关性脑膜炎和脑室炎的风险，临床越来越多地使用抗生素或纳米银颗粒涂层的导管。随机对照试验和回顾性研究的结果表明，使用此类装置后，可降低 CSF 培养细菌阳性率，但是对于此结论还应该持谨慎解读的态度。当 CSF 通过抗生素浸渍导管时，可能会抑制其细菌阳性的培养结果。如果不使用抗生素浸渍导管，那么引流管放置后，是否需要持续使用预防性抗生素，在很大程度上取决于所在医院规定和主管医生。目前对于 EVD 装置使用预防性抗生素仍有争议，除了无菌置管和维护之外，其他干预可能没有任何益处。当然，使用预防性抗生素后，比较普通引流管和抗生素浸渍导管之间感染率的数据也很少，但是结论悬而未决。另一个悬而未决的问题是导管使用时间与感染风险之间的相关性，虽然许多研究认为留置导管超过 5～9d 后感染风险增加，但也有一些研究表明，留置导管的持续时间与感染之间没有关系。神经外科的颅内压监测和腰大池引流的感染发生率分别为 0%～4% 和 3%～5%。腰大池引流的感染风险增加可能与穿刺部位脑脊液漏和使用时间超过 4d 相关。此外，持续使用预防性抗生素并不能降低腰大池引流的感染发生率。总之，抗感染方案应包括置管的无菌操作、严格无菌留取最少量脑脊液的操作，以及置管位置的清洁维护。

全身并发症也会增加术后 CNS 感染的风险。建议在生理参数范围内保持良好的灌注、温度、新陈代谢和营养。应避免高血糖以降低全身感染的风险，并避免其他感染灶的颅内转移。

表 95-1 总结了几种常见神经外科手术预防性抗生素的疗效。

三、术后神经系统感染的评估和管理

（一）手术部位和骨瓣的感染

1. 病理生理学和临床表现

(1) 涉及表皮和颅骨的并发症，如伤口皮肤坏死和（或）伤口愈合不佳及帽状腱膜下感染。

(2) 大多数研究报道手术部位的感染发生率为 5%～7%，一般颅脑外伤患者更高（高达 10.1%）。

(3) 骨瓣感染占所有手术部位感染的 15%～35%。

(4) 最常见的革兰阳性球菌是金黄色葡萄球菌（75%）和表皮葡萄球菌（11%）。最常见的革兰阴性菌是鲍曼不动杆菌（14%）。一些研究显示在腰骶椎手术中，革兰阴性感染的发生率可能更高。这可能与该部位皮肤定植菌群、术中污染或术后粪便／尿液污染相关。

(5) 危险因素：长时间手术（＞4h）、开颅手术、腰骶椎手术、长时间住院、二次手术、先期放射治疗、免疫抑制状态、使用引流管／异物、使用人工硬脑膜、使用吻合器缝合伤口及脑膜瘤。

(6) 如果未能诊断和（或）治疗，可能导致颅骨骨髓炎或脑膜炎。

2. 患者评估

(1) 发热、局部红斑、压痛、伤口裂开、有或者无脓性分泌物。

(2) 症状通常在术后 48h 出现，但可能需要数天或数周的进展时间。

3. 干预

(1) 如果考虑有骨髓炎，可以行颅骨平片或头 CT 骨窗检查。

(2) 如有伤口深部波动需要行外科引流和组织清创。

(3) 获取伤口分泌物进行培养，以确定病原菌，制订特定的抗生素治疗方案。

(4) 使用第一代头孢菌素经验性治疗革兰阳性菌（如头孢唑啉 2g 静脉注射，每 8 小时 1 次）。

(5) 如患者开始使用抗生素预防后无明显毒性反应，就等待培养结果，根据培养和药敏结果调整后续抗生素方案。

(6) 因骨瓣无血运，因此更容易感染，一旦感染需更积极的治疗：去除骨瓣，长程全身抗生素治疗（4～6 周），感染根治后延迟颅骨修补。

(7) 近年来，人们对抗生素灌洗兴趣复燃，例如通过出入冲洗系统持续注入抗生素到硬膜外间隙和帽状腱膜下间隙（如万古霉素 500mg/L，以

表 95-1　术后感染的预防

手术名称	预防性抗生素的疗效 / 推荐意见
开颅手术	疗效确定；降低头皮和骨瓣感染、积脓和脓肿的发生率
	推荐方案：头孢唑林 1～3g 静脉注射，切皮前 60min（取决于患者体重）
	替代方案：万古霉素 1～2g 静脉注射切皮前 2h（取决于患者体重）（β- 内酰胺酶敏感，耐甲氧西林金黄色葡萄球菌高风险）
	不能降低术后脑膜炎的发生
脊柱手术	疗效确定；减少表浅和深部并发症
	推荐方案：头孢唑林 1～3g 静脉注射，切皮前 60min（取决于患者体重）
CSF 分流管置入	疗效确定；减少 50% 的感染风险
	推荐方案：头孢唑林 1～3g 静脉注射切皮前 60min（取决于患者体重）
颅底骨折和(或）脑脊液漏	没有证据显示需要常规给予抗生素预防
脑室外引流术	有争议——一些研究显示抗生素预防有效，但没有确定证据
	置入操作时给予单剂量抗生素比持续使用更普遍（避免耐药菌的形成）
	推荐方案：头孢呋辛 1.5g 静脉注射每 8 小时 1 次，围术期 24h 内
	其他预防方法
	在手术室置入和 ICU 置入的感染风险没有差别
	技巧——严格的无菌技术，导管在头皮下潜行一段距离，穿出点应远离置入点，尽可能减少侵入性操作（只有在临床需要时再进行脑脊液取样），可降低感染率
	使用抗生素浸渍的导管可以降低 EVD 相关感染风险
	常规更换导管不能减少感染风险
腰大池引流	疗效不确定；4d 后感染风险将升高
颅内压监测	没有共识；感染并发症的整体风险较低

10ml/h 的速度冲洗 5d），不断地将受感染的物质浸泡在抗生素溶液中，以期挽救骨瓣。

（二）术后脑膜炎和脑室炎

1.病理生理学和临床表现

(1) 分别为脑膜或脑室内膜的炎症。

(2) 术后细菌性脑膜炎或脑室炎的总发病率为 0.3%～8%。大多数研究报道的发病率＜5%。

(3) 死亡率：约 20%。

(4) 危险因素：脑脊液与外环境的沟通装置（分流管、引流管）、颅后窝手术、脑脊液漏、围术期激素使用。

(5) 健康患者中常见的病原体主要为皮肤菌群：金黄色葡萄球菌（90%）、表皮葡萄球菌，和脑室 - 腹腔分流术所见的醋酸丙酸杆菌。

(6) 长期住院患者常见革兰阴性菌感染，其为医院环境中普遍存在的细菌。

(7) 临床表现非特异性，可能与术后的神经功能异常表现相重叠。

(8) 最常见的症状是发热和意识水平的改变，伴或不伴脑膜炎。

(9) 10% 的细菌性脑膜炎患者会出现癫痫发作。

(10) 10%～20% 的患者也可能有脑神经缺损，

特别是第Ⅲ、Ⅵ和Ⅶ对脑神经。

2. 患者评估

(1) 近期开颅手术患者在进行腰椎穿刺前建议进行 CNS 影像学检查。

(2) CT：如果进行增强扫描，大多数术后患者可发现软脑膜存在强化表现。

(3) MRI：脑膜强化，冠状位更明显。也容易发现细菌的潜在来源，如骨髓炎或鼻窦炎。在脑室炎中，常常有室周或室管膜下信号异常和脑室管膜增强。

(4) 脑脊液分析。

① 多核白细胞增多（白细胞计数 $> 1 \times 10^9$/L；90% 多核中性粒细胞）提示有细菌感染。在血液污染的脑脊液（如外伤性穿刺、蛛网膜下腔出血等）中，应考虑全血中白、红细胞比率对 CSF 的影响。如脑脊液白 / 红细胞<1∶100 细菌性脑膜炎的可能性小，白 / 红细胞≥1∶100 应考虑存在潜在感染。

② 蛋白质增加（> 1500mg/L；非特异性，提示存在血脑屏障破坏）。

③ 葡萄糖降低（<400mg/L；脑脊液葡萄糖 / 血清葡萄糖值<0.4 对细菌性脑膜炎诊断的敏感性为 77%，特异性为 87%）。

④ 诊断方法可以采用革兰染色细菌涂片和细菌培养（围术期预防将使细菌涂片和培养阳性率分别下降 60% 和 80%）。

⑤ 脑脊液乳酸升高（> 4mmol/L）对细菌性脑膜炎的特异性和敏感性高；脑脊液中乳酸的浓度与血清乳酸无关，目前认为是因脑组织对脑血流量和氧摄取减少而发生的无氧糖酵解导致的升高。这种快速、廉价的检测方法可能有助于确诊细菌性脑膜炎。

(5) 在获取脑脊液样本之前，可以使用抗生素。在脑脊液采样前短期使用抗生素不会改变脑脊液白细胞计数、葡萄糖或蛋白质，培养仍可能有阳性结果。

(6) 常规监测脑脊液有助于确诊感染，但没有研究显示其比感染的临床证据或全血白细胞计数更有助于预测感染。

无菌性脑膜炎是指手术导致血液或肿瘤抗原进入蛛网膜下腔，从而引起对脑膜的化学刺激，可占 70% 的术后脑膜炎症状患者。无菌性脑膜炎与手术时间较长相关。脑脊液检查结果可能与术后细菌性脑膜炎相似。抗生素无效，但临床显示激素能改善临床症状，如果脑脊液培养反复阴性，并且诊断为无菌性脑膜炎，可以停用抗生素。

3. 干预

(1) 去除颅内置入物（如分流管）和其他可疑材料（骨瓣）。

(2) 经验性抗生素治疗：革兰阳性菌（万古霉素 1g 静脉注射，每 12 小时 1 次）和革兰阴性菌（第三代或第四代头孢菌素，如头孢他啶 2g 静脉注射，每 8 小时 1 次或头孢吡肟 2g 静脉注射，每 8 小时 1 次）。甲硝唑 500mg 静脉注射，每 6 小时 1 次可用于覆盖厌氧菌。

(3) 按常规剂量静脉注射万古霉素可在术后至少 72h 后达到中枢神经系统的治疗浓度（可能由于在神经外科手术过程中发生并持续数天的血脑屏障损伤所致）。由于脑脊液渗透能力有限，一些人主张脑室内注射万古霉素治疗 EVD 相关葡萄球菌性脑室炎。因为与术后相比，这种给药途径对于血脑屏障破坏可能更少。而另一些人则认为，局部用药引起的脑室内炎症反应则使抗感染药的效果适得其反。

(4) 观察神经系统并发症：局部皮层刺激导致的癫痫发作（如硬膜下积脓 / 脑脓肿、败血性血栓性静脉炎）和炎症继发性脑积水。

（三）硬膜外脓肿和硬膜下积脓

1. 病理生理学和临床表现

(1) 脓液可聚集于硬脑膜和颅骨之间（硬膜外脓肿）或硬脑膜与蛛网膜之间（硬膜下积脓）。

(2) 此与开颅导致的伤口感染、鼻窦化脓或外伤异物有关。

(3) 单独的硬膜外脓肿可能不会引起神经症状，但 10% 的硬膜外脓肿合并硬膜下积脓。

(4) 硬膜下积脓是一种外科急症，如果未经治疗，可能会进展至死亡（70% 的患者在治疗延迟超过 72h 后死亡或致残）。

2. 患者评估

(1) 发热、头痛、癫痫、眶周水肿、视盘水肿、精神状态改变和局部神经功能缺损。

(2) 硬膜下积脓的典型三联征：鼻窦炎、发热和神经功能缺损。

(3) 术后病例通常症状轻微和隐秘。

(4) 实验室检查结果不具诊断性。

(5) 硬膜外脓肿表现为双凸透镜形状，硬膜下积脓表现为新月形。

(6) MRI 诊断优于 CT。增强 MRI 通常可将硬膜下积液或硬膜下血肿相鉴别——炎性水肿导致邻近大脑皮质信号增强提示硬膜下积脓。MRI 可显示皮质 / 硬脑膜静脉血栓形成等并发症。

3. 干预

(1) 预防硬膜下积脓导致的癫痫发作。

(2) 最初经验性静脉注射抗生素治疗建议选择广谱抗生素（例如万古霉素 1g 静脉注射，每 12 小时 1 次，联合头孢吡肟 2g 静脉注射，每 8 小时 1 次或美罗培南 2g 静脉注射，每 8 小时 1 次）。如果怀疑有厌氧菌，增加甲硝唑 500mg 静脉注射，每 6 小时 1 次。建议后续感染科专家会诊。

(3) 开颅清创术是首选的干预措施，立体定向穿刺手术较少采用，主要是由于后者暴露不充分及无法充分引流脓液。对于直径 <1.5cm 的小硬膜下积脓或患者有手术禁忌时可以单纯抗生素治疗。

(4) 术中脓液的培养阳性率为 90%，后续可根据培养和药敏结果调整抗生素方案，必要时将静脉注射抗生素时间延长至 4～6 周。

(5) 术后定期进行影像学监测，防止脓液再积聚。

（四）脑脓肿

1. 病理生理学和临床表现

(1) 发病率为 0.2%～0.6%。

(2) 常见多种病原菌混合感染。

(3) 脑脓肿患者术后确诊的病原菌通常包括需氧链球菌属、金黄色葡萄球菌属、梭菌属和肠杆菌科（即奇异变形杆菌或大肠埃希菌）。

(4) 孤立性病灶多由手术和创伤时细菌侵入颅内引起，或通过邻近病灶播散而来。

(5) 多发性病灶多由全身感染和血行播散引起（灰白质交界区，常位于大脑中动脉分布区）。

2. 患者评估

(1) 常见症状：头痛和精神状态改变。

(2) 实验室检测结果通常不具有诊断性。

(3) 环形强化病变——CT/MRI 对脑脓肿的诊断灵敏度为 95%～99%；激素使用可能会降低早期的强化程度。MRI 弥散加权成像有助于确定疑似脑脓肿。

3. 干预

(1) 直径 2.5cm 以下小脓肿、占位效应不明显者，或者病原学明确者、多发性小脓肿或脓肿位于功能区者均可以采取保守治疗。

(2) 经过 6～8 周的长程抗生素治疗后，大多数病例仍需要手术治疗。

(3) 深部脓肿或多发脓肿最适合穿刺抽吸（立体定向，超声引导下）。

(4) 脓肿切除术是更确切治疗方法，但常在脑脓肿可以完整切除的晚期即包膜形成期进行。

(5) 初始抗生素覆盖范围包括万古霉素 1g 静脉注射，每 12 小时 1 次、第三代或第四代头孢菌素（例如头孢他啶 2g 静脉注射，每 8 小时 1 次或头孢吡肟 2g 静脉注射，每 8 小时 1 次）或美罗培南 2g 静脉注射，每 8 小时 1 次，以及甲硝唑 500mg 静脉注射，每 6 小时 1 次用于厌氧菌覆盖。

(6) 严重水肿时可使用激素。

(7) 如果脑脓肿邻近皮质，可预防使用抗癫痫药，若已经有癫痫症状则必须使用抗癫痫药。

表 95-2 总结了颅脑术后感染的评估和治疗

（五）术后脊髓感染

见表 95-3。

病理生理学

(1) 术后脊髓感染的发生率与手术方式相关：椎板减压切除术，椎间盘切除术和脊柱融合术的发生率 <3%；内固定器使用后发生率增加到 12%。

(2) 主要病原体：金黄色葡萄球菌、表皮葡萄球菌和 β- 溶血性链球菌。革兰阴性菌较少见，包括肺炎克雷伯菌、大肠埃希菌、铜绿假单胞菌和变形杆菌。革兰阴性菌感染的发病时间最短（感染的中位天数为 15d）。由痤疮丙酸杆菌和类白喉杆菌引起的迟发性感染可在术后 37d 发生。

表 95-2　颅脑术后感染

CNS 感染	临床表现	评 估	干 预
手术部分感染 / 骨瓣感染	• 发热、局部红斑、压痛、伤口裂开、± 脓性分泌物 • 症状可延迟数天至数周	• 革兰染色、培养 • 颅骨 X 线片、CT 或 MRI 评估骨瓣感染	• 如果患者没有明显毒性作用，可以等待培养结果 • 使用头孢唑啉 2g 静脉注射，每 8 小时 1 次，如果怀疑 MRSA，万古霉素 1g 静脉注射，每 12 小时 1 次；后续根据培养结果调整抗生素，建议长程治疗 4～6 周 • 对深部组织感染或持续顽固性感染，抗生素治疗同时要进行伤口清创及冲洗治疗 • 骨瓣感染者可考虑去除骨瓣与抗生素冲洗
脑膜炎 / 脑室炎	• 发热、精神状态改变、± 脑膜症状 • 发热、头痛、癫痫，第 Ⅲ、Ⅵ 和 Ⅶ 对脑神经异常较少见 • 有时难以与正常的术后症状区分	• 影像学：强化 MRI 或 CT 显示脑膜或脑室管膜强化 • 实验室检查：CSF 白细胞增多，蛋白升高，葡萄糖下降，乳酸升高 • CSG 革兰染色和培养	• 去除任何感染物质（引流管、骨瓣等） • 广谱抗生素、经验性覆盖：万古霉素 1g 静脉注射，每 12 小时 1 次加第三代或第四代头孢菌素（如头孢他啶 2g 静脉注射，每 8 小时 1 次或头孢吡肟 2g 静脉注射，每 8 小时 1 次）或美罗培南 2g 静脉注射，每 8 小时 1 次；青霉素过敏，使用环丙沙星 400mg 静脉注射，每 8 小时 1 次 • 甲硝唑 500mg 静脉注射，每 6 小时 1 次用于覆盖厌氧菌 • 感染科会诊
硬膜外脓肿或硬膜下积脓	• 发热、头痛、眶周水肿、精神状态改变、局灶性神经功能缺损 • 通常隐匿性发作	• 强化 CT 或 MRI（MRI 优先） • 硬膜外脓肿呈双凸透镜形，硬膜下积脓呈新月形 • 手术获得脓液培养	• 急诊清创手术，去除骨瓣 • 经验性抗生素治疗：万古霉素 1g 静脉注射，每 12 小时 1 次加第三代或第四代头孢菌素（头孢他啶 2g 静脉注射，每 8 小时 1 次或头孢吡肟 2g 静脉注射，每 8 小时 1 次）或美罗培南 2g 静脉注射，每 8 小时 1 次；青霉素过敏，环丙沙星 400mg 静脉注射，每 8 小时 1 次；根据培养结果调整抗生素 • 甲硝唑 500mg 静脉注射，每 6 小时 1 次用于厌氧菌覆盖；持续静脉治疗 4～6 周，然后改为口服 • 感染科会诊
脑脓肿	• 常见症状：发热和精神状态改变 • 少见症状：头痛、癫痫、局灶性神经功能缺损	• 实验室检查没有诊断性 • 强化 CT 或 MRI 显示环形强化 • 病灶中心弥散受限，弥散加权成像有助于确定脓肿	• 抗惊厥治疗 • 经验性抗生素覆盖范围：万古霉素 1g 静脉注射，每 12 小时 1 次加第三代或第四代头孢菌素（头孢他啶 2g 静脉注射，每 8 小时 1 次或头孢吡肟 2g 静脉注射，每 8 小时 1 次）或美罗培南 2g 静脉注射，每 8 小时 1 次；青霉素过敏，使用环丙沙星 400mg 静脉注射，每 8 小时 1 次 • 甲硝唑 500mg 静脉注射，每 6 小时 1 次可用于覆盖厌氧菌 • 感染科会诊 • 当严重水肿出现可使用激素 • 外科抽吸或切除

(3) 危险因素：高龄、肥胖和糖尿病、长期卧床和远处感染。

(4) 手术危险因素包括手术时间过长、金属置入物和显微镜的使用。

(5) 椎管减压术后硬脊外脓肿很少见，但可导致神经症状迅速进展至瘫痪；合并有骨髓炎；颈椎硬膜外脓肿的死亡率接近 18%。

（六）血管造影和神经介入治疗

1. 尽管脑血管造影和其他神经介入治疗越来越普遍，但这些操作导致的 CNS 感染发病率的流行

表 95–3　脊髓术后感染

脊髓感染	临床表现	评　估	干　预
伤口感染	• 术后数天持续性体温升高 • 压痛、红斑、肿胀、溢液	• 革兰染色，培养	• 根据培养结果制订抗生素治疗方案 • 抗生素治疗同时进行下伤口清创冲洗治疗深部组织或顽固感染
椎间盘炎	• 急性病例多发生在术后 1～2 周 • 一般无典型症状 • 在 2 周内出现剧烈背痛或肌痉挛，伴或不伴向腿部放射局部极度压痛和发热	• 脊柱 X 线 • 实验室检查：红细胞沉降率上升，C 反应蛋白上升（非特异性） • 白细胞通常正常 • CT 早期敏感 • MRI 强化可以区分椎间盘炎和预期的术后改变	• 早期识别和治疗以预防慢性感染 • 椎间盘间隙抽吸（CT 引导）通常是无效的 • 抗生素治疗 4～6 周，直到红细胞沉降率 /C 反应蛋白正常 • 脊柱固定 • 单纯性椎间盘炎很少需要手术（骨髓炎需要手术治疗）
硬脊膜外脓肿	• 发热（少见）、脊柱压痛、无力、感觉异常、瘫痪、反射异常（早期反射亢进、晚期反射降低或亢进） • 症状进展和时间进程：3d 以内出现神经根症状，随后在 36h 内出现无力，在接下来的 24h 内出现瘫痪 • 颈椎硬脊膜外脓肿发展更迅速，伴有严重的神经功能缺损和可能的呼吸系统损害	• MRI（最高诊断准确率和初步诊断评价） • 实验室检查：白细胞升高（半数病例不存在），红细胞沉降率上升（＞ 75mm/h），常规、非特异性 • 血培养（50%～60% 病例阳性） • 革兰染色及对穿刺或者手术后脓液细菌培养	• 急诊脊髓减压手术 • 经验性抗生素治疗：万古霉素 1g 静脉注射，每 12 小时 1 次加头孢吡肟 2g 静脉注射，每 8 小时 1 次或美罗培南 2g 静脉注射，每 8 小时 1 次；青霉素过敏，环丙沙星 400 mg 静脉注射，每 8 小时 1 次；根据培养结果调整抗生素 • 持续静脉治疗 4～6 周，然后改为口服

病学数据较少。

2. 总体感染风险较低（约 0.1%），大多数发生在股动脉穿刺处。

3. 个别病例报道神经介入手术后出现颅内感染，且大多数涉及颅内栓塞的操作。

4. 报道病原体包括金黄色葡萄球菌、卡埃卡菌和沙门菌。

5. 预防性抗生素尚未常规使用。因操作导致的感染发生率较低，不建议常规使用预防性抗生素，只是在感染风险较高的患者中才考虑使用。

要　点

• 术后中枢神经系统感染虽然不常见，但却是严重并发症，具有危及生命的潜在危险和较高经济负担。对明确术后感染高风险患者，应积极评估和治疗与感染有关的体征 / 症状。

• 预防性抗生素是大多数神经外科术后患者的常规用法，其可减少手术部位感染、硬膜下积脓和脑脓肿的发生。但是预防性抗生素治疗在降低脑膜炎、EVD 相关感染和腰大池引流相关感染方面效果不太明显。大多数情况下，单纯覆盖革兰阳性菌就足够，但应根据患者的临床病史及常见菌群进行个体化调整。

• 不建议常规更换引流管和常规脑脊液采样监测感染情况，除非发生了明确感染。诊断明确的 EVD 相关感染可使用脑室内注入抗生素治疗。

• 术后脑膜炎或脑室炎因临床表现轻微，有可能被视为术后正常症状而忽略。如果怀疑有感染，在等待脑脊液培养结果的同时应尽快开始经验性使用抗生素，以尽量减少潜在的并发症。

- 颅内硬膜下积脓是一种危及生命的疾病，需要及时识别和外科治疗；硬膜外脓肿通常是一种亚急性疾病，必要时需要去骨瓣减压。
- 脑脓肿是一种罕见的神经外科并发症，如果发现早可以单纯静脉注射抗生素治疗，否则常常需要手术穿刺引流或脓肿切除。
- 因脑血管造影和其他神经介入手术导致的中枢神经系统感染的总体发生率极低，对这些患者不建议常规预防性使用抗生素。
- 加强感染科会诊，以协助治疗术后中枢神经系统感染患者。

推荐阅读

[1] Abdul-Jabbar A, Berven SH, Hu SS, Chou D, Mummaneni PV, Takemoto S, Ames C, Deviren V, Tay B, Weinstein P, Burch S, Liu C. Surgical site infections in spine surgery: identification of microbiologic and surgical characteristics in 230 cases. Spine. 2013;38(22):E1425–31.

[2] Auguste KI, McDermott MW. Salvage of infected craniotomy bone flaps with the wash-in, wash-out indwelling antibiotic irrigation system. J Neurosurg. 2006;105(4):640–4.

[3] Buchanan CC, Hernandez EA, Anderson JM, Dye JA, Leung M, Buxey F, Bergsneider M, Afsar-Manesh N, Pouratian N, Martin NA. Analysis of 30-day readmissions among neurosurgical patients: surgical complication avoidance as key to quality improvement. J Neurosurg. 2014;121(1):170–5.

[4] French H, Schaefer N, Keijzers G, Barison D, Olson S. Intracranial subdural empyema: a 10-year case series. Ochsner J. 2014;14(2):188–94.

[5] Greenlee JE. Subdural empyema. In: Mandell GL, editor. Principles and practice of infectious diseases, vol. 1. 4th ed. New York: Churchill; 1994. p. 900–3.

[6] Hamdeh SA, Lytsy B, Ronne-Engström E. Surgical site infections in standard neurosurgery procedures-a study of incidence, impact and potential risk factors. Br J Neurosurg. 2014;28(2):270–5.

[7] Haque R, Wojtasiewicz TJ, Hwang BY, Connolly ES. Postcraniotomy complication management. In: Lee K, editor. The NeuroICU book. New York: McGraw Hill; 2012. p. 445–9.

[8] Howard AE, Yegge J, Recktenwald A, Jadwisiak L, Kieffer P, Hohrein M, Hopkins-Broyles D, Woeltje KF. Risk factors for craniotomy or spinal fusion surgical site infection. Pediatr Infect Dis J. 2015;34(12):1323–8.

[9] Hsiu-Yin C, Kamath AS, Pottinger JM, Grenlee JDW, Howard MA III, Cavanaugh JE, Herwaldt LA. Risk factors and outcomes associated with surgical site infections after craniotomy or craniectomy. J Neurosurg. 2014;120(2):509–21.

[10] Huy NT, Thao N, Diep D, Kikuchi M, Zamora J, Hirayama K. Cerebrospinal fluid lactate concentration to distinguish bacterial from aseptic meningitis: a systematic review and meta-analysis. Crit Care. 2010;14(6):R240.

[11] Kelkar P, Fleming JB, Walters BC, Harrigan MR. Infection risk in neurointervention and cerebral angiography. Neurosurgery. 2013;72(3):327–31.

[12] Kourbeti IS, Valkis AF, Ziakas P, Karabetsos D, Potolidis E, Christous S, Samonis G. Infections in patients undergoing craniotomy: risk factors associated with post-craniotomy meningitis. J Neurosurg. 2015;122:1113–9.

[13] Kubilay Z, Amini S, Fauerbach LL, Archibald L, Friedman WA, Layon AJ. Decreasing ventricular infections through the use of a ventriculostomy placement bundle: experience at a single institution. J Neurosurg. 2013;118:514–20.

[14] Kurland DB, Khaladj-Ghom A, Stokum JA, Carusillo B, Karimy JK, Gerzanich V, Sahuquillo J, Simard JM. Complications associated with decompressive craniectomy: a systematic review. Neurocrit Care. 2015;23(2):292–304.

[15] McClelland S III, Hall WA. Postoperative central nervous system infection: incidence and associated factors in 2111 neurosurgical procedures. Clin Infect Dis. 2007;45:55–9.

[16] Ratilal BO, Costa J, Sampaio C. Antibiotic prophylaxis for preventing meningitis in patients with basilar skull fractures (review). Cochrane Collab. 2009;1:1–17.

[17] Rosenthal E, Nathan B. Neuroinfectious diseases. In: Hemphill III JC, Rabinstein AA, Samuels OB, editors. The practice of neurocritical care. Kindle ed. Minneapolis: Neurocritical Care Society; 2015. p. 2644–712.

[18] Zhan R, Zhu Y, Shen Y, Shen J, Tong Y, Yu H, Wen L. Post-operative central nervous system infections after cranial surgery in China: incidence, causative agents, and risk factors in 1,470 patients. Eur J Clin Microbiol Infect Dis. 2014;33:861–6.

第96章

神经外科重症的抗癫痫药治疗
Antiepileptic Drug Therapy in Neurosurgical Critical Care

Panayiotis N. Varelas　Denise H. Rhoney　著

项唐镗　译　银锐　校

一、概述

据估计，世界范围内癫痫的患病率为总人口的 0.5%～2%。1/4～1/3 的癫痫患者每月可能有一次以上的癫痫发作，1/5 的癫痫发作可能是医学上无法控制的。另一方面，许多神经外科疾病增加了癫痫发作的风险（表 96-1）。

癫痫在开颅手术后立即发作（24h 内）的发生率估计为的 3%，其中 77.5% 发生在动脉瘤手术后 6h 内。但概率未涉及围术期抗癫痫药（antiepileptic drug，AED）的使用。许多癫痫患者在入院时已经接受预防性和一些治疗性的 AED 治疗（如有癫痫发作或有癫痫发作史）。在这种情况下使用的 AED 常为静脉给药。如果在首次入院或手术前确诊癫痫发作，多数患者也将接受长期口服 AED 治疗，并且依从性各异。

二、预防

在神经外科患者的围术期，应避免使用有致痫隐患的药物。据报道，挥发性和非挥发性药物在使用过程中都曾出现过癫痫发作活动。例如阿曲库铵可能通过积累其代谢产物劳丹素（半日花素）来降低癫痫发作的阈值，而哌替啶也可以通过其代谢物去甲哌替啶引起癫痫发作，应该谨慎使用这些药物。最广泛报道的与癫痫发作有关的挥发性麻醉药是恩氟烷；不过使用七氟醚也可引起癫痫发作，特别是在有癫痫病史的患者中。对于其他在超治疗浓度下与癫痫发作有关的药物（即抗生素），应根据患者的肝或肾损害情况调整剂量，以尽量减少癫痫发作。文献表明，医院或 ICU 中 45% 的癫痫发作是酒精或药物毒性和药物戒断的结果。例如，危重患者新发的癫痫发作有 1/3 是阿片类药物戒断所致。

另一方面，长期使用 AED 可能会影响手术过程中麻醉药的使用。例如，肝酶诱导药（如苯妥英、卡马西平或苯巴比妥）可降低非去极化神经肌肉阻滞药的麻痹作用。使用 AED 的癫痫患者也可能需要更高剂量的芬太尼来维持相近的镇痛效果。

接受手术的癫痫患者可能没有服用当天早晨的 AED，如果昨日服用的药物的半衰期很短（例如丙戊酸盐、加巴喷丁、卡马西平），他们的血药水平可能会急剧下降，可能导致术后出现癫痫发作。因此，有必要明确地记录患者入院前在家服用 AED 的情况和最后一次服药时间。对于接受颅内电极放置的患者，其治疗目的是将癫痫情况记录下来，因此允许癫痫发作。这些患者通常在术后特意减少 AED 的种类或剂量。在与癫痫主治医师或神经外科医师讨论后，神经麻醉科医师应对术后计划有清晰的理解。

如果能够定期测量 AED 的血药浓度，则应测血药谷浓度。因为对于大多数 AED 来说，血药谷浓度反映了最近一次用药 6～8h 后，或计划中下次用药前的血药浓度水平。常见的错误是未确认最后一次用药的时间且测量的是药物峰值阶段的浓度，这样会使测得的药物浓度被人为地增高（可能错误

590

表 96-1　常见神经外科干预后的癫痫发作风险

	术后癫痫发作率 (%)		术后癫痫发作率 (%)
动静脉畸形	50	胶质瘤	活组织检查 9
		转移瘤	切除术 20
颅内血肿	10~20	鞍上肿瘤	5
脑动脉瘤	7.5~38	分流术	22
脑膜瘤	36	脓　肿	92

改编自 Manaka et al.（2003）

地导致下次用药的暂停或剂量减少）。当药物浓度不足时，就可能会引起癫痫发作。

造成治疗问题的另一个原因是许多危重或营养不良的患者存在低白蛋白血症。在这种情况下，与白蛋白高度结合的 AED（苯妥英、丙戊酸）可能呈现更低的总浓度，但游离浓度可能是足够的。因此，在添加或减少与白蛋白高度结合的 AED 之前，应同时测量游离和总 AED 浓度。

在没有癫痫发作病史的情况下，不提倡对准备进行开颅手术的患者预防性使用 AED。尽管某些患者存在脑部病变，如肿瘤或缺血性脑卒中，最新的指南并不支持预防性 AED 治疗。对于头部创伤，指南支持最长 1 周的治疗，以防止早期创伤后癫痫发作。对于出血性脑卒中，目前的治疗趋势是在处置了脑动脉瘤后的蛛网膜下腔出血患者和脑出血（intracerebral hemorrhage，ICH）（特别是脑叶出血）发作后短时间内（如 1 个月以内）的患者中，药物治疗不应持续超过 1 周。医生应该进行个体化治疗，因为更长时间的预防性 AED 治疗可能会使特定的患者群体受益。传统 AED（即苯妥英、丙戊酸盐等）存在显著的药物相互作用和包括认知功能受损在内的不良反应，尚不清楚其中哪些可以预防性应用。新型药物（左乙拉西坦和拉考沙胺）不良反应较少，但支持其预防性应用的数据量也有限。

然而，如果癫痫发作发生在手术前或手术期间，则应像处理非神经外科患者一样使用 AED。

三、危机管理

（一）病理生理学和临床表现

术前的脑部病变是术前癫痫发作最常见的原因。然而在开颅手术后存在两种主要机制影响着癫痫发作的发展。

(1) 自由基的产生，这主要是由于手术过程中血液中的铁和凝血酶渗漏到组织中。

(2) 局部缺血或缺氧引起细胞膜离子平衡紊乱。

此外，还不应忘记全身性疾病也可能产生影响。

(1) 严重缺氧 – 缺血。

(2) 药物 / 物质毒性或戒断作用。

(3) 代谢紊乱。

(4) 全身感染，包括脑膜炎、脑室炎或脑炎。

大多数术后患者会出现部分性发作，有的是单纯部分性发作（局灶性运动或感觉异常，不伴有意识改变），有的是复杂部分性发作（伴有意识改变），有的是继发性全面性发作（双侧强直 – 阵挛性惊厥，意识丧失）。原本就患有癫痫的患者在术后亦可能发生原发性全面性癫痫发作，但假性癫痫发作却是一种术后低概率事件。

癫痫持续状态（status epilepticus，SE）的定义近年来不断更新，现在许多专家将其定义为长时间的癫痫发作，或持续 5~10min 的多次连续癫痫发作（期间没有恢复意识）。更严重的是难治性癫痫持续状态（refractory status epilepticus，RSE），其定义为患者在经过最初的 2~3 个首选"一线"AED 肠外途径治疗后，仍无法控制或者持续时间超过 1~2h 的癫痫状态。

（二）患者评估

1. 基本 ABC（建立气道"airway"；根据需要协助通气"breathing"；评估和控制心血管功能"circulation"）。避免过度通气（另有需求时除外）。

2. 妥善固定一个以上的静脉导管（在抽搐时，外周导管很容易移位或发生静脉破裂）。

3. 进行实验室检查，检测电解质、葡萄糖、AED 浓度、氨和肝酶、毒理学筛查和血气。应纠正低血糖、低钠血症、低钙血症、低镁血症、缺氧、高或低碳酸血症等紊乱。

4.（下文讨论患者的初步管理。）在与神经外科主治医师或癫痫科医师讨论后，应考虑立即做一个头部 CT，以排除出血或缺血。

5. 基于癫痫发作的持续情况和患者的精神状态选择进行紧急的或持续的脑电图（electroencephalogram，EEG）检查（为了排除正在进行的非惊厥性癫痫发作或 SE）。

（三）干预 / 治疗

1. 患者在手术前已在服用 AED

一旦癫痫患者清醒到能够自主吞咽或可以完成床边吞咽评估，就应立即开始口服常规剂量的、在家中服用的 AED（因为有许多神经外科患者可能因手术而出现新的严重功能缺陷，无法口服食物和药物）。另一种选择是使用鼻或胃管来服用 AED，这在大多数情况下也是可行的。

然而，因为肠吸收存在不稳定性，更可取的做法是在术后使用肠外形式的 AED。目前，美国有 7 种主要的以静脉形式给药的 AED（表 96-2），以及额外 3 种经常用于难治性癫痫持续状态的全身麻醉药（戊巴比妥、丙泊酚和咪达唑仑）。这些药物应以静脉给药形式使用，而不是口服（直到肠内途径吸收功能恢复）。有时也需要通过静脉额外给药以迅速升高到治疗浓度。此外，如果出院后口服 / 胃部给药不可行或肠内吸收有问题，它们可以作为 AED 的临时替代。根据经验，静脉给药的总剂量应与同一药物的每日口服总剂量相似，但可以按不同的频率给药。更重要的是记住以下几点。

（1）苯妥英可以每分钟 50mg 的最大速率给药（在非紧急情况下，30～60min 内静脉给药 1g），并且只能与 0.9% NaCl 溶液混合。由于其可与麻醉药协同而抑制心血管功能，所以在麻醉患者中给药速度应该要慢得多。苯妥英也表现出非线性的药动学，这可能导致超治疗剂量浓度或达不到治疗剂量

浓度，因此也应该测量游离的药物水平（目标为 1～2μg/ml）。在没有静脉通道的情况下，磷苯妥英可以作为苯妥英的等效替代药（即 1mg 磷苯妥英与 1mg 苯妥英等效）进行肌内注射。

（2）苯巴比妥的镇静作用在几周后变小，因此，对于长期使用的患者，术后不一定会产生问题。

（3）两种苯二氮䓬类，劳拉西泮和地西泮，很少用于长期 AED 治疗，其用途仅限于癫痫发作的管理或 SE 的控制（如下文所述）。

（4）丙戊酸盐是一种治疗原发性全面性癫痫的优良药物，但如果患者存在肝衰竭、血小板减少症或胰腺炎，就应该谨慎使用。因为它会导致高氨血症。

（5）新型 AED 中，只有左乙拉西坦和拉考沙胺可用于静脉形式给药。这些药物由肾脏清除，与其他常见药物的相互作用小，并具有易于使用的优势。然而，对肾功能异常的患者需要调整剂量。这两种药物口服与静脉给药有完全的生物等效性。

2. 术后单次发作的患者

在这种情况下，通常没有时间在患者惊厥时进行 AED 治疗，需要密切观察是否有第二次发作发生。在此期间，应采取三个重要的诊断和治疗步骤。

（1）对于术前发生过一次癫痫的患者，通常用在家时服用的 AED 来预防第二次发作。如果患者以前从未经历过癫痫发作，应静脉注射苯妥英（给予负荷剂量并以维持剂量继续，见表 96-2）、丙戊酸盐（如果苯妥英过敏）或左乙拉西坦（如果怀疑对前两种 AED 均过敏或存在肝功能障碍）。对于有严重酗酒史的患者，维生素 B₁（100mg 静脉注射）和劳拉西泮（3～5min 内 1～2mg 静脉注射）是合理的替代药物。这些患者通常不会有丧失气道反射或严重心血管后遗症的风险。然而，还是建议吸氧和使用床垫。

（2）诊断检查（见上文）。

（3）如果患者在神经检查中仍然有脑病或出现新的不明原因的局灶性病变并超过 20～30min（这是通常的癫痫发作后意识模糊期），应该紧急进行 EEG 检查，从而排除导致精神状态变化的亚临床癫痫发作或发作间期活动。这种情况下还应认真考虑

表 96-2 可静脉注射用的抗癫痫药

静脉注射抗癫痫药	作用机制	蛋白质结合率 (%)	$t_{1/2}$ (h)	代谢、消除部位	治疗浓度	剂量
苯妥英或磷苯妥英	阻断 Na$^+$ 通道	90~96	24±12	肝脏	10~20μg/ml	L: 18~20mg/kg IV M: 3~5mg/(kg·d) IV [a]
苯巴比妥	延长 Cl$^-$ 通道的开放时间	20~45	96±12	肝脏; 肾脏 25%	10~40μg/ml	L: 20mg/kg IV M: 2~4mg/(kg·d) IV
戊巴比妥	延长 Cl$^-$ 通道的开放时间	35~40	15~50	肝脏; 肾脏	10~50μg/ml	L: 10~15mg/kg IV M: 0.5~10mg/(kg·h)IV 以达到 EEG 中的爆发抑制
丙泊酚	抑制 GABA 受体; 激活 Cl$^-$ 通道	95~99	3~12, 取决于滴注的持续时间	肝脏; 肾脏	—	L: 1~2mg/kg IV M: 2~10mg/(kg·h) IV
劳拉西泮	增强 Cl$^-$ 通道的开放	90	8~25	肝脏	—	L: 0.07~0.1mg/kg IV
地西泮	增强 Cl$^-$ 通道的开放	90	24~57	肝脏	—	L: 0.15~0.25mg/kg IV
咪达唑仑	增强 Cl$^-$ 通道的开放	94~97	1~5	肝脏; 肾脏	—	L: 0.1mg/kg IV M: 0.1~1mg/(kg·h) IV
丙戊酸盐	缓慢阻断 Ca^{2+} 通道; 阻断 Na$^+$ 通道	90	8±2	肝脏	50~120μg/ml	L: 10~25mg/kg IV M: 15~50mg/(kg·d) IV
左乙拉西坦	与突触囊泡蛋白 2A 结合	<10	7±1	肾脏	厂家未推荐	<65 岁: 每 12 小时 500~1000mg IV >65 岁: 每 12 小时 250~500mg IV
拉考沙胺	阻断 Na$^+$ 通道; 与折叠蛋白反应介质蛋白 2 (CRMP-2) 结合	<15	13	肾脏	厂家未推荐	L: 200mg IV M: 每 12 小时 100~200mg IV

L. 负荷剂量; M. 维持剂量; IV. 静脉注射

a. 剂量为磷苯妥英的等效替代药——苯妥英的剂量 (如静脉注射磷苯妥英: 给予 18mg/kg 等效替代药苯妥英)

是否需要进行紧急头部 CT 检查，因为癫痫发作可能导致术后出血或水肿。

3. 有过多次全面性癫痫发作或 SE 的患者

这是一种紧急情况，应该快速进行治疗。这类患者的诊断与单次简单癫痫发作（见上文）相似（许多专家主张进行持续视频 EEG 监测；考虑立刻行头部 CT 检查）。治疗方面则有所不同，重点关注 ABC 法，并使用苯二氮䓬类（劳拉西泮，见表 96-3）作为一线 AED。

(1) 劳拉西泮优于地西泮，因为它没有活性代谢物，并且不会被再分配到脑外组织。如果这些方法无效且癫痫发作继续，按诊疗流程，则应该使用咪达唑仑或全身麻醉药。

(2) 与丙泊酚相比，咪达唑仑在癫痫发作控制方面可能具有优势，但若以暴发抑制为目标（如在 RSE 中），则丙泊酚和巴比妥类是更好的选择。

(3) 戊巴比妥比苯巴比妥更适合，因为其消除时间更短（戊巴比妥半衰期约为 24h，而苯巴比妥半衰期约为 96h），并且一项 Meta 分析指出其比咪达唑仑或丙泊酚更有效（尽管发生低血压的风险更高）。使用这种药物，血药浓度监测帮助不大，因为血清浓度和癫痫发作控制之间的关系并不匹配。

要 点

- 术后应尽早使用在家时服用的抗癫痫药。
- 如果患者不能吞咽或出现呕吐，应以静脉形式使用相应药物。而且如果该药物没有静脉途径的剂型并且患者有癫痫发作病史，则应选用一种静脉抗癫痫药（苯妥英、丙戊酸盐、左乙拉西坦或拉考沙胺）。
- 开颅手术不应预防性使用抗癫痫药物。
- 如果患者有一次术后发作，需要检查抗癫痫药谷浓度，如果血药浓度低，则应该以静脉形式补充，急查葡萄糖和电解质，考虑立即行头部 CT 和脑电图检查。
- 如果患者有多次癫痫发作或进入癫痫持续状态，应开展 ABC 流程，同时静脉注射劳拉

表 96-3　多次癫痫发作或癫痫持续状态的管理

- 初步措施
  - ABC；插管以保持气道畅通和氧合
  - 检查血糖；如果低于 40~60mg/dl，给予 1 安瓿 50% 右旋葡萄糖，并在 30~60min 后重新检查；静脉注射 100mg 维生素 B_1
  - 检查血细胞计数、电解质、肝酶、毒理学筛查、动脉血气和抗癫痫药浓度
  - 与上述步骤同时；立即给予 5min 静脉注射劳拉西泮 5~10mg（0.1mg/kg）、地西泮 20~40mg 或咪达唑仑 5~20mg
  - 苯妥英负荷剂量 20mg/kg，最大速率为 50mg/min，或等效替代药磷苯妥英负荷剂量 20mg/kg，最大速率为 50mg/min（在全麻时速度应放慢）；对于苯妥英不耐受的患者，考虑静脉注射丙戊酸负荷剂量 15~20mg/kg，维持剂量每 6 小时 400~600mg；如果患者对苯妥英或丙戊酸盐不耐受，考虑每日 2 次静脉注射左乙拉西坦 1500mg
  - 如果可行的话，予以持续视频 EEG 监测；考虑急行头部 CT
- 临床或脑电图上癫痫发作持续
- 额外给予苯妥英或者磷苯妥英（静脉注射 5~10mg/kg 或 5~10mg/kg 的苯妥英等效替代药）或者丙戊酸静脉注射负荷剂量 15~20mg/kg
- 难治状态（癫痫发作 > 60min）
  - 机械通气；避免过度通气（如果颅内压正常：$PaCO_2$ 38~45mmHg）
  - 在脑电图上建立 10~20s 的暴发 - 抑制模式：丙泊酚 2mg/kg 静脉单次给药或 100~150μg/（kg·min）输液；除了上述方案以外，或未达到暴发 - 抑制模式，可以使用戊巴比妥静脉单次给药 [以 0.2~0.4mg/（kg·min）速度静脉注射 6~12mg/kg] 或者以 0.25~4.0mg/（kg·h）速度静脉滴注
  - 血流动力学支持——液体、升血压药、正性肌力药
  - 考虑急行头部 CT，一定要在 CT 检查前移除 EEG 导联（以避免出现伪影）并在转至神经外科重症病房之后重新装上
  - 一旦 EEG 出现抑制，继续维持 12~24h，然后开始从全身麻醉中恢复

改编自 Varelas，et al.（2013a，b）

西泮 0.1mg/kg 和苯妥英或磷苯妥英 20mg/
kg，并快速进行诊断检查。如果癫痫发作
继续，则考虑全身麻醉并持续进行脑电图
监测。

推荐阅读

[1] Kofke AW, Tempelhoff R, Dasheiff RM. Anesthetic implications of epilepsy, status epilepticus and epilepsy surgery. J Neurosurg Anesthesiol. 1997;9(4):349–72.

[2] Manaka S, Ishijima B, Mayanagi Y. Postoperative seizures: epidemiology, pathology and prophylaxis. Neurol Med Chir (Tokyo). 2003;43:589–600.

[3] Rowe AS, Goodwin H, Bushwitz J, Brophy G, Castle A, Dean D, Johnson D, LaPointe M, Lesch C, Liang N, Potter E, Roels C, Samaan K, Rhoney DH, For the Neurocritical Care Society Pharmacy Work Group. Seizure prophylaxis in neurocritical care: a statement from the neurocritical care society pharmacy work group. Pharmacotherapy. 2014;34:396–409.

[4] Varelas P, Spanaki M, Mirski M. Seizures and the neurosurgical intensive care unit. Neurosurg Clin N Am. 2013a;24(3):393–406.

[5] Varelas PN, Spanaki MV, Mirski MA. Status epilepticus: an update. Curr Neurol Neurosci Rep. 2013b;13(7):357.

神经外科重症的机械通气撤机

Withdrawal of Mechanical Ventilation in Neurosurgical Critical Care

Paul B. Bascom 著

魏盈胜 译 魏俊吉 校

一、概述

进入到神经重症病房治疗的患者，往往是大脑遭受了突然的灾难性损伤。有时，不可逆转的伤害是显而易见的。这种情况下，在与家人紧急讨论后，很快就决定放弃维持生命的措施，允许自然死亡。但更多情况下，预后一开始是不确定的。因此，神经重症监护病房小组需要启动维持生命的紧急措施。通常，这意味着气管插管和开始机械通气。

接下来的几天、几周或几个月，家属可能会逐渐理解预后不良。这时应该与家庭成员讨论是否继续采取维持生命的措施。本书的一个单独章节提供了如何与家庭进行这些基本对话的指导。这样的对话经常以决定是否撤离包括机械通气在内维持生命的措施，从而允许自然死亡而结束。伦理学认为，对某些特定患者而言，保留维持生命的措施和取消这些措施之间没有任何有意义的区别。

一旦做出了这个艰难的决定，一些神经重症监护病房的临床医师在随后的机械通气撤离过程中发挥的作用非常有限。一套典型的指令可能是这样的：当家人准备好拔管时，开始注射、滴定吗啡以安慰。机械通气撤离的实际过程时委托给床边护士和呼吸治疗师。这种方法可能导致患者症状控制不良；增加工作人员的压力，特别是那些可能没有机械通气经验的工作人员；对家属的心理安慰不足。

二、对神经外科患者的影响

神经重症监护病房（NICU）机械通气应用不当

可能导致呼吸困难、呼吸急促，甚至会出现严重的喘鸣。NICU 患者脱机后千变万化。一些患有严重神经损伤的患者会昏迷不醒，甚至接近呼吸停止。这样的患者在拔管时呼吸努力最小，他们一般不会表现出任何外在的痛苦（尽管对于这些人是否能经历痛苦存在着激烈的争论）。如果拔管时发生呼吸窘迫，一些保留部分意识的患者会经历明显的痛苦。即使患者处于深度昏迷状态，家人也会在他们所爱的人身上看到无法控制的呼吸困难。熟练地、协调地、富有同情心地撤出生命支持系统，可以帮助家庭过渡到有现实意义的悲痛，并因为患者毫无痛苦、安详的死亡而心怀感激。

三、关注点和风险

当机械通气撤离时，神经重症监护病房的患者可能会出现严重的呼吸窘迫，这与神经重症患者的特点息息相关。不同于内科和外科 ICU 的患者，他们在决定放弃维持生命的措施之前，通常已经出现多器官衰竭。机械通气的停止常常伴随着吸氧和血管加压素药物的停用，这通常会导致缺氧和循环衰竭，死亡在几分钟内降临，偶尔是几小时，由于脑灌注不足和呼吸肌无力而使得呼吸窘迫不那么明显。

相比之下，许多灾难性的孤立神经系统疾病的患者将有实质性的、甚至是极好的心肺功能。这意味着，这些患者死亡过程可能非常多变。1999 年的一项研究报道称，撤机死亡的时间跨度很大。25%的人在 1h 内死亡，69% 的人在 24h 内死亡，31%

的人在死亡边缘徘徊超过了 24h。有一名患者在 11d 后才死亡。

一般来说，根据潜在的通气功能，可以预期主要有四种归宿。

1. 轻微通气功能接近完全呼吸停止：这些患者将很快死亡，很少呼吸困难。

2. 保留通气功能，无上呼吸道阻塞：这些患者少有呼吸困难，可在无机械通气情况下保持充足的通气功能而长期生存。在这种情况下，需要就是否维持生命所需的人工补水和营养进行艰难的抉择。

3. 通气功能受损：这些患者在停止机械通气后可能会出现呼吸困难。他们储备的通气能力可帮助维持短期的生命并产生呼吸努力。然而，通气功能不足以防止发生高碳酸血症和缺氧，从而引发呼吸窘迫。这些患者将需要较慢地、逐渐地减少通气支持。每次降低后进行再评估，必要时使用阿片类药缓解呼吸急促和呼吸困难。

4. 保留通气功能，严重上呼吸道阻塞：这是最具挑战性的患者。机械通气的撤离将是简单的。然而，气管内导管的移除可能会导致喘鸣和严重的呼吸窘迫。

四、机械通气撤离的协调过程

以下是关于机械通气撤离的分步协调过程建议。

1. 维持原状

极具挑战性的临床工作的撤离和面对死亡时固有的不适意味着，一旦决定撤离机械通气，患者就更容易离开病床。维持原状，患者家属将会对他们爱的人安详的死亡表达感激。

2. 让家属参与制订机械通气的撤离计划

家庭意愿可以影响撤机的速度和时间。如等家属们在病床边聚齐之后再撤机，会便于具有特定宗教信仰或习俗的家庭在死亡到来之前完成某些特定仪式。在整个过程中，一部分家庭成员选择守在床边，一部分选择待在候诊室，直到呼吸稳定和症状得到控制。其他人选择离开大楼，等待死亡后的电话通知。医护人员应该征求和尊重各种家属意愿，应该理解家人对他们所爱之人痛苦的感知，这可能是对痛苦的"黄金标准"评估。

3. 兼顾家庭的需求

在房间里创造一个有家庭氛围的环境。鼓励家人带照片、音乐或其他亲人的纪念品。应该将多余的医疗器械从患者的房间里撤出来。撤机过程中的有益指导将使家属从中受益，而且要及时告知患者撤机过程中的新信息，在拔管过程中，一个现场冷静的临床医师可让家属安心平静、痛苦减轻。

4. 进行自主呼吸试验（SBT），计算浅快呼吸指数（RSBI）

SBT 有助于预测患者在撤机后的可能经历过程，为家属和护理团队提供有价值的信息。RSBI 的计算是通过将患者置于 CPAP 模式下：$P_{support}$（5）/ PEEP（5），不设后备呼吸频率，观察患者的潜在呼吸频率（respiratory rate，RR）和潮气量（tidal volume，TV）。RSBI 的定义是呼吸频率除以潮气量（以升为单位，RSBI = RR ÷ TV）。

呼吸功能完备的患者 RSBI 约为 20（RR = 10，TV = 0.5，RSBI = 10 ÷ 0.5 = 20）。当 SBT 显示出良好的呼吸功能时，可以提前告知家属可能还会存活一段时间。团队可以开始做出院计划。床边护士不需要积极地使用吗啡。呼吸治疗师可以直接撤机。

接近呼吸停止患者的 RSBI 仅略有升高，约为50。由于呼吸动力不足和呼吸频率低，通气能力严重受损（RR = 5，TV = 0.1 RSBI = 5 ÷ 0.1 = 50）。当 SBT 显示出最小的呼吸功能时，可以告知家属死亡将很快发生。床边护士不需要预先用阿片类药治疗。呼吸治疗师可以直接进行单步撤机，而无须在通气支持中逐步下调，只有预期有呼吸窘迫时才需要逐步撤机。

通气功能受损患者，但是呼吸驱动完整会使 RSBI 升高明显（TV = 250ml，RR = 25，RSBI = 25 ÷ 0.25 = 100）。这一结果提醒团队，需要逐步停止呼吸机支持，使用阿片类药缓解呼吸窘迫。

5. 通常使用吗啡等阿片类药来缓解呼吸窘迫

阿片类药对呼吸困难有特异性的缓解作用。吗啡是一种直接从罂粟中提取的天然麻醉药，200 多年前首次被发现，一直是姑息治疗的首选药物。半合成的阿片类药，如氢吗啡酮和羟考酮，及合成阿片类药芬太尼更类似于吗啡。然而，相比吗啡，基于药动学或不良反应的细微差异，一些临床医师更喜欢这些合成和半合成药物。有效的症状控制可能更依赖于及时的重新评估，并在必要时增加剂量，而不是选择某种特定的阿片类药。

阿片类药有助于缓解呼吸困难。当然，过量服用吗啡会引起呼吸抑制，甚至死亡。但有时治疗剂量的阿片类药则有可能反常性的延长寿命。阿片类药可以减弱呼吸过快，从而导致呼吸疲劳和过早死亡。机械通气时，阿片类是首选药物。苯二氮䓬类是常用的镇静药，但对呼吸窘迫没有特殊作用。它们可以作为阿片类药的辅助药物，但不应单独在机械通气撤离时使用。

6. 小剂量、负荷量、多次、间断使用吗啡，而不是连续注射

阿片类药建议分次使用。有关常用剂量，请参阅本章末。当症状仍然无法控制时，可以每 5～10 分钟重复使用 1 次，也可加倍剂量。机械通气撤离时不代表可以开始持续泵入。持续输注开始后稳态浓度的时间为 3～4 个半衰期，或 6～12h。在开始持续泵入后，血清阿片类药水平将持续升高 6～12h，有过量的危险。一旦症状得到控制，持续泵入有助于维持稳定状态的阿片水平。可以以达到症状控制所需负荷剂量的 25% 左右速度作为连续输注的速度。

7. 当使用 SBT 预测呼吸困难时，采用逐步降低支持的方法来撤离呼吸机

SBT 试验提示 RSBI 和呼吸困难的患者，需要在 10～30min 内逐步减少呼吸机支持。第一步是给予阿片类药物的初始剂量，然后将呼吸机切换到压力支持（PS）模式，无须设定呼吸频率或设置备份通气。主要是使患者潜在的呼吸动力发挥出来。随后逐步降低 PS 25% 或 30%，必要时允许根据呼吸的需求增加。根据呼吸窘迫情况决定是否进一步使用阿片类药。如果患者呼吸动力和努力在 PS 5cmH$_2$O 情况下能相对稳定（RR<20 和呼吸平静），可以考虑拔管。SBT 显示这些患者撤机几乎没有痛苦的风险，无论是接近完全的呼吸暂停或良好的通气能力，均可以直接进行拔管，无须这种逐步降低支持。

8. 在可能的情况下拔除气管插管

拔除气管插管可以让家属看到他们亲人脱离医疗设备后的生命最后时刻。而保留气管插管会不必要地延长死亡过程。在某些情况下，气管插管的作用是保持上呼吸道充分开放，以使虚弱的呼吸系统得以维持生命。气管插管的移除会导致上呼吸道阻力显著增加，足以导致那些呼吸动力受损的患者比 SBT 预测的恶化速度快得多。

拔除气管插管通常是可以良好耐受的。少数患者在拔管时呼吸动力完整或增强，如果气道阻力增加，则拔管时可能出现喘鸣和严重呼吸窘迫，在进行 SBT 试验时这种呼吸困难的风险可能表现更明显。在拔管之前建议做气囊漏气试验，这将有助于识别那些可能发生喘鸣的患者，如果有喘鸣则需要使用阿片类药和镇静药。少数病例如果阿片类药不足以缓解呼吸困难和喘鸣，雾化消旋肾上腺素治疗气管水肿或口腔气道上呼吸道阻塞是一种有效的短期缓解措施。

无呼吸困难的呼吸杂音也是常见的，这对家庭和护理团队来说可能比患者更痛苦。呼吸杂音经常随着身体体位的改变而消失。尽管没有确切证据，但阿托品或格隆溴铵等抗胆碱能药常用于治疗呼吸困难。

9. 必要时制订 ICU 外的协调护理计划

有些患者拔管后数天仍能存活，面临此情况时可以把这些患者从 ICU 转到普通病房、临终关怀病房，甚至是患者家中。护理的交接必须协调进行，以确保症状控制的连续性和接管的医疗小组对护理目标和家庭需求的完全理解。因此，要提前仔细和连续进行预后评估，大致预估患者的存活时间后再转出 ICU。一旦患者有病情变化的新信息，应立即通知家属。如果拔管后无法存活，则需要与家属明确讨论是否停止人工营养和补液。理想的情况是，讨论撤离机械通气的同时，提前讨论从 ICU 转移出去的可能性，以及决定是否需要人工补液和营养。

10. 与家属和团队成员保持全程沟通

应用善良和善解人意的话语与家属交流，如"你的这个艰难的决定说明你有多么在乎您的亲人""他（或她）一定是个了不起的人"或"对你们所有的人这是多么悲伤的时刻"。要让家属在悲伤的时候感觉到你的支持。在这段时间里，团队成员也可以与家人团聚，分享他们对患者的记忆，对有机会在这样一个充满情感和困难的时刻照顾患者和家属表达感激之情（表 97-1）。

表 97-1　指导撤离机械通气的模板流程

不要复苏，不要插管（如果在没准备书面记录之前）

签字：

书面记录与家人的讨论，确定护理目标的改变

护理干预

• 实施临终 / 舒适护理的护理标准

• 拔除鼻胃管和多余的静脉管路

• 根据需要持续监测以评估患者的舒适度 / 预后

呼吸治疗干预措施

• 进行自主呼吸试验（CPAP 模式 PS5/PEEP5，室内空气）

• 记录症状，测量呼吸频率和潮气量，计算浅快呼吸指数（Tobin）评分

• 如果患者出现症状或呼吸不稳定，恢复之前的呼吸机设置

临床医师医嘱

• 除血管升压药外，停止所有药物、静脉输液和管饲。以维持生命，直到家人表示他们准备好了

机械通气撤离时的药物治疗原则

• 如有必要，应积极给予药物以控制症状

• 如果已经使用了镇痛药和镇静药，保持当前水平的持续输注

• 持续输注中不要变化或重新启动，直到患者稳定并拔管

阿片类药（只选一种）

• 吗啡 2～10mg 静脉注射，必要时每 5～15 分钟 1 次，用于缓解疼痛 / 呼吸困难（RR > 20）

• 氢吗啡酮 0.5～2mg 静脉注射，必要时每 5～15 分钟 1 次，用于缓解疼痛 / 呼吸困难（RR > 20）

• 芬太尼 25～100mg 静脉注射，必要时每 5～15 分钟 1 次，用于缓解疼痛 / 呼吸困难（RR > 20）

镇静药（只选一种）

• 劳拉西泮 1～2mg 静脉注射，必要时每 15 分钟 1 次，用于缓解焦虑

• 咪达唑仑 1～2mg 静脉注射，必要时每 15 分钟 1 次，用于缓解焦虑

• 丙泊酚 20～40mg 静脉注射，必要时每 15 分钟 1 次，用于缓解焦虑

在得到确认家属准备好后开始

1. 如果有指示，请停止血管加压素。如果停止使用后死亡，宣布心脏死亡后再撤离呼吸机

2. CPAP 模式（室内空气）

　(1) 如果之前 SBT 平稳，直接撤离机械通气

　(2) 如果在 SBT 过程中出现呼吸困难的症状，则至少在 20～30min 内，逐步降低呼吸机支持和氧浓度直至 CPAP 模式（室内空气），在每次降低呼吸机支持时滴定镇痛镇静药，以维持平静的呼吸

3. 撤离呼吸机并拔管（除非患者做了气管切开）

　(1) 只有在症状得到控制后才进行

　(2) 进行气囊漏气试验，以确保上呼吸道通畅

　(3) 仔细监测上呼吸道阻塞

　(4) 阿片类药不能控制喘鸣时，可考虑应用消旋肾上腺素

要　点

- 维持现状。
- 让家属参与制订撤机计划。
- 照顾家庭的需求。
- 进行自主呼吸试验（SBT），计算浅快呼吸指数（RSBI）。
- 使用吗啡等阿片类药，以缓解呼吸窘迫。
- 小剂量、负荷量、多次、间断注射吗啡，而不是连续注射。
- 当 SBT 预测到呼吸困难时，采用逐步的方法降低呼吸机支持。
- 撤除气管插管，除非预期会出现严重的呼吸困难和喘鸣。
- 必要时制订 ICU 外的协调护理计划。
- 保持与家属和团队成员的全程沟通。

推荐阅读

[1] Bascom PB. Dyspnea can be, and should be, palliated with opioids. J Palliat Med. 2013;16:465.

[2] Campbell MJ, Yarandi HY, Mendez M. A Two-Group Trial of a terminal ventilator withdrawal algorithm: pilot testing. J Palliat Med. 2015;18:781–5.

[3] Chan JD, Treece PD, Engelberg RA, Crowley L, Rubenfeld GD, Steinberg KP, Curtis JR. Narcotic and benzodiazepine use after withdrawal of life support: association with time to death? Chest. 2004;126:286–93.

[4] Kompanje EJ, van der Hoven B, Bakker J. Anticipation of distress after discontinuation of mechanical ventilation in the ICU at the end of life. Intensive Care Med. 2008;34:1593–9.

[5] Mayer AM, Kossoff SB. Withdrawal of life support in the neurological intensive care unit. Neurology. 1999;52:1602–9.

神经外科重症的脑死亡
Brain Death in Neurosurgical Critical Care

Amit Prakash Basil Matta 著
魏盈胜 译 魏俊吉 校

第98章

一、概述

脑死亡的最佳定义是，当致病原因已证明完全不可逆转时，临床脑功能的丧失。脑死亡的主要表现为昏迷、脑干反射缺失和呼吸停止。意识和认知等高级脑功能的不可逆丧失被归类为持续性植物状态，不应与脑死亡混淆。

《1993年死亡裁定法》制定的全脑死亡定义："机体的整个大脑包括脑干的所有功能都不可逆转的功能停止，是为死亡"，这一定义被美国、加拿大和欧盟大部分国家作为公认标准采纳，这个死亡标准要求进行辅助测试后才能确认诊断。

脑死亡的脑干定义于1995年在英国被正式采用。2008年，美国医学科学院皇家学院发布了一份实践规则，这一规则是建立在1998年发布的早期守则基础上，它提供了严格的标准，以确认在临床中所用的脑干死亡的辅助测试是适当的（表98-1）。

二、脑干死亡的诊断

在英国，临床试验必须由两名注册5年以上的临床医师进行，他们在程序方面有能力并且独立于移植团队。至少应该有一个人是顾问。检查应由这两名医生共同进行，且必须总共两次结果一致。第一组测试完成的时间为法定死亡时间。测试的目的是确定整个

表 98-1　脑干死亡的潜在并发症

并发症	生理学原因	临床表现
神经系统	下丘脑和垂体功能衰竭	体温过低，神经性尿崩症
心血管系统	交感神经风暴继发于延髓缺血，继发自主神经功能障碍	心肌功能障碍、心律失常、心排血量减少、全身血管阻力下降、心脏停搏
肺脏	交感神经风暴，伴有肺水肿和间质性出血	低氧血症和换气功能受损
肾脏	心血管功能障碍继发低血压和低血容量	肾衰竭和实质损害
内分泌系统	HPA轴失效伴交感神经电涌	DI（多尿> 200ml/h，血渗透压> 300，尿渗透压<200）甲状腺功能减退和内在ADH减少导致自主神经不稳定
代谢系统	交感神经风暴波，尿崩症，下丘脑 – 垂体轴功能衰竭	高血糖，胰岛素抵抗，$\uparrow Na^+$，$\downarrow K^+$，$\downarrow Mg^{2+}$，$\downarrow Ca^{2+}$，$\downarrow PO_4$
凝血系统（罕见）	从受影响的脑组织中释放组织型纤溶酶原激活物和纤溶蛋白	出血倾向包括DIC

大脑的所有功能不可逆转地停止，包括脑干。

（一）先决条件

在进行临床试验之前，必须满足以下所有条件。

1. 不可逆脑损伤的病因必须清楚。在大多数情况下，这是显而易见的，但当主要事件是循环功能不全或大脑缺氧持续较长时间时，可能需要更长的时间来确定诊断和预后。

2. 患者必须处于不可逆的昏迷状态，无反应，无呼吸，人工辅助通气。

3. 镇静药所致昏迷应除外。如果体温过低或肝肾衰竭，麻醉药、镇静药和安眠药的作用时间可能会延长。如果可行药物浓度检测，如果硫喷妥钠＞5mg/L或咪达唑仑＞10μg/L水平时不应进行测试评估。如果昏迷的原因是阿片类药或苯二氮䓬类药导致，则应使用纳洛酮或氟马西尼等特异性拮抗药。在其他情况下，残留的镇静作用必须根据药动学原理进行预测。

4. 核心温度的规定因地区不同而有差异，应加以遵守。英国规定的核心温度应大于34℃，美国规定应大于36℃。

5. 持续无意识的原因必须排除如下可能的可逆性循环、代谢和内分泌紊乱。

(1) 平均动脉压＞60mmHg并足以维持正常血二氧化碳水平，避免缺氧、酸碱失（$PaCO_2$＜6.0kPa，PaO_2＞10kPa，pH 7.35～7.45）。

(2) 高于160mmol/L或低于115mmol/L的钠离子水平也与无意识有关。

(3) 血清钾浓度＞2mmol/L及除外明显的虚弱，不像其他原因（除非镁＜0.5mmol/L和磷酸盐＞3.0mmol/L）。

(4) 严重低血糖（血糖水平＜3.0mmol/L）和明显的高血糖（血糖＞20mmol/L），均可能与昏迷有关，应予以纠正。

(5) 甲状腺风暴、黏液水肿和肾上腺危象可能与严重的神经肌肉无力或昏迷有关。这种情况极其罕见，然而，如果发现任何可疑，那么需进行适当的激素检测排除这些干扰。

6. 呼吸功能不全或衰竭的原因必须排除神经肌肉阻滞药和其他药物的作用。

7. 呼吸暂停试验需排除潜在的高颈椎损伤和相关的脊髓损伤。

（二）脑干反射检查

脑干功能丧失经常从头侧到尾侧方向发展，因此以同样的方式进行测试是合乎逻辑的（表98-2）。

表98-2　脑干反射检查

反　射	相关脑神经	手　法	判定标准	备　注
瞳孔反射	Ⅱ/Ⅲ定位于中脑	直接、间接反射	两者均阴性	瞳孔大小表示脑干受累部位
头眼反射（娃娃眼反射）	Ⅲ/Ⅵ/Ⅷ定位于中脑和脑桥	将头部左右移动，同时观察眼球运动	眼睛随着头部移动，非固定	必须排除颈椎骨折或不稳定
角膜反射	Ⅴ/Ⅶ/Ⅲ定位于脑桥	用棉花接触角膜，使眼睑闭合	无反应	正常反应是"贝尔现象"（眼睛向上转动）
前庭眼反射	Ⅲ/Ⅵ/Ⅶ/Ⅳ定位于中脑和脑桥	抬高头部30°，用50ml冰水冲洗鼓膜	眼睛紧张地向刺激的一侧偏移	确保鼓膜完整性
呕吐和咳嗽反射	Ⅸ/Ⅹ均定位于延髓	通过吸痰管刺激隆突进行咳嗽试验，用压舌板刺激咽后壁进行呕吐试验	两者均消失	
呼吸停止测试	提示延髓呼吸驱动能力丧失	预充氧饱和度＞95%，诱发呼吸暂停达 $EtCO_2$＞6kPa	无自主呼吸	2～5L/min的吸氧流速或CPAP可用于维持氧合

（三）辅助测试

当对临床表现有怀疑，排除呼吸停止的其他原因，或怀疑存在混杂条件时，验证性的试验是必要的。这些都是在世界部分地区进行的常规工作，在这些地区，全脑死亡的概念是适用的。

1. EEG

过滤器设置在 0.1s 或 0.3s 和 70Hz，敏感度为 $2\mu V/mm$，活动均低于 $2\mu V$ 超过 30min 的时间支持脑死亡诊断。可逆的原因，如巴比妥酸盐中毒，存活者可能表现为等电脑电图。

2. 脑血管造影

脑血管造影是诊断脑死亡的金标准，是脑灌注缺失的有力证据。在颅腔内检测到颈动脉或椎动脉入口水平以上的脑灌注的缺失确认了脑死亡的诊断。这些检查需要将患者转运到神经放射操作间，可能需要几个小时。

3. ^{99m}Tc 核医学扫描

与脑血管造影一样，这是一种阳性的检查，通过证实大脑摄取障碍与脑灌注缺失相一致来确认脑死亡诊断。

其他技术包括 CT 和 MR 血管造影和经颅多普勒检查。

三、法律地位

法律上可接受的死亡定义在世界不同地区有所不同。脑干死亡在澳大利亚和新西兰是合法的。美国的州很少接受这一点，大多数州要求其他辅助性验证测试。而在南非，这两种检测方式在法律上都不能被视为死亡（表 98-3）。

四、争议

尽管有大量的文章发表，但当前仍缺乏循证文献来支持许多与脑死亡判定相关的实践。世界各地对脑死亡的定义各不相同，获得判定资格的医生专业知识也各不相同。许多指南明确地将移植医生排除在脑死亡判定人员之外。

然而，临床评估标准在所有指南中都是相似的，除了细微的差异。

1. 北美指南推荐呼吸停止的判定阈值为 $PaCO_2 \geqslant 60mmHg$，其他一些还需要血气 $pH < 7.28$。

2. 英国脑死亡的判定中头眼（娃娃眼）反射不是必需的。

3. 许多指南（包括英国）将核心温度阈值纳入临床脑死亡判定标准，但推荐的阈值范围为 $32.2 \sim 36.0℃$，没有任何明确的循证基础。

如果全面体格检查受到伤情性质的限制，一般建议进行辅助诊断检测，但并不统一。

五、脑死亡和家庭

关于脑死亡，必须和家属和护理团队进行明确沟通。所提供的信息必须真实、清晰、简洁、一致，并以通俗易懂的方式进行沟通。在大多数情况

表 98-3　脑死亡在欧盟中的法律地位

欧盟国家	脑干死亡被合法接受（是 / 否）	需验证性测试（是 / 否）
比利时	是	否
丹麦	是	是
法国	是	是
德国	否	是
意大利	是	是
荷兰	否	是
西班牙	是	是
英国	否	否

下，护理人员是主要的接触点，应全程参与所有与家属的沟通环节。这一进程的步调应根据家庭的理解水平个性化设定。

对脑干死亡患者的照顾取决于其近亲属的意愿及是否选择捐献器官。如果不选择器官捐献，通气支持可在各方都能接受的时间点撤离。

要　点

- 世界各地对脑死亡的定义各不相同，在美国、加拿大及除英国外的欧洲大部分国家，脑干死亡在法律上和医学上都是可以接受的，但要求常规进行辅助检测。
- 应严格遵守所在地区和机构制订的脑死亡诊断标准。
- 脑死亡的诊断主要依靠临床表现。然而，在临床表现不能完全确定时，可考虑行辅助测试，其在法律上也是可行的。
- 应该对脑死亡的器官供体进行细心的护理，以保持器官的活力。

推荐阅读

[1] Academy of Medical Royal Colleges (70 Wimpole Street, London, W1G 8AX). A Code of Practice for the Diagnosis and Confirmation of Death, October 2008.

[2] Baron L, Shemie SD, et al. Brief review: history, concept and controversies in the neurological determination of death. Can J Anesth. 2006;53(6):602–8.

[3] Department of Health. A code of practice for the diagnosis of brain stem death. London: Department of Health; 1998.

[4] Lang CJG, Heckmann JG. Apnea testing for the diagnosis of brain death. Acta Neurol Scand. 2005;112:358–69.

[5] McKenzie CA, McKinnon, et al. Differentiating midazolam over-sedation from neurological damage in the intensive care unit. Crit Care. 2005;9:R32–6.

[6] Morenski JD, Oro JJ, et al. Determination of death by neurological criteria. J Intensive Care Med. 2003;18(4):211–21.

[7] Pratt OW, Bowles B, et al. Brain stem death testing after thiopental use. A survey of UK neuro critical care practice. Anaesthesia. 2006;61:1075–8.

[8] Smith M. Physiologic changes during brain stem death—lessons for management of the organ donor. J Heart Lung Transplant. 2004;23:S217–22.

[9] Uniform Determination of Death Act, 12 Uniform Laws Annotated (U.L.A.) 589 (West 1993 and West Supp.1997).

[10] Wijdicks EFM. Determining brain death in adults. Neurology. 1995;45:1003–11.

[11] Young GB, Shemie SD, et al. Brief review: the role of ancillary tests in the neurological determination of death. Can J Anesth. 2006;53(6):620–7.

器官捐献
Organ Donation

Pamela A. Lipsett 著

黄金浩 译 银 锐 校

第 99 章

一、概述

免疫学和移植科学的进步使器官捐献成为一种被社会认可的做法。然而，尽管在患者选择和移植前管理方面都有所进步，等待器官捐献的患者数量与可供移植的器官数量之间的不平衡仍在扩大。根据器官共享联合网络（United Network for Organ Sharing，UNOS）的数据，截至 2016 年 1 月，超过 1 330 353 名患者正在等待器官捐献，其中 2015 年有 7592 名已故的捐献者为 20 845 名移植患者提供了生命的馈赠。预计每 10 分钟至少有一个人被添加到等待名单中，而且等待名单中每天估计有 22 人死亡。本章将讨论当前器官捐献的可能性和潜在器官捐献者的 ICU 护理，以及一种建立器官捐献机构规程的系统方法。

二、发生率与流行病学

在美国和加拿大，大部分器官捐献都涉及神经系统死亡后的患者（以前称为"脑死亡"），活体亲属和非亲属捐献者占近 40%，而心脏死亡后捐献（donation after cardiac death，DCD）约占所有捐献者的 7%[1]。随着捐献者管理的进步，50 岁以上捐献者的比例几乎占所有已故捐献者的 35%。目前，有多达 1/4 符合心脏或神经系统死亡标准的患者在重症监护病房（ICU）中死亡。虽然许多 ICU 患者的死因与呼吸衰竭或肺炎有关，但许多患者都是在撤除生命维持措施后才死亡。神经 ICU 中多达 61% 的死亡可能是因为预测预后不佳或遵循患者意愿而撤除生命维持措施。鉴于在医院的重症监护病房中死亡人数较多，改善捐献过程的策略便以 ICU 为主，并已证明这在改善器官捐献方面是成功的。这些策略包括积极的捐献者管理（aggressive donor management，ADM）和使用器官捐献内部协调员（in-house coordinator，IHC）。最近，两个重症监护协会已与器官采集组一起制订了关于捐献者管理的共识声明[2]。

如今，对于那些死亡并捐献器官的人来说，最常见的死因有脑缺氧（37%）、颅内出血或卒中（30%）和头部创伤（30%）。死亡人群分布也已经从因颅脑外伤死亡的年轻患者向死于缺血性脑卒中或缺氧性损伤等脑血管病的年老患者转移，这对 ICU 护理团队护理潜在的器官捐献者具有重要意义。

三、脑死亡的病理生理学和潜在捐献者的医疗管理

几乎所有器官系统的变化和失稳都可能成为发生脑死亡时或之后可能出现的生理变化之一。在脑死亡的早期阶段，血压调节和交感神经功能丧失。当脑缺血向脑干发展时，可能会发生短暂的"儿茶酚胺风暴"，将会显著增加全身血管阻力（SVR）和血压，最终导致全身血管阻力减少、血管舒张和毛细血管通透性增加、血管内血容量减少和低血压。潜在供体管理的主要目标是通过使用晶体或胶体补液来扩充体液以维持足够的血压，各个机构使用的药品可能不一样（表 99-1）。

超过 80% 的患者需要一些血管活性支持。在

表 99-1　器官捐献者管理的目标

1. 器官捐赠者管理的总体目标		
平均动脉压至少 60mmHg		
血管活性药要求：≤ 10μg/(kg·min)（多巴胺、多巴酚丁胺）		
尿量≥ 1.0ml/(kg·h)		
左心室射血分数> 45%		
2. 血容量目标		
肺毛细血管楔压 8～12mmHg		
中心静脉压 6～8mmHg		
方法：液体（晶体或胶体）和（或）利尿药		
3. 心功能		
心脏指数> 2.4L/(min·m^2)		
左心室做功指数≥每次 15g·m/cm^3		
尿量≥ 1.0ml/(kg·h)		
方法：正性肌力药 *（多巴胺、多巴酚丁胺或肾上腺素）		
4. 血管阻力		
平均动脉压至少 60mmHg		
全身血管阻力 800～1200dyn·s/cm^3		
方法：升血压药（去甲肾上腺素、肾上腺素、加压素）		
5. 内分泌衰竭		
6. 激素替代		
7. 药物	**单次给药剂量**	**持续输注**
三碘甲腺原氨酸	4.0μg	3.0μg
或者		
甲状腺素	20μg	10μg
以及		
甲泼尼龙	15mg/kg 或 1000mg 静脉注射或 250mg 静脉注射	100mg/h
血管加压素	1U	0.5～4.0U/h
胰岛素	10U（50% 右旋葡萄糖）	维持血糖在标准范围

*. 译者注：原文有误，已修改

606

这段时间内，对患者进行持续积极的医疗管理对于保持器官采集和移植时的最佳状态、确保受体的良好移植功能和生活质量至关重要。标准的患者监测包括血压测量、心脏监测及尿量和中心静脉压的测量。尽管仍然存在争议，一些作者建议使用肺动脉导管（pulmonary artery catheter，PAC）来监测血流动力学并由此指导和平衡输液量。但是，尚无足够的数据明确支持这一建议。潜在供体管理的主要目标是通过体液扩容和血管活性药来维持足够的血压。但由于各个患者情况不同，目前尚没有确凿的临床试验证据表明哪种血管活性或正性肌力药是对低血压和（或）心脏收缩力低下患者的最佳选择。如上所述，首先且最重要的是，临床医师必须确保患者体液量，认识到加大补液对肾脏移植有益，但不利于肺移植。尽管多巴胺尚未显示出相对任何其他替代药物的优越性，其一直是用于正性肌力支持的一线药物。目前发现使用儿茶酚胺可促进移植物的长期存活，并降低肾排异的发生率。但是，一些临床医师发现这些药物的血管收缩特性是不利的，尤其是在低血容量的捐献者中，它们可能增加全身血管阻力（SVR），导致器官缺血。有人建议使用加压素来降低儿茶酚胺的用量，作为血流动力学支持和尿崩症的初始治疗方法。进行超声心动图检查有助于血流动力学监测和维持血容量充足，随后可评估潜在的心脏捐献和有无局部室壁运动异常。尝试进行经胸超声心动图检查是评估心脏捐献是否合适的第一步，但也可能需要进行经食管超声心动图检查。应连续进行超声心动图评估，因为心脏异常不一定一直存在，并且可根据超声心动图结果减少或停止外源性儿茶酚胺的支持。建议对年龄超过 40 岁的捐献者和有早期心脏病危险因素的年轻患者进行冠状动脉造影来排除心脏异常。

超过 90% 的重症监护患者患有神经垂体功能异常，导致血管加压素水平较低或无法检测到。腺垂体控制的激素水平浓度不一（甲状腺素、人生长激素、促肾上腺皮质激素、促甲状腺激素）。虽然有支持激素组合给药的论据，但当前的指南仅仅支持在血流动力学不稳定的情况下进行静脉内加压素的给药。去氨加压素（DDAVP）对 V_2 受体具有高度选择性，意味着其能介导肾髓质抗利尿作用且几乎

没有升压作用。它可应用于没有血流动力学不稳定但有尿液稀释和尿崩症迹象的患者，而加压素的剂量通常少于 0.04U/min，可用于患有尿崩症和血流动力学不稳定的患者。高于这些常用值的剂量有时使用需谨慎。

正如常见管理策略和脑死亡病理生理学所预期的那样，在神经损伤患者临终时，电解质异常很常见。尽管提高血钠浓度可用作治疗颅内压升高患者的治疗策略，但是临床医师必须能够识别和治疗那些转变为尿崩症的患者。尿崩症会导致多尿（＞1～2L/H）、脱水、高钠血症和其他电解质异常（低钾血症、低镁血症、低钙血症和低磷血症）。仔细监测尿量至关重要，而常规电解质监测也很重要。监测供体钠水平和纠正高钠血症对于能否成功进行肝移植很关键，因为供体中的高血清钠（＞155mmol/L）可能会导致原发性移植物功能丧失。

尽管激素复苏（hormonal resuscitation，HR）的有效性尚待确定，对于不稳定患者 [平均动脉压（mean arterial pressure，MAP）<45mmHg]，则建议使用激素复苏（表 99-1）。遵循捐献者指南并达到既定的护理目标可增加捐献器官数量。

确定供体能否进行肺捐献是一大挑战，只有 15%～25% 的患者能够捐献肺。肺部管理策略的目标是使 PaO_2/FiO_2 比例最大，最小为 300mmHg。未能达到此阈值的患者应接受肺部管理方案的干预，包括审慎的输液、恰当的利尿、胸部理疗，以及治疗性支气管镜检查和肺复张。在某些情况下，也可采用离体灌注来增加潜在的供体。应在所有潜在的肺供体中进行支气管镜检查，以评估隐匿性误吸和感染并进行治疗性气道清理。保存肺供体的最佳公认方式是应用类固醇并维持 4～6mmHg 的中心静脉压。

肝脏作为同种异体移植体，对免疫因子具有相当的抵抗力，这些免疫因子可能会立即导致移植后问题。如上所述，血清钠应保持在低于 155mmol/L 的水平。此外，理想情况是将供体的中心静脉压保持在 8～10mmHg、PEEP 保持在尽可能低的水平，并提供营养以恢复肝脏糖原。当需要组织学结果来确定器官的适用性时，床旁超声检查（ultrasonography，US）在引导经皮活检中的作用有

限。床旁 US 在评估肝脂肪变性和其他肝脏异常方面灵敏度高（96%）但特异性（68%）有限。

四、积极的捐献者管理成果

积极的捐献者管理已被证明可以减少器官捐献之前的心血管死亡发生率，并改善接受者的器官恢复和功能。除了上面提到的积极管理外，通过识别潜在捐献者及使用明确的脑死亡宣布程序，其他患者也可能成为器官捐献者。这些计划的成功归因于对潜在捐献者的早期积极管理、员工培训、与器官采集组织（organ procurement organization，OPO）的合作关系及标准化规程的指导。

五、潜在器官捐献者的鉴定和过程管理

在 ICU 中识别潜在的捐献者需要多学科的努力，应源于从入院诊断（颅脑损伤、呼吸停止、心脏停搏、卒中、药物过量、脑室内出血）中识别出高危患者人群（图 99-1）。当即将发生脑死亡并向家庭解释不良预后时，准确记录中枢神经系统反射的存在与否至关重要。重症监护护士和呼吸治疗师通常是 ICU 团队中最早检测到意识水平变化和神经系统检查异常的人员，应随后通知能够迅速开始进行脑死亡测试的人员。因为经常会紧随出现心血管不稳定的情况，所以必须及时启动脑死亡测试。

尽管本章侧重于潜在器官捐献者的临床医疗管理，但在告知严重不良预后和脑死亡测试期间，家属的沟通和支持至关重要。取得家属的同意是器官捐献的最大障碍，而家属对患者死亡的理解及与移植团队的初步互动会影响同意捐献的可能性。从确定严重的医疗不良预后到最终死亡之间的间隔使家人有时间考虑患者即将到来的死亡，而医疗团队则将临终患者保持在最佳的医疗状态。关于器官捐献的讨论应视为临终过程的常规部分，每个患者和家属都必须有考虑是否进行器官捐献的机会。

在美国，法规规定提出器官捐献建议的人员需要经过专门培训才能执行这一任务，而多学科团队成员的培训和角色划分有助于减轻捐献请求期间的压力。采用 OPO 工作人员和医院工作人员合作的方式被认为是告知家属患者死亡的最佳做法。有效请求是器官捐献突破协作组织使用最多的一个术

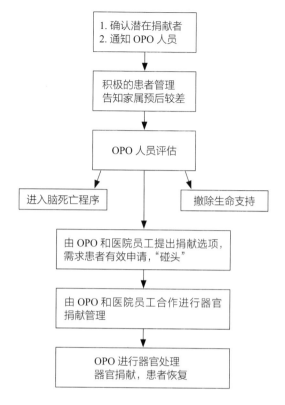

▲ 图 99-1　器官捐献流程

语，始于"碰头"，即医院与 OPO 工作人员之间短暂、及时、协调的交流，启动一个符合家属需求的有效请求过程。一个有效请求包括以下组成部分：提出请求的合适人选、请求的正确时机、合适的出席家属和工作人员（包括 OPO），以及提出请求的适当场合。在死亡临近、家属了解预后时，医院和 OPO 员工可以通力合作，将器官捐献作为一种可能的选项介绍给患者家属，并提供信息以帮助家属了解接下来将要面临什么。

最佳做法之一是使用内部协调员（IHC）。IHC 通常通过捐献者监督、及时转诊、宣教、家属支持和同意、捐献者管理及医院/家庭随访来协助和促进捐献过程。IHC 通过与潜在捐献者的家属和 ICU 工作人员进行早期和密切的互动，改善捐献过程、同意率和捐献转换率。在大多数医院，ICU 团队与当地采集人员合作，为脑死亡后的患者提供持续的医疗护理，以确保实现患者和家属的捐献目标。

六、循环死亡后的器官捐献

循环死亡后的器官捐献（donation after circulatory

determination of death，DCDD）将大大有助于提高器官捐献的成功数量，联合委员会希望在适当的医院制订规程，以进一步增加所涉患者和家属的机会。如果患者不符合脑死亡标准，并且已决定撤回积极维持生命的医疗支持，则可以将其视为 DCDD 的候选人。其他可以考虑作为 DCDD 的候选人包括患有不可恢复且不可逆的神经系统损伤导致呼吸机依赖但不符合脑死亡标准、晚期肌肉骨骼疾病、高位脊髓损伤和某些肺部疾病的患者。在所有情况下，患者或家属都可以决定是否撤除生命支持。家属做出撤除生命支持的决定后且在撤除治疗之前，应与当地的 OPO 和 ICU 团队一起评估患者是否会在循环死亡后成为器官捐献的候选人。ICU 团队不应就患者的候选资格做出任何预先确定的假设。在撤除生命支持时，应将患者和家属的需求和尊重放在所有有关护理、流程和协议的决定之前。重要的是，器官捐献者的候选资格评估取决于是否会在预定时间（通常为 1h）内发生死亡。UNOS DCDD 共识委员会制订了预测在撤除生命支持后 60min 内死亡的标准（表 99-2）。一项前瞻性研究发现共有 29%、52%、65% 和 82% 的患者分别满足 0、1、2 和 3 这些标准并在 60min 内死亡，证实了这些标准与 60min 内是否发生死亡之间存在明确的关系。临床工作人员必须做好如果撤销生命支持后患者没有死亡的预案，医院也必须准备好出现这种情况的规程来确定患者将在哪里继续接受治疗并确保其家人后续工作。心脏死亡后器官捐献的授权（此前称为同意）应包括所有与供体有关的程序（放置管线、

肝素等药物的使用、气管内导管的拔除及终止血压支持药物）。未经授权，不得对捐献者实施有关程序或药物管理。在某些情况下，必须在法医或验尸官提供许可后，医院和采集机构的工作人员方可进行 DCDD。

有关在何处撤除生命支持，各个医院的规程有所不同。虽然理想的情况是将患者转移到手术室或手术室附近再撤除支持和 DCDD，但在制订方案时，家属的需求应该是最重要的，并且家属应该可以选择在撤除生命支持和死亡时是否在场陪伴患者。如果家属想在患者死亡时陪伴患者，家属支持团队必须帮他们对将要看到的情况做好准备，并告知他们需要在患者死亡后尽快离开房间，以便进行器官捐献程序。必须解决家属的社会心理需求，并且应有能够熟练提供这一支持的人员在场。

在 DCDD 中，撤除支持时，不允许移植团队的成员与潜在的捐献者一起出现在手术室中，也不允许这些人员参与指导、管理临终关怀或宣告死亡。重症监护医学学会（society of critical care medicine，SCCM）伦理委员会建议，移植团队成员或负责护理确定受捐者的医生，不得宣布患者心脏死亡。在DCDD 死亡中，仅需要一名医生来认证死亡，因为来自动脉监护器的客观数据就可以确认身体检查的结果。一旦心肺功能停止，主治医师或指定人员会根据通常的心肺标准宣布患者死亡，并确定死亡时间。如果在撤销生命支持后没有在规定的时间内（通常为 60min）死亡，则捐献器官过程终止，转向

表 99-2　器官共享共识网络联合委员会在生命支持终止后 60min 内预测死亡的标准

- 呼吸暂停
- 呼吸频率 < 8/min 或 > 30/min
- 多巴胺 > 15μg/（kg·min）
- 左心室或右心室辅助装置
- 静脉动脉或静脉静脉体外膜氧合
- 呼气末正压 > 10 且 SaO_2 < 92%
- FiO_2 > 0.6 和 SaO_2 < 92%
- 去甲肾上腺素或去氧肾上腺素 > 0.2μg/（kg·min）
- 起搏器无辅助心率 < 30
- IABP 1∶1 或多巴酚丁胺或多巴胺 ≥ 10μg/（kg·min）且 CI < 2.2L/（min·m²）
- IABP 1∶1 和 CI < 1.5L/（min·m²）

SaO_2. 动脉血氧饱和度；IABP. 主动脉内球囊；CI. 心脏指数

临终关怀和通知家属的规程。家属必须认识到可能无法进行捐献的事实，并且如果没有发生死亡，医院系统应具有完善的善后程序。

当没有心肺功能后，通常必须经过一定的时间才能宣布死亡并采集供体器官。此时间段是为了确保患者已经死亡，但要注意平衡移植器官的需求与捐献者的利益。医学院的指南建议这段时间为 5min，但具体政策可能在 2 到 5min 之间变化。SCCM 道德委员会的共识指出，可接受的时间不得少于 2min，但也无必要超过 5min。医生宣告死亡后，器官移植团队便可以开始工作。所有 OPO 和移植中心必须根据 2007 年建立的共享器官采集和移植网络（organ procurement and transplantation network for organ sharing，OPTN/UNOS）标准，制订并遵守相应规程。

七、法案和预先指示

统一解剖捐赠法案为个人提供了捐献器官、眼睛和组织的权力。在 2006 年，这一规定作了修订，使 OPO 能够查阅登记信息或机动车管理记录，以确定个人的捐献偏好。有时，ICU 团队可能会面临这样的情况，即患者已经通过驾照指定、捐献者登记或预先指示做出了要成为捐献者的决定，但家人可能希望推翻这一决定。从法律上说，第一人称授权为美国所有 50 个州的器官采集提供了充足的依据。ICU 临床医师和 OPO 常会遇到早前第一人称授权与悲伤的家属的愿望之间的潜在冲突。患者先前表达的器官捐献意愿是最重要的，因此，ICU 临床医师和 OPO 应当告知死者家属第一人称授权的合法性。

八、小结

制订明确的方案和对潜在捐献者进行积极的临床管理，并有专门人员对供体进行识别和管理，是器官捐献成功的关键。两个大型重症监护学会和 OPOS 的共识已确定了器官捐献的最佳做法，应将其用于方案制定和实践验证中。制度性的保障对于器官捐献规程的成功，以及保留和招募专门的专业人员来照顾这些潜在的捐献者至关重要。对重症监护人员进行持续的培训，将捐赠作为临终决策的一部分，并致力于捐献过程（采用多学科团队方法来规范 ICU 中捐献者管理），将缩小器官捐献的供给和需求之间的差距。

要 点

- 建议对潜在器官供体进行积极的程序化临床管理。
- 专业人员应确定并帮助管理潜在的捐献者。
- 应与当地 OPO 建立合作关系以改善流程。
- 器官捐献是临终关怀护理的一部分，需要多学科的合作才能获得最佳结果。

参考文献

[1] United Network for Organ Sharing: Organ donation and transplantation. https://optn.transplant.hrsa.gov/converge/latestData/rptData. asp. Accessed 14 Jan 2016.

[2] Kotloff RM, Blosser S, Fulda GJ, Malinoski D, Ahya VN, Angel L, Byrnes MC, DeVita MA, Grissom TE, Halpern SD, Nakagawa TA, Stock PG, Sudan DL, Wood KE, Anillo SJ, Bleck TP, Eidbo EE, Fowler RA, Glazier AK, Gries C, Hasz R, Herr D, Khan A, Landsberg D, Lebovitz DJ, Levine DJ, Mathur M, Naik P, Niemann CU, Nunley DR, OConnor KJ, Pelletier SJ, Rahman O, Ranjan D, Salim A, Sawyer RG, Shafer T, Sonneti D, Spiro P, Valapour M, Vikraman-Sushama D, Whelan TP, Society of Critical Care Medicine/American College of Chest Physicians/Association of Organ Procurement Organizations Donor Management Task Force. Management of the Potential Organ Donor in the ICU: Society of Critical Care Medicine/American College of Chest Physicians/Association of Organ Procurement Organizations consensus statement.Crit Care Med. 2015;43(6):1291–325.

推荐阅读

[1] Broderick AR, Manara A, Bramhall S, Cartmill M, Gardiner D, Neuberger J. A donation after circulatory death program has the potential to increase the number of donors after brain death. Crit Care Med. 2016;44(2):352–9.

[2] Citerio G, Cypel M, Dobb GJ, Dominguez–Gil B, Frontera JA, Greer DM, Manara AR, Shemie SD, Smith M, Valenza F, Wijdicks EF. Organ donation in adults: a critical care perspective. Intensive Care Med. 2016;42:305–15.

[3] DeVita MA, Brooks MM, Zawistowski C, et al. Donors after cardiac death: validation of identification criteria

(DVIC) study for predictors of rapid death. Am J Transplant. 2008;8:432–41.

[4] Escudero D, Valentín MO, Escalante JL, Sanmartín A, Perez–Basterrechea M, de Gea J, Martín M, Velasco J, Pont T, Masnou N, de la Calle B, Marcelo B, Lebrón M, Pérez JM, Burgos M, Gimeno R, Kot P, Yus S, Sancho I, Zabalegui A, Arroyo M, Miñambres E, Elizalde J, Montejo JC, Domínguez–Gil B, Matesanz R. Intensive care practices in brain death diagnosis and organ donation. Anaesthesia. 2015;70(10):1130–9.

[5] Ortega–Deballon I, Hornby L, Shemie SD. Protocols for uncontrolled donation after circulatory death: a systematic review of international guidelines, practices and transplant outcomes. Crit Care. 2015;19:268.

[6] Patel MS, Zatarain J, De La Cruz S, Sally MB, Ewing T, Crutchfield M, Enestvedt CK, Malinoski DJ. The impact of meeting donor management goals on the number of organs transplanted per expanded criteria donor: a prospective study from the UNOS Region 5 Donor Management Goals Workgroup. JAMA Surg. 2014;149(9):969–75.

[7] Shah VR. Aggressive management of multiorgan donor. Transplant Proc. 2008;40(4):1087–90.

[8] Wind J, van Mook WN, Dhanani S, van Heurn EW. Determination of death after circulatory arrest by intensive care physicians: a survey of current practice in the Netherlands. J Crit Care. 2016;31(1):2–6.

第100章

神经外科重症监护中的亲友互动
Interaction with Family and Friends in Neurosurgical Critical Care

Amy E Guthrie　Robert Hugo Richardson　Mary Denise Smith　著

黄金浩　译　银锐　校

一、概述

在重症监护室的临床操作中，临床医师经常需要与患者、家属和被选为陪护人员的非家庭成员进行沟通。为了简要概括，后文将使用"陪护人员"来指代为患者提供支持和陪伴的家庭成员和非家庭成员。陪护人员被认为是护理的一部分，可能由许多人组成，代表着与患者的各种关系。当患者在重症监护病房（ICU）中病重时，专业的沟通技能尤为重要，在重症监护病房中，信息交流通常与陪护人员进行。ICU 中的沟通挑战更大，因为重症患者往往无法自主表达，临床医师依靠替代决策者来了解患者在生活和保健方面的目标和价值观。证据表明，与陪护人员的熟练沟通有助于提高患者满意度，同时也可以提高临床医生的工作效率和治疗效果。

临床医师的沟通对于建立护理合作关系以改善 ICU 患者和家庭的结局至关重要。ICU 中的交流模式包括两个主要过程。

1. 非正式

每日交流、回答问题并报告患者病情的变化。

2. 正式

由陪护人员、医学专科和跨专业的医疗团队参加的计划会议。

如果在患者住院初期就建立了信任关系，并且陪护人员感受到了支持和重视，则医疗保健机构可以最大限度地进行信息交流和建立共识。

二、对神经外科患者的影响

（一）建立亲近关系

重症患者的护理有很多方面与传统的医患关系不同。时间压力、缺乏连续性及医疗技术都会增加建立关系的难度。由于重症监护病房团队与陪护人员的首次会面常常是在患者患严重疾病时，所以几乎没有太多时间去建立做出重大治疗决定所必要的信任。因此临床医师应努力在住院期间尽早开始沟通，争取在入院当天与他们见面，并保持日常非正式沟通。提供一个私密的会议场所可以帮助医疗团队建立信任；但是，许多非正式的沟通是发生在床边的，最有效的方法是使用 VALUE 五步法。

1. 重视（value）并寻求陪护人员的意见。

2. 承认（acknowledge）陪护人员的情感需求。

3. 积极倾听（listen）陪护人员的话。

4. 通过询问有关患者的问题来理解（understand）。

5. 引导（elicit）陪护人员提出问题

通过询问对患者来说重要的事情及患者病情对陪护人员的影响这类开放式问题，可以更好地获取信息。

首先，应着眼于共同的目标，讨论日常护理方面的问题，然后再介绍更具感情色彩的信息。听取陪护人员对患者疾病和护理目标的看法，让他们在每次见面时主导谈话。每次沟通时，都要继续强调医护双方共同的目标和价值观。

随着互动的增加，要承认亲人住院产生的压力，评估他们是否准备好接受患者的病情。合理利用牧师、社会工作者和姑息治疗专家来满足陪护人员的其他需求。

最后，通过在宽泛的目标和特定疗法方面取得认同来建立共识。建立共识可能需要与陪护人员多次沟通，从而建立持续、开放的沟通渠道进而方便地与医疗团队联系。

（二）沟通

有证据表明，在 ICU 住院治疗中幸存的危重患者的陪护人员对 ICU 临床医师的沟通满意度低于未幸存患者的陪护人员。不管结果如何，熟练的沟通可以减轻因严重疾病的不确定性而引起的情绪压力。另外，对于临床医师而言，和陪护人员沟通的技巧与临床专业知识同样重要。

在 ICU 中，非正式的临床医师 - 陪护人员沟通机会很多。但是，入院后 72h 内举行的更为正式的会议（称为陪护人员会议）可以显著缩短重症监护病房的住院时间，有利于他们获得良好的治疗体验。所有医护人员始终如一的沟通，可以改善患者和陪护人员的结局。表 100-1 中列出了护理陪护合作伙伴的会议指南。

三、关注点和风险

（一）陪护人员作为代理决策者

无论是通过任命还是通过公认的顺位制度，当个人扮演代理决策者的角色时，可能会承担重大后果。代理人可能会承受更多与决策相关的压力、对决策感到内疚，或怀疑他们是否做出了正确的决策。根据对文献的系统回顾，这种决策压力至少会对 1/3 的决策代理人造成持续数月甚至数年的影响。

在为无行为能力的患者做出治疗决策时，建立共识是临床护理中的一项伦理挑战。高质量的共同决策是一个包含许多重要组成部分的过程，需要的不仅仅是简单地让陪护人员参与其中。

在一个真正的共同决策中，医生和陪护人员会互相影响，每个人都可能有不同的视角和不同的理解，这是单一决策者无法达到的。共同的决策能促进相互理解，并有助于消除决策权的不对等。

共同决策依赖于代为判断的标准来做出治疗决定，即如果患者有能力选择，那么他或她很可能会做出这样的决定。该标准放大了自主权，可确保在患者无行为能力时，医学诊疗仍是按患者的意愿和价值观实施的。

(1) 近期是否有预先指示？书面指示可能是患者在健康时完成的。共享有关患者健康状况变化、预期结果和预后的信息非常重要。

(2) 如果患者曾在情况和预期结果相似时明确陈述过治疗偏好，陪护人员能否回忆起以前的沟通内容？

(3) 患者是否曾表达过对其他亲人的生命支持治疗或新闻中有争议的医疗案件的意见？

当缺乏足够的证据来确定患者的偏好和价值观时，医疗保健机构可以鼓励陪护人员使用"最大利益"标准，该标准指导他们根据自己认为符合患者最大利益的做法进行决策。探索最佳利益时要解决的问题如下所示。

(1) 是否有证据表明当前的治疗正在使患者遭受痛苦？

(2) 治疗是否弊大于利？

如果不容易达成共识，则可以通过探讨分歧中各个冲突点的价值和影响来重新协商。如果需要，可以推迟讨论；可以提供限时的治疗试验；如果所有其他方法都失败，同意各自保留不同意见也是可以接受的。

陪护人员在照顾处于危急状态的亲人时经历的压力、悲伤和不确定性，会影响之前对话的准确性，影响他们对患者最佳利益的评估。重症患者的陪护人员有发生多种应激相关经历或状况的风险。意识到这一点已使人们更加关注重症监护病房的支持。重症监护医学学会将陪护人员经历的心理状况描述为重症监护后综合征。陪护人员可能遇到的情况包括焦虑、抑郁、复杂性悲伤、创伤后应激障碍和急性应激障碍。陪护人员所受到的压力在以下几种情况下将有加大的风险：患者死亡、患者死亡时陪护人员在场、陪护人员认为患者有死亡危险、疾病是意外的或疾病持续时间超过 5 年。

因此，认识到身体、情感、精神和经济上的支持是完整的 ICU 患者护理的一部分是非常重要的。由于 ICU 中的决策通常是一个过程，而不是一个事件，故跨专业团队是非常有帮助的。跨专业团队成

表 100-1　陪护人员会议

1. 会前准备
- 确定计划参加会议的所有成员
- 人数灵活，在适当的时候考虑让患者参加会议的可能性
- "预备会议" / 医疗机构会议
    - 协调医疗团队
    - 与医疗团队讨论会议的目标
    - 在参加会议的医疗团队内建立统一的医学意见，以提供一致的信息
    - 确定医疗团队中的会议负责人
- 会场需要私密、安静，每个人都需要安排一个位置
- 限制干扰：计划足够的时间以减少干扰
- 尽可能关闭传呼机

2. 开始会议
- 介绍所有与会者
    - 确定并认可任命的替代决策者或近亲，同时强调每个成员意见的重要性
    - 评估对决策者角色的看法以及可能影响这一角色的因素
- 确定并传达会议的总体目标
    - 允许灵活地改变会议的原始目标
- 告知陪护人员这次会议将允许他们为患者发言，因为患者将通过他 / 她进行交流
- 多倾听、少灌输

3. 达成理解
- 询问陪护人员对患者疾病和当前治疗方法的了解
- 回顾医疗信息
    - 诊断和预后
    - 目前的治疗方案
    - 建议的治疗方案变更

4. 达成相同价值观和目标
- 可以有多种观点
- 了解种族和文化对沟通方式、医疗决策和临终关怀的影响
- 探寻陪护人员对患者健康和疾病观点的了解
    - 患者可以接受的结局是什么
- 探寻陪护人员对健康和疾病的看法
- 必要时，协助陪护人员比较和对比不同的观点

5. 需要讨论做出的决定
- 建立对医疗问题和可能结果的共识
- 需要明确的是，决策取决于医疗信息的交流及陪护人员对患者价值观和医疗愿望的理解
    - 通过让所有熟悉患者意愿的人参与来代为判断
    - 寻求共识

6. 结束会议
- 对讨论的内容做一个简短的总结
- 询问是否有最后的问题
- 感谢团队提供最接近患者要求的方案
- 承认生活充满不确定性的难处
- 制订清晰的后续计划，包括下次会议的计划及如何与医疗团队联系

7. 后续工作
- 将会议记录在病历中。记录对信息交流的总结，对所有与会者的观察及计划
- 继续与陪护人员沟通，以重新评估其对信息的处理和理解
- 安排情感、精神和社会服务团队成员为陪护人员提供额外的支持

员应包括医学、护理、社会服务、牧师和辅助疗法的人员。重症监护中对患者和陪护人员的护理关键包括对身体、心理和精神痛苦患者的管理，陪护人员还要与患者和（或）其他陪护人员对患者的治疗目标进行沟通和讨论，考虑患者病情、预后和价值观，根据患者偏好调整治疗，并计划护理方式的转换。姑息治疗专家是代表多个学科/专业的临床医师，他们接受了高级沟通技巧和悲情关怀的培训，可以帮助陪护人员理解医疗信息的意义和影响。减少重症监护后综合征发生率或严重程度的建议包括：培训员工评估陪护人员的需求，并将这些需求纳入护理计划中，提供有关重症监护环境和患者预期的宣教，勤用患者或陪护人员熟悉的语言谈论病情变化，评估首选的决策方式，并在保证患者舒适的情况下，让陪护人员参与患者的护理，即按摩、被动运动、涂抹乳液和润唇膏。

（二）悲情关怀

有证据表明，即使患者有望在 ICU 中存活下来，照顾者也会因情感紧张、经济困难和身体健康风险而有失落感。当陪护人员被认定为代理决策人时，他们也要在自己的情感反应和为患者做出正确决定的愿望之间做内在的情感斗争。这种紧张关系也可能源于与患者价值观和治疗目标的差异。认为代理决策者只是一个发言人的伦理和法律模式，忽视了陪护人员的情感需求，低估了"放弃"亲人的恐惧对决策的影响。提供一个在悲情咨询方面具有先进技巧的跨专业团队，可以为陪护人员提供情感支持和未来抚慰悲伤的工作框架。对住院经历和患者临终前的悲伤感受的重视，将对做好个性化的护理和提高护理满意度有帮助，并为陪护人员经历丧亲过程后的恢复奠定基础。

要　点

通过以下方式建立临床医师 – 陪护人员关系
- 入院后便开始沟通。
- 利用跨专业的医疗团队提供额外的连续支持。
- 入院后 72h 内组织陪护人员会议，此后定期进行。
- 制订计划时多倾听、少灌输。
- 承认陪护人员的压力，使用共情的表达方式。
- 安排持续、连贯的沟通。
- 提供一条方便与熟悉治疗计划的团队成员沟通的途径。

推荐阅读

[1] Abbott K, Sago J, Breen C, Abernethy A, Tulsky J. Families looking back: one year after discussion of withdrawal or withholding of life-sustaining support. Crit Care Med. 2001;29(1):197–201.

[2] Azoulay E, Pochard F, Kentish-barnes N, et al. Risk of post-traumatic stress symptoms in family members of intensive care patients. Am J Respir Crit Care Med. 2005;171:987–94.

[3] Curtis JR, White D. Practical guidance for evidence-based ICU family conferences. Chest. 2008;134:835–43.

[4] Davidson JE, Jones C, Bienvenu OJ. Family response to critical illness: postintensive care syndrome-family. Crit Care Med. 2012;40:618–24.

[5] Goldstein N, Back A, Morrison S. Titrating guidance: a model to guide physicians in assisting patients and family members who are facing complex decisions. Arch Intern Med. 2008;168(16):1733–9.

[6] Haines KJ, Denehy L, Skinner EH, Warrillow S, Berney S. Psychosocial outcomes in informal caregivers of the critically ill: a systematic review. Crit Care Med. 2015;43:1112–20.

[7] Hanson J. Shared decision-making: have we missed the obvious? Arch Intern Med. 2008;168(13):1368–70.

[8] Maukisch L, Dugdale D, Dodson S, Epstein R. Relationship, communication, and efficiency in the medical encounter: creating a model from a literature review. Arch Intern Med. 2008;168(13):1387–95.

[9] Quill T, Holloway R, Shah M, Caprio T, Storey P. Recommendations for conducting a family meeting when the patient is unable to participate. In: Quill T, Holloway R, Shah M, Caprio T, Storey P, editors. Primer of palliative care. 4th ed. Glenview: American Academy of Hospice and Palliative Medicine; 2004. p. 112–3.

[10] Shalowitz D, Garrett-Mayer E, Wendler D. The accuracy of surrogate decision makers. Arch Intern Med. 2006;166:493–7.

[11] Wendler D, Rid A. Systematic review: the effect on surrogates of making treatment decisions for others. Ann Intern Med. 2011;154:336–46.

[12] White D, Braddock C, Bereknyei S, Curtis JR. Toward shared decision making at the end of life in intensive care units: opportunities for improvement. Arch Intern Med. 2007;167:461–7.

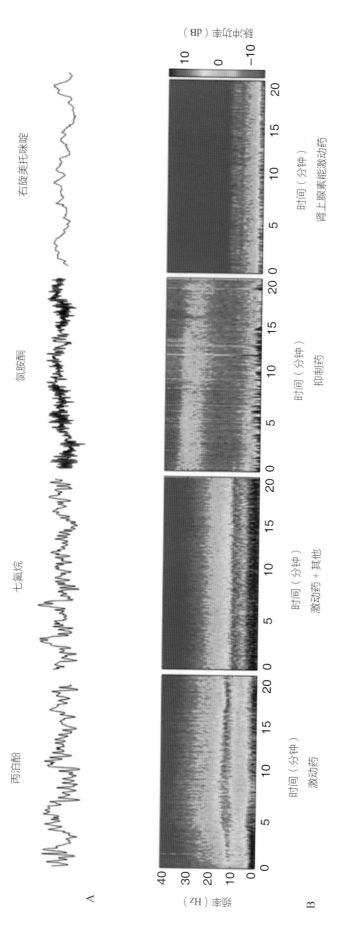

▲ 图 6-1 不同麻醉类型间脑原始脑电图和波谱图的比较

A. 对所表示的每个麻醉类别显示原始脑电图模式；与其他麻醉药相比，氯胺酮的频率更快；B. 每一麻醉药类别对应一种特定的光谱特征。这种特征可能反映了每一类别中分子和电路性质的细微差别（经允许引自 Purdon et al. 2015.）

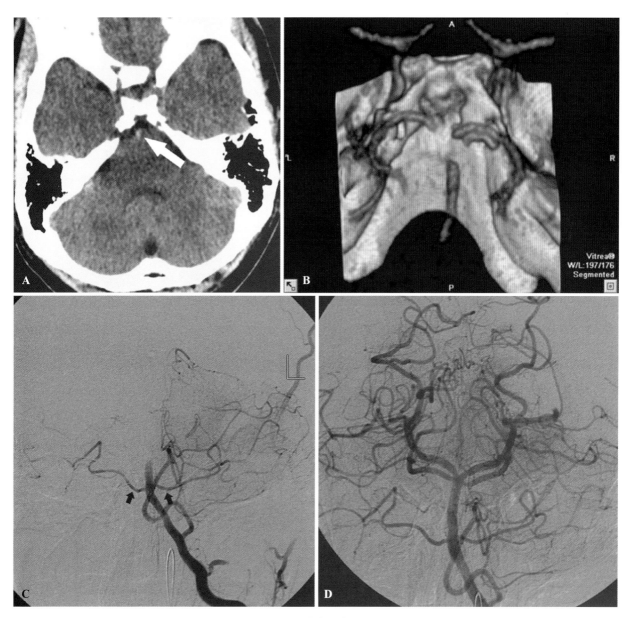

▲ 图 71-6　基底动脉血栓形成

患者男性，36 岁，患有严重的警觉缺陷和水平眼球震颤；A. 首次 CT：基底动脉血栓(阳性血管征)呈高密度(箭)；B. 3D–CTA(pa 视图)：基底动脉远端的闭塞部分；C. 左椎动脉 DSA：基底动脉的 KM–stop[位于双侧小脑下动脉（AICA）分支远端（小箭）]；D. 介入治疗（血栓抽吸）后相应的视图：基底动脉（小脑上动脉和大脑后动脉）血流充盈

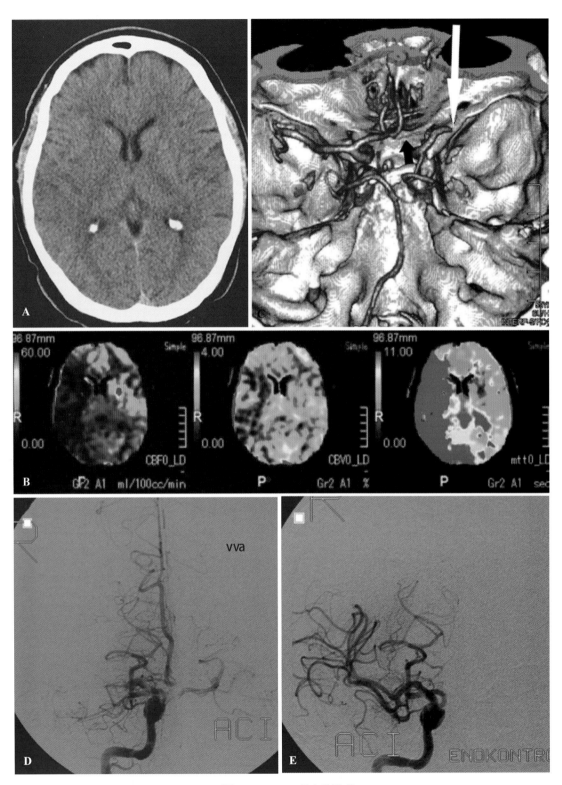

▲ 图 71-7　MCA 的血栓形成

患者男性，60 岁，患有急性左侧偏瘫（时间窗：1.5h）；A. 首次 CT：大脑中动脉（MCA）右侧区域稍低密度影。与左侧半球相比：岛叶、基底节和额颞区的灰白色质分离、皮质沟稍狭窄（梗死的早期征兆）；B. CT 灌注图：不同脑区灌注参数不匹配：延长的平均通过时间（MTT）（右），脑血流量（CBF）减少（左），脑血流体积（CBV）减少相对较小（中）;C. 3D-CTA：左侧 MCA 完全闭塞（白箭），左侧大脑前动脉（ACA）发育不全（黑箭）；D. 右侧小脑下动脉（ICA）DSA：中间区域血管化完全丧失，但后交通动脉（Pcom）血流充盈了小的、发育不良的 ACA 和同侧大脑后动脉（PCA）；E. 介入后 DSA（动脉内应用重组人组织型凝血酶原激活物和血栓抽吸）：狭窄血管再通（血管内压力正常化）；ACA 对比缺失，对侧 ICA 充盈可见（图中未展示）

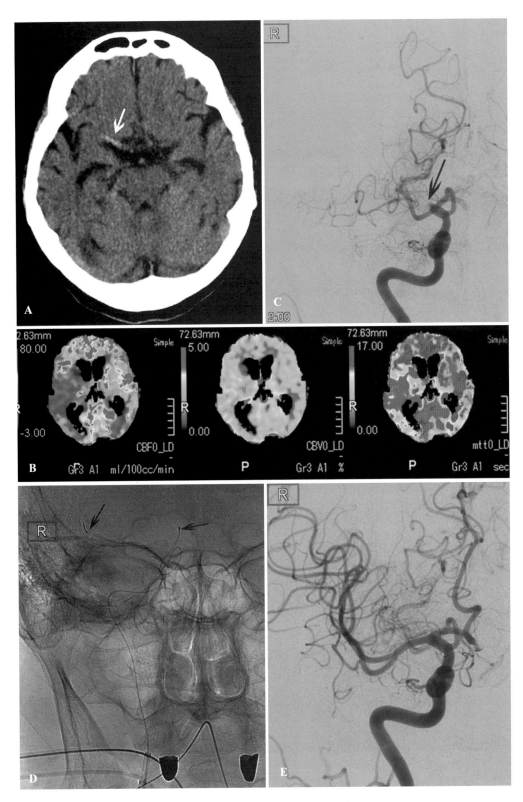

▲ 图 71-8 ACI T 分叉的急性闭塞

患者女性，78 岁，患有急性完全性左侧偏瘫；A. 脑卒中发作后 1.5h 进行首次 CT 检查：M_1 段有高密度血栓（高密度介质征象）；
B. 相应的 CT 灌注图：不同脑区灌注参数不匹配：延长的平均通过时间（MTT）（右），减少的脑血流量（CBF）（左），没有减少的脑血流体积（CBV）（中）；C. 右侧小脑下动脉（ICA）DSA（ap 视图）：ACI 远端部分已闭塞（箭），大脑前动脉（ACA）和大脑中动脉（ACM）对比缺失，仅同侧后交通动脉（Pcom）和脑后动脉（PCA）形成对比；D. 未减除视图：支架取回器的位置（箭）；
E. 介入治疗后 DSA：ACM 和 ACA 完全再通；手术时间：30min

神经外科经典译著

中国科学技术出版社·荣誉出品

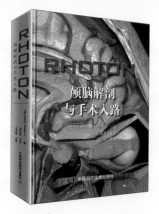

原著　Albert L. Rhoton Jr.
主译　刘庆良
定价　320.00 元

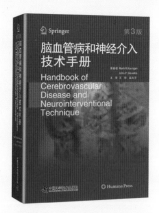

原著　Mark R. Harrigan 等
主译　王　君　梁永平
定价　599.00 元

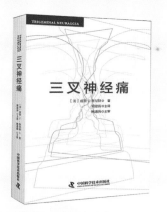

原著　Peter J. Jannetta
主译　梁建涛
定价　88.00 元

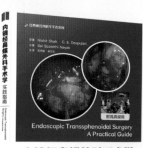

原著　Nishit Shah 等
主译　张洪钿　吴日乐
定价　128.00 元

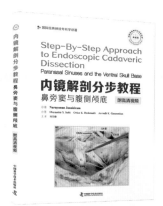

原著　Narayanan Janakiram
主译　刘丕楠
定价　128.00 元

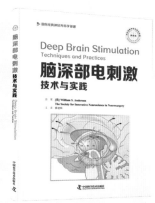

原著　Willian S. Anderson 等
主译　张建国
定价　128.00 元

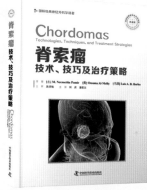

原著　M. Necmettin Pamir 等
主译　刘庆　潘亚文
定价　168.00 元

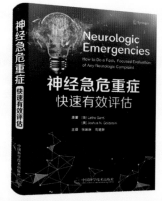

原著　Latha Ganti 等
主译　张琳琳　周建新
定价　98.00 元

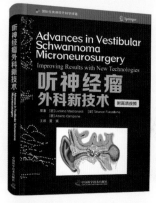

原著　Luciano Mastronardi 等
主译　夏寅
定价　128.00 元

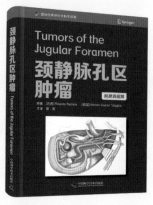

原著　Ricardo Ramina 等
主译　夏寅
定价　128.00 元

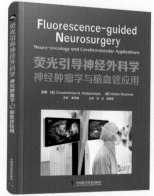

原著　Constantions G. Hadjipanayis 等
主译　刘庆　姜维喜
定价　158.00 元

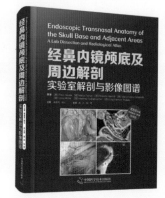

原著　Piero Nicolai 等
主译　周兵　张罗
定价　298.00 元